LF 5
Endodontie

4.1 Inhaltsstoffe von Lokalanästhetika

Mittel zur Schmerzausschaltung („Betäubung") werden als **Anästhetika** bezeichnet (Einzahl: Anästhetikum). In der Zahnarztpraxis werden hauptsächlich örtliche Betäubungsmittel (**Lokalanästhetika**) eingesetzt.

Kokain in der Zahnarztpraxis

Der Wiener Augenarzt Koller gilt als Pionier der Lokalanästhesie. Er setzte damals (1884) Kokain als Lokalanästhetikum ein. Die Suchtgefahr und die gewebeschädigende Wirkung von Kokain führten schnell zur Entwicklung chemisch ähnlicher, aber weniger schädlicher Anästhetika. Die zahlreichen derzeit auf dem Markt befindlichen Anästhetika sind speziell für die unterschiedlichen Einsatzgebiete entwickelt. Dadurch sind eine schnelle Wirkung und eine große Anästhesietiefe bei möglichst geringen Nebenwirkungen möglich.

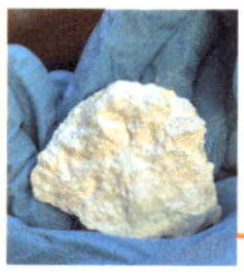

Die heute auf dem Markt befindlichen Lokalanästhetika bestehen in der Regel aus folgenden Inhaltsstoffen:
- anästhetischer Wirkstoff
- Wasser, Puffersysteme
- blutgefäßverengende Substanzen (**Vasokonstringenzien**)
- Konservierungsstoffe

Anästhetischer Wirkstoff

Er ist der Hauptbestandteil des Anästhetikums. Der anästhetische Wirkstoff unterbricht die Erregungsfortleitung am Nerv. Diese Blockade ist **reversibel**, d.h., nach einiger Zeit arbeitet der Nerv wieder völlig normal.

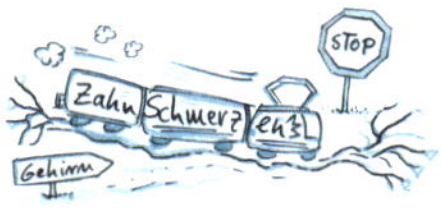

Anästhetika wirken an entzündetem Gewebe schlechter
Im entzündeten Gewebe herrscht ein saurer pH-Wert (Gewebsazidose). Dadurch wird das Lokalanästhetikum inaktiviert. Dies erklärt, warum bei starken Entzündungen Anästhetika manchmal nicht richtig wirken.

Wasser, Puffersysteme

Wasser dient als Trägermittel, Puffersysteme dienen der Aufrechterhaltung des pH-Wertes.

Blutgefäßverengende Substanzen (Vasokonstringenzien)

Manchen Anästhetika wird Adrenalin, Noradrenalin oder das Hormon Vasopressin zugesetzt.
Durch diese Zusa…
Anästhetikum ni…
thetikums hält d…
Man benötigt des…
Außerdem wird d…
von Vorteil sein k…

LF 11
Prophylaxe

Fluoridgelees

Fluoridgelees (*s. Abb. 1*) enthalten eine höhere Konzentration an Fluoriden, nämlich ca. 1,25 %. Deshalb dürfen sie nur einmal wöchentlich angewendet werden. Die Anwendung darf erst **ab dem 6. Lebensjahr** erfolgen. Bei Kindern mit einem erhöhten Kariesrisiko und bei Kindern mit festsitzenden kieferorthopädischen Apparaturen empfiehlt sich einmal in der Woche die Anwendung von Elmex®-Gelee. Nach der Zahnreinigung wird es zwei Minuten lang eingebürstet. Danach darf nur ausgespuckt und nicht mehr nachgespült werden.

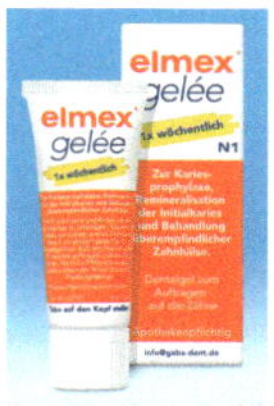

Abb. 1 Fluoridgelee

↑Trockenlegung, S. 147

Fluoridlacke

Fluoridlacke wie z. B. das Duraphat® zählen zu den Arzneimitteln, da sie eine hohe Konzentration an Fluoriden enthalten, nämlich zwischen 2,5 und 5,0 %. Sie dürfen von der Zahnärztin oder einer Prophylaxeassistentin **zweimal im Jahr** unter relativer ↑Trockenlegung aufgetragen werden (*s. Abb. 2*).
In Kindergärten und Schulen wird das Auftragen von Fluoridlack zweimal im Jahr angeboten. Es handelt sich hier also um eine Form der Gruppenprophylaxe.

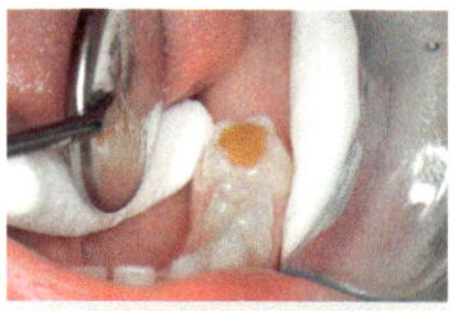

Abb. 2 Behandlung eines Molaren mit Fluoridlack bei einem Kind

2.3.3 Prinzipien der richtigen Fluoridierung

Für die Fluoridierung gibt es eine Empfehlung der Deutschen Gesellschaft für Zahn-, Mund- und Kieferheilkunde (DGZMK). Diese hat auch den Zweck, eine Fluoridüberdosierung zu vermeiden.
- Babys, die jünger als sechs Monate sind, erhalten keine Fluoride.
- Wenn der erste Milchzahn durchgebrochen ist, sollten die Eltern einmal am Tag mit einer kleinen Menge Kinderzahnpasta putzen, zunächst einmal mit einem Wattestäbchen, später mit einer weichen Zahnbürste.
- Ab dem zweiten Lebensjahr sollten die Zähne zweimal am Tag mit Kinderzahnpasta geputzt werden. Zusätzlich wird die Verwendung von fluoridiertem Speisesalz empfohlen.
- Ab dem Durchbruch der ersten bleibenden Zähne kann eine Erwachsenenzahnpasta mit einem höheren Fluoridgehalt verwendet werden.
- Die zusätzliche Anwendung von Fluoridgelees und -lösungen sollte nur nach zahnärztlicher Anweisung erfolgen.
- Die Gabe von Fluoridtabletten darf nur nach einer kinder- oder zahnärztlichen Verordnung erfolgen.

Weitere Hinweise finden Sie unter www.dgzmk.de

Fluoridüberdosierung

Werden in den ersten zwölf Lebensjahren, wenn die Zahnentwicklung noch nicht abgeschlossen ist, ständig zu viele Fluoride zugeführt, so entsteht die Schmelzfluorose. Symmetrische Bänder oder Flecken durchziehen den Zahnschmelz. Sie sind nur ästhetisch von Nachteil und man darf sie nicht mit entkalkten Stellen verwechseln. Dennoch sind sie unerwünscht.

↑ Siehe hierzu Lernfeld 8, Arzneimittellehre, S. 299

423

Unterstrichene Begriffe werden in der Terminologie erklärt.

Der **zahnmedizinische Exkurs** gibt Ihnen Zusatzinformationen aus dem Bereich der Zahnmedizin.

Merkkästen heben wichtige Informationen hervor.

Seitenverweise zu den einzelnen Begriffen ermöglichen einen schnellen Zugriff auf weitere Informationen im Buch.

Die **„Onlinemaus"** weist auf Internetseiten hin, die weitere Informationen zu den behandelten Inhalten liefern.

Schnittstellenverweise vernetzen Inhalte, die für mehrere Lernfelder relevant sind.

Behandlungs-assistenz

in der Zahnarztpraxis

Autorinnen und Autoren

Dr. Jochen Eble

Waltraud Gorzawski-Eckert

Helmut Hagmeier

Dr. Hannelore Hering

Johanna Kapp

Dr. Dr. Brigitte Nestle-Oechslin

Berater

Albert Mergelsberg

In Zusammenarbeit mit der Verlagsredaktion

Cornelsen

Zu diesem Buch finden Sie **Lösungen** zu den Aufgaben auf den Internetseiten des Cornelsen Verlages unter folgender URL:

www.cornelsen.de
→ Schritt 1: Berufliche Bildung
→ Schritt 2: Berufe Medizinische/Zahnmedizinische Assistenzberufe
→ Schritt 3: Zahnmedizinische Fachangestellte
→ Schritt 4: Zahnmedizinische Fachangestellte Behandlungsassistenz „Details"
→ Schritt 5: Downloads

Verlagsredaktion: Franz Schaller
Außenredaktion: Silke Telschow-Malz
Dictionarys: Angelika Bügener
Umschlaggestaltung: Ellen Meister
Bildredaktion: Peter Hartmann
Gestaltung: tritopp, Berlin
Technische Umsetzung: sign, Berlin

www.cornelsen.de

Die Links zu externen Webseiten Dritter, die in diesem Lehrwerk angegeben sind, wurden vor Drucklegung sorgfältig auf ihre Aktualität geprüft (Stand: Mai 2010). Der Verlag übernimmt keine Gewähr für die Aktualität und den Inhalt dieser Seiten oder solcher, die mit ihnen verlinkt sind.

2. Auflage, 2. Druck 2010

Alle Drucke dieser Auflage sind inhaltlich unverändert
und können im Unterricht nebeneinander verwendet werden.

© 2008 Cornelsen Verlag, Berlin

Das Werk und seine Teile sind urheberrechtlich geschützt.
Jede Nutzung in anderen als den gesetzlich zugelassenen Fällen bedarf der vorherigen schriftlichen Einwilligung des Verlages.
Hinweis zu den §§ 46, 52 a UrhG: Weder das Werk noch seine Teile dürfen ohne eine solche Einwilligung eingescannt und in ein Netzwerk eingestellt oder sonst öffentlich zugänglich gemacht werden.
Dies gilt auch für Intranets von Schulen und sonstigen Bildungseinrichtungen.

Druck: CS-Druck CornelsenStürtz, Berlin

ISBN 978-3-06-455839-7

Inhalt gedruckt auf säurefreiem Papier aus nachhaltiger Forstwirtschaft.

Vorwort

Liebe angehende Zahnmedizinische Fachangestellte, liebe Kolleginnen und Kollegen,
der Beruf der Zahnmedizinischen Fachangestellten hat eine lange Tradition. Er hat sich von anfänglichen Hilfsdiensten zu einem anspruchsvollen, Verantwortung fordernden Beruf entwickelt, der aus dem Team Zahnarztpraxis nicht mehr wegzudenken ist. Hinzu kommt der enorme Ausbau der Fort- und Weiterbildungsmöglichkeiten in den letzten Jahren, der diesen Beruf noch attraktiver macht.

Die Behandlungsassistenz für die Zahnarztpraxis bietet die Grundlage des „zahnmedizinischen Wissens" für die Zahnmedizinische Fachangestellte. Ich freue mich, dass es mir gelungen ist, ein Autorenteam von Zahnärztinnen und Zahnärzten, Biologen, Dentalhygienikerinnen und Zahnmedizinischen Fachangestellten zu bilden, die fast alle auch gleichzeitig Lehrerinnen und Lehrer sind.
Neueste Erkenntnisse aus dem zahnmedizinischen und didaktisch-methodischen Bereich konnten so miteinander verbunden werden. Nur so gelingt es, den zentralen Lernfeldgedanken mit dem zahnärztlich-wissenschaftlichen Gedanken wirksam zu kombinieren.
Natürlich ist das Buch an den Lernfeldern orientiert und gleichzeitig an den Schwerpunkten der Abschlussprüfung für Zahnmedizinische Fachangestellte. Ebenso findet zusätzlich eine Neuausrichtung an den zukünftigen zahnmedizinischen Schwerpunkten in der Zahnarztpraxis statt.

Den Familien, den Partnerinnen und Partnern, den Freundinnen und Freunden der Autorinnen und Autoren gebührt mein Dank, dass sie so viele Stunden auf sie verzichtet haben.

Ohne die hervorragende Unterstützung der Gesundheitsredaktion des Cornelsen-Verlages wäre dieses Werk nicht zu Stande gekommen.

Ich wünsche Ihnen viel Spaß und Erfolg bei Ihrer Arbeit mit diesem Lehrwerk.

Senden Sie Ihre Anregungen bitte an c-mail@cornelsen.de.

Für das Autorenteam
Albert Mergelsberg
Freiburg, März 2010

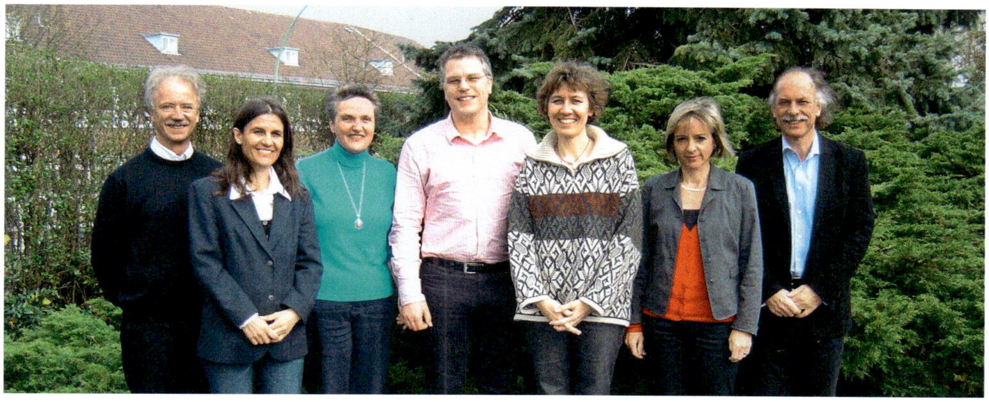

Autorinnen und Autoren (von links): Helmut Hagmeier, Dr. Hannelore Hering, Johanna Kapp, Dr. Jochen Eble, Dr. Dr. Brigitte Nestle-Oechslin, Waltraud Gorzawski-Eckert, Berater: Albert Mergelsberg

Lernfeldübersicht

Die markierten Lernfelder enthalten die für die Behandlungsassistenz relevanten Inhalte und geben gleichzeitig die Gliederung dieses Bandes wieder.

In diesem Buch werden für die einzelnen Lernfelder die angegebenen Kurzbezeichnungen verwendet.

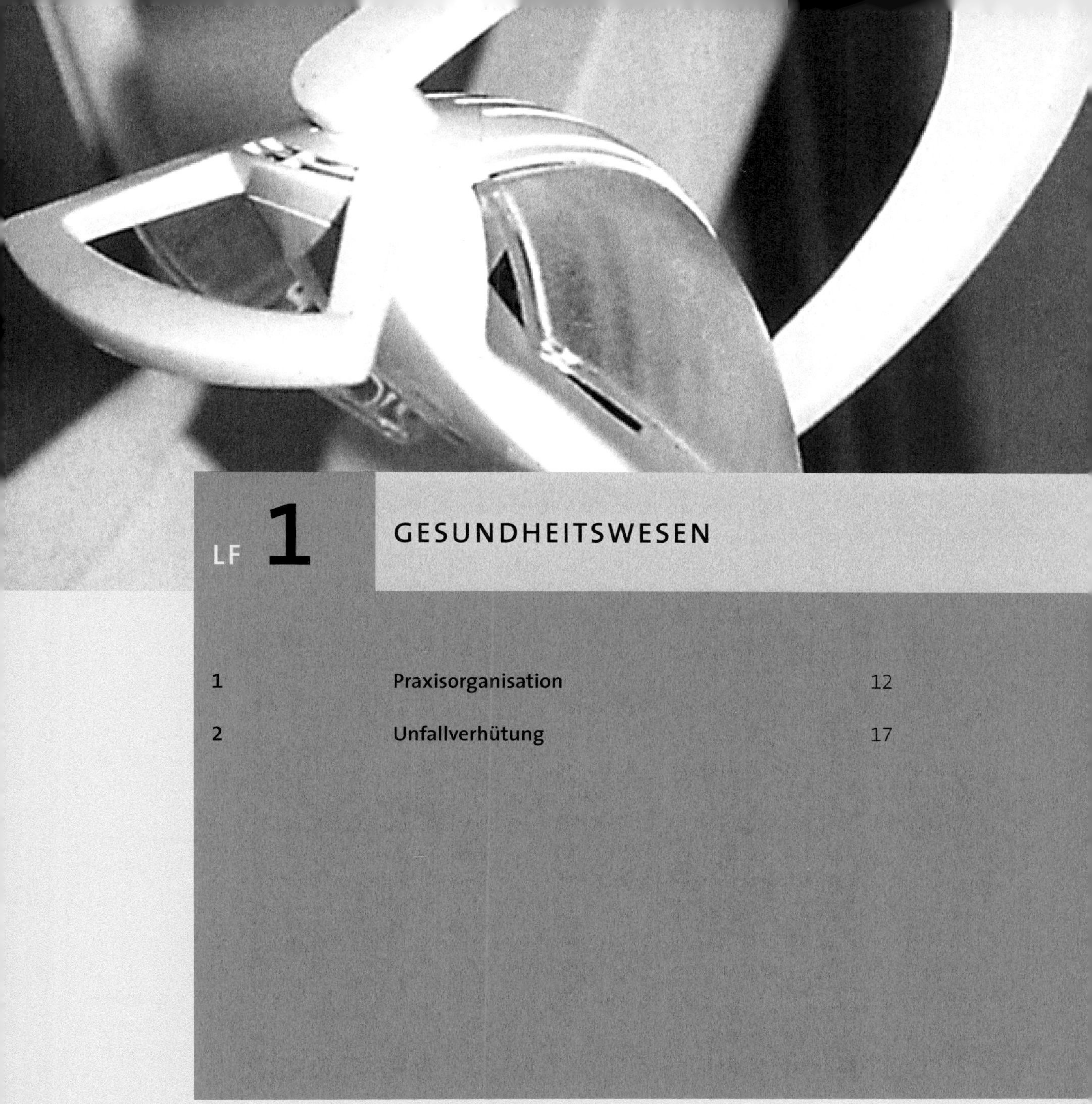

LF 1 GESUNDHEITSWESEN

1 Praxisorganisation

Hinweis:
Auf den folgenden Seiten finden Sie Inhalte aus dem Bereich Betriebsorganisation und Verwaltung, die auch für die Behandlungsassistenz in der Zahnarztpraxis von Bedeutung sind.

Inhalte aus dem Gebiet „Organisation und Verwaltung" sind z. B.
- Konfliktmanagement
- Funktionsbereiche
- Fort- und Weiterbildung der ZFA

Sie können folgendem Lehrwerk entnommen werden:

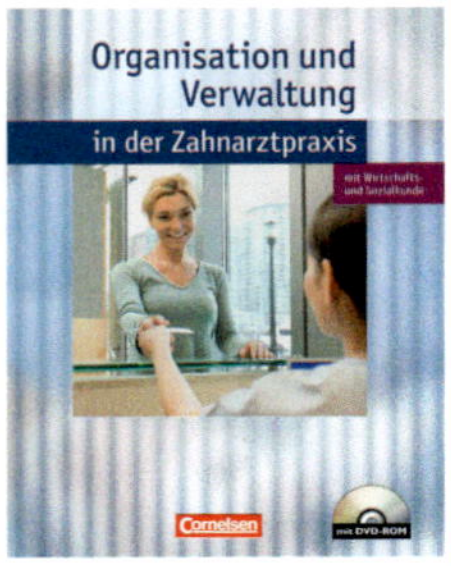

Das Ziel der Praxisorganisation ist es, eine Optimierung der Durchlaufzeiten aller Arbeitsabläufe zu erreichen. Dies sollte mit möglichst geringem Aufwand umgesetzt und die Fehlerquote muss dabei gering gehalten werden. Das erfordert bei den vielen unterschiedlichen Aufgabenbereichen einer Praxis ein Höchstmaß an Organisation. Mehrere oft parallel besetzte Funktionsräume und der Apparateeinsatz verlangen nach einer termingerechten Arbeitsausführung und einer engen Koordination mit dem Verwaltungs- und Kommunikationsbereich.

1.1 Organisation und Führung

Formelle Organisation

Unter der formellen Organisation versteht man sämtliche Beziehungen und Kommunikationswege innerhalb der Zahnarztpraxis, deren **Ablauf festgelegt** ist. Sie ermöglicht einen weitgehend ungestörten Praxisablauf mit eindeutig zugeordneten Tätigkeitsfeldern, sodass Terminkonflikte und Arbeitsleerlauf vermieden werden können. Für den Patienten bedeutet dies eine patientenorientierte Struktur der Zahnarztpraxis und ein Zeitmanagement ohne unvorhergesehene Wartezeiten. Langfristige Termine werden in einen Terminplaner (*s. Abb. 1*) eingetragen, so z. B. Fortbildungsveranstaltungen, Schultage der Auszubildenden und die Urlaubsplanung.

Informelle Organisation

Der Praxisalltag erfordert häufig ein Abweichen von der Planung. Patienten sagen ab oder versäumen ihren Termin, Schmerzpatienten stehen unangemeldet vor der Tür, aus der Extraktion entwickelt sich eine zeitaufwändige Osteotomie oder es gibt technische Probleme mit der Behandlungseinheit.
Diese und andere Situationen erfordern eine professionelle und schnelle **Umplanung**. Gefragt sind Improvisationstalent und Teamgeist, um einen geregelten, nach außen hin ruhig erscheinenden Praxisablauf zu demonstrieren und die Patienten nicht zu verunsichern.

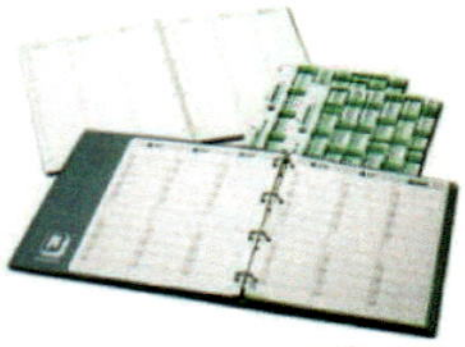
Abb. 1 Terminplaner

Führungsstile

Führung bedeutet die gesteuerte **Einflussnahme** eines Führenden auf das Verhalten anderer Personen (Geführte) mit der Absicht, bestimmte Ergebnisse zu erreichen. Der Führungsstil ist die **Art und Weise,** wie eine Vorgesetzte ihre Mitarbeiterinnen führt und anleitet. Dabei hat jeder Arbeitgeber seinen persönlichen Stil.

Es lassen sich aber einzelne Grundtypen erkennen, die der Psychologe Kurt Lewin in drei Gruppen eingeteilt hat. Die im Folgenden dargestellten Reinformen kommen aber im Praxisalltag selten vor, da der Führungsstil meist in einer Mischform mit individuell ausgeprägter Tendenz angewendet wird.

Beim **autoritären Stil** trifft die Zahnärztin Entscheidungen alleine, ohne die Mitarbeiterinnen mit einzubeziehen. Sie gibt Anweisungen, kontrolliert ständig die erbrachten Leistungen und übt persönliche Kritik. Diese Art der Personalführung unterdrückt die Eigeninitiative und Motivation der Mitarbeiterinnen und lässt keine Teamentwicklung zu, sondern fördert eher das Konkurrenzdenken in der Gruppe. Die Folgen sind vermehrte Krankmeldungen und ein häufiger Wechsel der Beschäftigten.

Beim **Laissez-faire-Stil** verhält sich die Zahnärztin ihren Mitarbeiterinnen gegenüber großzügig und lässt ihnen Freiheit bei ihrer Arbeit und Organisation. Diese Vorgesetzte greift nicht in das Arbeitsgeschehen ein, sie hilft oder kritisiert auch nicht (laissez faire bedeutet im Französischen „gewähren lassen"). Die große Selbstständigkeit der Mitarbeiterinnen führt aber nicht zu verstärkter Motivation und höheren Leistungen, da ihnen ein gemeinsames Ziel fehlt. Die Folgen sind Lustlosigkeit und Unzufriedenheit der Mitarbeiterinnen, verbunden mit Kompetenzstreitigkeiten und Rivalitäten.

Beim **kooperativen Stil** arbeitet die Zahnärztin mit ihren Mitarbeiterinnen zusammen. Gespräche und Entscheidungen im Team stehen dabei im Vordergrund. Dem Entscheidungsprozess ordnet sich auch die Führende unter. Gemeinsame Ziele bestimmen die Praxisphilosophie und steigern die Mitarbeitermotivation durch die Übertragung von Eigenverantwortlichkeit. Eine Kontrolle der Mitarbeiterinnen ist verbunden mit Anerkennung und konstruktiver Kritik in Bezug auf die Sache ohne persönlichen Angriff (*s. Abb. 1*).

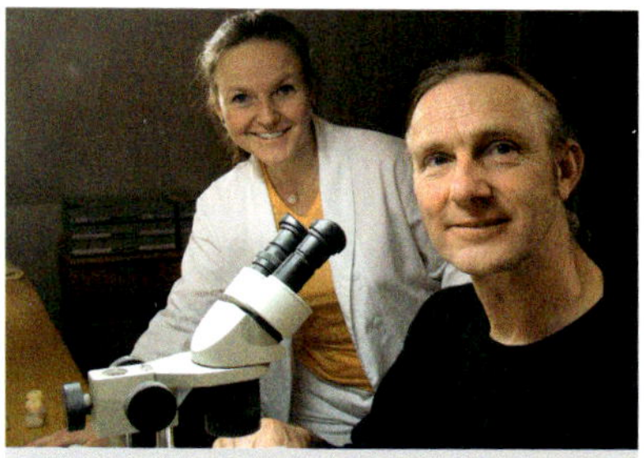

Abb. 1 Kooperation in der Zahnarztpraxis (Zahnärztin und Zahntechniker)

Die Überprüfung der Arbeitsergebnisse ist auch durch die Mitarbeiterinnen selbst möglich und dient der Ergebnisverbesserung. Probleme werden im Team besprochen und gelöst. Die Folge ist eine große Arbeitszufriedenheit auf der Basis von Vertrauen. Die Mitarbeiterinnen besitzen ein Zusammengehörigkeitsgefühl und zeigen qualitativ hohe Arbeitsergebnisse durch ihre persönliche Weiterentwicklung und starke Identifikation mit den Praxiszielen.

1.2 Kompetenzen

Die ZFA übt ihre Arbeit in einem Praxisteam aus und hat unmittelbaren Kontakt zum Patienten. Ihre Tätigkeit umfasst die Behandlungsassistenz und Prophylaxe sowie die Praxisorganisation und -verwaltung, einschließlich der Kassen- und Privatabrechnung.
Um diese anspruchsvollen Tätigkeiten qualifiziert ausführen zu können, benötigt die ZFA Kompetenzen (Fähigkeiten), u. a. **Handlungskompetenz**.
Als Handlungskompetenz wird die Fähigkeit des Einzelnen verstanden, sich in privaten, gesellschaftlichen und beruflichen Situationen sachgerecht, individuell und sozial verantwortlich zu verhalten. Er muss in der Lage sein, das Handeln zu planen und zu kontrollieren. Die Handlungskompetenz setzt sich aus drei Einzelkompetenzen zusammen (*s. Tab. 1*).

Fachkompetenz	• Fähigkeit, berufstypische Aufgaben und Sachverhalte selbstständig und eigenverantwortlich zu planen, auszuführen und das Ergebnis zu kontrollieren
Methoden- und Lernkompetenz	• Fähigkeit, berufsfremde oder fachgebundene Lern- und Arbeitsmethoden selbstständig zur Erschließung anderer Arbeitsbereiche einzusetzen • Dies gelingt auf der Basis von Fachkenntnissen und praktischer Erfahrung.
Sozialkompetenz	• persönliche Fähigkeiten und Einstellungen, die das eigene Verhalten auf den Umgang mit anderen Menschen ausrichten • Die im Berufsbild geforderte Sozialkompetenz befähigt die ZFA, einfühlsam mit Patienten umzugehen und damit zum Aufbau eines dauerhaften Vertrauensverhältnisses beizutragen. • Gleichzeitig erfolgt die Kommunikation mit dem Praxisteam. Die individuellen Handlungsziele des Einzelnen werden dabei mit den Einstellungen und Werten der Gruppe verknüpft (gruppenorientiertes Verhalten).

Tab. 1 Die drei Einzelkompetenzen der Handlungskompetenz

Qualifikationen der Zahnmedizinischen Fachangestellten

Die in den einzelnen Bereichen geforderten Qualifikationen sind vielfältig und werden unterschiedlichen **Kompetenzbereichen** zugeordnet (*s. Tab. 1*).

	Kompetenzbereiche				
	Fachkompetenz: Arbeitsplanung, Arbeitsausführung, Ergebnissicherung	**Methoden- und Lernkompetenz**	**Sozialkompetenz**	**physische und psychische Voraussetzungen**	**weitere Kompetenzen**
Einzelqualifikationen	Organisations- bzw. Koordinationsfähigkeit	Theoretisches Wissen in praktisches Handeln umsetzen	Einfühlungsvermögen	Reaktionsfähigkeit und Sensomotorik	Zuverlässigkeit
	Planungsfähigkeit: vorausschauendes und systematisches Arbeiten	Problemlösungsfähigkeit (inkl. Fähigkeit, Lösungswege an neue Probleme anzupassen = Transferfähigkeit)	Hilfsbereitschaft	körperliche Beweglichkeit	Erkennen eigener Grenzen und Schwächen
	präzises Arbeiten	Fähigkeit, Entscheidungen zu treffen	patientengerechtes, flexibles Verhalten	Aufmerksamkeit	Qualitätsbewusstsein
	prozessorientiertes Denken	Denken in Zusammenhängen, Fähigkeit, Zusammenhänge zu erfassen	Teamfähigkeit (Kooperations-, Integrations-, Kommunikations- und Konfliktfähigkeit)	Konzentrationsfähigkeit	mathematische Fähigkeit
	rationelles (zweckmäßig, sparsam) Arbeiten	Einsatz von Lerntechniken	mündliche und schriftliche Ausdrucksfähigkeit	Bereitschaft zur Weiterbildung	Präsentationsfähigkeit

Tab. 1 Die Einzelqualifikationen der Kompetenzen

1.3 Team

Teamarbeit

In einem Team zu arbeiten bedeutet, sich gegenseitig zu unterstützen, um etwas **Gemeinsames** zu erreichen. Die Zahnärztin legt als Teamleiterin oder zusammen mit dem Praxisteam die **Ziele** fest, an denen sich die Teammitglieder orientieren. Die Zuständigkeiten und **Aufgabenbereiche** der einzelnen Mitglieder sind dabei **eindeutig und verbindlich definiert**.

Teamarbeit bedeutet **nicht**: **T**oll, **e**in **a**nderer **m**acht's.

Das Ziel einer patientenorientierten Praxisphilosophie wird z.B. erreicht durch den Empfang des Patienten von der besonders kontaktfreudigen, kommunikationsbegabten Kollegin. Die einfühlsame Betreuung im Behandlungsraum erfolgt durch die psychologisch geschulte ZFA und das Erleben des Wohlfühlambientes durch das Engagement einer Mitarbeiterin mit dem Blick für gestalterisch-ästhetische Elemente.

Teamfähigkeit

Teamfähig zu sein bedeutet, den Willen zu haben sich mit den anderen Mitarbeiterinnen auszutauschen und sich in andere hineinzuversetzen (Empathie). Dies sollte in respektvollem Umgang und gegenseitiger Wertschätzung erfolgen. Für die Teamfähigkeit der ZFA kommt der Beherrschung von **Sozialkompetenz** eine besondere Bedeutung zu.

Teamfähigkeit umfasst die Kooperation mit Menschen, gegenseitige Rücksichtnahme, ehrliches und verlässliches Handeln, sachliche und konstruktive Konfliktlösung, Einordnen in das Praxisteam und geschlossenes patientenorientiertes Arbeiten.

Teamfähigkeit bedeutet deshalb aber nicht, seine Persönlichkeit oder die eigenen Ziele aufzugeben. Der eigene Arbeitsbereich bleibt bestimmt durch individuelle Fähigkeiten und Vorstellungen. Nur gemeinsam ist es möglich, den hohen Anforderungen des Dienstleistungsunternehmens „Zahnarztpraxis“ gerecht zu werden.

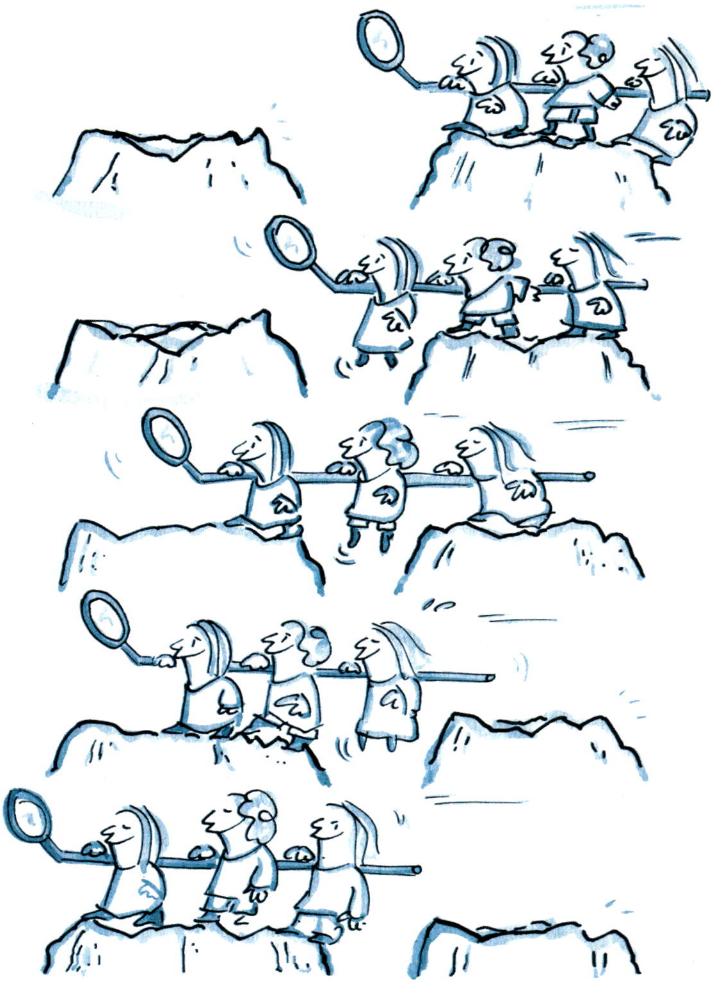

Teambesprechung

Diese Form der engen Zusammenarbeit kommt nicht ohne gut funktionierende Kommunikationswege aus. Dazu ist es notwendig, regelmäßig eine Teambesprechung durchzuführen. Es sollte ein gesonderter **Termin** angesetzt werden, der nicht unter Zeitdruck innerhalb der Behandlungszeit liegt.
Die Vorschläge der Besprechungsthemen können in eine Liste im Sozialraum eingetragen werden. Eine endgültige Festlegung der Themen trifft die Teamleiterin. Das **Protokoll** der Besprechung informiert fehlende Teammitglieder und ermöglicht neben einem Feed-back eine spätere Kontrolle der Umsetzung von gefassten Beschlüssen.

Teamkonflikte

Das Entstehen von Konflikten lässt sich auch innerhalb eines Praxisteams nicht vermeiden.
Die so genannten **internen** Konflikte können von unterschiedlichen Ursachen ausgehen:

- **Wertekonflikte** auf Grund unterschiedlicher Zielvorstellungen und Grundsätze.
- **Beziehungskonflikte** auf Grund unterschiedlicher Rollenverteilungen im Team.
- **Sachkonflikte** auf Grund verschiedener Vorstellungen von Aufgabenerfüllung oder Gestaltung von Arbeitsschritten.

Werden Konflikte nicht gelöst, können sie die Arbeitsqualität im Praxisteam stark vermindern und dadurch das Ansehen der Praxis schädigen.

Teamorganisation

Der Delegationsrahmen für **Zahnmedizinische Fachangestellte** ist eine Stellungnahme der Bundeszahnärztekammer und enthält die Definition, welche Tätigkeiten an dafür aus- bzw. fortgebildetes Prophylaxe-Personal übertragen werden können.
Informationen zu den einzelnen Weiterbildungsmaßnahmen erteilen die Zahnärztekammern der jeweiligen Bundesländer. Der abgebildete Delegationsrahmen entspricht den Vorgaben der Landeszahnärztekammer Baden-Württemberg.

Delegationsrahmen/Einsatzrahmen (Auszug)

Tätigkeiten	Aus-zubil-dende	ZFA	Fortg. ZFA Kurs-teil I	Fortg. ZFA Kurs-teil IIa	Fortg. ZFA Kurs-teil IIb	Fortg. ZFA Kurs-teil IIc	ZMP	ZMF	DH
Herstellung von Röntgenaufnahmen +									
Grundlagenvermittlung häusliche Prävention: Mundhygiene, zahngesunde Ernährung und Fluoridierung									
Belaganfärbung, Erstellen von Mundhygieneindizes									
Assistenz bei der Ausbildung von Auszubildenden									
Mitwirkung bei der Befunderhebung des parodontalen und periimplantären Gewebes und der Mundschleimhaut		+++							
Entfernen von harten und weichen Zahnbelägen, supragingival									
Oberflächenpolitur									
Fluoridierung mit Gelen und Lacken									
absolute Trockenlegung									
Fissurenversiegelung kariesfreier Fissuren									
Situationsabformungen									
Herstellung von Provisorien									
Vorauswahl und Anprobe von Bändern							++	++	++
Befestigen von Bögen nach Eingliederung durch den Zahnarzt							++	++	++
Ausligieren von Bögen							++	++	++
Entfernen von Klebe- und Zementstreifen							++	++	++
Assistenz bei der Fortbildung von ZFA			+++	+++	+++	+++			
Entfernen harter und weicher Beläge an Zahn- und/oder Wurzeloberflächen, klinisch sichtbar, subgingival									

Erläuterungen: Im Rahmen der Berufsausbildung ist eine Tätigkeit nur unter Anleitung bzw. Begleitung zulässig.
ZFA = Zahnmedizinische Fachangestellte; Fortg. ZFA = Fortgebildete ZFA; ZMP = Zahnmedizinische Prophylaxeassistentin; ZMF = Zahnmedizinische Fachassistentin; DH = Dentalhygienikerin
Kursteil I: Gruppen- und Individualprophylaxe; Kursteil IIa: Herstellung von Situationsabformungen und Provisorien; Kursteil IIb: Hilfestellung bei der kieferorthopädischen Behandlung; Kursteil IIc: Fissurenversiegelung von kariesfreien Zähnen
+ = Voraussetzung: Bescheinigung über Kenntnisse im Strahlenschutz
++ = nach Absolvierung des entsprechenden Kurses
+++ = Mitwirkung im Rahmen ihrer eigenen Qualifikationen

Aufgaben

1 Was versteht man unter der formellen Praxisorganisation?

2 Welche unterschiedlichen Führungsstile hat der Psychologe K. Lewin beschrieben?

3 Ordnen Sie jedem Führungsstil drei typische Kennzeichen zu.

4 Welche Kompetenzformen bilden zusammen die Handlungskompetenz?

5 Weshalb muss die Teamleiterin ein Ziel festlegen?

6 Warum sollte von jeder Teambesprechung ein Protokoll angefertigt werden?

7 Welche drei Konfliktarten gehören zu den internen Konflikten?

2 Unfallverhütung

2.1 Sicherheit und Gesundheitsschutz am Arbeitsplatz

Der Arbeitsschutz beschäftigt sich mit Maßnahmen für Sicherheit und Gesundheit der Beschäftigten bei der Arbeit. Staatliche **Arbeitsschutzvorschriften** und **Unfallverhütungsvorschriften** der Berufsgenossenschaften verpflichten den Unternehmer dazu, Maßnahmen zu ergreifen, mit denen ein bestimmtes Schutzziel erreicht werden soll. Der Begriff Unternehmer kann durchgehend als Zahnärztin bzw. Zahnarzt verstanden werden.

Weitere Hinweise finden Sie unter **www.bgw-online.de**

Berufsgenossenschaft (BG)

Die Berufsgenossenschaften sind die Träger der **gesetzlichen Unfallversicherung**.
Sie haben den Auftrag, **Arbeitsunfälle, Berufskrankheiten** und **arbeitsbedingte Gesundheitsgefährdungen** zu verhindern oder zu beschränken. Die gesetzliche Unfallversicherung ist eine **Pflichtversicherung**. Jeder Unternehmer gehört kraft Gesetzes der zuständigen Berufsgenossenschaft an. Alle Arbeitnehmer in der zahnärztlichen Praxis sind bei dieser Berufsgenossenschaft versichert. Die Versicherungsbeiträge werden alleine vom Arbeitgeber getragen. Für die Berufe im Gesundheitswesen ist die **Berufsgenossenschaft für Gesundheitsdienst und Wohlfahrtspflege (BGW)** zuständig.

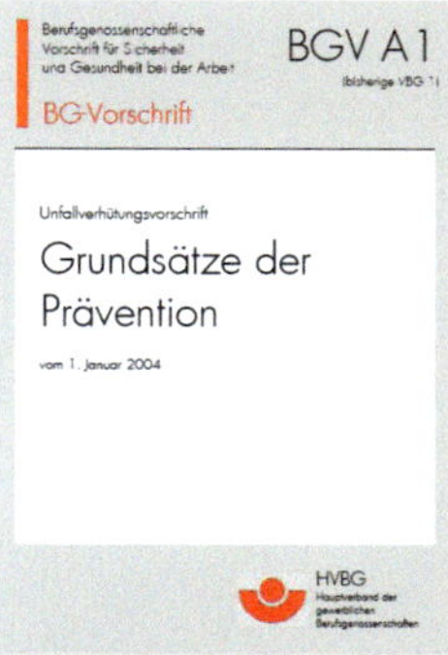

Abb. 1 Die Unfallverhütungsvorschrift BGV A1

Unfallverhütungsvorschriften (UVV)

Die Unfallverhütungsvorschriften sind **rechtsverbindliche Vorschriften**, die von der Berufsgenossenschaft erlassen werden. Sie sind im Siebten Buch Sozialgesetzbuch (SGB VII) geregelt. Wichtige berufsgenossenschaftliche Unfallverhütungsvorschriften für die Sicherheit und Gesundheit in der **Zahnarztpraxis** sind z. B.:

- BGV A1: Grundsätze der Prävention (*s. Abb. 1*)
- BGV A2: Betriebsärzte und Fachkräfte für Arbeitssicherheit
- BGV A3: Elektrische Anlagen und Betriebsmittel
- BGV A4: Arbeitsmedizinische Vorsorge
- BGV A8: Sicherheits- und Gesundheitsschutzkennzeichnung am Arbeitsplatz
- BGV B2: Laserstrahlung

Weitere Hinweise finden Sie unter **www.hvbg.de/bgvr**

Staatliche Arbeitsschutzvorschriften

Die Unfallverhütungsvorschriften der BG Gesundheitsdienst und Wohlfahrtspflege ergänzen die vorhandenen **staatlichen Gesetze und Verordnungen** im Bereich des Arbeitsschutzes, z. B. das **Arbeitsschutzgesetz** (ArbSchG). Das Arbeitsschutzgesetz bildet die Grundlage für weitere staatliche Arbeitsschutzvorschriften, z. B.:

- Arbeitsstättenverordnung (ArbStättV)
- Betriebssicherheitsverordnung (BetrSichV)
- Bildschirmarbeitsverordnung (BildSchArbV)
- Biostoffverordnung (BioStoffV)
- Gefahrstoffverordnung (GefStoffV)
- Medizinproduktegesetz (MPG)
- PSA-Benutzungsverordnung (PSA-BV)
- ↑ Röntgenverordnung (RöV)

↑ Röntgenverordnung, S. 388

Die Unfallverhütungsvorschriften gelten für Unternehmer **und** Versicherte.

Pflichten des Unternehmers

Die Unfallverhütungsvorschrift „Grundsätze der Prävention" (BGV A 1), das Arbeitsschutzgesetz (ArbSchG) und weitere Regelwerke (z. B. Biostoff- und Gefahrstoffverordnung) erfordern eine **Unterweisung** jedes Mitarbeiters durch den Praxisinhaber vor der Aufnahme der Beschäftigung und danach in angemessenen Zeitabständen, mindestens jedoch **einmal jährlich**. Die Unterweisung muss dokumentiert werden. Außerdem gilt:

- Der Unternehmer hat den Versicherten die geltenden Unfallverhütungsvorschriften an geeigneter Stelle **zugänglich** zu machen. Dies muss für die Versicherten jederzeit möglich sein.
- Der Unternehmer hat dafür zu sorgen, dass nach einem Unfall unverzüglich **Erste Hilfe** geleistet und eine erforderliche ärztliche Versorgung veranlasst wird.
- Jede **Nadelstichverletzung** sollte über eine ↑ Unfallanzeige der BGW gemeldet werden.
- Jede Erste-Hilfe-Leistung an Beschäftigten ist im **Verbandbuch** der Praxis zu dokumentieren. Die **Aufbewahrungsfrist** beträgt mindestens fünf Jahre nach der letzten Eintragung und dient bei eventuellen Spätschäden als Nachweis gegenüber dem Unfallversicherungsträger.
- Der Unternehmer hat eine ausreichende Anzahl von Versicherten durch Unterweisung und Übung mit dem Umgang mit **Feuerlöscheinrichtungen** zur Bekämpfung von Entstehungsbränden vertraut zu machen.
- Der Unternehmer hat geeignete ↑ **persönliche Schutzausrüstungen (PSA)** bereitzustellen und die hieraus entstehenden Kosten zu tragen. Eine PSA im Sinne der Unfallverhütungsvorschrift „Grundsätze der Prävention" (BGV A 1) dient dem Schutz von **Sicherheit** und **Gesundheit** der Beschäftigten. Der Unternehmer hat dafür zu sorgen, dass persönliche Schutzausrüstungen entsprechend bestehender Tragezeitbegrenzung und Gebrauchsdauer bestimmungsgemäß benutzt werden. Die Versicherten müssen sie bestimmungsgemäß benutzen, regelmäßig auf ihren ordnungsgemäßen Zustand prüfen und festgestellte Mängel dem Unternehmer unverzüglich melden.

↑ Unfallanzeige, S. 85

↑ Persönliche Schutzausrüstung, S. 92

Ordnungswidrigkeiten
Die Berufsgenossenschaft kann Verstöße gegen Unfallverhütungsvorschriften mit einer Geldbuße von bis zu 10 000 Euro ahnden. Der Gesetzgeber hat diese Vorschrift in das Siebte Sozialgesetzbuch (SGB VII) übernommen (§ 209 Abs. I Nr. I SGB VII).

Pflichten des Versicherten

- Versicherte haben die entsprechenden **Anweisungen** des Unternehmers zu befolgen. Die Versicherten dürfen erkennbar gegen Sicherheit und Gesundheit gerichtete Weisungen nicht befolgen.
- Die Versicherten haben dem Unternehmer jede von ihnen festgestellte unmittelbare erhebliche Gefahr für die Sicherheit und Gesundheit sowie jeden an den Schutzvorrichtungen und Schutzsystemen festgestellten Defekt unverzüglich zu melden. Es besteht eine **Meldepflicht**.
- Versicherte dürfen sich durch den Konsum von Alkohol, Drogen oder anderen berauschenden Mitteln nicht in einen Zustand versetzen, durch den sie sich selbst oder andere gefährden können.

Berufsgenossenschaftliche Regeln (BGR)

Die BG-Regeln richten sich in erster Linie an den Unternehmer. Sie sollen ihm eine Hilfestellung sein bei der **Umsetzung seiner Pflichten** aus den staatlichen Arbeitsschutzvorschriften und Unfallverhütungsvorschriften der Berufsgenossenschaft.
Sie sollen ihm zeigen, wie Arbeitsunfälle, Berufskrankheiten und arbeitsbedingte Gesundheitsgefahren vermieden werden können.
Die BG-Regeln liefern ergänzende Erklärungen und praxisbezogene Beispiele zu den eher offen formulierten Begriffen der BG-Vorschriften der Berufsgenossenschaft für Gesundheitsdienst und Wohlfahrtspflege.
Besondere Bedeutung für die Tätigkeit der ZFA haben die Regeln der **BGR 250 „Biologische Arbeitsstoffe im Gesundheitswesen“** (Technische Regeln für biologische Arbeitsstoffe/TRBA 250; *s. Abb. 1*).

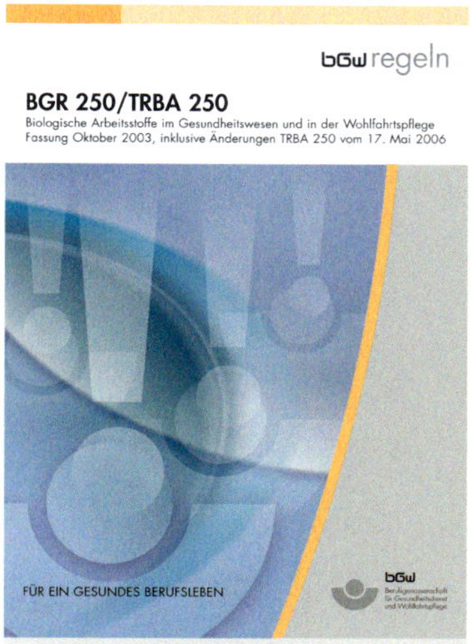

Abb. 1 Die BGR 250

2.2 Umgang mit Gefahrstoffen

Biologische Arbeitsstoffe

Als **biologische Arbeitsstoffe** werden z. B. Aerosole oder Blutspritzer bezeichnet, mit denen Beschäftigte in der Zahnarztpraxis – bei ihrem beruflichen Umgang mit Menschen – direkt in Kontakt kommen können. Es handelt sich dabei um ↑ Mikroorganismen, die z. B. Infektionen hervorrufen können.
Dies erfolgt ↑ z. B. durch durch Einatmen, Haut-/Schleimhautkontakt oder über Stichverletzungen durch Kanülen.

↑ Mikroorganismen, S. 73
↑ Infektionswege, S. 75

Biostoffverordnung (BioStoffV)

Die Biostoffverordnung enthält Regelungen zum Schutz der Beschäftigten vor Gefahrstoffen. Sie berücksichtigt den aktuellen Stand der sicherheitstechnischen, arbeitsmedizinischen und hygienischen Anforderungen bei Tätigkeiten mit biologischen Arbeitsstoffen.
Biologische Arbeitsstoffe müssen gekennzeichnet werden (*s. Abb. 2*).

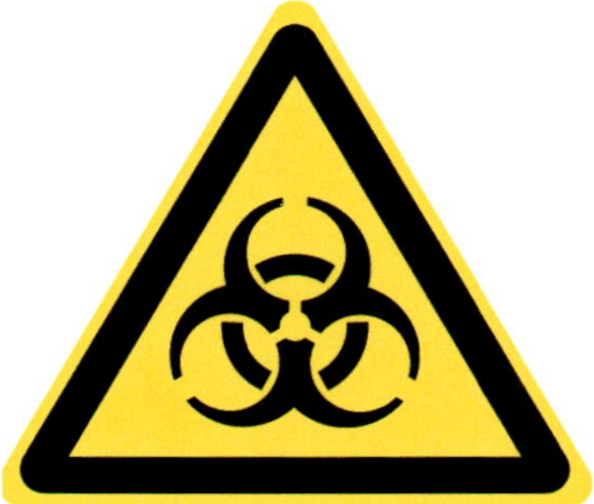

Abb. 2 Gefahrensymbol für biologische Arbeitsstoffe

Schutzstufen (BioStoffV, §§ 3, 4)

Die Beschäftigten im Gesundheitswesen führen i. d. R. keine besonders gesundheitsgefährdenden Arbeiten aus. Um jedoch bei Kontakt mit biologischen Arbeitsstoffen Infektionsrisiken zu vermindern, müssen spezifische **Schutzmaßnahmen** persönlicher oder organisatorischer Art beachtet werden.
Die biologischen Arbeitsstoffe werden nach der Fähigkeit, eine Infektionskrankheit hervorzurufen, in **vier Risikogruppen** unterteilt. Mit höherer Risikogruppe nimmt die Fähigkeit zu, Krankheiten bzw. schwere Krankheiten zu verursachen.
Die Tätigkeiten in der Zahnarztpraxis werden entsprechend den Risikogruppen in **vier Schutzstufen** eingeteilt und es werden darauf abgestimmte Schutzmaßnahmen festgelegt (*s. Tab. 1*).
Für die Arbeiten in der zahnärztlichen Praxis sind in der Regel nur die **Schutzstufen 1 und 2** von Bedeutung.

Risikogruppe			Schutzstufe	
1	biologische Arbeitsstoffe, bei denen es unwahrscheinlich ist, dass sie beim Menschen eine Krankheit verursachen	→	**1**	• Grundsätze für die Verhütung von Gefährdungen • Infektionsgefährdung ist unwahrscheinlich, z. B. bei Röntgenaufnahmen
2	biologische Arbeitsstoffe, die eine Krankheit beim Menschen hervorrufen können und eine Gefahr für Beschäftigte darstellen können Eine wirksame Vorbeugung oder Behandlung ist normalerweise möglich.	→	**2**	• Grundmaßnahmen zum Schutz der Beschäftigten • Infektionsgefährdung kann bestehen, z. B. bei Injektionen, Wundversorgung, Nähen von Wunden, Operieren, Instrumentieren, Umgang mit benutzten Instrumenten, Reinigung und Desinfektion von kontaminierten Flächen und Gegenständen
3	biologische Arbeitsstoffe, die schwere Krankheiten beim Menschen hervorrufen und eine ernste Gefahr für Beschäftigte darstellen können	→	**3**	• ergänzende Schutzmaßnahmen bei Tätigkeiten mit hoher Gefährdung
4		→	**4**	• zusätzliche Maßnahmen für krebserzeugende, erbgutverändernde, fruchtbarkeitsgefährdende Gefahrstoffe

Tab. 1 Risikogruppen und Schutzstufen bei biologischen Arbeitsstoffen

Gefahrstoffe

Gefahrstoffe sind Stoffe und Zubereitungen, deren Handhabung Gefahren für die Gesundheit birgt. Auch Stoffe, die erst bei der Herstellung oder Verwendung entstehen, können Gefahrstoffe sein, so z. B. Stäube, die beim Schleifen von Werkstücken im zahntechnischen Labor auftreten.

Die **Gefahrstoffverordnung** (Verordnung zum Schutz vor Gefahrstoffen; GefStoffV) dient zum Schutz der Beschäftigten vor Gefährdung ihrer Gesundheit und Sicherheit durch gefährliche Stoffe, z. B. Chemikalien, wie auch dem Schutz der Umwelt vor stoffbedingten Schädigungen.

Weitere Hinweise finden Sie unter
www.bgw-online.de
→ Virtuelle Praxis
→ Gefahrstoffinfos

Gefahrstoffe weisen nach § 3 der Gefahrstoffverordnung eine oder mehrere Eigenschaften, d. h. **Gefährlichkeitsmerkmale** auf.

Gefährlichkeitsmerkmale von Gefahrstoffen

- giftig
- sehr giftig
- gesundheitsschädlich
- ätzend
- reizend
- sensibilisierend
- krebserzeugend
- fortpflanzungsgefährdend
- erbgutverändernd
- auf sonstige Weise chronisch schädigend
- explosionsgefährlich
- brandfördernd
- hochentzündlich
- leichtentzündlich
- entzündlich
- explosionsfähig
- umweltgefährlich

Schutzstufenkonzept bei Gefahrstoffen (GefStoffV, §9)

Die Festlegung von Schutzmaßnahmen bei Gefahrstoffen erfolgt nach der von ihnen ausgehenden Gefahr.
Die Höhe der Schutzstufe orientiert sich an der **Menge** und der **Gefährlichkeit** der eingesetzten Stoffe. Jeder Schutzstufe wird ein entsprechendes **Maßnahmepaket** zugeordnet, wobei bei den höheren Schutzstufen die Maßnahmen der niedrigen mit eingeschlossen sind.
Die konkrete Umsetzung muss **praxisspezifisch durch die Zahnärztin** festgelegt werden.
Hierzu sind die Technischen Regeln für Gefahrstoffe maßgebend,
z. B. TGRS 500/Schutzmaßnahmen.

Beispiele für Schutzmaßnahmen in der Zahnarztpraxis sind:
- Die Schutzstufe 1 umfasst neben dem Minimierungsgebot die allgemein gültigen Hygienemaßnahmen (z. B. Händewaschen, Hautschutz), die eindeutige Kennzeichnung und Entsorgung der Gefahrstoffe.
- Die Schutzstufe 2 umfasst **zusätzliche** Maßnahmen, z. B. die persönliche Schutzausrüstung oder technische Lüftungsmaßnahmen. Weiterhin sind Gefahrstoffverzeichnis, Betriebsanweisungen und arbeitsmedizinische Beratung erforderlich.

Gefahrstoffverzeichnis

Das Gefahrstoffverzeichnis ist eine Zusammenstellung aller Gefahrstoffe, die in der Zahnarztpraxis bzw. im Praxislabor verwendet werden.
In dem Verzeichnis muss auf bestehende **Sicherheitsdatenblätter** verwiesen werden. In diesen hat der Hersteller für den jeweiligen Gefahrstoff folgende Punkte aufgelistet:
- Die **R-Sätze** (**R**isiko-Sätze, künftig nach GHS: **H-Sätze** = **H**azard-Statements) bezeichnen die bestehenden Gefahren.
- Die **S-Sätze** (**S**icherheits-Sätze, künftig nach GHS: **P-Sätze** = **P**recautionary-Statements) geben entsprechende Sicherheitsratschläge wieder.
- Die **E-Sätze** (**E**ntsorgungs-Sätze) enthalten Angaben zur Entsorgung des Gefahrstoffes.

Die Beschäftigten der Praxis müssen für den jeweils verwendeten Gefahrstoff die schriftliche **Betriebsanweisung** einsehen können, welche direkt am Arbeitsplatz aushängen muss. In dieser werden **Sicherheitsmaßnahmen** dargestellt, z. B. die persönliche Schutzausrüstung (PSA) sowie Erste-Hilfe-Maßnahmen bei Unfällen.

Gefahrensymbole (Warnzeichen) auf der Verpackung

Hersteller müssen die chemische Bezeichnung eines gefährlichen Stoffes auf der Verpackung angeben sowie den Stoff einstufen und entsprechend der Einstufung verpacken. Weiterhin sind die **Gefahrensymbole** und dazugehörige **Gefahrenbezeichnungen** anzubringen sowie die Hinweise auf besondere Gefahren und die Sicherheitsratschläge. Die Gefahrensymbole und Gefahrenbezeichnungen sind als schwarzer Aufdruck auf orangegelbem Untergrund deutlich erkennbar (*s. Tab. 1*). Das neu einzuführende **GHS** (Globally-Harmonised-System) ermöglicht zukünftig eine weltweit einheitliche Einstufung und Kennzeichnung von Chemikalien.
Die **GHS-Piktogramme** ersetzen die bisherigen orangefarbigen Gefahrensymbole durch rot umrandete Felder (Rauten) mit weißem Hintergrund (*S. 23, Tab. 2*). Die darin enthaltenen, schwarzen Gefahrensymbole orientieren sich an den alten Symbolen. Die formulierte Angabe der Gefahrenbezeichnung wird ersetzt durch die Signalworte „Gefahr“ oder „Achtung“.
Eine Übergangsregelung für den Wechsel der Symbole gilt bei Gefahrstoffen bis zum 01.12.2010, bei Gefahrstoff-Gemischen bis zum 01.06.2015.

Gefahren-symbol	Bezeichnung und Kenn-buchstabe	Eigenschaften der Stoffe oder Zubereitungen	Vorsichtsmaß-nahmen	Materialbeispiele in der Zahnarztpraxis
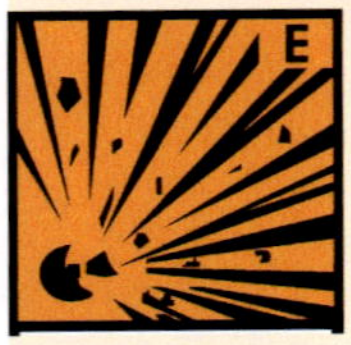	explosions-gefährlich **E**	können in festem, flüssigem oder pastenförmigem Zustand auch ohne Beteiligung von Luftsauerstoff unter schneller Entwicklung von Gasen explodieren	Schlag, Stoß, Reibung, Funkenbildung und Hitzeeinwirkung vermeiden	• brennbare Flüssigkeiten (z. B. alkoholische Desinfektionsmittel)
	brandfördernd **O**	sind i. d. R. selbst nicht brennbar, erhöhen aber bei Berührung mit brennbaren Stoffen oder Zubereitungen die Brandgefahr und die Heftigkeit eines Brandes beträchtlich	jeden Kontakt mit brennbaren Stoffen vermeiden	• Wasserstoffperoxid (H_2O_2, 60 %) • Sauerstoff (Druckgasflasche)
	hochentzündlich **F+** leichtentzündlich **F**	• können sich bei niedriger Temperatur an der Luft ohne Energiezufuhr erhitzen und schließlich entzünden • können in festem Zustand durch kurzzeitige Einwirkung einer Zündquelle leicht entzündet werden • entwickeln bei Berührung mit Wasser oder mit feuchter Luft hochentzündliche Gase in gefährlicher Menge	Kontakt mit Zündquellen/Gefahrenquellen (Luft, Wasser) vermeiden	• Händedesinfektionsmittel • Kälte- oder Pflegespray (Spraydosen) • Methylmethacrylat (im Praxislabor) • Alkohol • Kunststoffe (z. B. für Provisorien, Abformlöffel, Unterfütterung)
	ätzend **C**	können lebende Gewebe bei Berührung zerstören	Dämpfe nicht einatmen und Berührung mit Haut, Augen und Kleidung vermeiden	• Wasserstoffperoxid • Entkalker, Gerätereiniger • Rohrreiniger • Flusssäure (im Praxislabor)

Gefahrensymbol	Bezeichnung und Kennbuchstabe	Eigenschaften der Stoffe oder Zubereitungen	Vorsichtsmaßnahmen	Materialbeispiele in der Zahnarztpraxis
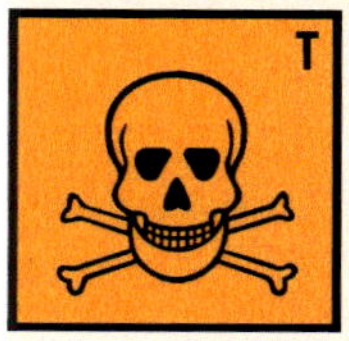	giftig **T** sehr giftig **T+**	können in sehr geringer Menge bei Einatmen, Verschlucken oder Aufnahme über die Haut zum Tode führen oder akute oder chronische Gesundheitsschäden verursachen	jeden Kontakt mit dem menschlichen Körper vermeiden	• Quecksilber (metallisch) • Keramikätzgel • Methanol • Formaldehyd
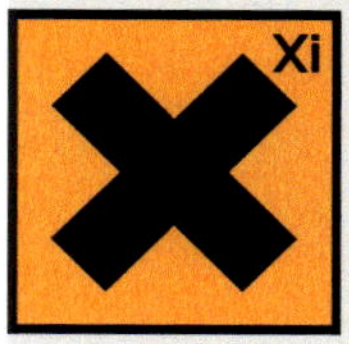	reizend **Xi**	können – ohne ätzend zu sein – bei kurzzeitigem, länger andauerndem oder wiederholtem Kontakt mit Haut oder Schleimhaut eine Entzündung hervorrufen	Dämpfe nicht einatmen und Berührung mit Haut oder Augen vermeiden	• Desinfektionsmittel • Flüssigkeit für Prothesenkunststoff • Röntgenchemikalien • Gerätereiniger
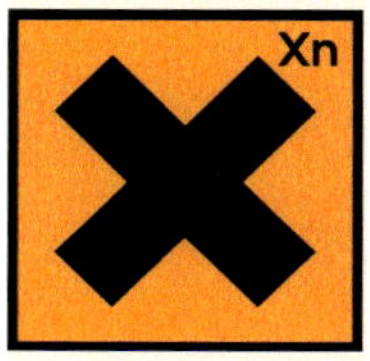	gesundheitsschädlich (mindergiftig) **Xn**	können bei Einatmen, Verschlucken oder Aufnahme über die Haut zum Tode führen oder akute oder chronische Gesundheitsschäden verursachen; können sensibilisierend und allergenisierend wirken	Kontakt mit dem menschlichen Körper, auch Einatmen der Dämpfe, vermeiden und bei Unwohlsein den Arzt aufsuchen	• Chloroform • Desinfektionsmittel • Röntgenfilmentwickler • Adhäsiver für Kunststofffüllungen • Abformmaterialien
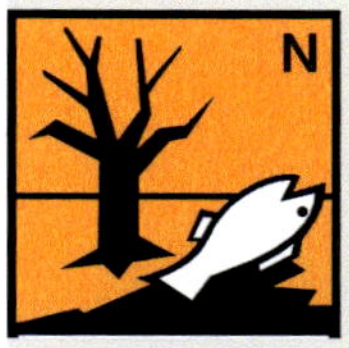	umweltgefährlich **N**	können sofort oder später Gefahren für die Umwelt herbeiführen, indem sie selbst oder ihre Umwandlungsprodukte die Beschaffenheit des Naturhaushalts, von Wasser, Boden oder Luft, Klima, Tieren, Pflanzen oder Mikroorganismen verändern	je nach Gefährdungsgefahr nicht in die Kanalisation, Boden oder Umwelt gelangen lassen; Besondere Entsorgungsvorschriften beachten	• Orangenöl • Desinfektionsmittel • Quecksilber • Flusssäure (im Praxislabor) • Röntgenchemikalien

Tab. 1 Gefahrensymbole und ihre Bedeutung

GHS-Piktogramm	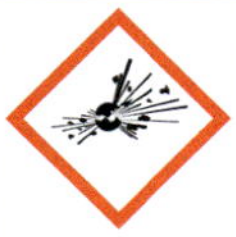							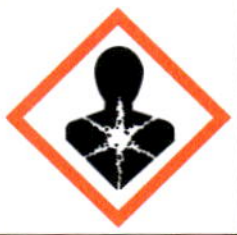	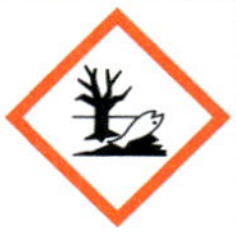
Symbol	Bombe	Flamme	Flamme über Kreis	Gasflasche	Ätzwirkung	Totenkopf Knochen	Ausrufezeichen	Gesundheitsgefahr	Umwelt
Altes Gefahrensymbol	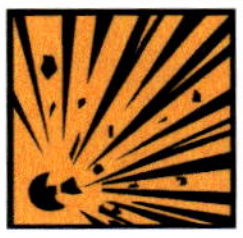	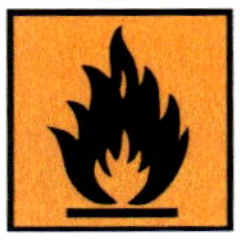	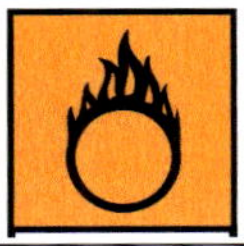			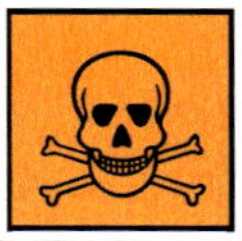	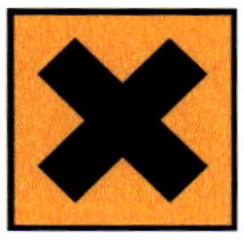		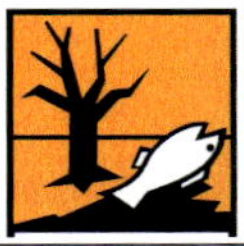

Tab. 2 Gegenüberstellung der künftig gültigen GHS-Piktogramme und der alten Gefahrensymbole

Terminologie: Unfallverhütung	
Aerosol	in der Luft verteilter, feiner Sprühnebel, der Stoffe biologischen Ursprungs enthält
Infektion	Eindringen von Keimen in den Körper bzw. Ansiedelung von Keimen auf Haut oder Schleimhaut
kontaminiert Kontamination	mit Keimen verschmutzt, verseucht Verschmutzung, Verseuchung
Mikroorganismen	Kleinstlebewesen
Prävention (= Prophylaxe)	vorbeugende Maßnahmen zur Verhütung von Krankheiten

Aufgaben

1. Welchen Auftrag hat die Berufsgenossenschaft für Gesundheitsdienst und Wohlfahrtspflege?
2. Für wen gelten die Unfallverhütungsvorschriften?
3. Erläutern Sie die Bedeutung der Schutzstufen 1 und 2 beim Umgang mit biologischen Arbeitsstoffen.
4. Wozu dient die Gefahrstoffverordnung?
5. Woran erkennen Sie Gefahrstoffe in der zahnärztlichen Praxis?
6. Welche Informationen gibt der Hersteller von Gefahrstoffen auf den Sicherheitsdatenblättern?

Dictionary	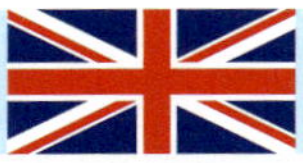	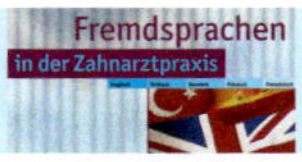
Behandlungszeit	The treatment will take about … minutes.	*page 12*
gefährliche Abfälle	hazardous waste	
geschlossen	closed	
Infektionsgefahr	danger of infection	
sicher/ungefährlich	safe/nonhazardous	
Sicherheitsvorschriften	safety regulations	
Sprechstunde	consultation hours	
sterile Instrumente	sterile instruments	
Termin	appointment	*pages 6, 8 and 19*
Urlaub	holiday	
Zahnarzt/Zahnärztin	dentist	*page 10*
Zahnarztpraxis	dental practice	*pages 6, 8 and 19*

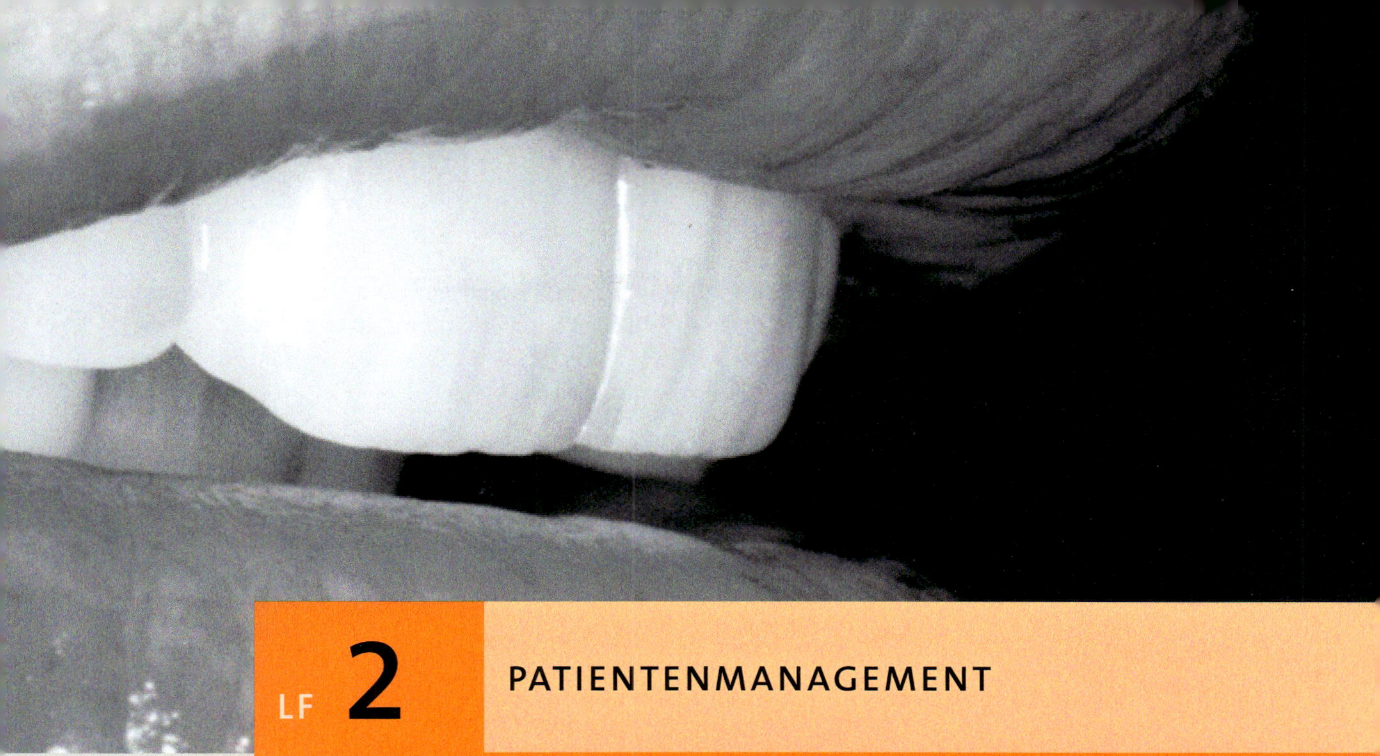

LF **2**

PATIENTENMANAGEMENT

1 Patientenbetreuung

Hinweis:
Auf den folgenden Seiten finden Sie Inhalte aus dem Bereich Betriebsorganisation und Verwaltung, die auch für die Behandlungsassistenz in der Zahnarztpraxis von Bedeutung sind.

Inhalte aus dem Gebiet „Organisation und Verwaltung" sind z.B.

- Ergonomie
- Kommunikationsregeln
- Telefongespräche führen
- Patientenorientierte Praxisführung
- Qualitätsmanagement

Sie können folgendem Lehrwerk entnommen werden:

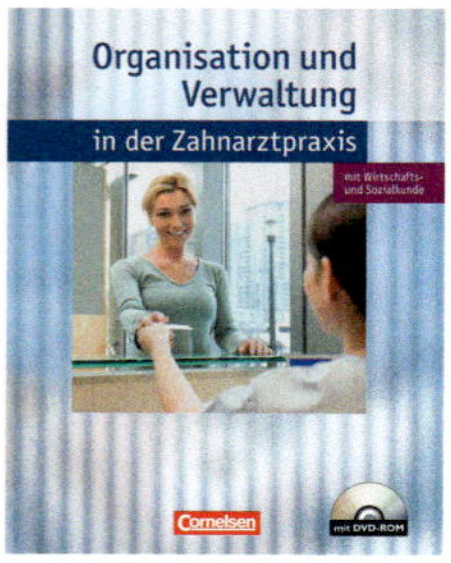

1.1 Der Patient als Kunde

Die moderne Zahnarztpraxis muss heute viele Anforderungen erfüllen, um neue Patienten zu gewinnen und eine möglichst lang anhaltende **Patientenbindung** zu erreichen.

Die beste Werbung für eine Praxis sind zufriedene Patienten.

Zufriedenheit des Patienten liegt vor, wenn sein persönlicher Eindruck (subjektive Wahrnehmung) die Erwartungen erreicht oder übersteigt. Die Bedürfnisse des Patienten zu kennen ist Voraussetzung dafür, seine Erwartungen erfüllen zu können oder besser sie noch zu übertreffen.

Laut einer vom **D**eutschen **A**rbeitskreis für **Z**ahnheilkunde (DAZ) durchgeführten Patientenbefragung richten sich die **Patientenerwartungen** auf drei Bereiche.

Erscheinungsbild der Praxis und persönliche Betreuung

- Das gesamte Praxisteam ist höflich, zuvorkommend und kompetent.
- Das Praxisteam zeigt Interesse an der Person des Patienten.
- Zahnärztin und Team sind sensibel für die Angst des Patienten vor einer Zahnbehandlung.
- Es ist genügend Zeit für ruhige, persönliche Beratung und Behandlung.
- Ordentliches, sauberes Erscheinungsbild der Mitarbeiterinnen (z.B. Kleidung, Haare).

Untersuchung und Behandlungsplanung

- Das Praxisteam betrachtet den Patienten als gleichberechtigten Gesprächspartner.
- Gründliche zahnärztliche Untersuchung.
- Umsichtige und einfühlsame Assistenz.
- Der Ablauf geplanter Behandlungen wird ausreichend und sensibel erklärt, d.h. z.B.:
  - Fragen werden bereitwillig und patientengerecht beantwortet.
  - Kostenvoranschläge werden verständlich und vollständig besprochen.
  - Vertraute Mitarbeiterinnen begleiten den Patienten über einen langen Zeitraum.
  - Bei dringend notwendiger Schmerzbehandlung werden kurzfristig Termine vergeben.
  - Die Wartezeiten sind kurz (i.d.R. nicht über 20 Minuten). Kommt es zu längeren Wartezeiten, werden noch nicht anwesende Folgepatienten telefonisch informiert.
- Diskretion ist selbstverständlich. Die ärztliche Schweigepflicht wird eingehalten.
- Der Datenschutz ist gewährleistet (z.B. keine Karteikarten auf der Rezeptionstheke).
- Die Praxishygiene ist ohne Mängel; dies vermittelt Sicherheit.
- Eine Prophylaxebehandlung bzw. -beratung durch die fortgebildete Mitarbeiterin erfolgt ausführlich, verständlich und mit praktischen Übungen.
- Fortbildungen werden z.B. durch Aushang der Zertifikate im Wartebereich oder in ausliegenden Praxisordnern dokumentiert.
- Teamkonflikte werden nicht vor dem Patienten ausgetragen.

Kinderbehandlung

- Kinder sind in der Praxis willkommen
- kindgerechte, einfühlsame Behandlung
- umfassendes, systematisches Prophylaxeangebot
- Beratung über Möglichkeiten zur Zahngesundheit

Weitere Hinweise finden Sie unter
www.daz-web.de
→ Presse
→ 22.August 2007

Die Auflistung kann natürlich nicht vollständig sein, da Patientenbedürfnisse sehr individuell sind und auch von Praxis zu Praxis verschieden sein können.
So werden Patienten z. B. an die kieferorthopädische Praxis andere Erwartungen stellen (z. B. im Umgang mit Kindern) als an eine kieferchirurgische Praxis.

Im gesamten Verhalten des Praxisteams sollte eine ausgeprägte **Patientenorientierung** vorhanden sein. Im Sinne eines modernen Dienstleistungsunternehmens wird dem Patienten während seines Aufenthaltes dadurch Vertrauen und Wohlbefinden vermittelt.
Diese Praxisphilosophie muss von allen Teammitgliedern verinnerlicht werden, um überzeugend auf den Patienten zu wirken (*s. Abb. 1*).

Die überlegt gestaltete Praxis, die sich dem Patienten einladend darbietet und in der er sich wohlfühlt, dient der **Patientenbindung** und ist damit ein wichtiger **Wirtschaftsfaktor**.

Leistungsfähigkeit

↓

Überzeugung von der Qualität der Dienstleistung dieser Praxis

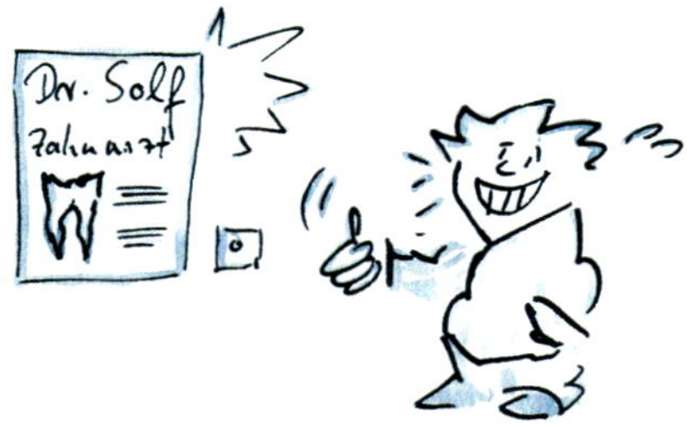

Betreuungsqualität

↓

Umgang und menschliches Verhalten des ganzen Praxisteams

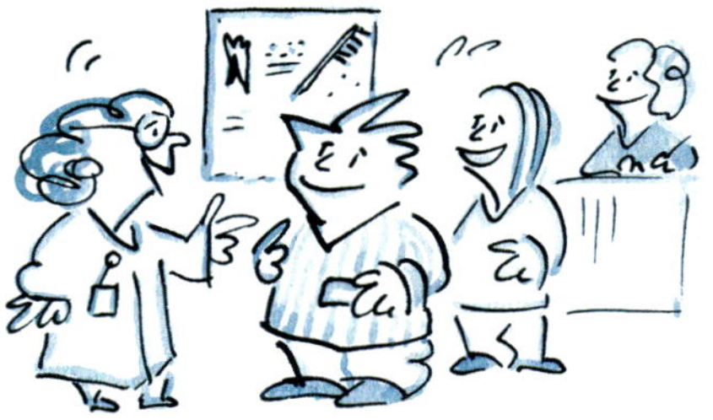

Umfeldqualität

↓

Praxisklima angenehm und patientenfreundlich

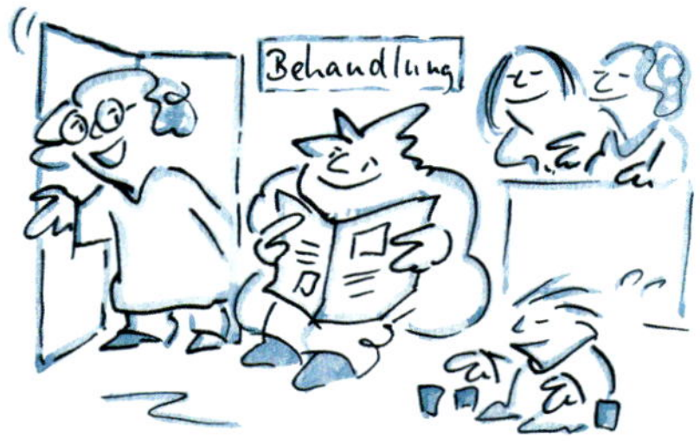

Abb. 1 Gründe für die Weiterempfehlung einer Zahnarztpraxis

1.2 Patienten empfangen

Wir beurteilen Menschen in der Regel zuerst nach ihrer äußeren Erscheinung. Häufig entscheiden diese Merkmale spontan über Sympathie und Antipathie. Betritt ein neuer Patient zum ersten Mal die Zahnarztpraxis, wird er von der ZFA in wenigen Sekunden eingeschätzt und unbewusst einem bestimmten Typenbild zugeordnet. Natürlich wird sich auch der Patient in der gleichen Zeit ein Bild von der ihn empfangenden Mitarbeiterin machen und damit seine Praxiswahl überdenken.
Insofern gilt: „Der erste Eindruck entscheidet" (*s. Tab. 1*).

1. Phase	Sekundenbruchteile	Menschen, denen wir begegnen, ordnen wir schnell in ein Raster ein: männlich/weiblich, bekannt/unbekannt, jung/alt, ansprechend/uninteressant.
2. Phase	erste 30 Sek.	Man schätzt den Menschen ein nach Kriterien wie Körpersprache, Verhalten, äußeres Erscheinungsbild, Wortwahl, Antipathie und Sympathie.
3. Phase	erste 3 Min.	Während eines Gespräches kann der erste Eindruck bestätigt oder korrigiert werden.

Tab. 1 Der erste Eindruck

Was für den zwischenmenschlichen Bereich gilt, hat auch Gültigkeit für ein Unternehmen wie die Zahnarztpraxis. Jede Praxis besitzt durch ihre Unternehmenskultur (Praxisphilosophie) und ihr Erscheinungsbild ein individuelles Profil, eine Persönlichkeit. Und ebendiese Persönlichkeit bestimmt maßgeblich den wirtschaftlichen Erfolg oder Misserfolg einer Praxis.

1.2.1 Gestaltung des Außenbereichs

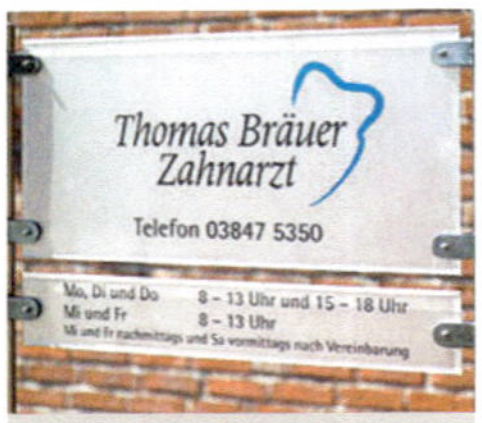

Abb. 1 Praxisschild

Der erste **optische Eindruck** der Zahnarztpraxis entsteht schon vor der Haustür. Die Größe des Praxisschildes ist zwar in der Berufsordnung vorgeschrieben, aber durch eine professionelle Gestaltung und evtl. Beleuchtung werden Passanten aufmerksam gemacht und neue Patienten finden leichter den Weg zur Praxis (*s. Abb. 1*).
Das Schild muss regelmäßig **gepflegt** werden und sollte sich stets auf dem **neuesten Informationsstand** (z. B. über die angebotenen Sprechzeiten) befinden. Auch der Hauseingang und das Treppenhaus werden vom Patienten mit allen Sinnen wahrgenommen. Gibt es auf seinem Weg zu den Praxisräumen eine Gestaltung in hellen Farben und mit guter Beleuchtung, Bildern oder gepflegten Pflanzen?
Eine Wegmarkierung mit eindeutig angebrachten Hinweisschildern oder Pfeilen führt den Patienten sicher bis an die Praxistür. Das Türschild muss klar gestaltet und auch für ältere Patienten gut zu lesen sein.

1.2.2 Gestaltung des Empfangsbereichs

Betritt ein neuer Patient die Praxisräume, ist der Empfangsbereich der Ort der ersten persönlichen Kontaktaufnahme und sollte deshalb für ihn eindeutig erkennbar sein.

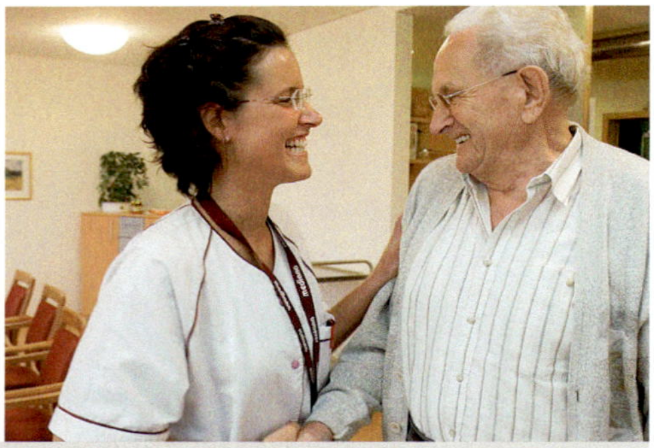

Abb. 2 Blickkontakt bei der Begrüßung

Der freundliche **Blickkontakt** und eine möglichst namentliche **Begrüßung** durch die ZFA nehmen dem Patienten Unsicherheiten und steigern sein Selbstwertgefühl (*s. Abb. 2*). Das Namensschild an der Rezeption und an der Kleidung des Praxisteams ist eine Form von Höflichkeit und damit selbstverständlich.

Der **erste Eindruck** des Patienten wird neben der direkten Ansprache durch die Praxismitarbeiterin von weiteren Faktoren beeinflusst, die häufig unbewusst wahrgenommen werden. So prägt unser sehr sensibler Geruchssinn das Wohlbefinden in starkem Maße. Dem typischen „Zahnarztgeruch" kann durch regelmäßiges Lüften entgegengewirkt werden. Geräte, welche die Luft ionisieren und dezent mit passenden Düften anreichern, unterstützen ebenfalls das Raumklima.

Farben und Design bewirken eine Atmosphäre in der Praxis, die nicht nur allen Beteiligten ein Wohlgefühl vermittelt, sondern gleichzeitig bei Patienten Vertrauen schafft. Ein freundliches **Ambiente** bewirkt die Gestaltung des Raumes mit hellen Farbtönen, farblich abgestimmten, strapazierfähigen Bodenbelägen, Bildern und Blumen (*s. Abb. 3*).

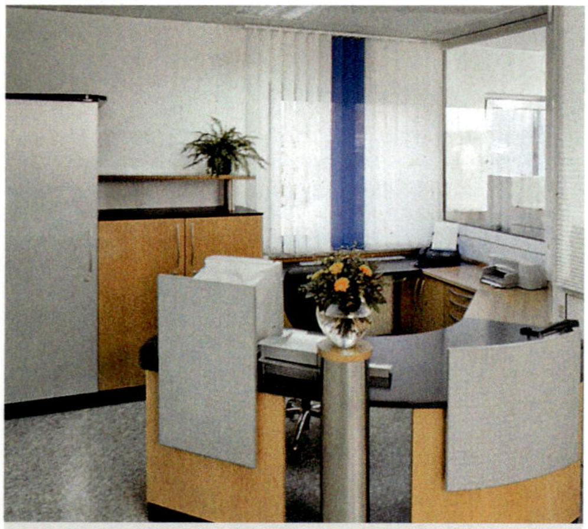

Abb. 3 Der Empfangsbereich

Eine gute Ausleuchtung unterstreicht diese Wirkung. Ist das Tageslicht nicht ausreichend, sollte der Beleuchtung besondere Aufmerksamkeit gelten. Kaltes Neonlicht oder grelle Halogenlampen steigern die Nervosität der Patienten, während ein zu dunkler Raum eher als unfreundlich oder gar bedrückend empfunden wird.

Der Empfangsbereich ist nicht nur die **Visitenkarte der Praxis**, sondern auch die **Steuerungszentrale** für nahezu alle Praxisprozesse. Hier erfolgt die Patientenaufnahme, die Betreuung der Telefonanlage, Terminvereinbarungen werden getroffen, über den Computerplatz werden sämtliche Verwaltungsarbeiten erledigt und es finden vertrauliche Gespräche mit den Patienten statt.

Der Empfangsbereich sollte ordentlich und aufgeräumt sein, um auf den Patienten eine professionelle und somit positive Wirkung zu haben. Übervolle Schreibflächen, herumliegende Krankenunterlagen oder der unverstellte Blick auf den Computerbildschirm verunsichern den Patienten und vermitteln ihm den Eindruck von mangelndem Datenschutz.
Ein beruhigendes Gefühl gibt es dem Patienten, wenn die **Garderobe** im Rezeptionsbereich untergebracht ist, obwohl dadurch keine Haftung besteht (Hinweisschild).

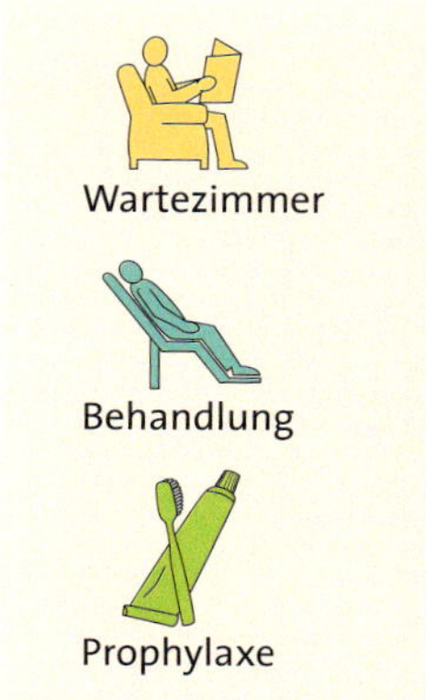

Abb. 1 Leitsystem (Beispiele)

Leitsystem

Patienten, die sich zum ersten Mal in einer Praxis befinden, haben oftmals Orientierungsprobleme. Das Auffinden bestimmter Räume kann dadurch erleichtert werden, dass Türen deutlich gekennzeichnet sind (*s. Abb. 1*). Ist in der Praxis kein Leitsystem vorhanden, sollte die ZFA neuen Patienten bei einem kleinen Rundgang die Praxis zeigen.

Patiententoiletten

Patienten erwarten hier besonders hygienisch einwandfreie Verhältnisse. Eine regelmäßige Kontrolle, Reinigung und Desinfektion der sanitären Anlagen ist deshalb notwendig und kann durch das Aushängen von Kontroll-Checkliste dokumentiert werden. Seifenspender, Einmalhandtücher und Treteimer gehören zum Standard.
Wenn es die baulichen Möglichkeiten zulassen, kann ein weiterer Raum auch behindertengerecht mit zusätzlichen Haltegriffen oder erhöhtem Toilettensitz gestaltet sein.
In der Arbeitsstättenverordnung wird festgelegt, dass Personaltoiletten und Patiententoiletten getrennt sein müssen.

1.2.3 Gestaltung des Wartebereichs

Ideal ist als Wartebereich ein geschlossener Raum mit einem Glaselement zum Empfangsbereich (*s. Abb. 2*). Dies ermöglicht
- den optischen Kontakt von Praxismitarbeitern und wartenden Patienten,
- ungestörte Gespräche mit Patienten an der Rezeption oder am Telefon und somit die Wahrung des Datenschutzes,
- Ausblendung von störenden oder den Patienten irritierenden bzw. angstauslösenden Arbeitsgeräuschen aus den Behandlungsräumen.

Auch bei guter Terminplanung lassen sich Wartezeiten nicht immer vermeiden. Der Patient sollte sich deshalb in diesem Raum wohlfühlen und ihn für sich zur Entspannung nutzen können, ohne das Gefühl zu haben, nur Zeit „absitzen" zu müssen.

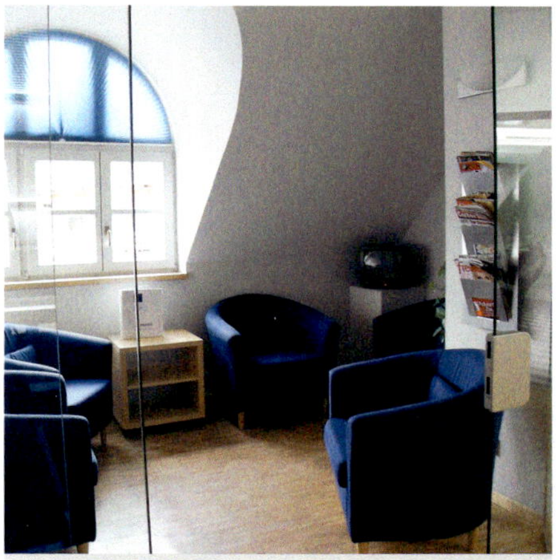

Abb. 2 Wartebereich

Möblierung

Der Einrichtungsstil ist natürlich vom persönlichen Geschmack des Praxisinhabers abhängig. Ob modern oder elegant – möglichst nicht veraltet.
Geachtet werden muss auch hier auf Sauberkeit, ohne Flecken an den Sitzmöbeln. Die bequemen Sitzgelegenheiten sollten nicht zu eng stehen. Außerdem dürfen auch ältere Personen mit der Sitzhöhe keine Probleme bekommen. Stabile Armlehnen ermöglichen ihnen das Abstützen beim Aufstehen und Hinsetzen.
Hilfreich ist ein kleiner Tisch oder ein Stehpult mit Schreibzeug und Notizzetteln, an dem die Patienten z. B. den Anamnesebogen ausfüllen können.

Weitere Gestaltungsmöglichkeiten

Bilder oder gut gerahmte Fotografien bringen Abwechslung und Ablenkung in den Raum. Sie können nach einiger Zeit ausgewechselt werden – vielleicht im Rahmen einer kleinen Ausstellung. Die Motive der Bilder sollten behutsam gewählt werden, da abgebildete Prothetikteile, angstmachende Behandlungsgeräte oder die Darstellung von Operationsmethoden den Patienten verunsichern.

Grünpflanzen lockern auf und wirken sich positiv auf die Gefühlslage aus, müssen aber regelmäßig gepflegt werden.
Patienten erwarten kurzweilige Unterhaltung in Form von **Zeitschriften**. Da die Auswahl groß ist, kann eine kleine Umfrage nach den Wünschen der Patienten hilfreich sein. Selbstverständlich muss der abwechslungsreiche Lesestoff regelmäßig aktualisiert und besonders abgegriffene Zeitschriften müssen umgehend ersetzt werden.
Ältere Patienten freuen sich über Literatur im Großdruck. Die Aufbewahrung in einem Zeitungshalter dient der Übersichtlichkeit und erleichtert das Ordnunghalten. Ein kleines Hinweisschild erspart peinliche Situationen: „Gerne kopieren wir Ihnen bei Interesse einzelne Seiten."

Praxisordner

Eine interessante Möglichkeit, den Patienten mit den Praxisgegebenheiten vertraut zu machen, ist das Auslegen eines Praxisordners. Hier könnten Fotos der Zahnärztin und ihrer Mitarbeiterinnen eingefügt werden mit Angaben zu Tätigkeitsschwerpunkten wie Implantologie oder Zusatzqualifikationen, z. B. der Ausbildung zur Prophylaxefachkraft.
Patientengerecht abgefasste Informationen zu Behandlungsmethoden oder Krankheitsbildern ergänzen den Ordner.

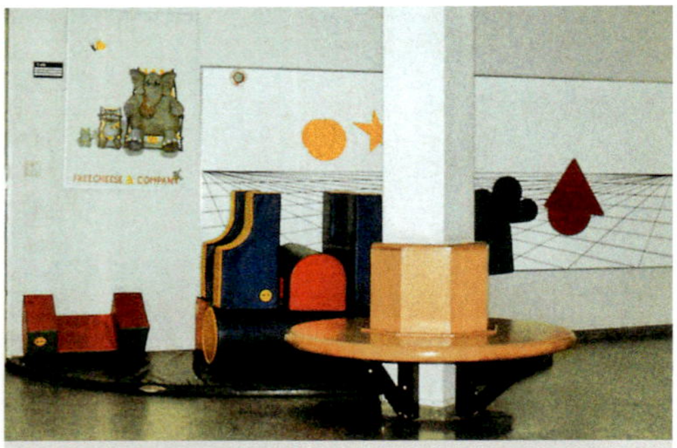
Abb. 1 Wartebereich mit Spielecke

Kinderecke

Eine Kinderecke sollte in jedem Wartebereich vorhanden sein. Sie lässt die Wartezeit für das Kind und die Erwachsenen positiver erleben. Ängste können abgebaut werden, wenn an passenden kleinen Sitzmöbeln und einem geeigneten Tischchen gespielt, gelesen oder gemalt wird.
Die Spielsachen müssen ungefährlich und pflegeleicht sein und unbedingt regelmäßig kontrolliert bzw. gereinigt werden. Stark verschmutze oder beschädigte Artikel werden aussortiert.

Die ZFA muss dem Wartezimmer eine besondere Aufmerksamkeit zukommen lassen.
Dazu gehört u. a.:
- regelmäßiges Lüften des Raumes, am besten, wenn sich kein Patient darin aufhält
- Stühle wieder „richtig" stellen
- Zeitschriften ordnen
- die Kinderecke aufräumen
- Es genügt nicht, erst am Tagesende den Raum zu kontrollieren.

Die gewünschte positive Wirkung auf den Patienten hat die Praxis nur, wenn alles einen gepflegten und sauberen Eindruck macht. Patienten übertragen beobachtete Mängel auf die Leistungsfähigkeit und das Hygieneverständnis der gesamten Praxis.

Außerdem können im Wartebereich weitere Serviceleistungen angeboten werden (*s. Tab. 1*).

Getränke	Bereitstellen von kostenlosen Getränken, z. B. Tee, Kaffee, Mineralwasser, Trinkgefäßen (Porzellan, Pappbecher); regelmäßige Kontrollen, Reinigung
Musik	abgestimmt als Hintergrundmusik, zur Entspannung (Meditation), kein Radio (Moderation stört), persönliche Auswahl von Musikstücken über Kopfhörer
Wasser	dient der Entspannung in Form von Zimmerbrunnen oder Aquarium, aber pflegeintensiv
Großspiegel	zur Raumgestaltung, Kontrolle des Patienten von Kleidung und Frisur
Lesebrille	Einfachmodelle in unterschiedlichen Stärken
Praxisbroschüre	Name, Adresse, Telefon, Sprechzeiten, Schwerpunkte der Praxistätigkeit, Praxismitglieder, Parkmöglichkeiten, öffentliche Verkehrsmittel
Informationsständer	Merkblätter zum Mitnehmen, z. B. Mundhygiene, Zahn-, Mund- und Kieferkrankheiten, Krankenkasseninfo (in mehreren Sprachen)
Infowand	Notdienstplan, Apothekennotdienst, Ferienplan, Fahrpläne
Prophylaxeshop	Verkaufsbereich mit geschulten Beratungsmitarbeitern, z. B. für patientenbezogene Mundhygienehilfsmittel
Regenschirme	werbewirksam mit aufgedrucktem Praxislogo
elektronische Wartezimmerpräsentation	meist über großformatige Bildschirme mit Präsentation von Filmen (mit und ohne Ton) als behandlungsvorbereitende oder unterhaltende Patienteninformation, z. B. Ernährungshinweise, professionelle Zahnreinigung (PZR), Prothetikalternativen, Tierfilme

Tab. 1 Zusätzliche Serviceleistungen im Wartebereich

1.3 Patienten begleiten

1.3.1 Gestaltung des Behandlungsraums

Die **Wohlfühlatmosphäre** im Empfangsbereich und im Wartebereich muss sich auch im Behandlungszimmer fortsetzen. Die Ausgestaltung des Behandlungsraumes wird individuell den Anforderungen der Zahnärztin wie auch der Behandlung angepasst sein (*s. Abb. 1*). Besondere **hygienische Ansprüche** müssen in diesem Raum umgesetzt werden. Möbel, Arbeits- und Behandlungsflächen sollten leicht zu **reinigen** und zu **desinfizieren** sein, ebenso der glatte Bodenbelag.

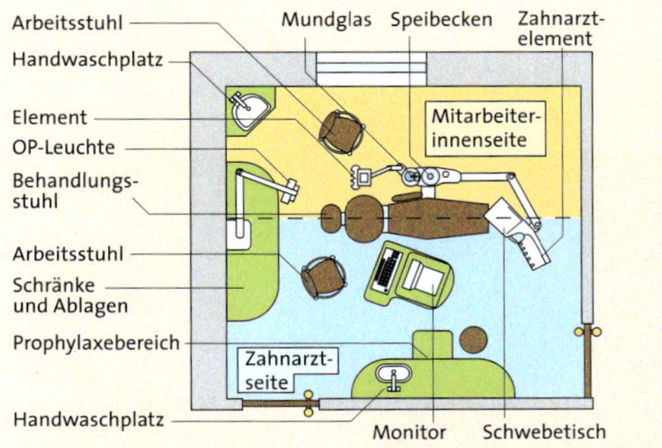

Abb. 1 Behandlungsraum (Grundriss)

Weiß gestrichene Wände signalisieren dem eintretenden Patienten den Eindruck von Sauberkeit und Hygiene. Aufgeräumte Flächen, geschlossene Schubladen und Schränke vermitteln das Gefühl von Ordnung und Professionalität.
Ein Deckenbild ist für den auf dem Behandlungsstuhl liegenden Patienten ein Blickpunkt, auf den er sich konzentrieren kann. Die Ablenkung von der zahnärztlichen Behandlung lässt ihn ruhiger und entspannter werden.
Der Patient erwartet hohen Komfort und ein ansprechendes Design der Behandlungseinheit, verbunden mit modernster Technik.
Digitale Röntgentechnik ermöglicht z. B. direkt am Behandlungsplatz die Erstellung von Röntgenbildern und die eindeutige Verständigung mit dem Patienten über seine Behandlung.
Eine intraorale Kamera bietet die Möglichkeit, auf dem Monitor einen Blick in die eigene Mundhöhle zu werfen, wodurch die optisch unterstützte Beratung die Vertrauensbildung des Patienten fördert.

1.3.2 Vorbereitung des Behandlungsraums

Im Behandlungsraum benötigt der Patient eine besonders intensive **Betreuung**. Bevor er den Raum betritt, sind bereits alle Vorbereitungen abgeschlossen.
Die Spuren einer vorausgegangenen Behandlung müssen entfernt und der Raum in einem hygienisch einwandfreien Zustand sein. Auch Fingerabdrücke oder Spritzer auf der Oberfläche des Monitors werden beseitigt. Instrumente und Materialien sind verdeckt bereitgestellt und der Behandlungsstuhl ist in die richtige, leicht nach hinten geneigte Sitzstellung gefahren, um dem Patienten das Setzen zu erleichtern.
Bei Kindern, älteren und körperlich eingeschränkten Patienten muss die ZFA dabei gezielte Hilfe anbieten.
Trägt der Patient zu warme oder zu enge Kleidungsstücke, sollte die ZFA ihn darauf hinweisen. Ebenso muss der Patient auf störende Gegenstände (z. B. Piercings, Brille) aufmerksam gemacht werden, damit diese vor der Behandlung entfernt und sicher aufbewahrt werden können.

1.3.3 Vorbereiten der Behandlung

Bis die Zahnärztin den Behandlungsraum betritt, muss die ZFA restliche Arbeitsvorbereitungen treffen, das zahnärztliche Grundbesteck auflegen, ein Mundspülglas bereitstellen und dem Patienten die Serviette umlegen. Ruhiges und gezieltes Arbeiten wirkt sich dabei beruhigend auf den Patienten aus und gibt ihm das Gefühl, professionell „betreut" zu werden.
Die ZFA wird versuchen, mit dem Patienten ein Gespräch zu führen, wobei sie sich sensibel auf die unterschiedlichen ↗ Patiententypen und deren spezielle Situation einstellen muss.

↗ Patiententypen, S. 45

Die ZFA sollte helfen, die Unsicherheit des Patienten abzubauen und die Erwartungsangst zu verringern. Gezielte fachliche Fragen dürfen beantwortet werden, die Mitarbeiterin muss aber um die Grenzen ihrer Kenntnisse wissen. Sie darf ihre Zuständigkeit nicht überschreiten, sondern wird auf das Gespräch mit der Zahnärztin verweisen.

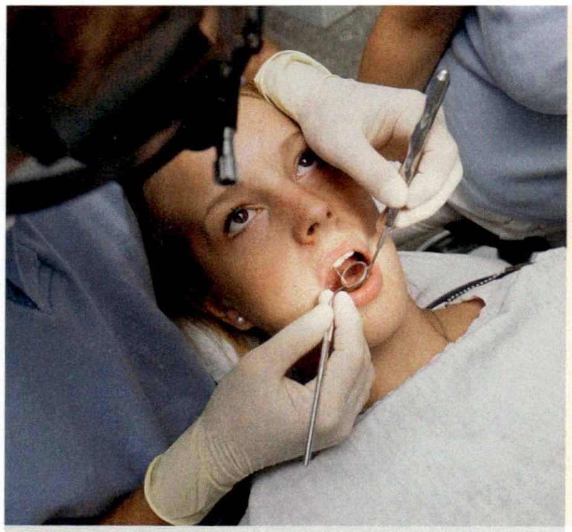

Abb. 1 Stress durch Unterschreiten der Intimdistanz

Arbeiten im Mund des Patienten

Für den Patienten bedeutet die zahnärztliche Behandlung Stress, da die „Intimdistanz" nicht eingehalten wird und eine „Flucht" aus dieser Situation nicht möglich ist (*s. Abb. 1*). Es werden verschiedene Distanzzonen unterschieden, innerhalb derer ein Mensch einen anderen toleriert. Die Distanzzonen sind kulturabhängig. Für den deutschsprachigen Raum gilt:

Intimdistanz = unter 50 cm (Wahrnehmung von Körpergeruch und Wärme der Haut),
persönliche Distanz = ca. 0,5–1,5 m (Ausdehnung einer Armlänge: Kontakt zu Freunden),
geschäftliche Distanz = ca. 1,5–3 m (tägliche Interaktion: keine Körperberührung),
öffentliche Distanz = ab ca. 3 m (unpersönliche Beziehungen)

1.3.4 Patientenlagerung

Die richtige, d.h. behandlungsbezogene Lagerung des Patienten auf dem Behandlungsstuhl ist für die ZFA nicht immer einfach. Sie muss dem Patienten eine möglichst entspannte, individuelle Liegehaltung ermöglichen und ihm das Gefühl von Sicherheit und Wohlbefinden geben. Grundsätzlich wird dabei zuerst die bequeme Lagerung des Körpers vorgenommen und anschließend die des Kopfes (*s. Abb. 1*).
Gleichzeitig muss aber für die Zahnärztin und die assistierende Mitarbeiterin eine ergonomische Sitzposition gewährleistet sein für ein ermüdungsfreies und präzises Arbeiten.

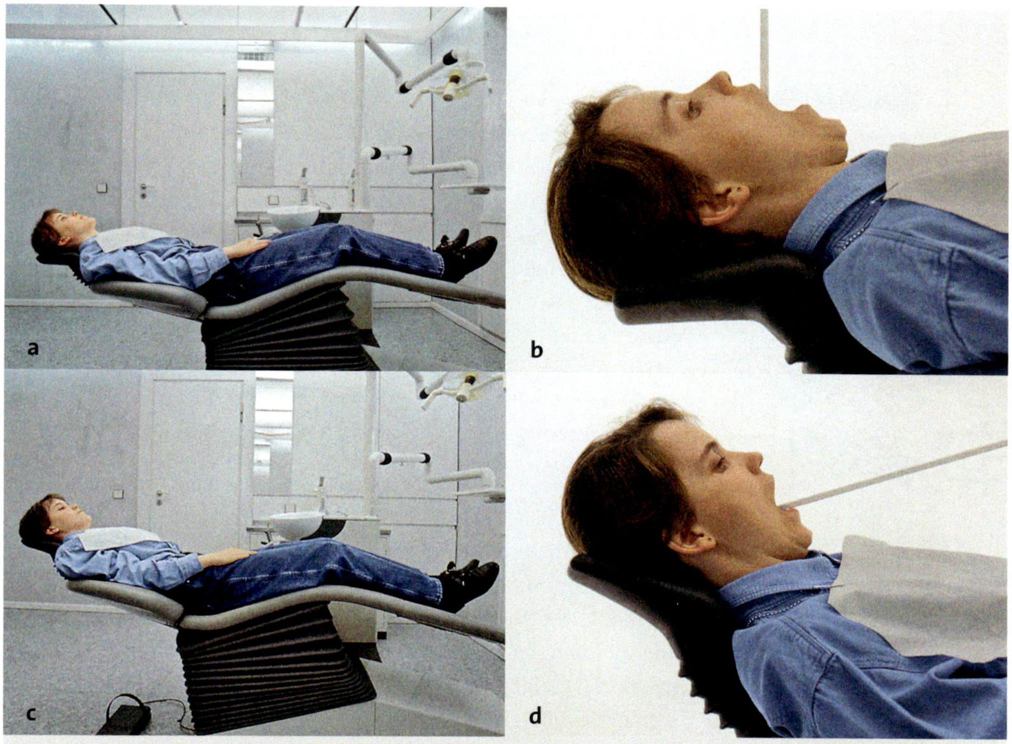

Abb. 1 Patientenlagerung für die Behandlung. a) und b) Im OK: Die Verbindungslinie zwischen Kopf und Füßen ist parallel zum Boden, die gedachte Linie (Stab) durch die Kauflächen der OK-Seitenzähne ist senkrecht zum Boden. c) und d) Im UK: Die Füße liegen etwas tiefer als der Kopf, die gedachte Linie (Stab) durch die Kauflächen der UK-Seitenzähne ist leicht nach ↑distal geneigt.

↑distal, S.65

1.3.5 Nachbereiten der Behandlung

Nach Abschluss der Behandlung säubert die ZFA den Patienten von eventuellen Rückständen wie z.B. Abformmaterial. Der Patient wird freundlich verabschiedet, ggf. mit dem Hinweis auf die noch anhaltende Anästhesiewirkung und die Verletzungsgefahr bei zu frühem Essen. Wenn erforderlich, werden mit ihm weitere Verhaltensmaßnahmen besprochen. Am Schluss der Behandlung wird das OP-Licht gelöscht, der Schwebetisch zur Seite geschoben, die Sitzlehne in Ausgangsstellung gefahren und der Patient beim Aufstehen unterstützt.
Das Begleiten bis zur Rezeption bekräftigt die patientenorientierte Praxisphilosophie.

Alle Maßnahmen der ZFA müssen dem Patienten das sichere Gefühl vermitteln, dass er sich in fachkundige Hände begeben hat. Nur so ist es möglich, aus zufriedenen Patienten auch treue Patienten zu machen.

1.4 Mit Patienten kommunizieren

Die gute Zusammenarbeit innerhalb der Zahnarztpraxis und der erfolgreiche Umgang mit den Patienten sind abhängig von einer gelungenen Kommunikation (Verständigung). Dabei übernimmt die ZFA den größten Anteil der Kommunikation mit den Patienten. Beginnend bei der Terminvergabe am Telefon, bei dem Empfang an der Rezeption, während der Behandlung bis hin zur Nachbetreuung steht die ZFA im ständigen Austausch mit den Patienten. Auch bei Problemen und Beschwerden ist sie häufig die erste Ansprechpartnerin.
Entsprechend kommt bei der Einschätzung der Praxis durch den Patienten der kommunikativen Kompetenz der ZFA ein bedeutender Faktor zu.

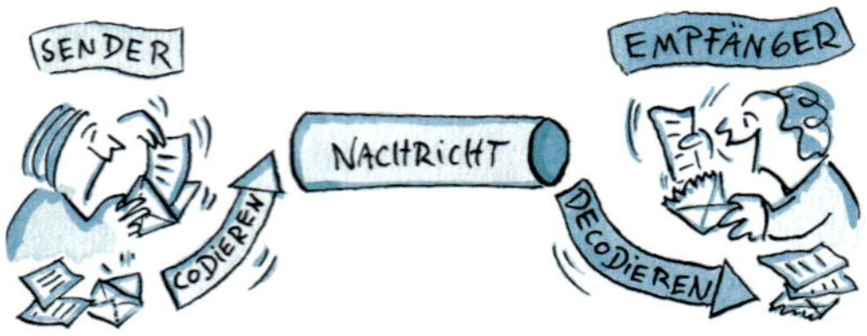

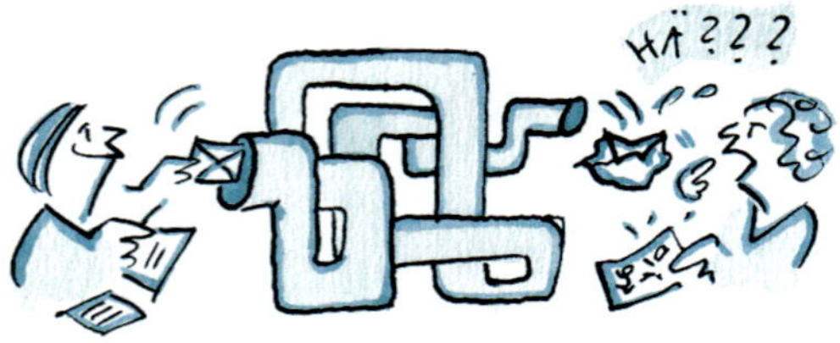

1.4.1 Kommunikationsmodell

Kommunikation umfasst alle Arten der Vermittlung, der Aufnahme und des Austausches von Informationen. Grundsätzlich findet der Austausch von Informationen zwischen einem **Sender** und einem **Empfänger** statt. Zur Übermittlung einer Nachricht stehen dem Sender unterschiedliche **Kommunikationswege** zur Verfügung:

- Sprache
- Schriftzeichen
- Mimik
- Gestik
- Körpersprache

Die Nachricht (z. B. „Ich habe Schmerzen“) wird zum Versenden vom Sender (z. B. der Patient) **codiert** (verschlüsselt), d. h., sie wird in eine bestimmte Form umgesetzt wie beispielsweise Worte oder Zeichen. Der Empfänger (z. B. die ZFA) nimmt die Nachricht entgegen und wird sie **decodieren** (entschlüsseln). Die ZFA muss nun erkennen, dass mit einem bestimmten Zeichen „Schmerzen“ gemeint sind. Dies gelingt, wenn beide Kommunikationspartner den gleichen **Code** (Schlüssel) verwenden und dadurch die übermittelten Signale auf die gleiche Weise interpretieren.

Beherrschen beide Kommunikationspartner nicht den gleichen Nachrichtencode, misslingt der Vorgang des Codierens und Decodierens, wodurch es zu Unverständnis oder Missverständnissen kommt.

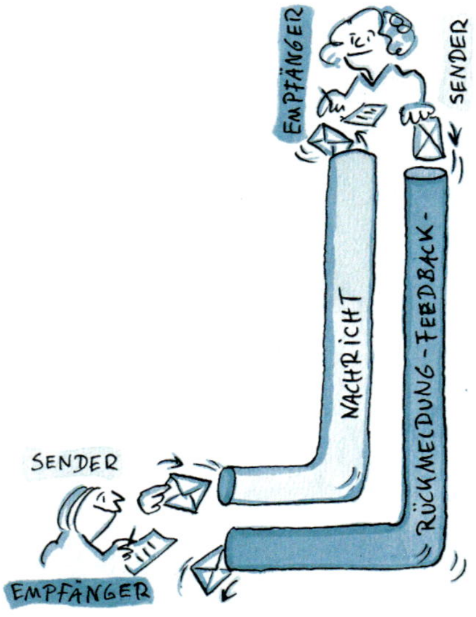

Feed-back

Feed-back bedeutet eine „Rückmeldung“ und dient der Klärung der erfolgten Kommunikation.
Die gesendeten und empfangenen Nachrichten werden dabei auf ihre übereinstimmende Interpretation überprüft und können bei Bedarf korrigiert werden. Dieses Vorgehen ist eine wichtige Absicherung in der Zahnarztpraxis, z. B. bei der Vermittlung von Verhaltensmaßnahmen nach chirurgischen Eingriffen oder bei der Schilderung von Patientenbeschwerden. Beispiel: „Habe ich Sie richtig verstanden, dass Sie die Schmerzen schon seit einer Woche haben?“

„Ich weiß nicht, was ich gesagt habe, bevor ich die Antwort meines Gegenübers gehört habe.“
Paul Watzlawick, Kommunikationsforscher

1.4.2 Kommunikationsarten

Jedes Verhalten hat kommunikativen Charakter. Sobald zwei Personen sich gegenseitig wahrnehmen können, senden sie Signale und kommunizieren miteinander. Diese Signale können **verbal** (sprachlich, mit Worten), aber auch **nonverbal** (ohne Worte) sein. Entsprechend unterscheidet man die **verbale** und **nonverbale Kommunikation**.

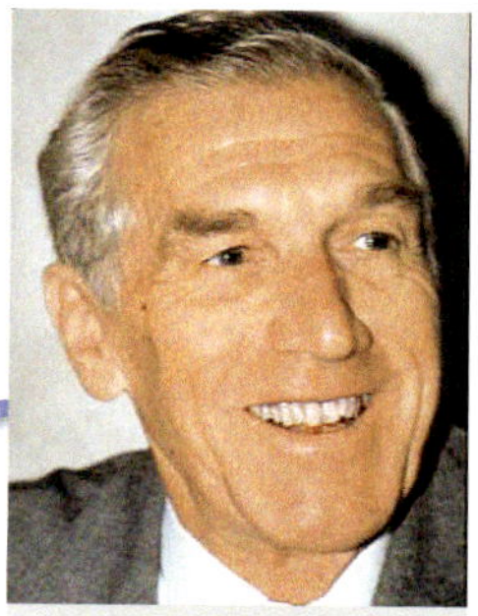

Abb. 1 Paul Watzlawick (1921–2007)

Der Kommunikationsforscher Paul Watzlawick (*s. Abb. 1*) fasst dies in seinem berühmten Satz zusammen: „Man kann nicht **nicht** kommunizieren."

Verbale Kommunikation

Verbale (mündliche) Kommunikation vermittelt eine Nachricht in Form von **Sprache** oder **geschriebenen Worten**.
Das Verstehen von Sprachimpulsen setzt bei einem Gespräch in der Zahnarztpraxis voraus, dass der Patient als Empfänger den gleichen Sprachcode besitzt wie die Zahnärztin oder die ZFA als Sender. Da die zahnmedizinische **Fachsprache** den meisten Patienten nicht bekannt ist, können hier schnell Verständigungsprobleme entstehen und ↑ Erwartungen des Patienten an die Betreuungsqualität enttäuscht werden.

↑ Patientenerwartungen, S. 26

Neben der rein inhaltlichen Botschaft kann das Sprechverhalten der ZFA die Kommunikationsabläufe negativ beeinflussen. Ein zu schnelles Sprechtempo, eine undeutliche oder zu leise Aussprache führen beim Hörer zur Verunsicherung und zu Missverständnissen, die ein vermehrtes Nachfragen (Feed-back) von beiden Gesprächspartnern notwendig machen.

Nonverbale Kommunikation

Die nonverbale Kommunikation erfolgt **ohne Worte**. Auch wenn nicht gesprochen wird, findet Kommunikation statt. Schweigen und Nichthandeln haben ebenfalls Mitteilungscharakter.
Die nonverbale Kommunikation umfasst die Mimik, die Gestik, die Körperhaltung, den Blickkontakt und das äußere Erscheinungsbild eines Menschen (*s. Abb. 2*).
Die Botschaften der nichtsprachlichen Verständigung werden meist spontan, unbewusst und ohne eigene Kontrolle an einen Empfänger gesendet.
Für den Gesprächspartner kann die Interpretation dieser Signale besonders aussagekräftig sein.

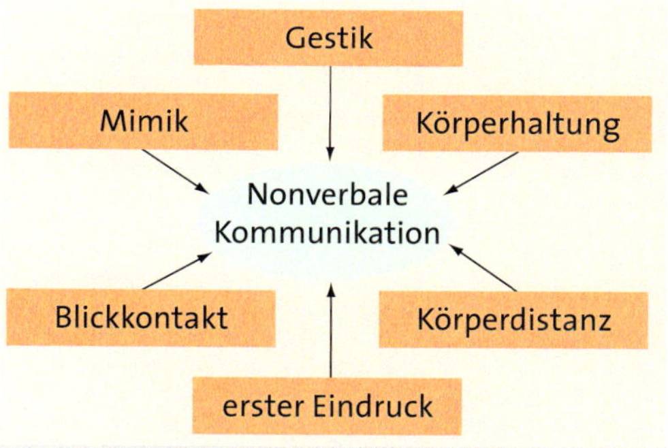

Abb. 2 Nonverbale Kommunikation

Die ZFA sollte in der Lage sein, die nonverbalen Signale der Patienten zu erkennen. Diese situationsgerecht und personenbezogen zu interpretieren erfordert jedoch Übung und Erfahrung. Nicht jede Beobachtung kann und darf nach einem vorgegebenen Schema beurteilt werden!

Mimik

Die Mimik zeigt unser Grundgefühl an. Freude, Ärger oder Trauer spiegeln wir in einem typischen Gesichtsausdruck wider. Mund, Stirn, Augen werden hierbei in die zwischenmenschliche Kommunikation miteinbezogen. Wir runzeln die Stirn, rümpfen die Nase, beißen auf die Lippen oder lächeln unser Gegenüber an. Die Mimik zeigt uns auch, ob der Gesprächspartner den verbalen Teil verstanden hat, ob er zustimmt oder ablehnend reagiert.

Gestik

Mit den Händen und Armen kommentieren wir im Gespräch unsere Worte (*s. Abb. 1*).
Kraftvolle Gesten verraten Selbstsicherheit, das Verdecken der Hände auf dem Rücken wird als Ablehnung verstanden.
Die Hand am Ohr signalisiert „bitte lauter", mit dem Kopf nicken oder schütteln bedeutet Zustimmung oder Verneinung.

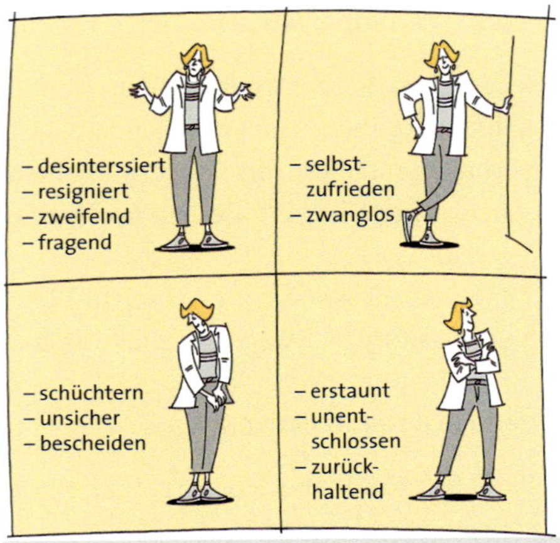

Abb. 1 Gestik und Körperhaltung

Körperhaltung

Eine aufrechte Körperhaltung und unverkrampfte Bewegungen strahlen Selbstsicherheit aus. Hängende Schultern und eine gebeugte Haltung lassen eine niedergedrückte Stimmung vermuten und vermitteln Unsicherheit oder Angst. Das Verschränken der Arme vor der Brust zeigt eine Abwehrhaltung, die Zuwendung des Oberkörpers zum Gesprächspartner drückt Aufmerksamkeit aus.

Blickkontakt

Der Blick ist die wichtigste Form des Menschen, erste Verbindung aufzunehmen. Dem anderen ruhig in die Augen zu schauen erweckt Vertrauen. Allerdings nicht ununterbrochen, sonst wirkt der Blick starr und bedrohlich. Den Blickkontakt zu vermeiden kann auf Unsicherheit und Ängstlichkeit hinweisen, aber auch auf fehlendes Interesse an der Gesprächsperson.

Erscheinungsbild

↑ Der erste Eindruck, S. 27

Das äußere Erscheinungsbild einer Person wird beim ↑ ersten Eindruck besonders stark bewertet. Dies erfolgt auf der Seite des **Patienten** und des **Praxismitglieds** z. B. auf Grund von Kleidung (sauber, modern, schlampig), Haaren/Frisur (gepflegt, unordentlich, gestylt), Händen/Nägeln (sauber, kurz, lackiert), Make-up (dezent, übertrieben, angemalt), Schmuck (protzig, modisch, abgestimmt).

1.5 Verhalten und Umgangsformen in der Praxis

Patienten kommen häufig mit Schmerzen und Ängsten in die Zahnarztpraxis. Durch diese ungewohnte, stressbelastete Situation ist der Patient sehr sensibel und empfindet menschliches Fehlverhalten stärker.
Von den Mitarbeiterinnen einer Zahnarztpraxis ist deshalb besonderes psychologisches Geschick im Umgang mit den Patienten gefordert.

↑ Kompetenzen, S. 13

Die Beobachtung der eigenen Verhaltens- und Umgangsformen im Praxisalltag ist Voraussetzung für eine stetige Weiterentwicklung der persönlichen sozialen ↑ Kompetenzen.

↑ Patientengruppen und -typen, S. 42

Darüber hinaus ist die Kenntnis der Bedürfnisse und Eigenarten unterschiedlicher ↑ Patientengruppen und -typen hilfreich, um sich möglichst schnell auf andere Menschen einzustellen und dadurch einen guten Kontakt aufbauen zu können.

1.5.1 Verhalten gegenüber den Patienten

Im Praxisalltag mit seinen vielfältigen Herausforderungen und Routineabläufen ist es für die ZFA wichtig zu wissen, dass der Umgangston vom Patienten sehr genau wahrgenommen wird. Eine desinteressierte Unterhaltung mit Patienten zu führen oder ungenügende fachliche Erklärungen zu geben kann ihn ebenso verärgern wie das falsche Wort zum falschen Zeitpunkt.
Folgende Grundregeln gelten daher für den Umgang mit Patienten:

- Ein freundlicher Empfang in den Praxisräumen gelingt durch Blickkontakt, Lächeln (Mimik) und Körpersprache (Gestik). Wenn gerade telefoniert wird, kann mit einem Kopfnicken oder einer grüßenden Handbewegung signalisiert werden, dass der Patient wahrgenommen wird und man gleich für ihn Zeit hat. Auch eine offene, aufrechte Körperhaltung drückt Aufmerksamkeit aus.
- Sie sollten sich dem Patienten sprachlich zuwenden, indem Sie ihm z. B. dafür danken, dass er pünktlich kommt. Den Patienten mit Namen anzusprechen fördert ein angenehmes Gesprächsklima, sofern es während des Gesprächs nicht zu oft geschieht. Der Name sollte unbedingt richtig ausgesprochen werden.
- Neuen Patienten stellt man sich mit Namen und Funktion vor.
- Tragen Sie ein gut sicht- und lesbares Namensschild.
- Die Basis für einen guten Gesprächsverlauf ist gelegt, wenn Sie dem Patienten konzentriert zuhören, durch Nicken oder mit Worten signalisieren, dass Sie seine Aussagen verstehen (aktives Zuhören), den Patienten ausreden lassen und sich in ihn hineinversetzen, d. h. Empathie zeigen, indem Sie ihm entsprechende Fragen stellen.
- Informieren Sie den Patienten geduldig und umfassend (*s. Abb. 1*) (bei älteren Patienten ggf. auch wiederholen). Dies gilt auch gegenüber „schwierigen" Patienten.
- Während des Gesprächs sollte man nicht auf die Uhr schauen und keine anderen Tätigkeiten nebenher durchführen (z. B. Formulare ausfüllen), da dies i. d. R. als mangelndes Interesse am Gegenüber ausgelegt wird.
- Neuen Patienten kann man einen Praxisrundgang anbieten. Ein Anruf beim Patienten, bei dem man sich nach seinem Befinden erkundigt (z. B. nach einem chirurgischen Eingriff), stärkt das Vertrauensverhältnis, sollte jedoch vorher vereinbart werden.

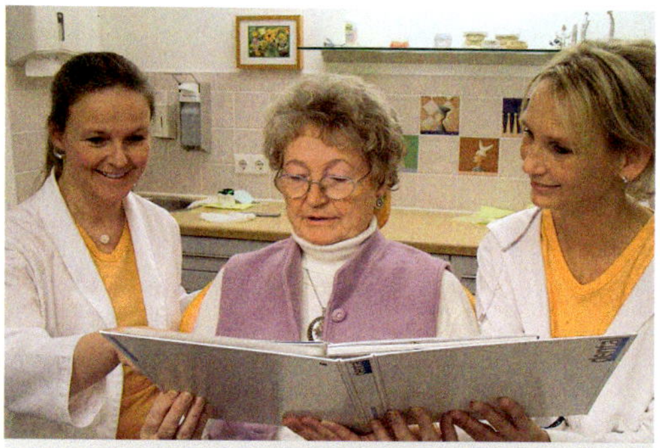

Abb. 1 Ein vertrauensvolles Informationsgespräch

Freundlichkeit gegenüber dem Patienten und Wertschätzung seiner Individualität können nicht gespielt werden. Sie sollten von innen kommen. Dadurch können Sie sich z. B. in einer angemessenen nonverbalen Kommunikation ausdrücken. Mit etwas Übung und gutem Feedback, z. B. durch die Kolleginnen, lässt sich ein patientenorientiertes Verhalten erlernen.

1.5.2 Verhalten gegenüber dem Arbeitsteam

Auch das Miteinander im Arbeitsteam prägt das Praxisklima entscheidend. Die Mitglieder kooperieren untereinander, tauschen sich regelmäßig aus und entwickeln einen Gemeinschaftsgeist, ein „Wir-Gefühl" (*s. Abb. 2*). Höflichkeit, gutes Benehmen und ein respektvolles Miteinander sind dafür wichtige Voraussetzungen. Diese Harmonie im Team spürt auch der Patient und dies gibt ihm das Gefühl von Sicherheit.
Hinweis: Das private Gespräch der Teammitglieder oder das Austragen von Konflikten vor dem Patienten löst bei ihm i. d. R. negative Gefühle und Zweifel an der Kompetenz des Teams aus.

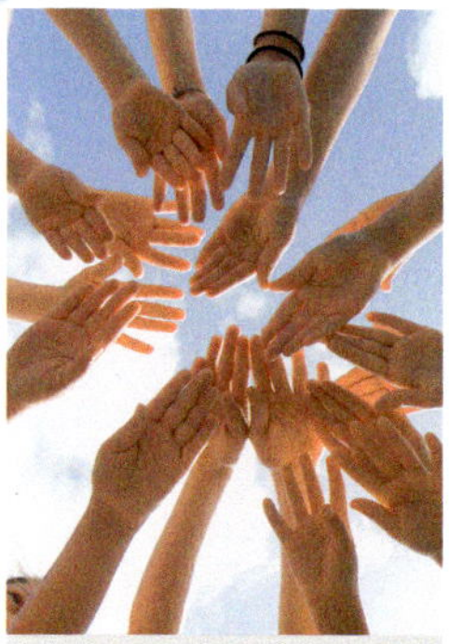

Abb. 2 Wir-Gefühl

1.5.3 Umgangsformen

Professioneller Umgang mit dem Patienten beinhaltet auch angemessene Umgangsformen. Gutes **Benehmen** und **Höflichkeit** gehören zum guten Ton wie die Verwendung der Worte „Danke“ und „Bitte“ (verbunden mit dem passenden Tonfall).
Neben der Beachtung der Grundregeln für den Patientenumgang sind situations- und patientenabhängige, zusätzliche Aspekte wichtig:
- unaufgefordert Hilfe anbieten, aber nicht aufdrängen
- an der Garderobe behilflich sein
- alte oder hilfsbedürftige Personen ins Wartezimmer führen und dort wieder persönlich abholen
- Patienten in den Behandlungsraum begleiten
- im Behandlungsraum Betreuungsarbeit leisten, Ängste abbauen, Vertrauensverhältnis zur Praxis und zur bevorstehenden Behandlung aufbauen

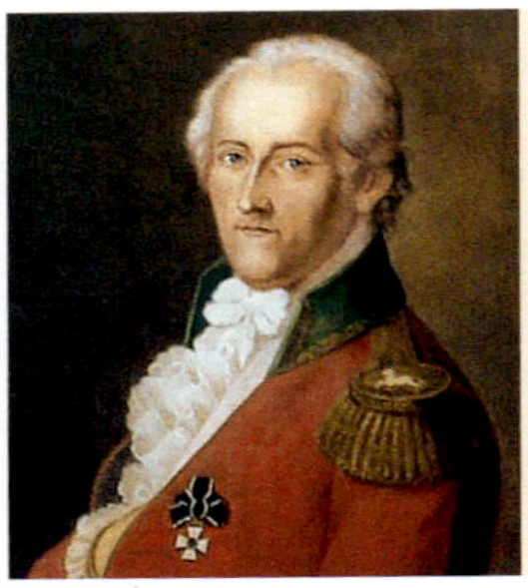

„Der Knigge“
Der Schriftsteller Adolph Freiherr Knigge (1752–1796) ist heute noch für sein Werk „Über den Umgang mit Menschen“ bekannt. Für allgemeine Benimmregeln oder Umgangsformen gelten immer noch ähnliche Grundsätze der Freundlichkeit, Rücksichtnahme und Mitmenschlichkeit. Aktuelle Knigge-Bücher beschäftigen sich mit Tischsitten, dem Umgang im Geschäftsleben oder damit, wie man sich am Telefon verhält, auf eine Mailbox spricht oder ob Glückwünsche per E-Mail übermittelt werden dürfen. Letztlich geht es immer darum, dass Benimmregeln das Miteinander deutlich vereinfachen.

1.5.4 Sprache

In einer patientenorientierten Praxis ist auch bei der Wortwahl Freundlichkeit und Höflichkeit unerlässlich. Trainieren sollten Sie:
- freundliche Formulierungen (z. B.: „Was kann ich für Sie tun?“, „Sehr gerne“)
- Höflichkeitsformulierungen (z. B.: „Ich freue mich“, „Darf ich Sie bitten?“)
- das Kontrollieren des eigenen Sprachstils (z. B. Verwende ich kurze Sätze, verständliche Formulierungen, korrekte Fachbegriffe, einen angenehmen Tonfall?)
- das Erklären von Fachbegriffen in patientenverständlichen Formulierungen, da diese von Patienten ↑ erwartet werden
- das Vermeiden negativer Formulierungen (z. B. „Das geht nicht“, „Heute auf keinen Fall“, „Sie müssen“)

↑ Patientenerwartungen, S. 26

Sprachprobleme

Kommen nichtdeutschsprachige Patienten in die Praxis, ist häufig das Improvisationstalent der ZFA an der Rezeption gefordert. Eine zugewandte Begrüßung, Blickkontakt und eine ungeteilte Aufmerksamkeit erleichtern das Gespräch. Zeichensprache, Mimik, Gestik oder auch das Aufmalen von Informationen verdeutlichen den Patientenwunsch.

Merkblätter mit den wichtigsten Begriffen gibt es in verschiedenen Sprachen z. B. bei einigen Krankenkassen, Kassenzahnärztlichen Vereinigungen und Fachverlagen. Dadurch ist abgesichert, dass auch der Patient die Behandlungsplanung richtig versteht.

1.6 Beschwerdemanagement

Jedes Praxisteam kennt die Problematik, dass sich trotz scheinbar freundlichen Empfangs, ungeteilter Aufmerksamkeit und absoluter Patientenorientierung der Kontakt zum Patienten schwierig gestaltet.
„Mein Termin ist ... keine Rücksicht auf meine Schmerzen ... Zimmer viel zu kalt... Zeitungen alt...Toiletten nicht hygienisch...Sie haben mich wohl im Wartezimmer vergessen!"
Derartige Aussagen von Außenstehenden können ein Hinweis darauf sein, in welchen Bereichen der Praxis es noch **Schwachstellen** gibt und wo gezielt **Verbesserungsbedarf** besteht. Patientenbeschwerden sind deshalb für das ganze Praxisteam eine wertvolle Rückmeldung im routinemäßigen Praxisalltag.

Beschwerde als Chance

Nur wenige Patienten machen auf Missstände aufmerksam und geben dem Praxisteam dadurch die wertvolle Möglichkeit, Unzufriedenheiten des Patienten zu klären und zu beheben. Mit seiner Beschwerde will der Unzufriedene etwas verbessern und er vertraut dem Team, dass es dieses Problem auch lösen kann.

Beschwert er sich nicht und trägt seine Unzufriedenheit nach außen, beeinflusst er Familienangehörige und Bekannte und hält dadurch andere Personen vom Praxisbesuch ab (*s. Abb. 1*).

Die ZFA sollte die Patientensignale nicht als negatives Zeichen des eigenen Handels werten („persönlich nehmen"). Eine regelmäßige **Auswertung** der Reklamationsfälle durch das ganze Praxisteam und die Besprechung von **Lösungsmöglichkeiten** sind im Sinne des Qualitätsmanagements notwendig, um
- die Patientenbeziehung zu erhalten oder sogar zu verbessern,
- Schwachstellen innerhalb der Praxis aufzudecken,
- eine Qualitätsverbesserung zu erreichen.

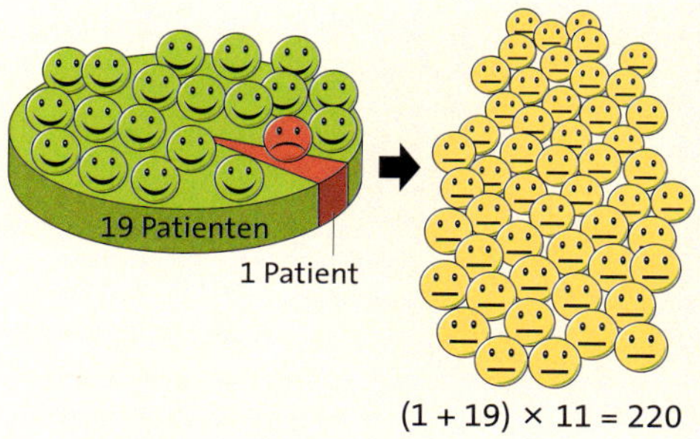

Abb. 1 Beschwerde als Chance. Auf einen Patienten, der sich beschwert, kommen ca. 19, die sich nicht beschweren. Alle 20 enttäuschten Patienten berichten im Durchschnitt 11 weiteren Personen von ihrer Enttäuschung. Diese 220 Patienten kann man vielleicht gewinnen, wenn die Beschwerde ernst genommen wird.

Beschwerden sollten genutzt werden, um daraus zu lernen und in Zukunft noch besser zu werden. Engagierte und begeisterte Praxismitarbeiterinnen erzeugen begeisterte Patienten!

Umgang mit Beschwerden und Kritik

Das einfachste und erfolgreichste Marketingmittel sind auch hier die Freundlichkeit und die Wertschätzung, die dem Patienten entgegengebracht werden. In schwierigen Situationen erleichtert dies den Umgang miteinander.
Worauf Sie achten sollten:
- Nehmen Sie zunächst die Beschwerde des Patienten wahr und greifen Sie diese positiv auf – auch wenn es schwerfällt.
- Sprechen Sie nicht in Gegenwart anderer Patienten über die Angelegenheit, sondern ziehen Sie sich mit dem Patienten in ein Besprechungszimmer zurück und bieten Sie ihm einen Sitzplatz an (im Sitzen schimpft es sich schwerer als im Stehen).
- Fühlt sich der Patient mit seiner Beschwerde ernst genommen und sein Anliegen wird schnell und professionell umgesetzt, führt dies eher zur Wiederherstellung des Patientenvertrauens.

Grundsätzliche Verhaltensregeln für den Umgang mit Beschwerden bzw. Kritik sind:

- Sprechen Sie den Patienten mit Namen an.
- Zeigen Sie Verständnis, um eine positive Beziehung aufzubauen, z. B. mit folgenden Aussagen: „Ich kann Ihren Ärger verstehen“, „Gut, dass Sie davon erzählen“, „Wir legen viel Wert auf Ihre Meinung.“
- Eine frühzeitige Entschuldigung kann den Betroffenen beruhigen, auch wenn man persönlich nichts dafür kann.
- Schuldzuweisungen oder Kritik an anderen Mitarbeiterinnen und das Erwidern aggressiver Vorwürfe führen fast immer dazu, dass die Situation noch angespannter wird. Auch den Gesprächspartner zu unterbrechen hat diese Wirkung.
- Gezielte Fragen („W-Fragen“) bringen die Diskussion auf eine sachliche Ebene, z. B. „Warum haben Sie den Eindruck ...?“, „Wodurch fühlen Sie sich ...?“, „Was hat Sie irritiert?“
- Zeigen Sie, dass Sie zuhören (aktives Zuhören), indem Sie sich dem Gesprächspartner zuwenden, Blickkontakt halten (besonders wichtig), durch Kopfnicken Aufmerksamkeit signalisieren und Notizen machen.

↑Feed-back, S. 34

- Wenn Sie ↑ Feed-back geben, d. h. mit eigenen Worten zusammenfassen, was der Patient gesagt hat, merkt dieser, ob alles richtig angekommen ist, und kann Missverständnisse korrigieren.
- Durch Fragen, wie z. B. „Wie könnten wir diese Situation für Sie in Zukunft angenehmer gestalten?“, lässt sich oft ein gemeinsamer Lösungsweg finden.
- Dabei gilt: Man sollte nur zusagen, was man auch halten kann.
- Ein positiver Abschluss des Gespräches entlässt Sie und den Patienten „befreit“ aus der Situation, z. B.: „Es freut uns, dass Sie das Thema offen angesprochen haben.“

Patienten-Fragebögen und Patienten-Vorschlagskasten

Patienten-Fragebögen und Patienten-Vorschlagskästen sind ein häufig verwendetes Mittel zur Ermittlung von Problemen bzw. Schwachstellen in der Praxis. Sie werden auch als Instrumente bei Qualitätsmanagementsystemen eingesetzt.

Die Erarbeitung von Fragebögen muss gut geplant werden und **konkrete Fragestellungen** enthalten, um keine Unklarheiten und Interpretationsmöglichkeiten aufkommen zu lassen. Jedem Patienten wird dazu ein Fragebogen mit in das Wartezimmer gegeben mit der Bitte, diesen auszufüllen und in einen bereitstehenden Kasten zu werfen.

Der Patient wird persönlich und im Wartezimmer auf einem deutlich angebrachten Plakat darum gebeten, auf Grund seiner **Erfahrungen**, die er mit der Praxis gemacht hat, **Vorschläge** zu einer möglichen Verbesserung abzugeben. Er sollte sich natürlich auch dazu äußern können, was er positiv bewertet.
Ein bereitliegender Zettel kann dazu ausgefüllt und in einen verschließbaren Kasten eingeworfen werden. Dieses **anonyme Verfahren** stellt auch für den Patienten eine Lösung dar, der nicht bereit ist, sich direkt mit Kritik an den entsprechenden Ansprechpartner zu wenden.
Die Ergebnisse der Umfrage müssen nach der Auswertung im Team eine entsprechend sinnvolle **Umsetzung im Praxisalltag** finden.

Praxiseinschätzung

Im Lauf der Zeit wird man „betriebsblind“, d. h. vieles ist so selbstverständlich geworden, dass es einem persönlich nicht mehr auffällt. Deshalb ist es wichtig, die Praxis einmal aus der Sicht des Patienten zu betrachten.
Nach dem gemeinsamen Austausch von Erfahrungen und Beobachtungen muss deshalb das gesamte Praxisteam vor dem Hintergrund von „Praxismarketing“ regelmäßig überdenken, wie das Angebot der Praxis für die Patienten verbessert werden kann.

Terminologie: Patientenbetreuung	
Kommunikation (lat. communicare = mitteilen, gemeinsam erarbeiten)	Verständigung untereinander; Umgang
nonverbal	ohne Worte; s. auch verbal
verbal (lat. verbum = Wort, Ausdruck, Wortlaut)	mündlich, mit Worten

Aufgaben

1 Nennen Sie drei Gründe für die Weiterempfehlung einer Zahnarztpraxis durch den Patienten.

2 Ein neuer Patient betritt Ihre Praxis. Wie gestaltet sich der ideale Empfangsbereich aus der Sicht des Patienten?

3 Welche Informationen erhalten die Patienten im Wartebereich durch das Auslegen eines Praxisordners?

4 In Ihre Praxis kommen viele Kinder zur Behandlung. Wie soll eine Kinderecke sinnvoll ausgestattet sein?

5 Worauf achten Sie bei der Patientenlagerung auf dem Behandlungsstuhl?

6 Welche vorbereitenden Maßnahmen führen Sie bei Anwesenheit des Patienten durch?

7 Erklären Sie den Weg einer Nachricht vom Sender bis zum Empfänger.

8 Nennen Sie die fünf nonverbalen Kommunikationswege für das Senden einer Nachricht.

9 Welche fünf Grundregeln sind Ihnen für das Verhalten gegenüber den Patienten besonders wichtig?

10 Warum ist es wichtig, Beschwerden und Kritik des Patienten ernst zu nehmen?

11 Geben Sie drei Beispiele für das grundsätzliche Verhalten der ZFA bei Kritik durch den Patienten.

2 Patientengruppen und Patiententypen

2.1 Patientengruppen

Kindgerechte Begriffe

- Spritze – Zahn schlafen legen
- Luftbläser – Wind trocknet den Zahn
- Wasser-Luft-Spray – Zahn duschen
- Röntgen – Zahn fotografieren
- Blaulicht – Zahnföhn, Kariespolizei
- Rosenbohrer – Traktor, Rumpelbohrer
- Sauger – Schnorchel, Elefantenrüssel

Die moderne Zahnarztpraxis muss als **Dienstleistungsunternehmen** vielen ↑ Anforderungen gerecht werden, um das Vertrauen der Patienten zu gewinnen und langfristig zu erhalten. Unterschiedliche Patientengruppen mit verschiedenen Bedürfnissen erfordern von der ZFA einen **professionellen Umgang**, um jedem eine optimale Betreuung und Behandlung zu bieten.

2.1.1 Kinder

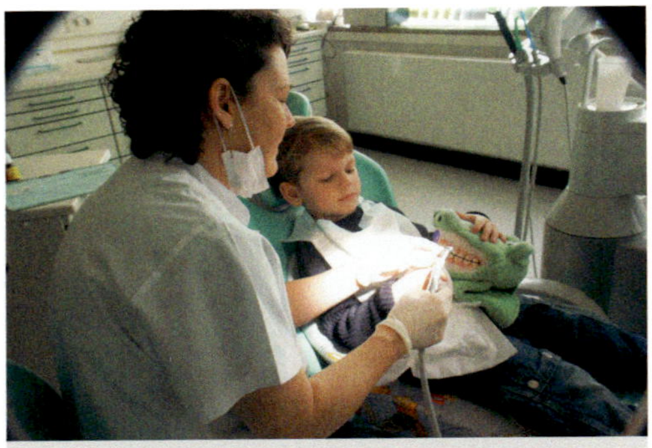

Abb. 1 Dem Kind werden spielerisch zahnärztliche Instrumente demonstriert, z. B. am Fingernagel.

Die Behandlung von Kindern gehört sicherlich zu den schwierigsten zahnärztlichen Aufgaben. Dem Geschick der ZFA kommt hierbei eine besondere Bedeutung zu, da die Gestaltung des **ersten zahnärztlichen Kontakts** oft für das ganze Leben prägend ist.

Die bewusste Betreuung von Kindern beginnt schon vor der eigentlichen Behandlung. Bei der Terminplanung werden möglichst frühe Termine vergeben und lange Wartezeiten vermieden, da auch eine Spielecke im Wartezimmer nur begrenzt interessant ist. Die ZFA geht ruhig und gelassen auf das Kind zu, spricht mit ihm altersgerecht, fragt nach seinem Namen oder erkundigt sich z. B. nach dem mitgebrachten Kuscheltier. Auch die **Begleitperson** sollte in die Kommunikation mit einbezogen werden, da aufgeregte oder ängstliche Erwachsene ihre Stimmung unbewusst auf das Kind übertragen.

Kinder kommen häufig mit **Angst** zur Behandlung, obwohl die Eltern versichert hatten, dass es nicht wehtun würde oder die Zahnärztin nicht bohren müsse. Diese gut gemeinten Aussagen von Erwachsenen produzieren aber bereits im Vorfeld ungewollt negative Gefühle und führen zur Verunsicherung und Angstreaktion des Kindes.

Bevor das Kind behandelt wird, müssen alle Vorgänge **kindgerecht** und ausführlich erklärt werden, indem z. B. Geräte und ungefährliche Instrumente in Ruhe an der Hand oder auf dem Fingernagel ausprobiert werden (*s. Abb. 1*), und mit dem Behandlungsstuhl wird z. B. eine Aufzugfahrt durchgeführt. Gespräche mit Kindern sollten möglichst in **Augenhöhe** des Kindes erfolgen, wobei die ZFA während des Gesprächs in die Hocke gehen kann. Ein ruhiger, verständnisvoller Umgang hilft, Ängste abzubauen und die **Vertrauensbildung** zu fördern.
Erklärungen zur bevorstehenden Behandlung müssen der **Wahrheit** entsprechen. Wenn bei der Injektion Schmerz zu erwarten ist, sollte das Kind vorbereitet sein. Wird das Versprochene nicht eingehalten, bedeutet dies einen **Vertrauensbruch** und erschwert oder verhindert die weitere Behandlung.
Das Ende der Behandlung muss unbedingt ein **Lob** für den kleinen Patienten mit sich bringen. Das stärkt das Selbstvertrauen und mit Stolz nimmt das Kind auch gerne ein kleines Geschenk mit nach Hause.
Bei **Kleinkindern** ist die Anwesenheit einer vertrauten **Bezugsperson** empfehlenswert. Stimmen Sie sich jedoch mit den Eltern ab. Selbst ein gut gemeinter Eingriff der Eltern (z. B. „Du musst keine Angst haben“) kann genau das Gegenteil bewirken. Hilfreich ist der Einsatz von Handpuppen, z. B. bei der Anleitung zu Prophylaxemaßnahmen (*s. Abb. 2*).

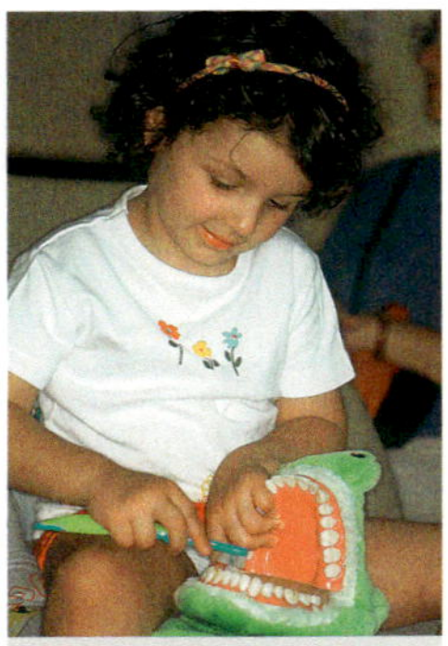

Abb. 2 Prophylaxe am Kuscheltier

2.1.2 Jugendliche

Jugendliche kommen häufig erst dann in die Praxis, wenn akute Beschwerden sie dazu zwingen. Werden sie von den **Eltern** begleitet, ist ihnen das spätestens in der Pubertät eher unangenehm. Diese Problematik sollte deshalb möglichst schon bei der Anmeldung abgesprochen werden (z. B. mit dem Hinweis „Wir haben in der Praxis die Erfahrung gemacht, dass Jugendliche lieber ohne Begleitung ihrer Eltern in die Praxis kommen“ oder mit der Frage „Wie möchten Sie dies handhaben?“).

Bei dem Umgang mit Jugendlichen ist Folgendes zu beachten:
- Die Anrede mit „Du“ oder „Sie“ kann durch direktes Fragen geklärt werden. Langjährige Patienten führen gerne das vertraute „Du“ weiter.
- Der Einsatz einer jüngerer ZFA ist bei dieser Altersgruppe sinnvoll, da sie leichter den Zugang zum Patienten finden kann.
- Die Sprache kann sich vorsichtig an der Altersgruppe orientieren, darf aber nicht imitiert werden.
- Da in der Pubertät das äußere Erscheinungsbild in den Vordergrund tritt, sind Jugendliche für Prophylaxemaßnahmen durchaus motivierbar.
- Erklärungen zur Behandlung (z. B. Zahnputzmethoden oder häusliches Mundhygieneverhalten) sollten vom Patienten noch einmal mit eigenen Worten wiederholt werden. Durch dieses ↗Feed-back kann sichergestellt werden, dass alles richtig verstanden wurde.

↗Feed-back, S. 34

Führt die Motivation aber nicht zum Ziel, muss dies auch akzeptiert werden.

2.1.3 Erwachsene

Die Erwachsenen „nehmen“ sich die Zeit zum Zahnarztbesuch und planen ihn zwischen Berufstätigkeit, Kinderbetreuung, Urlaub und Freizeitaktivitäten ein. Die meisten erwarten deshalb einen reibungslosen organisatorischen Ablauf ohne lange Wartezeit. Im Vordergrund steht aber neben der medizinischen Qualität die Aufmerksamkeit und Zuwendung des Praxisteams.

2.1.4 Senioren

Nach einer Definition der Weltgesundheitsorganisation (WHO) gilt als „alt“, wer das **65. Lebensjahr** vollendet hat. Im Jahr 2005 lebten rund 15,9 Millionen „alte“ Menschen in Deutschland. Dies entspricht einem Anteil von 19,3 % an der Gesamtbevölkerung. Im Jahr 2050 werden es rund 24,7 Millionen (35,9 %) sein (*s. Abb. 1*).

Dieser rapide Anstieg des Anteils älterer Menschen erfordert auch in der zahnärztlichen Praxis verstärkt das Wissen um den **professionellen Umgang** mit dieser Patientengruppe.

Alterungsprozesse bewirken eine Einschränkung vieler organischer Funktionen und das Auftreten chronischer Erkrankungen. Psychische Veränderungen des alternden Menschen wirken sich für die Betroffenen häufig im Sinne einer verminderten Anpassungsfähigkeit aus.

Der Umgang erfordert deshalb von der ZFA ein hohes Maß an **Einfühlungsvermögen**.

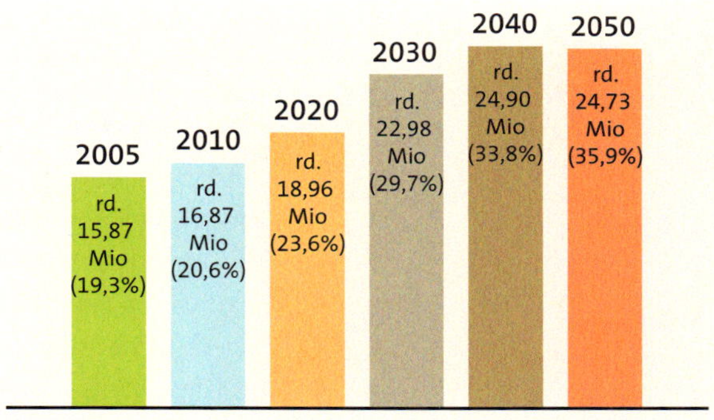

Abb. 1 Entwicklung der Bevölkerung Deutschlands bis 2050

Empfehlungen für die Betreuung älterer Patienten

Die Betreuung älterer Patienten gelingt i. d. R., wenn Sie darauf achten,

- eine ruhige Atmosphäre ohne störende Geräusche (z. B. Telefon, Drucker, Turbine) oder Hintergrundmusik herzustellen,
- sich Zeit für das Beratungsgespräch (z. B. bei einer geplanten prothetischen Versorgung) zu nehmen,
- nur so viel Information wie notwendig zu geben, um den Patienten nicht gleich im ersten Gespräch zu überfordern,
- möglichst keine Fachbegriffe bzw. Fremdwörter zu verwenden,
- den Patienten aufzufordern Fragen zum Behandlungsablauf zu stellen,
- Kostenvereinbarungen verständlich zu vermitteln und den Patienten eindeutig über Eigenanteile aufzuklären,
- Informationen und Verhaltensanweisungen schriftlich mitzugeben, da Vergesslichkeit für manche Patienten ein Problem darstellt; eine große Schrift erleichtert das Lesen,
- die Terminvergabe in Ruhe durchzuführen und dabei ggf. die Begleitpersonen zu berücksichtigen,
- keine überlangen Behandlungssitzungen zu planen und Wartezeiten zu vermeiden, da die körperliche Vitalität älterer Patienten i. d. R. etwas nachlässt,

↑Recall, S. 425

- den Patienten möglichst in das ↑Recall-System einzubinden und vor dem Termin telefonisch zu erinnern,

↑Anamnesebogen, S. 51

- regelmäßig den ↑Anamnesebogen zu überprüfen und zu aktualisieren, da ältere Patienten auf Grund unterschiedlicher Krankheiten mehrere Medikamente einnehmen müssen und die Zahnärztin hier aktuelle Informationen braucht,
- den älteren Patienten während seiner gesamten Behandlungstermine von einer ihm vertrauten ZFA begleiten zu lassen.

2.1.5 Patienten mit Behinderungen

Angeborene oder krankheitsbedingte Einschränkungen beeinflussen die Lebensführung in allen Altersstufen. Trotz vorhandener Behinderungen sind viele Menschen durch Training und Selbstdisziplin in der Lage, ihren Alltag zu meistern. Gut gemeinte **Hilfsangebote** werden manchmal abgewiesen und führen zu Verunsicherung. Diese Erfahrung machen auch die Mitarbeiterinnen in der Zahnarztpraxis und sie sollten deshalb immer abklären, ob Hilfe gewünscht wird.

Auf der Karteikarte ist die Form der Behinderung zu vermerken und die Art von Unterstützung, welche der Patient benötigt und akzeptiert.

Eingeschränkte Bewegungsfähigkeit

Körperbehinderte Patienten bedürfen häufig der **fachgerechten Hilfe** der ZFA. Dies bedeutet eine Unterstützung beim An- und Auskleiden an der Garderobe, die Begleitung ins Wartezimmer und die Bereitstellung eines geeigneten Sitzplatzes. Sollte keine Begleitperson mitgekommen sein, kann auch ein Toilettengang Hilfe erfordern.
Aber auch weniger deutlich erkennbare körperliche Einschränkungen können durch die Aufmerksamkeit des Teams aufgefangen werden. Die Hilfe beim Ein- und Aussteigen in den Behandlungsstuhl, das geringere Zurückneigen der Rückenlehne zur Vermeidung von Kreislauf- oder Gelenkbeschwerden oder das Reichen des Spülbechers sind eine Erleichterung für den Patienten.

Sehbehinderung

Dem Patienten muss während seines Praxisaufenthaltes das **Gefühl** von **Sicherheit** vermittelt werden. Der Sehbehinderte wird immer mit Namen angesprochen, bevor man ihm Hilfe anbietet, ihn z. B. anfasst, um ihn ins Wartezimmer oder durch die Praxis zu führen. Beim Setzen auf einen Stuhl ist es hilfreich, die Hand des Patienten zur Orientierung auf die Lehne zu legen. Im Behandlungszimmer sollte man den Patienten darüber informieren, welche Vorbereitung getroffen wird oder wenn er im Raum alleine bleiben muss. Der Hinweis, dass er sich durch Rufen bemerkbar machen kann und dann gehört wird, ist dem blinden Patienten eine Beruhigung.
Auch ohne starke Sehbehinderung kann es dem Patienten eine Hilfe sein, wenn ihm ein Anamnesebogen mit größerer Schrift angeboten wird oder eine Auswahl von Billig-Lesebrillen bzw. eine Leselupe (*s. Abb. 1*) bereitliegt.

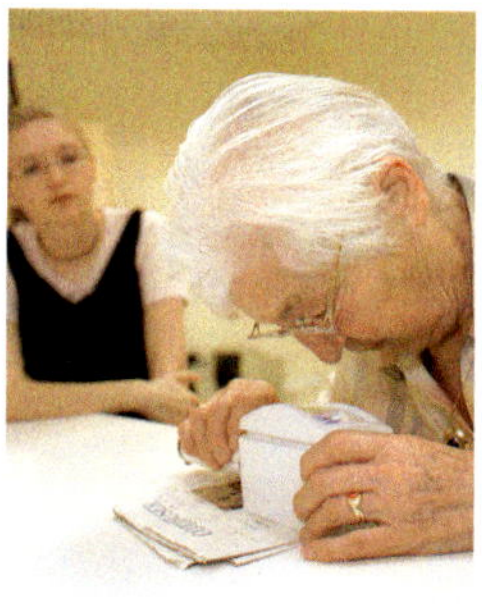

Abb. 1 *Leselupe*

Hörbehinderung

Der schwerhörige Patient ist meist in der Lage, seinen Gesprächspartner zu verstehen, indem er durch Lippenlesen, Mimik und Gestik den **Inhalt des Gesagten** erfasst. Die ZFA muss darauf achten, den Patienten direkt anzusehen und langsam und deutlich zu sprechen.
Besonders laut zu sprechen ist nicht sinnvoll, da der Betroffene meist nur bestimmte Tonhöhen schlecht hören kann. Komplizierte Erklärungen, z. B. zahnmedizinische Behandlungsinhalte, werden zum eindeutigen Verständnis aufgeschrieben oder aufgezeichnet.

2.2 Patiententypen

Jeder Patient braucht eine **individuelle Betreuung** in der zahnärztlichen Praxis – unabhängig davon, welcher Altersgruppe er angehört. Die allgemeine Meinung, dass ältere Patienten und Kinder mehr Zuwendung benötigen und schwieriger zu behandeln sind, ist so pauschal nicht richtig. Es gibt nicht nur **den** alten Menschen oder **die** Jugendgeneration, sondern innerhalb dieser Gruppen eine Vielzahl unterschiedlichster Typen und Persönlichkeiten.

2.2.1 Angstpatienten

Die meisten Menschen müssen sich überwinden, zum Zahnarzt zu gehen. Viele haben aber auch echte **Angstgefühle** und vermeiden deshalb den oft dringend notwendigen Zahnarztbesuch. Der Angstpatient kommt nur in äußerster Not in die Praxis.
Mögliche Ursachen einer Zahnarztangst sind:
- Unkenntnis der zu erwartenden Behandlungsmaßnahmen
- Gefühl des Ausgeliefertseins
- Angst vor Injektionen
- Bewusstsein vernachlässigter Mundhygiene
- Kritik durch die Zahnärztin oder das Behandlungsteam
- Angstverhalten bei Familienangehörigen
- negative Erfahrungen mit Zahnarztbesuchen (Kindheit)

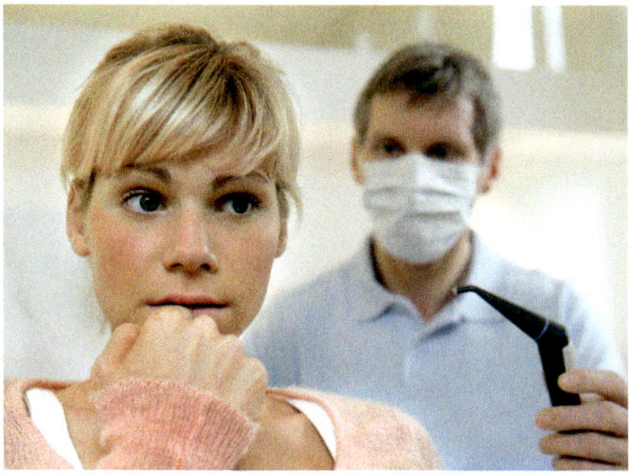

Das Praxisteam erkennt die **Anzeichen** von Angst am unsicheren Blick oder einer eher hektischen Sprache, aber auch am Drang zu pausenlosem Reden. Körperliche Reaktionen zeigen sich wie Schwitzen, feuchte Hände, Schweißperlen auf der Stirn oder das Verkrampfen der Hände bzw. des ganzen Körpers.

Das Praxisteam sollte die Angst nicht herunterspielen, sondern geduldiges **Verständnis** zeigen und den Patienten mit seinem Problem ernst nehmen. Kleine Pausen im Behandlungsablauf und schrittweise Information über die jeweiligen Vorgänge können die Situation entspannen. Der Angstpatient reduziert auch sein Gefühl der Hilflosigkeit, wenn mit ihm ein Signal (z. B. Handzeichen) vereinbart wird, mit dem er um sofortige Unterbrechung bitten kann.

↑ Lokalanästhesie, S. 182

Zahnbehandlungen werden heute meist in ↑ Lokalanästhesie durchgeführt. Dennoch wird die Behandlung von vielen Patienten als unangenehme und bedrohliche Situation empfunden. 60–80 % der Bevölkerung geben bei Umfragen an, dass sie vor dem Zahnarztbesuch Angst haben. Etwa 20 % gelten als hoch ängstlich und 5 % vermeiden den Besuch beim Zahnarzt vollständig, obwohl sie eine Zahnbehandlung benötigen und diese auch wollen. Diese Menschen leiden unter einer Angsterkrankung, der sog. **Zahnbehandlungsphobie**. Diese äußert sich z. B. in Herzrasen, Übelkeit, Brechreiz oder Panik. Eine zahnärztliche Behandlung ist häufig nur unter Vollnarkose möglich. Ein Abbau der Phobie kann z. B. mit Hilfe von Verhaltenstherapie versucht werden.

2.2.2 Schmerzpatienten

Schmerzpatienten kommen häufig ohne Anmeldung in die Praxis. Sie befinden sich in einer extremen **Ausnahmesituation** und wollen möglichst schnell von ihrem Schmerz befreit werden. Einem besonders fordernden oder unfreundlichen Verhalten wird die ZFA mit Verständnis begegnen müssen. Muss sich der Patient noch bis zu seiner Behandlung gedulden, bestätigt man ihm, dass er bald an der Reihe ist. Sinnvoll ist es in dieser Zeit eine ↑ Schmerzanamnese zu erheben und das Ergebnis der Zahnärztin vorab mitzuteilen.

↑ Schmerzanamnese, S. 50

Die Zahnärztin unterliegt nach der Berufsordnung und den Kassenverträgen der **Behandlungspflicht**.

2.2.3 Schwierige Patienten

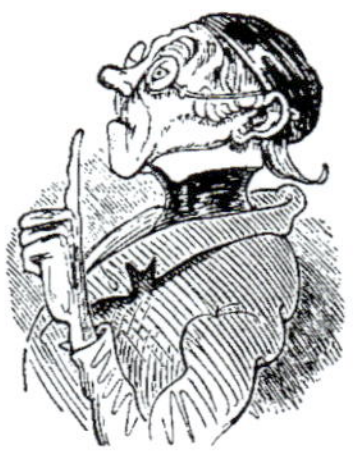

Als **„Besserwisser“** werden häufig Patienten bezeichnet, die einen ausgeprägten Drang zum Reden und das Bedürfnis nach Beachtung und Anerkennung haben. Häufig wird dabei auch angelesenes Wissen oder Halbwissen aus dem Bereich der Zahnmedizin vorgetragen. Zweifel oder Kritik an der angeblichen Kompetenz bezieht er auf seine Person und reagiert sehr empfindlich. Für die ZFA besteht die Aufgabe darin mit den Patienten sachlich zu diskutieren, diplomatisch zu bremsen und möglichst rasch den unterbrochenen Praxisablauf wieder in Gang zu bringen.
Als **„Nörgler“** werden oft Patienten empfunden, denen zu jeder Situation etwas Negatives einfällt, sei es die Praxisgebühr, die Wartezeit oder der Heil- und Kostenplan. Die ZFA sollte sich durch die Beschwerde nicht persönlich angegriffen fühlen, da der geäußerte Ärger meist eine andere Ursache hat. Man sollte gelassen und sachlich reagieren. Besteht allerdings ein begründeter Anlass zur ↑ Beschwerde, wird eine Lösung gesucht und das Problem behoben.

↑ Beschwerde-
management, S. 39

Das Verhalten der einzelnen Patienten kann nicht in einem Schema zusammengefasst werden und es lässt sich auch nicht verändern. Was sich aber ändern lässt, ist die eigene Einstellung gegenüber „schwierigen Patienten“ und damit das Kommunikationsverhalten des Einzelnen und des ganzen Praxisteams.

Aufgaben

1. Wie kann die ZFA beim ersten Zahnarztbesuch eines Kindes die Vertrauensbildung fördern?
2. Warum müssen Behandlungserklärungen bei einem Kind unbedingt der Wahrheit entsprechen?
3. Nennen Sie drei kindgerechte Begriffe für Behandlungsinstrumente- bzw. geräte.
4. Wie klären Sie die Anrede bei jugendlichen Patienten?
5. Welche fünf Betreuungsgrundsätze für ältere Patienten sind Ihnen besonders wichtig?
6. Wodurch ist es einem schwerhörigen Patienten möglich, seinen Gesprächspartner trotz seiner Behinderung zu verstehen?
7. Nennen Sie vier mögliche Ursachen für echte Angstgefühle eines Patienten.
8. Wie kann die ZFA versuchen, einem Angstpatienten seine Ängste zu mildern und ihm mehr Sicherheit zu vermitteln?

3 Anamnese

Der Begriff **Anamnese** bedeutet wörtlich so viel wie „Erinnerung". In der medizinischen Fachsprache versteht man darunter die im Gespräch ermittelte **Vorgeschichte** eines Patienten im Bezug auf seine aktuelle Erkrankung.

↑Anamnesebogen, S. 51

Besucht ein Patient zum ersten Mal die Zahnarztpraxis, erhält er nach der Anmeldung einen Fragebogen ausgehändigt, den so genannten ↑ **Anamnesebogen**. Neben Angaben zur Person und dem Versichertenstatus wird er in gezielten Fragen nach bestehenden oder zurückliegenden **Erkrankungen**, der regelmäßigen Einnahme von **Medikamenten** und evtl. bestehenden **Risikofaktoren** (z. B. Allergien) gefragt.

Die Vorgeschichte einer Krankheit ermöglicht es der Zahnärztin, in knapper, übersichtlicher Form die gesundheitliche Situation eines neuen Patienten einzuschätzen. Die Anamneseerkenntnisse unterstützen die Einschätzung der später erhobenen Untersuchungsbefunde und können bei der Therapieplanung berücksichtigt werden.

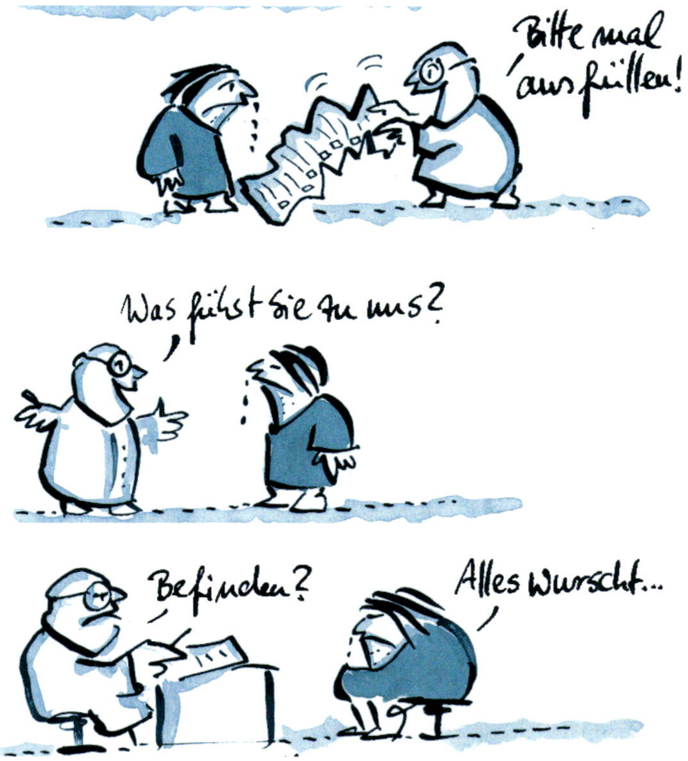
Bitte mal ausfüllen!
Was führt Sie zu uns?
Befinden?
Alles Wurscht...

3.1 Allgemeine Anamnese

Im Rahmen der allgemeinen Anamnese (Eigenanamnese) ist die Zahnärztin besonders daran interessiert, welche **Risikofaktoren** auf Grund von **Allgemeinerkrankungen** bei diesem Patienten vorhanden sind. Das Wissen um die bestehenden Risikofaktoren und Gesundheitsprobleme ermöglicht eine zahnärztliche Behandlung mit der geringsten Gefahr bedrohlicher Nebenwirkungen und Komplikationen.

Allergien und Unverträglichkeiten

↑Allergie, S. 252

Die Gefahr allergischer Reaktionen ist in der zahnärztlichen Praxis durch den Umgang mit zahlreichen Stoffen und Medikamenten durchaus gegeben. Mögliche **Auslöser** einer ↑ **Allergie** sind z. B. Lokalanästhetika, Latex-Schutzhandschuhe, Kunststoffe von herausnehmbarem Zahnersatz oder Abformmassen. Durch die Kenntnis und den gezielten Austausch der auslösenden Substanzen lässt sich die Gefahr einer allergischen Reaktion weitgehend vermeiden. In diesem Zusammenhang kann der Patient auch nach dem **Allergiepass** gefragt werden.

Herz-Kreislauf-Erkrankungen

Dieser Krankheitsbereich und die häufig damit verbundene Medikamenteneinnahme erfordern eine gründliche Anamnese. Auf Grund der vielseitigen Krankheitsbilder benötigt die Zahnärztin Kenntnisse der jeweiligen medizinischen Besonderheiten und evtl. zu erwartender Komplikationen.

Ein **Anästhesierisiko** besteht durch die Anwendung von Lokalanästhetika, welchen der Wirkstoff **Adrenalin** zugesetzt ist. Dieser besitzt eine gefäßverengende Wirkung und hat dadurch Anwendungsbeschränkungen, z. B. bei Patienten mit

- erhöhten Blutdruckwerten (Hypertonie),
- Herzrhythmusstörungen,
- Herzmuskelschwäche (Herzinsuffizienz),
- Erkrankung der Herzkranzgefäße (↑ Angina pectoris),
- ↑ Herzinfarkt.

↑Angina pectoris, S. 250
↑Herzinfarkt, S. 250

Bei diesen Krankheitsbildern werden daher Präparate eingesetzt, die kein oder nur wenig Adrenalin enthalten.

Hat ein Patient einen **Herzklappenfehler** oder wurde operativ eine Herzklappe ersetzt, wird erwogen, eine ↑ Endokarditisprophylaxe (vorbeugende Antibiotikagabe) durchzuführen, um eine Entzündung der Herzinnenhaut zu verhindern.

↑Endokarditis-prophylaxe, S. 232

Bei Trägern eines **Herzschrittmachers** sollten keine Ultraschallgeräte zur Zahnsteinentfernung oder ↑ Elektrochirurgiegeräte verwendet werden, da Störungen des Impulsgebers entstehen können. Dies bezieht sich v. a. auf ältere Geräte.
Patienten mit einem Herzschrittmacher haben einen Herzschrittmacherpass (*s. Abb. 1*).
Auch bei implantierten Hörgeräten (Cochleaimplantate) können Störungen auftreten.

↑Elektrochirurgiegerät, S. 263

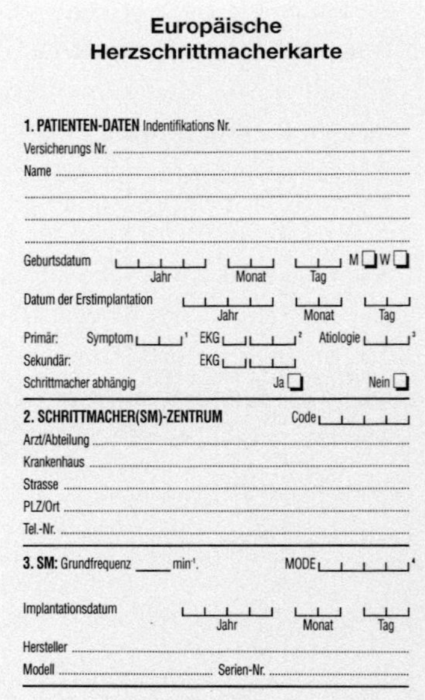
Europäische
Herzschrittmacherkarte

1. PATIENTEN-DATEN Indentifikations Nr. ....
Versicherungs Nr. ....
Name ....
Geburtsdatum Jahr Monat Tag M ☐ W ☐
Datum der Erstimplantation Jahr Monat Tag
Primär: Symptom EKG Ätiologie
Sekundär: EKG
Schrittmacher abhängig Ja ☐ Nein ☐

2. SCHRITTMACHER(SM)-ZENTRUM Code
Arzt/Abteilung ....
Krankenhaus ....
Strasse ....
PLZ/Ort ....
Tel.-Nr. ....

3. SM: Grundfrequenz ____ min⁻¹. MODE
Implantationsdatum Jahr Monat Tag
Hersteller ....
Modell .... Serien-Nr. ....

Abb. 1 Herzschrittmacherpass

Wenn der Patient **gerinnungshemmende Medikamente** einnimmt, wird die ↑ Blutgerinnung beeinflusst. Dies erfordert vor chirurgischen Eingriffen die Absprache mit der Hausärztin, um ↑ Komplikationen bei dem Eingriff, z. B. einer **Extraktion**, zu vermeiden.

↑ Blutgerinnung, S. 228
↑ Komplikationen einer Zahnextraktion, S. 272

Stoffwechselerkrankungen

Die Krankheit ↑ **Diabetes mellitus** (Zuckerkrankheit) ist weit verbreitet. Auch Kinder können betroffen sein.
Das Lokalanästhetikum (Adrenalin) oder bereits Angst und Stress können bei Patienten mit Diabetes mellitus zu Schwankungen des **Blutzuckerwertes** führen.
Nach chirurgischen Eingriffen besteht bei Diabetikern die Gefahr von **Wundheilungsstörungen**.

↑ Diabetes, S. 252

Infektionskrankheiten

Die Kenntnis einer schwerwiegenden Infektionserkrankung des Patienten stellt für das Praxisteam eine unverzichtbare Information dar.
Das Wissen um die Krankheit ermöglicht es, ausreichende **Schutzvorkehrungen** und gezielte **Hygienemaßnahmen** einzuplanen. Dadurch können das zahnärztliche Team selbst und nachfolgende Patienten vor einer ↑ Infektion bewahrt werden.

↑ Infektion, S. 72

Sonstige Erkrankungen

Besonders wenn Patienten ein Krampfleiden (↑ Epilepsie) haben, muss das Praxisteam auf Zwischenfälle vorbereitet sein. Eine Epilepsie kann zu unkontrollierten Bewegungen des Patienten und somit zu Verletzungen führen.
Erkrankungen der Atemwege bzw. der Lunge (z. B. ↑ Asthma bronchiale) erfordern evtl. die Gabe von Sauerstoff. Daher muss immer eine ↑ Notfallausrüstung bereitgehalten werden.
Alkohol- und Drogenabhängigkeit kann z. B. Auswirkungen auf die Dosierung des Anästhetikums haben.

↑ Epilepsie, S. 251
↑ Asthma bronchiale, S. 249
↑ Notfallausrüstung, S. 255

Schwangerschaft

Bei schwangeren Patientinnen müssen strenge **Vorsichtsmaßnahmen** beachtet werden.
- Die Auswahl der Lokalanästhetika (geringe Adrenalinkonzentration) ist eingeschränkt und die Verordnung von Medikamenten ist nur bedingt möglich.
- **Röntgenuntersuchungen** sind möglichst zu unterlassen bzw. die Dringlichkeit der Strahlenanwendung laut ↑ Röntgenverordnung muss besonders kritisch geprüft werden (rechtfertigende Indikation).
- Es besteht bei allen Patientinnen eine Befragungs- und Aufzeichnungspflicht:
  - Wann wurde die letzte zahnärztliche Röntgenuntersuchung durchgeführt?
  - In welchem Bereich wurde eine Aufnahme angefertigt?
- Um Untersuchungen mit Röntgenstrahlen und die damit verbundene Strahlenbelastung zu vermeiden, müssen bereits vorhandene Aufnahmen und Aufzeichnungen einer später untersuchenden Zahnärztin überlassen werden.

↑ Röntgenverordnung, S. 388

Auch das Praxisteam muss den Anamnesebogen lesen und verstehen können, um in Notfallsituationen ruhig und richtig zu reagieren.

3.2 Spezielle Anamnese

Zu Beginn des gemeinsamen Anamnesegesprächs erklärt der Patient, warum er die Zahnarztpraxis aufsucht. Durch eigene Schilderung bzw. erschließende Fragen der Zahnärztin werden die aktuell bestehenden Beschwerden und ihre Entwicklung erfasst.

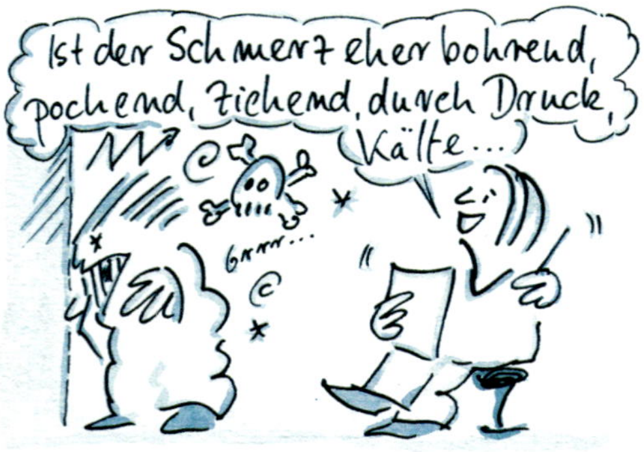
Ist der Schmerz eher bohrend,
pochend, ziehend, durch Druck,
Kälte...)

Schmerzen

Die **Schmerzanamnese** ist für die Zahnärztin besonders aussagekräftig, wenn der Patient in der Lage ist, möglichst eindeutige Aussagen über Art und Stärke seiner Schmerzen zu machen.
Dabei können folgende Fragen gestellt werden:

- Wo bestehen die Schmerzen? – bzw.: Welcher Zahn schmerzt?
- Wann haben die Schmerzen begonnen?
- Welcher Art sind die Schmerzen (z. B. ziehend, stechend, pochend)?
- Wie stark sind die Schmerzen? Hilfreich ist die Bewertung nach einer Skala (0 = kein Schmerz, 10 = stärkster Schmerz).
- Wodurch werden die Schmerzen ausgelöst (z. B. Kälte, Wärme, Druck)?
- Wurden bereits Schmerzmittel eingenommen?

Ernährungsfragen

Eine befundabhängige Anamnese wird nur dann erhoben, wenn auffällige Veränderungen der Zahnhartsubstanz zu beobachten sind. Dies können sein:

- oberflächliche Säuredefekte (**Erosionen**) durch häufige direkte Säureeinwirkung, z. B. von Fruchtsaftgetränken
- verstärkter Abrieb an den Zähnen (**Abrasion**) z. B. durch abschleifende Nahrungsmittel oder Zähneknirschen
- starker Kariesbefall der Zähne z. B. durch Verzehr vieler Süßigkeiten und mangelnde Mundhygiene

Unfälle, Verletzungen

Bei Unfallverletzungen ist für spätere Anfragen von Kostenträgern, Versicherungen oder Gerichten eine ausführliche **Dokumentation** unbedingt notwendig. Benötigt werden Datum, Zeit, Ort des Geschehens, die Schilderung des Unfallablaufes und die Beschreibung der gesundheitlichen Beeinträchtigung.

3.3 Familienanamnese

In der Familienanamnese werden Krankheitsbilder des engeren Familienkreises erfragt.
Im kieferorthopädischen Bereich erleichtert das Wissen um genetisch bedingte, d. h. angeborene **Anomalien** die Diagnose und ermöglicht dadurch die Durchführung einer systematischen Frühbehandlung. Dies ist z. B. bei ↑ Zahnzahlabweichungen und manchen ↑ Kieferanomalien der Fall. Im Hinblick auf ↑ Parodontalerkrankungen wird im Formular „PAR-Status" nach der Familienvorgeschichte gefragt (Behandlungsrichtlinien der Zahnärzte und Krankenkassen vom 01. 01. 2004).

↑ Zahnzahlabweichungen, S. 348

↑ Kieferanomalien, S. 351

↑ Parodontalerkrankungen, S. 312

Die im Anamnesebogen erfassten Informationen dienen als Grundlage für das erste Gespräch der Zahnärztin mit dem neuen Patienten.

3.4 Anamnesebogen

Der Anamnesebogen (Patientenerhebungsbogen) sollte stets mit einigen einleitenden Worten beginnen. Zum Beispiel: „Im Interesse einer komplikationslosen Behandlung bitten wir Sie, alle Angaben vollständig und wahrheitsgemäß auszufüllen. Sie werden Ihrer persönlichen Karteikarte angefügt und dienen dazu, die Behandlung Ihrem Gesundheitzustand anzupassen. Alle Ihre Angaben unterliegen den strengen Vorschriften des Datenschutzes und fallen unter die ärztliche Schweigepflicht des gesamten zahnärztlichen Teams. Vielen Dank!"
Der Patient wird dadurch in verständlichen Formulierungen über die Notwendigkeit der Erstanamnese aufgeklärt (*s. Abb. 1*).

Der Anamnesebogen wird gut sichtbar in der **Karteikarte** aufbewahrt.
Bei der Erstellung und Aktualisierung des Bogens immer das **Datum** vermerken.

Am Ende des Anamnesebogens ist eine **Aufklärung** formuliert, welche der Patient mit seiner **Unterschrift** bestätigt, z. B. in der Formulierung: „Ich verpflichte mich, alle Änderungen umgehend mitzuteilen, die während der gesamten Behandlungszeit auftreten."

Mögliche Ergänzungen der Aufklärung sind:
- „Des Weiteren verpflichte ich mich, vereinbarte Termine einzuhalten bzw. mindestens 24 Stunden vorher abzusagen. Nicht rechtzeitig abgesagte Termine können in Rechnung gestellt werden."
- „Ich bin unterrichtet, dass Injektionen die Reaktionsfähigkeit im Straßenverkehr beeinträchtigen können."
- „Ich erkläre mich mit der elektronischen Speicherung meiner Daten einverstanden."
- „Mit der Weitergabe meiner Daten an eine private Abrechnungsstelle bin ich einverstanden."

Patientenerhebungsbogen

Zahnarztpraxis
Dr. Elisabeth Muster

Patient(in): ....
Name / Vorname / geb.

Versicherung: ....

Mitglied: ....
Name / Vorname / geb.
....
Telefonnummer / Mobilnummer
....
Straße/Hausnummer / PLZ/Wohnort

Beruf des Mitglieds: ....

Arbeitgeber: ....
Name der Firma / Telefon
....
Straße/Hausnummer / PLZ/Wohnort

Herz-/Kreislauferkrankungen:
Bluthochdruck ☐ ja ☐ nein
Herzklappenfehler ☐ ja ☐ nein
Herzklappenersatz ☐ ja ☐ nein
Herzschrittmacher ☐ ja ☐ nein
Endokarditis ☐ ja ☐ nein

Allergien bzw. Unverträglichkeiten:
Lokalanästhesie/Spritzen ☐ ja ☐ nein
Antibiotika ☐ ja ☐ nein
Schmerzmittel ☐ ja ☐ nein
Sonstiges ....
....

Anfallsleiden (Epilepsie): ☐ ja ☐ nein
Asthma/Lungenerkrankungen: ☐ ja ☐ nein
Blutgerinnungsstörungen: ☐ ja ☐ nein
Diabetes/Zuckerkrankheit: ☐ ja ☐ nein
Drogenabhängigkeit: ☐ ja ☐ nein
Sonstige Erkrankungen: ....
....

Infektiöse Erkrankungen:
AIDS ☐ ja ☐ nein
Hepatitis ☐ ja ☐ nein
Tuberkulose ☐ ja ☐ nein

Besteht eine Schwangerschaft? ☐ ja ☐ nein — **Wenn ja, in welchem Monat?** ....
Sind bei Ihnen bereits zahnärztliche Röntgenaufnahmen gemacht worden? ☐ ja ☐ nein — **Wenn ja, wann?** ....
Welche Medikamente nehmen Sie regelmäßig bzw. zur Zeit?
.... seit ....
.... seit ....
.... seit ....

Abb. 1 Beispiel eines Anamnesebogens (Auszug)

3.4.1 Ausfüllen des Anamnesebogens

Wer mit Schmerzen die Praxis aufsucht und von der Mitarbeiterin aufgefordert wird, schnell den Fragebogen auszufüllen, vergisst in der Aufregung evtl. wichtige Angaben.
Der Patient braucht Zeit, um den Bogen **sorgfältig** und möglichst **vollständig** zu bearbeiten. Dies erfolgt sowohl in seinem eigenen Interesse als auch im Interesse der Zahnarztpraxis. Zum Ausfüllen setzt er sich in das Wartezimmer oder die ZFA unterstützt ihn dabei im Behandlungszimmer. Patienten, die wegen ihres Alters oder auf Grund sprachlicher Probleme beim Bearbeiten des Anamnesebogens Hilfe benötigen, werden in einem gesonderten Raum betreut. Die Rezeption ist wegen der Einhaltung von Datenschutzbestimmungen in der Regel weniger geeignet.

Es kann auch vorkommen, dass Patienten für ihre spezielle Situation keine Vorgaben bzw. Fragen auf dem Anamnesebogen finden. Der Patient wird deshalb ermutigt, das Praxisteam zu fragen oder diese Besonderheiten im Gespräch mit der Zahnärztin zu klären.

Eine weitere Möglichkeit besteht darin, dem Patienten den Fragebogen vor seinem Besuchstermin zu übersenden, damit er ihn in Ruhe sorgfältig zu Hause ausfüllen kann. Die moderne Variante der Bearbeitung des Formulars kann elektronisch von zu Hause aus erfolgen. Der Patient kann sich den Anamnesebogen von der Website der Zahnarztpraxis herunterladen und dann ausgefüllt zum ersten Behandlungstermin mitbringen.

Wünscht der Patient eine Kopie des Fragebogens, wird diese angefertigt, und er kann sich nachträglich noch Ergänzungen zu seinen Angaben überlegen.

Berücksichtigen Sie bei der Einbestellung eines neuen Patienten immer die zusätzlich benötigte Zeit für das Ausfüllen des Fragebogens.

3.4.2 Aktualisieren des Anamnesebogens

Die ZFA weist den Patienten darauf hin, dass er bei späteren Praxisbesuchen neu aufgetretene ernste **Erkrankungen** oder eine Veränderung seiner **Medikamenteneinnahme** unbedingt mitteilen muss.
Das Praxisteam fragt aber auch in regelmäßigen Abständen nach den bekannten Erkrankungen und Risikofaktoren und erkundigt sich nach etwaigen gesundheitlichen Veränderungen. Besonders wichtig ist dies bei der Planung von größeren chirurgischen Eingriffen oder der Verordnung von neuen Medikamenten.
Bei allen anderen Patienten muss zur Absicherung in größeren Zeitabständen eine Überprüfung und eventuelle Korrektur der Angaben erfolgen.

Terminologie: Anamnese	
Abrasion	Abrieb oder Verschleiß durch mechanische Einwirkung, z. B. der Zähne durch das Kauen
Allergie	Überempfindlichkeitsreaktion auf eine körperfremde Substanz
Anamnese (griech. anamnesis = Erinnerung)	im Gespräch ermittelte Vorgeschichte eines Patienten im Bezug auf seine aktuelle Erkrankung
Anomalie	Abweichung von der Norm
Diabetes mellitus	Zuckerkrankheit
Epilepsie (griech. epilepsia = Fallsucht)	anfallartig auftretende Funktionsstörung des Gehirns, die mit Bewusstseinsverlust und Krämpfen einhergehen kann
Erosion	Verlust der Zahnhartsubstanzen durch häufige direkte Einwirkung von Säuren, z. B. aus Obstsäften, Cola, Zitronensaft
Extraktion (lat. extrahere = herausziehen)	Herausziehen, Kurzbezeichnung für Zahnextraktion, d. h. die Entfernung eines Zahnes mittels Zange und/oder Hebel
Infektion	Eindringen von Keimen in den Körper bzw. Ansiedelung von Keimen auf Haut oder Schleimhaut

Aufgaben

1 Welche sieben Informationen erhält die Zahnärztin im Rahmen der allgemeinen Anamnese?

2 Ein Schmerzpatient kommt zur Behandlung in den Notdienst. Nennen Sie fünf mögliche Fragen, welche die Zahnärztin dem Patienten stellen wird.

3 Warum muss der Anamnesebogen regelmäßig aktualisiert werden?

4 Welche Angaben dokumentieren Sie bei der Behandlung eines Unfallverletzten?

5 Wozu verpflichtet sich der Patient auf dem Anamnesebogen mit seiner Unterschrift?

4 Mundhöhle und Rachen

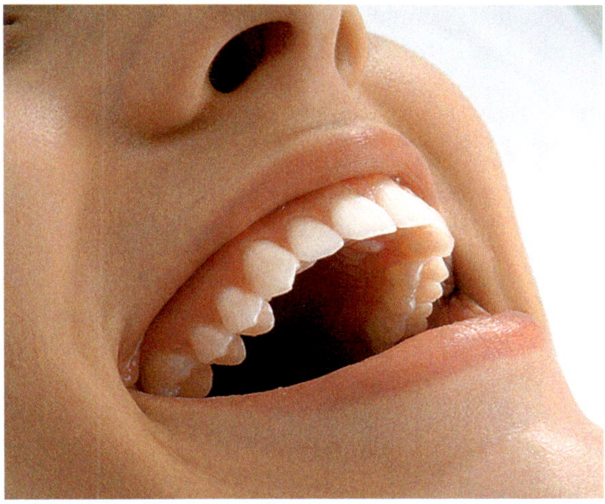

Der Großteil der zahnärztlich-therapeutischen Tätigkeit sowie der Prophylaxemaßnahmen erfolgt an den Zähnen und dem Zahnhalteapparat. Daneben werden auch Erkrankungen der Mundhöhle behandelt. Eine ZFA benötigt daher Kenntnisse der Anatomie der Mundhöhle und der Zähne.

Die Mundhöhle besteht aus vielen Organen unterschiedlichster Gewebe. In der Mundhöhle wird die Verdauung der Nahrung mittels Zähnen, Zunge und ↑ Speichel vorbereitet. Sie ist somit der erste Abschnitt des Verdauungssystems.

↑ Speichel, S. 124

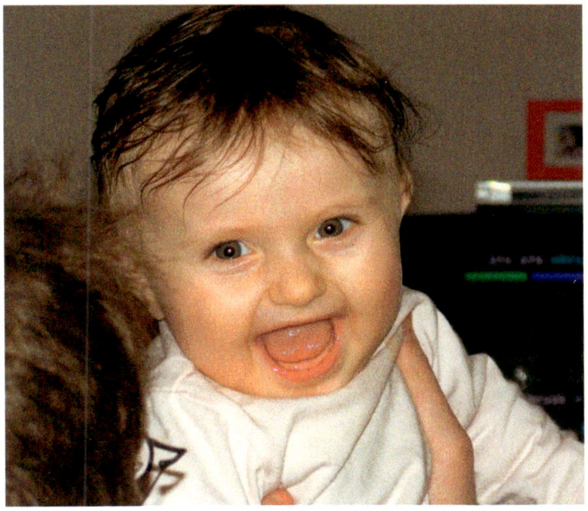

Jeder Mensch kommt zunächst mit einer noch sterilen Mundhöhle zur Welt. Bereits in den ersten Lebenstagen baut sich eine physiologische Mundflora auf. Dadurch ist die Mundhöhle nicht mehr steril, sondern mit Bakterien besiedelt. Dies wird auch als ↑ **Mundflora** bezeichnet.
Die Zahl der Bakterien ist v. a. von dem allgemeinen Gesundheitszustand, vom Alter, von einer eventuellen Medikamenteneinnahme und der Mundhygiene abhängig.
Eine intakte Mundflora sorgt dafür, dass pathogene (krankmachende) Keime, nicht eindringen können. Kommt es dagegen zu einem Ungleichgewicht der Keime, so entstehen Krankheiten.

↑ Mundflora, S. 123

4.1 Mundhöhle

Zwei Bereiche der Mundhöhle

Die Mundhöhle wird durch die beiden Zahnreihen in zwei Bereiche unterteilt. Die **eigentliche Mundhöhle** (**Cavum oris**) ist der Bereich, der vorne und seitlich von den Zähnen umschlossen wird und sich am Gaumen und Mundboden bis zum Rachen erstreckt. Sie wird fast vollständig von der Zunge ausgefüllt. Der **Mundvorhof** (**Vestibulum**; auch: **Vestibulum oris**) ist der Bereich zwischen den Zahnreihen und den Wangen bzw. Lippen (**Labia**) (*s. Abb. 1*).

↑ Siehe hierzu Lernfeld 10a, Aufbau der Mundschleimhaut und des Parodontiums, S. 308

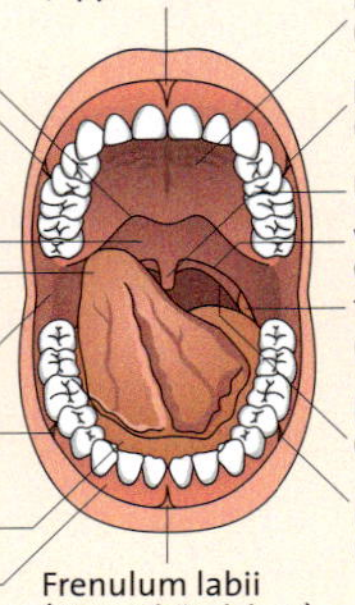

Abb. 1 Mundhöhle

Mundschleimhaut

Die gesamte Mundhöhle ist von einer weichen **Mukosa** (Schleimhaut; **Mucosa**) überzogen. Die Mundschleimhaut geht an den Lippen in die Haut über.

Die Mundschleimhaut geht im Bereich der Zähne in die **Gingiva** (Zahnfleisch) über. Dieser Übergangsbereich wird als **Mukogingivalgrenze** bezeichnet. Die Gingiva gehört zum **Parodontium** (Zahnhalteapparat).

Aufgaben der Mundschleimhaut

↑ Speichel, S. 124

Die Mundschleimhaut kann ihre Aufgaben nur erfüllen, wenn sie intakt ist und die Produktion von ↑ Speichel im normalen Bereich ist. Sie besitzt Drüsen, die Schleim als Schutzfilm produzieren, sowie auf Reizaufnahme spezialisierte Strukturen (Rezeptoren) für das Tast-, Geschmacks- und Temperaturempfinden.
Die Mundschleimhaut hat drei **Hauptaufgaben**:

- Die **Sinnesfunktion** wird von in der Mundschleimhaut gelegenen Rezeptoren erbracht, die auch an der Steuerung des Kau- und Schluckvorgangs beteiligt sind. Sie umfasst das Temperaturempfinden, das Tastempfinden und das Geschmacksempfinden.
- Die **Schutzfunktion** besteht darin, dass Schutz vor schädigenden Einflüssen chemischer, mechanischer und thermischer Art und Schutz vor Austrocknung und damit v. a. vor dem Eindringen von Krankheitserregern gewährleistet wird.
- Die **Anfeuchtung der Nahrung** erfolgt durch die ↑ Speicheldrüsen und stellt sicher, dass diese gleitfähig gemacht wird.

↑ Speicheldrüsen, S. 58

Umschlagfalte

Es gibt Bereiche, an denen die Mukosa beweglich ist (Wangen- und Lippeninnenseite), und andere Bereiche, an denen sie fest mit der knöchernen Unterlage (Kieferkamm, harter Gaumen) verbunden und somit nicht beweglich ist (*s. Abb. 1*). Im Bereich der **Umschlagfalte** (**Fornix**) geht die Schleimhaut des Alveolarfortsatzes in die Wangen- und Lippenschleimhaut über.

Bänder

In der Mitte des Vestibulums befindet sich jeweils ein **Lippenbändchen** (**Frenulum labii**; *s. Abb. 1*, S. 54). Es geht von der Schleimhaut der Ober- bzw. Unterlippe aus und strahlt in die Schleimhaut ein, welche den ↑ Alveolarfortsatz von Oberkiefer bzw. Unterkiefer überzieht. Der Alveolarfortsatz enthält die Zahnfächer (Alveolen) für die Zähne.
Von der Wangenschleimhaut ziehen mehrere Schleimhautfalten zum Alveolarfortsatz. Ein solches **Wangenbändchen** wird als **Frenulum buccale** bezeichnet (*s. Abb. 1, S. 54*).

↑ Alveolarfortsatz, S. 166, 167

Bei der Versorgung mit einer Vollprothese (Totalprothese) sollte der Prothesenrand möglichst dicht an der Umschlagfalte anliegen, damit die Prothese einen festen ↑ Halt hat. Lippen- und Wangenbändchen können den Halt einer Totalprothese negativ beeinflussen.

↑ Halt einer Totalprothese, S. 477

Gaumen

Der Gaumen (**Palatum**) lässt sich in zwei Bereiche einteilen, den harten und den weichen Gaumen.
Seine knöcherne Grundlage bilden ↑ Oberkiefer und Gaumenbein. Er wird von einer sehr fest anliegenden Schleimhaut überzogen. Der Gaumen ist zugleich Dach der Mundhöhle und Boden der Nasenhöhle. Dieser Bereich wird auch als **harter Gaumen** bezeichnet (**Palatum durum**; *s. Abb. 1, S. 54*).

↑ Oberkiefer und Gaumenbein, S. 166

In der Mitte des Gaumens bildet die Schleimhaut eine Längsfalte, die **Raphe palati** (auch: **Raphe mediana**). Hinter den Oberkieferschneidezähnen geht diese Längsfalte in eine wulstartige Vorwölbung über, die als **Papilla incisiva** bezeichnet wird (*s. Abb. 1*). Rechts und links der Raphe palati ziehen mehrere Schleimhautquerfalten zu den Alveolarfortsätzen.

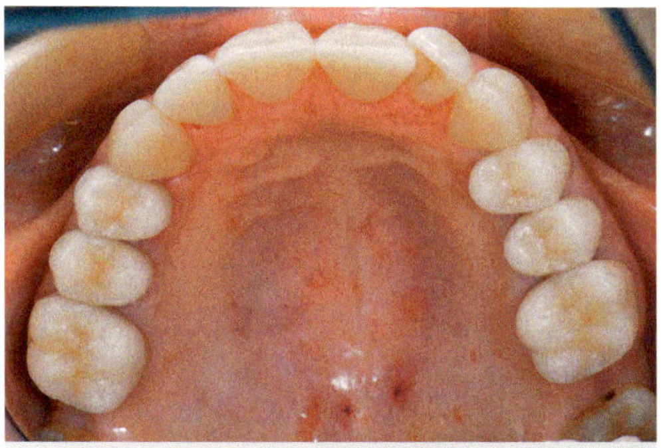

Abb. 1 Harter Gaumen mit Längsfalte und Querfalten

Der hintere Teil des Gaumens ist der **weiche Gaumen** (**Palatum molle**; *s. Abb. 1, S. 54*). Er wird auch als **Gaumensegel** (**Velum palatinum**) bezeichnet. Der weiche Gaumen wird von einer mit Schleimhaut überzogenen Muskelschicht gebildet. Das Gaumensegel hat beim Schlucken die Aufgabe, die Verbindung zwischen Mundhöhle und Nasenhöhle abzudichten.
In der Mitte des hinteren weichen Gaumens befindet sich das **Zäpfchen** (Gaumenzäpfchen; **Uvula**). Von der Uvula ziehen links und rechts jeweils zwei **Gaumenbögen** nach unten. Zwischen dem **vorderen Gaumenbogen** und dem **hinteren Gaumenbogen** liegt rechts und links der Zungenwurzel jeweils eine **Gaumenmandel** (**Tonsilla palatina**; auch kurz als Mandel bezeichnet; *s. Abb. 1, S. 54; Abb. 3, S. 57*). Die Gaumenmandeln bestehen aus ↑ lymphatischem Gewebe und haben eine Abwehr- und Schutzfunktion. Zusammen mit der Rachenhinterwand, den im Rachenbereich liegenden Rachenmandeln (**Tonsillae pharyngeae**) und der am Zungengrund liegenden Zungenmandel bilden sie den sog. lymphatischen Rachenring.

↑ Lymphsystem, S. 237

Ah-Linie
Die Grenzlinie zwischen hartem und weichem Gaumen wird als **Ah-Linie** bezeichnet. Ihren Namen hat sie daher, dass sie sichtbar wird, wenn man den Mund weit öffnet und „Ah" sagt oder wenn bei geöffnetem Mund und geschlossener Nase versucht wird, durch die Nase auszuatmen. Sie ist eine wichtige Orientierungslinie bei der Herstellung von Vollprothesen. Der Hinterrand der Oberkiefer-Vollprothese soll an der Ah-Linie liegen.

Wangen und Mundboden

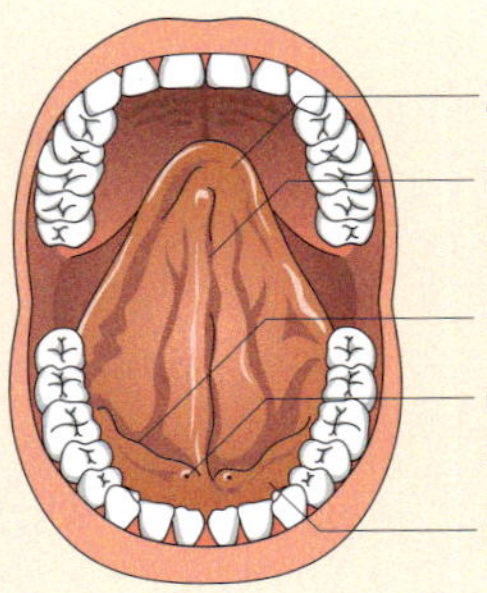

Abb. 1 Mundboden

Die linke und die rechte **Wange** (Bucca) sind innen von Mundschleimhaut überzogen und bilden die seitliche Begrenzung der Mundhöhle. Sie bestehen aus mehreren Muskeln, die Teil der ↑ mimischen Muskulatur sind.

Die Grundlage des **Mundbodens** wird von der ↑ Mundbodenmuskulatur gebildet.

Im vorderen Bereich des Mundbodens zieht mittig eine Schleimhautfalte vom Alveolarfortsatz zur Unterseite der Zunge. Diese Schleimhautfalte wird als **Zungenbändchen** (**Frenulum linguae**) bezeichnet (*s. Abb. 1*).

Rechts und links des Zungenbändchens befindet sich jeweils ein Schleimhauthöcker, die **Caruncula sublingualis**. Hier münden der Hauptausführungsgang der ↑ Unterzungenspeicheldrüse und der Ausführungsgang der ↑ Unterkieferspeicheldrüse.
Eine weitere Schleimhautfalte, die **Plica sublingualis**, verläuft seitlich der Caruncula sublingualis. Hier münden kleinere Ausführungsgänge der Unterzungenspeicheldrüse.

↑ Mundboden-muskulatur, S. 173

↑ mimische Muskulatur, S. 174

↑ Unterzungen-speicheldrüse, S. 58

↑ Unterkiefer-speicheldrüse, S. 58

Zunge

Die Zunge (**Lingua**, **Glossa**) ist ein vielseitiger Muskel und besteht aus vielen ineinander verflochtenen Muskelschichten. Das Kauen und Schlucken wäre ohne Zunge schwierig, da die Nahrungsverteilung im Mundraum von keinem anderen Gewebe übernommen werden kann. Welche Funktionen dieser Muskel im Mundraum erfüllt, merken wir erst, wenn er nur noch eingeschränkt arbeitet. Betäubt die Zahnärztin vor einer Behandlung den Bereich der Zunge, so wird die Sprachfähigkeit eingeschränkt. Die Zunge wirkt beim Saugen mit und enthält viele Sinneszellen für Geschmack-, Temperatur- und Tastempfindung. Man schätzt, dass die Zunge beim Tasten eines Objektes wie eine Lupe die Wahrnehmung dieses Objektes um den Faktor 1,5 vergrößert; das Objekt erscheint eineinhalbmal so groß.

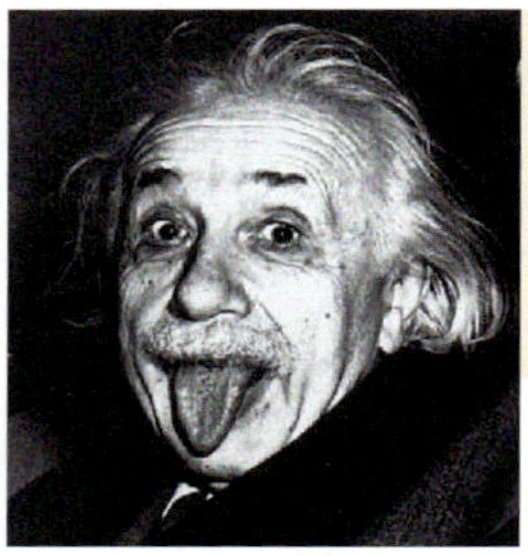

Einsteins Zunge

Als Albert Einstein am 14. März 1951 in Princeton bei einer Feier zum Anlass seines 72. Geburtstages einem unliebsamen Reporter seine Zunge rausstreckte, zogen sich seine quer und senkrecht verlaufenden Zungenmuskeln zusammen. Dadurch wurde die Zunge gleichzeitig schmaler und länger.

Äußerer Aufbau der Zunge

Die vorderen zwei Drittel der Zunge werden vom **Zungenkörper** und der **Zungenspitze** gebildet. Sie sind frei beweglich. Ihre Oberfläche wird als **Zungenrücken** bezeichnet. Das hintere Drittel wird **Zungengrund** genannt. Der hinterste Abschnitt des Zungengrundes, in der Nähe des Kehldeckels, wird als **Zungenwurzel** bezeichnet.

Geschmacksorgan Zunge

Mit dem Geschmackssinn wird die Nahrung überprüft und das Verdauungssystem angeregt. Geht bei der Anästhesie ein Tropfen der Betäubungslösung auf die Zunge, so wird der Patient dies als unangenehme chemische Substanz empfinden, und Sie sollten ihn mit Wasser spülen lassen. Beim Schmecken spielt auch der Geruchssinn, mit dem wir Aromen wahrnehmen, eine wichtige Rolle. Bei Erkältungen fehlt häufig dieser Reiz und das Essen schmeckt dann entsprechend fade.

Die mit Schleimhaut bedeckte Zungenoberfläche fühlt sich zwar glatt an, ist jedoch leicht aufgeraut. Die Rauigkeit entsteht durch kleine warzenförmige Ausstülpungen der Zungenschleimhaut, die für die Tastempfindung zuständig sind und die Geschmacksknospen tragen. Man unterscheidet **Fadenpapillen** (v. a. Tastempfinden), **pilzförmige Papillen**, **Blattpapillen** und **Wallpapillen**, die Geschmacksknospen enthalten.

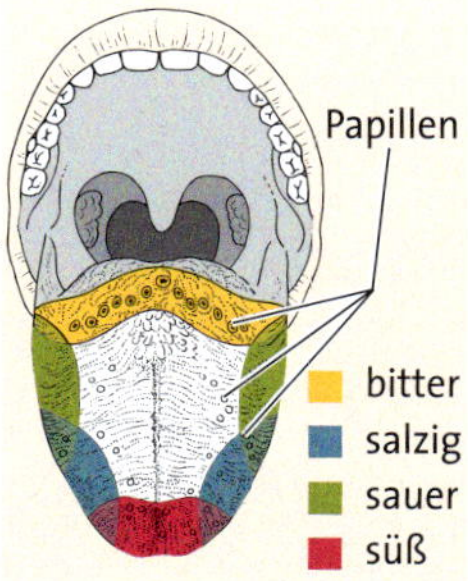

Abb. 1 Bereiche der Zunge für Geschmacksempfindungen

Die Zunge kann vier Geschmacksrichtungen unterscheiden, die in verschiedenen Bereichen der Zunge erkannt werden (*s. Abb. 1*):
- **süß** vor allem auf der Zungenspitze
- **salzig** vor allem auf der Zungenspitze und an den seitlichen Rändern
- **sauer** vor allem an den seitlichen Rändern
- **bitter** vor allem am hinteren Teil der Zunge (Zungengrund)

Veränderungen des Aussehens der Zunge

Es gibt eine Reihe von Krankheiten, deren **Symptome** (Krankheitszeichen) auch auf der Zunge sichtbar werden. Beispielsweise ist die Infektionskrankheit Scharlach u. a. an Fieber, Kopfschmerzen und einem fleckigen „scharlachroten" Ausschlag am Gaumen, aber auch an einer kräftig roten Zunge zu erkennen.
Auch nicht **pathologische** (krankhafte) Zungenveränderungen sind möglich, so z. B. die sog. „schwarze Haarzunge".

4.2 Rachen

Hinter dem weichen Gaumen, nach den beiden hinteren Gaumenbögen, beginnt der Rachen, (**Pharynx**; Schlund). Der Rachen ist ein mit Schleimhaut ausgekleideter muskulärer Schlauch, der sich vom Kehlkopfeingang bis zur Unterseite der Schädelbasis erstreckt und sich somit sowohl hinter der Mund- als auch der Nasenhöhle befindet (*s. Abb. 2*).
Er dient als Luftweg beim Atmen, als Speiseweg beim Schlucken und der Abwehr (↑ lymphatischer Rachenring).

↑ lymphatischer Rachenring, S. 55

↑ Kehldeckel, S. 240

Am Rachen werden drei Abschnitte unterschieden (*s. Abb. 2*):
- Der **obere Rachenraum** (Epipharynx) wird auch als Nasenrachen bezeichnet. Er reicht vom „Dach" der Nasenhöhle bis zum Gaumensegel. Jeweils rechts und links mündet seitlich die Ohrtrompete (Tuba auditiva) ein. Sie verbindet den Rachen mit dem Mittelohr und öffnet sich beim Schlucken, sodass ein Luftdruckausgleich zwischen Rachen und Mittelohr entsteht.
- Der **mittlere Rachenraum** (Mesopharynx) wird auch als Mundrachen bezeichnet. Er beginnt am Gaumensegel und reicht bis zum Unterrand des Zungengrundes. Im unteren Bereich des Mesopharynx kreuzen sich Atem- und Speiseweg. Beim Schlucken hebt sich das Gaumensegel und verschließt den Zugang zum oberen Rachenraum und zum Nasenraum. Außerdem wird der ↑ Kehldeckel (**Epiglottis**) auf den Eingang des Kehlkopfes (**Larynx**) gedrückt, sodass keine Speisen in die Luftröhre gelangen können.
- Im **unteren Rachenraum** (Hypopharynx) verlaufen Atem- und Speiseweg wieder getrennt voneinander.

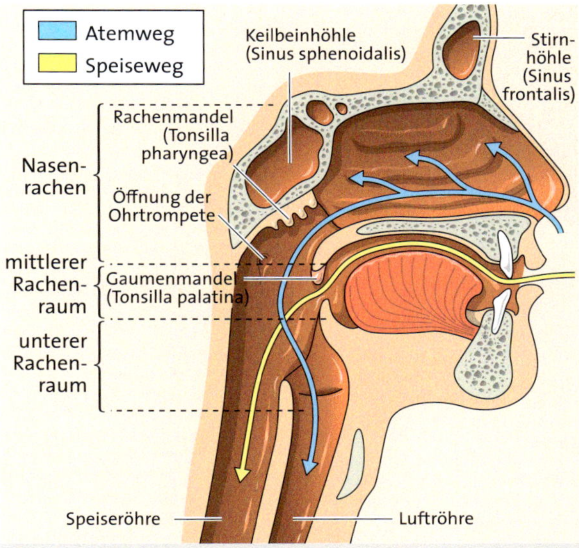

Abb. 2 Rachen. Kehlkopf mit Kehldeckel nicht abgebildet

4.3 Speicheldrüsen

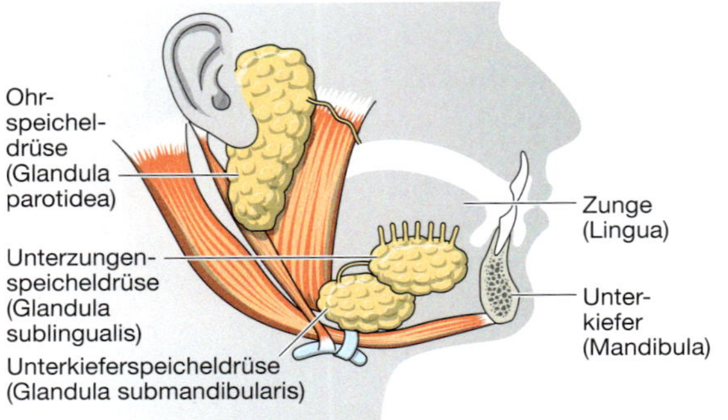

Abb. 1 Die drei großen Speicheldrüsen

Der **Speichel** hat u.a. die Aufgabe, die Nahrung zu einem gleitfähigen Brei zu verarbeiten und die Mundschleimhaut feucht zu halten. Außerdem spielt der Speichel eine wichtige Rolle bei der Verhinderung von Karies.
Der Speichelfluss wird v.a. durch die Kautätigkeit und die Reizung der Geschmacksrezeptoren angeregt, aber auch bereits der Gedanke an eine leckere Mahlzeit lässt uns „das Wasser im Mund zusammenlaufen". Pro Tag werden ca. 0,5 bis 1 Liter Speichel produziert. Diese Aufgabe übernehmen viele kleine und drei große paarige **Speicheldrüsen**.

Die drei **großen Speicheldrüsen** geben ihr **Sekret** – den Speichel – über einen oder mehrere Ausführungsgänge (**Ductus**) in die Mundhöhle ab (*s. Abb. 1, Tab. 1*). Die drei großen Speicheldrüsen sind **paarig**.

↑ Siehe hierzu Lernfeld 4, Speichel, S. 124

↑ M. masseter, S. 172
↑ Molar, S. 61
↑ Vestibulum, S. 54
↑ M. mylohyoideus, S. 173
↑ Carancula sublingualis, S. 56
↑ Plica sublingualis, S. 56

Ohrspeicheldrüse (Glandula parotidea, Glandula parotis)	**Lage**	vor und unter dem Ohr
	Ausführungsgang	• zieht außen über den ↑ M. masseter (Kaumuskel) hinweg und dann durch die Wange • mündet in Höhe des 2. oberen ↑ Molaren auf einer kleinen Schleimhauterhebung (Papilla ductus parotidea) in das ↑ Vestibulum
	produzierte Speichelart	seröser, d.h. wässrig-dünnfließender Speichel
Unterkieferspeicheldrüse (Glandula submandibularis)	**Lage**	unter dem Mundbodenmuskel (↑ M. mylohyoideus)
	Ausführungsgang	• zieht um den Hinterrand des M. mylohyoideus • endet unter der Zunge, auf der ↑ Caruncula sublingualis
	produzierte Speichelart	seromuköser (gemischter), d.h. wässrig-dünnfließender und schleimig-zähfließender Speichel
Unterzungenspeicheldrüse (Glandula sublingualis)	**Lage**	auf dem Mundbodenmuskel (M. mylohyoideus), unter der Mundschleimhaut
	Ausführungsgänge	• viele kleine Gänge münden auf der Caruncula sublingualis und der ↑ Plica sublingualis • Hauptausführungsgang mündet auf der Caruncula sublingualis
	produzierte Speichelart	seromuköser (gemischter), d.h. wässrig-dünnfließender und schleimig-zähfließender Speichel

Tab. 1 Die drei großen Speicheldrüsen

Die **kleinen Speicheldrüsen** liegen in der Schleimhaut von Gaumen und Wange. Sie produzieren überwiegend seromukösen Speichel.

Erkrankungen der Speicheldrüsen können unterschiedliche Symptome (Krankheitszeichen) hervorbringen, z. B. eine Verminderung der Speichelmenge. Mögliche Erkrankungen der Speicheldrüsen sind z. B. Speichelsteine oder eine Entzündung der Ohrspeicheldrüse (**Parotitis**; *s. Abb. 1*). Typische Symptome einer Parotitis sind eine schmerzhafte Schwellung der Ohrspeicheldrüse, eine Behinderung des Kauens sowie Ohrenschmerzen.
Bei der Parotitis werden zwei Arten unterschieden: Die durch das Mumps-Virus hervorgerufene Parotitis heißt Mumps, im Volksmund auch Ziegenpeter; es handelt sich um eine Kinderkrankheit, die über Tröpfchen- und Schmierinfektion ↑ übertragen wird; die eitrige Entzündung der Ohrspeicheldrüse (Parotitis acuta) wird durch Bakterien, ↑ Streptokokken oder Staphylokokken verursacht.

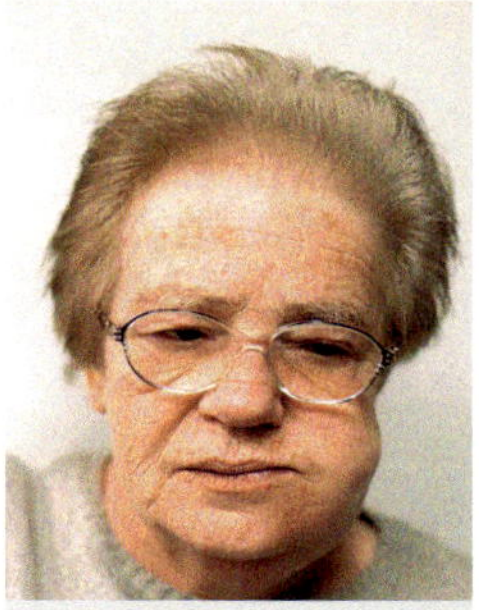
Abb. 1 *Parotitis*

↑ Infektionswege, S. 75

↑ Kokken, S. 73

Terminologie: Mundhöhle und Rachen	
Ah-Linie	bogenförmige Linie am Übergang vom harten zum weichen Gaumen
Bucca (lat.)	Wange
Caruncula sublingualis	Schleimhauterhebung nahe dem Zungenbändchen; paarig
Cavum oris (lat. cavum = Höhle; os, oris = Mund)	Mundhöhle
Ductus	Gang
Epiglottis	Kehldeckel
Fornix	Umschlagfalte; Übergang von der beweglichen Schleimhaut von Wangen bzw. Lippen in die nichtbewegliche Schleimhaut der Kiefer
Frenulum buccale	Wangenbändchen
Frenulum labii	Lippenbändchen
Frenulum linguae	Zungenbändchen
Gingiva	Zahnfleisch
Glandula, Glandulae (Mehrzahl)	Drüse
Glandula parotidea (= Glandula parotis)	Ohrspeicheldrüse
Glandula sublingualis	Unterzungenspeicheldrüse
Glandula submandibularis	Unterkieferspeicheldrüse
Glossa (griech.) (= Lingua; lat.)	Zunge
Labia (lat.) Labium (Einzahl)	Lippen
Larynx	Kehlkopf
Lingua (lat.) (= Glossa; griech.)	Zunge

Mukogingivalgrenze	Übergangsbereich zwischen Mundschleimhaut und Gingiva
Mukosa; Mucosa	Schleimhaut
Palatum (lat.)	Gaumen
Palatum durum	harter Gaumen
Palatum molle (= Velum palatinum)	weicher Gaumen, Gaumensegel
Papilla incisiva	wulstartige Schleimhautvorwölbung am harten Gaumen, direkt hinter den OK-Schneidezähnen
Parodontium	Zahnhalteapparat, Zahnbett
Parotitis	Entzündung der Ohrspeicheldrüse
pathologisch	krankhaft
Pharynx (griech.)	Rachen, Schlund
Plica sublingualis	Schleimhautfalte im Mundboden; neben der Caruncula sublingualis
Raphe palati (= Raphe mediana)	Schleimhautlängsfalte in der Mitte des harten Gaumens
Sekret	von einer Drüse produzierter und abgesonderter Stoff, z. B. Speichel
Symptom	Krankheitszeichen
Tonsilla palatina	Gaumenmandel
Tonsillae pharyngea	Rachenmandeln
Uvula (lat.)	Zäpfchen, Gaumenzäpfchen
Velum palatinum	s. Palatum molle
Vestibulum (= Vestibulum oris)	Mundvorhof

Aufgaben

1 Was versteht man unter der Umschlagfalte?

2 Beschreiben Sie die Lage des Vestibulum oris.

3 Nennen Sie die Aufgaben der Mundschleimhaut.

4 Welche Aufgabe erfüllt das Gaumensegel?

5 Was versteht man unter der Ah-Linie?

6 Beschreiben Sie die Lage der drei großen Speicheldrüsen.

7 Wo endet der Ausführungsgang der Glandula parotis?

8 Beschreiben Sie die Lage der Caruncula sublingualis.

5 Zähne

5.1 Aufbau des Gebisses und der Zähne

Das menschliche Gebiss besteht aus der Gesamtheit der Zähne (Dentes; Einzahl: Dens) und dem Zahnhalteapparat (Parodontium). Mit den Zähnen wird die Nahrung zerkleinert. Außerdem sind die Zähne an der Bildung von Sprechlauten (Artikulation) beteiligt.

↑ Siehe hierzu Lernfeld 10a, Aufbau der Mundschleimhaut und des Parodontiums, S. 308

5.1.1 Aufbau des Gebisses

Jeder Mensch bekommt zweimal in seinem Leben ein natürliches Gebiss. Zuerst entwickeln sich die **Milchzähne** (**Dentes decidui**), die später durch die **bleibenden Zähne** (**Dentes permanentes**) ersetzt werden. Der Zahndurchbruch wird als **Dentition** bezeichnet.

↑ Siehe hierzu Lernfeld 4, Entwicklung der Zähne und des Gebisses, S. 116

Sowohl im Milchgebiss wie auch im bleibenden Gebiss werden **Frontzähne** (Schneide- und Eckzähne) und **Seitenzähne** unterschieden; dabei werden die Zähne mit Fachbegriffen bezeichnet (*s. Tab. 1, Abb. 1*).

Zahn	Fachbegriff	
	Einzahl	Mehrzahl
Schneidezahn	Incisivus	Incisivi
Eckzahn	Caninus	Canini
Vormahlzahn	Prämolar	Prämolaren
Mahlzahn	Molar	Molaren

Tab. 1 Zahnbezeichnungen

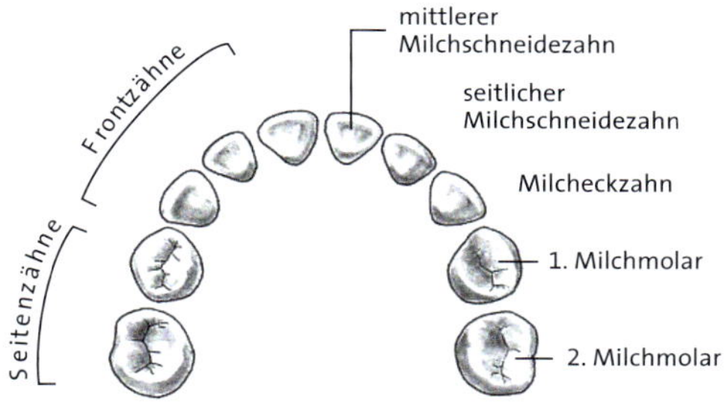

Abb. 1 Bezeichnung der Milchzähne; hier: Oberkiefer

Milchgebiss

Das Milchgebiss wird auch **temporäres** Gebiss genannt. Es besteht aus 20 Milchzähnen, die kleiner, heller und etwas abgerundeter sind als die bleibenden Zähne:

- 8 Milchschneidezähne (2 in jeder Kieferhälfte; *s. Abb. 1*)
- 4 Milcheckzähne (1 in jeder Kieferhälfte)
- 8 Milchmolaren (2 in jeder Kieferhälfte)

↑ Orthopantomogramm, S. 383

Wechselgebiss

Die Zeit des Übergangs vom Milchgebiss zum bleibenden Gebiss wird als **Wechselgebiss-Phase** bezeichnet. Sie beginnt etwa im 6. Lebensjahr mit dem Durchbruch der ersten Molaren, die deshalb auch als Sechsjahrmolaren bezeichnet werden. Die Wechselgebiss-Phase dauert etwa 6 Jahre. (Die Weisheitszähne werden nicht berücksichtigt.) Beim Wechselgebiss sind somit einige Milchzähne noch vorhanden und einige bleibende Zähne noch nicht durchgebrochen (*s. Abb. 2*).

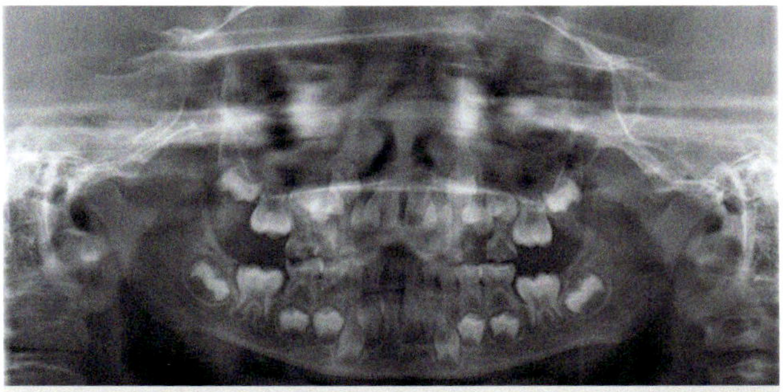

Abb. 2 Wechselgebiss im ↑ Orthopantomogramm

Bleibendes Gebiss

Das bleibende Gebiss wird auch **permanentes** Gebiss genannt. Es besteht aus 32 Zähnen, die etwas dunkler als die Milchzähne sind:
- 8 Schneidezähne (2 in jeder Kieferhälfte; *s. Abb. 1*)
- 4 Eckzähne (1 in jeder Kieferhälfte)
- 8 Prämolaren (2 in jeder Kieferhälfte)
- 12 Molaren (3 in jeder Kieferhälfte)

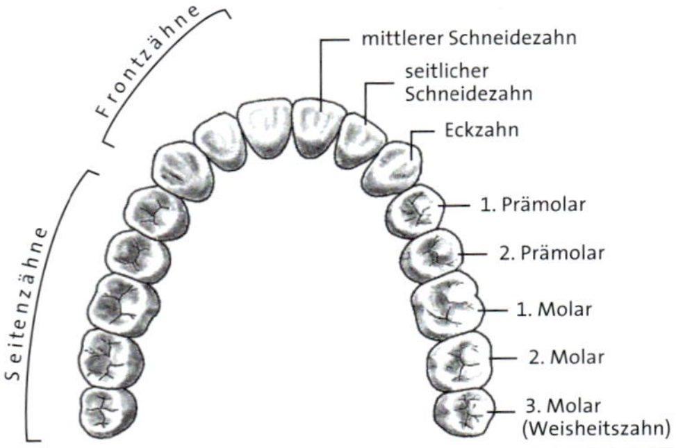

Abb. 1 Bezeichnung der bleibenden Zähne; hier: Oberkiefer

Die Zähne haben beim Durchbruch zwar ihre endgültige Form, jedoch findet ein Teil der Mineralisation (Einbau von Mineralien) erst nach dem Durchbruch statt.
In dieser Zeit sind eine ↑zahngesunde Ernährung mit ausreichend Kalzium und die Anwendung ↑fluoridhaltiger Zahnpflegemittel besonders wichtig, damit der Zahnschmelz ausreichend „gehärtet" und nicht geschädigt wird.

↑zahngesunde Ernährung, S. 415
↑Fluoridierung, S. 421
↑retinierte und verlagerte Zähne, S. 273

Wenn ein Zahn nicht durchbricht, spricht man von einem ↑**retinierten** (im Knochen zurückgehaltenen) Zahn. Dies ist oft bei den dritten Molaren (Weisheitszähne, Sapientes) der Fall.
Auch ist es möglich, dass die Keime von (Weisheits-)Zähnen nicht angelegt sind.
Ein Zahn, der in einer falschen Position im Kieferknochen liegt, wird als ↑**verlagerter** Zahn bezeichnet.

↑
Siehe hierzu Lernfeld 10a, Kennzeichen einer regelgerechten Okklusion, S. 347

Artikulation und Okklusion

Der lockere Kontakt der oberen und unteren Zahnreihe in Ruhelage wird als **Okklusion** bezeichnet.
Sofern keine Zahnfehlstellungen vorliegen, hat hierbei jeder Zahn zwei **Antagonisten** (Gegenspieler).
Die Ausnahme sind die unteren mittleren Schneidezähne und die oberen Weisheitszähne: Sie haben nur einen Antagonisten.
Der gleichnamige Zahn im Gegenkiefer ist hierbei der Hauptantagonist. Der andere Antagonist wird als Nebenantagonist bezeichnet.
Die normale Okklusion ist dadurch gekennzeichnet, dass die Oberkieferzähne die Unterkieferzähne übergreifen und dass Höcker und Fissuren verzahnt sind.

Die Bewegung des Unterkiefers unter Kontakt zu den Oberkieferzähnen findet beim Kauen und Schlucken statt. Sie wird als **Artikulation** bezeichnet.

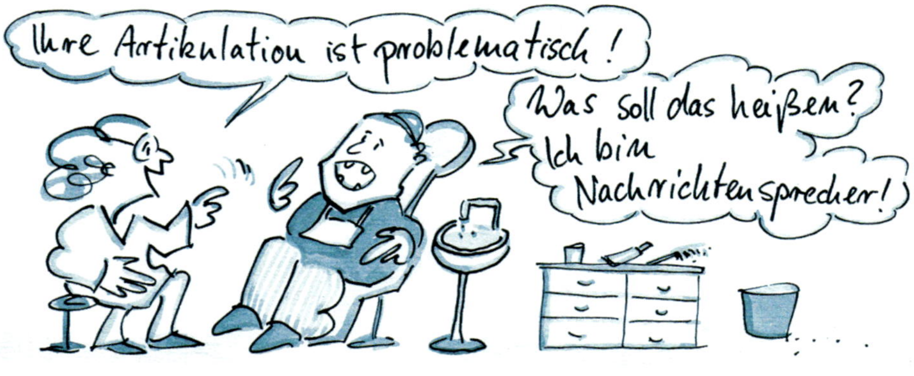
Ihre Artikulation ist problematisch!
Was soll das heißen? Ich bin Nachrichtensprecher!

5.1.2 Makroskopischer Aufbau der Zähne

Im Allgemeinen wird zwischen dem **makroskopischen**, mit bloßem Auge sichtbaren, und dem **mikroskopischen**, nur mit dem Mikroskop sichtbaren, Aufbau der Zähne unterschieden.

↑ Siehe hierzu Lernfeld 4, histologischer Zahnaufbau, S. 114

„Abschnitte“ eines Zahnes

Jeder Zahn lässt sich grob in die **Zahnkrone** (**Corona dentis**) und die **Zahnwurzel** (**Radix dentis**) einteilen (*s. Abb. 1*):

↑Gingiva, S. 308

Zwischen der Zahnkrone und der Zahnwurzel befindet sich ein Bereich, der als **Zahnhals** (**Cervix dentis, Collum dentis**) bezeichnet wird und im gesunden Gebiss von der locker anliegenden ↑Gingiva (Zahnfleisch) bedeckt ist.

Das Ende der Zahnwurzel wird von der **Wurzelspitze** (**Apex radicis dentis**; kurz: **Apex**) gebildet.

An der Zahnwurzelspitze befindet sich eine kleine Öffnung, durch die feine Blut- und Lymphgefäße sowie Nervenfasern in das Innere des Zahnes gelangen. Das Wurzelspitzenloch heißt in der Fachsprache **Foramen apikale** (auch: Foramen apicale, Foramen apicis dentis).

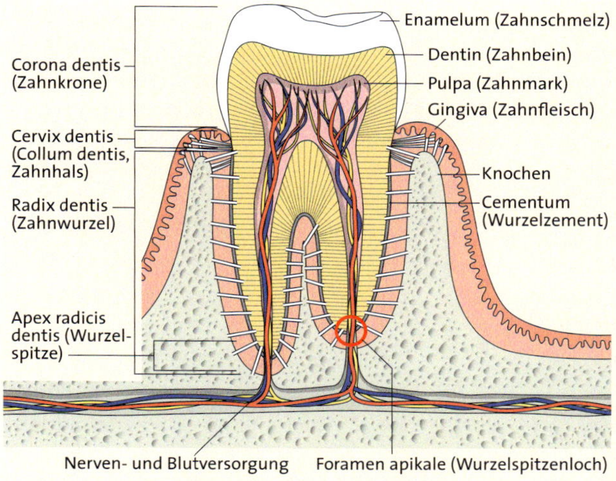

Abb. 1 Aufbau eines Zahnes

Zahnsubstanzen

Die Zähne bestehen aus unterschiedlichen Zahnhartsubstanzen, die ein Weichgewebe umschließen. Beim „Baumaterial“ der Zähne werden unterschieden:

- **Zahnhartsubstanzen**
  - **Zahnschmelz** (**Enamelum**)
  - **Zahnbein** (**Dentin**)
  - **Wurzelzement** (**Cementum, Zahnzement**)
- **Weichgewebe: Zahnmark** (**Pulpa**)

Zahnhartsubstanzen

Die Zahnhartsubstanzen weisen einen **mineralischen** (**anorganischen**) Anteil aus Kalzium- und Phosphationen sowie Fluoriden auf. Der anorganische Anteil wird als **Hydroxylapatit** bezeichnet. Den **organischen** Anteil der Zahnhartsubstanzen bilden u. a. Kohlenhydrate, Fette und Eiweiße. Ein weiterer Bestandteil der Zahnhartsubstanzen ist **Wasser**. Je größer der anorganische Anteil ist, desto härter ist die Substanz.

Zahnschmelz (Enamelum)

Der Zahnschmelz ist die härteste Substanz des menschlichen Körpers. Er überzieht die Zahnkrone, wobei er im Bereich der Schneidekante der Frontzähne sowie der Kauflächen der Seitenzähne besonders dick ist und im Zahnhalsbereich dünn ausläuft (*s. Abb. 1*). Der Zahnschmelz besteht zu ca. 96 % aus anorganischer Substanz. Das Hydroxylapatit ist in kristallähnlichen Schmelzprismen angeordnet. Der Zahnschmelz besteht ferner aus ca. 1,7 % organischer Substanz. Der Rest (ca. 2,3 %) ist Wasser. Schmelz wird nur vor dem Zahndurchbruch gebildet, da die Schmelz bildenden Zellen (Ameloblasten, Adamantoblasten) nach dem Zahndurchbruch zu Grunde gehen.

↑ Siehe hierzu Lernfeld 4, histologischer Aufbau des Zahnschmelzes, S. 115

Dentin (Zahnbein)

↑ Siehe hierzu Lernfeld 4, histologischer Aufbau der Pulpa und des Dentins, S. 114

Das Dentin bildet den Hauptanteil des Zahnes und liegt im Kronen- und Wurzelbereich vor. Es besteht zu ca. 70–80 % aus anorganischer Substanz; etwa 17–18 % ist organische Substanz; der Wasseranteil beträgt ca. 13 %. Dentin ist daher weicher als Zahnschmelz, jedoch härter als Wurzelzement. Das Dentin ist von kleinen Kanälchen (Dentinkanälchen; *s. Abb. 1, S. 63*) durchzogen, in denen die Ausläufer der Dentin bildenden Zellen liegen (Odontoblastenfortsätze, auch: Tomes-Fasern). Dentin kann von den Dentin bildenden Zellen (Odontoblasten) ein Leben lang gebildet werden.

Wurzelzement (Cementum)

↑ Siehe hierzu Lernfeld 4, histologischer Aufbau des Wurzelzements, S. 116

↑ Parodontium, S. 308

Das Wurzelzement besteht zu ca. 46 % aus anorganischer Substanz und ist daher die weichste der Zahnhartsubstanzen. Sein Anteil an organischer Substanz beträgt etwa 22 %, der Wasseranteil ca 32 %. Das Wurzelzement überzieht die gesamte Zahnwurzel (*s. Abb. 1, S. 63*). Im Zahnhalsbereich ist die Zementschicht sehr dünn. Sie wird zur Wurzelspitze hin dicker. Das Wurzelzement gehört anatomisch zum Zahn, seiner Funktion nach zum ↑ Parodontium (Zahnhalteapparat). Es kann, wie das Dentin, zeitlebens von den Zement bildenden Zellen (Zementoblasten) gebildet werden.

Pulpa (Zahnmark)

↑ Siehe hierzu Lernfeld 4, histologischer Aufbau der Pulpa und des Dentins, S. 114

Die Pulpa ist das Weichgewebe des Zahnes. Es ist eine gallertige, geleeartige Masse aus lockerem Bindegewebe mit Blutgefäßen, wenigen Lymphgefäßen und Nervenfasern.
An der Pulpa wird zwischen der **Kronenpulpa** und der **Wurzelpulpa** unterschieden. Die Kronenpulpa hat zur Zahnkrone hin Ausweitungen, die als **Pulpenhörner** bezeichnet werden. Die Wurzelpulpa endet am Foramen apikale, an dem die Blutgefäße und die Nervenfasern in die Pulpa eintreten. Solange die Pulpa intakt ist, ist der Zahn vital (lebendig).

5.2 Lage-, Flächen- und Richtungsbezeichnungen

↑ Zahnbezeichnungen, S. 61

Für die Tätigkeit in der Behandlungsassistenz im Speziellen und in der Zahnarztpraxis im Allgemeinen ist nicht nur die Kenntnis der ↑ Bezeichnungen der einzelnen Zähne, sondern auch die der Zahnflächen erforderlich – z. B. bei der Befunderhebung oder zur Leistungsbeschreibung bei der Abrechnung. Ebenso wichtig ist die Kenntnis der Lage- und Richtungsbezeichnungen in der Mundhöhle (*s. Abb. 1, Tab. 1, S. 65*).

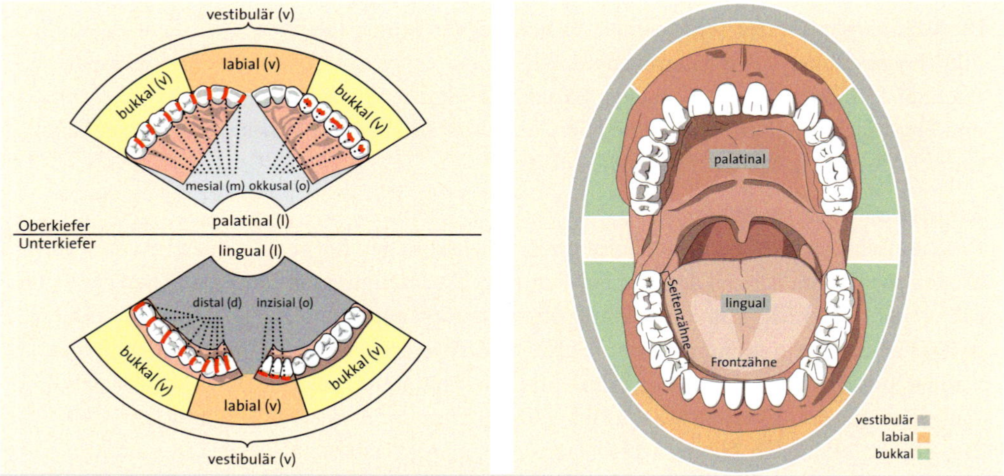

Abb. 1 Lage-, Flächen- und Richtungsbezeichnungen

Praktisch alle Lage-, Flächen- und Richtungsbezeichnungen können von den lateinischen bzw. griechischen Wörtern für die anatomischen Strukturen in der Mundhöhle abgeleitet werden (*s. Tab. 1, Abb. 1, S. 64*). Beispielsweise bezieht sich die Bezeichnung „vestibulär" auf den Mundvorhof (Vestibulum) und bedeutet als Lagebezeichnung „im Mundvorhof", als Flächenbezeichnung „zum Mundvorhof gerichtet" oder „mundvorhofseitig" und als Richtungsbezeichnung „zum Mundvorhof hin".

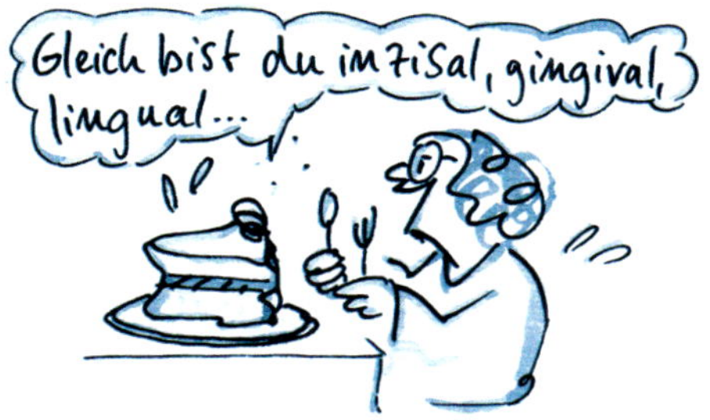

Lage,- Flächen- bzw. Richtungsbezeichnung	Bedeutung	Herkunft der Bezeichnung
mesial	zur Mitte des Zahnbogens hin	griech. mesos = Mitte
distal	von der Mitte des Zahnbogens weg	lat. distare = getrennt sein, entfernt sein
okklusal	auf der Kaufläche	lat. occludere = verschließen
inzisal	zur Schneidkante, an der Schneidekante	lat. incidere = einschneiden; Inzisivus = Schneidezahn
vestibulär	zum Mundvorhof hin, im Mundvorhof	lat. vestibulum = Vorhof
lingual	zur Zunge hin	lat. lingua = Zunge
palatinal	zum Gaumen hin	lat. palatum = Gaumen
labial	zur Lippe hin, an der Lippe	lat. labium = Lippe
bukkal	zur Wange hin	lat. bucca = Wange, Backe
approximal	zum Nachbarzahn hin	lat. proximus = der nächste
interdental	zwischen den Zähnen	lat. inter = zwischen; dentes = Zähne
oral	zur Mundhöhle hin, in der Mundhöhle	lat. os = Mund
zervikal	am Zahnhals	lat. cervix = Hals
koronal	an der Zahnkrone	lat. corona = Krone
radikulär	an der Wurzel	lat. radix = Wurzel
interradikulär	zwischen den Wurzeln	lat. inter = zwischen; radix = Wurzel
apikal	an der Wurzelspitze	lat. apex = Spitze
periapikal	in der Umgebung der Wurzelspitze	griech. peri = um – herum
gingival	am Zahnfleisch	lat. gingiva = Zahnfleisch
subgingival	unter dem Zahnfleisch	lat. sub = unter; gingiva = Zahnfleisch
supragingival	über dem Zahnfleisch	lat. supra = oben, oberhalb
sublingual	unter der Zunge	lat. sub = unter; lingua = Zunge
intraoral	innerhalb der Mundhöhle	lat. intra = innerhalb; os = Mund
extraoral	außerhalb der Mundhöhle	lat. extra = außerhalb; os = Mund
zentral	in der Mitte	lat. centrum = Mittelpunkt
lateral	seitlich	lat. latus = Seite
vertikal	senkrecht	lat. vertex = Wirbel, Scheitel
horizontal	waagerecht	griech. horos = Grenze, Grenzlinie
sagittal	von vorn nach hinten	lat. sagitta = Pfeil
transversal	quer verlaufend	lat. transversus = quer

Tab. 1 Lage-, Flächen- und Richtungsbezeichnungen

5.3 Erkennungsmerkmale einzelner Zähne

Anhand typischer Merkmale ist es möglich, die Zähne voneinander zu unterscheiden.

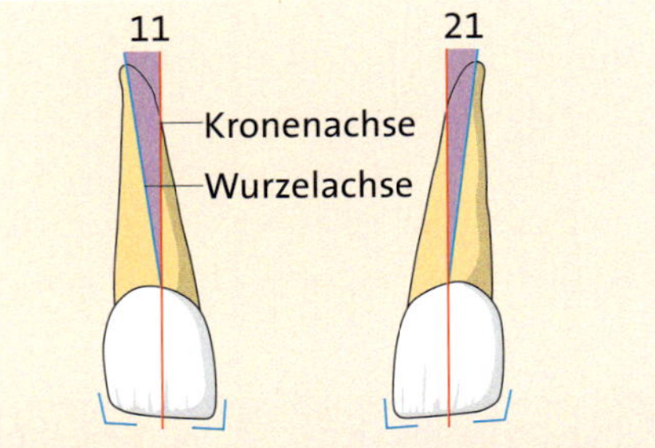

Abb. 1 Winkelmerkmale und Wurzelmerkmale der oberen Schneidezähne (vestibuläre Ansicht)

Winkelmerkmal (Schneidekantenmerkmal)
Betrachtet man die Schneidezähne von vestibulär, so erkennt man, dass die distale Schneidekante einen stumpferen Winkel bildet als die mesiale Schneidekante. Die distale Kronenecke ist stärker abgerundet als die mesiale. Das Winkelmerkmal ist bei Schneidezähnen des Oberkiefers deutlich zu erkennen (*s. Abb. 1*).

Wurzelmerkmal
Die Wurzelspitzen aller Zähne sind leicht nach distal geneigt. Bei den Frontzähnen und den oberen Prämolaren ist die Wurzelachse im Vergleich zur Kronenachse nach distal geneigt (*s. Abb. 1*).

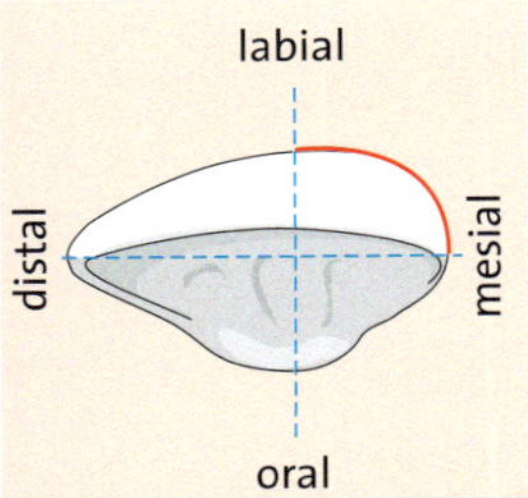

Abb. 2 Krümmungsmerkmal (okklusale Ansicht)

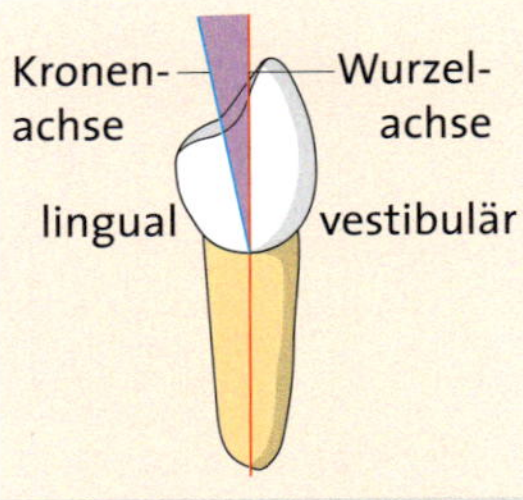

Abb. 3 Kronenflucht (approximale Ansicht)

Krümmungsmerkmal
Die vestibuläre Fläche der Schneide- und Eckzähne ist mesial stärker gekrümmt als distal. Daher liegt der größte Durchmesser nicht exakt in der Mitte der Zähne, sondern mehr mesial (*s. Abb. 2*). Das Krümmungsmerkmal ist an den Schneide- und Eckzähnen am deutlichsten zu erkennen. Aber auch an den Prämolaren ist es erkennbar.

Kronenflucht
Nur bei den Unterkieferseitenzähnen sind die Kronenachsen im Vergleich zu den Wurzelachsen nach lingual geneigt (*s. Abb. 3*). In dem Merkmal Kronenflucht unterscheiden sich die Unterkieferzähne in typischer Weise von den Zähnen des Oberkiefers.

5.4 Die einzelnen Zähne im bleibenden Gebiss

5.4.1 Schneidezähne

Die Schneidezähne dienen dem Abbeißen der Nahrung. Die unteren Schneidezähne sind schmaler und kleiner als die oberen. Im Oberkiefer sind die mittleren Schneidezähne breiter als die seitlichen. Im Unterkiefer sind die mittleren Schneidezähne etwas schmaler als die seitlichen.

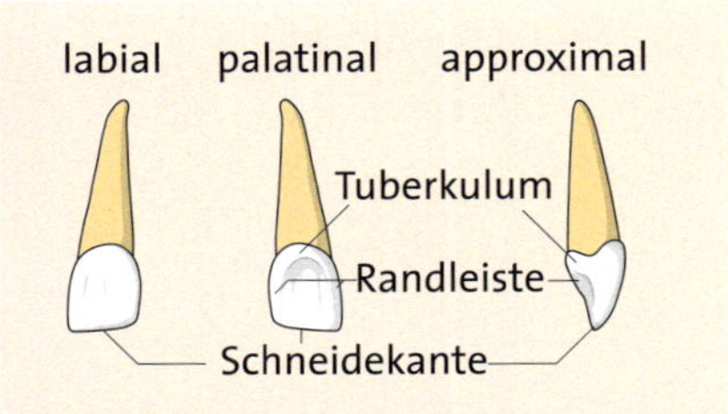

Abb. 4 Linker oberer mittlerer Schneidezahn (labiale, palatinale und approximale Ansicht)

Die Schneidezähne haben eine Wurzel, deren Spitze leicht nach distal geneigt ist. Alle Schneidezähne besitzen eine scharfe Schneidekante (Inzisalkante). Ihre Labialfläche verjüngt sich von der Schneidekante zum Zahnhals. Von approximal betrachtet sehen die Schneidezähne schaufelförmig aus (*s. Abb. 4*).
Von oral gesehen sind die Kronen muldenartig geformt. Mesial und distal zieht jeweils eine **Randleiste** zum Zahnhals. Die beiden Randleisten treffen sich in einer kleinen Verdickung, dem **Tuberkulum**. Über dem Tuberkulum befindet sich, besonders an den oberen seitlichen Schneidezähnen, häufig eine kleine Einziehung, die als **Foramen caecum** bezeichnet wird und an der sich leicht Plaque (Zahnbelag) anlagern und folglich leicht Karies entstehen kann.

5.4.2 Eckzähne

Die vier einwurzeligen Eckzähne sind die längsten Zähne des Gebisses, entsprechen den Fang- und Reißzähnen der Raubtiere und dienen dazu, die Speisen festzuhalten. Sie gehören zu den Frontzähnen. Die unteren Eckzähne sind schmaler als die oberen. Die Wurzeln der Eckzähne sind im Verhältnis zur Krone besonders stark ausgebildet. Die Schneidekante der Eckzähne besitzt eine deutliche Eckzahnspitze. Die mesiale Schneidekante ist kürzer als die distale. Oral treffen sich die beiden **Randleisten** mit einer **Mittelleiste** in einem ausgeprägten **Tuberkulum** (*s. Abb. 1*).

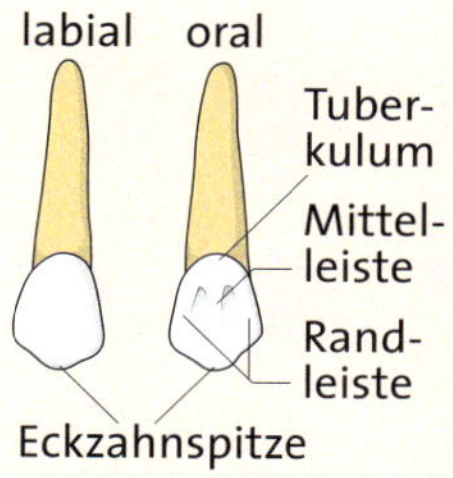

Abb. 1 Rechter oberer Eckzahn (labiale und palatinale Ansicht)

5.4.3 Prämolaren

Die Prämolaren dienen, wie auch die Molaren, zum Zermahlen der Nahrung. Die **Kaufläche der Seitenzähne** ist durch **Höcker** und **Fissuren** (Einschnitte), welche die einzelnen Höcker abtrennen, strukturiert.

Die Kauflächen der Prämolaren besitzen in der Regel zwei durch Fissuren voneinander getrennte Höcker. Hierbei ist der bukkale Höcker höher und spitzer als der orale. Der zweite untere Prämolar kann ausnahmsweise auch drei Höcker haben. Mesial und distal begrenzt eine Randleiste die Kaufläche zu den Nachbarzähnen.

Prämolaren haben i. d. R. eine Wurzel. Eine Ausnahme bilden die ersten oberen Prämolaren, die in ca. 60 % der Fälle zwei Wurzeln haben (*s. Abb. 2*). Eine Wurzel liegt bukkal, die andere palatinal. Die Stelle, an der sich die beiden Wurzel aufgabeln, wird als **Bifurkation** bezeichnet.

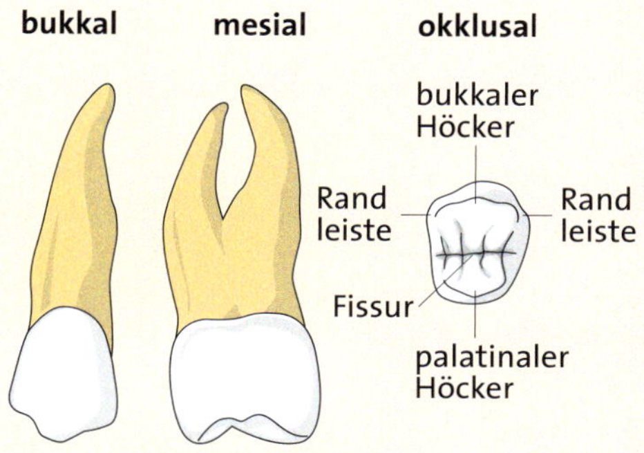

Abb. 2 Erster oberer linker Prämolar (bukkale, mesiale und okklusale Ansicht)

5.4.4 Molaren

Die im Volksmund auch als Backenzähne bezeichneten Molaren (Mahlzähne) sind die größten Zähne des Gebisses. In der Regel haben die Molaren vier Höcker. Der erste untere Molar hat fünf Höcker (drei Höcker bukkal und zwei Höcker lingual) (*s. Abb. 3*).

Die Fissuren stellen sich bei den Oberkiefermolaren wie ein schräg liegendes „H" dar. Bei den zweiten und dritten Unterkiefermolaren bilden sie ein Kreuz.

Die Oberkiefermolaren haben drei Wurzeln, zwei davon liegen bukkal, die dritte liegt palatinal. Die Gabelung der drei Wurzeln wird als **Trifurkation** bezeichnet.

Die Unterkiefermolaren haben zwei Wurzeln, wobei eine mesial und die andere distal liegt. Die Gabelung der beiden Wurzeln nennt man, wie die der beiden ersten oberen Prämolaren, **Bifurkation**.

Die dritten Molaren (Weisheitszähne) gleichen den übrigen Molaren. Allerdings können sie in ihrer Zahnkronenform und in der Anzahl der Wurzeln teilweise sehr unterschiedlich sein (*s. Abb. 4*).

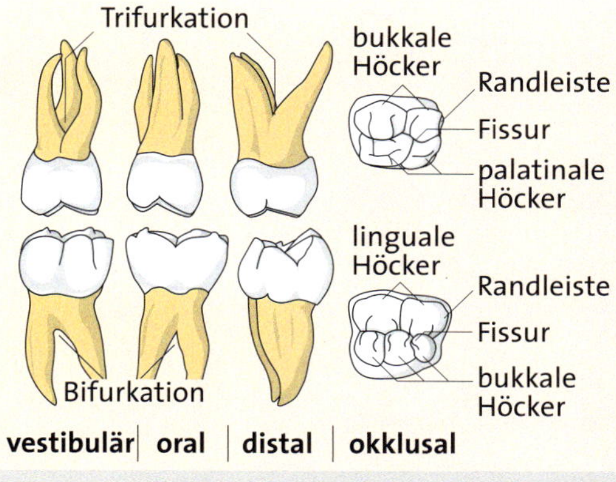

Abb. 3 Erster oberer linker und erster unterer linker Molar (vestibuläre, orale, distale und okklusale Ansicht)

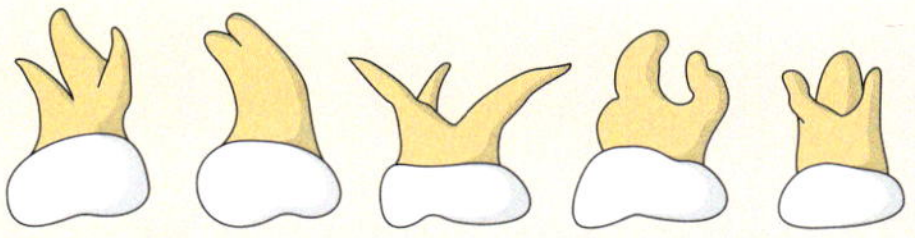
Abb. 4 Unterschiedlich geformte Weisheitszähne

5.5 Zahnschemata

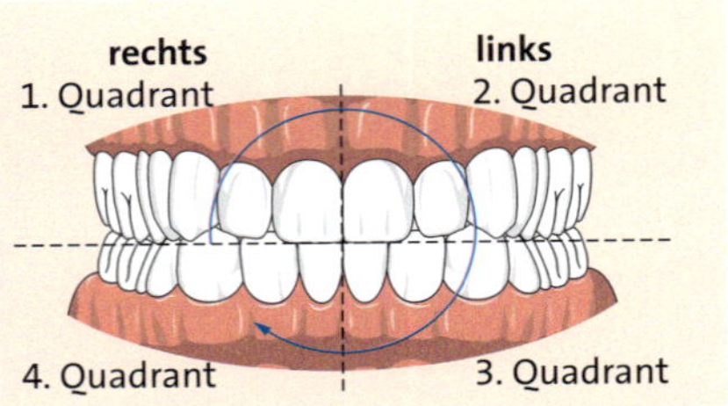

Abb. 1 Die vier Quadranten (nummeriert nach dem FDI-Schema für das bleibende Gebiss)

Damit die einzelnen Zähne eindeutig bezeichnet werden können, wurden verschiedene Zahnschemata entwickelt. In allen Zahnschemata ist das Gebiss durch das sog. Zahnkreuz in vier **Quadranten** unterteilt. Ein Quadrant entspricht somit einer Kieferhälfte.

Bei allen Zahnschemata sind die Quadranten so angeordnet, wie die Zahnärztin und die ZFA sie beim Betrachten des gegenübersitzenden Patienten sehen (*s. Abb. 1*). Daher gilt: Wenn z. B. Karies an einem rechten oberen Zahn festgestellt wird, wird der Befund im Zahnschema oben links eingetragen. Wenn z. B. Karies an einem linken unteren Zahn festgestellt wird, wird der Befund im Zahnschema unten rechts eingetragen.

Internationales Zahnschema (FDI-Zahnschema)

	Oberkiefer															
	18	17	16	15	14	13	12	11	21	22	23	24	25	26	27	28
	48	47	46	45	44	43	42	41	31	32	33	34	35	36	37	38
rechts	Unterkiefer															links

Abb. 2 Bezeichnung der bleibenden Zähne nach dem FDI-Schema

	Oberkiefer									
	55	54	53	52	51	61	62	63	64	65
	85	84	83	82	81	71	72	73	74	75
rechts	Unterkiefer									links

Abb. 3 Bezeichnung der Milchzähne nach dem FDI-Schema

Das internationale Zahnschema wurde 1971 von der Internationalen Zahnärztevereinigung (**F**édération **D**entaire **I**nternationale, Abk. FDI) eingeführt. Es ist das meistverwendete Zahneinteilungssystem und hat sich auch in Deutschland durchgesetzt.

Die Quadranten sind beim FDI-Schema im Uhrzeigersinn nummeriert (*s. Abb. 1*): Von 1 bis 4 beim bleibenden Gebiss (*s. Abb. 2*) und von 5 bis 8 beim Milchgebiss (*s. Abb. 3*).

Innerhalb der Quadranten werden die Zähne von der Mitte nach hinten durchnummeriert: Im bleibenden Gebiss von Zahn 1 bis 8 und im Milchgebiss von Zahn 1 bis Zahn 5.

Ein Zahn wird gekennzeichnet, indem **erst der Quadrant und dann die Zahnnummer** angegeben wird. Jedem Zahn wird also eine zweistellige Zahl zugeordnet, z. B. bezeichnet die Zahl 16 den ersten bleibenden oberen Molaren rechts.

Die beiden Ziffern werden getrennt gesprochen, z. B. „eins – sechs".

Winkelhaken-Zahnschema

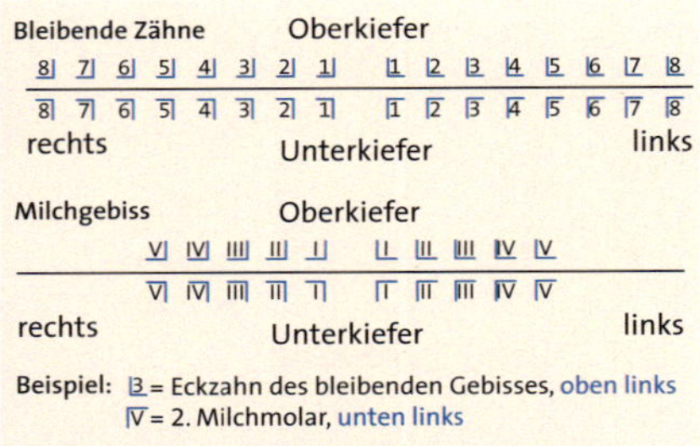

Abb. 4 Winkelhaken-Zahnschema

Bei diesem Zahnschema werden Winkelhaken als Symbole für die Stellung der einzelnen Zähne im Zahnkreuz verwendet (*s. Abb. 4*). Für jeden Quadranten gibt es somit jeweils eine Sorte von Winkelhaken. Wie beim FDI-Schema werden die Zähne von der Mitte aus durchnummeriert. Die bleibenden Zähne tragen als Zahnzahl arabische Ziffern von 1 bis 8 im Winkelzeichen und die Milchzähne als Zahnzahl die römischen Ziffern I bis V.

Zahnschema nach Haderup

Auch bei diesem Schema werden die Zähne des bleibenden Gebisses, von der Mitte ausgehend, von 1 bis 8 durchnummeriert. Bei den Milchzähnen wird den Ziffern eine Null vorangestellt (*s. Abb. 1*). Ober- bzw. Unterkiefer werden mit einem Pluszeichen (+) bzw. einem Minuszeichen (–) gekennzeichnet. Das + ist dem Oberkiefer zugeordnet, das – dem Unterkiefer. Für die Bezeichnung des Quadranten ist entscheidend, wo das Plus (+) bzw. Minus (–) steht. Es wird immer mesial vom Zahn platziert. Somit bezeichnet z. B. +3 den linken oberen bleibenden Eckzahn.

Bleibende Zähne Oberkiefer

8+ 7+ 6+ 5+ 4+ 3+ 2+ 1+ +1 +2 +3 +4 +5 +6 +7 +8

8– 7– 6– 5– 4– 3– 2– 1– –1 –2 –3 –4 –5 –6 –7 –8

rechts Unterkiefer links

Milchgebiss Oberkiefer

05+ 04+ 03+ 02+ 01+ +01 +02 +03 +04 +05

05– 04– 03– 02– 01– –01 –02 –03 –04 –05

rechts Unterkiefer links

Beispiel: +03 = Milcheckzahn , oben links

Abb. 1 Zahnschema nach Haderup

Terminologie: Zähne	
Apex dentis (kurz: Apex)	Zahnwurzelspitze
Artikulation	1. Bewegung des Unterkiefers unter Kontakt 2. Sprechlautbildung; durch Veränderung des Mund-Nasen-Rachen-Raums werden Töne in Sprechlaute umgeformt
Bifurkation	Zweigabelung; Gabelungsstelle der Wurzeln bei zweiwurzeligen Zähnen
Caninus, Canini	Eckzahn, Eckzähne
Cementum	Wurzelzement; auch: Zahnzement
Cervix dentis (= Collum dentis)	Zahnhals
Corona dentis	Zahnkrone
Dentes, Dens	Zähne, Zahn
Dentes decidui	Milchzähne
Dentes permanentes	bleibende Zähne
Dentin	Zahnbein
Dentition	Zahndurchbruch
Enamelum	Zahnschmelz
Fissuren	Furchen, Spalten, Einschnitte im Schmelz der Kaufläche von Molaren und Prämolaren
Foramen apikale (= Foramen apicale, Foramen apicis dentis)	Wurzelspitzenloch; Loch an der Wurzelspitze, durch das Nerven, Blut- und Lymphgefäße in die Pulpa eintreten
Foramen caecum	Einziehung an der oralen Fläche von Schneidezähnen; meist bei den oberen seitlichen Schneidezähnen
Incisivus, Incisivi	Schneidezahn, Schneidezähne
Molar	Mahlzahn
Okklusion (lat. occludere = verschließen)	Zusammenschluss, „Zusammenbiss“, Schlussbiss; Berührung der Kauflächen von Ober- und Unterkiefer bei zwanglosem Kieferschluss

Prämolar	Vormahlzahn
Pulpa	Zahnmark; besteht aus Nerven, Bindegewebe und Blutgefäßen
Radix dentis	Zahnwurzel
Sapientes	Weisheitszähne
Trifurkation	Dreigabelung; Gabelungsstelle der Wurzeln bei dreiwurzeligen Zähnen
Tuberkulum	zahnhalsnah, oral gelegene Verdickung des Zahnschmelzes der Schneidezähne

Aufgaben

1 Zeichnen Sie einen Zahn und benennen Sie seine Bereiche auf Deutsch und mit dem Fachbegriff.

2 Welcher Bereich eines Zahnes befindet sich im Kieferknochen?

3 Beschreiben Sie den Unterschied zwischen einem Oberkiefermolaren und einem Unterkiefermolaren.

4 Definieren Sie den Begriff Bifurkation und nennen Sie die Zähne, die eine Bifurkation aufweisen.

5 Nach welchen Merkmalen lassen sich die Zähne genau bestimmen?

6 Definieren Sie die Begriffe okklusal, bukkal, vestibulär, inzisal, mesial, distal, palatinal, lingual, labial, apikal.

7 Welche Zähne sind mit den folgenden Symbolen bezeichnet? 05–; 33; 6+; 17; +5; 44; +02; ⌊5 ; ⌈II

Dictionary	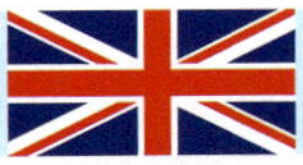	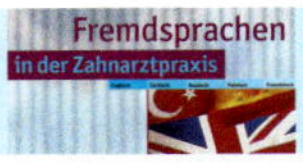
Behandlungstermin	appointment	*pages 6, 8, 14 and 19*
Anamnesebogen/Fragebogen	a medical history form	*page 10*
Krankheit	disease	*page 10*
Medikamente	medicines	*page 10*
Wartezimmer	waiting room	*pages 11 and 18*
Behandlungsraum	treatment room	*page 12*
Behandlungsstuhl	chair	*page 12*
Platz nehmen	to take a seat	*pages 6, 8 and 12*
Angst haben	to be afraid	*page 18*
Zahnschmerzen	toothache	*pages 6, 8 and 12*
Zahn	tooth	*pages 6, 8, 12, 13, 14 and 15*
Zähne	teeth	*pages 6, 8, 12, 13, 15, 17 and 18*

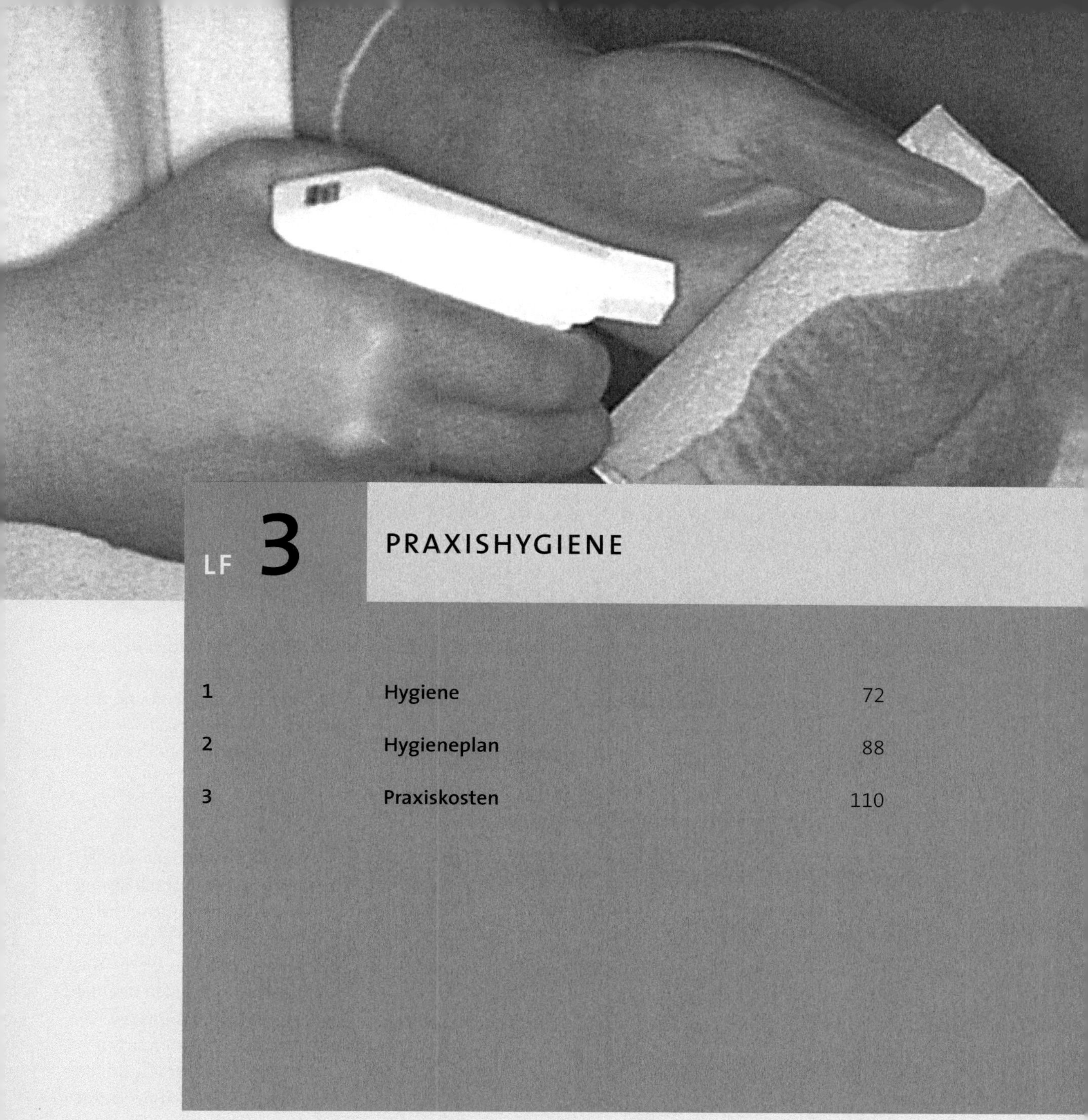

LF 3 PRAXISHYGIENE

1 Hygiene

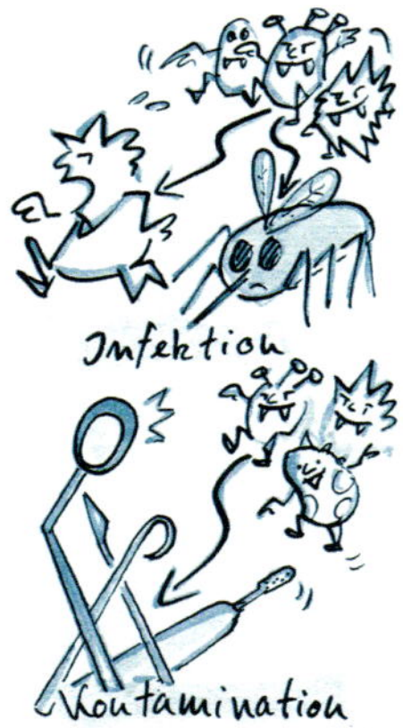

Abb. 1 Infektion und Kontamination

Das Wort „Hygiene“ bezeichnet alle vorbeugenden Maßnahmen zur Gesunderhaltung eines Menschen oder einer Gruppe von Menschen. Im Bereich der Medizin und Zahnmedizin bedeutet dies in erster Linie Schutz vor Infektionserkrankungen. Dieser Schutz beginnt mit Sauberkeit und persönlicher Hygiene und umfasst ebenso Praxis- und Arbeitsplatzhygiene. Ganz allgemein bezeichnet man heute unter Hygiene im weiteren Sinne auch Bereiche wie Psychohygiene, d. h. alles, was die seelische Gesundheit fördert oder wiederherstellt, oder die Umwelthygiene, die den Lebensraum auf dieser Erde erhalten oder wiederherstellen soll.

1.1 Infektionslehre

Infektionskrankheiten entstehen durch eine Infektion.

Bei einer **Infektion** dringen pathogene Mikroorganismen (krankmachende Keime, Krankheitserreger) in einen Organismus ein oder siedeln sich auf der Haut oder Schleimhaut an. Dort vermehren sie sich. Wenn sich Keime auf Gegenständen, Flächen, Materialien ansiedeln und sie verseuchen, spricht man von **Kontamination**. Sowohl infizierte Organismen als auch kontaminierte Gegenstände werden dadurch zu ↑Infektionsquellen (*s. Abb. 1*).

↑Infektionsquellen, S. 75

Nicht alle Infektionen ziehen Infektionskrankheiten nach sich. Ob und wie heftig ein Mensch krank wird, hängt einerseits von seiner Konstitution (Körperverfassung) ab, andererseits von der Virulenz der Krankheitserreger. Unter der Virulenz versteht man die Heftigkeit und Ansteckungskraft von Krankheitserregern sowie die Vermehrungs- und Auslösefähigkeit von Krankheiten. Vor ↑bestimmten Infektionskrankheiten muss sich das Praxisteam besonders schützen.

1.1.1 Ablauf einer Infektionskrankheit

Schematischer Verlauf einer Infektionskrankheit

Infektion	Inkubationszeit	Infektionskrankheit	Rekonvaleszenz
Eindringen der Erreger und Vermehrung	Zeit von der Infektion bis zur Infektionskrankheit	Infektion + Symptome durch die Abwehrmaßnahmen des Körpers	Zeit zwischen Infektionskrankheit und vollständiger Gesundung

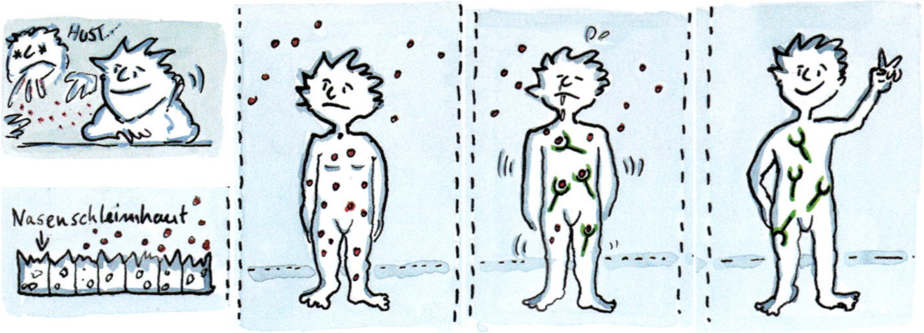

Das **Eindringen** der Krankheitserreger in einen Körper geschieht oft unbemerkt. Es dauert je nach Erreger unterschiedlich lange, bis die Krankheit ausbricht. Man nennt diese Zeit **Inkubationszeit**. Die Erreger vermehren sich im Körper zunächst ungehindert. Wenn die **Infektionskrankheit** dann ausbricht, treten **Symptome** (Krankheitszeichen) auf. Symptome sind ein Zeichen für Abwehrmaßnahmen des Körpers. Dabei können im **Prodromalstadium** (Vorläuferstadium) einer Infektionskrankheit unspezifische Symptome vorangehen (z. B. Müdigkeit, Kopfschmerzen). Die anschließend auftretenden spezifischen Symptome lassen dann erkennen, um welche Erkrankung es sich handelt. Hat es der Körper durch seine Abwehrkräfte und evtl. mit Unterstützung durch Medikamente geschafft, die Erreger zu besiegen, beginnt die Genesung oder **Rekonvaleszenz**, d. h., die Zeit bis zur vollständigen Wiederherstellung der Gesundheit.

Superinfektion und Sekundärinfektion

Von einer **Superinfektion** spricht man, wenn eine erneute Ansteckung mit dem **gleichen** Erreger geschieht. Eine Superinfektion ist möglich, solange der Organismus gegen den Erreger empfindlich ist. Wenn sich auf einen Erstinfekt eine Infektion mit einem **anderen** Erreger „aufsetzt", spricht man von einer **Sekundärinfektion**, z. B. wenn zu einer Virusinfektion eine bakterielle Infektion hinzukommt, weil etwa der Körper in seiner Widerstandskraft geschwächt ist. Der Krankheitsverlauf ist meist heftiger und hat vielfältigere Symptome als die Infektion mit nur einem Erreger.

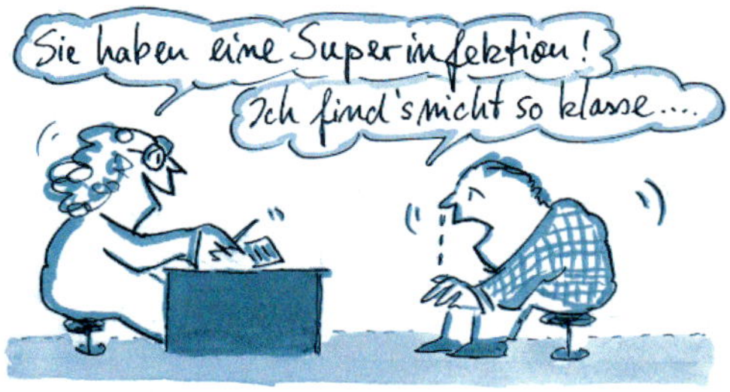

1.1.2 Mikroorganismen

Mikroorganismen sind Kleinstlebewesen. Viele Mikroorganismen sind uns nützlich (z. B. die Darmbakterien) oder werden zur Herstellung von Lebensmitteln (z. B. Milchsäurebakterien) benötigt. Andere Mikroorganismen sind aber pathogen und können beim Menschen Infektionskrankheiten auslösen. Die Mikroorganismen werden in vier Gruppen eingeteilt:

- Bakterien
- Viren
- Pilze (Fungi)
- Protozoen

Diese vier Gruppen von Mikroorganismen haben unterschiedliche Eigenschaften und müssen beim Ausbruch einer Infektionskrankheit unterschiedlich behandelt werden. Weiter gehören zu den Krankheitserregern auch Prionen.

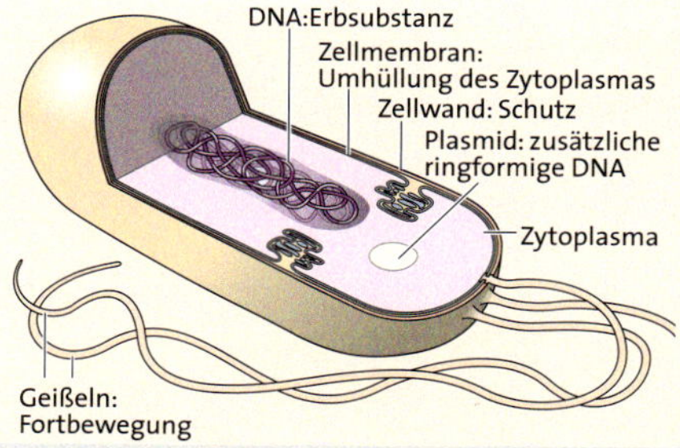

Abb. 1 Grundaufbau der Bakterienzelle

Bakterien

Bakterien sind einzellige Lebewesen ohne Zellkern. Sie vermehren sich durch Zellteilung und sind ca. 7 Mikrometer groß. Manche haben Geißeln zur Fortbewegung (*s. Abb. 1*). Man kann sie mit der von Hans Gram erfundenen Methode einfärben, um sie zu unterscheiden. Blau-violett gefärbte Erreger werden als grampositiv, rot gefärbte Erreger als gramnegativ bezeichnet.

Ein weiteres Unterscheidungsmerkmal ist die Form der Bakterien.

- **Kokken** sind kugelförmige Bakterien (*s. Abb. 2a*). Ein typischer Vertreter in der Mundhöhle ist der Erreger Streptococcus mutans.
- **Bazillen** sind stäbchenförmige Bakterien (*s. Abb. 2b*). Manche Bazillen können Sporen (Dauerformen von Bakterien) bilden (*s. Abb. 3*), manche nicht. Typische Vertreter in der Mundhöhle sind Laktobazillen oder die bei schweren Parodontalerkrankungen auftretenden Aggregatibacter actinomycetemcomitans (früher: Actinobacillus actinomycetemcomitans) und Porphyromonas gingivalis.
- **Spirillen** und **Spirochäten** sind schraubenförmige Bakterien (*s. Abb. 2c*), die ebenfalls in der Mundhöhle vorkommen.

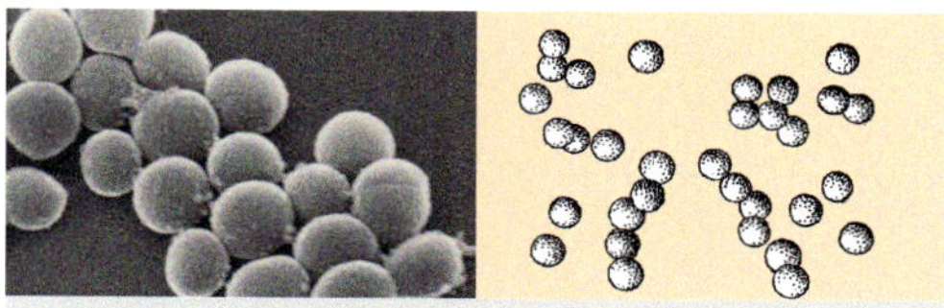
Abb. 2a Kokken

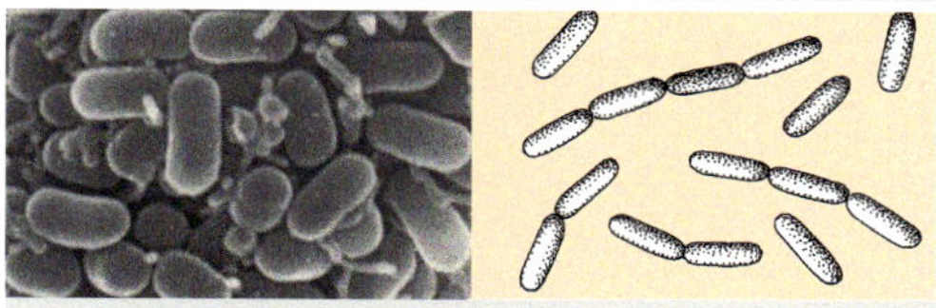
Abb. 2b Bazillen

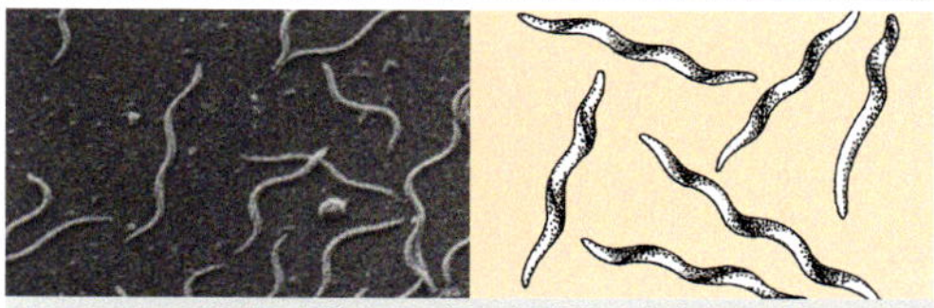
Abb. 2c Spirochäten

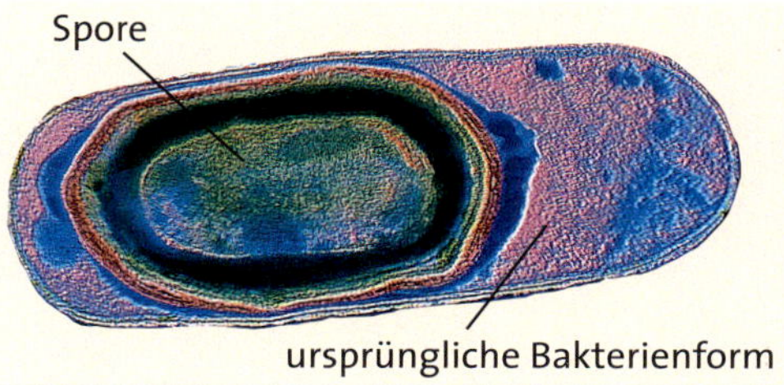

Abb. 3 Sporenbildung

Bakterien kann man auch danach unterscheiden, ob sie Sauerstoff zum Überleben brauchen oder nicht. Die Bakterien, die Sauerstoff benötigen, bezeichnet man als **aerobe** Bakterien (Aerobier), die anderen als anerobe bzw. **anaerobe** Bakterien (Anaerobier). Dieses Wissen nutzt man heute im Bereich der PA-Behandlung aus, z. B. durch Gabe von Ozon.
Arzneimittel gegen bakterielle Infektionen werden **Antibiotika** genannt. Mögliche Erkrankungen durch Bakterien sind u. a. Karies und Parodontitis.

Aerobier	**Anaerobier**
brauchen Sauerstoff	brauchen keinen Sauerstoff

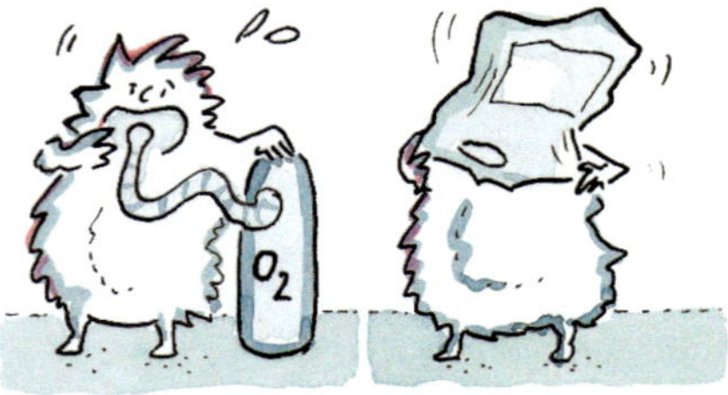

Viren

Viren sind extrem kleine Mikroorganismen. Sie sind 100-mal kleiner als Bakterien. Mögliche Erkrankungen, die durch Viren ausgelöst werden, sind u. a. Grippe, Hepatitis (Leberentzündung) A, B, C, D, E, G und AIDS (erworbenes Immunschwäche-Syndrom).
Viren suchen sich zur Vermehrung eine Wirtszelle. Wirtszellen sind Körperzellen von Mensch oder Tier, in die Krankheitserreger eindringen und sich dort weiterentwickeln können. Die Zelle wird dabei für ihre ursprüngliche Aufgabe unbrauchbar und geht zu Grunde (*s. Abb. 1a bis d*). Deshalb können Viren auch nur in Zellkulturen gezüchtet werden, z. B. auf Hühnereiern. Auf diese Weise wird z. B. Impfstoff gegen Grippeviren gewonnen. Viren befallen oft bestimmte Organe, so z. B. die Hepatitis-Viren die Leber, die ↑HI-Viren die T-Helferzellen.
Arzneimittel gegen Virusinfektionen heißen **Virustatika**. Sie müssen gezielt gegen bestimmte Viren eingesetzt werden und haben oft schwere Nebenwirkungen. Viren können nicht mit Antibiotika bekämpft werden, da diese nur bei Bakterieninfektionen wirken.

↑Soor, S. 341

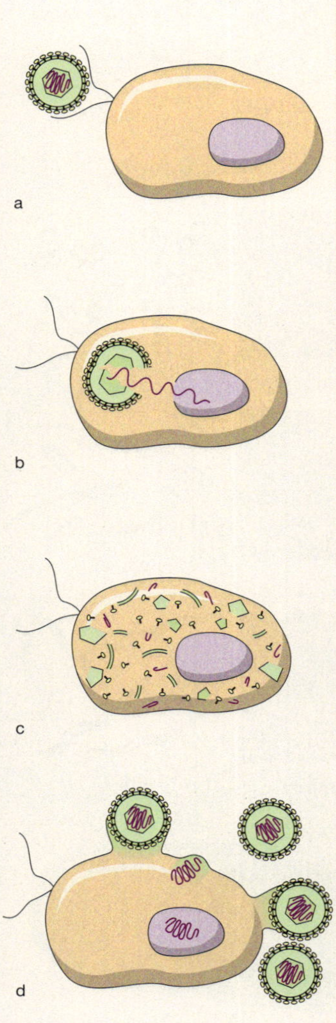

a) Das Virus befestigt sich mit seinen Kapsid-Fortsätzen an einem Zellmembran-Rezeptor der Wirtszelle.

b) Die Virus-Erbsubstanz (DNA oder RNA) wird in den Zellkern eingeschleust und in die Erbsubstanz der Wirtszelle eingebaut. Die Zelle kann jetzt nicht mehr zwischen eigener und Virus-Erbsubstanz unterscheiden.

c) Die Wirtszelle ist gezwungen, anhand des „Bauplans", den die eingebaute Virus-Erbsubstanz vorgibt, neue Viren zu produzieren. Die Wirtszelle steht mit allen Organellen im Dienste des Virus und baut Virusteile, die sie anschließend zusammensetzt.

d) Nachdem 200–300 Viren fertiggestellt sind, sind die Wirtszelle und ihre Nährstoffvorräte erschöpft und sie geht zu Grunde; dabei setzt sie die neu produzierten Viren frei. Diese hüllen sich beim Ausschleusen noch in die Zellmembran der Wirtszelle ein, die somit einen Teil der Virushülle ausmacht. Die neuen Viren sind sofort in der Lage, neue Zellen zu befallen.

Abb. 1 Die Virusvermehrung verläuft in vier Schritten (schemat. Darstellung)

Pilze

Pilze (Fungi) lösen Pilzerkrankungen (Mykosen) aus. Pilze sind 10-mal größer als Bakterien. Auch Pilze können wie Bakterien dem Menschen nützlich sein und kommen ebenfalls als Lebensmittel (z. B. Champignons) oder in Lebensmitteln vor (z. B. Hefegebäck oder Schimmelpilzkäse). Zu den pathogenen Hefepilzarten gehört die Candida albicans, die auf der Schleimhaut einen weißlichen, abwischbaren Belag bildet. Dieser Belag wird ↑Soor genannt. Arzneimittel gegen Pilze heißen **Antimykotika**.

Protozoen

Protozoen sind tierische Einzeller und um ein Vielfaches größer als Bakterien.
Eine schwere Erkrankung, die Protozoen auslösen können, ist die Toxoplasmose, die aber beim Menschen immer über den Umweg eines Tieres als Zwischenwirt ausgelöst wird. Für Reisende in die Tropen oder Subtropen kommen durch Protozoen Erkrankungen wie Malaria oder Schlafkrankheit in Betracht.

Prionen

Prionen sind Eiweißteilchen, die keinen eigenen Stoffwechsel haben, sondern bestimmte Teile der Gene in menschlichen oder tierischen Zellen manipulieren. Danach lagern sie sich in Gehirn oder Nervengewebe ab. Prionen können bei Rindern BSE (**B**ovine **S**pongioform **E**ncephalopathie; sog. „Rinderwahnsinn“) oder beim Menschen die Creutzfeldt-Jakob-Krankheit auslösen. Beide Erkrankungen haben eine Zersetzung des Gehirns zur Folge.

1.1.3 Infektionskette

Eine Infektion geht immer von einer **Infektionsquelle** aus. Von dort werden die Krankheitserreger auf unterschiedlichen **Infektionswegen** auf oder in einen Körper übertragen. Dies nennt man eine **Infektionskette** (*s. Abb. 1*).

Infektionsquelle
- infizierter Mensch
- infiziertes Tier
- kontaminierte Gegenstände
- kontaminierte Luft, Nahrungsmittel
- kontaminiertes Wasser

Infektionsweg (Übertragungsweg) →

Mensch (z. B. Patienten, Praxispersonal)

Abb. 1 Die Infektionskette

Infektionsquellen

Jeder Mensch, Tiere, aber auch Gegenstände, Wasser, Nahrungsmittel oder Luft können Infektionsquellen sein, die Krankheitserreger weitergeben und damit Infektionen auslösen. Gesunde Menschen können Keime übertragen, die bei anderen Menschen Krankheiten auslösen. Für die Zahnarztpraxis bedeutet dies, dass jeder Patient pathogene und apathogene (nicht-krankmachende) Keime mit in die Praxis bringt, aber auch jedes Mitglied des Praxisteams zur Keimbelastung beiträgt.

Infektionswege

Die Infektionswege von Krankheitskeimen kann man nach verschiedenen Kriterien ordnen. Am einfachsten ist die Einteilung danach, wie die Erreger übertragen werden (*s. Abb. 2*):
- **direkt**: durch unmittelbaren Kontakt
- **indirekt**: über ein Medium (z. B. Luft, Instrumente, Kleidung)

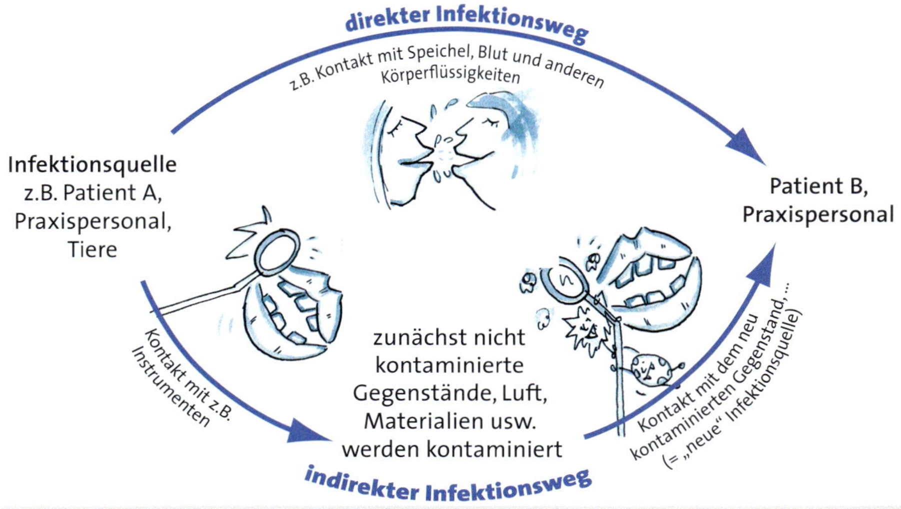

Abb. 2 Direkter und indirekter Infektionsweg in der Zahnarztpraxis

Ebenso können die Infektionswege z. B. danach geordnet werden, welche Eintrittspforte die Infektion nimmt:

- **enterale** Infektion: über den Mund und den Magen-Darm-Trakt
- **parenterale** Infektion: unter Umgehung des Magen-Darm-Trakts

Eine andere Unterscheidungsmöglichkeit besteht darin, wie der Kontakt mit der Infektionsquelle zu Stande kommt (*s. Tab. 1*). In der Zahnarztpraxis ist vor allem die Verbreitung über **Aerosole aus dem Sprühwasser** von Bedeutung, welches bei der Behandlung im Mund des Patienten entsteht: Die Aerosole werden eingeatmet und die darin enthaltenen Krankheitserreger aufgenommen oder indirekt als Schmier- bzw. Kontaktinfektion weiterverbreitet.

	Einteilung des Infektionswegs nach			Krankheitsbeispiele
	Übertragungsweg	**Eintrittspforte**	**Art der Kontaktherstellung**	
Direkt	Erreger aus dem Darm oder dem Kot (Fäzes) kommen durch den Mund in den Organismus.	enterale Infektion, fäkal-oral		Hepatitis A
	Blut, Speichel oder Eiter dringt durch verletzte Haut oder Schleimhaut in den Körper ein.	parenterale Infektion, perkutan		Hepatitis B, C, HIV-Infektion
	Über die Geschlechtsorgane gelangen die Erreger in den Körper.	parenterale Infektion, genital		HIV-Infektion
	Während der Schwangerschaft gelangen die Erreger in den Körper des ungeborenen Kindes.	parenterale Infektion		HIV-Infektion
	Blut, Speichel, Eiter dringen durch verletzte Haut oder Schleimhaut ein.		direkte Schmierinfektion/ direkte Kontaktinfektion	Hepatitis B, C, HIV-Infektion
	Blut, Speichel, Muttermilch usw. werden aufgenommen.		Austausch von Körperflüssigkeiten	Hepatitis B, C, HIV-Infektion
Indirekt	Erreger aus dem Darm oder aus dem Kot (Fäzes) kommen durch den Mund in den Organismus.	enterale Infektion, fäkal-oral	kontaminiertes Trinkwasser oder Lebensmittel	Hepatitis A
	Blut, Speichel oder Eiter dringt durch verletzte Haut oder Schleimhaut in den Körper ein.	parenterale Infektion, perkutan	unsteriles Instrument	Hepatitis B, C, HIV-Infektion
	Durch das Einatmen gelangen die Erreger in den Körper.	Inhalationsinfektion	Tröpfcheninfektion: Husten, Niesen; Aerosole aus dem Sprühwasser	Grippe, offene Tuberkulose, Legionellose
	Blut oder Speichel wird weiterverbreitet.		Indirekte Schmier- bzw. Kontaktinfektion, z. B. über kontaminierte Hände, Handschuhe, Instrumente	Hepatitis B, C, HIV-Infektion
	Durch Stiche oder Bisse von Tieren		über blutsaugende Tiere (z. B. Mücken, Zecken)	FSME

Tab. 1 Infektionswege

1.2 Hygienekette

Die Infektionskette muss so schnell und konsequent wie möglich unterbrochen werden.

Das „Gegengift“ zur Infektionskette ist die **Hygienekette** (*s. Abb. 1*). Sie ist der wirksamste Infektionsschutz und muss daher aufrechterhalten werden. Dies umfasst insbesondere
- das Vermeiden einer Verschmutzung bzw. Verunreinigung (Nichtkontamination),
- das Beseitigen einer Verschmutzung bzw. Verunreinigung (Dekontamination).

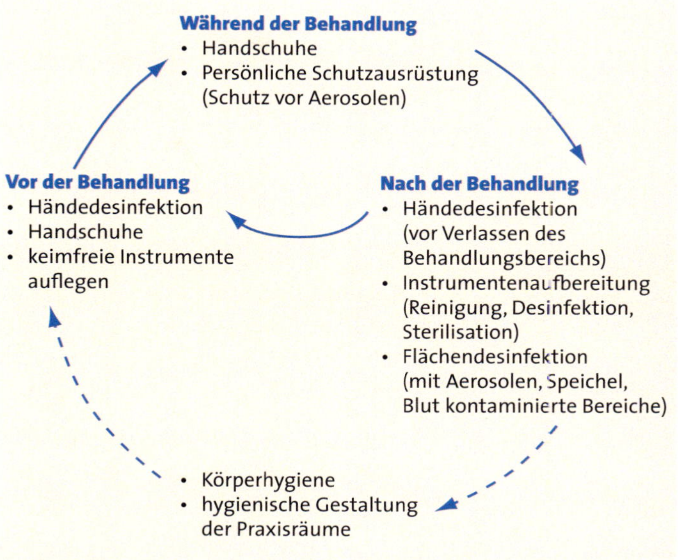

Abb. 1 Die Hygienekette unterbricht den Infektionsweg.

Dafür muss das Personal die erforderlichen hygienischen Maßnahmen lückenlos ergreifen durch die persönliche Hygiene, durch hygienische Gestaltung der Praxisräume und durch Arbeitsplatzhygiene am Behandlungsstuhl. Zu diesen Maßnahmen gehören alle Bereiche der Desinfektion und die Sterilisation. Detaillierte und spezielle Maßnahmen zur Aufrechterhaltung der Hygienekette finden sich im ↑ Hygieneplan.

↑ Hygieneplan, S. 88

Desinfektion und Sterilisation
Bei der **Desinfektion** werden Keime in einen Zustand versetzt, dass sie nicht mehr infizieren können. Das heißt, es werden nicht alle Keime abgetötet, aber so stark beschädigt und inaktiviert, dass keine Infektionsgefahr mehr von ihnen ausgeht. Die Maßnahmen zur Desinfektion richten sich also gegen mögliche Infektionserreger und werden daher auch als Antiseptik oder Antisepsis bezeichnet.
Je nach Art der Desinfektion, der Stärke und Einwirkungszeit des Desinfektionsmittels werden Keime vollständig abgetötet – man verwendet sprachlich dann die Endung „zid“ für z. B. bakterizid (bakterientötend) oder viruzid (virenabtötend). Reicht die Desinfektionskraft nicht für das vollständige Abtöten aus, spricht man von Hemmung, man verwendet die Endung „-statisch“ für z. B. bakteriostatisch (bakterienhemmend).
Bei der **Sterilisation** werden alle Keime einschließlich Sporen oder Zellteile abgetötet. Das Ergebnis der Sterilisation ist Keimfreiheit (Asepsis).

1.2.1 Persönliche Hygiene

Die zahnmedizinische Mitarbeiterin wirkt mit ihrer äußeren Erscheinung positiv oder negativ an der Rezeption oder im Behandlungszimmer.
Tägliches Duschen oder Waschen des ganzen Körpers, evtl. ein dezentes Make-up und saubere Kleidung sind im Beruf der ZFA eine Selbstverständlichkeit und schaffen Vertrauen in die Sauberkeit und Hygiene der Praxis. Da es heute kaum noch üblich ist, Hauben zum Schutz der Haare vor Aerosolen zu tragen, ist auch auf eine regelmäßige Haarwäsche zu achten.
Ebenso sollte die ZFA auf ihre Mundhygiene Wert legen und Defekte an den Zähnen umgehend beheben lassen. In der Assistenz ist es für Patienten besonders unangenehm, wenn jemand vom Praxisteam **Mundgeruch** hat – sei es nach Rauch, Knoblauch oder Zwiebel. Hier sollten eine gute Eigenkontrolle sowie kollegiale Hinweise möglich sein.

Ein altes lateinisches Sprichwort sagt, dass in einem gesunden Körper auch ein gesunder Geist wohnt. Dies bedeutet, dass neben Aussehen und Kleidung auch gesunde Ernährung, genügend Schlaf, Ausgleichssport und gute soziale Beziehungen zum Wohlbefinden beitragen.

1.2.2 Hygienische Gestaltung der Praxisräume

Teppichböden eignen sich als wohnliche Ausstattung vor allem im Wartebereich oder dem als Büro genutzten Rezeptionsbereich. Im Behandlungs- und Aufbereitungsbereich sind sie eher ungünstig, da herunterfallende Werkstoffe, pastenförmiges Abdruckmaterial oder andere klebrige Materialien nicht nur zu optischer Verschmutzung führen, sondern auch die desinfizierende Bodenreinigung mindestens erheblich erschweren.

Lebensmittel und Getränke dürfen auf Grund verschiedener Vorschriften nicht in Behandlungs- oder Aufbereitungsräumen gelagert oder verzehrt werden. Hierfür steht ein Aufenthaltsraum zur Verfügung. Auch Kaffeetassen im Rezeptionsbereich werden von vielen Patienten nicht nur aus hygienischen Gründen als störend empfunden.

↑Sporen, S. 73

Pflanzen oder Zimmerspringbrunnen lockern im Wartezimmer oder im Büro den typisch „sterilen" Eindruck einer Praxis etwas auf. Im Behandlungszimmer oder gar im Aufbereitungsraum sind sie jedoch ungeeignet, da Topfpflanzen ↑sporenbildende Erreger enthalten. Ferner ist das Wasser in Übertöpfen oft mit den verschiedensten Erregern belastet und Hydrokulturen sind regelmäßig mit Schimmelsporen und Bakterien besiedelt.

Trinkbrunnen im Wartezimmer bieten angenehme Erfrischung für die Patienten. Wenn sie aufgestellt sind, sollten sie regelmäßig auf Verkeimung kontrolliert werden.

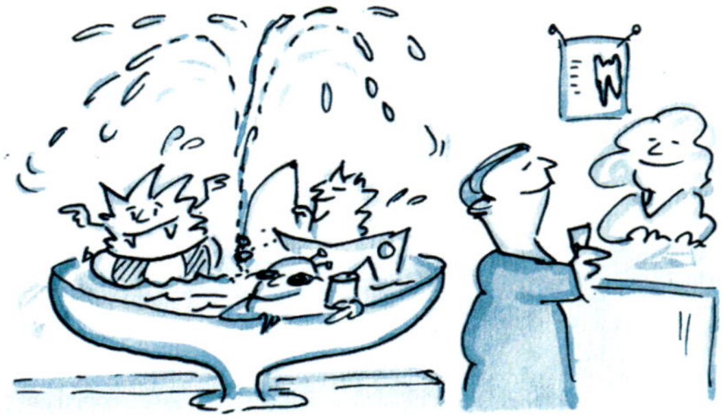

Spielzeug im Wartezimmer muss regelmäßig desinfiziert und gereinigt werden. Plastikspielzeug kann – je nach Temperaturbeständigkeit – in der Haushaltsspülmaschine oder sogar im Thermodesinfektor (Reinigungs- und Desinfektions-Gerät; RDG) gereinigt werden. Plüschspielsachen sind problematischer zu reinigen und sollten eher ausgetauscht werden. In Praxen mit hohem Kinderanteil sollten die kindgerechten Einrichtungsgegenstände wie z. B. Mobile oder Bilder regelmäßig gesäubert und von Staub befreit bzw. ausgetauscht werden.

1.2.3 Arbeitsplatzhygiene

Flächen und Gegenstände sollten so wenig wie möglich kontaminiert werden. Denn alles, was nicht kontaminiert ist, muss nicht desinfiziert werden.
Nur wirklich notwendige, für diesen Patienten oder Arbeitsgang benötigte Dinge sollten im unmittelbaren Arbeitsbereich liegen. Denn dieser Bereich wird auch bei bester Absaugtechnik mit Aerosolen kontaminiert. Das früher auf dem Schwebetisch übliche „Vorratslager" an offen daliegenden Gegenständen wie z. B. Watterollen, Wattepellets oder Bohrerständer ist unter hygienischen Gesichtspunkten nach jeder Behandlung zu erneuern, d. h. entweder zu entsorgen oder zu sterilisieren.
Umweltfreundlicher und kostengünstiger ist es, nur das bereitzulegen, was voraussichtlich auch benötigt wird. Dazu ist eine gute Planung der vorgesehenen Behandlungsmaßnahme notwendig.

Die **Hände des Praxisteams** werden während vieler Behandlungen ständig kontaminiert. Um diese Keime nicht zu verteilen, sollten während der Behandlung möglichst wenige Tätigkeiten „nebenher" ausgeführt werden. Denn das Telefonieren, das Betätigen der Türklinke oder das Öffnen von Schubladen erfordert, dass die kontaminierten Hände bzw. Handschuhe **vor Kontakt** desinfiziert werden und dann erst die Tätigkeit ausgeführt wird.
Wenn ein Kontakt, z.B. mit dem Telefonhörer oder Türgriff, stattgefunden hat, muss **anschließend nochmals** eine ↗ **Hände- bzw. Handschuhdesinfektion** erfolgen. Die meisten Einmalhandschuhe können nicht desinfiziert werden, da die Oberfläche sich verändert und die Dichtigkeit nicht mehr gewährleistet ist. Man merkt dies auch daran, dass der Handschuh nach Desinfektion klebrig wird.

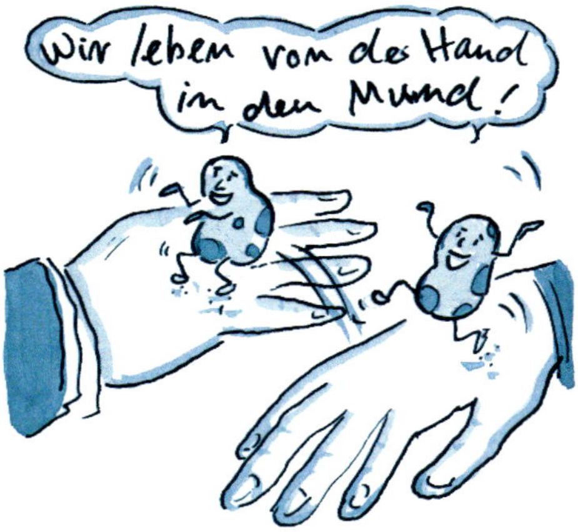

↗ Händedesinfektion, S. 91

Spätestens am Arbeitsplatz sollte kontrolliert werden, ob die **Fingernägel** nicht zu lang sind. Sonst besteht Verletzungsgefahr für den Patienten und die Möglichkeit, dass die Handschuhe schnell reißen. Andererseits sollten die Fingernägel nicht zu kurz sein, denn dann besteht die Gefahr, dass das Nagelbett einreißt und dort Mikroorganismen eindringen können. Ein Maßstab kann sein: Beim Betrachten der Finger von der Handinnenseite aus soll der Fingernagel die Fingerkuppe nicht überragen.
Nagellack sollte nicht verwendet werden, da er – ob farbig oder farblos – Risse bekommt, in die Mikroorganismen unbemerkt eindringen können. Dasselbe gilt für verlängerte oder angeklebte Nägel.

↗ Händereinigung und -desinfektion, S. 90

Da die Hände das ganze Berufsleben lang und darüber hinaus intakt bleiben sollen, ist eine **Hand- bzw. Hautpflege** äußerst wichtig. Sowohl die Belastung durch ↗ Händewaschen und Händedesinfektion als auch durch das im Beruf übliche Tragen von Handschuhen über Stunden hinweg führt dazu, dass die Haut auf Dauer austrocknet und durchlässig wird für Fremdstoffe. Dies hat zum Teil gravierende Folgen für die berufliche Tätigkeit. Aus diesem Grund gehören bestimmte Hauterkrankungen zu den von den Berufsgenossenschaften anerkannten Berufserkrankungen, gegen die in Präventionskampagnen vorgegangen wird.

Weitere Hinweise finden Sie unter **www.2m2-haut.de**
→ Präventionskampagne Haut
und unter **www.unfallkassen.de**

Die **Berufs- bzw. Schutzkleidung** des Behandlungsteams ist ständiger Kontamination besonders durch Aerosole ausgesetzt. Sie sollte regelmäßig gewechselt werden. Zusätzlich natürlich immer dann, wenn sie sichtbar verschmutzt ist. Wird Privatkleidung darunter getragen, muss diese mindestens bei der Behandlung vollständig bedeckt sein. Außerhalb des Praxisbereiches sollte Schutzkleidung nicht getragen werden, um keine Keime zu verschleppen.

Offen getragene, lange Haare fallen während der Behandlung beim Vorbeugen ins eigene oder in das Gesicht des Patienten. Oft werden sie auch (unbewusst) zurückgestrichen, was zur Kontamination der Handschuhe führt, die anschließend zu wechseln bzw. mindestens zu desinfizieren sind. Deswegen müssen lange Haare und evtl. auch ein langer Pony zurückgesteckt, zusammengebunden oder -geflochten werden.
Ebenso sind **lang herabhängender Ohrschmuck, Ringe, Armbänder** und die **Uhr** vor der Patientenbehandlung abzulegen. Dies gilt auch, wenn Handschuhe getragen werden. Beim Ohrschmuck bestehen die gleichen Bedenken wie bei offen getragenen, langen Haaren. Beim Waschen und Desinfizieren von Händen und Unterarmen werden die Bereiche, die von Ringen oder Armbändern bedeckt sind, entweder gar nicht erreicht oder das alkoholische Desinfektionsmittel trocknet nicht vorschriftsmäßig ab. Dadurch können Allergien begünstigt werden.

1.3 Meldepflichtige Erkrankungen

Weitere Hinweise finden Sie unter **www.rki.de**
→ Infektionsschutz
→ Infektionsschutzgesetz

Das Infektionsschutzgesetz (IfSG) trat am 01.01.2001 in Kraft. Es regelt u.a., welche Erkrankungen bei Verdacht, Ausbruch der Erkrankung oder Tod bzw. welche labordiagnostische Nachweise von Erregern meldepflichtig sind. Ebenso ist dort geregelt, welche labordiagnostischen Nachweise von Erregern erbracht werden müssen. Weiterhin regelt das Gesetz, welche Angaben über die erkrankten Patienten sowie den Meldepflichtigen zu machen sind. Ziel ist es, übertragbaren Erkrankungen beim Menschen vorzubeugen, Infektionen frühzeitig zu erkennen und ihre Verbreitung zu verhindern.
Zur Meldung bzw. Mitteilung an das zuständige Gesundheitsamt ist der feststellende oder behandelnde Arzt verpflichtet. Da eine solche Erkrankung i.d.R. nicht von einer Zahnärztin festgestellt wird, erfolgt selten eine Meldung aus einer Zahnarztpraxis.

Weitere Hinweise finden Sie unter **www.rki.de**
→ Infektionskrankheiten A – Z

Folgende Erkrankungen, die **namentlich**, d.h. unter Angabe der Daten des erkrankten Patienten, zu melden sind, sind für die Zahnarztpraxis von Bedeutung:

- Virus-Hepatitis, v.a. Hepatitis B und Hepatitis C
- Tuberkulose

Nicht namentlich zu melden, aber von statistischer Bedeutung ist auch die HIV-Infektion.

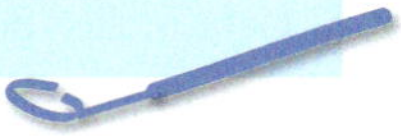

1.4 Berufsrelevante Infektionserkrankungen

Die Hauptgefahren in der Zahnarztpraxis bestehen in der Übertragung von **Hepatitis B und C**. Das **HI-Virus** ist weniger ansteckend, doch ebenfalls zu beachten. Das zahnmedizinische Personal ist besonders stark durch Schnitt- oder Stichverletzungen gefährdet. Es sind deswegen vor allem die Standardhygienemaßnahmen bei der Behandlung einzuhalten. Hierzu gehören

- die ↑ **PSA** (**P**ersönliche **S**chutz**a**usrüstung) mit Schutzhandschuhen, Mundschutz und Schutzbrille,
- die richtige Handhabung und Entsorgung **scharfer, stechender bzw. schneidender Instrumente**,
- die korrekte ↑ **Entsorgung des Behandlungsmülls**.

↑ Persönliche Schutzausrüstung (PSA), S. 92

↑ Abfall und Abfalltrennung, S. 106

Auch die offene **Tuberkulose** kommt immer wieder vor. Da sie durch Tröpfcheninfektion weitergegeben wird, besteht ein Erkrankungsrisiko bereits beim Gespräch mit dem betroffenen Patienten und nicht erst bei der Behandlung. Neben den soeben genannten Maßnahmen ist bei der offenen Tuberkulose eine besonders dichte **Gesichtsmaske mit Filter** erforderlich.

↑ Postexpositionsprohylaxe, S. 84

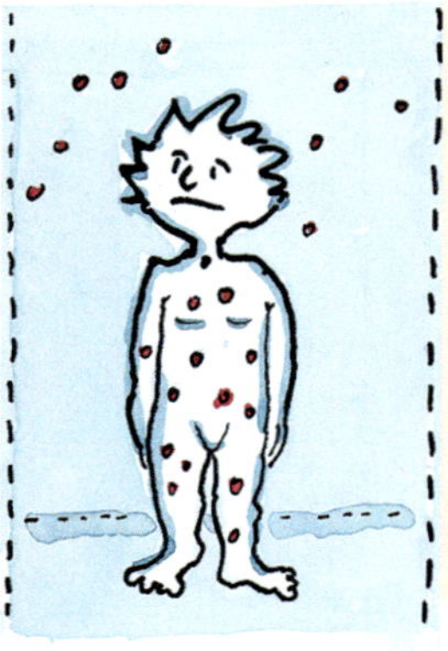

Ab wann bin ich eine Ansteckungsgefahr für andere?

Wer sich gesund fühlt, denkt nicht, dass er andere mit Krankheitskeimen infizieren kann. Aber ein infizierter Mensch kann andere bereits anstecken, wenn die Erkrankung noch nicht bei ihm ausgebrochen ist. Dies bedeutet, dass der Infizierte während der ↑ Inkubationszeit bereits ansteckend sein kann. Besonders bei den Erkrankungen, die eine lange Inkubationszeit haben, zeigen sich die ersten Symptome sehr spät. Wenn sich beispielsweise eine ZFA nach der Behandlung eines Patienten mit einer blutigen Nadel sticht, ist zum einen ↑ Postinfektionsprophylaxe angezeigt. Zum anderen kann es sinnvoll sein, auch einen gesunden Patienten zu bitten, sein Blut auf Keime untersuchen zu lassen, um die Infektionsgefährdung für die verletzte ZFA einschätzen zu können.

↑ Inkubationszeit, S. 72

1.4.1 Hepatitis

Ganz allgemein bedeutet der Begriff Hepatitis „Leberentzündung". Neben allgemeinen Symptomen wie Übelkeit und Appetitlosigkeit kann sich eine Hepatitis an einer Gelbfärbung der Haut und der Augenlederhaut zeigen (*s. Abb. 1*). Für die Zahnarztpraxis von Bedeutung ist die meldepflichtige, durch Hepatitis-B-Viren bzw. Hepatitis-C-Viren verursachte Virus-Hepatitis.

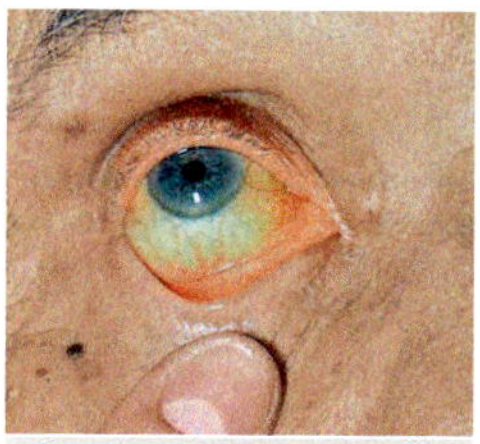

Abb. 1 Gelbfärbung von Augenlederhaut und Haut

Hepatitis B

Die Infektion mit Hepatitis-B-Viren ist eine der häufigsten Infektionserkrankungen überhaupt. Vom Hepatitis-B-Virus geht eine sehr große Gefahr für das Praxisteam aus, da schon kleinste Mengen an Blut genügen, um eine Infektion auszulösen. In anderen Körperflüssigkeiten ist es in geringerer Menge enthalten. Außerdem ist das Virus sehr umweltstabil, d. h., auch in eingetrockneten Blutresten kann es problemlos wochenlang überleben. Es gehört zu den unbehüllten Viren und verfügt über eine hohe Resistenz (Widerstandsfähigkeit) gegenüber Desinfektionsmitteln. Leider erfolgen im Gesundheitswesen trotz Impfmöglichkeit seit 1982 immer noch jährlich mehr als 100 Verdachtsmeldungen auf berufsbedingte Hepatitis-B-Erkrankungen. Die Inkubationszeit kann 40–200 Tage betragen, im Durchschnitt beträgt sie 60–90 Tage.

Hepatitis C

Die Hepatitis C ist ebenfalls eine Infektionserkrankung, die in Deutschland häufig vorkommt. Betroffen sind oft Drogenabhängige oder Dialysepatienten. Sie wird über Blut und andere Körperflüssigkeiten übertragen. Die Ansteckungsgefahr durch Stichverletzungen mit Kanülen ist geringer als bei Hepatitis-B-Viren, aber doch vorhanden. Gerade der medizinische und zahnmedizinische Bereich gilt deswegen als Risikobereich. Die Inkubationszeit kann 2–24 Wochen betragen, in der Regel ca. 6–9 Wochen.

1.4.2 HIV bzw. AIDS

Dieses meldepflichtige Krankheitsbild ist seit 1981 bekannt. Heute sind ca. 33 Millionen der erwachsenen Weltbevölkerung infiziert, die meisten in den sog. Entwicklungsländern. In Deutschland sind ca. 50 000 Menschen infiziert, die meisten davon in Risikogruppen (vor allem Menschen mit gleichgeschlechtlichen Sexualkontakten, Menschen aus Ländern mit hoher HIV-Verbreitungsrate, Drogenabhängige).
Das „Humane Immunschwäche-Virus" (HIV) befällt die ↗ T-Helferzellen und programmiert deren Erbmaterial so um, dass durch sie keine Abwehrfunktion mehr möglich ist, sondern nur noch neue HI-Viren produziert werden. Das HI-Virus wird in erster Linie über sexuelle Kontakte, aber auch über Blut und andere infektiöse Körperflüssigkeiten übertragen.
Die Inkubationszeit beträgt Monate bis viele Jahre – nach 10 Jahren haben ca. 50 % der Erkrankten Krankheitssymptome. Die Krankheitssymptome einer HIV-Infektion beruhen auf der stark ausgeprägten, bleibenden Störung der Immunabwehr. Besonders oft kommt es zu Lungenentzündungen. Auch bösartige Krebserkrankungen treten auf. Die Gesamtheit der Symptome wird deswegen auch als „AIDS" (erworbenes Immunschwäche-Syndrom bzw. „acquired immunodeficiency sydrome) bezeichnet.
Jeder Infizierte ist lebenslang ansteckungsfähig, wobei die Ansteckungsgefahr durch Behandlung der Erkrankung reduziert werden kann. Trotzdem sollen die Vorsichtsmaßnahmen beibehalten werden, die eine Weitergabe des Virus verhindern. Mit den heute verfügbaren Medikamenten kann ein Ausbrechen der Erkrankung AIDS um Jahre hinausgezögert werden.

↗T-Helferzellen, S. 226

Weitere Hinweise finden Sie unter **www.rki.de**
→ Infektionskrankheiten A – Z

1.4.3 Tuberkulose

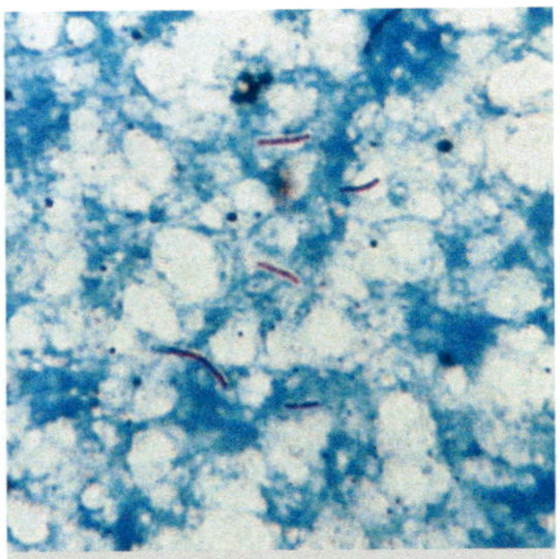
Abb. 1 Infiziertes Lungengewebe mit angefärbten Tuberkelbakterien

Tuberkulose (Abk. TB; auch Tb, Tbc oder TBC) ist heute die Infektionskrankheit, die weltweit am häufigsten zum Tode führt. Sie ist meldepflichtig.
Die Tuberkulose wird von Tuberkelbakterien (Tuberkelbazillen) verursacht (*s. Abb. 1*). In Deutschland ist die Häufigkeit der TB zwar zurückgegangen, aber die Gefahr einer Erkrankung besteht nach wie vor für Menschen, die in engem sozialem Kontakt mit Erkrankten leben, für HIV-Infizierte oder Menschen mit anderen Erkrankungen oder Behandlungen, die das Immunsystem schwächen. Ist eine TB-Erkrankung diagnostiziert, so werden deshalb aus präventiven Gründen die Kontaktpersonen der infizierten Person (z. B. Familie, Bekanntenkreis, Arbeitskollegen) untersucht.

TB wird durch feinste Aerosole übertragen, die vor allem beim Husten und Niesen freigesetzt werden (Tröpfcheninfektion). Eine offene und damit infektiöse Lungentuberkulose kann je nach Häufigkeit und Intensität des Kontaktes, der Menge und der Virulenz der Keime eine Ansteckungsgefahr bedeuten.
Die Inkubationszeit kann Wochen bis Monate betragen. Eine Erkrankung an infektiöser Lungentuberkulose zeigt sich in der Regel 6 Monate nach einer Infektion. Nach ca. 6 Wochen ist die Erkrankung nachweisbar. Nach 2–3 Wochen Behandlung ist der Patient meist nicht mehr infektiös, man spricht dann nicht mehr von „offener Tuberkulose".

1.4.4 Virusgrippe

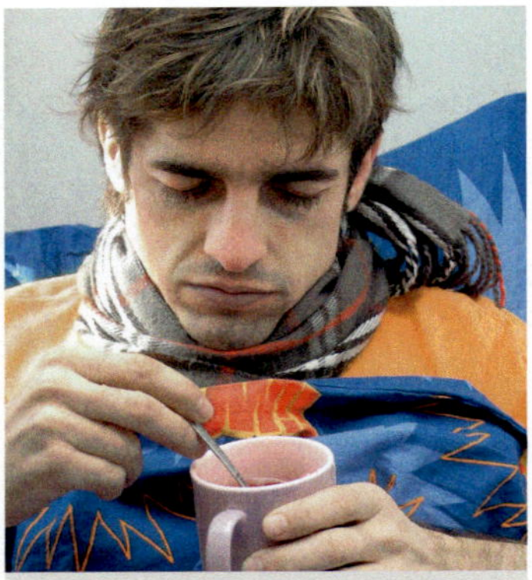
Abb. 2 Patient mit Virusgrippe

Grippeviren heißen Influenzaviren. Influenza-Virus-Infektionen sind weltweit verbreitet. Sie treten regelmäßig im Winter als Grippewellen auf, kommen aber auch das ganze Jahr über vor. Symptome sind ein plötzlicher Beginn mit hohem Fieber, Rachenentzündung, Kopf- und Gliederschmerzen, gefolgt von Muskelschmerzen, Heiserkeit und trockenem Husten (*s. Abb. 2*).
Übertragen werden diese Viren vermutlich durch Tröpfcheninfektion, z. B. beim Sprechen, Husten oder Niesen. Auch eine Übertragung über die Hände ist möglich, z. B. wenn man sich nach dem Kontakt mit kontaminierten Oberflächen (z. B. Türklinken) oder nach dem Händeschütteln an Mund oder Nase fasst. Die Viren können mehrere Stunden, im Wasser bis zu einigen Monaten, überleben.
Die Inkubationszeit beträgt 1–3 Tage.
Da das Praxisteam durch den Kontakt zu vielen Menschen der Erkrankung an einer Virusgrippe besonders ausgesetzt ist, wird eine Impfung dringend empfohlen.

1.5 Immunisierungen (Schutzimpfungen)

Schutzimpfungen werden auch als Immunisierungen bezeichnet.
Sie sollen für den Geimpften eine Immunität, d. h. eine Unempfindlichkeit gegen eine bestimmte Infektionskrankheit herbeiführen, wenn möglich, schon vor der Infektion mit dem Erreger.
Man unterscheidet
- die **aktive Schutzimpfung** und
- die **passive Schutzimpfung**.

Die **Simultanimpfung** ist eine „Kombination" aus aktiver und passiver Schutzimpfung.

1.5.1 Aktive Schutzimpfung

Bei der aktiven Schutzimpfung werden abgetötete oder abgeschwächte Erreger einer bestimmten Infektionskrankheit in den Körper eingebracht. Dies geschieht meist durch eine Injektion. Der vorher gesunde Körper erkrankt in leichter Form an diesen Krankheitserregern und bildet selbst (aktiv) Antikörper (körpereigene Eiweißstoffe = Immunkörper) gegen diese Krankheitserreger. Nach einigen Tagen bis Wochen sind genügend Antikörper gebildet, die dann einen lange anhaltenden Schutz vor den Erregern dieser Krankheit bieten.

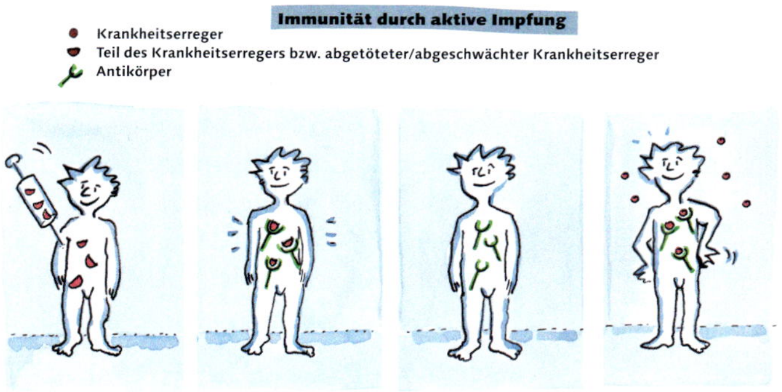

Eine aktive Schutzimpfung kann in einer **Einmalimpfung** erfolgen, so z. B. bei einer Impfung gegen die sich jährlich ändernden Viren einer Virusgrippe. Es gibt aber auch Erkrankungen, bei denen nach einem festen **Impfschema** vorgegangen wird. Dies ist z. B. bei der Impfung gegen Hepatitis B der Fall. Dabei wird zunächst per Blutabnahme überprüft, ob und, wenn ja, wie viele Antikörper gegen diese Erkrankung schon bestehen. Dann erfolgt die erste von drei Impfungen. Nach einem Monat erfolgt die 2. Impfung, nach sechs Monaten dann die 3. Impfung. Die drei Impfungen zusammen werden auch als Grundimmunisierung bezeichnet.
Vier bis sechs Wochen nach der 3. Impfung wird durch eine erneute Blutabnahme überprüft, ob und wie erfolgreich die Grundimmunisierung war, indem die Zahl der Antikörper (Titer) im Blut bestimmt wird. Je nach Ergebnis muss die Impfung wiederholt werden oder dem Geimpften wird ein Zeitraum genannt, nach dem er sich zur erneuten Impfung (Auffrischung) wieder melden soll.

1.5.2 Passive Schutzimpfung

Bei der passiven Schutzimpfung wird dem Körper nicht zugemutet, eigene Antikörper zu bilden – sie werden ihm bereits als körperfremde Antikörper geimpft. Damit besteht der Impfschutz sofort, lässt aber bereits nach vergleichsweise kurzer Zeit wieder nach. Eine solche Impfung ist immer dann sinnvoll, wenn der Impfschutz sofort, aber nur kurzfristig benötigt wird, z. B. eine Hepatitis-A-Impfung für eine Urlaubsreise.

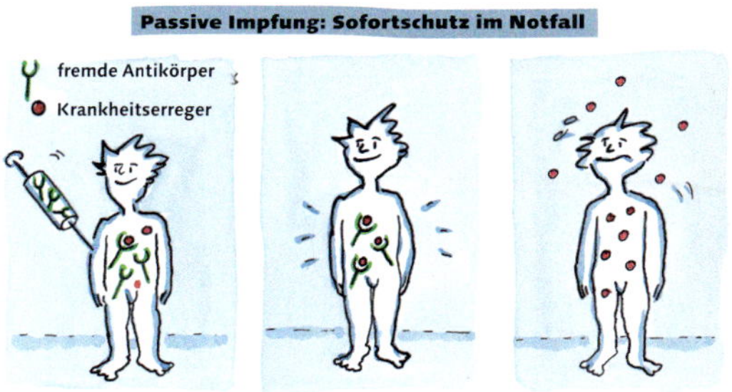

1.5.3 Simultanimpfung

Bei der Simultanimpfung versucht man, die Vorteile von aktiver und passiver Impfung zu verbinden, indem man den Körper aktiviert, mit Hilfe von abgeschwächten bzw. abgetöteten Krankheitserregern sowohl selbst Antikörper zu bilden als auch die körperfremden Antikörper zum sofortigen Schutz zu nutzen. Diese Impfung wird dann eingesetzt, wenn die Ansteckung mit einer schweren Erkrankung vielleicht schon erfolgt ist. Das bekannteste Beispiel ist hierfür die Impfung gegen Wundstarrkrampf (Tetanus), wenn nicht sicher ist, dass bereits ein ausreichender Impfschutz besteht.

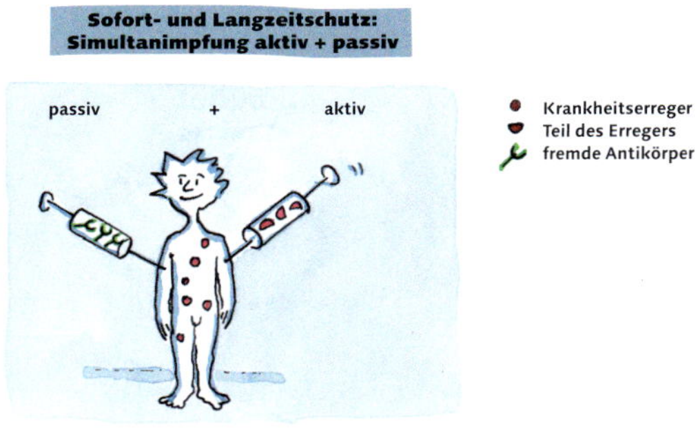

1.5.4 Immunisierungen in der Zahnarztpraxis

Weitere Hinweise finden Sie unter www.rki.de
→ Infektionsschutz
→ Impfen
→ Empfehlungen der ständigen Impfkommission (STIKO)

Für die Zahnarztpraxis dringend empfohlen ist die Schutzimpfung gegen Hepatitis B, die auch vor einer Infektion mit dem Hepatitis-D-Virus schützt.
Die Praxisinhaberin bzw. Arbeitgeberin muss diese Schutzimpfung ihren Beschäftigten anbieten. Sie trägt auch die Kosten für die Impfung. Mitarbeiterinnen müssen sich zwar nicht impfen lassen, wird die Impfung aber abgelehnt, sollte dies aus haftungsrechtlichen Gründen schriftlich niedergelegt werden.
Der Impfstoff wird heute gentechnisch hergestellt, sodass keine Gefahr einer anderen Infektion von ihm ausgeht und er gut verträglich ist.

1.6 Postexpositionsprophylaxe

Unter Postexpositionsprophylaxe versteht man Maßnahmen, die eingeleitet werden, wenn vermutet werden muss, dass es bei der Behandlung von Patienten zu einer Infektion des Praxispersonals gekommen ist.
Durch z. T. sehr lange Inkubationszeiten von Infektionserkrankungen kann es sein, dass auch der Patient selbst nicht weiß, welche Krankheitserreger in seinem Blut vorhanden sind. Somit muss jeder Patient als potenziell infektiös behandelt werden, bis sein Infektionsstatus nachgewiesen ist.
Für die Postexpositionsprophylaxe gelten grundsätzlich folgende Empfehlungen (s. *Tab. 1*).

Verletzung	Maßnahmen
Stich- und Schnittverletzungen	• Wunde bluten lassen bzw. Blutung auslösen • gründliche Desinfektion der Wunde so weit wie möglich in den Stichkanal hinein mit einem alkoholischen Präparat (meist ist ein Hände- oder Hautdesinfektionsmittel am schnellsten zur Verfügung) • Begutachtung des Instrumentes, mit dem die Verletzung verursacht wurde; für die spätere Dokumentation des Unfallhergangs • so schnell wie möglich Vorstellung des Verletzten beim D-Arzt oder Betriebsarzt. Dort erfolgt bei Verdacht auf eine HIV-Infektion evtl. eine medikamentöse Therapie gegen HIV. Der HBV-Titer wird ebenfalls überprüft.
Augenverletzungen	• Augen ausspülen mit Wasser oder Kochsalzlösung • evtl. Vorstellung beim Durchgangsarzt (D-Arzt; s. u.) zur Abklärung weiterer Maßnahmen
Aufnahme von kontaminiertem Material über die Mundhöhle	• sofort, möglichst vollständig, alles Material ausspucken • anschließend mehrfaches intensives Spülen der Mundhöhle für jeweils 15 Sekunden mit einem Mundantiseptikum (Chlorhexidin-digluconat 0,2 %, Oxygenal) oder Wasser • evtl. Vorstellung beim D-Arzt zur Abklärung weiterer Maßnahmen

Tab. 1 Sofortmaßnahmen der Postexpositionsprophylaxe

Der Unfallhergang muss dokumentiert werden. Hierzu sind folgende Daten aufzunehmen:

- Datum und Uhrzeit des Zwischenfalls
- Tätigkeit, die den Unfall auslöste oder bei der der Unfall geschah
- Art der Kontamination oder Verletzung
- Angaben zum Verletzten, wenn möglich, seinen Impfpass erfragen, um bereits bestehende Impfungen einsehen zu können
- Beschreibung der durchgeführten Sofortmaßnahmen
- wenn nötig: Unfallanzeige. Eine Unfallanzeige muss aus versicherungsrechtlichen Gründen der zuständigen Berufsgenossenschaft zugesandt werden, wenn die durch den Unfall ausgelöste Arbeitsunfähigkeit mehr als drei Tage beträgt.

Wenn eine Infektion durch Blutkontakt möglich ist, muss immer ein D-Arzt aufgesucht werden. Dort wird der Immunstatus geklärt und darauf das weitere Vorgehen abgestimmt. Daher müssen griffbereit sein:

- der Name des nächsten D-Arztes,
- Adresse, Telefonnummer und Dienstzeiten.

Ein D-Arzt (Durchgangsarzt) ist ein niedergelassener Arzt, meist ein Chirurg, der von der Berufsunfallversicherung beauftragt ist, bei Berufsunfällen die ersten Sofortmaßnahmen zu treffen und den Verletzten an den geeigneten Facharzt weiterzuleiten. Meist schreibt der D-Arzt auch die Unfallanzeige.

Terminologie: Hygiene	
Aerosol	1. Gas, das kleinste feste oder flüssige Teilchen enthält 2. In der Zahnmedizin: in der Luft verteilter, feiner Sprühnebel
AIDS	Abk. f. **a**cquired **i**mmuno**d**eficiency **s**yndrome (engl.) = erworbenes Immunschwäche-Syndrom; durch HIV ausgelöst
Allergie	Überempfindlichkeitsreaktion des Körpers auf eine körperfremde Substanz
Antibiotika	Arzneimittel gegen bakterielle Infektionen
Antimykotika	Arzneimittel gegen Pilzerkrankungen
Antiseptik (= Antisepsis)	Maßnahmen zur Desinfektion
apathogen	nicht krankmachend
Asepsis	Keimfreiheit
Bakterien Bakterium (Einzahl)	einzellige Kleinstlebewesen
Bazillen	stäbchenförmige Bakterien, z. B. Laktobazillen
Candida albicans	Hefepilzart, die weiße Beläge (Soor) auf geröteter Schleimhaut bildet, z. B. auf der Mundschleimhaut
Desinfektion desinfizieren	Inaktivieren von Keimen
enteral	durch den Magen-Darm-Kanal, den Darm betreffend

FSME	Abk. für **F**rüh**s**ommer-**M**eningo-**E**nzephalitis, eine durch Zeckenbiss übertragene virale Entzündung des Gehirns und der Gehirnhaut
Fungi	Pilze
Hepatitis	Leberentzündung; kann durch Viren verursacht sein, z. B. Hepatitis-B-Viren; auch andere Ursachen sind möglich, z. B. Vergiftungen oder Lebertumore
HIV (= HI-Virus)	Abk. f. **H**umanes **I**mmunschwäche-**V**irus, human immunodeficiency virus (engl.); löst AIDS aus
Hygiene (griech. hygieinos = der Gesundheit zuträglich)	Gesundheit, Gesundheitslehre; Maßnahmen, die der Erhaltung der Gesundheit dienen und Krankheiten verhüten
IfSG	Abk. für **I**n**f**ektions**s**chutz**g**esetz
Immunisierung	Impfung zum Schutz vor gefährlichen Krankheitserregern
Immunität	Unempfindlichkeit gegen bestimmte Krankheitserreger bzw. die von ihnen ausgelösten Erkrankungen
Infektion	Eindringen von Keimen in den Körper bzw. Ansiedelung von Keimen auf Haut oder Schleimhaut
Influenza	Virusgrippe
Inhalation	Aufnahme von Gasen, Dämpfen, Aerosolen in die Atemwege
Injektion	Einspritzung
Inkubationszeit	Zeit von der Ansteckung bis zum Ausbruch der Erkrankung
Kokken	kugelförmige Bakterien; z. B. Streptococcus mutans
Konstitution	Verfassung, Summe körperlicher und psychischer Eigenschaften
Kontamination kontaminiert	Verschmutzung, Verseuchung mit Keimen verschmutzt, verseucht
Laktobazillen	stäbchenförmige Milchsäurebakterien; bei Karies stark vermehrt
Mikroorganismen	Kleinstlebewesen
Mykosen	Pilzerkrankungen
parenteral	unter Umgehung des Magen-Darm-Trakts
pathogen	krankmachend
perkutan (= transdermal) (lat. per / trans = durch, über; cutis = Haut; griech. derma = Haut)	durch, über die Haut
Postexpositionspropylaxe	vorbeugende Maßnahmen bei evtl. eingetretener Infektion

Prionen	infektiöse Eiweißteilchen; die Bezeichnung leitet sich her aus Protein und infektiös; engl. = proteinaceous infectious particles
Protozoen	tierische Einzeller
Reinigungs- und **D**esinfektions-**G**erät (RDG) (= Thermodesinfektor)	Gerät zur maschinellen Instrumentendesinfektion
Rekonvaleszenz	Genesungsphase, Gesundungsphase
Resistenz	Widerstandsfähigkeit
Simultanimpfung	Impfung, die aktiven und passiven Schutz gewährt
Sporen	Dauerformen von Bakterien
Sterilisation sterilisieren	Technik bzw. Vorgang, bei dem ein Gegenstand keimfrei gemacht wird
Streptococcus mutans	kariesverursachende Bakterienart; kugelförmig; in Ketten aneinandergereiht
Symptom	Krankheitszeichen
Thermodesinfektor (= Reinigungs- und Desinfektions-Gerät; RDG)	Gerät zur maschinellen Instrumentendesinfektion
Tuberkulose (Tb, TB, Tbc, TBC)	Infektionskrankheit, die durch Tuberkelbakterien (Tuberkelbazillen) verursacht wird
Viren Virus (Einzahl)	extrem kleine Krankheitserreger, die sich in fremden Zellen vermehren
Virulenz	krankmachende Kraft eines Erregers
Virustatika	Arzneimittel gegen Virenerkrankungen

Aufgaben

1 Schildern Sie drei Infektionswege, die in einer ZA-Praxis vorkommen können.

2 Warum ist Nagellack für eine ZFA in der Assistenz unhygienisch?

3 Wie kann Hepatitis B übertragen werden?

4 Erklären Sie den Begriff Inkubationszeit.

5 Nennen Sie zwei Möglichkeiten der Schutzimpfung und schildern Sie jeweils die Vor- und Nachteile dieser Impfungen.

6 Beim Ausbohren einer Füllung hatten Sie leider keine Schutzbrille auf. Ein Stück der alten Füllung spritzt Ihnen ins Auge. Welche Maßnahmen müssen Sie ergreifen?

7 Aus Versicherungsgründen möchte Ihre Chefin, dass Sie den Unfallhergang dokumentieren. Was schreiben Sie auf?

2 Hygieneplan

Ein Hygieneplan ist die auf die spezifischen Umstände in einer Zahnarztpraxis abgestimmte Auflistung,
- wer
- wann
- mit welchem Arbeitsmittel
- wie oft
- welchen Bereich

hygienisch so aufbereitet, dass nach den besonderen Praxisgegebenheiten eine lückenlose Hygienekette nachgewiesen werden kann.

Der Hygieneplan ist eine Möglichkeit der Qualitätssicherung durch Standardisierung und Beschreibung von hygienerelevanten Betriebsabläufen. Der Praxisinhaberin werden dafür von den Firmen, die die entsprechenden Produkte anbieten, Musterdesinfektionspläne zur Verfügung gestellt. Allerdings müssen diese auf die Praxisgegebenheiten abgestimmt und von der Praxisinhaberin kontrolliert und freigegeben werden (*s. Tab. 1*).

Was	Wie	Womit	Wann	Wer
Haut und Hände	XXX	XXX	XXX	XXX
Instrumente	XXX	XXX	XXX	XXX
Flächen	XXX	XXX	XXX	XXX
Spezialbereiche	XXX	XXX	XXX	XXX
Sonstiges	XXX	XXX	XXX	XXX

Tab. 1 Individualisierter Desinfektionsplan

Aufbau eines Hygieneplans und rechtliche Grundlagen

In einem Hygieneplan sollten zu folgenden Bereichen praxisspezifische hygieneorientierte Betriebs- oder Arbeitsanleitungen stehen:
- **Vorbereitende Maßnahmen**
  - Hände (Waschen, Desinfektion, Pflege)
  - persönliche Schutzausrüstung
  - Schleimhautantiseptik
- **Aufbereitung von Medizinprodukten nach unkritisch, semikritisch A/B, kritisch A/B** (Reinigung, Desinfektion, Sterilisation, sterile Lagerung)
- **Gegenstände, Flächen, Geräte im Behandlungszimmer**
  - Gegenstände und Flächen
  - Absauganlage mit Amalgamabscheider
  - wasserführende Systeme an der Behandlungseinheit
- **Weitere hygienische Maßnahmen**
  - Abformungen und zahnärztliche Werkstücke
  - Wäsche
  - Abfall
- **Ergänzt werden kann ein solcher Hygieneplan noch durch Arbeitsanweisungen zu folgenden Themen:**
  - Medikamente und Materialien
  - hygienische Kontrollen
  - Schulungen

Viele Landeszahnärztekammern bieten über Leitfäden oder Praxishandbücher Anleitungen und Übersichten an, die meist über die Homepage der jeweiligen Landeszahnärztekammer zu erhalten sind.
Ein Hygieneplan ist häufig mit Hilfe eines Farbleitsystems und durch Piktogramme strukturiert (s. *Tab. 1*).

Was	Wie	Womit	Wann	Wer
Rosa: Haut und Hände; Schleimhautantiseptik 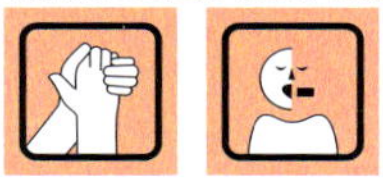				
Blau: Instrumente 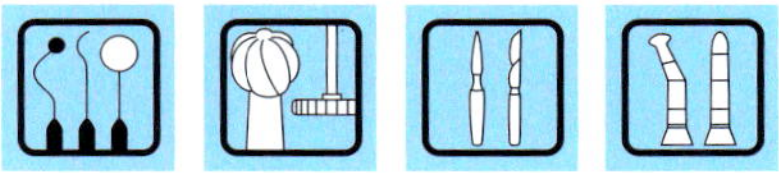				
Grün: Flächen und Fußböden 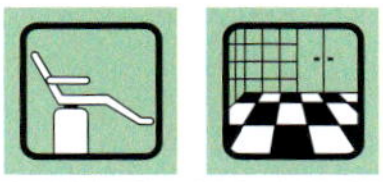				
Gelb: Sonstige Bereiche, z. B. Abformungen, zahntechnische Werkstücke, Absauganlage, Wäsche und Schutzkleidung, hausmüllähnliche Abfälle 				
Grau: Sonstiges				

Tab. 1 Grundstruktur eines Hygieneplans; mit Beispielen für mögliche Piktogramme

Jedem im Praxisteam muss der Hygieneplan bekannt sein. Sein Inhalt muss mindestens einmal jährlich, nach Jugendarbeitsschutzgesetz (JASchG) für Auszubildende halbjährlich, in innerbetrieblichen Schulungen aktualisiert und vermittelt werden.
Eine Einweisung in den Hygieneplan ist zudem erforderlich, wenn neue Mitarbeiterinnen angestellt, die Aufgaben verändert oder neue Arbeitsmittel oder -verfahren eingeführt werden.

Arbeitskreise mit Mitgliedern aus Industrie und Hochschulen bieten ebenfalls Anleitungen für das komplexe Gebiet der Hygiene an, z. B. der DAHZ, der „Deutsche Arbeitskreis Hygiene in der Zahnmedizin", ein Fachgremium aus Wissenschaftlerinnen und Praktikerinnen, die Durchführungshinweise zum Umsetzen der gesetzlichen Hygienevorschriften geben.
Für Fragen rund um die Hygiene wurde eine sog. „Ansprechstelle des DAHZ" eingerichtet unter der E-Mail-Adresse: dahz@schuelke.com. Hier können spezielle Fragen aus der Praxis gestellt werden, die dann von einem Expertenteam beantwortet werden.

Die Bundeszahnärztekammer hat gemeinsam mit dem DAHZ einen „Hygieneplan/Betriebsanweisungen für die Zahnarztpraxis" herausgegeben, der die Vielfalt der Aufbereitungsmöglichkeiten widerspiegelt und der einzelnen Praxis Spielraum lässt, das für sie Geeignete auf Grund von fachlichen, räumlichen oder auch personellen Gegebenheiten zu wählen.

Weitere Hinweise finden Sie unter **www.schuelke-mayr.com**
→ Service
→ Infos, Hinweise & Materialien
→ Branche: Dental
→ Hygienepläne

Alle genannten Empfehlungen basieren auf **bundesweit gültigen Vorschriften und Empfehlungen**, die Gesetzescharakter haben, z. B. die BGR 250/TRBA (Technische Regeln für biologische Arbeitsstoffe) 250 (*s. Abb. 1*).

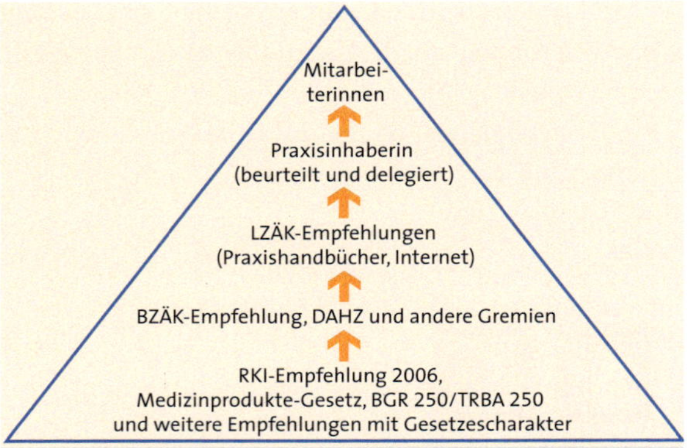

Abb. 1 Grundlagen für einen Hygieneplan

↑ Siehe hierzu Lernfeld 1, Unfallverhütung, S. 90

Daneben gilt als umfassende Grundlage die neue **RKI-Empfehlung** „Infektionsprävention in der Zahnheilkunde – Anforderungen an die Hygiene", eine Mitteilung der Kommission für Krankenhaushygiene und Infektionsprävention beim **R**obert-**K**och-**I**nstitut (RKI).
Neben allen Bereichen der hygienischen Aufbereitung, die in der Zahnmedizin von Bedeutung sind, wird hier erstmals eine ↑ Risikobewertung und Einstufung von in der Zahnmedizin gebräuchlichen Medizinprodukten vorgenommen.

↑ Risikobewertung und Einstufung von Medizinprodukten, S. 95

Das **Robert-Koch-Institut (RKI)** ist die Nachfolgeorganisation des Bundesgesundheitsamtes. Das RKI ist für die Krankheitsüberwachung und -prävention zuständig. Seine Hauptaufgaben sind Erkennen, Verhüten und Bekämpfen vor allem von Infektionserkrankungen.

2.1 Vorbereitende Maßnahmen

↑ Anamnesebogen, S. 51

Bei der eigentlichen Behandlung steht zunächst die Vorbereitung des Behandlungsteams an. Hier lohnt sich zunächst auch aus hygienischen Gründen ein Blick in den ↑ Anamnesebogen des Patienten, um evtl. für Risikopatienten spezielle Hygienemaßnahmen vorbereiten zu können.

2.1.1 Händehygiene

Bei der Händehygiene wird zwischen der **Händereinigung** und der **Händedesinfektion** unterschieden.
An jedem Waschplatz mit warmem und kaltem Wasser im Behandlungszimmer gibt es Direktspender mit Händedesinfektionsmittel und hautschonende Waschmittel sowie Einmalhandtücher aus Papier oder Stoff. Zur Pflege mit Hautschutzmitteln sollten Gebinde mit hygienischer Dosiermöglichkeit oder persönliche Cremetuben verwendet werden, da die üblichen Wandspender verkeimen können.
Die Waschbecken sollen mit Armaturen ausgerüstet sein, die ohne Handberührung bedienbar sind (verlängerter Hebel mit Ellbogen oder auf dem Boden per Fußdruck zu bedienen; *s. Abb. 2, 3*).

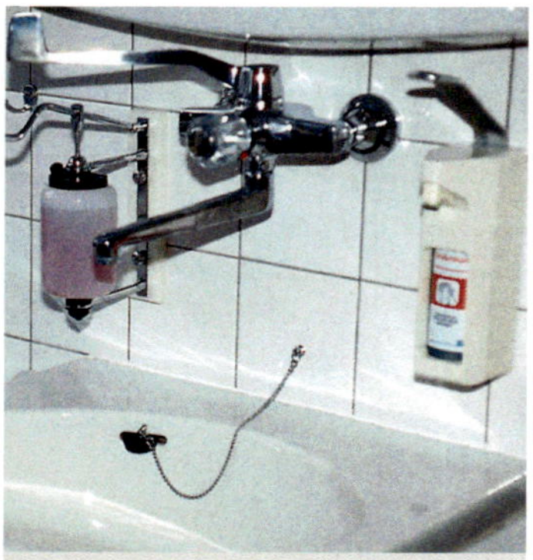
Abb. 2 Handwaschbecken mit Seifen- und Desinfektionsmittelspender

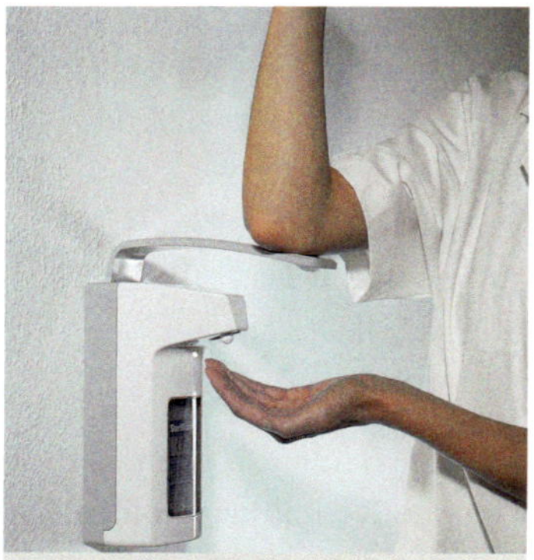
Abb. 3 Bedienung eines Desinfektionsmittelspenders

Händereinigung

Eine Händereinigung sollte so selten wie möglich erfolgen, da die Hände durch Wasser und Seife eher angegriffen werden als durch ein rückfettendes Desinfektionsmittel. Deshalb sollten nur bei folgenden Gelegenheiten die Hände gewaschen werden:

- vor Arbeitsbeginn morgens bzw. nach der Mittagspause
- bei sichtbarer Verschmutzung
- nach dem Putzen der Nase oder einem WC-Besuch
- vor einer chirurgischen Händedesinfektion
- bei Arbeitsende

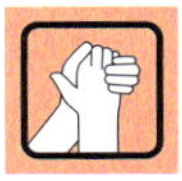

Händedesinfektion

Hygienische Händedesinfektion

Die hygienische Händedesinfektion soll das Risiko einer Keimübertragung verhindern. Sie soll stattfinden:

- vor und nach jedem Patientenkontakt während der Behandlung bzw. bei Behandlungsunterbrechung
- nach dem Ablegen von Schutzhandschuhen
- bei sichtbarer Verschmutzung
- nach dem Putzen der Nase oder einem WC-Besuch

Das Vorgehen ist inzwischen europaweit einheitlich geklärt über die „Standard-Einreibemethode für die hygienische Händedesinfektion gem. CEN EN 1500" (*s. Abb. 1*). Zu verwenden ist ein auf Wirksamkeit getestetes Desinfektionsmittel, dessen Einwirkzeit meist 30 Sek. beträgt. Auf die Angaben des Herstellers ist zu achten.

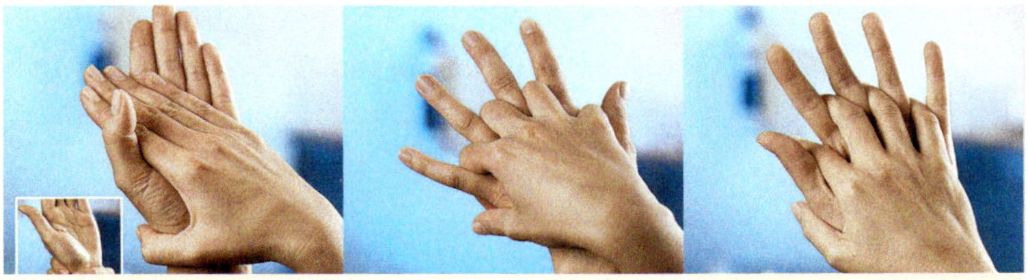

1. Schritt: Handfläche auf Handfläche

2. Schritt: rechte Handfläche über linkem Handrücken und linke Handfläche über rechtem Handrücken

3. Schritt: Handfläche auf Handfläche mit verschränkten, gespreizten Fingern

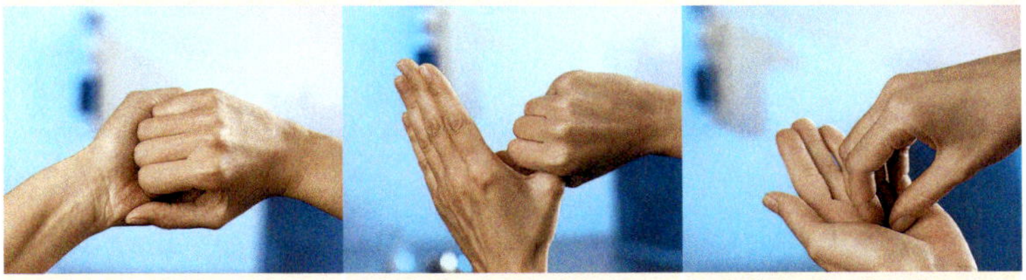

4. Schritt: Außenseite der Finger auf gegenüberliegende Handflächen mit verschränkten Fingern

5. Schritt: kreisendes Reiben des rechten Daumens in der geschlossenen linken Handfläche und umgekehrt

6. Schritt: kreisendes Reiben hin und her mit geschlossenen Fingerkuppen der rechten Hand in der linken Handfläche und umgekehrt

Abb. 1 Durchführung einer hygienischen Händedesinfektion

Besonders widerstandsfähig: Tuberkelbazillen
Bei der Behandlung von Patienten mit offener Tuberkulose ist die Einwirkzeit des Händedesinfektionsmittels auf das Doppelte (2 x 30 Sek.) zu erhöhen, da die Tuberkelbazillen schwer abzutöten sind.

Chirurgische Händedesinfektion

Die chirurgische Händedesinfektion soll die Hautkeime beim Behandlungsteam verringern. Sie dient dem Schutz des Patienten, z. B. bei einem operativen Eingriff: Unter dem OP-Handschuh sollen keine hautfremden und so wenig wie möglich hauteigene Keime vorhanden sein. Kommt es zur (unbemerkten) Perforation, d. h. zum Durchstechen oder sonstigen Verletzen eines Handschuhs während eines Eingriffs, sollen möglichst wenige Keime in die OP-Wunde bzw. deren Umgebung gelangen. Eine chirurgische Händedesinfektion wird durchgeführt

- vor operativen Eingriffen, auch mit Infektionsrisiko,
- vor dem Anziehen steriler Handschuhe.

Vorgehen bei der chirurgischen Händedesinfektion

Vor einer chirurgischen Händedesinfektion müssen zunächst die Hände gründlich mit Wasser und Seife gewaschen werden. Hierbei kann eine weiche, sterile Kunststoffbürste zur Nagelreinigung verwendet werden.
Dann trocknet man sich die Hände mit einem Einmalhandtuch ab.
Im nächsten Schritt wird auf die trockenen Hände, auf die Fingerkuppen und die Fingerzwischenräume sowie die Unterarme das Händedesinfektionsmittel aufgebracht.

Einwirkzeit (EWZ)
Das Desinfektionsgebiet muss über mindestens drei Minuten feucht gehalten werden (Herstellerangaben je nach Präparat beachten).
- 1 Minute: Hände und Unterarme einreiben
- 1 Minute: Hände auf Handschuhlänge einreiben
- 1 Minute: Hände, insbesondere Fingerspitzen, einreiben

Hautpflege der Hände

Je nach Hauttyp ist es sinnvoll, sich von der Betriebsärztin die richtige Creme als Hautschutz- und Pflegemittel empfehlen zu lassen. Wie Seife und Desinfektionsmittel werden auch Hautpflegemittel in der Praxis zur Verfügung gestellt. Schon vor der Arbeit ist es angebracht, die Hände zu pflegen. Der Griff zu Cremetube oder -spender vor und nach der Mittagspause sollte zur täglichen Routine werden ebenso wie die Hautpflege nach der täglichen Arbeit. Die wirksamste Hautpflege findet statt, wenn abends vor dem Schlafengehen die Hände nochmals eingecremt werden, sodass die Creme oder die Lotion über Nacht ungestört einziehen kann.

2.1.2 Persönliche Schutzausrüstung (PSA)

↑ Siehe hierzu Lernfeld 1, persönliche Schutzausrüstung, S. 18

Eine persönliche Schutzausrüstung (PSA) schützt sowohl Mitarbeiterinnen als auch Patienten vor gesundheitlichen Gefahren, denn sie bildet wirksame Keimbarrieren. Die Arbeitgeberin stellt die PSA in ausreichender Menge zur Verfügung und ist verantwortlich für die regelmäßige Desinfektion, Reinigung und evtl. Instandhaltung der PSA. Die Mitarbeiterinnen haben die PSA zu benutzen.
Zur persönlichen Schutzausrüstung für das Behandlungsteam gehören:
- unsterile oder sterile **Schutzhandschuhe**
- **Mund-Nasen-Schutz**
- **Schutzbrille**

Manchmal werden auch **Schutzkleidung** und die **Arbeitsschuhe** dazugezählt.

Schutzhandschuhe

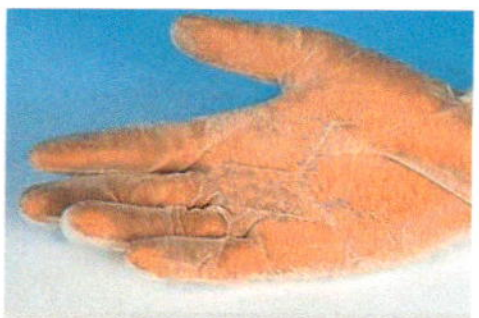
Abb. 1 Einmalhandschuhe aus Vinyl

Bei Infektionsgefährdung oder wenn Bereiche oder Oberflächen berührt werden, die mit Körperflüssigkeiten (Blut, Speichel) kontaminiert sind, müssen Schutzhandschuhe getragen werden. In der Zahnarztpraxis ist dies bei jeder Behandlung der Fall.
Schutzhandschuhe müssen fest, flüssigkeitsdicht, allergenarm und puderfrei sein. Als Material hat sich Latex bewährt. Es werden auch Handschuhe aus Vinyl (*s. Abb. 1*) oder Nitril angeboten, die vor allem bei bestimmten Behandlungen (z. B. Anmischen von Abformmaterial) oder bei Allergien auf Latex Verwendung finden. Man unterscheidet **unsterile Einmalhandschuhe, sterile Einmalhandschuhe und Handschuhe für Entsorgungs- und Reinigungsarbeiten**.

Unsterile Einmalhandschuhe

Sie sind zwischen den Behandlungen verschiedener Patienten zu wechseln, wenn sie nicht eine nachgewiesene Beständigkeit gegenüber dem verwendeten Desinfektionsmittel haben. Auf alle Fälle sind Schutzhandschuhe immer sofort zu wechseln, wenn Beschädigungen festzustellen sind. Diese Handschuhe werden in drei oder mehr Größen angeboten, z. T. auch passend für die rechte oder die linke Hand.

Sterile Einmalhandschuhe

Sie werden bei größeren chirurgischen Eingriffen getragen und bei allen chirurgischen Eingriffen mit erhöhtem Infektionsrisiko. Vor dem Anlegen von sterilen Einmalhandschuhen (*s. Abb. 1*) ist eine chirurgische Händedesinfektion sinnvoll. Sie werden als steril verpackte Einzelpaare angeboten.

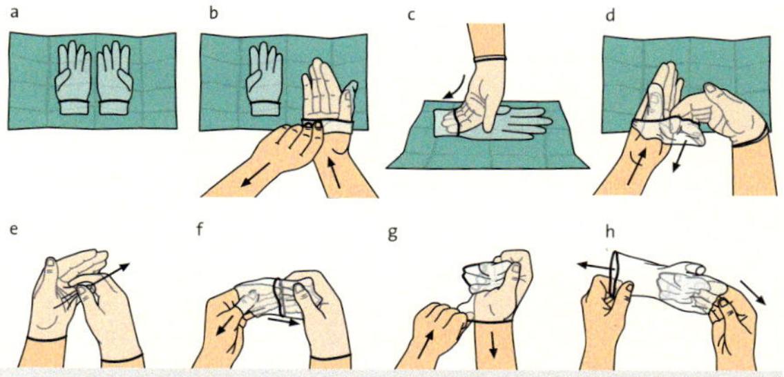

Abb. 1 Anziehen (a bis d) und Ausziehen (e bis h) von sterilen Handschuhen

Handschuhe für Entsorgungs- und Reinigungsarbeiten

Diese Handschuhe müssen flüssigkeitsdicht, allergenarm und widerstandsfähig sein. Außerdem müssen sie einen verlängerten Schaft mit Stulpen haben, wenn die Hände mit schädigenden Stoffen wie Desinfektions- und Reinigungsmitteln oder mit erregerhaltigem Material bei Wartungs- und Entsorgungsarbeiten in Kontakt kommen können, z. B. bei der Wartung der Absauganlage und des Amalgamabscheiders. Um den Tragekomfort zu verbessern, sollten bei längeren Arbeiten Baumwoll-Unterziehhandschuhe getragen werden. Auf Herstellerhinweise ist zu achten.

Medizinischer Mund- und Nasenschutz

Wenn, z. B. bei der Entstehung von Aerosolen, mit dem Verspritzen oder Versprühen von erregerhaltigem Material zu rechnen ist, muss ein ausreichender medizinischer Mund-Nasen-Schutz getragen werden (*s. Abb. 2*). Dieser wird oft auch als OP-Maske bezeichnet und hat eine gute Filterwirkung für Viren, Bakterien und Pilze.
Es gibt einlagige Papiermasken, die die Anzahl der eingeatmeten Bakterien um ca. 40 % senken. Eine bessere Wirkung haben mehrlagige, speziell für die Zahnmedizin hergestellte Masken. Bei Verschmutzung oder Durchfeuchtung müssen sie gewechselt werden.
Bei Erkrankungen, die über Tröpfcheninfektion übertragen werden (z. B. die offene Lungentuberkulose), ist es sinnvoll, eine partikelfiltrierende Halbmaske (FFP = **f**iltering **f**ace**p**iece) der Stufe 3 (FFP 3) zu tragen.
Generell ist zu sagen, dass das unkorrekte Tragen einer Maske deren Schutzfunktion negativ beeinflusst. Schon der Verzicht auf das Andrücken des Nasenbügels führt zu einem deutlichen Verlust an Schutzfunktion.

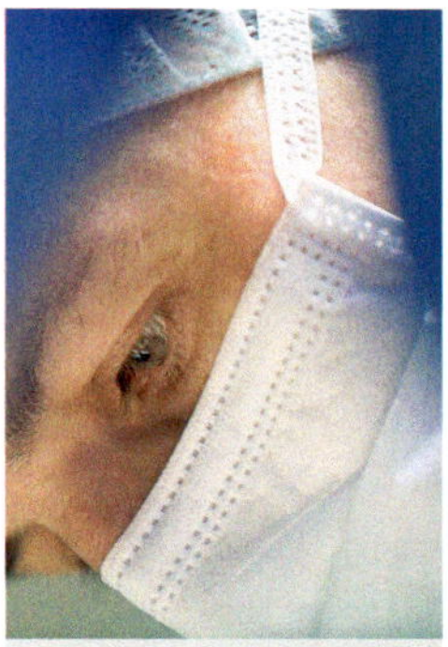

Abb. 2 Mund-Nasen-Schutz

Schutzbrille

Ebenso wie der Mund-Nasen-Schutz ist bei Aerosolentstehung eine Schutzbrille zu tragen. Nicht nur die Keime, die sich durch das Aerosol auf der Brille niederschlagen, sondern auch andere flüssige sowie feste Teilchen können beim Beschleifen von Zähnen aus dem Mund geschleudert werden und Verletzungen auf der Hornhaut im Auge verursachen.
Besonders zu empfehlen sind Schutzbrillen mit Seitenschutz.

Für Brillenträger gibt es Überbrillen oder Gesichtsmasken. Bei Behandlung mit Laserstrahlen ist sowohl für das Behandlungsteam als auch für Patienten das Tragen von Laserschutzbrillen vorgeschrieben.
Die Schutzbrillen werden nach jeder Kontamination mit einem geeigneten Desinfektionsmittel gesäubert und desinfiziert. Dabei sind die Herstellerangaben zu beachten.

Tipps beim Beschlagen der (Schutz-)Brille
Bei Brillenträgern bzw. beim Tragen einer Schutzbrille besteht oft die Gefahr, dass die Brille durch das korrekte Anliegen der Maske beschlägt. Eine Lösung kann darin bestehen, dass über der eigenen Brille eine Gesichtsmaske oder ein Schutzschild getragen wird, die den Mund-Nasen-Bereich mit abdecken.

Schutzkleidung

Schutzkleidung ist nach der Definition der Unfallversicherung jede Kleidung, die Mitarbeiterinnen vor schädlichen Einwirkungen bei der Arbeit oder vor der Kontamination durch biologische Arbeitsstoffe schützt. Sie darf von den Mitarbeiterinnen nicht mit Privatwäsche zusammen gewaschen werden, da durch die Keime die Privatwäsche kontaminiert werden könnte. Deswegen ist auch eine getrennte Aufbewahrung von getragener Schutzkleidung und anderer Kleidung vorgeschrieben. Wenn bei der Behandlung von Infektionspatienten die Kleidung durchnässt werden kann, müssen flüssigkeitsdichte Schürzen gestellt werden. Ebenso wird empfohlen, bei Reinigungsarbeiten entsprechend flüssigkeitsdichte Schürzen zu tragen, z. B. bei der Reinigung von Instrumenten oder der Absauganlage.

2.1.3 Schleimhautantiseptik

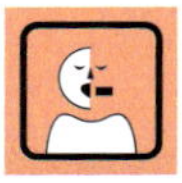

Unter Antiseptik versteht man alle Desinfektionsmaßnahmen. Durch Spülen oder Sprayen mit einer desinfizierenden Mundspüllösung oder Auswischen der Mundhöhle mit Hilfe eines mit der Mundspüllösung getränkten Tupfers wird eine erhebliche Reduzierung von Mikroorganismen im Speichel, auf der Schleimhaut und im Aerosol erreicht.
Zur bakterienhemmenden Schleimhautantiseptik wird z. B. **C**hlor**hex**idin-Diglukonat (CHX, 0,1–0,2 %ig) als Lösung verwendet und bei allen chirurgischen Eingriffen und Patienten mit erhöhtem Infektionsrisiko empfohlen.
Außerdem können CHX-Lösungen für eine begrenzte Zeit wie andere Mundspüllösungen zur ↑Mundhygiene verwendet werden. Sie kommen auch bei der ↑Behandlung von Entzündungen des Zahnhalteapparates zum Einsatz

↑Mundspüllösungen, S. 412

↑Medikamente in der Parodontitisbehandlung, S. 332

2.2 Aufbereitung von Medizinprodukten

Die meisten zahnärztlichen Instrumente werden mehrfach verwendet und müssen daher aufbereitet werden. Einmalprodukte aufzubereiten ist in der Zahnarztpraxis nicht üblich.
Die Aufbereitung der Instrumente unterliegt folgenden Gesetzen:

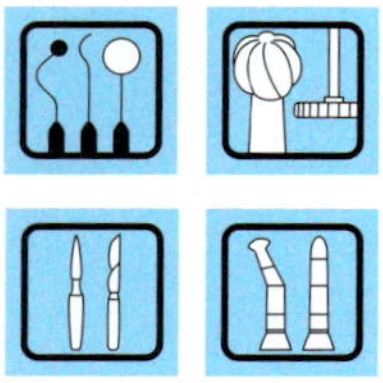

- Medizinprodukte-Gesetz (MPG): Regelt den Umgang mit Medizinprodukten, d. h., es sorgt für die Sicherheit, Eignung und Leistung der Medizinprodukte sowie die Gesundheit und den erforderlichen Schutz der Patienten, Anwender und Dritten.
- Medizinprodukte-**Betreiber**verordnung (MPBetreibV): Regelt das Errichten, Betreiben, Anwenden und Instandhalten von Medizinprodukten. Dies dürfen nur Personen durchführen, „die dafür die erforderliche Ausbildung oder Kenntnis und Erfahrung besitzen“.

Der in den Gesetzen genannte Begriff „Medizinprodukte“ bezeichnet alle einzeln oder miteinander verbundenen verwendeten Instrumente, Apparate, Vorrichtungen, Stoffe usw. – einschließlich der dafür eingesetzten Software.
Eine Grundaussage in den Gesetzen ist, dass nur Personen mit dieser Aufbereitung beauftragt werden dürfen, die „auf Grund ihrer Ausbildung und praktischen Tätigkeit über die erforderlichen Sachkenntnisse verfügen“. Damit muss mindestens der erfolgreiche Berufsabschluss zur „Zahnmedizinischen Fachangestellten“ vorhanden sein, um im Auftrag der Praxisinhaberin nicht nur Medizinprodukte aufzubereiten, sondern auch eigenverantwortlich zur Wiederverwendung freizugeben.
Außerdem sollen diese Sachkenntnisse durch entsprechende Unterweisung bei der Einführung neuer Verfahren oder neuer Medizinprodukte angepasst werden. Eine solche Unterweisung wird mit Inhalt, beauftragten Personen und Datum dokumentiert.
Die Praxisinhaberin sollte Verantwortlichkeiten und Aufgaben je nach individueller Qualifikation verteilen. Sie bleibt letztlich verantwortlich für die Qualität und Organisation der gesamten Aufbereitung. Die Risikobewertung und Einstufung der Medizinprodukte (z. B. Dentalinstrumente und Geräte) erfolgt nach Herstellerangaben und Einsatzgebiet unter Berücksichtigung der Praxisgegebenheiten (*s. Tab. 1*). Die Praxisinhaberin muss auf Grund der Informationen über ein Medizinprodukt Überlegungen anstellen, wie es sinnvoll und angemessen aufbereitet wird. Dabei kann sie sich an den Einstufungshinweisen des RKI orientieren.

Weitere Hinweise finden Sie unter **www.schuelke-mayr.com**
→ Service
→ Infos, Hinweise & Materialien
→ Branche: Dental

Leitfrage	Einstufung		Anforderungen an die Aufbereitung	Beispiele
lediglich Kontakt mit intakter Haut?	unkritisch			Anmischspatel, extraorale Teile des Gesichtsbogens
Kontakt mit Schleimhaut oder krankhaft veränderter Haut?	semikritisch	semikritisch A	ohne besondere Anforderungen	Instrumente und Zusatzgeräte für allgemeine, präventive, restaurative oder kieferorthopädische Maßnahmen wie Mundspiegel, Sonden, Pinzetten, KFO-Zangen
		semikritisch B	erhöhte Anforderungen	rotierende oder oszillierende Instrumente sowie Übertragungsinstrumente und Zusatzgeräte für allgemeine, präventive, restaurative und kieferorthopädische Maßnahmen wie Turbinen, Hand- und Winkelstücke, Zahnsteinentfernungsgerät, Absaugkanülen
Durchdringung von Haut oder Schleimhaut?	kritisch	kritisch A	ohne besondere Anforderungen	Hilfsmittel und Instrumente für chirurgische, parodontologische und endodontische Behandlung wie scharfe Löffel, Küretten
		kritisch B	erhöhte Anforderungen	rotierende oder oszillierende Instrumente sowie Übertragungsinstrumente für chirurgische, parodentale oder endodontische Behandlungen wie Chirurgiemotoren, Wurzelkanalinstrumente, Knochenfräsen, Nadelhalter, chirurgische Nadeln
		kritisch C	besonders hohe Anforderungen	ohne Bedeutung in der Zahnarztpraxis

Tab. 1 Risikobewertung und Einstufung von Medizinprodukten

Art und Umfang der Aufbereitung sind von der Risikobewertung und den Angaben des Herstellers abhängig. Daraus muss hervorgehen,

- **ob** ein Instrument überhaupt aufbereitet werden kann,
- **wie oft** ein Instrument aufbereitet werden kann (z. B. Wurzelkanalinstrumente),
- **mit welchem Verfahren** ein Instrument aufbereitet werden kann (Temperaturbeständigkeit bei Desinfektionsmaßnahmen und Sterilisation).

Bei den Geräten, die als Medizinprodukte verwendet und aufbereitet werden, muss jeder Hersteller Angaben zu Betrieb, Instandhaltung und Wartung sowie sicherheitstechnische Überprüfungen seiner Geräte machen.Werden Instrumente oder Geräte steril verwendet, muss zur Aufbereitung ein validiertes Verfahren angewendet werden.

Validierung ist der dokumentierte Nachweis, dass ein Prozess oder ein System die vorher definierten Anforderungen im praktischen Einsatz erfüllt. Durch die Validierung eines Gerätes kann der Nachweis erbracht werden, dass ein Instrument bei Standardbeladung eines Gerätes (z. B. Thermodesinfektor, Sterilisator) korrekt aufbereitet wurde. Bei Geräten kann dies z. B. durch eine Chargendokumentation geschehen. Bei manuellen Reinigungs- und Desinfektionsverfahren geschieht dies durch detaillierte Arbeitsanweisungen.

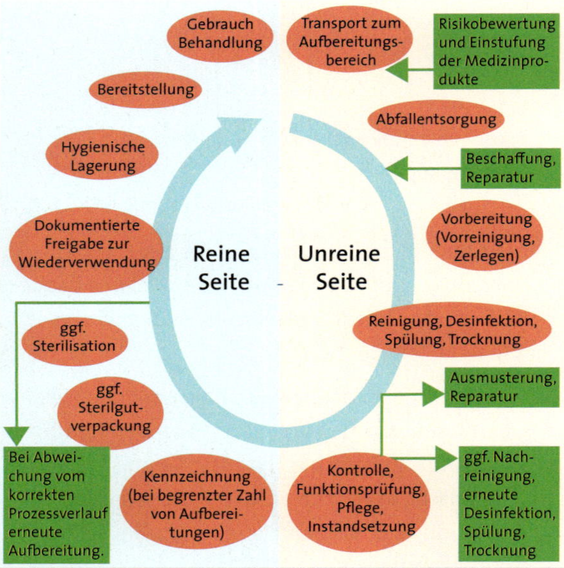

Abb. 1 Ablauf der Aufbereitung von Medizinprodukten

Instrumentenaufbereitung

Die benutzten Instrumente werden wie in einem Kreislauf aufbereitet, um am Schluss für einen neuen Einsatz wieder bereitzustehen (*s. Abb. 1*).

Kontaminationsgeschützter Transport

Nach einer Behandlung muss ein **kontaminationsgeschützter Transport** (z. B. Abdeckung) der benutzten Instrumente und Materialien in den Aufbereitungsbereich erfolgen.

Abwischen und Zerlegen von Instrumenten

Stark verschmutzte Instrumente sollten vor der manuellen Aufbereitung vorsichtig **abgewischt** werden. Manche Instrumente müssen **in Einzelteile zerlegt** werden, um eine umfassende Reinigung zu ermöglichen. Dies ist z. B. bei Röntgenfilmhaltern sinnvoll.

Desinfektionsverfahren

Es gibt verschiedene Möglichkeiten zur Desinfektion.

- **Physikalische Desinfektion:** Bei der physikalischen Desinfektion werden Keime durch Wärme, seltener Kälte, inaktiviert, z. B. bei der Aufbereitung im Reinigungs- und Desinfektionsgerät (RDG).
- **Chemische Desinfektion:** Zur chemischen Desinfektion eignen sich verschiedene Chemikalien; chemisch desinfiziert werden z.B. Instrumente, Flächen, Gegenstände oder auch die Hände.
- **Desinfektion durch Strahlen oder UV-Licht:** Diese Desinfektionsart wird in der Zahnarztpraxis nicht praktiziert; sie kommt z. B. bei der industriellen Herstellung von Einmalartikeln vor, die steril oder keimarm verwendet werden.

Maschinelle Aufbereitung

Die Instrumente werden in Drahtkassetten oder Körben in das Reinigungs- und Desinfektionsgerät (RDG) nach erprobten Beladungsmustern so einsortiert, dass Spülschatten (z. B. durch Aufeinanderliegen von Instrumenten) vermieden werden. So kann die Spüllösung überall korrekt reinigen.
Instrumente mit Scharnieren (Scheren, Zangen) müssen geöffnet oder, in der äußersten Arretierung (z. B. Nadelhalter) eingestellt, auf Siebe gelegt oder dort befestigt werden.
Sie können im RDG wenn nötig einige Stunden trocken gelagert werden.
Nach der Behandlung von Infektionspatienten sollten die Instrumente aber sofort aufbereitet werden.

Das Reinigungs- und Desinfektionsgerät/RDG, auch Thermodesinfektor genannt, wird irreführend auch als „Praxisspülmaschine“ bezeichnet. Es arbeitet bei einer Temperatur von 90 bis 95 °C.

- Es wird täglich morgens auf seine Funktion überprüft und diese Überprüfung wird dokumentiert.
- Bei nicht mehr von Firmenseite validierbaren Geräten empfiehlt es sich, regelmäßig sog. „Wash-Checks“ mit aufzubereiten. Sie ermöglichen eine optische Kontrolle über die Reinigungsleistung bzw. den Verschmutzungsgrad des RDG durch Einlegen eines Indikatorstreifens, der den Dokumentationsunterlagen beigefügt werden kann.
- Bei validierbaren RDGs kann eine Freigabe zur Wiederverwendung der semikritischen Instrumente nach A/B sofort nach der Thermodesinfektion erfolgen.
- Bei nicht validierbaren RDGs muss für diese Gruppe eine (offene) Sterilisation erfolgen.

Manuelle Aufbereitung

Die Instrumente werden in eine Wanne mit Deckel gelegt, in der sie mit einer chemischen Lösung desinfiziert werden und der Schmutz zum Teil angelöst wird. Deswegen nennt man dieses Verfahren auch „chemisches Reinigungs- und Desinfektionsverfahren“ oder „Eintauchverfahren“. Wenn möglich, wird jedoch immer das maschinelle Verfahren im RDG angewendet.

Eine manuelle Aufbereitung kann wie folgt durchgeführt werden (*s. Abb. 1*):

- Die Instrumente werden die vorgeschriebene Einwirkzeit (je nach Konzentration und weiteren Herstellerangaben) blasenfrei mit Handschuhen in die Desinfektionslösung eingelegt und komplett bedeckt.
- Die Instrumentenwanne sollte mit einem Deckel verschlossen werden, um ein Verdunsten der Desinfektionslösung zu verhindern.
- Nach Ende der Einwirkzeit wird der Siebeinsatz der Instrumentenwanne mit Handschuhen herausgenommen, die Instrumente werden abgespült, evtl. nachgereinigt und mit Handtüchern abgetrocknet. Wenn möglich, werden Hohlräume (z. B. in Absaugkanülen) und Scharniere (z. B. bei Zangen) mit Hilfe einer Luftdruckpistole ausgeblasen. Wird Leitungswasser zum Abspülen verwendet, muss unbedingt nachgetrocknet werden. Kalk- und andere Wasserbestandteile können sonst beim Sterilisationsvorgang Instrumente und Sterilisator beschädigen. Deswegen wird zum Abspülen gerne entmineralisiertes oder destilliertes Wasser verwendet.

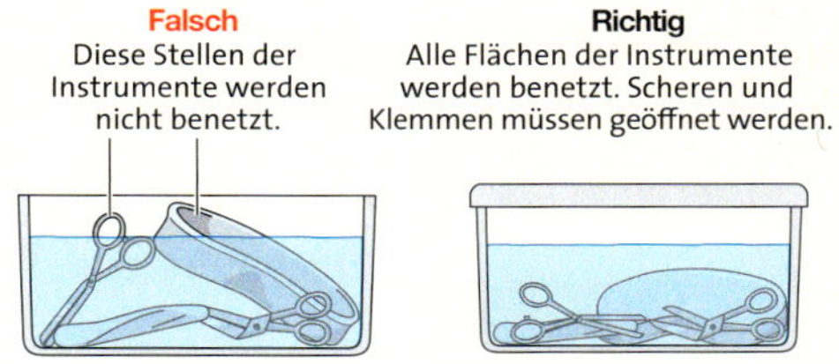

Abb. 1 Chemische Instrumentendesinfektion (Eintauchverfahren)

Standzeit der Desinfektionslösung

Der Hersteller gibt die Zeitspanne an, in der eine Desinfektionslösung in angemischtem Zustand verwendet werden kann. Bei optischer Verschmutzung ist sie aber sofort zu erneuern.

Einwirkzeit (EWZ)
Die Einwirkzeit ist die Zeit, in der ein Desinfektionsmittel seine Wirkung optimal entfaltet. Wird sie unterschritten, ist die Desinfektion mangelhaft. Wenn die Einwirkzeit ständig überzogen wird, kann es zu schädlichen Veränderungen an den desinfizierten Instrumenten oder Gegenständen kommen, ganz besonders an desinfizierten Materialien wie z. B. Abformmaterial.

Gewünschte Konzentration der fertigen Lösung	Desinfektionsmittel-Konzentrat	Wasser
1,0 %	10 ml	990 ml
1,5 %	15 ml	985 ml
2,0 %	20 ml	980 ml
3,0 %	30 ml	970 ml
4,0 %	40 ml	960 ml
5,0 %	50 ml	950 ml

Tab. 1 Dosiertabelle für je 1 Liter gebrauchsfertige Lösung

Die Einwirkzeit hängt immer von der Konzentration ab. Um die gewünschte Konzentration der gebrauchsfertigen Lösung zu erzielen, muss beim Anmischen eine bestimmte Menge eines Desinfektionsmittelkonzentrats in Wasser gegeben werden. Zur Berechnung des Mischungsverhältnisses eigenen sich Dosiertabellen (*s. Tab. 1*).

Grundsätzlich gilt:
- **Je höher die Konzentration, desto kürzer die Einwirkzeit.**
  - Vorteil: schnelles Inaktivieren von Keimen, schnelle Wiederverfügbarkeit
  - Nachteil: hoher Verbrauch an Desinfektionsmittel: höhere Belastung für Umwelt und Praxisbudget
- **Je niedriger die Konzentration, desto länger die Einwirkzeit.**
  - Vorteil: wenig Verbrauch, schont Umwelt und Praxisbudget
  - Nachteil: keine schnelle Wiederverwendung möglich

Eine Verkürzung der Einwirkzeit oder eine Verringerung der Desinfektionsmittelkonzentration kann durch Einlegen der Instrumente in **Ultraschallbäder** erreicht werden (*s. Abb. 1*). Besonders stark verschmutzte Instrumente werden bei dieser Behandlung in Wannen oder Becken, durch die Ultraschallwellen geleitet werden, gezielt vorbehandelt. Durch die vibrierenden Schallwellen wird der Schmutz besser von den Oberflächen gelöst, als dies beim bloßen Einlegen in Desinfektionslösung möglich ist. Die Herstellerhinweise für Instrumente und Desinfektionsmittel sind zu beachten.

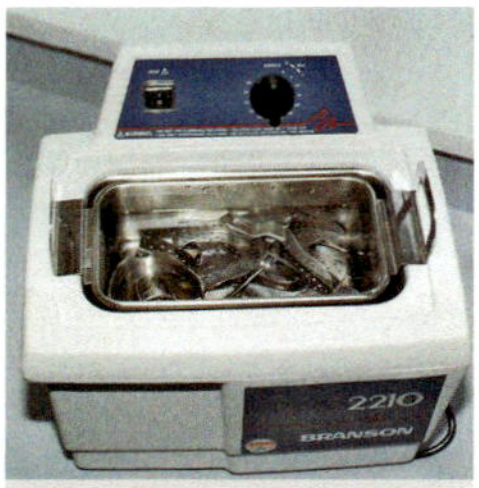

Abb. 1 Reinigung von Abformlöffeln im Ultraschallbad

Überprüfung der Sauberkeit und Funktion

Sowohl nach der maschinellen als auch nach der manuellen Aufbereitung kann es zu Unregelmäßigkeiten kommen. Daher müssen Sauberkeit und Funktion der Instrumente überprüft werden:
- Instrumente, die Schmutzreste aufweisen (z. B. Zement, Blut), werden nachgereinigt und erneut desinfiziert (maschinell oder manuell), da unter dem Schmutz keine ausreichende Desinfektion stattfindet.
- Instrumente, die beschädigt, gebrochen, rostig sind oder nicht mehr richtig schließen, werden aus dem Instrumentenkreislauf entfernt und evtl. repariert.

Instrumentenpflege

Instrumente mit Rasten, Scharnieren oder Gelenken wie z. B. chirurgische Zangen, Nadelhalter und Scheren werden mit Spezialöl von beiden Seiten leicht eingesprüht. Instrumente, die bei der Behandlung stumpf werden, werden aufgeschliffen (z. B. Küretten und Scaler).

Instrumentenkennzeichnung nach Anzahl der Aufbereitungen

Wenn nötig, sind Instrumente mit der Anzahl der erfolgten Aufbereitungen zu kennzeichnen. Dies betrifft z. B. Wurzelkanalkleininstrumente, die nach der vom Hersteller begrenzten Anzahl an Aufbereitungen ausgemustert werden. Auf diese Weise wird die Gefahr eines Instrumentenbruchs verringert.

Verpackung der steril zu lagernden Instrumente nach kritisch A/B

Instrumente, die steril zum Einsatz kommen, müssen vor der Sterilisation verpackt werden. Hierzu gehören unter anderem chirurgische, endodontische und parodontologische Instrumente, d. h. Instrumente, die Haut oder Schleimhaut durchdringen und mit Blut, Knochen und anderen inneren Geweben oder Organen sowie Wunden in Berührung kommen.

Als Verpackung eignen sich
- Container oder Kassetten für Instrumentensets,
- Verbundverpackung Folie – Papier,
- Sterilisationspapier.

Container oder **Kassetten** werden für bestimmte Behandlungen mit Instrumentensets bestückt (*s. Abb. 1*). Im perforierten Boden und, wenn vorhanden, im perforierten Deckel der Container bzw. Kassetten müssen Einmal-Papierfilter oder Dauerfilter eingebracht werden, die den heißen Dampf zur Sterilisation eindringen lassen. Für chirurgische Eingriffe wie Osteotomien, Wurzelspitzenresektionen oder auch PA-Operationen hat es sich bewährt, die benötigten Instrumente einschließlich Hand- oder Winkelstücke und, soweit möglich, auch Materialien wie z. B. Tupfer im Set steril zu verpacken.

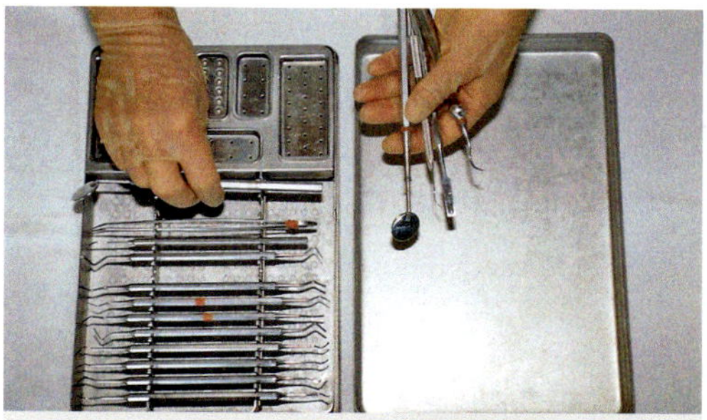

Abb. 1 Bestücken einer Kassette mit einem Instrumentensatz

Eine **Verbundverpackung Folie – Papier** ist besonders für einzeln verpackte Instrumente geeignet. Spitze Instrumente wie z. B. Sonden oder Scheren müssen an der Spitze evtl. in Watterollen gesteckt werden, um ein Durchstechen der Verpackung zu verhindern. Nach Einlegen des Instrumentes werden die Öffnungen verschweißt (*s. Abb. 2*). Die Naht muss gerade sein und eine Breite von 8 mm aufweisen, da sonst die Gefahr besteht, dass beim Sterilisationsvorgang durch Über- und Unterdruck die Naht reißt und das Instrument nicht steril gelagert wird.
Beim Einschichten in den Sterilisator ist besonders darauf zu achten, dass der beim Sterilisierungsvorgang eindringende Wasserdampf wieder entweichen kann. Ist dies nicht möglich und die Verpackung trocknet nicht ab, kann das Instrument nicht zur Lagerung bzw. weiteren Benutzung freigegeben werden. Das korrekte Einschichten geschieht am besten so, dass die einzelnen Verpackungen auf die Seitenkante gestellt werden, immer Papierseite zu Papierseite und Folienseite zu Folienseite. Die Verpackungen sollen so locker aufgestellt sein, dass noch eine Handbreite dazwischen passt, um das Eindringen des Dampfes zu gewährleisten.

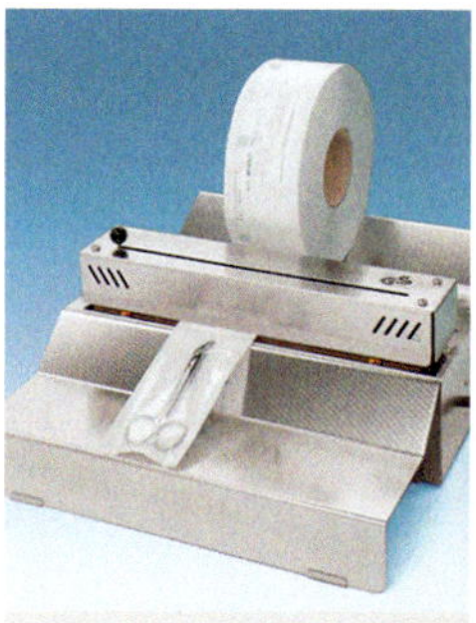

Abb. 2 Folienschweißgerät

Das spezielle **Sterilisationspapier** eignet sich gut als Einmalverpackung, z. B. für Nierenschalen, Trays und Tücher bzw. Wäsche. Dabei ist auf die korrekte Faltung des Papiers zu achten, damit das Auspacken mit wenigen Handgriffen, ohne Staub aufzuwirbeln, erfolgen kann (Norm: DIN 58953-10).

Bei Verbund- und Papierverpackung gilt: Die verwendeten Spezialpapiere können nur einmal sterilisiert werden. Bei der Sterilisation dringt Dampf ein und tötet Keime ab. Beim Erkalten bzw. Trocknen schließen sich die Papierporen, sodass bei einer erneuten Sterilisation in derselben Verpackung kein Dampf mehr eindringen könnte. Wenn eine erneute Sterilisation nötig wird, z. B. weil keine Freigabe erfolgen kann oder das Sterilisiergut überlagert ist, so muss zuvor neu verpackt werden.

Alle Verpackungen müssen entweder mit dem Datum der Sterilisation oder mit dem Verfalldatum – meist nach sechs Monaten – gekennzeichnet sein. Dies kann individuell vermerkt werden, es gibt auch Schweißgeräte für die Verbundverpackungen, die diese Daten validiert maschinell beim Verschweißen aufdrucken. Bei nicht sichtbarem Inhalt muss auch eine Beschreibung des Inhalts auf der Verpackung angegeben sein.

Sterilisation – offen oder verpackt

Je nach Sterilisiergut (semikritisch A/B oder kritisch A/B) wird offen oder verpackt sterilisiert. Bei validierten Sterilisatoren sind geeignete Beladungsmuster je nach Instrumentenaufkommen der Praxis vorgegeben bzw. erarbeitet worden. Wird offenes und verpacktes Gut zusammen sterilisiert, so ist das verpackte oben, das unverpackte im Sterilisator unten zu lagern. Textilien sollten oben, Instrumente im gleichen Durchgang unten sterilisiert werden.

Sterilisatoren

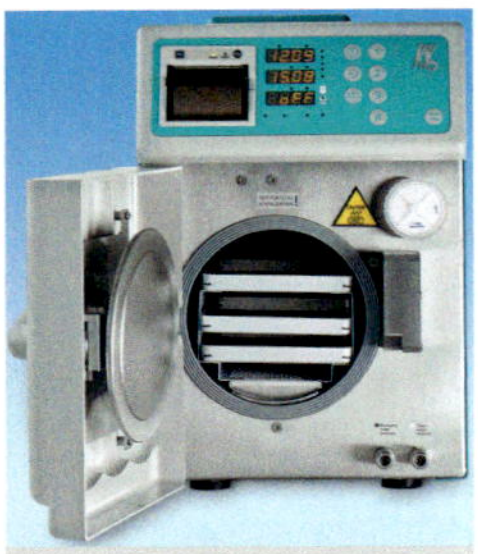

Abb. 1 Autoklav

In der Zahnarztpraxis wird als Sterilisator ein **Autoklav** (Dampfsterilisator) verwendet, der EU-Richtlinien entspricht (*s. Abb. 1*).
Ein Autoklav arbeitet mit Wasserdampf, der durch den sich entwickelnden Druck auf mehr als 100 °C erhitzt wird. Er kann während seiner Betriebszeit nicht geöffnet werden, da durch den aufgebauten Innendruck Explosionsgefahr besteht. Bis zum Erreichen der Sterilisationstemperatur braucht er eine gewisse Zeit. Diese ist von der Größe des Innenraumes abhängig. Kleine Schnellsteris wie z. B. der statIm® haben eine kürzere Gesamtbetriebszeit als größere Geräte. Heißluftsterilisatoren und Chemiklaven sind in der Zahnarztpraxis inzwischen unüblich geworden. Nach europäischen und internationalen Normen ist eine Heißluftsterilisation nicht mehr anerkannt.

Sterilisationsvorgang

Ein Sterilisationsvorgang umfasst immer folgende Teilabschnitte:
- Anheizzeit – Entlüftungszeit – Steigezeit: Im Gerät entsteht ein Vakuum (luftleerer Raum), das Gerät erreicht die erforderliche Betriebstemperatur:
  - 121 °C und 1 bar oder
  - 134 °C und 2–3 bar
- Ausgleichszeit: Überall im Innenraum wird die gleiche Betriebstemperatur erreicht.
- Abtötungszeit bzw. eigentliche reine Sterilisationszeit
- Abkühlzeit

Kontrolle der Sterilisationsleistung

Man kann über biologische Indikatoren ca. zweimal im Jahr die Sterilisationsleistung überprüfen. Biologische Indikatoren sind Sporenpäckchen, bestehend aus ungefährlichen, aber schwer abzutötenden Sporen, die mitsterilisiert werden. Im Labor wird dann überprüft, ob sie abgetötet wurden. Wenn ja, ist die Sterilisationsleistung in Ordnung. Bei validierten Sterilisatoren wird nach Herstellerangaben verfahren: Sie werden meist einmal jährlich gewartet und überprüft.

Chargenkontrolle

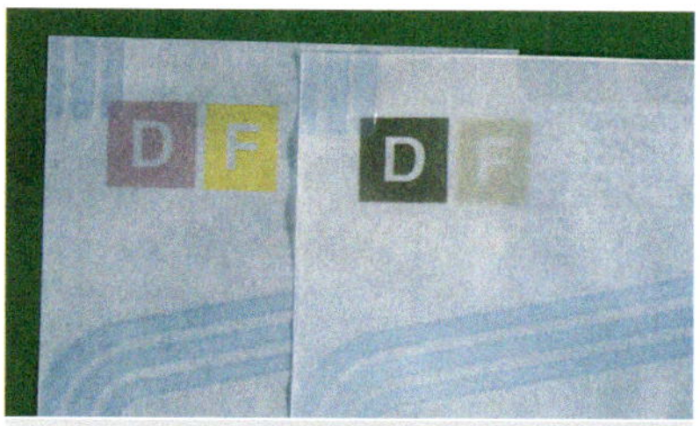

Abb. 1 Klarsichtsterilisierverpackung mit Prozessindikator (links vor, rechts nach der Sterilisation)

Eine Chargenkontrolle ist die Überprüfung einer Charge, d. h. aller bei einem Sterilisationsvorgang sterilisierten Instrumente oder Materialien. Sie umfasst:

- **Physikalische Kontrolle:** Bei den meisten moderneren Geräten erscheint bei jedem Sterilisationsvorgang Temperatur, Druck und Zeit auf dem Steri-Display. Diese Daten können abgespeichert, ausgedruckt oder handschriftlich abgelegt werden, sodass jederzeit und für jeden einzelnen Sterilisationsvorgang ein Nachweis über den korrekten Ablauf besteht.
- **Optische Kontrolle:** Eine optische Kontrolle der verpackten oder unverpackten Instrumente durch eine freigabeberechtigte Mitarbeiterin ist jedoch immer nötig. Bei verpackten Instrumenten wird zusätzlich die Verpackung überprüft, ob sie trocken und unversehrt (Schweißnaht, Perforation) ist. Wurde zusätzlich ein Prozessindikator mitsterilisiert, wird auch dieser zur Beurteilung herangezogen. Ein Prozessindikator ist ein spezieller Papierstreifen, der sich unter Hitze verfärbt. Er kann außen oder in der Verpackung angebracht sein (*s. Abb. 1*).
- **Kontrolle der Helix:** Bei Medizinprodukten nach kritisch B ist dieser Prozessindikator in eine sog. Helix einzubringen, d. h. in einen Dampfdurchdringungstest für Hohlkörper.

Die Helix ist ein sog. „**P**rozess **C**hallenge **D**evice“ (PCD), der den „worst case“, also den ungünstigsten Fall, beim Sterilisieren simulieren soll. Sie besteht aus einem langen, dünnen Schlauch, an dessen Ende ein Indikatorstreifen eingebracht wird. Dringt nun der Dampf beim Sterilisationsvorgang in diesen dünnen Schlauch ein und verfärbt das Indikatorpapier, kann von einem gelungenen Sterilisationsablauf ausgegangen werden.

Checkliste zur Freigabe eines Instrumentes bzw. Instrumentensets
- Sterilgut mit Sterilisier- und/oder Verfalldatum versehen?
- Sterilgut trocken?
- Sterilgut unversehrt: Schweißnaht?
- Verbundverpackung durchbrochen oder durchstochen?
- Wenn nötig: Angabe des Inhalts?
- Wenn begrenzt: Anzahl bereits erfolgter Aufbereitungen?
- Wenn üblich: weitere praxisinterne Angaben vorhanden wie z. B. Name der Mitarbeiterin, die freigibt, Instrumenten-Codenummer?

Ist alles nach der Kontrolle korrekt, wird das Sterilgut freigegeben und zur erneuten Verwendung bereitgestellt. Die erfolgte Freigabe ist in einem Sterilisations-Kontrollbuch durch dazu beauftragte Mitarbeiterinnen zu dokumentieren. Diese Dokumentation ist (mindestens) 10 Jahre aufzubewahren.

Lagerung

Alle sterilisierten Instrumente werden in Schränken oder Schubladen trocken und staubgeschützt aufbewahrt. Das verpackte Sterilgut kann bis zu sechs Monaten dort gelagert werden. Eine offene Lagerung im Aufbereitungsraum und anderen Räumen der Praxis ist nur für wenige Stunden möglich. Sterilgutlagerverpackungen (Mehrfachverpackungen) können bis zu fünf Jahren gelagert werden.

Um unnötiges erneutes Sterilisieren zu verhindern, ist nach dem Prinzip „first in – first out" zu verfahren, d. h., neu sterilisiertes Lagergut wird hinten einsortiert. Somit wird das vordere, ältere zuerst verwendet.

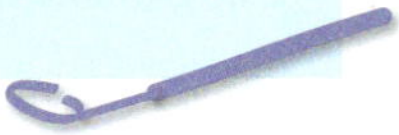

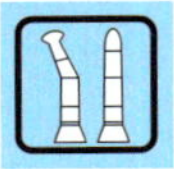

Aufbereitung von Übertragungsinstrumenten

Übertragungsinstrumente wie Schnellläufer, Turbine, Hand- und Winkelstück werden nach Bewertung und Einstufung durch die Praxisinhaberin nach semikritisch B oder kritisch B aufbereitet, d. h., es werden erhöhte Anforderungen an die Aufbereitung gestellt.
Der Aufbereitungsablauf umfasst:
- kontaminationsgeschützten Transport in den Aufbereitungsbereich
- entweder (bei neueren Geräten)
  - Arretieren im RDG und Aufbereitung
  - Ölen der Innenteile
  - bei nicht validiertem RDG: offene (semikritisch B) oder verpackte (kritisch B) Dampfsterilisation
- oder (bei älteren Geräten)
  - chemisches Aufbereitungsverfahren evtl. mit integrierter maschineller Ölung der Innenteile
  - bei nicht validierten Geräten: offene (semikritisch B) oder verpackte (kritisch B) Dampfsterilisation
- oder (bei älteren Geräten)
  - Außenreinigung und -desinfektion
  - Innenreinigung und -pflege
  - anschließend offene (semikritisch B) oder verpackte (kritisch B) Sterilisation
- Freigabe und Lagerung nach den üblichen Kriterien

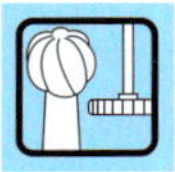

Rotierende, oszillierende und ähnliche Instrumente

An die Aufbereitung dieser Instrumente wird ebenfalls eine erhöhte Anforderung gestellt. Semikritisch B sind z. B. Bohrer, Fräsen, Schleifer, Polierer, Bürstchen oder Ultraschallansätze; kritisch B sind z. B. chirurgische Bohrer, Fräsen, Wurzelkanalkleininstrumente.
Sie werden
- entweder – wenn möglich – im RDG aufbereitet
- oder im chemischen Desinfektionsbad (Bohrerbad/Instrumentenbad) evtl. in Kombination mit Ultraschall eingelegt
- und anschließend offen (semikritisch B) oder verpackt (kritisch B) sterilisiert.

Hierbei können vom Hersteller die Anzahl der Aufbereitungskreisläufe begrenzt sein. Dann ist auf korrekte Kennzeichnung zu achten.

Zusatzgeräte mit Austritt von Flüssigkeiten, Luft oder Partikeln

Zu diesen Geräten gehören z. B. Pulverstrahlgeräte und Zahnsteinentfernungsgeräte jeder Bauart. Sie werden nach semikritisch B aufbereitet, d. h., sie werden entweder – wenn möglich – im RDG aufbereitet (Achtung: Hohlinstrumente müssen dazu korrekt arretiert werden, sodass der Wasserstrahl den Innenraum gut durchspülen kann) oder mit geeignetem Flächendesinfektionsmittel wischdesinfiziert. Abschließend werden sie, wenn möglich, sterilisiert. Wird das Gerät selten benötigt, empfiehlt es sich – wenn vom Hersteller zugelassen –, verpackt zu sterilisieren, um die Aufbewahrungsfrist zu verlängern. Ansätze für die Luft-Wasser-Funktionsspritze sollten in kürzeren Abständen sterilisiert werden, besonders bei blutigen oder lang dauernden, invasiven Eingriffen.

2.3 Gegenstände, Flächen und Geräte im Behandlungszimmer

2.3.1 Gegenstände

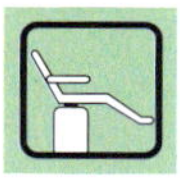

Großgeräte (z. B. fahrbares Röntgengerät) oder eingebaute Geräte (z. B. Deckenmikroskop, Intraoralkamera) sollten möglichst wenig kontaminiert werden. Es empfiehlt sich, sie bei Nichtgebrauch entsprechend abzudecken nach dem Grundsatz: „Was nicht kontaminiert ist, muss auch nicht desinfiziert werden.“ Werden die Geräte jedoch benötigt oder besteht die Möglichkeit, dass sie kontaminiert wurden, so werden sie nach der Behandlung wischdesinfiziert.

2.3.2 Patientennahe Flächen, die im Kontaminationsbereich von Aerosolen liegen

Diese Flächen werden morgens vor Behandlungsbeginn und nach jeder Patientenbehandlung wischdesinfiziert. Man verwendet hierfür Papiertücher aus einem Spender, die bereits mit Oberflächendesinfektionsmittel getränkt sind, oder sprüht das Mittel in ein Einmalhandtuch (*s. Abb. 1, 2*).
Im Gegensatz dazu spricht man von Sprühdesinfektion, wenn ein Desinfektionsmittel auf die Flächen gesprüht wird. Dies kann bei Instrumenten mit Rillen oder schwer zugänglichen Ecken nötig sein.

Eine Wischdesinfektion erzeugt weniger Aerosole durch das Desinfektionsmittel als eine Sprühdesinfektion, sodass die Gefahr des Einatmens von Desinfektionsmittel geringer ist. Außerdem wird die abgewischte Fläche mechanisch gereinigt. Daher ist der Wischdesinfektion in der Regel der Vorzug zu geben.

Die **Reihenfolge** ergibt sich aus zwei Überlegungen:
- Wo muss das Desinfektionsmittel am längsten einwirken?
- Von oben nach unten ist sinnvoller zu wischen als von unten nach oben.

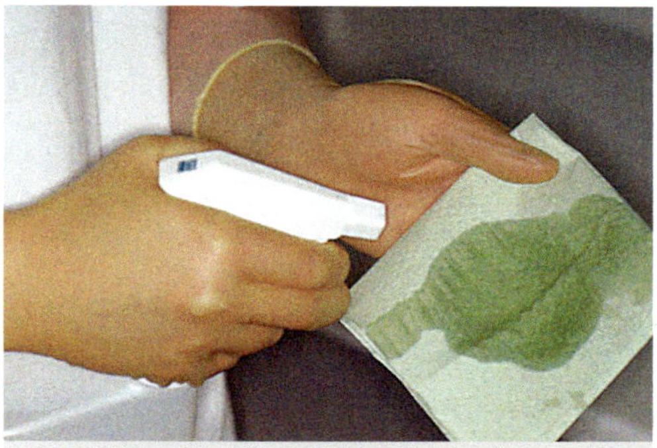

Abb. 1 Das Flächendesinfektionsmittel wird auf ein Tuch gesprüht.

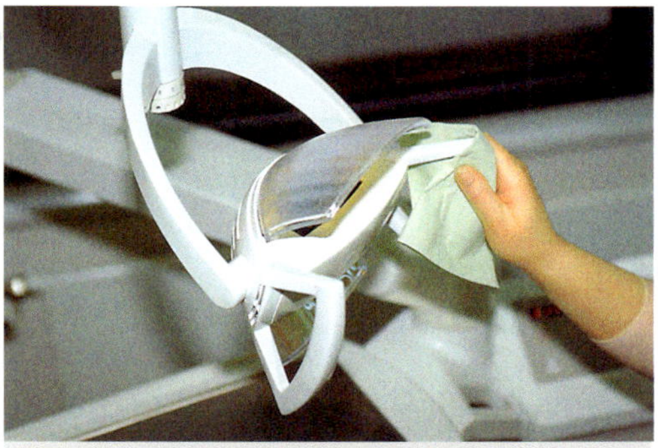

Abb. 2 Mit dem Tuch werden die Flächen abgewischt (hier die Griffe der Lampe).

Die wichtigsten **Bereiche** der Desinfektion patientennaher Flächen sind:
- **Lampengriffe** (manche sind auch abschraubbar und sterilisierbar)
- **Geräteblock** (z. B. Display, Köcher der Übertragungsinstrumente usw.) mit Schwebetisch und Instrumentenablage und ggf. Röntgengerät oder Intraoralkamera am Schwebetisch
- **Behandlungsstuhl:** Armstütze, Kopfstütze, Ansatz der Absauganlage innen und außen, Speibecken

Zum Schluss werden Schutzbrille, Arbeitsplatte, evtl. Schubladengriffe, Türgriff und Telefon desinfiziert. Dies ist dann sinnvoll, wenn häufig während der Behandlung eine Störung eintritt und diese Bereiche dann kontaminiert werden.

2.3.3 Größere Flächen

Größere Flächen sollten bei optischer Verschmutzung oder nach Behandlung von Infektionspatienten sofort, ansonsten i. d. R. einmal wöchentlich wischdesinfiziert werden:
- alle Arbeitsflächen im Behandlungszimmer, Röntgen- und Aufbereitungsraum
- die Frontseiten der Schränke im Behandlungszimmer
- der Bereich um die Waschbecken
- die Schläuche der Absauganlage von außen
- andere Flächen, die im Bereich von Aerosolen liegen

Durch die große Fläche kann die Desinfektion nicht mehr mit alkoholischen Desinfektionslösungen erfolgen. Denn durch die Verdunstung des Alkohols könnte eine Verpuffung, d. h. eine schlagartige Entzündung des Alkohol-Luft-Gemisches erfolgen, zum Beispiel, wenn bei der anschließenden Behandlung mit offener Flamme gearbeitet wird. Hier haben sich Oberflächendesinfektionsmittel anderer chemischer Zusammensetzung bewährt.

2.3.4 Reinigung der Fußböden

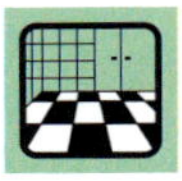

Bei sichtbaren Verunreinigungen, nach Infektionsbehandlungen sowie in häufig chirurgisch genutzten Eingriffsräumen sollte mit einem geeigneten Desinfektionsmittel der Fußboden gewischt werden. In allen anderen Bereichen und nach Routinebehandlung genügt zur täglichen Reinigung ein Reinigungsmittel ohne Zusatz von Desinfektionsmitteln.

2.3.5 Absauganlage

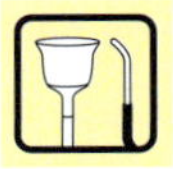

Die Absauganlage mit ihren verschiedenen Ansätzen muss hygienisch sorgfältig gewartet werden.

Nach jedem Patienten: Nach der Entfernung des Speichelsaugers und der großen Absaugkanüle oder des chirurgischen Saugers erfolgen:
- Reinigen durch Durchspülen von Wasser, am besten nach jedem Patienten (dann genügt meist das Restwasser des Mundspülbechers). Je länger oder blutiger ein Eingriff war, desto intensiver muss anschließend mit Wasser gespült werden. Ein Festsetzen von Speichelpartikeln und koaguliertem Blut an der Schlauchinnenwand bzw. ein kontaminierter Rückfluss kann dadurch verhindert werden.
- Ebenso sollte das Speibecken nach jedem Patienten durchgespült werden.
- Desinfektion des Ansatzstückes außen und innen (so weit, wie zu greifen möglich ist), bei der Flächendesinfektion der Behandlungseinheit

Am **Ende eines Behandlungstages**, evtl. auch öfter, erfolgen:

- das Reinigen und Desinfizieren der Absaugschläuche und des Speibeckenabflusses mit geeignetem Desinfektionsmittel und danach
- die Reinigung von Fein- und Grobsieb der Behandlungseinheit (mit Handschuhen). Das Feinsieb ist der Siebeinsatz in der Behandlungseinheit im Schlauch des Speichelsaugers. Das Grobsieb ist der Siebeinsatz in der Behandlungseinheit unter dem Ansatzstück des großen Absaugschlauches.

Bei Bedarf werden die Siebe erneuert. Sollten in den Sieben Amalgamreste vorhanden sein, müssen diese als ↑Sondermüll entsorgt oder – bei Weiterbenutzung – über dem Speibecken ausgespült werden. (Von dort gelangt das Abwassser in den Amalgamabscheider.) Es darf kein amalgamkontaminiertes Wasser in die Kanalisation gelangen.

↑Sondermüll, S. 107

Wenn nötig, z. B. vor der Behandlung von immunschwachen oder nach der Behandlung von infektiösen Patienten, werden die Kupplungen der Absaugschläuche ausgetauscht. Bei modernen Einheiten können sie im Thermodesinfektor oder im Sterilisator aufbereitet werden.

Einmal in der Woche bzw. bei Bedarf erfolgt die Reinigung und Desinfektion der Schläuche von außen.

2.3.6 Wasserführende Systeme an der Behandlungseinheit

In jeder Behandlungseinheit verlaufen viele wasserführende Leitungen, an welche die Übertragungsinstrumente, das Zahnsteinentfernungsgerät, die Mehrfunktionsspritze bzw. der Luft-Wasser-Bläser sowie der Mundglasfüller angeschlossen sind. Das Wasser muss Trinkwasserqualität haben. Unabhängig davon können diese Wasserzuleitungen mit verschiedenen Mikroorganismen besiedelt sein, z. B. mit Legionellen und/oder Pseudomonas-Erregern (Bazillen mit Geißeln).

Legionellen sind Bakterien, die eine Legionellose (Legionärskrankheit) auslösen. Sie setzen sich in stehendem Wasser (z. B. nicht ständig benutzten Wasserleitungen) fest und werden mit den Aerosolen beim Duschen oder bei der zahnärztlichen Behandlung eingeatmet. Bei widerstandsschwachen Menschen kann eine Legionellose ausgelöst werden, die einer Lungenentzündung ähnelt und tödlich verlaufen kann.

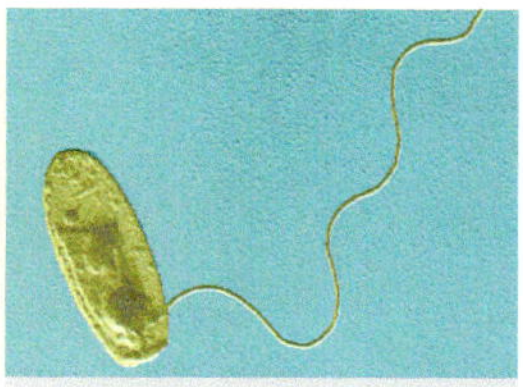

Legionella pneumophila

An den wasserführenden Systemen werden

- **morgens vor der Behandlung** alle Entnahmestellen für 2 Minuten durchgespült,
- **nach jedem Patienten** die benutzten Entnahmestellen für 20 Sek. gespült, um einen Rücklauf von kontaminierten Flüssigkeiten zu verhindern,
- **am Ende des Tages** die Systeme nach dem letzten Patienten nochmals für 20 Sek. gespült.

Ferner ist es empfehlenswert, **einmal jährlich** an (mindestens) einer Entnahmestelle Wasser für eine mikrobiologische Untersuchung zu entnehmen, um die Keimbelastung des Wassers festzustellen.

Menschen mit Immunsuppression und anderen Beeinträchtigungen des Immunsystems sind besonders gefährdet, wenn Keime im Wasser vorhanden sind. Eine Desinfektionsanlage, mit der mindestens einmal pro Woche die wasserführenden Schläuche durchgespült und desinfiziert werden, gehört in modernen Behandlungseinheiten heute zur Standardausrüstung. Noch sicherer ist es, bei solchen Patienten das Kühlwasser abzuschalten und dafür sterile Kochsalz-Lösung (NaCl-Lösung) zuzuführen. Bei Patienten mit Mukoviszidose ist dies Pflicht und muss dokumentiert werden. Mukoviszidose ist eine erblich bedingte Erkrankung, die sich auch in der Widerstandsschwäche gegen Pseudomonas-Erreger zeigt.

2.4 Weitere hygienische Maßnahmen

2.4.1 Abformungen und zahnärztliche Werkstücke

Alle im Mund bearbeiteten oder hergestellten zahnärztlichen Werkstücke wie Abformungen, Bissnahmen, auch Kronen, Prothesen oder KFO-Geräte sind mit Keimen kontaminiert. Sie müssen nach Entnahme aus dem Mund desinfiziert werden, sodass von ihnen keine Infektion ausgehen kann. Die Abformungen oder Werkstücke werden daher in spezielle Lösungen oder auch in ein Abdruckdesinfektionsgerät nach Herstellerangaben eingelegt, bevor sie z. B. an das (Praxis-)Labor weitergegeben oder im Mund des Patienten eingesetzt werden.
Besonders zu beachten sind auch die **Wasserbäder**, die gerne zur Erwärmung z. B. von Wachsplatten verwendet werden. Werden sie mit kontaminiertem Material verseucht, muss nach Ende dieser Patientenbehandlung das Wasser entleert und das Wasserbad desinfiziert werden. Bewährt hat sich dagegen eher die Entnahme von warmem Wasser aus dem Wasserbad in Einmal-Schälchen oder in die sterilisierbare Metallwasserschale. Bei Kontamination muss nur das Schälchen entsorgt bzw. aufbereitet werden, was weniger aufwändig ist, als das gesamte Wasserbad aufzubereiten.

2.4.2 Wäsche

Weitere Hinweise finden Sie unter **www.unfallkassen.de**
→ Publikationen
→ Regelwerk
→ GUV-R 189 „Benutzung von Schutzkleidung“

Die Benutzung, Entsorgung und Wiederaufbereitung der in der Praxis verwendeten Wäsche ist über die Unfallverhütungsvorschriften geregelt. Gebrauchte, verschmutzte Schutzkleidung wird in reißfeste Abwurfsäcke oder Wäschecontainer abgeworfen und bis zur Entsorgung an einem geeigneten Platz gelagert. Sie muss desinfizierend behandelt werden. Entweder wird sie in der Praxis gewaschen, möglichst bei mindestens 60 °C und mit entsprechend desinfizierenden Waschmitteln, welche im Dentalhandel zu erwerben sind. Oder sie wird in Wäschereien chemisch gereinigt. Dies bietet sich für Kleidung an, die nicht bei mindestens 60 °C gewaschen werden kann. Als OP-Wäsche und Schutzkleidung für die Behandlung von Infektionspatienten wird heute flüssigkeitsdichte Einmalwäsche verwendet, die dann mit dem (Infektions-)Müll in einem separaten Plastiksack entsorgt wird.

2.4.3 Abfall und Abfalltrennung

Es gibt verschiedenartige Abfälle, die zu sortieren und zu trennen sind. Für die Aufbereitung der Instrumente und für die Abfallentsorgung muss nach RKI-Empfehlung ein eigener Bereich in der Praxis festgelegt werden. Die einzelnen Landeszahnärztekammern informieren, wie die verschiedenen Abfälle nach der Abfallversorgungsverordnung (AVV) und weiteren Richtlinien der Länder zu entsorgen sind.

Behandlungsmüll

Behandlungsmüll ist jede Art von Müll, der bei der Patientenbehandlung anfällt, z. B. Serviette, Einmalartikel wie Speichelsauger, Bürstchen, Matrizenband, ausgehärtetes Abdruckmaterial, Handschuhe und Mundschutz. Er wird in ausreichend widerstandsfähigen, dichten und erforderlichenfalls feuchtigkeitsbeständigen Müllsäcken gesammelt und mit dem Restmüll entsorgt. Ebenso können mikrobiologische Kulturen (z. B. Speicheltests) sicher umschlossen im Behandlungsmüll entsorgt werden. Auch extrahierte Zähne können so entsorgt werden. Jedoch müssen extrahierte Zähne mit Amalgamfüllungen als ↑Sondermüll separat entsorgt werden. Besonders ist darauf zu achten, Müllsäcke nicht umzuleeren oder auszuschütten.

↑Sondermüll, S. 107

Spitze, scharfe, stechende, schneidende Instrumente

Spitze, scharfe, stechende, schneidende Instrumente, z. B. Kanülen, Skalpellklingen, Einmalskalpelle, Ampullen, Karpulen fallen ebenfalls bei der Behandlung an, müssen aber auf Grund der Verletzungsgefahr in durchstichsicheren Tischbehältern gesammelt und entsorgt werden (*s. Abb. 1*). Sie dürfen nicht übervoll gemacht werden, die angegebene Füllhöhe ist zu beachten. Verschlossen können diese Behälter dann zum Behandlungsmüll gegeben werden.
Bei der Entsorgung ist darauf zu achten, dass keine Stich- oder Schnittverletzungen auftreten. Deshalb darf die Entsorgung in einen solchen Tischeimer oder die Wiederbefestigung der Schutzkappe nur mit einer Hand erfolgen. Von Firmenseite gibt es hier Bemühungen, sowohl für Einmalspritzen als auch für Karpulenspritzen gefahrfreie Lösungen anzubieten (*s. Abb. 2*).

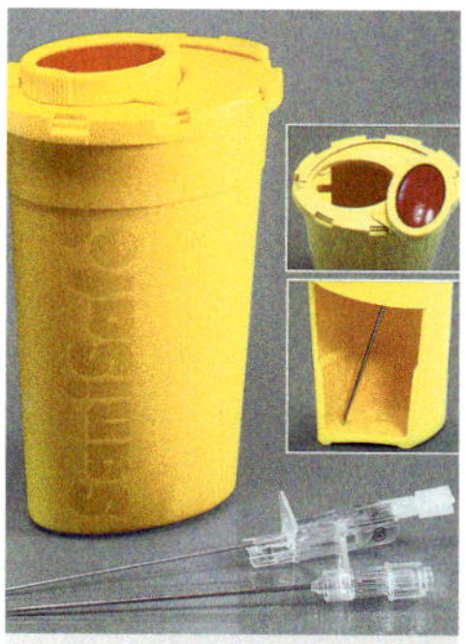
Abb. 1 Abwurfbehälter zur Entsorgung spitzer und scharfer Gegenstände

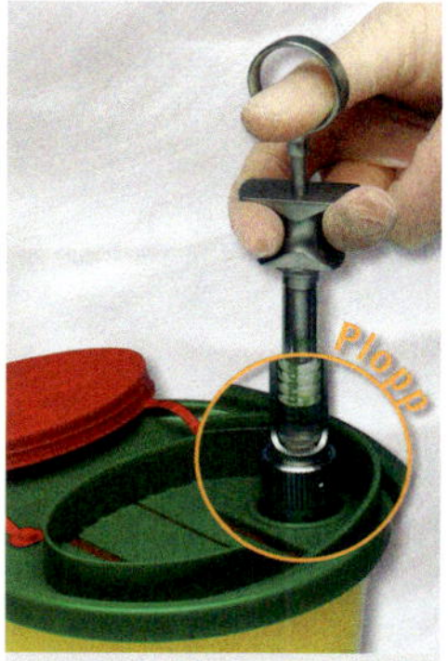
Abb. 2 System zur sicheren Entsorgung von Kanülen

Behandlungsmüll bei Infektionspatienten

Man kann diesen Müll zunächst desinfizieren. Es empfiehlt sich aber grundsätzlich, ihn in einen separaten Müllsack zu verpacken, bevor er zum normalen Behandlungsmüll gegeben wird. Eine Ausnahme bildet der Abfall, der bei der Behandlung von offener Lungentuberkulose entsteht. Er muss als Infektionsmüll entsorgt werden.

Papiermüll, Glasmüll, Biomüll

Dieser Müll wird nach den üblichen Entsorgungskriterien getrennt entsorgt.

Desinfektionsmittel

Desinfektionsmittel werden stark verdünnt dem Abwasser zugeführt, sofern Stadt- oder Landesbehörden nichts anderes vorschreiben.

Sondermüll

Sondermüll ist Abfall, der nach bestimmten Auflagen entsorgt werden muss. Dies ist auf Verlangen der zuständigen Behörde nachzuweisen. Zum Sondermüll gehören
- Abfälle aus konventionellem Röntgen,
- Abfälle aus Amalgamverarbeitung,
- Medikamente mit abgelaufenem Haltbarkeitsdatum.

Abfälle aus konventionellem Röntgen

Röntgenchemikalien werden als ↑ Gefahrstoffe nach Herstellerangaben gesammelt bzw. als Sondermüll entsorgt. Ein Nachweis über eine ordnungsgemäße Entsorgung ist aufzubewahren.

↑Gefahrstoffe, S. 20

Bleifolien sollten ebenfalls an dieses Entsorgungsunternehmen abgegeben werden.

Alte Röntgenbilder, die nach Ablauf der Aufbewahrungsfristen vernichtet werden können, sollten zur Wahrung des Datenschutzes durch Zerschneiden unkenntlich gemacht werden und dann ebenfalls an das Entsorgungsunternehmen abgegeben werden.

Abfälle aus Amalgamverarbeitung

Für kontaminierte Abfälle gilt:

- **Amalgamabscheider** müssen nach Herstellerangaben vorschriftsmäßig gewartet werden und sind mindestens alle fünf Jahre auf ihren ordnungsgemäßen Zustand hin zu untersuchen. Diese Überprüfung ist im Wartungsbuch zu dokumentieren. Bei Bedarf werden die Amalgamabscheider ausgetauscht, was jeweils im Wartungsbuch der Behandlungseinheit mit Datum einzutragen ist.
- **Amalgam** darf weder ins Abwasser noch in den Müll gelangen, sondern ist als Sondermüll zu behandeln, der von einer dafür spezialisierten Firma entsorgt wird. Die Bescheinigung über die Abgabe an den Entsorgungsbetrieb ist aufzubewahren.
- Es gelten evtl. weitere Vorschriften auf Landesebene.
- **Grobsiebe und Feinsiebe in der Behandlungseinheit** sind nach Ausbohren von Amalgamfüllungen mit Amalgamresten kontaminiert und werden deswegen entweder als Sondermüll, d. h. über die Entsorgungsfirma, entsorgt oder – wenn zunächst noch weiter verwendbar – über dem Speibecken ausgespült. Sie dürfen nicht am normalen Waschbecken gereinigt werden, da sonst das Abwasser belastet würde.
- **Extrahierte Zähne mit Amalgamfüllungen**, die nicht vom Patienten als Eigentum beansprucht werden, werden ebenfalls als Sondermüll entsorgt.

Für nicht kontaminierte Abfälle gilt:

- **Amalgamreste**, die beim Legen von Amalgamfüllungen nicht kontaminiert wurden (Überschuss beim Anmischen), werden unter Wasser aufbewahrt, da Amalgam bei Luftzufuhr giftige Quecksilberdämpfe freisetzen kann. Diese Reste werden ebenfalls über die Spezialfirma entsorgt.
- **Leere Amalgamkapseln oder -behälter** gehen entweder direkt an die Lieferfirma zurück oder an das Entsorgungsunternehmen.

Medikamente mit abgelaufenem Haltbarkeitsdatum

Zum Sondermüll gehören auch **Medikamente** mit abgelaufenem Haltbarkeitsdatum. Über ihre Entsorgung informiert das zuständige Amt für Abfallwirtschaft.
Auch können abgelaufene Medikamente nach Absprache an die Apotheke oder das Dentaldepot zurückgegeben werden.

2.5. Bereiche, die dem Hygieneplan zugerechnet werden können

2.5.1 Medikamente und Materialien

↑ Siehe hierzu Lernfeld 8, Aufbewahrung von Medikamenten, S. 305

Medikamente und andere Materialien (z. B. Kunststoff- oder Abformmaterialien sowie Desinfektionsmittel) müssen so aufbewahrt bzw. gelagert werden, dass Verwechslungen vermieden werden und sie ihre Wirkung nicht einbüßen.
Das Umfüllen aus Originalbehältern oder das Umetikettieren ist nicht erlaubt und die korrekte Lagertemperatur muss beachtet werden. Außerdem müssen Medikamente gewissenhaft entsorgt werden.

2.5.2 Hygienische Kontrollen

Die Überwachung und die Wartung von Geräten wie ↑RDG und ↑Sterilisator erfolgen nach Herstellerangaben und umfassen die täglichen Kontrollen und die Chargenkontrollen. Ein Teil der Kontrollen kann über ↑Wartungsverträge abgesichert werden.

↑Kontrolle des RDG, S. 101
↑Kontrolle der Sterilisationsleistung, S. 101
↑Wartungsvertrag, S. 111

2.5.3 Schulungen

Ein Hygieneplan ist nichts Statisches – ständig ergeben sich Veränderungen. Deswegen ist sein Inhalt regelmäßig zu besprechen und dies zu dokumentieren. Formblätter dazu sind z. B. bei den Kammern abzurufen. Nur so können Veränderungen in der Praxis in ihrem für die Hygiene wichtigen Ausmaß erkannt und berücksichtigt werden. Unterweisungen sind jährlich, bei Auszubildenden halbjährlich vorgeschrieben.

Terminologie: Hygieneplan	
Amalgamabscheider	Gerät, das in die Behandlungseinheit eingebaut sein muss, um Amalgamreste aufzufangen
Arretieren, Arretierung	Feststellen der Griffschenkel oder Branchen eines Instruments
Autoklav	Dampfsterilisator
Charge	Produktserie, Herstellungsablauf unter gleichen Bedingungen
Chargendokumentation	schriftlicher Nachweis für jede Charge, z. B. eines Sterilisationsablaufs
Chargenkontrolle	Überprüfung, Kontrolle einer Charge
Helix	Prozessindikator in Form eines aufgewickelten Gummiröhrchens
JASchG	Abk. f. **J**ugend**a**rbeits**sch**utz**g**esetz; gilt vor allem bei minderjährigen Auszubildenden
Legionellen	Bakterien, die eine Legionellose (Legionärskrankheit) auslösen können
oszillierend	schwingend
Sterilgut (= Sterilisiergut)	Sammelbegriff für sterilisierte Medizinprodukte
Sterilgutlagerverpackung	Sterilisiergutlagerverpackung; Mehrfachverpackung von Sterilgut, die längere Lagerzeiten erlaubt
Sterilisations-Kontrollbuch	Dokumentationsbogen oder -buch für die einzelnen Sterilisationschargen
Sterilisator	Gerät zur Sterilisation
Übertragungsinstrumente	Instrumente, die die gewünschte Umdrehungszahl auf rotierende Instrumente übertragen; z. B. Winkelstück, Turbine oder Schnellläufer
Validierung validieren (Verb)	Nachweis der korrekten Aufbereitung eines Instrumentes bei Standardbeladung

Aufgaben

1 In welche fünf Bereiche sind zahnärztliche Instrumente nach ihrem hygienischen Risiko einzustufen?

2 Nennen Sie die Stationen der Instrumentenaufbereitung.

3 Nennen Sie drei Verpackungsmöglichkeiten vor der Sterilisation.

4 Welche drei Messwerte sind beim Betrieb des Autoklaven zu beachten?

5 Worauf muss bei der Freigabe von Instrumenten geachtet werden?

6 Was müssen Sie beim sicheren Umgang mit Kanülen beachten?

7 Wie werden die verschiedenen Abfälle aus dem konventionellen Röntgen entsorgt?

3 Praxiskosten

In vielen Zahnarztpraxen haben in den letzten Jahren die Hygienemaßnahmen zu massiven Mehrkosten geführt. Dies kann nur zu einem sehr geringen Teil dadurch ausgeglichen werden, dass heute manches maschinell erledigt wird und dadurch die Arbeitskraft der Mitarbeiterinnen für andere Tätigkeiten frei wird.

Auch die Überlegung, z. B. einen Teil der Instrumentenaufbereitung einschließlich der Verantwortung dafür an eine Fremdfirma abzugeben („outzusourcen"; von engl. outsourcing = auslagern), müssen auf Kosten und Nutzen kalkuliert werden und ergeben nicht immer eine Kostenersparnis.

Allerdings bleibt eines grundsätzlich zu bedenken: Wer im Hygienebereich dort spart, wo Hygienesicherheit gefordert ist und dokumentiert werden muss, setzt sich der Gefahr aus, im Streitfall Haftung und Kosten übernehmen zu müssen, die den Hygieneaufwand bei weitem übersteigen. Den Nachweis einer lückenlosen Hygiene muss die Praxisinhaberin erbringen, wenn ein Patient dies gerichtlich einfordert. Kann sie diesen Nachweis nicht erbringen, führt dies zur „Beweislastumkehr".

3.1 Arbeitsmittel

Weitere Hinweise finden Sie unter www.vah-online.de
→ Kommissionen
→ Desinfektionsmittelliste

Arbeitsmittel im Bereich der Praxishygiene sind v. a. Desinfektionsmittel.
Auf dem Markt werden von vielen Firmen ganze Produktpaletten für jeden Bereich des Hygieneplans angeboten. Neben dem Preis eines Desinfektionsmittels ist von großer Wichtigkeit, ob und wie diese Desinfektionsmittel auf ihre Wirksamkeit getestet sind.

Selbstverständlich muss mit diesen Arbeitsmitteln nach Herstellerangaben verfahren werden. Dies erfordert vor allem, dass exakt dosiert wird. Das Dosieren wird oft auch von den Herstellern mit Dosierhilfen unterstützt.
Im Beipackzettel, aber auch direkt auf den Gebinden (Flaschen, Kanister, Packungen) steht die Gebrauchsanleitung bzw. Dosierung.

Es gibt Mittel, die bereits vordosiert sind bzw. als gebrauchsfertige Lösungen angeboten werden. Dazu gehören z. B. die Händedesinfektionsmittel auf Alkoholbasis.

Instrumentendesinfektionsmittel oder Mittel zur Desinfektion der Absauganlage werden meist als Konzentrate angeboten und müssen je nach Einwirkzeit dosiert werden. Bei der Dosierung leisten ↗ Dosiertabellen eine gute Hilfe.

↗ Dosiertabelle, S. 98

Die meisten Desinfektionsmittel sind ↗ Gefahrstoffe. Sie werden so genannt, weil der Umgang mit ihnen zur Gefahr für die Gesundheit werden kann.

↗ Gefahrstoffe, S. 20

Tipps zum Umgang mit Desinfektionsmitteln

- Desinfektionsmittel, die angemischt werden, sollte man nie in heißem, sondern höchstens handwarmem Wasser anmischen, da die **Dämpfe** gesundheitsschädigend sein können.
- Moderne Desinfektionsmittelwannen haben einen **Deckel**, um Dämpfe im warmen Zimmer abzuhalten, und einen **Siebeinsatz**, um die Instrumente möglichst ohne Verletzung und ohne Desinfektionsmittelspritzer aus der Lösung heben zu können.
- **Desinfektionsmittel dürfen nicht mit Reinigungsmitteln vermischt werden, die nicht vom Hersteller dazu empfohlen sind.** Unpassende Reinigungsmittel vermindern die Desinfektionswirkung bzw. können andere, unkontrollierte chemische Reaktionen auslösen.
- Ebenso ist das Umfüllen von größeren in kleinere Gefäße verboten.

Weitere Hinweise finden Sie unter **www.bgw-online.de**
→ Virtuelle Praxis
→ Virtueller Rundgang
→ Zahnarzt

3.2 Wartungsvertrag

Wartungsverträge sind im täglichen Leben weit verbreitet. Ein Hersteller oder ein Fachbetrieb bietet an, in regelmäßigen Abständen oder bei Bedarf ein Gerät oder eine Anlage zu warten. Dafür wird ein Pauschalpreis vereinbart.

Im Bereich einer Zahnarztpraxis und im evtl. angeschlossenen Praxislabor kommen einige solcher Wartungsverträge vor. Mitunter sind Wartungsverträge per Verordnung oder Gesetz vorgeschrieben.
Wartungsverträge können mit dem Hersteller oder dem Dentaldepot abgeschlossen werden. Ein Firmenmitarbeiter oder ein Medizintechniker führt die Wartung dann aus.

Im Bereich der **Hygiene** sind dies:
- Wartung und – wenn möglich – Validierung von **Thermodesinfektoren (RDG)**
- Wartung und Validierung von **Sterilisatoren**
- Wartung und – wenn möglich – Validierung des **Einschweißgerätes**
- Wartung des **Amalgamabscheiders**

Manche dieser Geräte müssen nach MedGV (Medizingeräteverordnung), nach MPG (Medizinprodukte-Gesetz) und nach MPBetreibV (Medizinprodukte-Betreiberverordnung) in ein Bestandsverzeichnis oder Medizinproduktebuch eingetragen werden. Dort werden auch die Wartungs- und Reparaturmaßnahmen vermerkt, um jederzeit den ordnungsgemäßen Zustand des Gerätes überprüfen zu können.

Organisation von Wartungs- und Unterweisungsterminen innerhalb und außerhalb der Praxis
Da für Wartung, Kontrolle, Unterweisung und jeweilige Dokumentation Termine in unterschiedlichen Abständen zu beachten und zu koordinieren sind, bewährt es sich, sich für die eigene Praxis einen manuellen oder EDV-gestützten Terminkalender anzulegen, in dem diese Termine vermerkt werden. So kann die Praxisinhaberin frühzeitig das Nötige veranlassen. Die Kammern haben in ihren Handbüchern Informationen und Checklisten über diese Termine zusammengefasst. Dort kann man sich informieren, welche Angaben für die eigene Praxis benötigt werden.

Aufgaben

1 Nennen Sie fünf Bereiche in der ZA-Praxis, für die die Industrie Desinfektionsmittel bereitstellt.

2 Errechnen Sie bei Ihrem Instrumentendesinfektionsmittel, wie viel Konzentrat Sie für eine 2 %ige 2-Liter-Lösung brauchen.

Dictionary	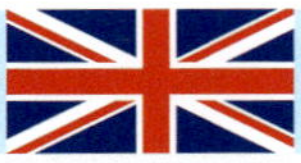	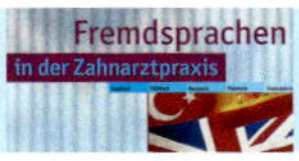
bakterielle Infektion	bacterial infection	
Blut	blood	*page 10*
Eiter	pus	
Hepatitis (A/B/C) haben	to have hepatitis (A/B/C)	*page 10*
HIV, AIDS haben	to have HIV, AIDS	*page 10*
Impfung/geimpft	inoculation/inoculated	
Infektion	infection	
Infektionskrankheit	infectuous disease	
Kopfschmerzen haben	to have a headache	
Krankheit	disease	*page 10*
Pilzerkrankung	fungal infection	
Schwangerschaft/schwanger sein	pregnancy/to be pregnant	*pages 10 and 17*
Speichel	saliva	
Sterilisation	sterilisation	
Symptom/Krankheitszeichen	symptom	
Virusinfektion	viral infection	

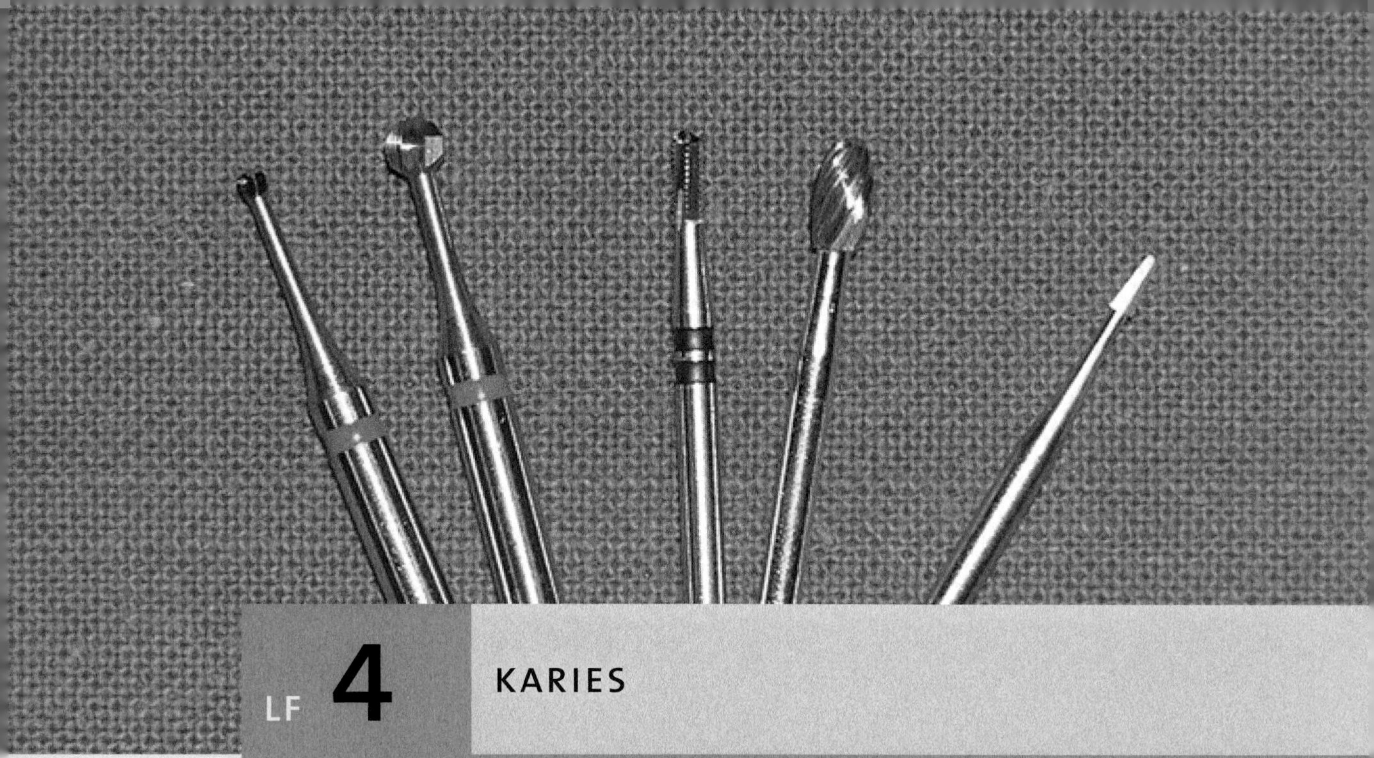

LF **4**

KARIES

1 Aufbau der Zähne und deren Entwicklung

Die Kenntnis des feingeweblichen Aufbaus der Zähne ist die Voraussetzung für vorbeugende und zahnerhaltende Maßnahmen. So konnten z. B. Füllungsmaterialien entwickelt werden, die einen Verbund mit den Zahnhartsubstanzen eingehen und dadurch sehr gut halten. Auch können die Entstehung von Karies und die damit verbundenen therapeutischen und vorbeugenden Maßnahmen nur auf der Basis der Kenntnis des Zahnaufbaus verstanden werden. Das Wissen über die regelgerechte Entwicklung der Zähne und des Gebisses sind z. B. für notwendige kieferorthopädische Maßnahmen entscheidend.

1.1 Histologischer Zahnaufbau

Unter der **Histologie** versteht man die Lehre von den Geweben unseres Körpers. Auch unsere Zähne bestehen aus unterschiedlichen Zahnhartsubstanzen und einem Weichgewebe, die sich im **makroskopischen** (mit bloßem Auge sichtbar) und **mikroskopischen** (nur mit dem Mikroskop sichtbar) Aufbau unterscheiden.
Die Zahnhartsubstanzen bestehen aus Zahnschmelz, Wurzelzement und Dentin. Sie umgeben die Pulpa, das Weichgewebe des Zahnes.

1.1.1 Pulpa

Die Pulpa besteht aus Bindegewebe, das reichlich mit Nerven, Blut- und Lymphgefäßen versorgt ist. Bindegewebe füllen Hohlräume aus und betten Organe in ihre Umgebung ein. Außerdem bestehen Bindegewebe aus Zellen, die eine Grundsubstanz und Fasern bilden.
Die Nerven, Blut- und Lymphgefäße treten durch das **Foramen apikale**, eine kleine Öffnung an der Wurzelspitze, in die Pulpa ein. Die Pulpa ernährt das Dentin und kann dies neu bilden. Reize können über die Nerven der Pulpa weitergeleitet werden und über die Blutgefäße können auch Abwehrzellen in die Pulpa einwandern.
Der Raum, den die Pulpa ausfüllt, wird als **Pulpakammer** bezeichnet. Man unterscheidet zwischen einer **Kronen**- und einer **Wurzelpulpa** (*s. Abb. 1*). Die Kronenpulpa hat zur Krone hin Ausweitungen, die als **Pulpenhörner** bezeichnet werden. Die Pulpenhörner sind gerade bei Kinder und Jugendlichen besonders ausgeprägt.

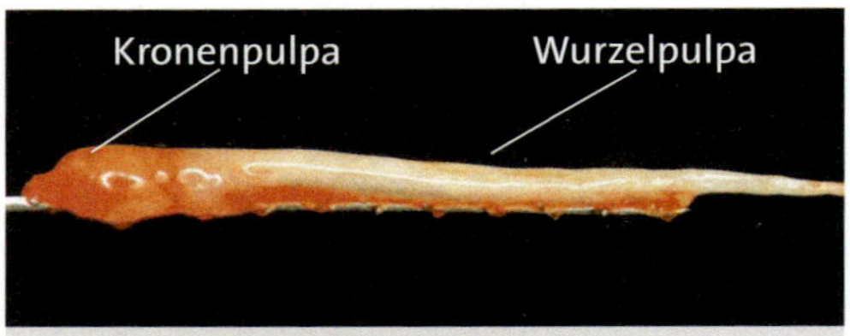

Abb. 1 Pulpa auf einem Wurzelkanalinstrument

In der äußersten Schicht der Pulpa, die dem Dentin anliegt, befinden sich Dentin bildende Zellen (**Odontoblasten**). Ausläufer der Odontoblasten (**Odontoblastenfortsätze**) ziehen über Dentinkanälchen in das Dentin. Die Odontoblastenfortsätze werden auch als **Tomes-Fasern** bezeichnet.
Während der Zahnbildung, bis zum Abschluss des Wurzelwachstums, scheiden die Odontoblasten das erste Dentin – **Primärdentin** – ab. Aber auch nach dem Zahndurchbruch wird kontinuierlich Dentin gebildet, das sog. **Sekundärdentin**. Deshalb wird die Pulpakammer immer enger, je älter man wird. Wird die Pulpa, z. B. durch Karies, gereizt, so wird verstärkt Dentin gebildet, das sog. ↑ **Tertiärdentin** („Reizdentin“).

↑Tertiärdentin, S. 196

1.1.2 Dentin

Der menschliche Zahn besteht zum größten Teil aus Dentin.
Die Zahnhartsubstanzen (Dentin, Zahnschmelz und Wurzelzement) bestehen hauptsächlich aus einem **mineralischen Anteil**, der aus Kalzium-, Phosphationen und Fluoriden aufgebaut ist. Dieser Aufbau wird auch als **Hydroxylapatit** bezeichnet. Der mineralische Anteil gibt den Zahnhartsubstanzen die Festigkeit.
Die Zahnhartsubstanzen haben aber auch einen **organischen Anteil** (z. B. Fasern, Kohlenhydrate, Fette, Eiweiße) und beinhalten Wasser. Damit ähnelt die Zusammensetzung der Zahnhartsubstanzen der unserer Knochen. Im Dentin ist der organische Anteil höher als im Zahnschmelz. Daher ist Dentin auch weicher als der Zahnschmelz.
Dentin kann ein Leben lang von **Odontoblasten** gebildet werden. **Odontoblastenfortsätze** durchziehen das gesamte Dentin. Sie liegen in **Dentinkanälchen**. Die **Odontoblastenkörper** befinden sich in der Pulpa. Da das Dentin über die Odontoblastenfortsätze mit der Pulpa vernetzt ist, spricht man auch von einer **Pulpa-Dentin-Einheit** (*s. Abb. 1*).
Dentin ist also ein lebendes Gewebe.

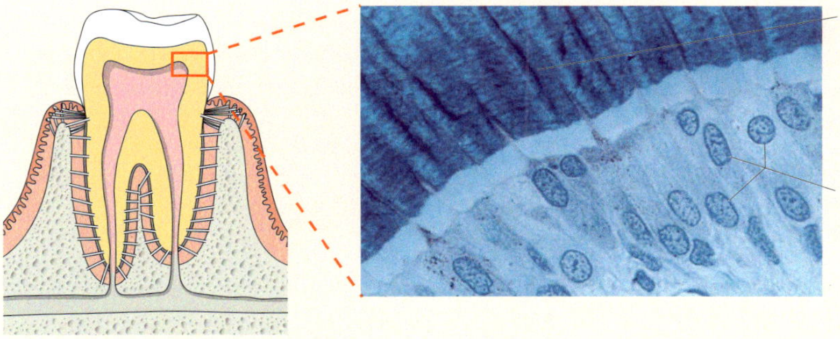

Abb. 1 Pulpa-Dentin-Einheit

1.1.3 Zahnschmelz

Vor dem Zahndurchbruch wird der Zahnschmelz von **Ameloblasten** (bzw. **Adamatoblasten**) gebildet. Die Ameloblasten gehen nach dem Zahndurchbruch zu Grunde. Der Zahnschmelz kann daher nur vor dem Zahndurchbruch gebildet werden. Nach dem Zahndurchbruch werden in den Schmelz noch Mineralien eingelagert. Dadurch erhält er seine endgültige Härte.
Ausgereifter Zahnschmelz ist die **härteste Substanz des Körpers**.
Er ist im Bereich der Kauflächen besonders dick und läuft im Zahnhalsbereich als dünne Schicht aus.
Der Zahnschmelz besteht im Wesentlichen aus den gleichen Bestandteilen wie Dentin, hat jedoch einen viel geringeren organischen Anteil. Der mineralische Anteil des Schmelzes liegt in Form kleiner, sechskantiger Kristalle (Schmelzprismen) vor, die dem Schmelz seine große Härte verleihen (*s. Abb. 2*).
In diese Kristalle können ↑ Fluoride eingelagert werden. Es entsteht Fluorapatit, wodurch der Zahnschmelz noch widerstandsfähiger gegen Säureangriffe wird.

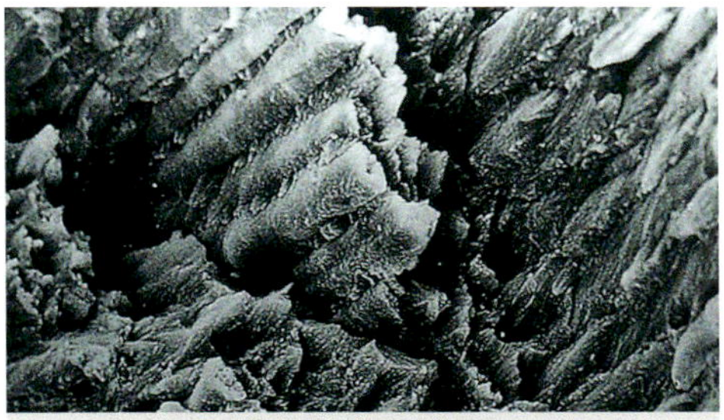

Abb. 2 Schmelzprismen mit Hydroxylapatitkristallen (rasterelektronenmikroskopische Aufnahme)

↑ Fluoridierung, S. 421

1.1.4 Wurzelzement

↗ Parodontium, S. 308

Das Wurzelzement ähnelt in seiner Struktur und Härte dem menschlichen Knochen, wird aber im Gegensatz zu ihm nicht mit Blutgefäßen versorgt. Das Zement gehört zum ↗ Parodontium (Zahnhalteapparat), da an ihm die Parodontalfasern haften, die die Zähne in der Alveole beweglich befestigen.
Das Zement hat den geringsten mineralischen Anteil der Zahnhartsubstanzen und damit auch die geringste Härte. Sein organischer Anteil besteht hauptsächlich aus Fasern.

An der Wurzelspitze ist die Zementschicht dicker als im Bereich des Zahnhalses. Das Zement wird von **Zementoblasten** gebildet. Diese sind v. a. im Bereich der Wurzelspitze zeitlebens vorhanden. Deshalb kann bei vermehrter Belastung Wurzelzement, wie Dentin, auch nach dem Zahndurchbruch noch gebildet werden.

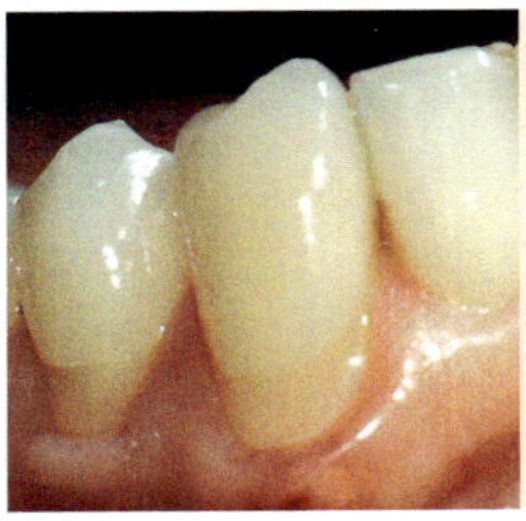

Überempfindliche Zähne
Bei Zahnfleischrückgang kommt es zu freiliegenden Zahnhälsen oder Wurzeloberflächen. Das dünne Wurzelzement kann z. B. durch falsche Mundhygienemaßnahmen leicht beschädigt werden. Nun liegt Dentin frei. Die Odontoblastenfortsätze haben über die Dentinkanälchen Kontakt mit der Mundhöhle. Mechanische, thermische und chemische Reize können vom Patienten dann als sehr schmerzhaft empfunden werden. Dies bezeichnet man als **überempfindliche (hypersensible) Zähne**.

1.2 Entwicklung der Zähne und des Gebisses

Zuerst bekommt der Mensch Milchzähne, die später durch die bleibenden Zähne ersetzt werden. Die Gebissentwicklung verläuft beim Menschen mit zwei **Dentitionen** (Zahndurchbrüchen).

1.2.1 Entwicklung der Zähne

Schon früh in der Schwangerschaft werden bei dem Embryo die Zahnanlagen gebildet.
In der Mitte des zweiten Embryonalmonats bildet sich im Bereich des zukünftigen Ober- und Unterkiefers jeweils eine **Zahnleiste** aus (*s. Abb. 1*). An jeder Zahnleiste bilden sich zehn knospenartige Zahnanlagen (**Zahnknospen**) für die Milchzähne.

Durch schnelleres Wachstum der Ränder entwickelt sich ca. im dritten Embryonalmonat die Zahnknospe zur **Zahnkappe** und diese weiter zur **Zahnglocke** (*s. Abb. 2*).

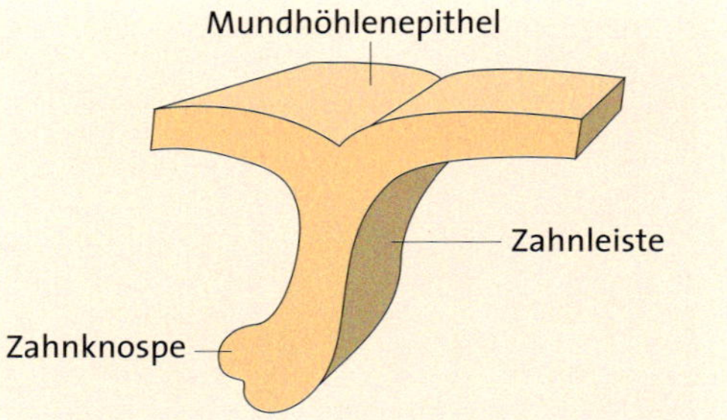

Abb. 1 Zahnentwicklung. Zahnleiste mit Zahnknospen (Epithel = mehrschichtiger Zellverband, der innere oder äußere Körperoberflächen bedeckt)

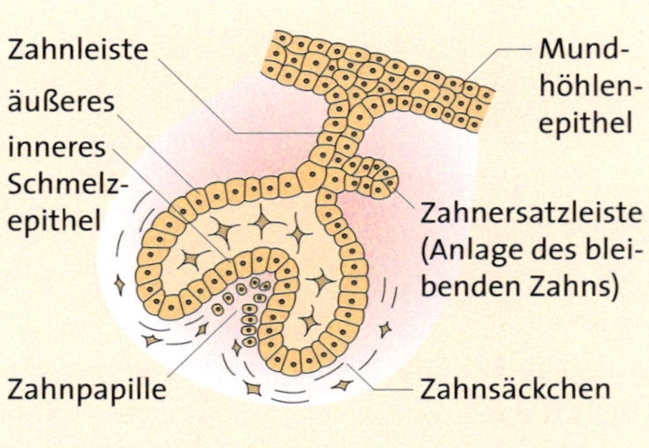

Abb. 2 Zahnentwicklung. Zahnglocke

Etwa im vierten Embryonalmonat beginnt die Entwicklung der Zahnhartsubstanzen (*s. Abb. 1*).
In der inneren Wand der Zahnglocke liegen die **Ameloblasten**. Sie formen den Schmelz der späteren Zahnkrone. Die Schmelzschicht wird langsam nach außen hin verdickt.
An die innere Zahnglockenwand lagert sich Bindegewebe an. Daraus entwickelt sich die Pulpa.
Die Zellen der Zahnpulpa, die an der Zahnglocke liegen, entwickeln sich zu **Odontoblasten** und bilden Dentin. Die Dentinbildung beginnt am Ende des vierten Embryonalmonats. Die Dentin bildenden Odontoblasten wandern dabei langsam nach innen und hinterlassen jeweils einen **Odontoblastenfortsatz**. So wird die Pulpa immer mehr eingegrenzt.

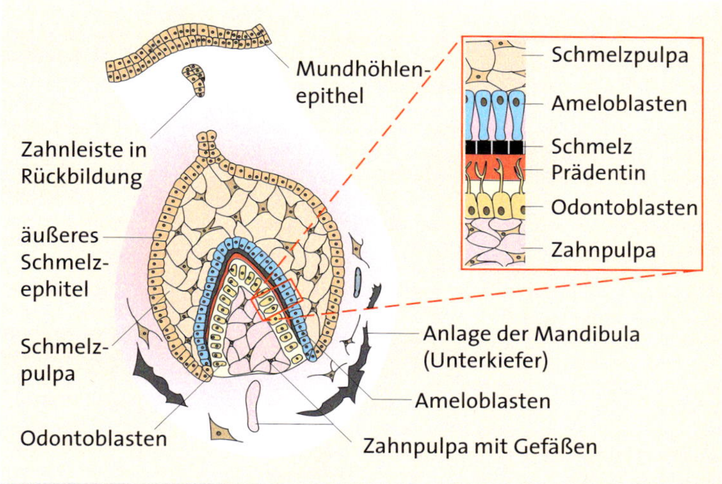

Abb. 1 Zahnentwicklung. Entwicklung der Zahnhartsubstanzen

Die Milchzähne werden durch bleibende Zähne ersetzt (*s. Abb. 2*). Die bleibenden Zähne, die die Milchzähne ersetzen, werden daher als **Ersatzzähne** bezeichnet.
Für die Ersatzzähne bildet sich aus der Zahnleiste eine **Zahnersatzleiste**. Die Bildung dieser Zähne beginnt im fünften Monat nach der Geburt mit der Knospenbildung der mittleren Schneidezähne. Im zweiten oder dritten Lebensjahr endet die Ersatzzahnbildung mit dem Beginn der Zahnhartsubstanzbildung der zweiten Prämolaren.
Zusätzlich bilden sich noch der erste, zweite und dritte Molar. Sie werden auch als **Zuwachszähne** bezeichnet.
Die bleibenden Zähne werden wie die Milchzähne gebildet. Noch im Mutterleib wird der erste Molar angelegt. Er erreicht das Glockenstadium ca. im 6. Schwangerschaftsmonat.
Kurz vor der Geburt wird schon Dentin gebildet.

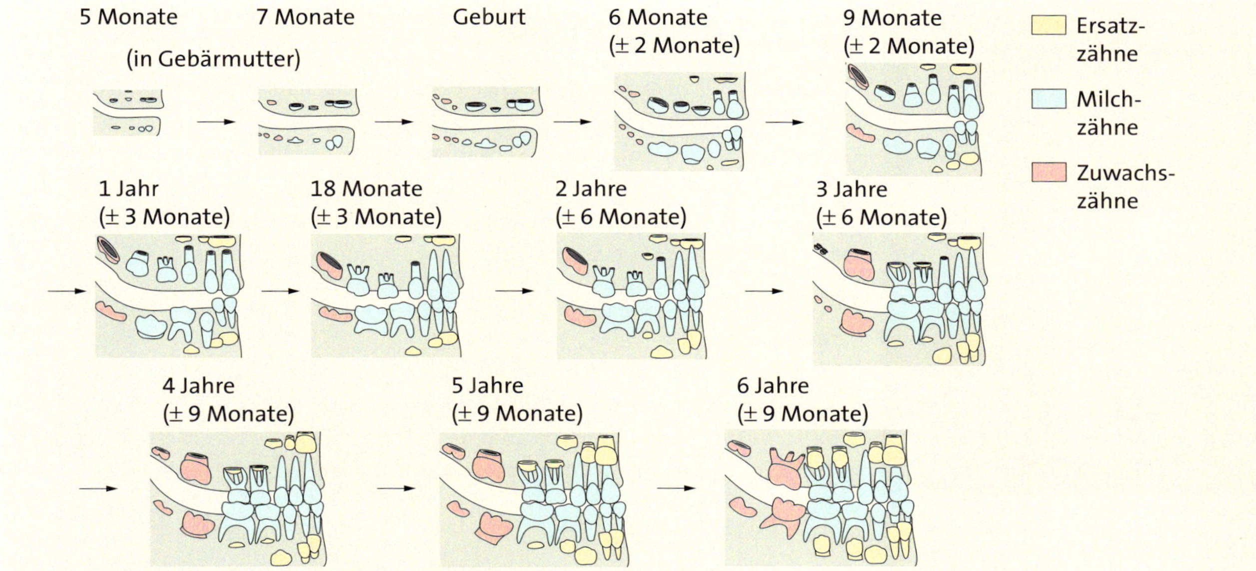

Abb. 2 Dentitionstabelle nach Schour und Massler

1.2.2 Gebissentwicklung

Bei der Gebissentwicklung unterscheidet man **Milchgebiss**, **Wechselgebiss** und **bleibendes Gebiss**.

Milchgebiss

Bei der Geburt ist der Mensch normalerweise zahnlos. Im Alter von 6 bis 8 Monaten brechen die ersten Milchzähne durch. Das vollständige Milchgebiss ist im Alter von 24 bis 30 Monaten vorhanden (*s. Tab. 1, Abb. 1*).

↑Zahnengstand, S. 347

Durchbrechende Zähne	Alter
71, 81	6–8 Monate
51, 61	8–10 Monate
52, 62, 72, 82	10–14 Monate
54, 64, 74, 84	14–18 Monate
53, 63, 73, 83	18–24 Monate
55, 65, 75, 85	24–30 Monate

Tab. 1 Durchbruchszeiten der Milchzähne

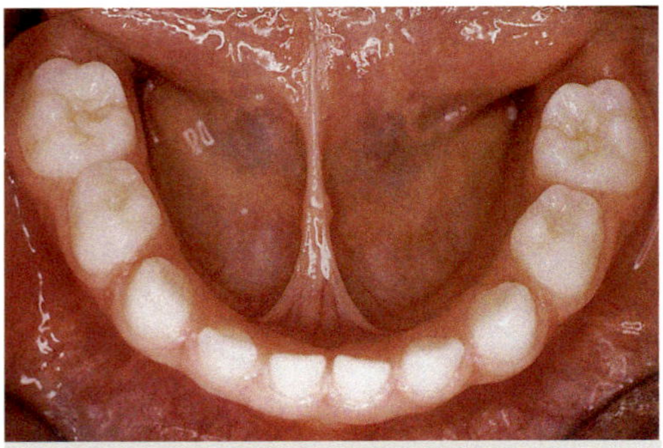

Abb. 1 Milchgebiss (Unterkiefer)

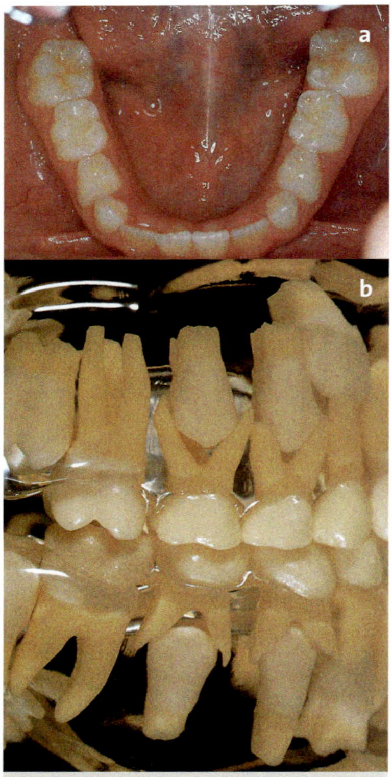

Abb. 2 Wechselgebiss. a) Wechselgebiss im UK (sichtbare Zähne 36, 75–73, 32–42, 83–85, 46); b) Modell eines Wechselgebisses

Es folgt nun die Gebrauchsperiode der Milchzähne. Milchzähne nutzen sich im Bereich der Kauflächen und Inzisalkanten stark ab. Dies bezeichnet man als Abrasion. Durch das Wachstum der Kieferknochen kommt es zu einer Lückenbildung im Frontbereich der Milchzähne. Da die bleibenden Zähne breiter als die Milchzähne sind, wird hier schon für die bleibenden Zähne Platz geschaffen. Diese Platzhalterfunktion der Milchzähne ist sehr wichtig, es kann bei vorzeitigem Verlust von Milchzähnen zu einem ↑Zahnengstand im bleibenden Gebiss kommen.

Wechselgebiss

Die Zeit des Übergangs vom Milchgebiss zum bleibenden Gebiss wird als **Wechselgebiss-Periode** bezeichnet (*s. Abb. 2*).
Im Kieferknochen unter den Milchzähnen liegen die bleibenden Zähne. In der Wechselgebiss-Periode lösen spezielle Zellen immer mehr die Wurzel der Milchzähne auf. Diesen Vorgang bezeichnet man als **Resorption**. Dadurch verlieren die Milchzähne ihren Halt, fangen an zu wackeln und fallen heraus.

Beim Zahnwechsel brechen sowohl die Ersatzzähne als auch die Zuwachszähne durch.
Der Zahnwechsel beginnt für die Eltern meist unbemerkt, da der erste bleibende Molar durchbricht, ohne dass ein Milchzahn locker wird. Dies geschieht im Alter von sechs Jahren und damit beginnt die Wechselgebiss-Periode. Deshalb werden die ersten bleibenden Molaren auch als **Sechsjahrmolaren** bezeichnet.

Bleibendes Gebiss

Die bleibenden Zähne erscheinen in einer bestimmten Reihenfolge und zu bestimmten Zeiten in der Mundhöhle (*s. Tab. 1*).
Mit ca. 12 Jahren brechen die zweiten Molaren durch und der Gebisswechsel (ohne Weisheitszähne) ist vollzogen. Die Weisheitszähne brechen zwischen dem 18. und 22. Lebensjahr durch. Die Zähne brechen im Unterkiefer früher durch als im Oberkiefer. Bei Jungen ist der Zahnwechsel im Allgemeinen etwas später als bei Mädchen. Die Durchbruchszeiten der bleibenden Zähne sind größeren Schwankungen ausgesetzt als die der Milchzähne. Abweichungen von der normalen Durchbruchszeit sind möglich.
Mit dem Zahndurchbruch ist das Wurzelwachstum noch nicht abgeschlossen. Bis sich eine Wurzelspitze ausgebildet hat, dauert es noch einige Zeit.

Durchbrechende Zähne	Alter
46, 36 16, 26 31, 41	6 Jahre
11, 21 32, 42	7 Jahre
12, 22	8 Jahre
33, 43 14, 24 34, 44	10 Jahre
15, 25 35, 45 13, 23	11 Jahre
17, 27 37, 47	12 Jahre
18, 28, 38, 48	18–22 Jahre

Tab. 1 Durchbruchszeiten der bleibenden Zähne

Terminologie: Aufbau der Zähne	
Abrasion abradieren (Verb)	Abrieb oder Verschleiß durch mechanische Einwirkung, z. B. der Zähne durch das Kauen
Ameloblasten (= Adamantoblasten)	Schmelz bildende Zellen; gehen nach dem Zahndurchbruch zu Grunde, daher kann Zahnschmelz danach nicht mehr gebildet werden
Dentition	Zahndurchbruch
Foramen apikale (= Foramen apicale)	Loch an der Wurzelspitze, durch das Nerven, Blut- und Lymphgefäße in die Pulpa eintreten
Histologie	Lehre von den Geweben des Körpers
makroskopisch	mit bloßem Auge sichtbar
mikroskopisch	nicht mit bloßem Auge, nur mit dem Mikroskop sichtbar
Odontoblasten	Dentin bildende Zellen; liegen in der äußersten Schicht der Pulpa; Ausläufer der Odontoblasten ziehen in das Dentin; Dentin kann ein Leben lang gebildet werden
Odontoblastenfortsätze (= Tomes-Fasern)	Fortsätze der Dentin bildenden Zelle; sie ziehen über die Dentinkanälchen ins Dentin
Resorption	Aufnahme von ...
Tomes-Fasern	s. Odontoblastenfortsätze
Zementoblasten	Zement bildende Zellen; sind zeitlebens vorhanden, somit kann Zement immer gebildet werden

Aufgaben

1 Nennen Sie die Durchbruchszeiten der Milchzähne.

2 Welche Zahnhartsubstanzen können ein Leben lang gebildet werden?

3 Warum spricht man bei Dentin und Pulpa auch von einer Pulpa-Dentin-Einheit?

4 Welches ist die härteste Substanz in unserem Körper?

2 Allgemeine Untersuchungsmethoden

Zur Behandlung eines Patienten gehören folgende Schritte: **Anamnese**, **Befunderhebung**, **Diagnose** und **Therapie**.

2.1 Anamnese

↑Anamnese, S.47

Über die ↑Anamnese erfährt die Zahnärztin die Vorgeschichte des Patienten im Bezug auf seine Erkrankungen. Meist wird die Anamnese über einen Anamnesebogen erhoben und der Patient wird über Medikamente, Erkrankungen und Risikofaktoren befragt.

2.2 Befunderhebung

Bei einer Befunderhebung werden alle Ergebnisse festgehalten, die bei den Untersuchungen festgestellt werden. Man unterscheidet zwischen einem **allgemeinen** und einem **speziellen Befund**.

Untersuchungsmethoden		
Inspektion	=	Betrachten
Palpation	=	Tasten
Perkussion	=	Beklopfen
Auskultation	=	Abhören

2.2.1 Allgemeiner Befund

In der Regel wird in der Zahnarztpraxis nicht der ganze Körper untersucht. Man beschränkt sich auf die Untersuchung des Kopf- bzw. Gesichtbereiches. Es können jedoch auch schwerwiegende Allgemeinerkrankungen in der Zahnarztpraxis festgestellt werden. In diesen Fällen sollte der Patient an die entsprechenden Fachärzte überwiesen werden.
Die ganzheitliche Zahnheilkunde sieht die Zähne, das Gebiss, das Kiefergelenk und die Kaumuskulatur im Einklang mit dem restlichen Körper. Hier werden auch allgemeine Befunde untersucht, die durch Zahnerkrankungen verursacht werden können.

2.2.2 Spezieller Befund

Der spezielle Befund kann in einen **extraoralen** und **intraoralen Befund** aufgeteilt werden.
Der **extraorale Befund** umfasst:
- Die Inspektion des Kopf- und Halsbereiches. Dabei wird z. B. auf Hautveränderungen und Schwellungen geachtet.
- Die Palpation der Kaumuskulatur und des Kiefergelenkes. Dabei wird vor allem auf Verspannungen oder Druckschmerzen geachtet. Die Palpation von vergrößerten Lymphknoten kann auf Entzündungen hindeuten.
- Die Auskultation der Kiefergelenke. Mit Hilfe eines Stethoskops kann das Kiefergelenk auskultiert werden. Reibegeräusche oder ein Knacken beim Öffnen und Schließen des Mundes können auf Kiefergelenkschäden hindeuten.

Der **intraorale Befund** umfasst:
- Die Inspektion der gesamten Schleimhaut der Mundhöhle, der Zunge, des Mundbodens, des Rachens und der Lippen.
- Evtl. die Palpation der Ausgänge der Speicheldrüsen.
- Die Erfassung des Zahnstatus. Dazu werden die Zähne systematisch untersucht und fehlende, kariöse und zerstörte Zähne in ein ↑Zahnschema eingetragen. Zahnstein und Mundkrankheiten werden erfasst. Ferner können Anomalien der Zahnstellung, vorhandene Kronen und Brücken, herausnehmbarer Zahnersatz, Implantate, Zahnfüllungen, Lockerungsgrade der Zähne und im Durchbruch befindliche Zähne erfasst werden.

↑Zahnschemata, S.68

- Eine ↑Vitalitäts- oder eine Perkussionsprüfung, die ergänzend durchgeführt werden kann.
- ↑Röntgenbilder, welche die Befunderhebung unterstützen.

Für eine Befunderhebung in der ↑Kieferorthopädie und ↑Parodontologie werden noch weitere Untersuchungsmethoden durchgeführt. Unter einem funktionellen Befund versteht man die spezielle Untersuchung des Kiefergelenks, der Kaumuskulatur und der Okklusions- und Artikulationsbewegungen.

↑Vitalitätsprobe und Perkussionstest, S. 211
↑Röntgen, S. 373
↑Kieferorthopädische Befunderhebung, S. 353
↑Befunderhebung in der Parodontologie, S. 322

2.3 Diagnose

Unter einer **Diagnose** versteht man die Zuordnung einer gesundheitlichen Störung zu einem Krankheitsbegriff. Die Zahnärztin ordnet die Erkenntnisse aus der **Anamnese** und der **Befunderhebung** einem Krankheitsbild zu und benennt dieses.
Eine Diagnose darf nicht mit der **Diagnostik** verwechselt werden. Die Diagnostik ist eine Sammelbezeichnung für alle Verfahren, die zur Abklärung einer Krankheitsursache angewendet werden, z.B. Anamnese, Röntgenbilder, Vitalitätsprobe usw. Bei der Diagnose hingegen wird den Ergebnissen der Diagnostik ein Krankheitsbild zugeordnet und die Krankheit benannt.

Beispiel einer Diagnose

Die Befunderhebung ergab am Zahn 11 ein geschwollenes, gerötetes und leicht blutendes Zahnfleisch. Der Zahn ist nicht kariös und das Röntgenbild zeigt keinen Knochenabbau. Außerdem lässt sich bei dem Patienten eine unzureichende Mundhygiene feststellen.

↓

Diagnose: Gingivitis (Zahnfleischentzündung) am Zahn 11

2.4 Therapie

Jede Erkrankung wird nach einem festgelegten Schema behandelt (therapiert). Auf der Basis der Diagnose erfolgt die Therapie nach einem auf den Patienten abgestimmten **Therapieplan**. Bei größeren Behandlungen sollte dieser Therapieplan notiert und in Behandlungssitzungen unterteilt werden. Außerdem sollte notiert werden, wie viel Zeit für jede Behandlungssitzung notwendig ist. Nur so kann eine systematische Termin- und Behandlungsplanung in der Praxis erfolgen.

Terminologie: Allgemeine Untersuchungsmethoden

Auskultation	Untersuchung durch Abhorchen der im Körper entstehenden Geräusche und Töne; meist mit einem Stethoskop
Diagnose	Zuordnung einer gesundheitlichen Störung zu einem Krankheitsbegriff
Diagnostik	Sammelbezeichnung für alle Verfahren, die zur Abklärung einer Krankheitsursache angewendet werden, z. B. Anamnese, Röntgenbilder, Vitalitätsprobe usw.
Inspektion	äußerliche Untersuchung eines Patienten durch Betrachten
Palpation	Untersuchung durch Betasten
Perkussion	Untersuchung durch Beklopfen der Körperoberfläche
Therapie	Behandlung von Erkrankungen

Aufgaben

1 Nennen Sie vier Schritte, die zur Behandlung eines Patienten gehören.

2 Nennen Sie vier Untersuchungsmethoden, die beim intraoralen Befund erfasst werden.

3 Worin besteht der Unterschied zwischen einer Diagnose und der Diagnostik?

3 Karies

Karies, auch Zahnfäule genannt, ist die häufigste Erkrankung der Zahnhartsubstanzen. Karies ist eine örtliche Infektionserkrankung, die eng mit einer zuckerhaltigen Ernährung zusammenhängt und daher eine zivilisationsbedingte Komponente hat. Sie führt, wenn man die Ursache nicht beseitigt, zu einem fortschreitenden, nicht rückführbaren Zahnhartsubstanzverlust. Schreitet der kariöse Angriff bis in die Nähe der Pulpa fort, so kann dies zu ↑Pulpaerkrankungen und zu massiven Beschwerden führen. Daher muss die kariöse Zerstörung beseitigt werden und es muss verlorene Zahnhartsubstanz ersetzt werden, um den Zahn erhalten zu können.

↑Pulpaerkrankungen, S. 194

3.1 Kariesentstehung

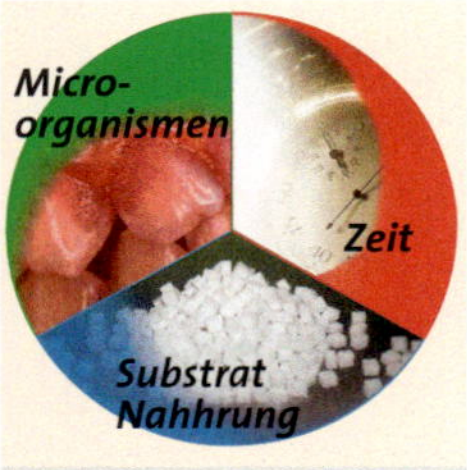

Abb. 1 Ätiologie der Karies

Die Lehre von der Entstehung einer Erkrankung wird auch als **Ätiologie** bezeichnet. Die Theorie der Ätiologie der Karies wurde von Miller 1898 erstmals vorgestellt. Drei Faktoren müssen auf den Zahn einwirken: **Mikroorganismen (speziell Bakterien), Substrat (Nahrung)** und **Zeit** (*s. Abb. 1*).
Der Mensch verstoffwechselt Nahrung, um daraus Energie zu gewinnen. Als Endprodukte entstehen dabei seine Exkremente Urin und Stuhl. Auch **Bakterien** verstoffwechseln **Nahrung** (**Substrat**) zur Energiegewinnung. Ihr Stoffwechselprodukt ist jedoch Säure. Erreicht diese Säure eine gewisse Stärke und wirkt einige **Zeit** auf den Zahn ein, so entsteht Karies.
Neben diesen drei Hauptfaktoren gibt es zahlreiche **sekundäre Faktoren**, welche die Entstehung und das Voranschreiten einer kariösen Schädigung des Zahnes beeinflussen können.

3.1.1 Primäre Faktoren der Kariesentstehung

↑Bildung der Plaque, S. 311

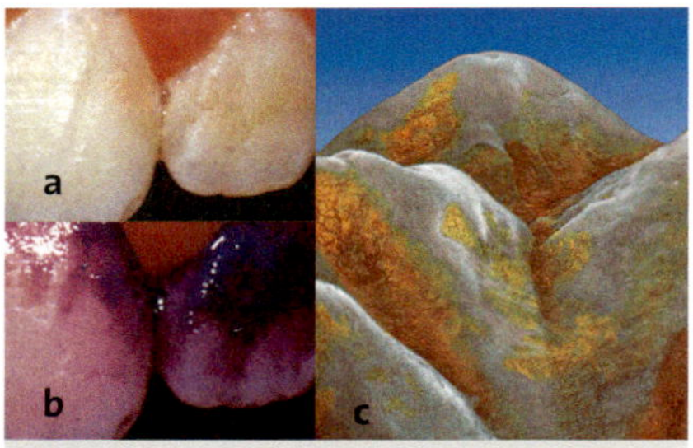

Abb. 2 Plaque: a) an den Schneidezähnen; b) angefärbt; c) in den Fissuren eines Molaren

Plaque

Plaque ist ein strukturierter, zäher, nicht mehr abspülbarer Zahnbelag (*s. Abb. 2*). Sie besteht aus **Speichelbestandteilen, Bakterien** und **deren Stoffwechselprodukten** und aus **Nahrungsresten**. Die ursächlichen Faktoren der Karies, Bakterien und Substrat, sind also in der ↑Plaque enthalten.
Plaque kann nur noch durch gründliches Zähneputzen entfernt werden. Deshalb bildet sich gerade dort Karies, wo die Plaque schwer entfernt werden kann. Diese Stellen werden als ↑**Prädilektionsstellen** bezeichnet und sind z. B. Fissuren und Grübchen, Approximalflächen, freiliegende Wurzeln, verschachtelte Zähne und nicht korrekt gestaltete Füllungs- und Kronenränder.

↑Prädilektionsstellen für Plaque und Karies, S. 401

Bakterien in der Plaque

Karies kann durch unterschiedliche Bakterienarten entstehen. Die wichtigsten Eigenschaften **kariogener** (Karies verursachender) Bakterien sind Säurebildung, Säuretoleranz (auch stärker konzentrierte Säure tötet die Bakterien nicht ab) und die Fähigkeit, außerhalb und innerhalb der Bakterienzelle Mehrfachzucker (Polysaccharide) bilden zu können. Durch die Mehrfachzucker außerhalb der Bakterienzelle wird die Plaque besonders klebrig. Durch die Mehrfachzucker in der Bakterienzelle legen sich die Bakterien einen Nahrungsvorrat für Notzeiten an. Eine Bakterienart, die diese Eigenschaften besonders gut erfüllt und daher sehr kariogen ist, wird als **Streptococcus mutans** bezeichnet. Aber auch **Laktobazillen** können Karies verursachen.

Die Mundhöhle ist nicht steril, jeder Mensch hat Bakterien in der Mundhöhle. Dies wird auch als **Mundflora** bezeichnet. Die Menge der unterschiedlichen Bakterien ist jedoch bei jedem Menschen unterschiedlich. Nach heutigem Kenntnisstand gehört Streptococcus mutans nicht zur normalen Mundflora. Er wird über den Speichel übertragen. Man infiziert sich also mit kariogenen Bakterien. Menschen mit einem hohen Anteil an kariogenen Bakterien (Streptococcus mutans, Laktobazillen) haben somit ein höheres Kariesrisiko.

Substrat und Kariesbildung

Die kariogenen Bakterien verstoffwechseln sog. niedermolekulare Kohlenhydrate, wie z. B. Saccharose, Glukose, Fruktose und Laktose. Unser Haushaltszucker (Saccharose, Rübenzucker) kann von den Bakterien der Mundhöhle am besten umgesetzt werden und ist daher besonders kariogen.

Die Kohlenhydrate werden von den Bakterien zu Säuren verstoffwechselt. Ab einem pH-Wert von ca. 5,5 und kleiner werden dem Zahnschmelz dabei Mineralien (vor allem Kalzium-, Phosphationen und Fluoride) entzogen. Dies bezeichnet man als **Demineralisation**. Diese findet bei Wurzeldentin und Wurzelzement ab einem pH-Wert von ca. 6,5 und kleiner statt.

Man kann dies mit einem Versuch verdeutlichen. Bei einem Ei, das in Essigsäure liegt, sind kleine Bläschen sichtbar (*s. Abb. 1*). Mit der Zeit löst sich die Eierschale auf. Die Essigsäure entzieht der Eierschale Mineralien, dabei entsteht Kohlendioxid, das in kleinen Bläschen aufsteigt.

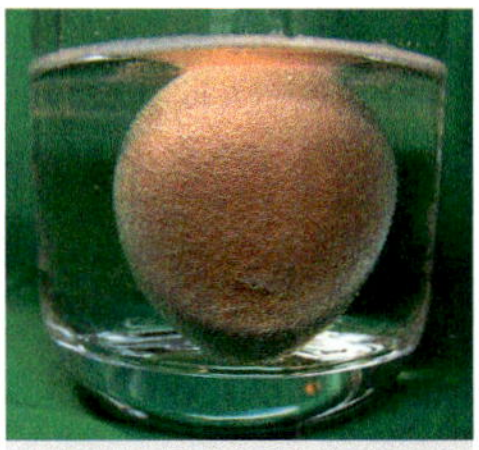

Abb. 1 Beispiel für die Demineralisation. Ein Ei in Essigsäure

Der pH-Wert

Der Begriff „pH" ist die Abkürzung für „potentia hydrogenii" (= Stärke des Wasserstoffs) oder „pondus hydrogenii" (= Gewicht des Wasserstoffs), da sich die Angaben immer auf die Konzentration der Wasserstoffionen in einer Lösung beziehen.
Der pH-Wert ist ein Maß für die Stärke einer Säure bzw. Base. Er ist eine Zahlangabe von 0 bis 14. Bei pH = 7 ist die Lösung neutral (s. Abb. 2). Ist der pH-Wert kleiner als 7, handelt es sich um eine Säure. Je kleiner die Zahl, desto stärker die Säure. Von einer Base spricht man bei pH-Wert, der größer als 7 ist. Je größer die Zahl, desto stärker die Base.

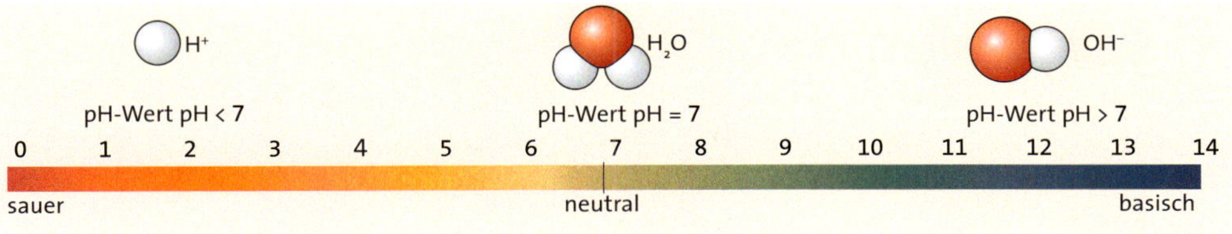

Abb. 2 Der pH-Wert einer Lösung von sauer bis basisch

Entscheidend für eine kariöse Schädigung (Läsion) am Zahn ist, **wie lange** die Säure am Zahn einwirken kann. Anders ausgedrückt, wie lange der pH-Wert am Zahn sich in seinem kritischen Bereich (pH ≤ 5,5 für Zahnschmelz) befindet. Sobald der kritische pH-Wert unterschritten ist, werden dem Zahn Mineralien entzogen. Eine häufige Demineralisation an einer Stelle am Zahn führt zu einer sichtbaren kariösen Läsion.

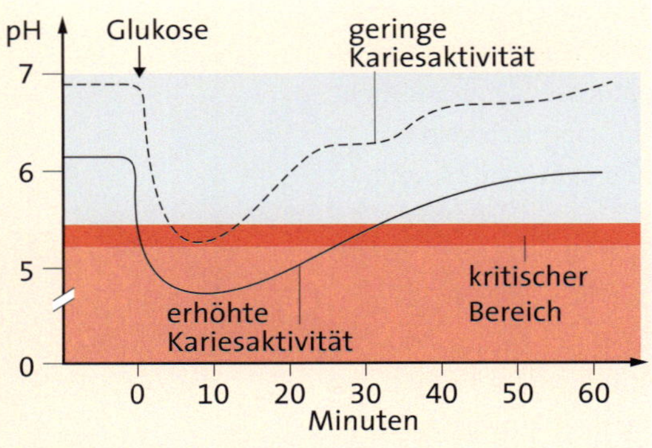

Abb. 1 pH-Wert-Verlauf bei Personen mit erhöhter Kariesaktivität und geringer Kariesaktivität

Unterschiedliche Faktoren haben einen Einfluss auf die Dauer der Überschreitung des kritischen pH-Wertes. Der Einfluss der Plaquemenge lässt sich am folgenden Versuch verdeutlichen (*s. Abb. 1*). Die gleiche Zufuhr von Kohlenhydraten führt bei Personen mit geringerer Plaquemenge und damit geringerer Bakterienanzahl zu einem kürzeren Abfall des pH-Wertes in den kritischen Bereich als bei Personen mit einer höheren Plaquemenge. Bei Personen mit erhöhter Kariesaktivität (vermehrt Plaque und Bakterien) bleibt er fast 30 Minuten im kritischen Bereich. So lange werden die Zähne demineralisiert und Karies kann sich vermehrt bilden.

Auch können **säurehaltige** Getränke (*s. Tab. 1*) und Speisen zur Demineralisation der Zahnhartsubstanzen führen, ohne dass Bakterien daran beteiligt sind. Dies wird als **Erosion** bezeichnet (*s. Abb. 2*).

	Flüssigkeit	pH-Wert
Körper	Blut und Blutserum	7,41
	Speichel	6,5–6,9
	Harn	4,8–7,9
	Magensaft	1,77
Nahrung	Milch	6,5–6,9
	Orangensaft	3,5
	Apfelsaft	3,4
	Essig	3,2
	Grapefruitsaft	3,1
	Eistee	3,0
	Cola	2,5
	Zitronensaft	2,0

Tab. 1 pH-Werte einiger Flüssigkeiten

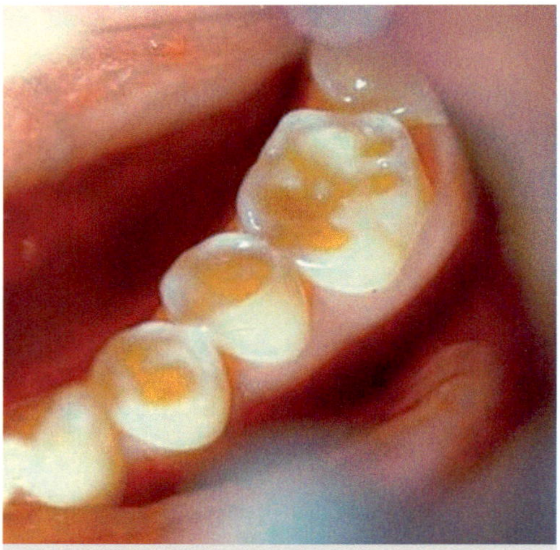

Abb. 2 Erosion

3.1.2 Sekundäre Faktoren der Kariesentstehung

Es gibt einige Faktoren, die sich positiv oder negativ auf die Entstehung von Karies auswirken. Diese Faktoren können nicht verhindern, dass Karies entsteht, aber die Bildung einer kariösen Läsion beschleunigen oder verlangsamen. Damit ist auch zu erklären, dass manche Menschen kariesanfälliger sind, obwohl sie vielleicht ihre Mundhygiene ebenso gut wie andere Menschen betreiben.

Speichel

↗ Speicheldrüsen, S. 58

Die drei großen paarigen ↗ Speicheldrüsen produzieren gemeinsam mit den kleinen Speicheldrüsen täglich ca. 0,5 bis 1 Liter Speichel.

Der Speichel besteht aus:

- 99 % Wasser
- Mineralien (Natrium, Kalzium, Phosphat, Kalium, Chlor, Fluorid)
- Eiweißen (Schleimstoffe, Amylase)
- Bakterien
- abgeschilferten Epithelzellen, Blutzellen

Der Speichelfluss unterliegt einem täglichen Rhythmus. Nachts wird weniger Speichel produziert als tagsüber. Auch wird der Speichelfluss durch emotionale und psychische Faktoren beeinflusst. Durch Kautätigkeit und Reizung der Geschmacksrezeptoren wird der Speichelfluss angeregt.
Zu einer Verminderung des Speichelflusses und damit einer Mundtrockenheit (Xerostomie) kann es durch Medikamenteneinnahme (z. B. Psychopharmaka, Appetitzügler, blutdrucksenkende Mittel), verschiedene Erkrankungen (z. B. Diabetes mellitus, Speicheldrüsenerkrankungen) und durch Bestrahlungstherapie wegen Tumoren im Kopf-Hals-Bereich kommen.

Aufgaben des Speichels:

- Spülfunktion
- Pufferung von Säuren
- Remineralisation der Zähne
- Anfeuchten der Nahrung
- Gleitfähig machen der Nahrung
- Antibakterielle Wirkung
- Andauung von Nahrung

Für die Zähne sind folgende Eigenschaften des Speichels von Bedeutung:

- Der Speichel kann zwar nicht die Plaque, aber Nahrungsreste vom Zahn spülen. Außerdem können Säuren verdünnt werden. Dies wird als **Spülfunktion** bezeichnet. Die Möglichkeit, Säuren zu verdünnen, nimmt aber mit zunehmender Dicke der Plaque ab.
- Bestandteile des Speichels können Säuren neutralisieren. Dies wird als **Pufferung von Säuren** bezeichnet. Speichel hat einen pH-Wert von 6,5–6,9. Die Pufferkapazität, also die Fähigkeit des Speichels, Säuren zu neutralisieren, ist von Patient zu Patient verschieden.
- Speichel ist eine kalzium-, phosphat- und fluoridhaltige Lösung. Die beim Säureangriff auf den Zahn entnommenen Mineralien (Demineralisation) können aus dem Speichel dem Zahn wieder zurückgegeben werden (**Remineralisation**). Tatsächlich findet auf der Zahnoberfläche ein ständiger Austausch zwischen Mineralien, die dem Zahn entzogen werden, und Mineralien, die aus dem Speichel dem Zahn zugefügt werden, statt. Ist dieses Verhältnis im Gleichgewicht, so entsteht keine Karies. Findet nun aber vermehrt ein Säureangriff statt, so kommt es zu einer verstärkten Demineralisation, die nicht mehr durch Remineralisation behoben werden kann. Eine kariöse Läsion entsteht.

Außerdem feuchtet der Speichel unsere Nahrung an und Schleimstoffe (Muzine) wirken auf sie ein. Dadurch können wir die Nahrung schlucken. Enzyme im Speichel helfen bei der Verdauung mit. So leitet z. B. das Enzym α-Amylase den Abbau von Stärke ein. Deshalb schmeckt Brot süß, wenn man es lange kaut. Auch hat Speichel eine antibakterielle Wirkung.

Mundatmung vermindert den Speichelfluss

Eine beschwerte oder behinderte Nasenatmung, z. B. durch Nasenpolypen oder Schnupfen, führt zur Mundatmung. Weitere Ursachen können ein unzureichender Lippenschluss oder eine schlechte Angewohnheit sein. Durch Mundatmung trocknet der Mund aus. Der fehlende Speichelfluss lässt Karies viel schneller entstehen. Außerdem fehlt bei Kindern im Wachstumsalter der Reiz der Mundmuskulatur und es entsteht ein Ungleichgewicht zwischen Zungen-, Wangen- und Lippenmuskulatur. Die Folgen sind ein hoher schmaler Gaumen mit Schmalkiefer.

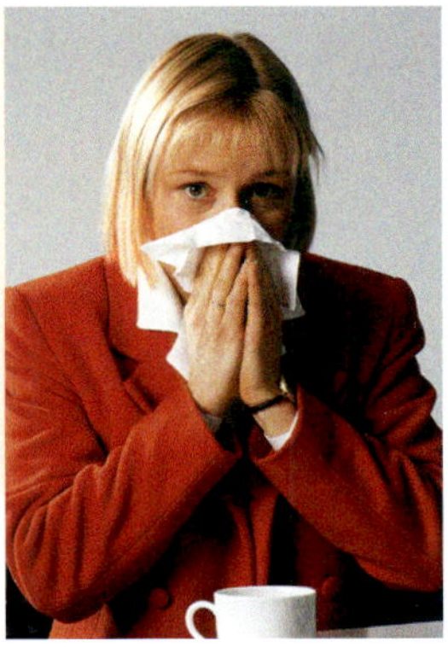

Zahnform, Zahnstellung und Zahnstruktur

Die Plaquemenge hängt entscheidend von der Mundhygiene ab. Plaque kann sich dort gut bilden, wo Bakterien sich gut anhaften können. Dies ist vor allem an rauen Oberflächen, die durch die Mundhygiene schwer zu erreichen sind, möglich. Daher spielt die individuelle **Zahnform, Zahnstellung** und **Zahnstruktur** eine Rolle.

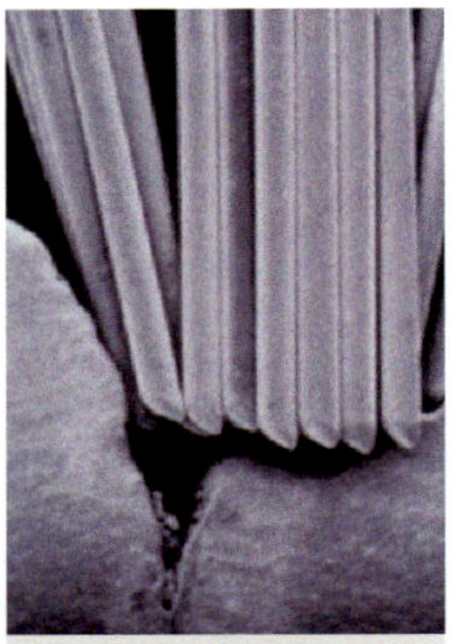

Abb. 1 Rasterelektronenmikroskopische Aufnahme einer Zahnbürste und einer tiefen Fissur. Die Zahnbürste kann in die tiefe Fissur nicht eindringen.

Bei Zähnen mit tiefen Fissuren kann sich mehr Plaque ansammeln (*s. Abb. 1*). Dies gilt auch für engstehende, verschachtelte Zähne oder noch nicht vollständig durchgebrochene Zähne. Auch können z. B. Schädigungen in der Zahnentwicklung die Zahnhartsubstanzen rauer und weniger widerstandsfähig gegen Säureangriffe machen.
Gerade solche Patienten müssen in der häuslichen Mundhygiene vermehrt unterstützt werden.

Individuelle Besonderheiten

Entscheidend für die Kariesanfälligkeit sind auch individuelle Angewohnheiten. Ein Patient wird kariesanfälliger sein, wenn er z. B.
- häufig am Tag Nahrung aufnimmt, da mehrmals am Tag ein Säureangriff unter dem kritischen pH-Wert erfolgt,
- nur morgens und mittags die Zähne putzt, da gerade nachts der Speichelfluss sinkt und davor die Plaque entfernt werden sollte,
- sich häufig von stark säurehaltigen Getränken oder Nahrungsmitteln ernährt, da dadurch der pH-Wert der Plaque schon ohne Stoffwechseltätigkeit der Bakterien abnimmt,
- beruflich mit stark säurehaltigen Materialien zu tun hat.

Individuelles Kariesrisiko: einige fördernde und hemmende Faktoren

Fördernde Faktoren
- häufiger Verzehr niedermolekularer Kohlenhydrate (z. B. Glukose)
- große Plaquemenge, falsche Mundhygiene
- hoher Anteil an Kariesbakterien
- Zahnfehlstellungen
- Mundatmung
- geringer Speichelfluss
- geringe Pufferkapazität des Speichels

Hemmende Faktoren
- kariesbewusste Ernährung
- richtige Mundhygiene
- geringer Anteil an Kariesbakterien
- hoher Speichelfluss
- hohe Pufferkapazität des Speichels
- regelmäßige Zahnarztbesuche
- Fluoridierung

Zusammenhänge bei der Kariesentstehung

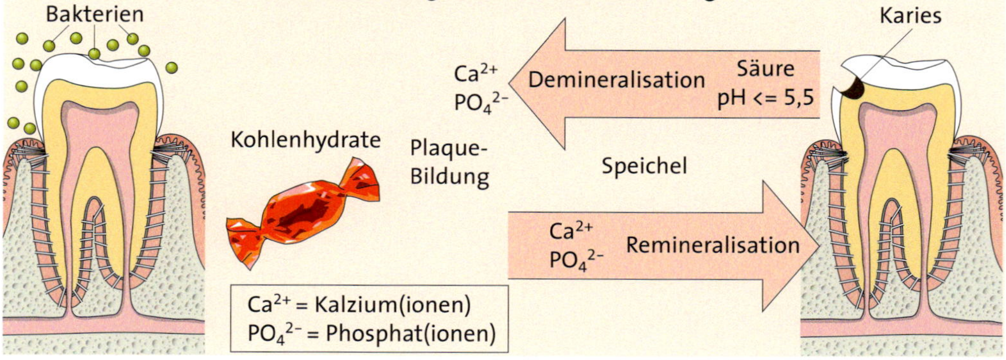

3.2 Kariesverlauf

Der Kariesverlauf unterscheidet sich an der Zahnkrone geringfügig gegenüber dem Verlauf auf der Wurzeloberfläche.

3.2.1 Kariesverlauf an der Zahnkrone

Entfernt man die Plaque für einen längeren Zeitraum nicht, so wird oft eine weißliche, opake (lichtundurchlässige) Veränderung an der Schmelzoberfläche beobachtet. Dies bezeichnet man als **Initialkaries**, **Kreidefleck** oder **White spot** (*s. Abb. 1a, 2*). Bei der Initialkaries ist der Schmelz nur demineralisiert, die Zahnoberfläche ist noch intakt. Durch die Demineralisation verliert der Schmelz lokal seinen Glanz und bekommt ein weißliches Aussehen. Diese frühe Kariesform ist „heilbar", indem der Zahn durch Mineralien aus dem Speichel oder durch Fluoridierungsmaßnahmen remineralisiert wird.

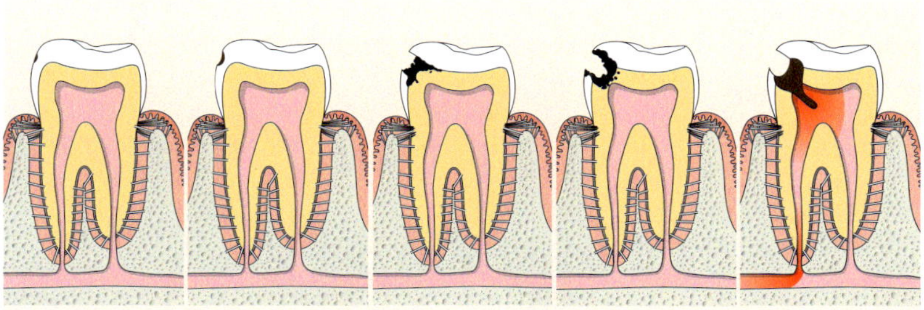

Abb. 1 Kariesverlauf. a) Initialkaries (White spot); b) Schmelzkaries (Caries superficialis); c) Dentinkaries (Caries media); tiefe Dentinkaries (Caries profunda) e) Kariesbakterien dringen in die Pulpa ein

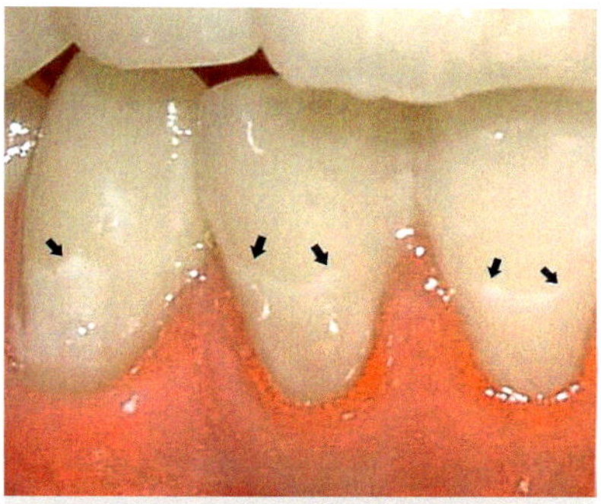

Abb. 2 Initialkaries (Pfeile)

Überwiegen Demineralisationsprozesse, dann vertieft sich der Schmelzdefekt. Die anfänglich erhaltene Schmelzschicht bricht ein und es entsteht eine kariöse Läsion. Man spricht jetzt von einer **Caries superficialis** (Schmelzkaries; *s. Abb. 1b*).

Die Bakterien können in die Läsion einwandern. Unbehandelt schreitet die Karies weiter fort. Sobald die Schmelz-Dentin-Grenze überschritten ist, spricht man von der **Caries media** (Dentinkaries; *s. Abb. 1c*). Im Dentin können sich die Bakterien entlang den Dentinkanälchen ausbreiten. Dadurch breitet sich die Karies im Gegensatz zum Schmelz breitflächig aus und unterminiert den Zahnschmelz. Es resultiert somit eine kegelförmige Gestalt der Karies, mit Basis an der Schmelz-Dentin-Grenze. Auch breitet sich die Karies im Dentin schneller aus, da Dentin weicher als Zahnschmelz ist.

Breitet sich die Karies bis zur Pulpa hin aus, sodass nur noch eine dünne Schicht gesundes Dentin über der Pulpa liegt, so spricht man von einer **Caries profunda** (tiefe Dentinkaries; *s. Abb. 1d*).

Erreicht die Karies die Schmelz-Dentin-Grenze, so führt dies schon zu einer Reaktion der Pulpa. Bakterielle Giftstoffe und Enzyme können die Odontoblastenfortsätze reizen. Die Pulpa-Dentin-Einheit will sich vor dem bakteriellen Angriff schützen und antwortet mit einer Tertiärdentinbildung an der Pulpa-Dentin-Grenze. Dringen Bakterien in die Pulpa ein, so kann dies zum Absterben der Pulpa führen.

3.2.2 Kariesverlauf an der Wurzeloberfläche

Liegen die Wurzeloberflächen frei, so kann es zu **Wurzelkaries** (Zementkaries) kommen (*s. Abb. 1*).
Dies ist häufig bei älteren Menschen der Fall. Wurzelkaries ähnelt der Schmelzkaries. Die Läsionen bleiben jedoch zunächst relativ flach, breiten sich jedoch oft ringförmig um die Wurzel aus.

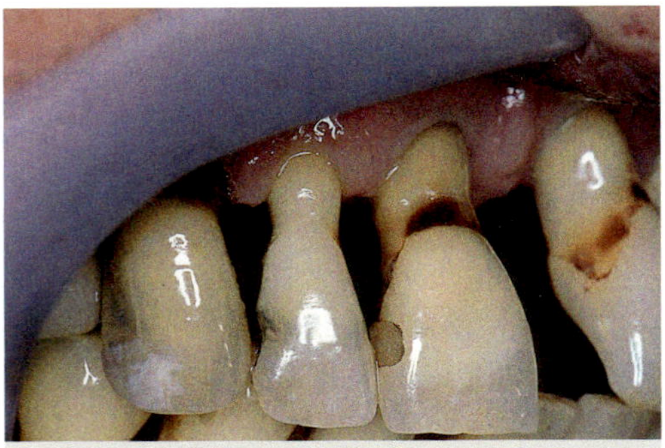

Abb. 1 Wurzelkaries

3.3 Spezielle Kariesformen

Zu den speziellen Kariesformen gehören die **Sekundärkaries** und das **Kariesrezidiv**.

Unter einer **Sekundärkaries** versteht man neue kariöse Defekte im Randbereich von zahnärztlichen Restaurationen (Füllungen, Kronen usw.; *s. Abb. 2*).
Ursache sind Randspalten oder Stufenbildungen zwischen Zahn und Restaurationsmaterial. In diesen Spalt können Bakterien gut eindringen und dort kariöse Defekte in Zahnschmelz und Dentin auslösen.

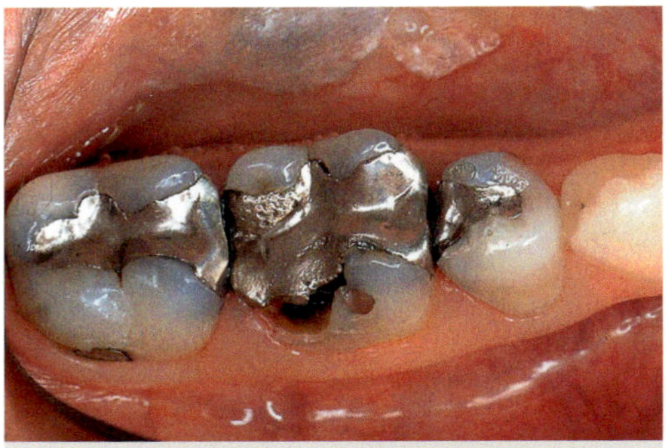

Abb. 2 Sekundärkaries. Ausgedehnte Amalgamfüllungen mit Sekundärkaries an den Zähnen 45, 46 und 47

Unter einem Rezidiv versteht man ganz allgemein das Wiederauftreten einer Erkrankung.
Ein **Kariesrezidiv** ist das „Wiederaufflammen“ einer Karies, die während einer zahnärztlichen Behandlung nicht ausreichend entfernt wurde.

Terminologie: Karies	
Ätiologie	Lehre von den Ursachen einer Erkrankung
Caries superficialis	oberflächliche Karies, Schmelzkaries; Karies, die nur im Schmelz liegt
Caries media	mittlere Karies; Dentinkaries, die bis zur Mitte des Dentins geht
Caries profunda	tiefe Karies; Dentinkaries, die bis fast an die Pulpa geht
Demineralisation	Demineralisierung, Entmineralisierung, Entkalkung; durch einen Säureangriff (pH ≤ 5,5) werden den Zahnhartsubstanzen Mineralien entzogen
Erosion	Verlust der Zahnhartsubstanzen durch häufige direkte Einwirkung von Säuren, z. B. aus Obstsäften, Cola, Zitronensaft usw.

Initialkaries	Kreidefleck, White spot, Initialläsion; erstes Kariesstadium; es kommt zu einer weißlich aussehenden Demineralisation des Schmelzes, bei der die Oberfläche noch intakt ist; Initialkaries ist durch Remineralisation reversibel
Karies	Zahnfäule; chemisch-parasitäre Zahnfäule infolge Demineralisation von Säuren, die beim Kohlenhydratabbau von Bakterien entstehen
Remineralisation	Remineralisierung, erneute Verkalkung von demineralisierten Zahnhartsubstanzen, v.a. durch Kalziumphosphat aus dem Speichel
Rezidiv	Wiederauftreten einer Erkrankung, z.B. Kariesrezidiv
Sekundärkaries	neue kariöse Defekte im Randbereich von zahnärztlichen Restaurationen (Füllungen, Kronen usw.); Ursache sind Randspalten oder Stufenbildungen zwischen Zahn und Restaurationsmaterial, wo sich Plaque festsetzen kann
kariogen	Karies hervorrufend
Läsion	Schädigung, Verletzung, Störung
Prädilektionsstelle	bevorzugte Stelle; Stelle, an der sich vermehrt Plaque ansammelt und somit vermehrt Karies bildet, z.B. Fissuren, Approximalräume, überstehende Füllungs- und Kronenränder
Substrat	im Stoffwechsel umgesetzte Substanz bzw. umgesetzter Nährstoff
Xerostomie	trockene Mundhöhle, Mundtrockenheit

Aufgaben

1 Beschreiben Sie einem Patienten, wie Karies entsteht.

2 Zwei Patienten haben die gleiche Mundhygiene und damit gleiche Plaquemenge. Nennen Sie drei Gründe, warum bei einem von beiden Patienten Karies viel häufiger entstehen kann.

3 Nehmen Sie zu der Aussage Stellung: Meine Mutter hatte schon viel Karies. Dies habe ich von ihr vererbt bekommen.

4 Nennen Sie die Aufgaben des Speichels.

5 Beschreiben Sie den Kariesverlauf an der Zahnkrone mit seinen unterschiedlichen Stadien.

4 Therapie der Karies

4.1 Diagnostik der Karies

↑Allgemeine Untersuchungsmethoden, S.120

Neben den ↑ allgemeinen Untersuchungsmethoden werden zur Diagnostik der Karies spezielle Untersuchungen angewendet. Dazu sollten die Zähne sauber und trocken sein. Es stehen unterschiedliche Methoden zur Verfügung (*s. Abb. 1*):

- Inspektion, mit bloßem Auge oder mit einer Vergrößerungshilfe
- Sondierung mit einer Sonde
- Röntgenuntersuchung
- Laserfluoreszenzmessung
- Kariesdetektor

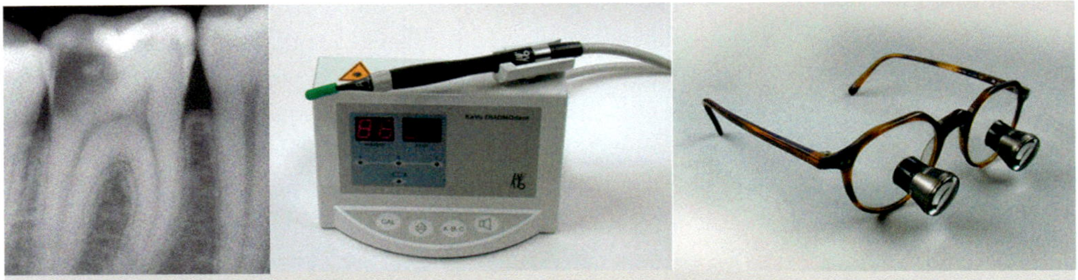

Abb. 1 Unterschiedliche Methoden zur Kariesdiagnostik: Röntgenuntersuchung (links), Laserfluoreszenzmessung (Mitte) und Lupe (rechts)

4.1.1 Inspektion und Sondierung

Die klinische Untersuchung der Zähne erfolgt mit Spiegel und Sonde. Die Zahnärztin sucht nach farblichen Veränderungen der Zähne, die mit der Sonde näher untersucht werden. Ist die Zahnhartsubstanz weich und können Defekte in der Zahnhartsubstanz ertastet werden, so deutet dies auf Karies hin.

Daher sollte zu jeder zahnärztlichen Untersuchung das **Grundinstrumentarium** (Spiegel, Sonde, Pinzette, evtl. Parodontalsonde) bereitgestellt werden (*s. Abb. 2*).

Eine fortgeschrittene Karies hat i. d. R. eine hellbraune Verfärbung (*s. Abb. 3*). Mit der Sonde kann man einen Einbruch der Zahnhartsubstanz (Läsion) ertasten. Die Zahnhartsubstanz fühlt sich weich an.

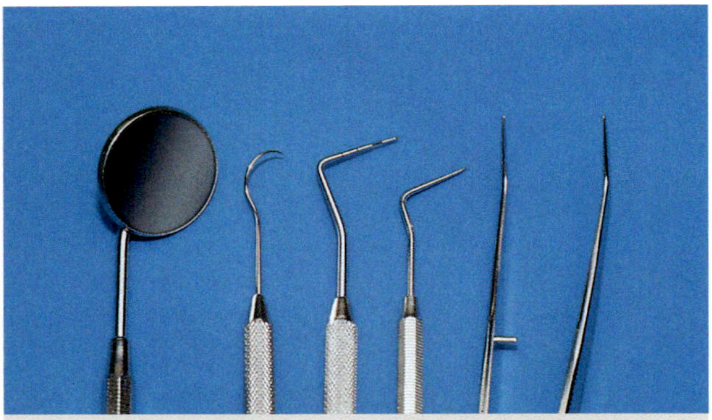

Abb. 2 Grundinstrumentarium mit Spiegel, Sonde gebogen (Kuhhornsonde), Parodontalsonde, Sonde gerade, zahnärztliche Pinzette (von links nach rechts)

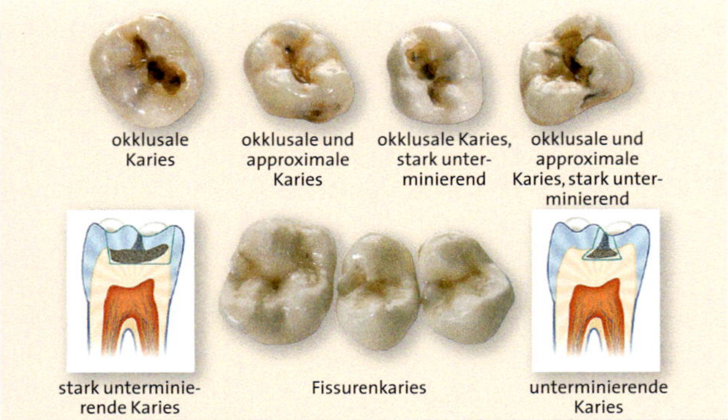

Abb. 3 Klinisches Erscheinungsbild einer Karies

Bei der Kariesdiagnostik mit der Sonde spricht man auf Französisch auch vom „cri dentaire" („Sondenschrei"). Man bezeichnet damit das klirrende Geräusch, das entsteht, wenn die Zahnärztin mit der Sonde über eine harte, kariesfreie Zahnhartsubstanz fährt.

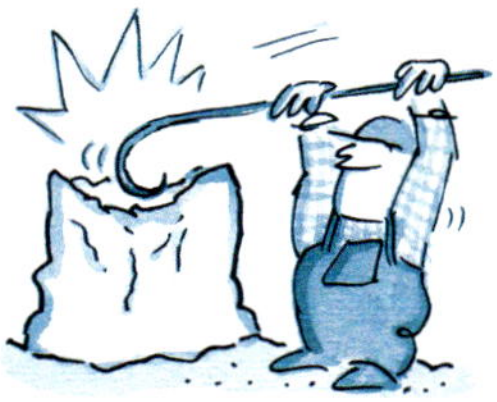

Die Feststellung einer Karies kann aber auch durch eine alleinige Inspektion und Sondierung sehr schwierig sein. Hier sollte die Kariesdiagnostik durch andere Hilfsmittel, z. B. Röntgenbild oder Laserfluoreszenzmessung, unterstützt werden.
Eine Fissurenkaries kann eine dezente bräunliche Verfärbung zeigen, die mit der Sonde kaum zu ertasten ist und trotzdem schon relativ weit fortgeschritten sein kann.
Auch zeigt eine reine Approximalkaries nur eine leichte Verfärbung im Randleistenbereich, die eigentliche kariöse Läsion ist durch den Nachbarzahn verdeckt (*s. Abb. 1*).

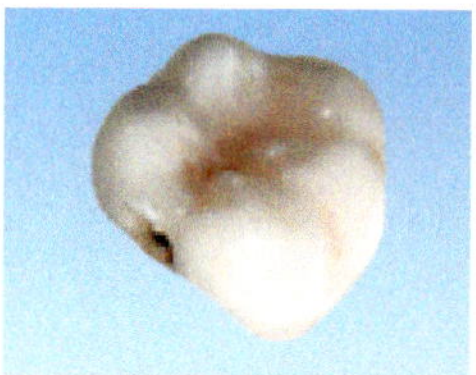

Abb. 1 Approximalkaries

Zeigt sich an einem Zahn eine dunkle bis schwarze Verfärbung, die mit der Sonde als hart ertastet werden kann, so spricht man von einer **inaktiven Karies**. Sie kann entstehen, wenn die kariösen Ursachen beseitigt werden, z. B. durch sehr gute Mundhygiene. Die zerstörte Zahnhartsubstanz wird zwar nicht wieder aufgebaut, aber die Zerstörung schreitet auch nicht weiter fort. Kreideweiße Veränderungen ohne einen Zahnhartsubstanzdefekt können **Initialkaries** sein, die durch gute Mundhygiene und Fluoridierungsmaßnahmen wieder remineralisiert werden kann. Solche Stellen können nur unter ↑ Trockenlegung diagnostiziert werden.

↑ Trockenlegung, S. 147

4.1.2 Röntgenuntersuchung

Gerade die Approximalkaries kann klinisch bei geschlossener Zahnreihe schlecht beurteilt werden. Deshalb empfiehlt es sich, entsprechende Röntgenaufnahmen zur Befunderhebung und Sicherung der Diagnose anzufertigen. Generell kann mit allen Röntgenaufnahmen Karies festgestellt werden. Besonders eignet sich jedoch eine ↑ Bissflügelaufnahme (*s. Abb. 2*). Karies stellt sich auf einer Röntgenaufnahme als dunkle Bereiche dar.

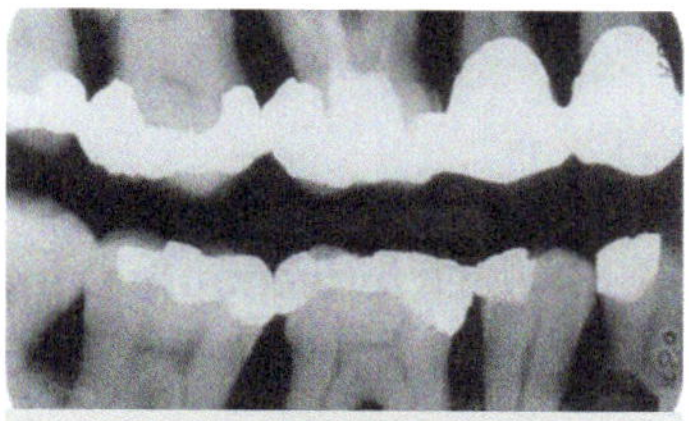

Abb. 2 Bissflügelaufnahme

↑ Bissflügelaufnahme, S. 381

4.1.3 Laserfluoreszenzmessung

Mit speziellen Geräten kann festgestellt werden, ob und wie stark ein Zahn kariös ist (*s. Abb. 1, S. 130, Mitte*). Die Geräte arbeiten mit einem Laser, der die Zahnhartsubstanzen aufleuchten lässt. Karies leuchtet dabei stärker auf als normale Zahnhartsubstanz. Dies wird von den Geräten in Form von einer Zahl angegeben. So wird angezeigt, ob der gemessene Zahnabschnitt kariös ist oder nicht.

4.1.4 Kariesdetektor

Ein Kariesdetektor ist eine Flüssigkeit, die Karies anfärbt. Sie wird jedoch nicht bei der intraoralen Untersuchung der Mundhöhle eingesetzt, sondern bei der Füllungstherapie. Bevor eine Füllung gelegt wird, kann man mit dieser Lösung überprüfen, ob auch alle Karies vollständig entfernt wurde.

4.2 Der Kariesindex

↑ Siehe hierzu Lernfeld 11, Epidemiologische Begleituntersuchung zur Gruppenprophylaxe 2004, S.400

↑ mikrobiologische Tests, S.437

↑ Speicheltests, S.438

Der DMF-T-, DMF-S- bzw. dmf-t-Index ist ein Maß zur Bewertung, inwieweit das Gebiss bislang durch Zahnkrankheiten geschädigt wurde. Er ist ein internationaler Index und wird gerne für epidemiologische Studien herangezogen. Darunter versteht man Studien, die z.B. die Karieshäufigkeit in unterschiedlichen Altersklassen und Ländern miteinander vergleichen. Man kann aber auch mit diesem Index das individuelle Kariesrisiko beurteilen. Das individuelle Kariesrisiko kann auch noch durch ↑ mikrobiologische Tests und ↑ Speicheltests beurteilt werden.

Die Abkürzungen des Kariesindex stehen für die englischen Begriffe (*s. Tab. 1*).

D, d	**d**ecayed	kariös
M, m	**m**issing	fehlend
F, f	**f**illed	gefüllt
T, t	**t**ooth	Zahn
S	**s**urface	Zahnfläche

Tab. 1 Die Abkürzungen des Kariesindex

Für das **Milchgebiss** werden **kleine Buchstaben** (dmf-t) verwendet. Für das **bleibende Gebiss** verwendet man **Großbuchstaben** (DMF-T/DMF-S). Im Wechselgebiss werden dmf-t und DMF-T verwendet, da sowohl Milchzähne als auch bleibende Zähne bewertet werden.

Man stellt bei der Erhebung des Index fest, wie viele Zähne (t/T) bzw. Zahnflächen (S) eine kariöse Läsion aufweisen, wie viele Zähne auf Grund von Extraktionen fehlen und wie viele Zähne Füllungen aufweisen. Die Zahlen (dmf-t/DMF-T/DMF-S) werden addiert und man erhält den dmf-t/DMF-T/DMF-S-Index.

Dabei gilt:
- Bei fehlenden Zähnen werden nur die durch Karies extrahierten Zähne gezählt! Milchzähne, die durch den Zahnwechsel bedingt fehlen, und Weisheitszähne werden nicht mit bewertet.
- Beim dmf-t/DMF-T-Index wird jeder Zahn nur einmal gewertet, auch wenn er gleichzeitig eine Füllung und eine kariöse Läsion aufweist. Ist z.B. am Zahn 16 eine Füllung und gleichzeitig eine kariöse Läsion bukkal, ergibt das den DMF-T-Indexwert von 1.
- Weisheitszähne werden nicht beurteilt.
- Der dmf-t-Indexwert kann zwischen 0 und maximal 20, der DMF-T-Indexwert zwischen 0 und maximal 28 liegen.
- Beim DMF-S-Index beurteilt man den Zustand jeder Zahnfläche. Weist der Zahn 16 z.B. eine Karies mesial und distal auf, ergibt das den DMF-S-Wert von 2.
  Bei Seitenzähnen werden fünf Zahnflächen, bei Frontzähnen vier Zahnflächen berechnet. Der DMF-S-Indexwert kann daher bei maximal 128 liegen.

Ein hohes Kariesrisiko wird laut Definition des **D**eutschen **A**usschusses für **J**ugendzahnpflege (DAJ) durch folgende dmf-t-/DMF-T-/DMF-S-Indexwerte angezeigt:

Alter	Hohes Kariesrisiko bei
bis 3 Jahre	dmf-t > 0
bis 4 Jahre	dmf-t > 2
bis 5 Jahre	dmf-t > 4
bis 6 Jahre	dmf-t > 5
bis 7 Jahre	dmf-t/DMF (t/T) > 5 oder D (T) > 0
8–9 Jahre	dmf-t/DMF (t/T) > 7 oder D (T) > 2
10–12 Jahre	DMF (S) an Approximal-/Glattflächen > 0
13–15 Jahre	D (S) an Approximal-/Glattflächen > 0 und/oder mehr als 2 kariöse Läsionen
16–18 Jahre	D (S) an Approximal-/Glattflächen > 0 und/oder mehr als 2 kariöse Läsionen

Diese Einschätzung des hohen Kariesrisikos ist auch für die Richtlinien der Früherkennungsuntersuchung und Individualprophylaxe beim Kassenpatienten gültig.

4.3 Alternativen in der Kariestherapie

Ist die Karies fortgeschritten, so entfernt die Zahnärztin die Karies und präpariert eine **Kavität** (Hohlform) in den Zahn. Unter einer **Präparation** versteht man die Abtragung von Zahnhartsubstanzen als vorbereitende Maßnahme für eine Füllung, Krone, Brücke oder Prothese.
Die Kavität kann durch **plastische** (formbare) **Füllungsmaterialien** oder durch eine **Einlagefüllung** (Inlays, Onlays, Overlays) geschlossen werden. Man bezeichnet die Möglichkeiten (Füllung, Krone, Brücken) zum Verschluss einer Kavität auch als **Restauration**.

Es steht heute eine Vielzahl von Materialien zur Verfügung, zwischen denen sich der Patient entscheiden muss (*s. Abb. 1*).
Gerade hier kommt der Zahnmedizinischen Fachangestellten in der Unterstützung der Zahnärztin bei der Beratung des Patienten eine wichtige Aufgabe zu.

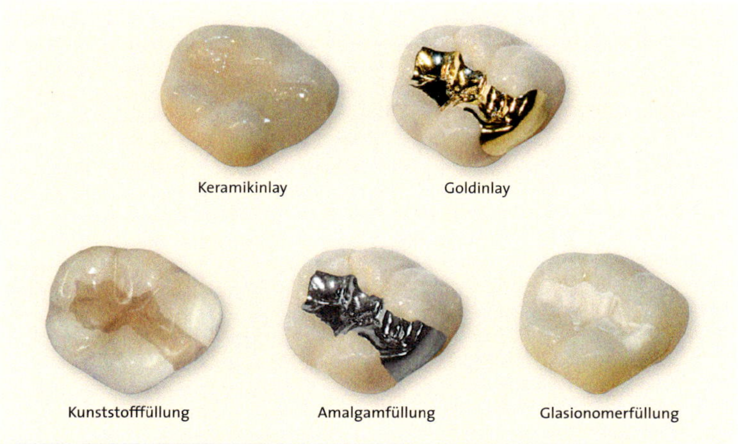

Abb. 1 Unterschiedliche Materialien zur Versorgung einer Kavität

4.3.1 Plastische Füllungsmaterialien

Plastische Füllungsmaterialien sind angezeigt bei kleinen und mittelgroßen Kavitäten. Sie werden im plastischen (formbaren) Zustand in die Kavität eingebracht und härten dann im Mund aus.

↑ Siehe hierzu Lernfeld 5, Überkappung, S. 201

↑ Siehe hierzu Lernfeld 5, Wurzelkanalfüllung, S. 208

Man unterscheidet:
- **definitive** (endgültige) **Füllungsmaterialien**
- **provisorische Füllungsmaterialien** zum vorübergehenden Verschluss eines Zahnes
- **Unterfüllungsmaterialien** zum Schutz der Pulpa
- **Wurzelfüllmaterialien**

Zu den definitiven Füllungsmaterialien gehören **Komposite, Zement, Kompomere und Amalgam**. Die ↑ Zemente werden auch für Unterfüllungen, Wurzelkanalfüllungen und provisorische Füllungen sowie als Befestigungszement verwendet, z. B. für Kronen und Brücken.

↑ Zement, S. 140

Komposite

Kompositmaterialien, auch Komposite genannt, gehören zu den zahnfarbenen plastischen Füllungsmaterialien.
Der Name ist dieser Materialgruppe gegeben worden, weil es sich um eine Mischung (lat.: compositum) von verschiedenen Bestandteilen handelt. Die Grundsubstanz, auch **Matrix** genannt, sind **Kunststoffverbindungen**. Diesen Kunststoffverbindungen werden **Füllstoffe** zugesetzt. Durch die Füllstoffe ist das Füllungsmaterial stabiler und schrumpft bei der Aushärtung weniger.

Damit die Füllstoffe in der Kunststoffmatrix halten können, müssen die Kunststoffe mit den Füllstoffen eine Verbindung eingehen können. Dazu werden die Füllstoffe mit einem speziellen Kunststoff überzogen, der als **Silan** bezeichnet wird. Heute werden hauptsächlich **Feinpartikel-Hybridkomposite** eingesetzt. Sie enthalten größere Füllstoffe (0,5–1 µm; 1 µm = 0,001 mm) aus Quarz, Glas oder Keramik (Makrofüller) und kleinere Füllstoffe (0,01–0,04 µm) aus Siliziumoxid (Mikrofüller). Sie haben eine glatte, gut polierbare Oberfläche und sind sehr stabil.
Im plastischen Zustand liegt der Kunststoff als langkettiges Monomer (einzelnes Molekül) vor (*s. Abb. 1*). Am Ende befindet sich jeweils eine Methacrylatgruppe (spezielle chemische Gruppe). Über diese Gruppe können sich einzelne Monomere untereinander verbinden.

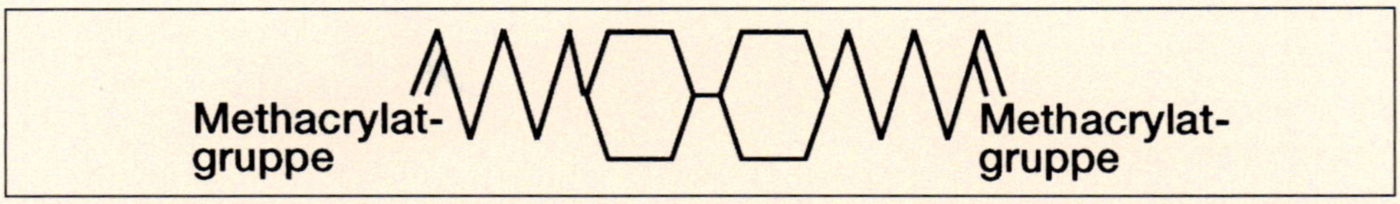

Abb. 1 Vereinfachte Darstellung eines Kompositmonomers

Dadurch härtet das Füllungsmaterial aus. Diesen Vorgang nennt man Polymerisation.
Die Polymerisation kann durch die Lichtzufuhr einer Polymerisationslampe ausgelöst werden. Man spricht dann von lichthärtenden Materialien.
Bei chemisch härtenden Materialien müssen zwei unterschiedliche Materialien (Basis und Härter) vermischt werden.

Verarbeitung

Ein grundsätzlicher Nachteil aller **lichthärtenden Materialien** ist die Tatsache, dass das Licht der Polymerisationslampe nur eine gewisse Schichtstärke (in der Regel ca. 2 mm) in die Materialien eindringen kann, um dort die chemische Reaktion zur Polymerisation auszulösen. Lichthärtende Komposite müssen daher in kleinen Schichten aufgetragen werden, damit das Komposit komplett durchhärtet.

Außerdem schrumpfen Komposite beim Aushärten des Materials. Würde man eine Kavität auf einmal komplett mit Komposit füllen, so würde sich das Material beim Aushärten zusammenziehen und vom Kavitätenrand lösen. Die Füllung würde dadurch undicht. Auch wegen dieser Eigenschaft sollten Komposite in kleinen Schichten aufgetragen werden, da dadurch jede Schicht für sich schrumpfen kann und sich nicht vom Kavitätenrand löst. Daher sollten Komposite mit einer **Schichttechnik** verarbeitet werden.

Lichthärtende Komposite können mit einer speziellen Polymerisationslampe ausgehärtet werden (*s. Abb. 1*).
Sie erzeugt Licht mit einer bestimmten Wellenlänge (ca. 470 nm). Dies entspricht ungefähr der Farbe Blau des sichtbaren Lichts.

Lichthärtende Komposite werden in sog. **Compules** angeboten. Aus diesen Compules kann das Komposit mit speziellen Applikationshilfen direkt in die Kavität gegeben werden. Chemisch härtende Komposite werden in **Applikationsspritzen** angeboten (*s. Abb. 2*).
Dazu werden zwei Pasten Basis (Grundmasse oder Base) mit einem Härter (Katalysator) auf einer Glasplatte mit einem Kunststoffspatel zusammengemischt. Nach dem Anmischen startet die Polymerisation. Dies wird auch als Autopolymerisation bezeichnet.

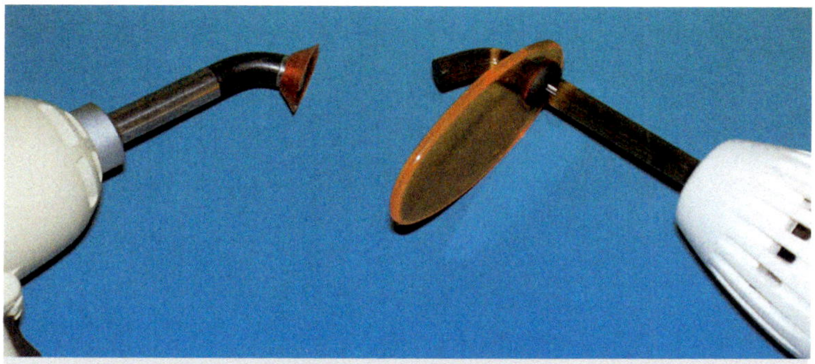

Abb. 1 Polymerisationslampen mit einem Gelb-Orange-Filter als Schutzvorrichtung für das Auge gegen das Polymerisationslicht

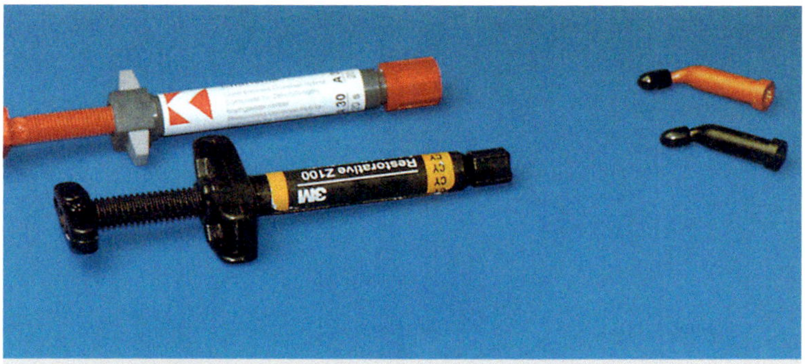

Abb. 2 Applikationsspritzen und Compules verschiedener Hersteller

Jedes Licht mit der Wellenlänge, bei der lichthärtende Komposite aushärten, löst die Polymerisation der lichthärtenden Materialien aus. Daher sollten alle lichthärtenden Materialien nur kurz vor der Verarbeitung dem direkten Licht, z. B. der OP-Leuchte am Behandlungsstuhl, ausgesetzt werden. Dies gilt auch für ↑Adhäsive. Es gibt spezielle Aufbewahrungsboxen für lichthärtende Materialien, die über einen Gelb-Orange-Filter die Materialien vor der vorzeitigen Aushärtung durch das Licht schützen.

↑Adhäsiv, S. 136

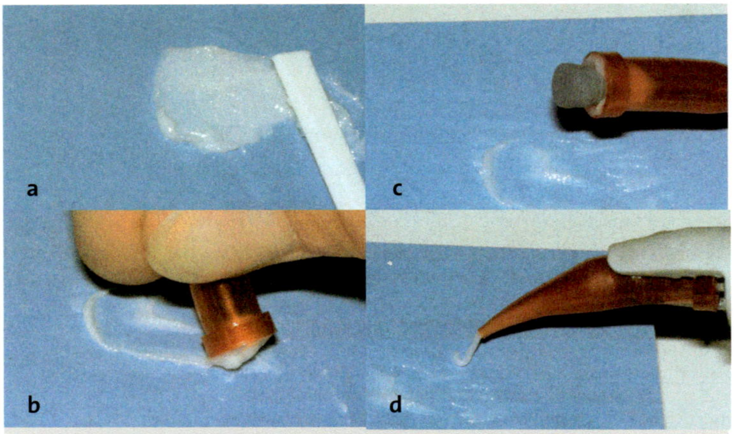

Abb. 1 Verarbeitung von chemisch härtendem Kompositmaterial

Bei der Verarbeitung von chemisch härtenden Kompositen wird das Material angemischt (*s. Abb. 1a*). Dann wird das Material in eine Compule gefüllt (*s. Abb. 1b*). Die Compule wird mit einem Gummistopfen verschlossen (*s. Abb. 1c*). Danach kann das Komposit mit Hilfe einer Applikationsspritze in die Kavität gepresst werden (*s. Abb. 1d*).

Bei der Verarbeitung chemisch härtender Komposite sollte auf Folgendes geachtet werden:
- Ab dem Anmischvorgang startet die Polymerisation. Daher muss das Material zügig angemischt werden.
- Es empfiehlt sich, auf einer Glasplatte anzumischen, die im Kühlschrank aufbewahrt wird. Gerade an warmen Tagen wird dadurch die Polymerisation verlangsamt.
- Basis und Härter sollten sauber verarbeitet werden. Werden z. B. die Deckel beider Pasten vertauscht oder die Pasten mit demselben Spatel entnommen, so kann dies zu einer Aushärtung der Pasten in den Applikationsspritzen führen. Werden Staub oder sonstige Verunreinigungen beim Anmischen in die Masse eingearbeitet, so sind Schmutzpartikel in der Füllung zu erkennen.

↑Trockenlegung, S. 147

Komposite sind beim Polymerisationsvorgang sehr feuchtigkeitsempfindlich. Deshalb muss auf eine sehr gute relative oder absolute ↑Trockenlegung geachtet werden.

Adhäsivtechnik

Mit Hilfe der **Adhäsivtechnik** kann eine Haftung aller Materialien auf Kompositbasis an den Zahnhartsubstanzen erzielt werden. Diese Technik wird zum Halt von plastischen Füllungen und zur adhäsiven Zementierung von zahntechnischen Restaurationen eingesetzt.
Unter **Adhäsion** versteht man das Haften von Körpern aneinander, die in engem Kontakt zueinander stehen. Die Haftung kommt durch mechanische oder chemische Kräfte zu Stande.

Kompositmaterialien gehen keine chemische Verbindung mit den Zahnhartsubstanzen ein. Sie haften mechanisch. Der mechanische Halt wird in der Zahnmedizin auch als **Retention** bezeichnet.
Die Retention der Kompositmaterialien an den Zahnhartsubstanzen kommt über raue Oberflächen und Mikrolöcher, d. h. kleinste Löcher, zu Stande, die zur Verankerung ausgenutzt werden. Es wird dazu ein **Adhäsiv** (Haftvermittler) benötigt, das gut in die rauen Bereiche und Mikrolöcher fließen kann. Das Adhäsiv verankert sich auf der einen Seite mikromechanisch in den Rauigkeiten und Mikrolöchern und verbindet sich auf der anderen Seite mit dem Kompositmaterial (*s. Abb. 3, S. 137*).

Haftung am Zahnschmelz

Damit das Kompositmaterial besser am Zahnschmelz haften kann, wird der Zahnschmelz angeätzt. Dies erfolgt mit einem **Ätzgel**, das Phosphorsäure in einer Konzentration von 20 bis 40 % enthält.
Diese Technik wird daher auch als **Schmelz-Ätz-Technik** oder **Schmelzkonditionierung** bezeichnet. Die Schmelz-Ätz-Technik wurde 1955 von Buonocore entwickelt. Er versuchte, einen Fissurenversiegler dauerhaft und randdicht am Zahnschmelz zu verankern.

Durch das Ätzen entsteht eine zerklüftete Schmelzoberfläche (**Ätzmuster**), in der das Schmelzadhäsiv sehr gut halten kann (*s. Abb. 1*). Um ein besonders gutes Ätzmuster zu erhalten, muss der Kavitätenrand vorher angeschrägt werden. Durch die Schmelzkonditionierung werden eine bessere Benetzbarkeit des Schmelzadhäsivs, eine Oberflächenvergrößerung und ein Mikro-Retentionsrelief erzielt.

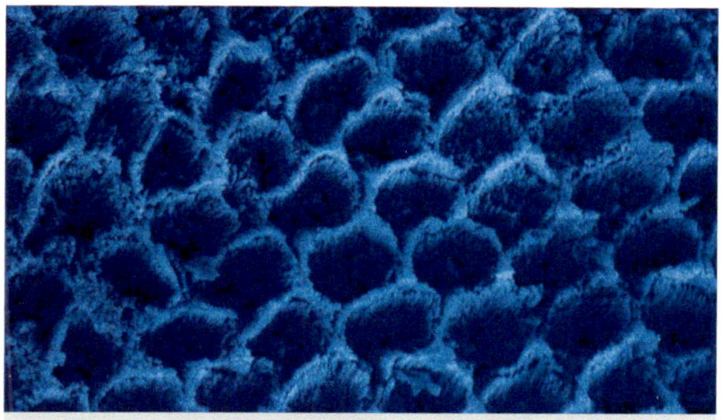

Abb. 1 Rasterelektronenmikroskopische Aufnahme eines typischen Ätzmusters im Zahnschmelz

Das Ätzgel sollte 30 bis 60 Sekunden einwirken und danach gründlich mit Wasser abgesprüht werden (ca. 20 Sekunden).
Nach der Trocknung wird das Ätzmuster im Zahnschmelz in Form einer milchig-trüb und opak (lichtundurchlässig) erscheinenden Oberfläche sichtbar (*s. Abb. 2*).

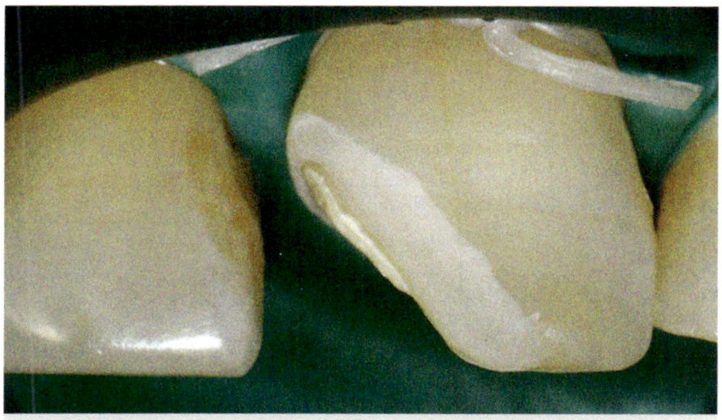

Abb. 2 Klinisches Bild eines typischen Ätzmusters im Zahnschmelz nach der Trocknung

Auf diese angeätzten Bereiche wird ein **Schmelzadhäsiv** aufgetragen (*s. Abb. 3*).
Dieses Schmelzadhäsiv ist ein dünnfließender Kunststoff, der auch als **Versiegler** oder **Bonding** bezeichnet wird.
Nach dem Auftragen wird das Schmelzadhäsiv vorsichtig verblasen und mit einer Polymerisationslampe ca. 20 Sekunden ausgehärtet.

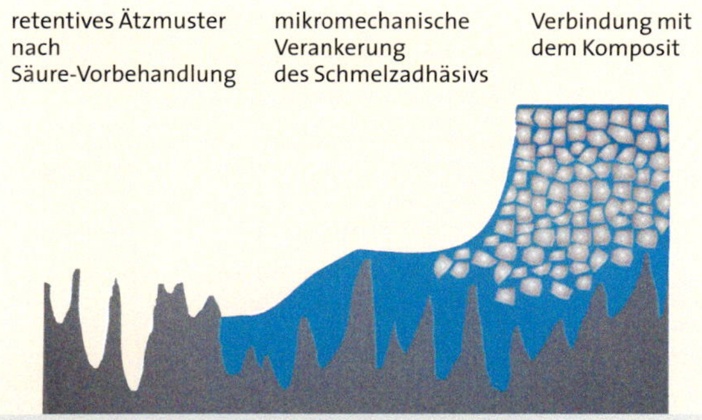

Abb. 3 Schema der Schmelz-Ätz-Technik

Während und nach der Säureapplikation muss das Arbeitsfeld gut trockengelegt werden. Es muss vor dem Kontakt mit Speichel oder Blut geschützt werden.

Haftung am Dentin

Das Dentin enthält die Dentinkanälchen, die mit einer Flüssigkeit (Dentinliquor) und den Odontoblastenfortsätzen gefüllt sind. Dentin ist also an der Oberfläche feucht, da Dentinliquor austritt (*s. Abb. 1*).
Kompositmaterialien vertragen aber keine Feuchtigkeit. Sie sind wasserabweisend (hydrophob). Außerdem bildet sich bei der Präparation im Dentin eine sog. Schmierschicht (engl.: smear layer), die teilweise die Dentinkanälchen verschließt. Diese Schmierschicht ermöglicht keinen direkten Kontakt des Füllungsmaterials mit der Dentinoberfläche. Daher ist der Halt des Kompositmaterials im Dentin schwieriger zu erzielen als im Zahnschmelz.

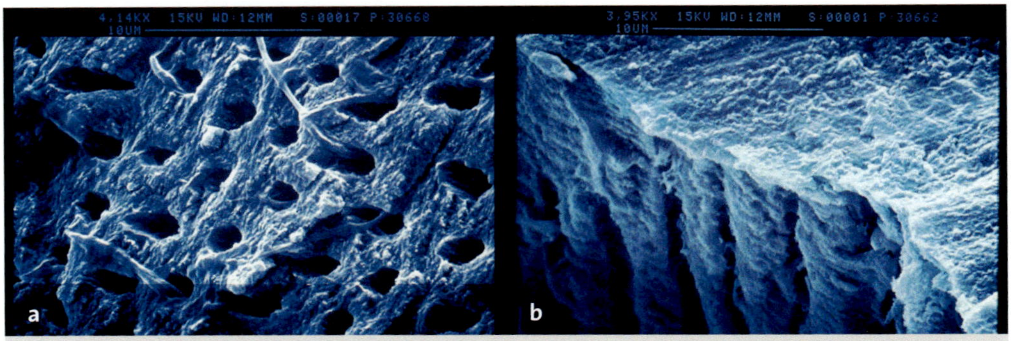

Abb. 1 Rasterelektronenmikroskopische Aufnahmen von Dentin. a) Dentinstrukturen mit Dentinkanälchen; b) Schmierschicht an Dentinbruchfläche

Durch die **Dentinätzung** oder **Dentinkonditionierung** wird die Schmierschicht auf dem Dentin entfernt.
Dadurch werden die Dentinkanälchen eröffnet. Außerdem wird das Dentin zwischen den Dentinkanälchen angeraut, sodass die Fasern (Kollagenfasern) des Dentins sichtbar werden (*s. Abb. 2*).

In das Netzwerk der Kollagenfasern kann ein feuchtigkeitsfreundlicher (hydrophiler) Dentinhaftvermittler eindringen und so eine Verbundschicht (Hybridschicht) zwischen Dentin und dem später aufgetragenen **Dentinadhäsiv** herstellen. Dieser Dentinhaftvermittler wird auch **Primer** genannt. Das Dentinadhäsiv stellt den Verbund zwischen Primer und Kompositmaterial her (*s. Abb. 3*).

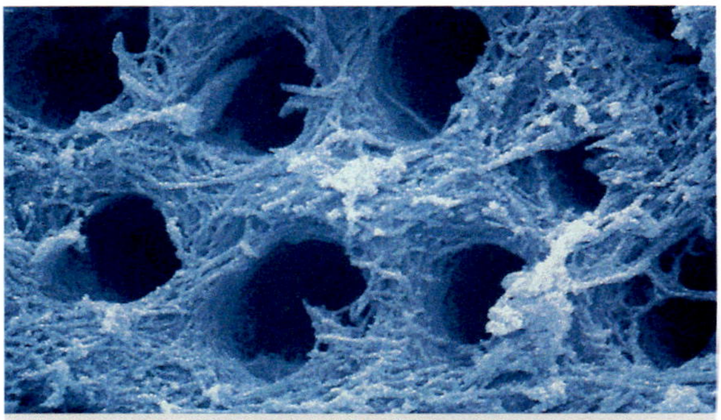

Abb. 2 Rasterelektronenmikroskopische Aufnahme von angeätztem Dentin mit sichtbaren Kollagenfasern und Dentinkanälchen

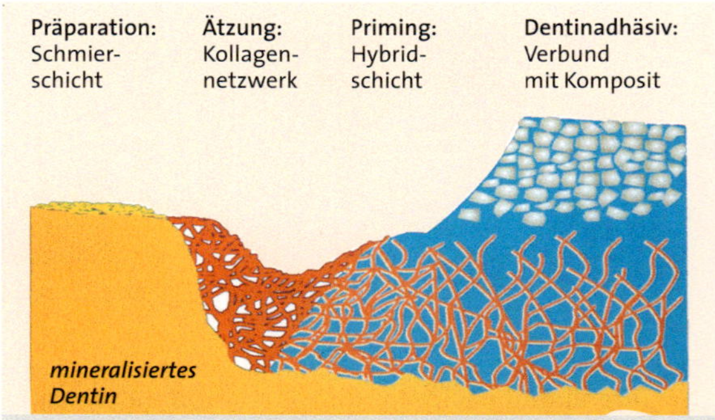

Abb. 3 Schemazeichnung des Dentinhaftmechanismus

Adhäsivtechnik im Vergleich

Bei älteren Schmelz- und Dentinadhäsiven waren für die Adhäsivtechnik fünf Arbeitsschritte nötig:
- Schmelzkonditionierung
- Dentinkonditionierung
- Dentinpriming
- Applikation eines Dentinadhäsivs und Lichthärtung
- Applikation eines Schmelzadhäsivs und Lichthärtung

Durch Weiterentwicklung der Materialien werden heute Arbeitsschritte miteinander verbunden. Es gibt hierzu verschiedene Systeme (*s. Tab. 1*).
Es werden i.d.R. Schmelz und Dentin zusammen angeätzt. Dies wird als **Total-Ätz-Technik** (engl.: total etching) bezeichnet. Bei **Mehr-Flaschen-Systemen** ist das Dentinpriming getrennt vom Dentin- und Schmelzadhäsiv. Bei **Ein-Flaschen-Systemen** erfolgen Dentinpriming, Dentinadhäsiv und Schmelzadhäsiv in einem Schritt. Es gibt aber auch **selbstätzende schmelz- und dentinkonditionierende Systeme**, die alle fünf Schritte in einem Arbeitsschritt ermöglichen.

System	Schmelzkonditionierung	Dentinkonditionierung	Dentinpriming	Dentinadhäsiv	Schmelzadhäsiv	Produkt
Mehr-Flaschen-Systeme	• Ätzgel 30 Sek. auf Schmelz, dann 15 Sek. auf Dentin • absprühen mit Wasserspray • leicht trocknen		• 30 Sek. einreiben • leicht trocknen	• Adhäsiv auf Schmelz und Dentin auftragen • Lichtpolymerisation		Optibond FL®
Ein-Flaschen-Systeme	• Ätzgel 30 Sek. auf Schmelz, dann 15 Sek. auf Dentin • absprühen mit Wasserspray • leicht trocknen		• „Solobond" auf Schmelz und Dentin applizieren • 30 Sek. einwirken lassen • leicht verblasen • 20 Sek. lichthärten			Solobond Mono®
schmelz- und dentinkonditionierende Systeme	• Vermischen des Adhäsivs • Adhäsiv sorgfältig 15 Sek. einmassieren • Überschüsse verblasen • zweite Schicht auftragen und verblasen • 10 Sek. lichthärten					Adper™ Prompt™ L-Pop™

Tab. 1 Übersicht über unterschiedliche Adhäsivsysteme

Jede Praxis arbeitet mit einem oder mehreren unterschiedlichen Adhäsivsystemen. Jedes einzelne System wird in ganz bestimmten Arbeitsschritten appliziert, deren Einhaltung für die langfristige Haltbarkeit entscheidend ist. Eine Zahnmedizinische Fachangestellte sollte wissen, welche Arbeitsschritte bei den in der Praxis verwendeten Systemen erfolgen müssen. Deshalb empfiehlt es sich, Checklisten über die einzelnen Arbeitsschritte mit Zeitangaben anzufertigen, um die jeweilige Anwendung sicherzustellen.

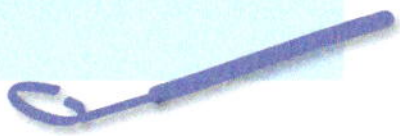

Zement

Zemente werden in der Zahnmedizin für **Unterfüllungen, Wurzelkanalfüllungen** für **provisorische** und **definitive Füllungen** sowie als **Befestigungszement** z. B. **für Kronen und Brücken**, verwendet. Dazu werden jeweils unterschiedliche Zemente eingesetzt (*s. Tab. 1*).

Zement	Einsatzgebiet	Eigenschaften	Produktbeispiele
Phosphatzement (Zinkoxid-Phosphat-Zement)	• Unterfüllung • Befestigungszement	• hohe Druckfestigkeit • reagieren nach dem Anmischen stark sauer, daher Pulpaschädigung möglich • Wärmeentwicklung beim Abbinden	Harvard Cement® DeTrey Zinc® Kron-Fix N® Phospha Cem PL®
Zinkoxid-Eugenol-Zement	• provisorisches Füllungsmaterial • provisorischer Befestigungszement	• geringe Druckfestigkeit • hemmt die Polymerisation von Kompositmaterialien • besitzt einen Bakterien abtötenden Effekt • Eugenol ist der Hauptbestandteil von Nelkenöl. Es hat in geringer Dosierung eine beruhigende Wirkung auf eine entzündete Pulpa	IRM® Temp-Bond® Scutabond nF®
Carboxylatzement (Polyacrylatzement)	• gleiche Einsatzgebiete wie beim Phosphat-Zement	• reagiert beim Abbinden nicht so sauer und wird nicht so warm wie Zinkoxid-Phosphat-Zemente; ist daher verträglicher für die Pulpa • geringere Druckfestigkeit als Zinkoxid-Phosphat-Zemente • schwierig zu verarbeiten, da er sehr genau dosiert werden muss und sehr stark an den Instrumenten haftet	Carboxylatzement® Durelon®
Glasionomerzement (GIZ)	• Unterfüllung • Befestigungszement • Zahnhalsfüllungen • Milchzahnfüllungen • Aufbaufüllungen • kleine, nicht okklusionstragende Füllungen • Gibt es als: – konventionelle GIZ – metallverstärkte GIZ – hochvisköse GIZ – kunststoffmodifizierte GIZ	• gute Haftung am Zahn • pulpaverträglich • geben Fluoride ab und haben dadurch eine Karies vorbeugende Wirkung • geringe Wärmeentwicklung beim Abbinden • während der Abbindephase empfindlich gegen Feuchtigkeit, aber auch gegen zu starkes Austrocknen • Abbindevorgang ca. 10 Minuten, endgültige Aushärtung nach 24 Stunden	Ketac Bond® Ketac Fil® Ketac Molar® Fuji IX® Fuji II LC® Vitremer® Ionoseal®

Tab. 1 Übersicht über das Einsatzgebiet und die Eigenschaften einiger Zemente

Zemente sind Stoffgemische, die in Pulverform vorliegen und mit Wasser oder wässrigen Lösungen wie z. B. Säuren angemischt werden. Das Anmischen kann **von Hand** mit einem Anmischspatel erfolgen oder, wie v. a. bei Glasionomerzementen, mit einem **Mischgerät für Kapseln** (*s. Abb. 1*).
Die Kapseln beinhalten das richtige Mischungsverhältnis von Pulver und Flüssigkeit. Die Flüssigkeit ist in einem Kissen aufbewahrt, das sich durch die Aktivierung öffnet. Deshalb ist es wichtig, den Aktivierungsvorgang genügend lange (ca. 2 Sekunden) durchzuführen, damit sich das Kissen vollständig entleeren kann.

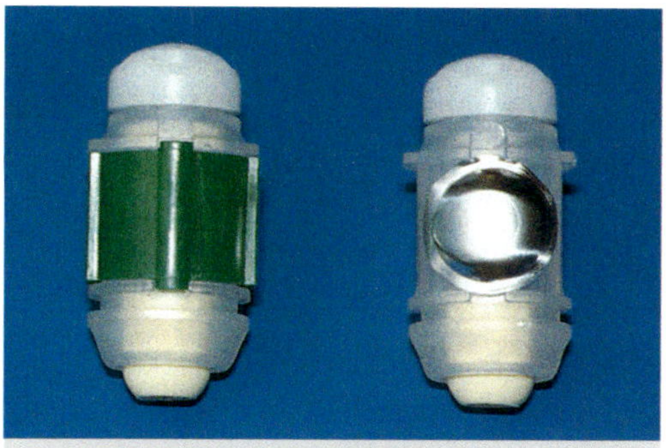

Abb. 1 Glasionomerzementkapsel. Rechts wurde die Außenhülle entfernt, damit das Flüssigkeitskissen sichtbar wird.

Tipps beim Anmischen von Phosphatzement von Hand

- Phosphatzement wird mit einer Säure angemischt. Es sollte daher viel Pulver in die Säure gemischt werden. Dadurch reagiert fast die vollständige Säure mit dem Pulver und der Zement ist nach dem Abbinden weniger sauer.
- Durch die Abbindereaktion beim Anmischen entsteht Wärme. Deshalb sollte der Zement auf einer gekühlten Glasplatte angemischt werden.
- Das Pulver sollte portionsweise in die Flüssigkeit eingemischt werden (nicht die Flüssigkeit in das Pulver), bis die richtige Konsistenz erreicht ist.
- Die Gefäße von Pulver und Flüssigkeit sind sofort wieder zu verschließen, da sie Feuchtigkeit ziehen können.
- Die Abbindezeit ist temperaturabhängig. Bei höherer Temperatur bindet der Zement schneller ab.

Glasionomerzemente (GIZ) sind die einzigen Zemente, die auch als definitives Füllungsmaterial eingesetzt werden können. Sie sind jedoch mechanisch nicht sehr stabil und werden daher für **Zahnhalsfüllungen, Füllungen bei Milchzähnen, Aufbaufüllungen** und **kleineren, nicht okklusionstragenden Füllungen** eingesetzt. Außerdem können sie als Unterfüllung und **Befestigungszement** verwendet werden. Produkte haben als Befestigungszemente meist die Endung „-cem", Füllungszemente meist die Endung „-fil" und Unterfüllungszemente die Endung „-bond".

Glasionomerzemente bestehen aus gemahlenen Glaspartikeln, die Kalzium, Aluminium, Silikat und Fluoride beinhalten. Zu diesen werden Polykarbonsäuren gegeben. Dadurch härtet der Glasionomerzement aus, indem die Polykarbonsäuren untereinander vernetzen und die Glaspartikel umschließen. Diese Reaktion ist sehr feuchtigkeitsempfindlich. Aber auch ein zu starkes Austrocknen führt zum Ende der Abbindereaktion. Es werden daher zu den Glasionomerzementen Lacke mitgeliefert, die nach dem Legen der Füllung aufgetragen werden.
Für die vollständige Aushärtung benötigen die Glasionomerzemente 24 Stunden. Die Füllung sollte daher erst ca. eine Stunde nach dem Legen voll belastet werden.

Die **Vorteile** der Glasionomerzemente liegen in der Fluoridabgabe. Sie haben daher eine begrenzte Karies vorbeugende Wirkung. Außerdem können die Polykarbonsäuren auch Verbindungen mit Kalziumionen aus den Zahnhartsubstanzen eingehen. Daher haftet Glasionomerzement sehr gut am Zahn.

Ein **Nachteil** der Glasionomerzemente liegt in der geringeren Kantenfestigkeit, das heißt, dass bei Belastung leicht Anteile der Füllung herausbrechen.

Außerdem zeigen Glasionomerzemente eine geringe Abriebfestigkeit. Deshalb gibt es auch **metallverstärkte Glasionomerzemente**, denen z. B. Silber beigemengt wird. Sie haben meist in dem Produktnamen den Zusatz „silver" enthalten (z. B. Ketac silver®). Metallverstärkte Glasionomerzemente sind zwar nicht mehr zahnfarben, aber stabiler als herkömmliche Glasionomerzemente.

Hochvisköse Glasionomerzemente zeichnen sich durch besonders kleine Glaspartikel aus. Dadurch werden die Materialien standfester und lassen sich eher stopfen als herkömmliche Glasionomerzemente.

Bei **lichthärtenden Glasionomerzementen** wurde die Polykarbonsäure verändert. Außerdem wurden weitere Kunststoffe zugesetzt. Die Materialien müssen zwar ebenfalls angemischt werden und härten folglich **chemisch**. Jedoch härten sie auch zusätzlich durch das **Licht einer Polymerisationslampe** aus. Der Vorteil liegt gegenüber herkömmlichen Glasionomerzementen in der höheren Belastbarkeit des Materials. Außerdem härten die Materialien nach Lichtaktivierung schneller aus.

Kompomer

Der Begriff Kompomer setzt sich zusammen aus **Kompo**sit und Glasiono**mer**zement.
Es handelt sich hierbei nicht, wie der Name vermuten ließe, um eine Mischung aus Komposit und Glasionomerzement, sondern im Grunde um **veränderte Kompositmaterialien**.
Der Kunstoffmatrix werden hier Gläser als Füllstoffe zugesetzt, die denen im Glasionomerzement entsprechen. Das Monomer wird hier so abgeändert, dass es wie die Polykarbonsäure beim Glasionomerzement Verbindungen zu den Ionen der Glaspartikel eingehen kann.

Kompomere härten nur durch das Licht der Polymerisationslampe aus und sind nicht wie lichthärtende Glasionomerzemente chemisch und lichthärtend. Auch sind es **Ein-Komponenten-Systeme**. Es müssen hier also nicht wie beim Glasionomerzement Pulver und Flüssigkeit zusammengemischt werden. Für die Anwendung gelten die gleichen Regeln wie beim Komposit bezüglich der Lichthärtung.

Kompomere sind gegenüber Glasionomerzementen mechanisch stabiler, erreichen aber nicht die Werte der Komposite. Sie geben nur in sehr geringem Maße Fluoride ab. Auch haften Kompomere nicht an den Zahnhartsubstanzen, dafür ist wie bei den Kompositen ein Adhäsiv nötig.

Der Hauptvorteil gegenüber Glasionomerzementen liegt in der einfacheren Verarbeitung. Sie können leicht eingebracht, ausgehärtet und poliert werden. Ihr Haupteinsatzgebiet ist bei Milchzähnen und bei Zahnhalsfüllungen bei bleibenden Zähnen.

Amalgam

Amalgame bestehen aus einer **Silber-Zinn-Kupfer-Legierung**, die auch als **Alloy** bezeichnet wird. Eine Legierung ist eine Mischung unterschiedlicher Metalle, die miteinander verschmolzen werden. Diese Silber-Zinn-Kupfer-Legierung liegt in Form von kleinen Spänen oder Kugeln vor. Werden diese mit **Quecksilber** vermischt, so härtet die Masse bei Zimmertemperatur aus. Heute werde hauptsächlich sog. γ_2-freie Amalgame (gamma-2-freie Amalgame) verwendet. Diese Amalgame haben einen höheren Kupfergehalt und zeigen eine höhere Korrosionsresistenz.

Amalgame gehen mit den Zahnhartsubstanzen keine chemische Verbindung ein, sondern **haften rein mechanisch**.
Daher werden im Gegensatz zu den Kompositen die Zahnhartsubstanzen nicht angeätzt, sondern die Zahnärztin wendet eine spezielle Präparationstechnik an. Bei dieser Technik werden Unterschnitte (unter sich gehende Stellen) in den Zahn präpariert, über die die Amalgamfüllung halten kann.

Ein **Nachteil** ist, dass dadurch mehr Zahnhartsubstanz präpariert werden muss als bei einer Kompositfüllung. Weitere Nachteile liegen darin, dass Amalgam Quecksilber enthält und dass eine Amalgamfüllung nicht zahnfarben ist.

Vorteile einer Amalgamfüllung liegen in der hohen mechanischen Belastbarkeit. Daher sind sie v.a. bei großen Füllungen im Seitenzahngebiet angezeigt. Entstehen kleine Randspalten zwischen Zahn und Füllung, bildet sich selten Sekundärkaries, da Amalgame im geringen Maße Bakterien abtöten.

Quecksilber in Amalgamfüllungen

Quecksilber kann aus Amalgamfüllungen in Form von Quecksilberdampf über die Lungen und Quecksilberionen über den Magen-Darm-Trakt in den Körper aufgenommen werden (*s. Abb. 1*).
Quecksilber lagert sich v.a. im Gehirn, in der Leber, im Knochenmark und in den Nieren ab. Vor allem beim Legen oder Entfernen einer Amalgamfüllung wird Quecksilber frei. Dadurch ist gerade zahnärztliches Personal belastet. Aber auch aus einer ausgehärteten Amalgamfüllung können Quecksilberdampf und -ionen entweichen und dadurch den Patienten belasten. Dies kann z.B. durch einen mechanischen Abtrag beim Kauen geschehen.

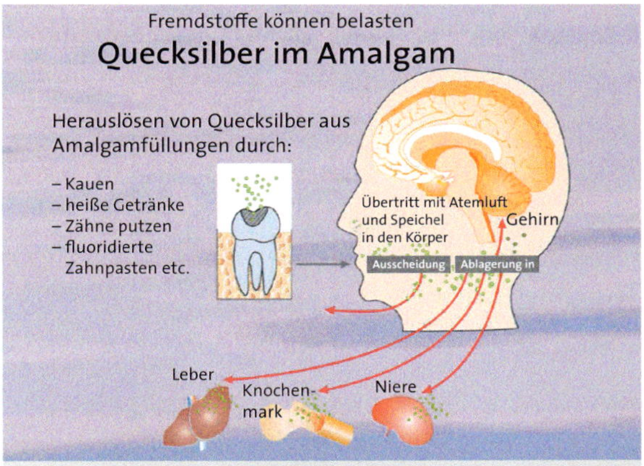

Abb. 1 Aufnahme von Quecksilber aus Amalgamfüllungen

Es ist nachgewiesen, dass mit der Anzahl der Amalgamfüllungen die Quecksilberkonzentration in Blut und Urin ansteigt. Jedoch liegen diese Werte erheblich unter den Grenzwerten zur Auslösung einer Quecksilbervergiftung. Quecksilber kann jedoch auch aus der Nahrung, durch Rauchen oder durch eine entsprechende berufliche Tätigkeit aufgenommen werden.
Amalgamfüllungen tragen also zur Gesamtbelastung der Bevölkerung mit Quecksilber bei. Das Risiko einer Quecksilbervergiftung hängt aber von der Menge aller Quecksilberquellen ab. Obwohl ein gesundheitliches Risiko durch Amalgam nicht belegt werden kann, sollten gerade bei Kindern, Schwangeren und Patienten mit Nierenerkrankungen Amalgamfüllungen, wenn möglich nicht angewendet werden, um eine zusätzliche Quecksilberbelastung zu vermeiden.

In einzelnen Fällen können Amalgamfüllungen **allergische Reaktionen** verursachen. Dabei kann es zu Reaktionen der Haut, Schleimhaut und des Magen-Darm-Trakts kommen. Die Symptome treten kurz nach dem Legen oder Entfernen der Amalgamfüllung auf und klingen i. d. R. nach zwei bis drei Wochen wieder ab.
Durch Einlagerung von Amalgampartikeln in die Mundschleimhaut kann es auch zu sog. **Amalgamtätowierungen** kommen. Sie stellen eher eine ästhetische Beeinträchtigung dar.

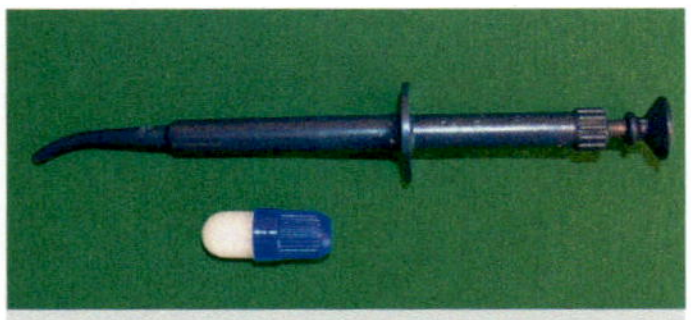

Abb. 1 Amalgampistole und Amalgamkapsel

Verarbeitung von Amalgamfüllungen

Amalgam wird heute in der Regel vordosiert in Kapseln angeboten. In der Kapsel befinden sich das Alloy (Silber-Zinn-Kupfer-Legierung) und Quecksilber in einem Kissen. Durch das Anmischen in einem Mischgerät verbinden sich die Komponenten. Das fertig angemischte Amalgam wird in ein Gefäß gegeben und mit einer Amalgampistole (*s. Abb. 1*) daraus portionsweise entnommen und der Zahnärztin gereicht.

↑ Sondermüll, S. 107

Für den Umgang mit Amalgam gilt:
- Hautkontakt ist zu vermeiden. Es sollten immer Schutzhandschuhe und Mundschutz getragen werden.
- Amalgamreste gehören nicht in den Hausmüll, sondern müssen in einem Gefäß gesammelt und fachgerecht als ↑ Sondermüll entsorgt werden.
- Nach dem Füllen sind Reste aus der Amalgampistole zu entfernen, da das Amalgam sonst in der Pistole aushärtet.

Das Amalgam wird portionsweise in die Kavität eingebracht und mit einem Kugel- oder Planstopfer verdichtet (kondensiert) (*s. Abb. 2*).
Die Kondensation kann auch maschinell erfolgen.
Ist die Kavität aufgefüllt, so werden Überschüsse entfernt und die Kaufläche in die Füllung geschnitzt. Es können dazu spezielle Schnitzinstrumente wie z. B. Discoid und Cleoid verwendet werden.

Nach ca. 10 Minuten ist das Amalgam fest. Endgültig ausgehärtet ist es aber erst nach ca. 24 Stunden. Daher sollte der Patient zwei Stunden nach Legen der Amalgamfüllung nichts essen. Amalgamfüllungen sollten später poliert werden. Dies kann frühestens nach einem Tag erfolgen.

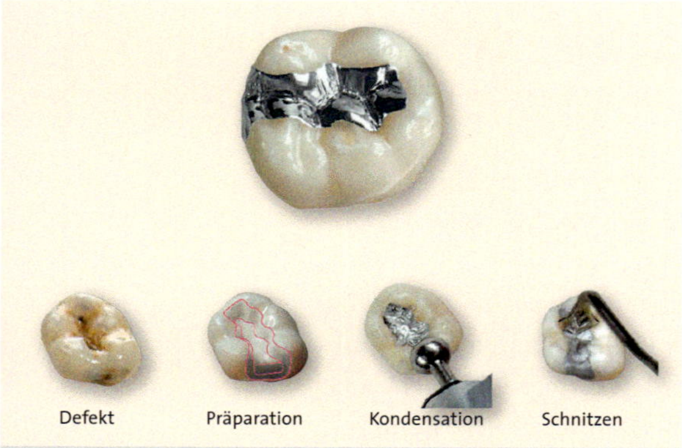

Abb. 2 Verarbeitung von Amalgamfüllungen

Goldhämmerfüllung

Diese Füllungstechnik wird heute kaum noch angewendet, da sie sehr zeitintensiv ist. Es werden dazu Goldplättchen in eine Kavität eingebracht und mit einer speziellen Technik verdichtet.

Füllungsmaterialien im Vergleich

Die Füllungsmaterialien unterscheiden sich im Bezug auf ihre Haltbarkeit, Ästhetik und Biokompatibilität sowie den Zeitaufwand zum Legen der Füllung (*s. Abb. 1*).
Unter der Ästhetik versteht man, wie zahnfarben ein Füllungsmaterial sich gestalten lässt.
Der Begriff der Biokompatibilität drückt aus, wie gut der Körper die Inhaltsstoffe des Füllungsmaterials verträgt.

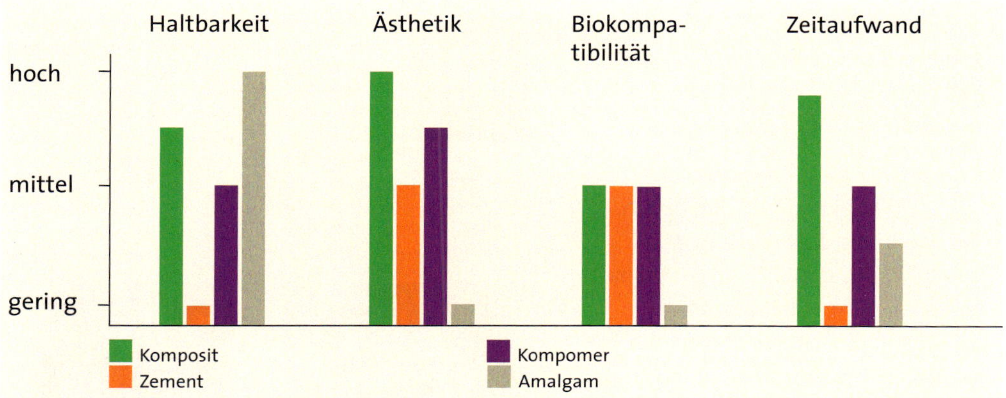

Abb. 1 Füllungsmaterialien im Vergleich

4.3.2 Einlagefüllungen

Einlagefüllungen werden bei mittelgroßen bis großen Kavitäten im Seitenzahngebiet eingesetzt. Sie sind stabiler und damit auch langlebiger als plastische Füllungen.
Die Herstellung von Einlagefüllungen ist jedoch aufwändig. Daher sind sie auch teurer als plastische Füllungen.

Unter dem Überbegriff Einlagefüllungen sind Inlays, Onlays und Overlays zusammengefasst.
Der Unterschied zwischen einem Overlay und einer ↑Teilkrone ist fließend.

↑Teilkrone, S.450

Inlays, Onlays und Overlays unterscheiden sich in ihrer Ausdehnung.
- Ein Inlay liegt innerhalb einer Kaufläche. Die Höcker werden bei einem Inlay nicht präpariert (*s. Abb. 2a*).
- Ein Onlay ist ein erweitertes Inlay, bei dem die Höckerspitzen in die Präparation mit einbezogen werden (*s. Abb. 2b*). Dadurch ist die gesamte Kaufläche bedeckt.
- Ein Overlay fasst mindestens einen Höcker, meistens jedoch alle Höcker (*s. Abb. 2c*).

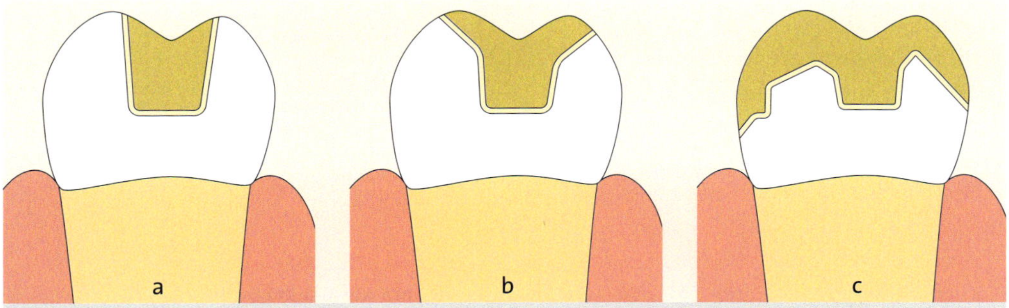

Abb. 2 Unterschiedliche Ausdehnung der Einlagefüllung, bei a) Inlay, b) Onlay und c) Overlay

Einlagefüllungen können aus Metall (meist Goldlegierungen), Kunststoff oder aus Keramik hergestellt werden (*s. Abb. 1*).

↑Abformung, S. 452

Metallrestaurationen werden indirekt hergestellt. Dies bedeutet, dass die Zahnärztin den Zahn präpariert und eine ↑Abformung macht. Die Einlagefüllung wird dann im zahntechnischen Labor hergestellt und von der Zahnärztin eingesetzt.

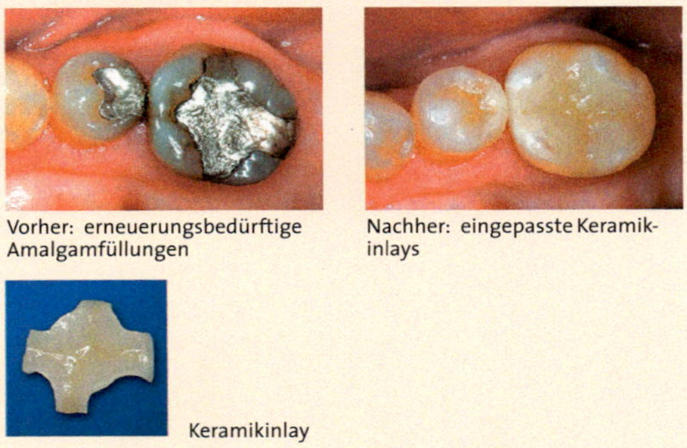

Abb. 1 Einlagefüllung aus Keramik

Keramikrestaurationen können indirekt oder direkt hergestellt werden. Bei der direkten Herstellung einer Keramikrestauration wird der präparierte Zahn im Mund des Patienten mit einer Messkamera aufgenommen (*s. Abb. 2*). Das Bild wird computergestützt weiterverarbeitet (CAD-CAM-Verfahren). Anschließend wird die Einlagefüllung in der Zahnarztpraxis aus einem Keramikblock gefräst.

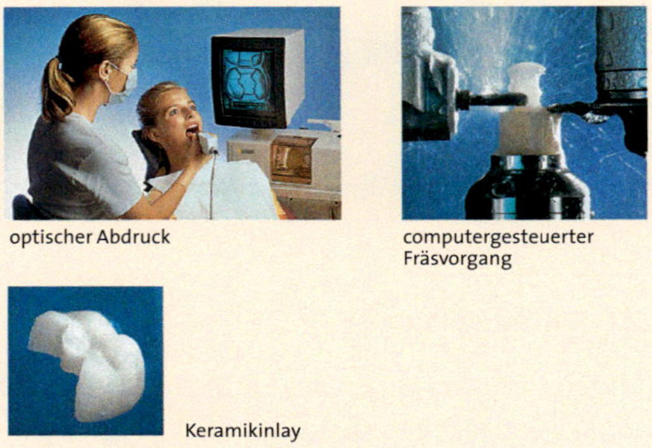

Abb. 2 Direkte Herstellung eines Keramikinlays

↑Behandlungsschritte bei einer Einlagefüllung, S. 157

↑Adhäsivtechnik, S. 136

Einlagefüllungen aus Metall werden mit Zement ↑eingesetzt. Restaurationen aus Keramik oder Kunststoff müssen ↑adhäsiv zementiert werden.

4.3.3 Veneers

Veneers sind hauchdünne Verblendschalen. Sie bestehen meist aus Keramik (*s. Abb. 3*).
Sie werden eingesetzt, um Zahnfehlstellungen, unregelmäßig geformte oder verfärbte Frontzähne ästhetisch zu verbessern. Außerdem können verlorene Zahnecken oder -spitzen wiederaufgebaut werden. Gerade hier steht durch Keramik ein Material mit hoher Lebensdauer zur Verfügung.
Der Zahnschmelz des Frontzahnes wird im sichtbaren Bereich hauchdünn präpariert und der Zahn abgeformt. Im zahntechnischen Labor wird eine Veneer aus Keramik hergestellt. Diese wird in einer neuen Sitzung am Zahn adhäsiv befestigt.

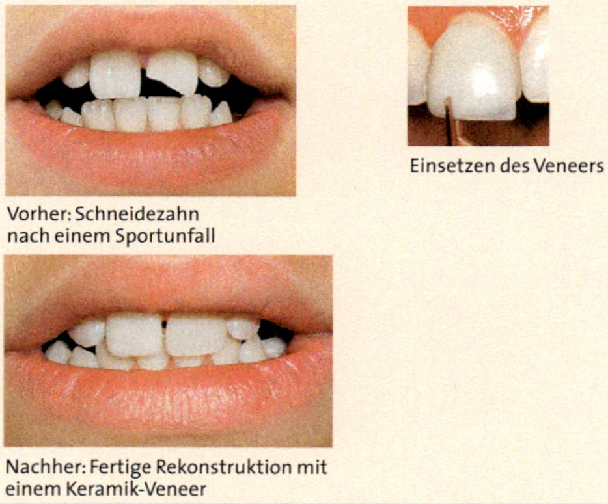

Abb. 3 Keramik-Veneer

4.4 Instrumente und Behandlungsabläufe in der Füllungstherapie

Heute steht eine Vielzahl von Instrumenten und Materialien zur Füllungstherapie zur Verfügung. Deshalb sollen die Behandlungsabläufe und Instrumente hier am Beispiel einer **Kompositrestauration** von Zahn 35 erläutert werden (*s. Abb. 1*).

Die spezielle ↑Verarbeitung von anderen Füllungsmaterialien ist bei dem entsprechenden Füllungsmaterial beschrieben.

↑Verarbeitung plastischer Füllungsmaterialien, S. 135

Da sich die Behandlungsabläufe und die dazu nötigen Instrumente von den in der Praxis angewandten unterschiedlichen Füllungsmaterialien unterscheiden können, sind vor dem Einsatz unbedingt die Herstellerangaben zu beachten.

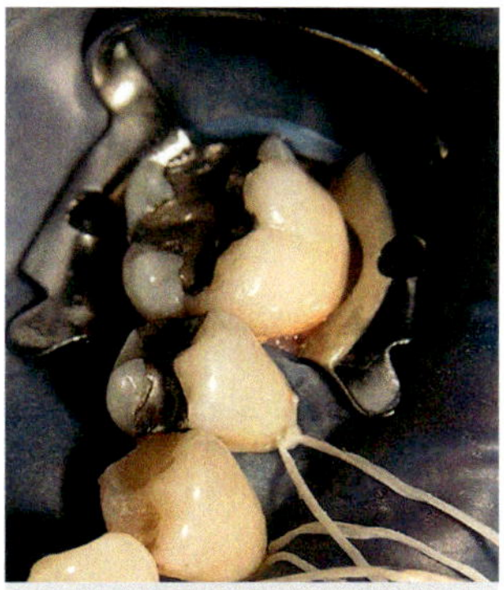

Abb. 1 Amalgamfüllung mit Randspalten am Zahn 35. Die insuffiziente (unzureichende) Kompositfüllung an Zahn 34 wurde später behandelt.

4.4.1 Trockenlegung

Nach der Untersuchung und Anästhesie des Zahnes erfolgt die Trockenlegung.
Bei fast jeder zahnärztlichen Tätigkeit ist es notwendig, das Arbeitsfeld vor dem Zutritt von Speichel, Blut oder Flüssigkeit aus dem Zahnfleischsulkus zu schützen. Feuchtigkeit und Blut behindern die korrekte Aushärtung von Füllungs- oder Abformmaterialien, Bakterien aus dem Speichel können Wurzelkanäle und Füllungskavitäten infizieren.

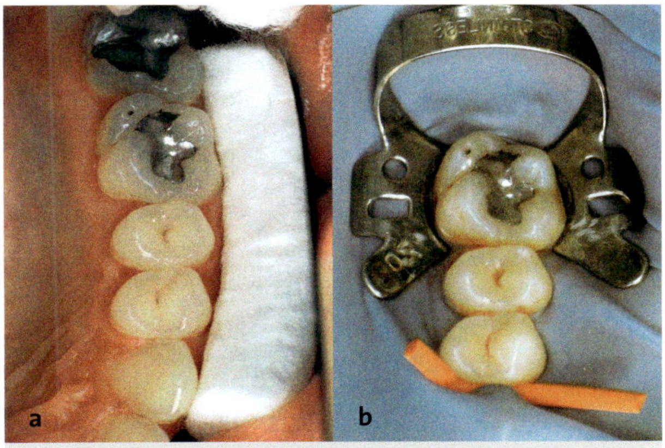

Abb. 2 Trockenlegung. a) relative Trockenlegung mit Watterollen; b) absolute Trockenlegung mit Kofferdam

Man unterscheidet zwischen einer **relativen** und **absoluten** Trockenlegung:

- Bei einer relativen Trockenlegung wird das Arbeitsfeld mit Hilfe von **Watterollen** und **Saugern** vor Flüssigkeitszutritt geschützt (*s. Abb. 2a*).
- Eine absolute Trockenlegung wird durch einen **Kofferdam** erreicht (*s. Abb. 2b*).

Absolute Trockenlegung mit Kofferdam

Der Vorteil der absoluten gegenüber der relativen Trockenlegung liegt darin, dass der Kofferdam in der Lage ist, die zu behandelnden Zähne gegenüber dem Rest in der Mundhöhle zu isolieren.
Dadurch wird das Arbeitsfeld auch vor der feuchten Atemluft geschützt. Außerdem kann der Patient so vor dem Verschlucken von z. B. ätzenden Spüllösungen oder Wurzelkanalinstrumenten geschützt werden.
Nachteile von Kofferdam können sein, dass die verbale Kommunikation mit dem Patienten eingeschränkt ist und der Patient nur durch die Nase atmen kann. Dies kann bei Patienten ein Beklemmungsgefühl auslösen. Außerdem kann eine ↑allergische Reaktion ausgelöst werden (Latexallergie).

↑allergische Reaktion, S. 252

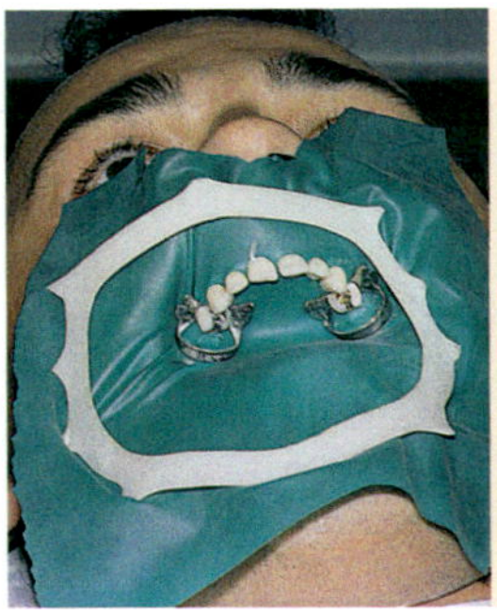

Der Kofferdam: Die Abdeckplane der Zahnärztin

Der Kofferdam wurde bereits 1864 von dem amerikanischen Zahnarzt Sanford Christie Barnum eingeführt. Er hatte nach eigenen Angaben den spontanen Einfall, eine Gummiserviette zu lochen und über einen Zahn zu stülpen.
Der Begriff Kofferdam wird nicht nur in der Zahnheilkunde, sondern auch in der Bau- und Schiffstechnik verwendet. Dazu ein Zitat aus dem Roman „Der Mann im Strom“ von Siegfried Lenz: „Das Wrack war abgedichtet, die Taucher hatten die großen Schiffsöffnungen verschlossen, und über einer Decksluke war ein Kofferdam errichtet, ein wasserdichter Holzaufbau, durch den ein Schlauch in den Schiffskörper geführt wurde.“

Materialien zur Trockenlegung mit Kofferdam

- Kofferdam
- evtl. Kofferdamserviette
- Spannrahmen
- Lochstanze
- Kofferdamklammern
- Klammerzange
- Zahnseide
- evtl. Wedjets

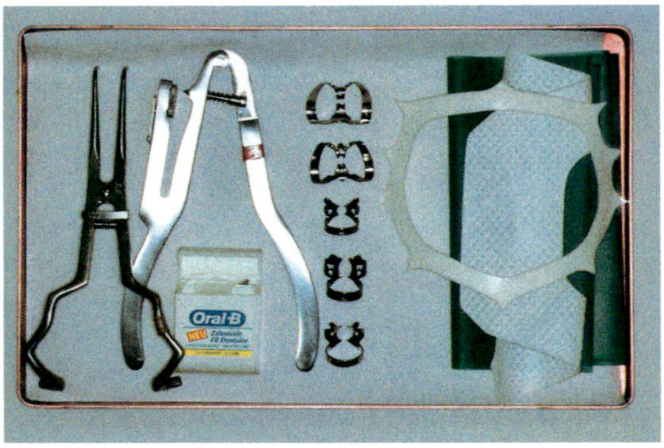

In der Regel erfolgt das Legen des Kofferdams vor der Präparation und Kariesexkavation (Entfernung der Karies).
Es gibt unterschiedliche Techniken, wie ein Kofferdam angelegt werden kann. Im Folgenden soll eine Möglichkeit dargestellt werden (*s. Tab. 1*).

Begonnen wird mit der Auswahl und Anprobe der **Kofferdamklammer**.
Diese wird mit der **Klammerzange** aufgebogen und über den Zahn gestülpt. Sie hält an den Unterschnitten des Zahnes.

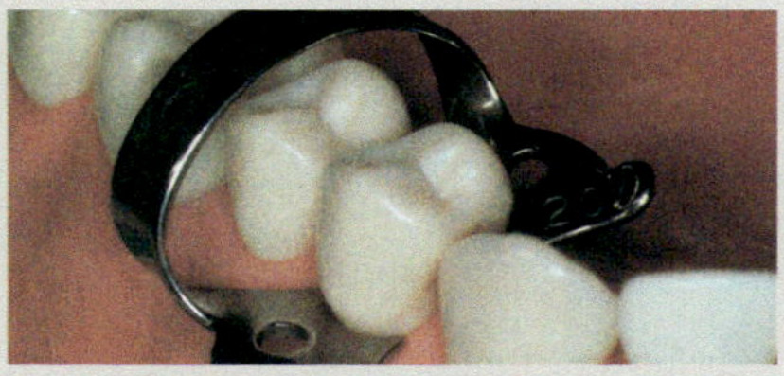

Für die Zähne, die aus dem Kofferdam herausragen sollen, wird mit der **Lochstanze** ein **Loch** in den Kofferdam gestanzt.
Dazu werden vorher die Stellen, die ausgestanzt werden sollen, mit Hilfe einer Schablone angezeichnet.
Die Lochgröße richtet sich nach der Größe der zu isolierenden Zähne.

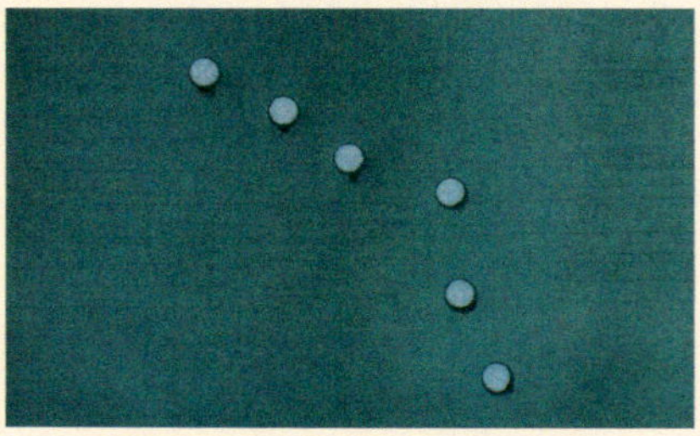

Auf die Gesichtshaut kann eine **Kofferdamserviette** gelegt werden.
Dadurch wird die Kontaktfläche zwischen Kofferdam und Gesichtshaut möglichst klein gehalten.
Die Serviette saugt außerdem Speichel und Schwitzwasser auf.

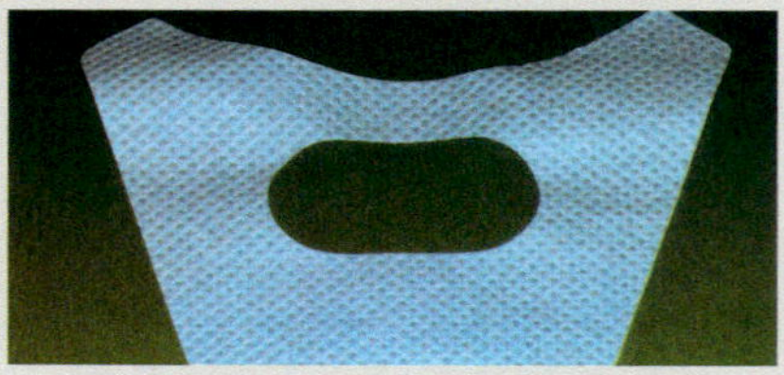

Der gelochte Kofferdam wird in dem **Spannrahmen** locker aufgespannt. Die **Kofferdamklammer** wird mit den Flügeln in das vorgesehene Loch im Kofferdam eingebracht. Die **Klammerzange** wird mit den Branchen in die Perforationen der Klammer eingeführt.	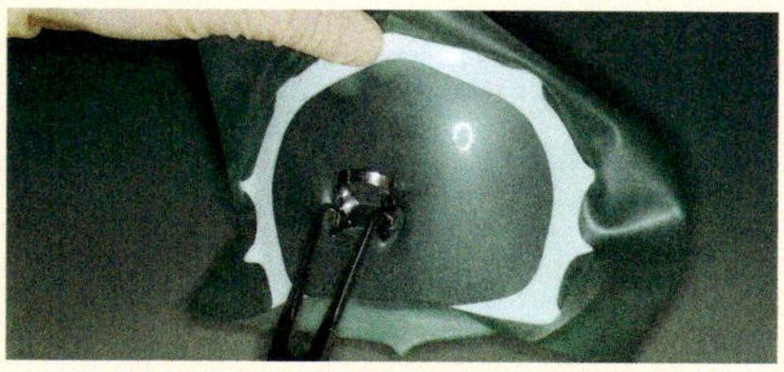
Die Klammer wird über den zu isolierenden Zahn gebracht. Der Sitz der Klammer wird überprüft.	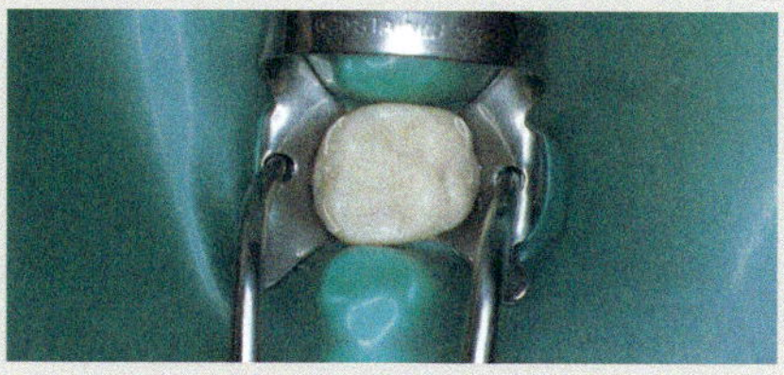
Der Kofferdam wird von den Klammerflügeln mit einem Heidemannspatel abgelöst.	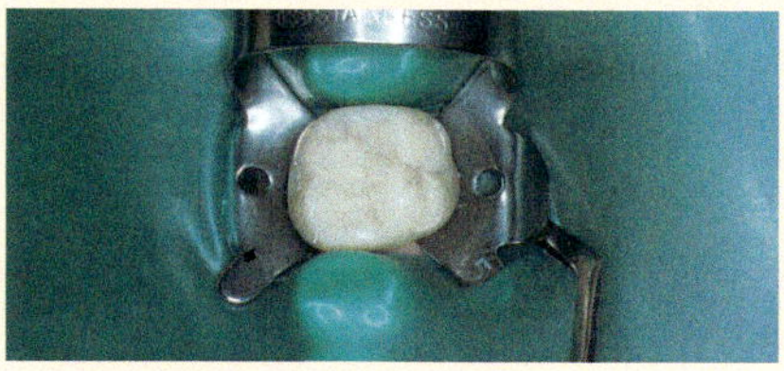
Eine Person A zieht die Löcher des Kofferdams über die Zähne und spannt ihn. Eine Person B kann mit **Zahnseide** den Kofferdam mesial und distal durch die Kontaktpunkte führen.	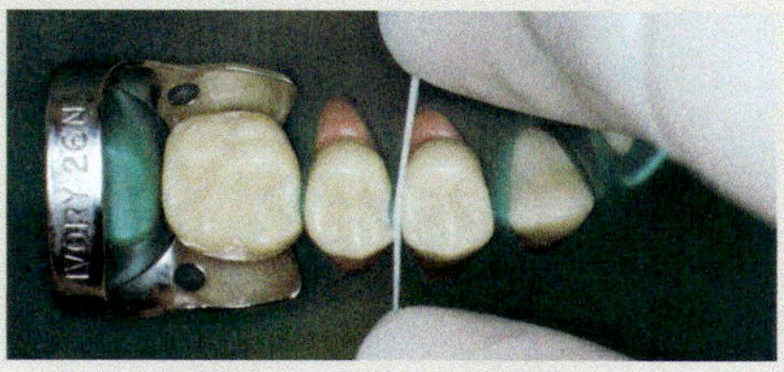
Über die Zähne werden **Ligaturen** gelegt. Sie sorgen für den Halt des Kofferdams. Ligaturen können mit gewachster Zahnseide gelegt werden. Dazu fixiert eine Person A die Zahnseide mit einem Heidemannspatel unterhalb des Äquators des Zahnes. Eine Person B verknotet die Zahnseide. Dabei rutscht die Zahnseide in den Zahnfleischsulkus und sichert dadurch den Kofferdam.	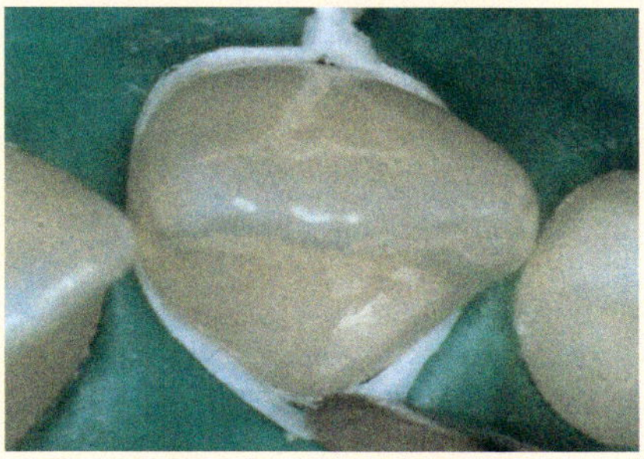
Außerdem kann das Herausrutschen des Kofferdams mit **Interdentalkeilen** aus Holz oder mit **Wedjets** *(s. Abb.)* verhindert werden. Wedjets sind Gummistreifen mit einem runden Querschnitt, die als Sicherung in den Interdentalraum eingesetzt werden können.	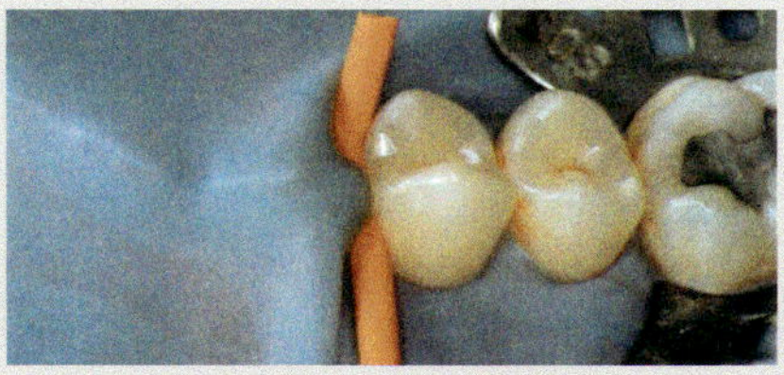
Das Gebiet ist fertig isoliert.	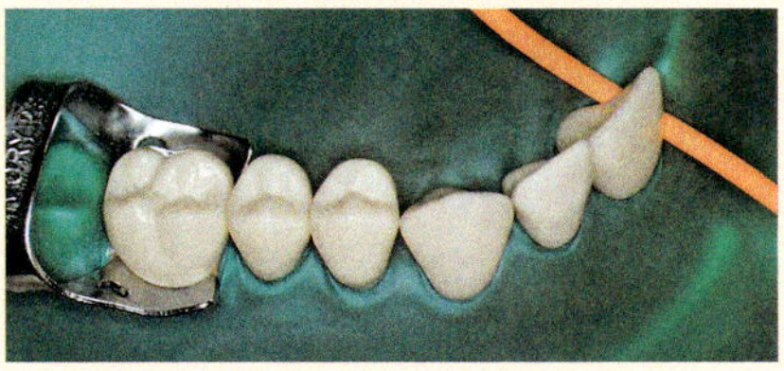

Tab. 1 Ein Beispiel für die Vorgehensweise beim Anlegen eines Kofferdams

Relative Trockenlegung

Zur relativen Trockenlegung werden Watterollen verwendet. Im Oberkiefer werden diese möglichst tief ins Vestibulum gelegt. Im Unterkiefer werden vestibulär und lingual zwischen den Zähnen und der Zunge Watterollen gelegt. Zusätzlich wird Speichel mit dem Sauger entfernt. Eine Zahnmedizinische Fachangestellte sollte während der Behandlung auf eine gute Trockenlegung achten. Watterollen, die keine Saugkraft mehr haben, müssen ausgetauscht werden.

Watterollen können, insbesondere wenn sie sich erst kurze Zeit im Mund des Patienten befinden, sehr stark an der Schleimhaut haften. Bei der Entfernung kann es dann zu kleineren Schleimhautablösungen kommen. Man sollte die Watterollen daher vor der Entfernung mit dem Wasserspray befeuchten, um Verletzungen zu vermeiden.

Es sind auch spezielle Watterollen erhältlich.

- Eine sog. **„Parotisroll“** besteht aus einer langen Watterolle mit einem verstärkten biegsamen Kern (*s. Abb. 1*).
- Sog. **„Speichelabsorber“** bestehen aus flach ausgepresstem saugfähigem Material (*s. Abb. 2*). Sie benötigen weniger Platz als eine Watterolle.

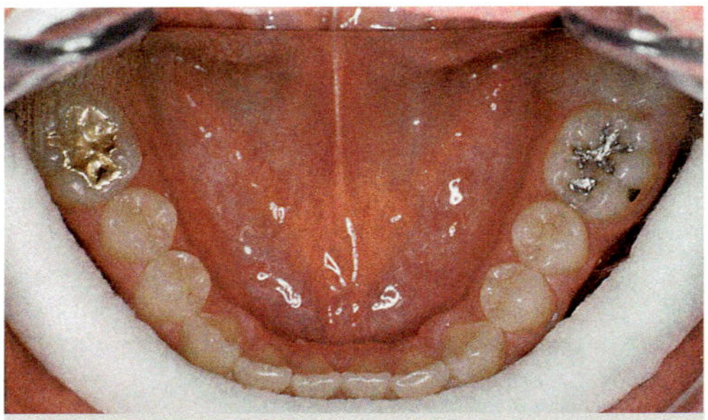

Abb. 1 Parotisroll

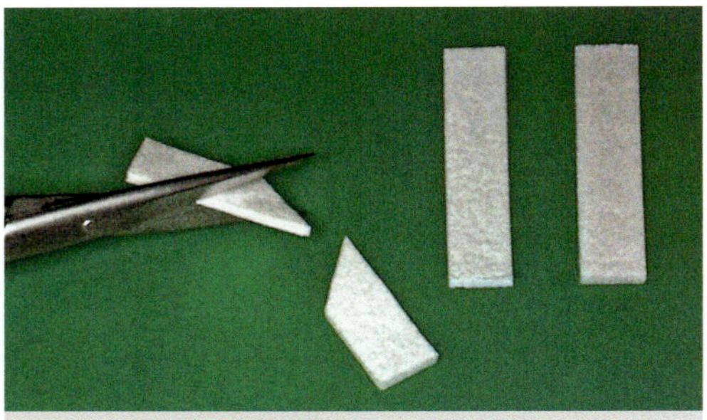

Abb. 2 Speichelabsorber

4.4.2 Präparation

Durch die Präparation soll ein Zugang geschaffen werden, der es ermöglicht, die Karies zu entfernen. Außerdem soll die Kavität so gestaltet werden, dass das Füllungsmaterial und die noch intakte Zahnhartsubstanz den Kaubelastungen gewachsen sind.

Ausdehnung der Kavität

Bereits 1889 entwickelte der amerikanische Zahnarzt **Black** Regeln für die Kavitätenpräparation bei Füllungen. Er teilte dabei die Kavitäten in fünf Klassen ein (*s. Abb. 3*).

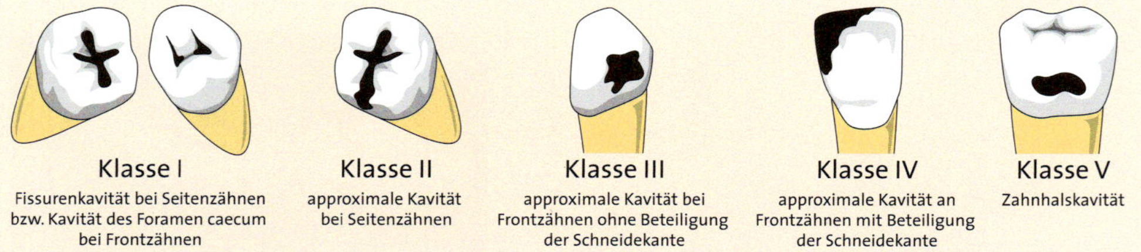

Abb. 3 Black-Klassen

Black forderte, die Kavität so weit auszudehnen, dass die Präparationsränder in Bereichen liegen, die gut zu reinigen sind. Heute ist es möglich, durch moderne Präparationsinstrumente, wirksame Prophylaxemaßnahmen und Füllungsmaterialien die Kavität möglichst klein zu halten (minimal-invasive Präparation).

Die Präparation für eine Kompositrestauration kann durch den Halt über die Adhäsivtechnik sehr kleinflächig gestaltet werden. Kompositrestaurationen schonen daher die Zahnhartsubstanz. Andere Füllungsmaterialien benötigen zum Halt eine spezielle Kavitätenform und müssen daher großflächiger gestaltet werden. Zum Beispiel werden Kavitäten für Amalgamfüllungen so gestaltet, dass sie in der Tiefe etwas breiter als im oberen Bereich sind. Kavitäten für Einlagefüllungen werden hingegen oben breiter als unten gestaltet, damit die Restauration später eingesetzt werden kann.

Präparationsinstrumente

Zur Präparation der Kavität können unterschiedliche Instrumente eingesetzt werden.

Einteilung der Präparationsinstrumente

- rotierende (drehende) Instrumente
- Handinstrumente
- oszillierende (schwingende) Instrumente
- Laser
- Pulverstrahlgeräte

Rotierende Instrumente

Rotierende Instrumente werden in **Hand**- und **Winkelstücken** bei unterschiedlichen Drehzahlen eingesetzt. Hand- und Winkelstücke werden auch als **Übertragungsinstrumente** bezeichnet, da sie die Drehbewegungen eines Motors auf die rotierenden Instrumente übertragen. Die einzelnen Arbeitsschritte bei der Kavitätenpräparation, die Ausarbeitung der Füllung und deren Politur erfordern Übertragungsinstrumente, die unterschiedliche Drehzahlen ermöglichen.

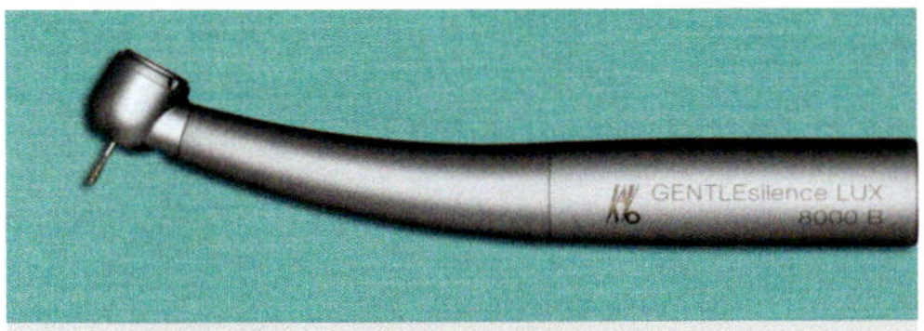

Abb. 1 Turbine

Rotierende Instrumente mit einer **hohen Drehzahl** gelangen effizient durch die harte Schmelz- und Dentinschicht. Hohe Drehzahlen werden durch Übertragungsinstrumente wie eine **Turbine** oder ein **Schnelllauf-Winkelstück** (rote oder orange Markierung, kurz: Schnellläufer) erreicht (*s. Abb. 1, 2*).
Eine Turbine wird mit Druckluft angetrieben, ein Hand- und Winkelstück mit einem Elektromotor. Durch unterschiedliche Übersetzung der Winkelstücke können diese die Drehzahl des Elektromotors verstärken oder abschwächen.

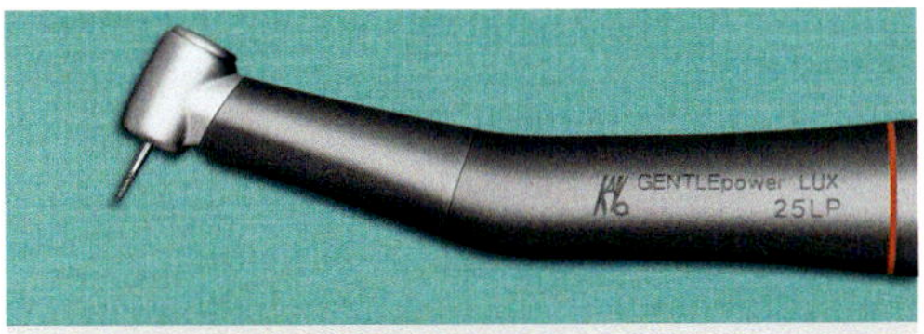

Abb. 2 Schnelllauf-Winkelstück

Da bei diesen hohen Umdrehungszahlen durch Reibung Wärme entsteht, muss auf eine gute Wasserkühlung des rotierenden Instrumentes geachtet werden. Dazu müssen die Öffnungen der Wasserkühlung an den Übertragungsinstrumenten auf Durchlässigkeit überprüft und notfalls gereinigt werden.

Die Kariesentfernung erfolgt mit **niederen Drehzahlen** und die Politur der Füllung mit **mittleren Drehzahlen**. Solche Drehzahlen werden durch grüne oder blaue Winkelstücke erzeugt.

↑Desinfektion, S. 97

↑Sterilisation, S. 100

Übertragungsinstrumente werden sehr stark beansprucht. Deshalb müssen sie täglich gründlich gereinigt und geölt werden. Die Pflege erfolgt am besten mit einem Spraysystem von Hand oder maschinell (*s. Abb. 1*). Außerdem sollten sie auch ↑ desinfiziert und offen (falls erforderlich verpackt) ↑ sterilisiert werden. Dazu sind die Herstellerangaben zu beachten.

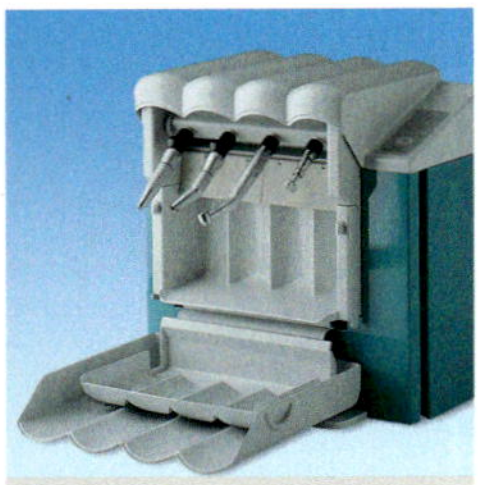

Abb. 1 Reinigungs- und Pflegeautomat zur Instrumentenpflege

Rotierende Instrumente gibt es für jedes Einsatzgebiet in vielen Ausführungen, Formen und Größen. Man unterscheidet **Bohrer, Schleifinstrumente** und **Polierer** (*s. Tab. 1*).

Einteilung	Beispiele	Einsatzgebiete
Bohrer	Rosenbohrer ① ② Hartmetallbohrer ③ Hartmetallfinierer ④ Fissurenbohrer ⑤	• Kariesentfernung • Entfernung von Kronen, Brücken • Glätten einer Füllung
Schleifinstrumente	Diamantschleifer ① ② ③ Steinchen ④ ⑤ Schleifscheiben ⑥	• Präparation von Füllungen, Kronen und Brücken • Glätten einer Füllung
Polierer	elastische Polierer ① ② ③ ④ Bürstchen ⑤	• Politur von Füllungen und Zahnersatz

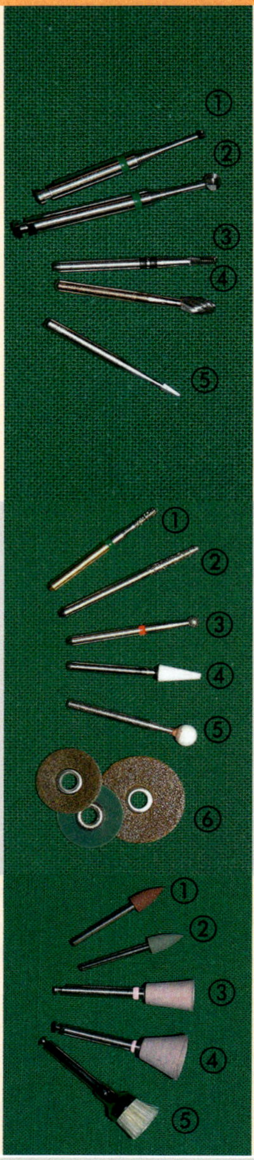

Tab. 1 Übersicht über einige rotierende Instrumente

Handinstrumente

Handinstrumente werden meistens dann eingesetzt, wenn die Gefahr der Schädigung, z. B. von Nachbarzähnen oder der Pulpa, durch rotierende Instrumente zu groß ist.
Eingesetzt werden hauptsächlich **Exkavatoren** und **Gingivalrandschräger**.

Exkavatoren sind löffelartige, scharfe Instrumente, die zur Entfernung von kariösem Dentin eingesetzt werden (*s. Abb. 1*).
Gingivalrandschräger sind scharfe Instrumente, die zum Glätten der Kavitätenränder dienen.

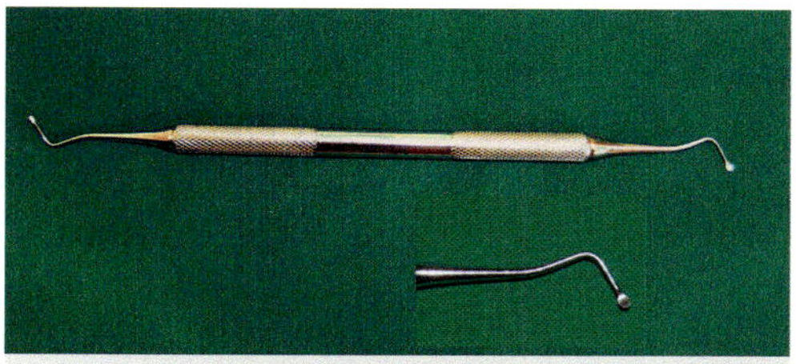

Abb. 1 Exkavator

Oszillierende Instrumente

Oszillierende Instrumente schwingen und sind nur auf einer Seite diamantiert (*s. Abb. 2*).
Die Zahnhartsubstanzen werden mit feilenden Bewegungen abgetragen.

Oszillierende Instrumente werden hauptsächlich zur Kavitätenpräparation im Bereich der **Approximalflächen** eingesetzt.
Würden rotierende Instrumente verwendet, bestünde die Gefahr der Nachbarzahnschädigung.
Durch die einseitig diamantierte Belegung der oszillierenden Instrumente ist diese Gefahr ausgeschlossen. Es können auch sehr kleine, defektbezogene Kavitäten präpariert werden.
Der Abtrag der Zahnhartsubstanzen dauert jedoch länger als mit rotierenden Instrumenten.

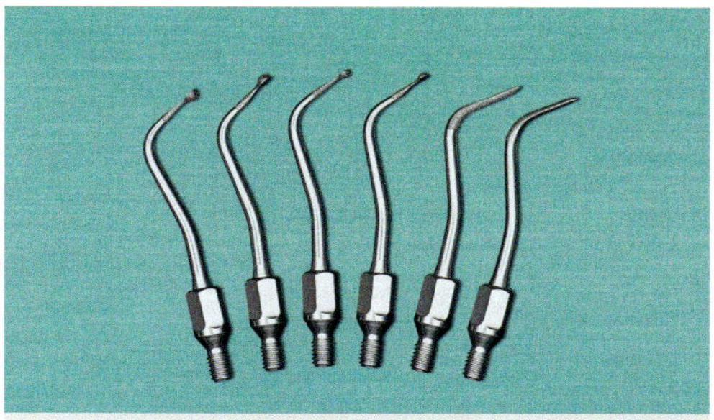

Abb. 2 Oszillierende Instrumente

Der Antrieb oszillierender Instrumente kann über **spezielle Winkelstücke** erfolgen.

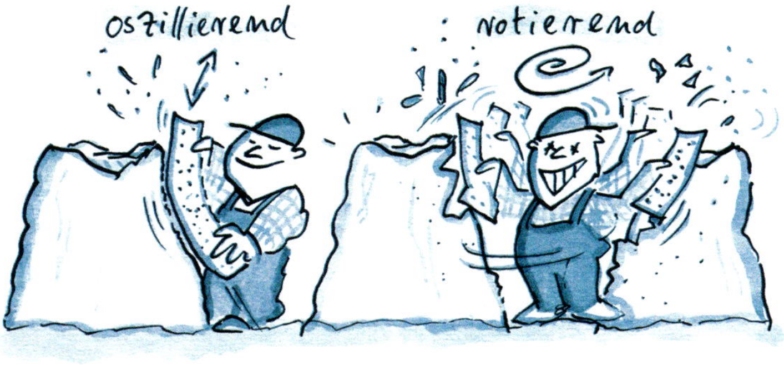

In den sog. EVA-Kopf können einseitig diamantierte Feilen eingespannt werden.
Außerdem können **luftbetriebene Handstücke** verwendet werden, die auf den Turbinenanschluss gesteckt werden. Diese bringen die oszillierenden Instrumente im Schall- oder Ultraschallbereich zum Schwingen (*s. Abb. 3*).
Besondere Bedeutung haben die luftbetriebenen Handstücke erlangt, die im Schallbereich schwingen (**sonoabrasive Präparation**).

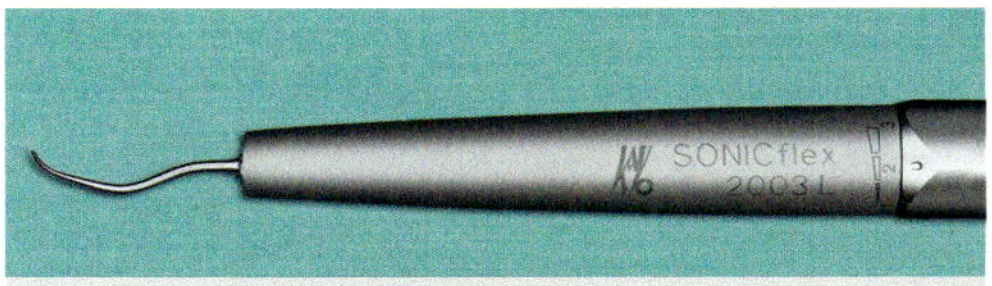

Abb. 3 Luftbetriebenes Handstück zur sonoabrasiven Päparation

Laser und Pulverstrahlgeräte

Die Zahnhartsubstanz kann auch durch Laser oder Pulverstrahlgeräte abgetragen werden.
Der Vorteil besteht darin, dass dies relativ schmerzfrei erfolgen kann. Diese Geräte können z. B. bei einer kleinen Fissurenkaries bei Kindern eingesetzt werden.
Nachteilig ist, dass die Abtragung der Zahnhartsubstanz nicht sehr effektiv und somit zeitaufwändig ist. Außerdem lassen sich damit Füllungsmaterialien nicht entfernen. Gezielte, geometrisch genau definierte Präparationen, wie sie z. B. bei einer Einlagefüllung gefordert werden, sind dadurch nicht möglich.

Bei einem **Laser** werden durch das Laserlicht kleine Zahnhartsubstanzteile abgesprengt.
Die Augen des Patienten und des Personals müssen durch Laserschutzbrillen geschützt werden.

Bei **Pulverstrahlgeräten** wird ein Gemisch aus Wasser und Strahlpartikeln (Aluminiumoxidpartikel) mit Druckluft durch eine kleine Düse auf den Zahn gesprüht. Die Partikel treffen mit einer hohen Geschwindigkeit auf den Zahn und tragen so lokal die Zahnhartsubstanz ab.
Der Abtrag ist v. a. im kariösen Dentin sehr gering. Daher werden Pulverstrahlgeräte eher zur Belagsentfernung in der Prophylaxe eingesetzt oder um Fissuren vor der Fissurenversiegelung zu ↑ reinigen.

↑ Reinigung mit Pulverstrahlgeräten, S. 433

4.4.3 Kariesentfernung

Nachdem ein Zugang zur Karies geschaffen ist, wird diese entfernt. Die Entfernung der Karies wird auch als **Kariesexkavation** (kurz: Karies ex) bezeichnet. Sie erfolgt i. d. R. mit ↑ rotierenden Instrumenten bei niederen Drehzahlen, z. B. mit einem Rosenbohrer. Der Zahn wird dazu gut trockengelegt und auf eine Wasserkühlung verzichtet. Außerdem kann dies auch von Hand mit einem Exkavator erfolgen.
Dabei müssen entkalkter Schmelz und weiches Dentin vollständig entfernt werden. Die Zahnärztin überprüft dies mit einer Sonde.
Karies kann auch mit einer Flüssigkeit (Kariesdetektor) angefärbt werden. Dazu wird die Kavität mit dem Kariesdetektor bestrichen und nach einer kurzen Einwirkzeit mit dem Wasserspray abgesprüht. Noch vorhandene kariöse Bereiche werden dadurch angefärbt.

↑ rotierende Instrumente, S. 152

Assistenz bei der Kariesentfernung
Die Zahnmedizinische Fachangestellte kann die Zahnärztin bei der Kariesentfernung darin unterstützen, dass sie hilft, den Zahn trockenzulegen.
Die bei der Kariesentfernung entstehenden Dentinspäne sollten von Zeit zu Zeit mit dem Luftbläser aus der Kavität gepustet werden.
Außerdem sollte auf eine gute Ausleuchtung des Arbeitsfeldes geachtet werden..

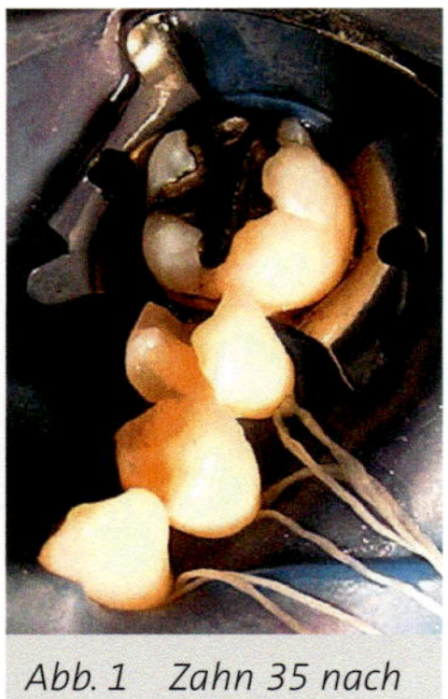

Abb. 1 Zahn 35 nach vollständiger Kariesexkavation, mit geglätteten Kavitätenrändern und angeschrägten Schmelzrändern

Nach der Kariesentfernung werden die Kavitätenränder mit rotierenden oder oszillierenden Instrumenten geglättet (*s. Abb. 1*).
Bei einer Kompositrestauration müssen die Schmelzränder angeschrägt werden.

4.4.4 Vorbereitende Maßnahmen

Bevor eine Füllung eingebracht werden kann, sind vorbereitende Maßnahmen nötig.

Matrizen

Bei mehrflächigen Füllungen muss mit einer Matrize gearbeitet werden. Nur so kann die äußere Zahnform wieder naturgemäß hergestellt werden. Außerdem schützen Matrizen den Zahnhalteapparat vor überstopften Füllungsmaterialien.
Matrizen bestehen aus einem **Matrizenband** und i. d. R. aus einem **Matrizenhalter**. Matrizenbänder können aus **Metall** oder **Kunststoff** bestehen. Gerade bei Frontfüllungen kann jedoch auch ohne einen Matrizenhalter gearbeitet werden.

Bei keinem Matrizensystem liegt das Matrizenband so dicht am Zahn an, dass ein Überstopfen des Füllungsmaterials sicher vermieden werden kann. Deshalb wird im Interdentalraum ein Matrizenband mit einem Keil an den Zahn angepresst.
Ein **Holzkeil** quillt im Mund bei Zutritt von Feuchtigkeit. Dadurch werden die Zähne **separiert**, d. h. leicht auseinandergedrängt (*s. Abb. 1*). Nach Entfernung der Matrize resultiert daraus ein satter Kontaktpunkt der Füllung.
Es gibt auch **Lichtkeile** aus Kunststoff, die das Polymerisationslicht in den Interdentalraum leiten (*s. Abb. 2*).

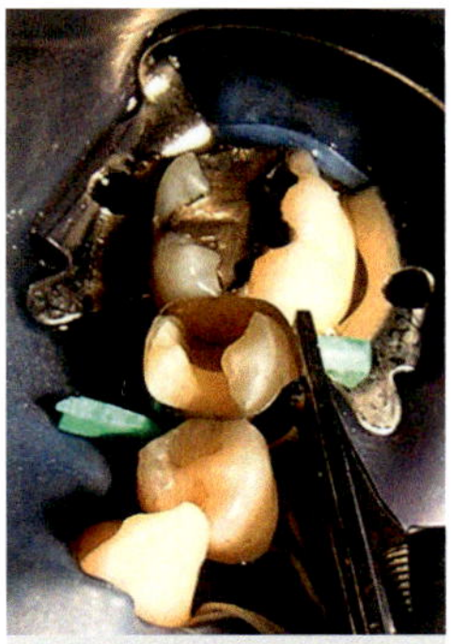

Abb. 1 Metallmatrizenband und Interdentalkeile aus Holz

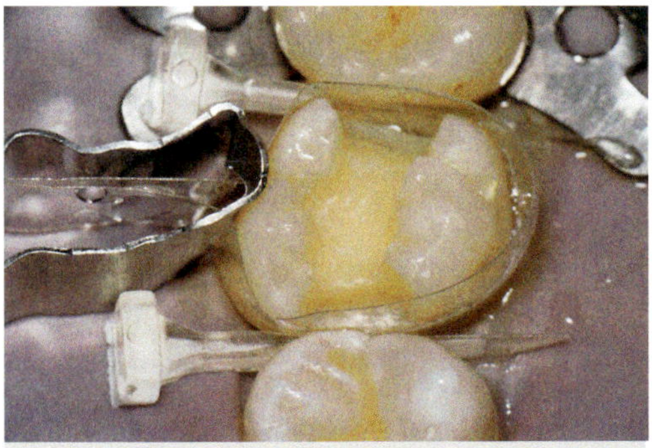

Abb. 2 Kunststoffmatrizenband und Lichtkeile

Parapulpäre Stifte

Bei sehr großen Füllungen kann das Füllungsmaterial zu wenig Halt haben und brechen. Dies ist v. a. bei Amalgamfüllungen der Fall, bei denen ein ganzer Höcker ersetzt wird.
Zusätzliche Stabilität kann hier durch parapulpäre Stifte (Pins) erreicht werden. Dies sind kleine Stifte aus Metall, die neben der Pulpa eingedreht werden. Die Anwendung von parapulpären Stiften mit Kompositen ist selten indiziert.
Die Stelle wird zunächst mit einem kleinen Rosenbohrer angekörnt und dann mit einem speziellen Bohrer vorgebohrt. Nun werden die parapulpären Stifte langsam mit dem Winkelstück eingedreht. Die Pins brechen dann an einer Sollbruchstelle ab (*s. Abb. 3*).

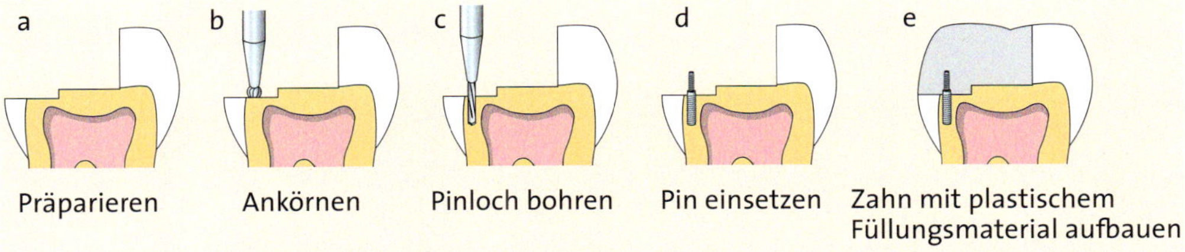

Abb. 3 Vorgehen beim Einbringen von parapulpären Stiften

4.4.5 Füllung, Ausarbeitung und Politur

Das Einbringen einer Kompositfüllung umfasst mehrere Schritte (*s. Tab. 1*).

Zuerst erfolgt die **Schmelz**- und **Dentinkonditionierung**. Dazu wird 35%-iges Phosphorsäure-Gel in die Kavität eingebracht. Dies lässt man 30 Sekunden auf den Zahnschmelz und 15 Sekunden auf das Dentin einwirken. Danach wird es sorgfältig mit dem Wasserspray entfernt und anschließend trockengeblasen.	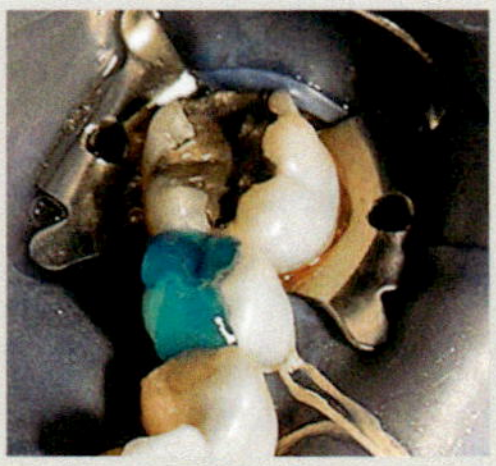
Mit einem Bürstchen werden **Dentinprimer, Dentin-** und **Schmelzadhäsiv** in die Kavität eingebracht. Dies lässt man 30 Sekunden einwirken. (Hier wurde mit einem Ein-Flaschen-System gearbeitet, welches alle drei Substanzen beinhaltet. Bei anderen Produkten kann es nötig sein, die Substanzen nacheinander aufzutragen.)	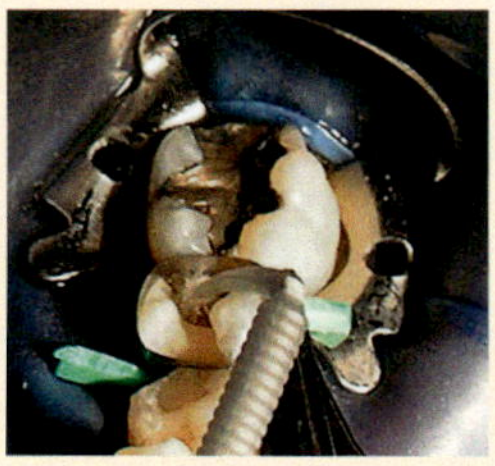
Die Flüssigkeit wird vorsichtig verblasen. Anschließend wird sie 20 Sekunden mit einer Polymerisationslampe **lichtgehärtet**.	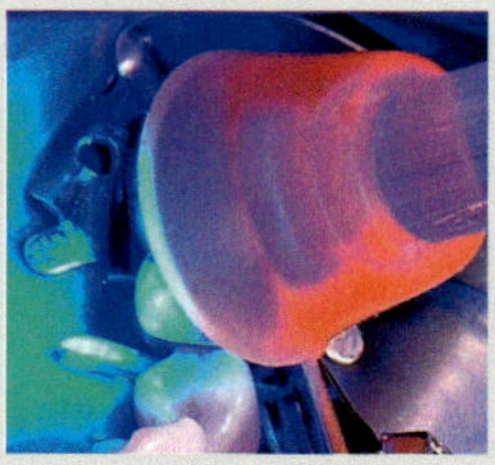
Dann werden kleine Schichten aus **Kompositmaterial** in die Kavität eingebracht. Auf diese Weise kann die ursprüngliche Form des Zahnes modelliert werden. Jede einzelne Schicht wird für 60 Sekunden mit der Polymerisationslampe ausgehärtet.	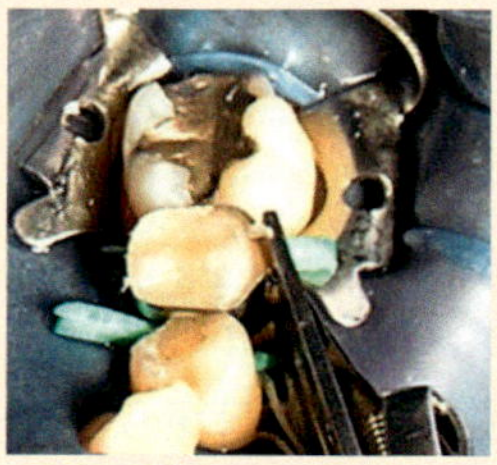
Überschüsse werden mit einem Feinkorndiamanten entfernt. Die Okklusion und Artikulation werden mit **Okklusionsfolie** überprüft und notfalls korrigiert. Zum Schluss wird die Füllung mit Gummipolierern ausgearbeitet, um die Oberfläche zu glätten und zu vergüten.	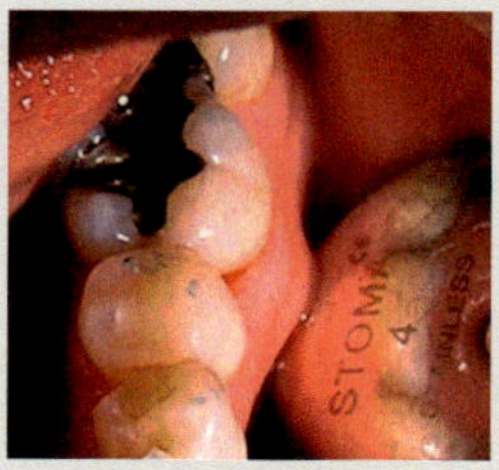
Schließlich ist die Kompositfüllung am Zahn 35 fertig ausgearbeitet.	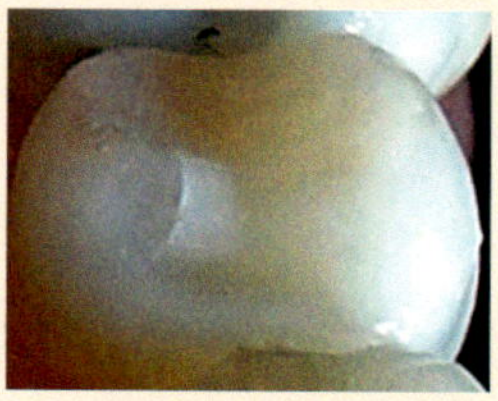

Tab. 1 Arbeitsabläufe beim Einbringen einer Kompositfüllung am Zahn 35

4.5 Behandlungsschritte bei einer Einlagefüllung

Einlagefüllungen können aus Metall, Kunststoff oder Keramik hergestellt werden.
Der grundsätzliche Behandlungsablauf zur Herstellung einer Einlagefüllung ist bei allen drei Materialarten nahezu identisch.
Einlagefüllungen aus Metall werden herkömmlich mit Zement zementiert, Einlagefüllungen aus Kunststoff oder Keramik müssen adhäsiv befestigt werden (*s. Abb. 1*).

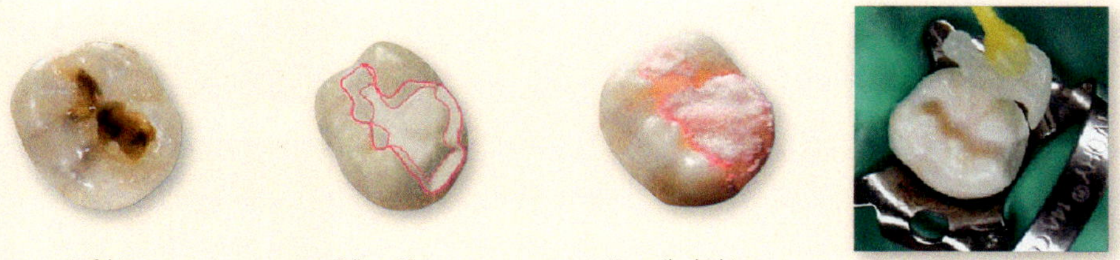

Abb. 1 Behandlungsschritte bei einer Einlagefüllung aus Keramik

Die Behandlungsschritte bei einer Einlagefüllung im ↑indirekten Verfahren erfordern zwei Sitzungen in der Praxis (*s. Tab. 1*).

↑indirekte Herstellung einer Einlagefüllung, S. 146

1. Sitzung	• Untersuchung, Vitalitätsprobe, Perkussionsprobe, Röntgenbild • ↑Anästhesie • ↑Alginatabformung für die spätere Herstellung des Provisoriums • Alginatabformung des Gegenkiefers • Präparation • ↑Präparationsabformung • ↑Bissnahme • Bei Einlagefüllungen aus Kunststoff oder Keramik: Auswahl der Zahnfarbe • Herstellung und Einsetzen des Provisoriums (Bei Einlagefüllungen aus Kunststoff oder Keramik muss ein eugenolfreier provisorischer Zement genommen werden, da sonst das Einsetzen der Einlagefüllung mit Befestigungskomposit beeinträchtigt wird.)
Labor	• Herstellung der Einlagefüllung
2. Sitzung	• Entfernen des Provisoriums • Einprobe der Einlagefüllung • Eingliedern der Einlagefüllung: Bei Einlagefüllungen aus Kunststoff oder Keramik erfolgt die Befestigung ↑adhäsiv, bei Einlagefüllungen aus Metall mit Zement. • Entfernen der Zementüberschüsse und Glätten der Ränder der Restauration • Okklusions und Artikulationskontrolle • Politur

Tab. 1 Behandlungsschritte bei einer Einlagefüllung (grundlegender Ablauf)

↑Anästhesie, S. 182
↑Alginatabformung, S. 453
↑Präparationsabformung, S. 453
↑Bissnahme, S. 479
↑adhäsive Befestigung eines Keramikinlays, S. 158

Die adhäsive Befestigung einer Einlagefüllung aus Keramik erfolgt in mehreren Schritten (*s. Tab. 1*).

Vorbereitende Maßnahmen
- absolute Trockenlegung mit Kofferdam
- Entfernen des Provisoriums
- Reinigung der Kavität
- Einprobe des Keramikinlays
- Befestigung eines Kugelstopfers am Inlay (z. B. mit einem lichthärtenden Fissurenversiegelungsmaterial; *s. Abb.*)

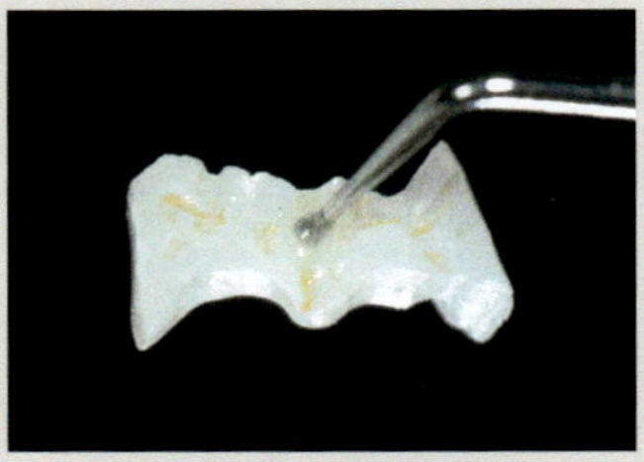

Vorbereitung des Keramikinlays
- Ätzung der Unterseite des Keramikinlays mit Flusssäure-Gel ca. 60 Sekunden (*s. Abb.*)
- Inlay mit Wasser abspülen und dann trocknen. Bei diesem Arbeitsschritt sind unbedingt **Schutzhandschuhe und Schutzbrille** zu tragen; außerdem darf die Flusssäure nicht im Keramikwaschbecken abgespült werden.
- Auftragen von Silanflüssigkeit auf die Unterseite des Inlays
- trocknen

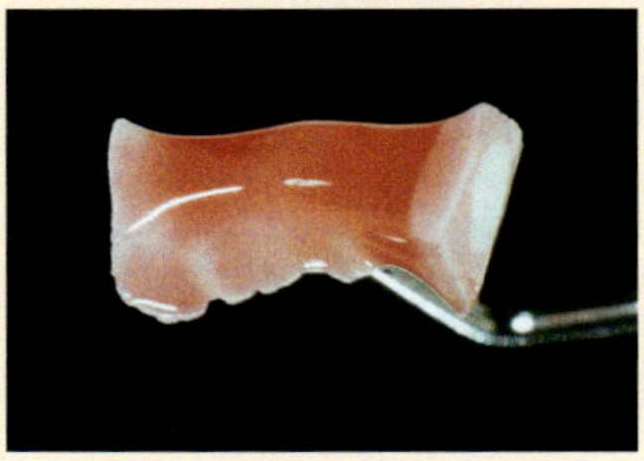

Vorbereitung Inlaykavität
- Schmelz- und Dentinkonditionierung mit Phosphorsäure-Gel (30 Sekunden Schmelz, 15 Sekunden Dentin)
- Phosphorsäure-Gel mit Wasser abspülen, trocknen
- Dentinpriming
- Auftragen von Schmelz- und Dentinadhäsiv (Je nach Hersteller können Dentinprimer, Schmelz- und Dentinadhäsiv als drei Flüssigkeiten oder in einer Flasche zusammen angeboten werden)

↑Komposite, S. 134

Einsetzen des Inlays
- Anmischen des chemisch- und lichthärtenden ↑Komposits
- Einbringen des Komposits in die Kavität
- Einbringen des Inlays mit leichtem Druck; dabei wird überschüssiges Komposit herausgepresst (*s. Abb.*)
- Entfernung der Überschüsse
- Auftragen von Glycerin-Gel
- Lichthärtung mit der Polymerisationslampe

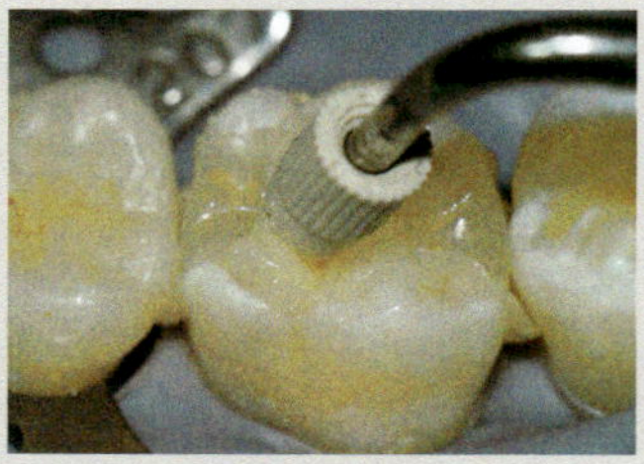

Abschließende Arbeiten
- Entfernung von Überschüssen mit einem Scaler und einem feinstkörnigen Diamantfinierer
- Okklusions- und Artikulationskontrolle
- Politur
- Fluoridierung

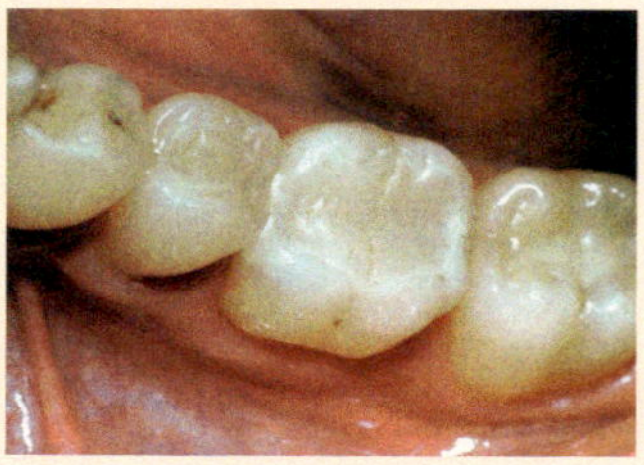

Tab. 1 Arbeitsabläufe beim Einbringen einer Kompositfüllung am Zahn 35

Terminologie: Therapie der Karies	
Adhäsion	Haften von Körpern aneinander, die in engem Kontakt zueinander stehen
Adhäsiv	Haftvermittler; z. B. zwischen Rauigkeiten und Mikrolöchern der Zahnhartsubstanzen und dem Kompositmaterial oder z. B. zwischen Abformlöffel und Abformmaterial
Epidemiologie	Wissenschaftszweig, der sich mit der Verteilung von Krankheiten und den Folgen in der Bevölkerung befasst
Kariesexkavation (lat. excavare = aushöhlen)	Entfernung von Karies
Kavität	nach bestimmten Regeln präparierte Hohlform im Zahn zur Aufnahme einer Füllung
Konditionierung	Anpassung von Werkstoffen an die erforderlichen Bedingungen; geschieht vor der Verarbeitung; bei der Säure-Ätz-Technik das Anätzen des Schmelzes oder des Dentins; Schmelz- bzw. Dentinkonditionierung
Polymerisation	chemische Reaktion, bei der viele Einzelmoleküle (Monomere) zu großen Molekülen (Polymeren) verbunden werden; durch diese Reaktion härten viele zahnmedizinische Füllungsmaterialien aus; die Reaktion kann auf verschiedene Art ausgelöst werden; es gibt chemisch härtende und lichthärtende Füllungsmaterialien
Präparation (lat. praeparare = vorbereiten)	Abtragung von Zahnhartsubstanzen als vorbereitende Maßnahme für eine Füllung, Krone, Brücke oder Prothese
Restauration	Wiederherstellung; Sammelbezeichnung für Füllungen, Kronen und Brücken
Retention	Halt, Verankerung, z. B. von Zahnersatz oder plastischen Füllungen; geschieht z. B. durch Unterschnitte, raue Oberflächen
separieren	trennen, auseinanderdrängen

Aufgaben

1 Welche fünf Möglichkeiten gibt es, Karies zu diagnostizieren?

2 Welche plastischen Füllungsmaterialien gibt es? Nennen Sie jeweils zwei Vor- und zwei Nachteile dieser Füllungsmaterialien.

3 Weshalb wird bei der Adhäsivtechnik der Zahn angeätzt?

4 Wozu dienen Dentinprimer, Schmelz- und Dentinadhäsiv?

5 Beschreiben Sie das Vorgehen bei der absoluten Trockenlegung.

6 Richten Sie den Arbeitsplatz für eine Kompositfüllung.

Dictionary		
Amalgamfüllung	amalgam filling	*page 13*
Bakterien	bacteria	
Behandlungsraum	treatment room	*page 12*
bohren	drill	
Dentin	dentine	
Eckzahn	canine tooth	
Es tut weh.	It hurts.	*page 14*
Füllung	filling	*page 13*
Füllungsmaterial	filling material	*page 13*
Gebiss	set of teeth, dentition	
Karies	tooth decay, caries	*pages 13 and 15*
Kompositfüllung	composite filling	*page 13*
Milchzähne	milk tooth, baby tooth	
Molar	molar	
Plaque	plaque	
Prämolar	premolar	
Präparation	preparation	
Pulpa	pulp	
Schmerz bei Kälte	sensitive to cold food or drink	*page 14*
Schmerz bei Wärme	sensitive to hot food or drink	*page 14*
Speichel	salvia	
temporäre Füllung	temporary filling	*page 12*
Wechselgebiss	mixed dentition	
Weisheitszahn	wisdom tooth	
Zahn	tooth	*pages 6, 8, 12, 13, 14 and 15*
Zähne	teeth	*pages 6, 8 12, 13, 15, 17 and 18*
Zahnen	teething	
Zahnhals	neck of a tooth	
Zahnkrone	crown	*pages 12 and 16*
Zahnschmelz	enamel	
Zahnwurzel	root	*pages 14 and 17*
Zementfüllung	cement filling	
Zunge	tongue	*page 18*

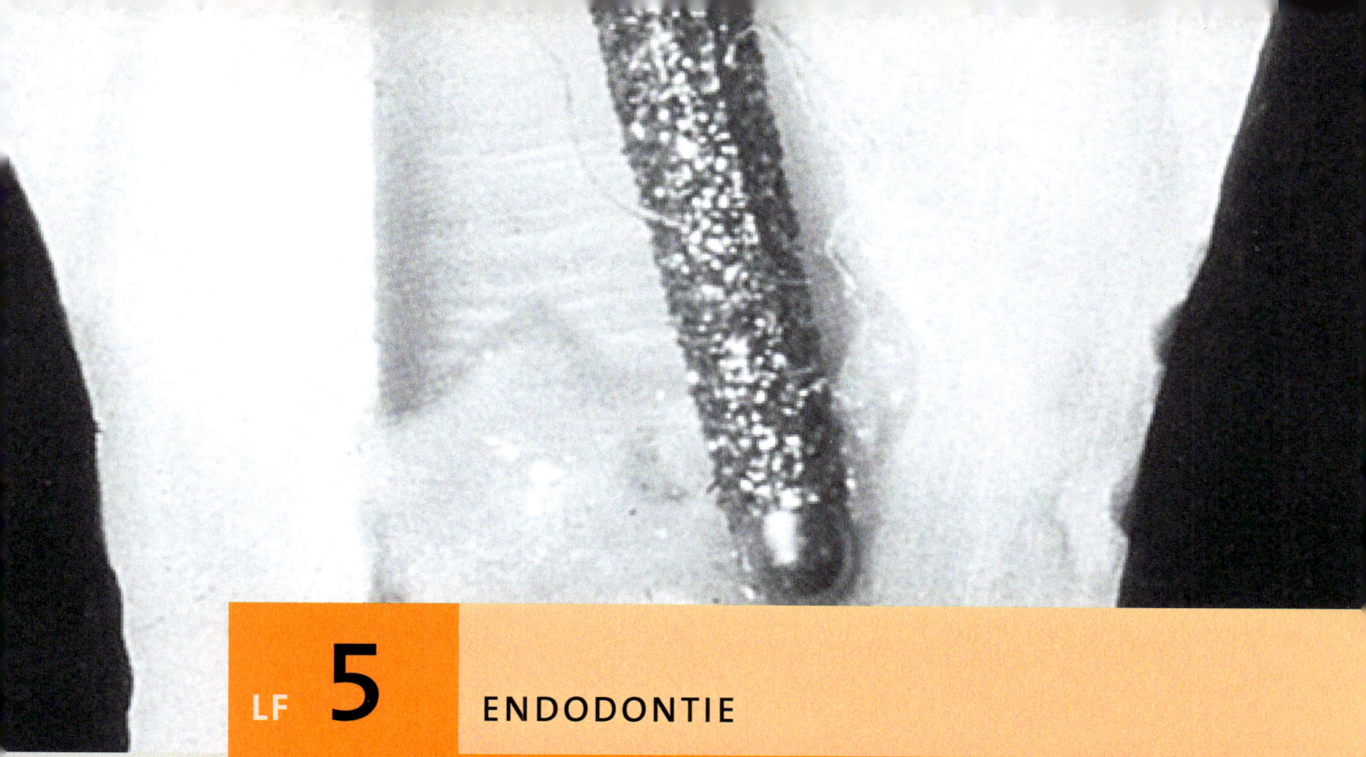

LF 5 ENDODONTIE

Einführung in die Endodontie

Die **Endodontie** (genauer: Endodontologie; Abk. Endo) ist die Lehre von der Diagnostik und Therapie der Pulpaerkrankungen.

↗ Pulpa, S. 64

Die ↗ **Pulpa** (das Zahnmark) befindet sich im Inneren des Zahnes. Sie besteht aus Nerven-, Bindegewebe und Blutgefäßen. Die Endodontie befasst sich also mit dem „Innenleben" des Zahnes.

Unterschiedliche Krankheiten der Pulpa können Schmerzen verursachen. Diese Pulpaerkrankungen können auch auf den Kieferknochen übergehen und dort zu massiven Beschwerden führen.

Kenntnisse der Anatomie der Knochen, der Muskeln und des Nervensystems sind nötig, um folgende Fragen beantworten zu können:
- Wie kann ein Patient schmerzfrei behandelt werden?
- Welche unterschiedlichen Pulpaerkrankungen gibt es? Wie wirken sich diese aus?
- Wie können die Pulpaerkrankungen diagnostiziert und therapiert werden?
- Welche Aufgaben in den unterschiedlichen Behandlungsabläufen sollten von einer Zahnmedizinischen Fachangestellten übernommen werden?

1 Anatomie der Knochen und des Schädels

Das Skelett ist das Stützgerüst des Körpers. Es wird aus den Knochen gebildet. Die Knochen können auf Grund ihrer Bauweise unglaublichen Belastungen standhalten. Trotzdem haben sie ein vergleichsweise geringes Gewicht. Sie sind keine „starre Masse", sondern sie können sich zeitlebens anpassen. Dies zeigt sich durch das Knochenwachstum in der Wachstumsphase oder durch die Knochenheilung nach einem Knochenbruch.

1.1 Knochenaufbau

Der Knochenaufbau kann am besten an einem Röhrenknochen erklärt werden *(s. Abb. 1)*.

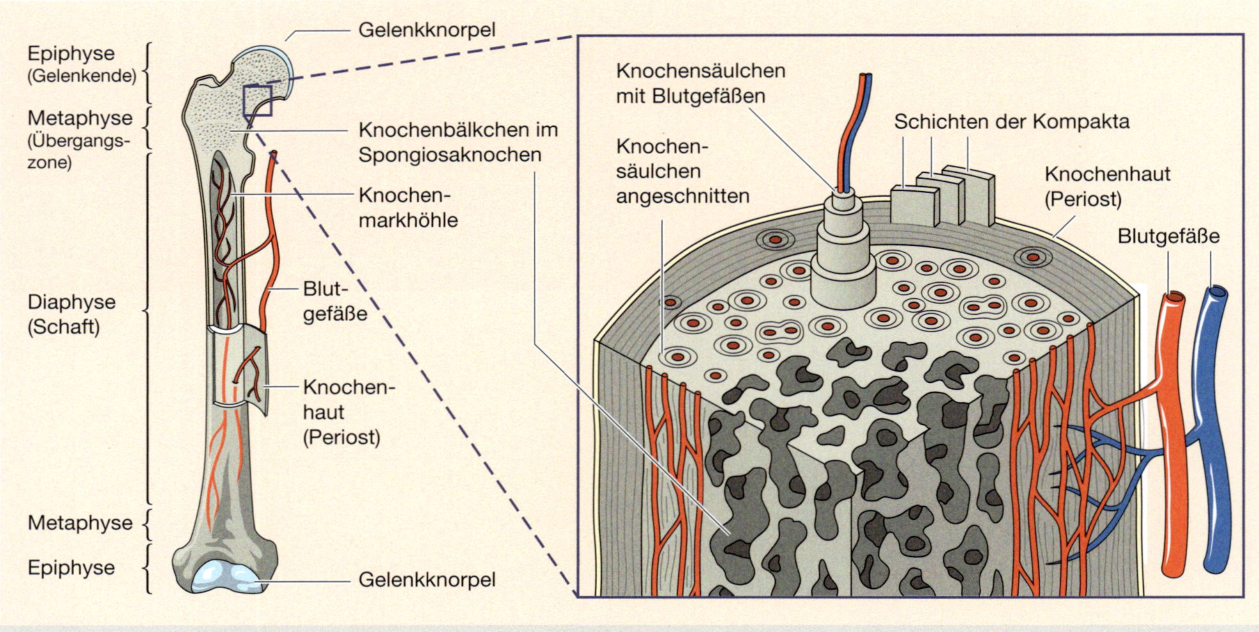

Abb. 1 Aufbau eines Röhrenknochens am Beispiel des Oberschenkelknochens (links); Detail mit Spongiosa- und Kompaktaanteilen (rechts)

Man teilt den Röhrenknochen in drei Abschnitte ein. Der mittlere wird als **Diaphyse**, die beiden dicken Enden werden als **Epiphyse** bezeichnet. Die Epiphysen bilden mit einem anderen Knochen ein Gelenk. Damit sie gut aneinander gleiten können, sind die Gelenkflächen mit **Knorpel** überzogen.

Der Knochen ist von einer Knochenhaut (**Periost**) umgeben. Sie enthält Blutgefäße und Nerven. Über das Periost wird der Knochen ernährt. Durch die Nervenfasern ist das Periost sehr empfindlich.

Unter dem Periost liegt die äußere Wand des Knochens. Sie wird als **Kompakta** bzw. **Kortikalis** bezeichnet und gibt dem Knochen seine Stabilität. Im Inneren befindet sich die **Spongiosa**. Sie hat eine schwammartige Struktur und besteht aus feinen Knochenbälkchen mit vielen Hohlräumen. Durch diese Struktur gibt die Spongiosa dem Knochen Halt bei möglichst geringem Gewicht. In der Markhöhle, zwischen den Knochenbälkchen der Spongiosa, befindet sich das **Knochenmark**. Das Knochenmark dient der Blutbildung.

Das Knochengewebe ist keine tote Substanz. Es besteht wie jedes Gewebe aus Zellen, den **Osteozyten**. Die Osteozyten erneuern den Knochen ständig. So bauen spezielle Osteozyten, die **Osteoklasten**, Knochengewebe ab und **Osteoblasten** neues Knochengewebe auf. Aufbau und Abbau von Knochengewebe befinden sich in der Regel im Gleichgewicht. Nach Knochenbrüchen und in der Wachstumsphase überwiegt der Aufbau von Knochengewebe. Deshalb können z. B. Knochenbrüche heilen.

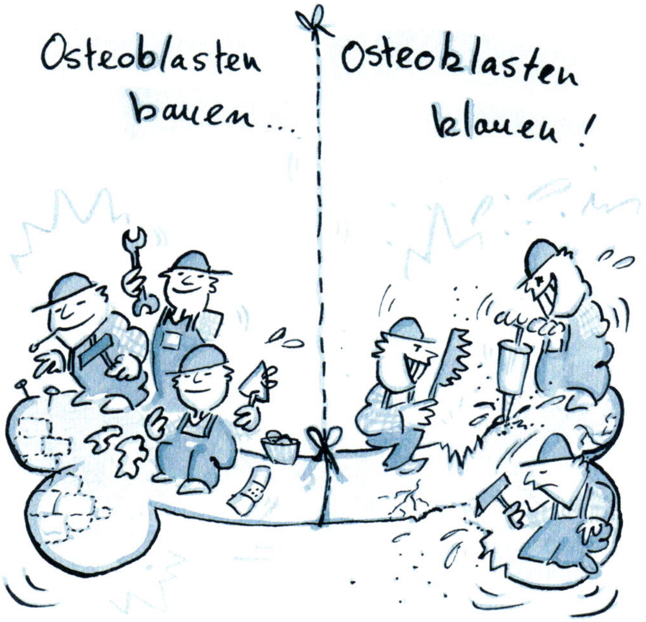

In der Wachstumsphase befindet sich ein nicht verknöcherter Bereich zwischen Epiphyse und Diaphyse. Dieser Bereich wird als **Metaphyse** bezeichnet. Hier wird durch Osteoblasten Knochensubstanz abgegeben. Dadurch kann der Knochen wachsen.

Der ständige Um- und Neubau des Knochens findet in mikroskopisch kleinen Knochensäulchen statt. Diese Baueinheiten sehen im Querschnitt zwiebelschalenartig aus *(s. Abb. 1)*. Sie enthalten die Osteoblasten und -klasten und jeweils ein arterielles und ein venöses Blutgefäß zur Versorgung mit Nährstoffen und zur Entsorgung von Abbauprodukten des Knochenstoffwechsels.

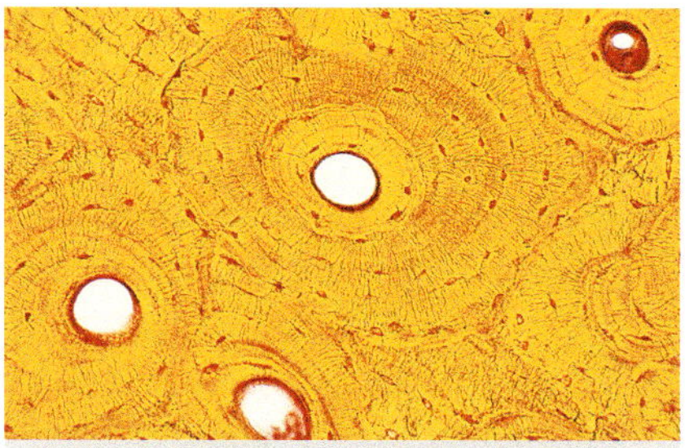

Abb. 1 Knochengewebe im Querschnitt; 120fach vergrößert

1.2 Schädelknochen

Schädelknochen haben ein anderes Aussehen als Röhrenknochen. Sie sind jedoch ähnlich aufgebaut.
Der Schädel ruht auf der Wirbelsäule.
Man unterscheidet:
- Hirnschädel und
- Gesichtsschädel *(s. Abb. 1).*

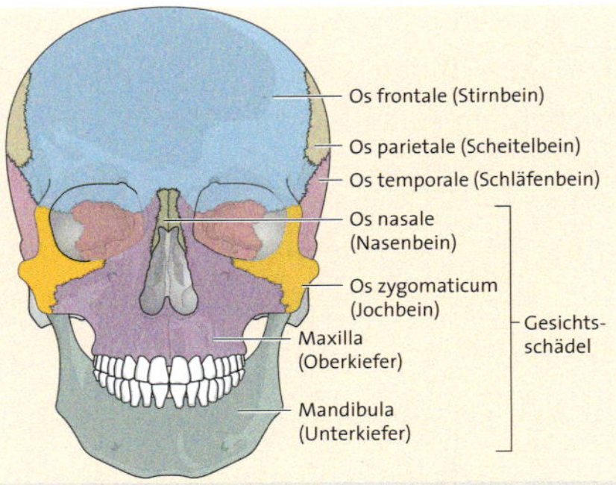

Abb. 1 Hirnschädel und Gesichtsschädel

1.2.1 Hirnschädel

Der Hirnschädel bildet mit der Schädelbasis und dem Schädeldach eine schützende Hülle um das Gehirn. Einige der Hirnschädelknochen *(s. Abb. 2)* sind paarig angelegt:

Hirnschädelknochen		
Stirnbein	Os frontale	einzeln
Scheitelbein	Os parietale	paarig
Hinterhauptbein	Os occipitale	einzeln
Schläfenbein	Os temporale	paarig
Keilbein	Os sphenoidale	einzeln

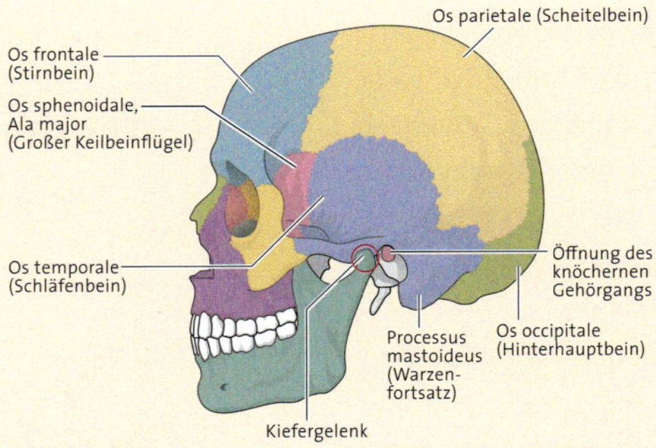

Abb. 2 Hirnschädelknochen

Die Hirnschädelknochen weisen folgende Besonderheiten auf:
- Im Bereich der Schädelbasis ist der Schädel gelenkig mit der Wirbelsäule verbunden. Der Schädel ruht auf dem ersten Halswirbel (**Atlas**) auf. Dieser ist mit dem zweiten Halswirbel (**Axis**) beweglich verbunden *(s. Abb. 3)*. Durch diese Konstruktion ist der Schädel sehr gut beweglich.
- An der Unterseite des Os occipitale (Hinterhauptbein) liegt das **Foramen** magnum (großes Loch) *(s. Abb. 4)*. Etwa in Höhe dieses Lochs befindet sich der Übergang vom Rückenmark zum Gehirn.
- Im Os temporale (Schläfenbein) befindet sich der Hör- und Gleichgewichtsapparat. Auch liegen hier die Gelenkpfanne und der Gelenkhöcker, die gemeinsam mit dem Gelenkkopf des Unterkiefers das ↑ Kiefergelenk bilden.
- Im Os frontale (Stirnbein) befinden sich die Stirnhöhlen, im Os sphenoidale die Keilbeinhöhle. Beide zählen zu den ↑ Nasennebenhöhlen.

↑ Kiefergelenk, S.171

↑ Nasennebenhöhlen, S.168

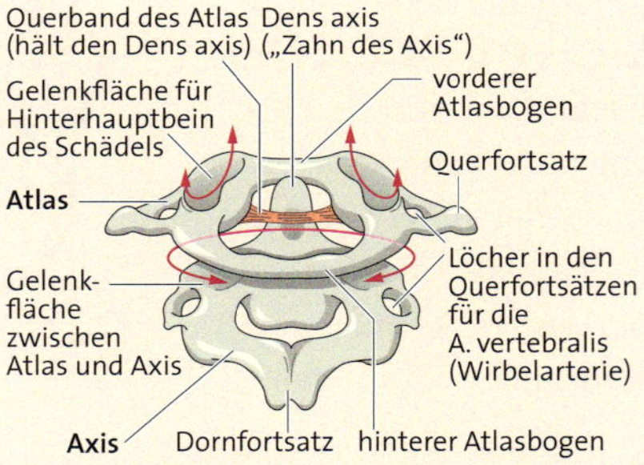

Abb. 3 Atlas und Axis

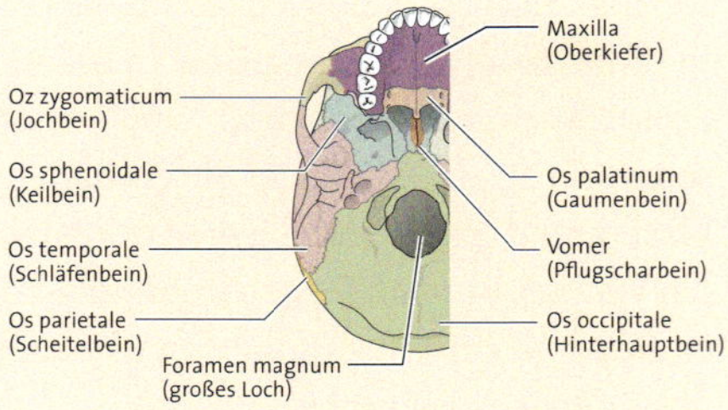

Abb. 4 Schädel. Ansicht von unten; ohne Unterkiefer

Der kindliche Hirnschädel

Beim kindlichen Schädel sind die Schädelknochen beweglich miteinander verbunden. Außerdem befinden sich zwischen den Hirnschädelknochen mehrere tastbare, mit Bindegewebe verschlossene Lücken (**Fontanellen**). Daher passt beim Geburtsvorgang das Kind durch den engen Geburtskanal. Beim Erwachsenen sind die Lücken zwischen den Hirnschädelknochen verknöchert.

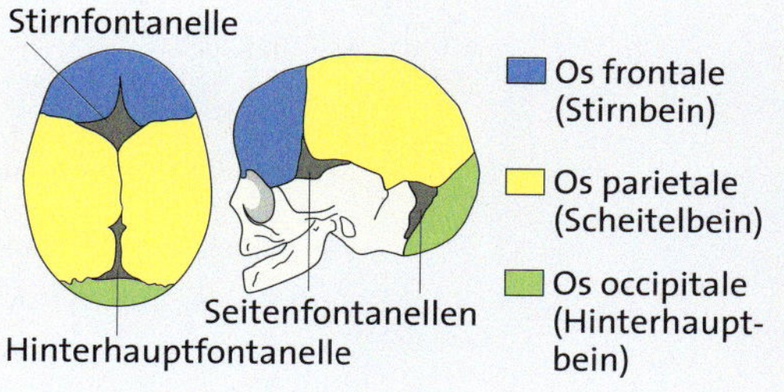

1.2.2 Gesichtsschädel

Der Gesichtsschädel bildet die knöcherne Hülle für die Augen. Außerdem formt die knöcherne Unterlage unsere Gesichtszüge. Im Ober- und Unterkiefer sind die Zähne verankert.

Foramina

Im Gesichtsschädel befinden sich Löcher (Foramina; Einzahl: Foramen), durch die Nerven in den Knochen ein- bzw. austreten können. An diesen Stellen kann die Zahnärztin die Nerven ↑betäuben.

↑Leitungsanästhesie, S. 190

Die Gesichtsschädelknochen *(s. Abb. 1, 2)* sind einzeln oder paarig angelegt.

Gesichtsschädelknochen		
Oberkiefer	Maxilla	paarig
Unterkiefer	Mandibula	einzeln
Jochbein	Os zygomaticum	paarig
Gaumenbein	Os palatinum	paarig
Nasenbein	Os nasale	paarig
Tränenbein	Os lacrimale	paarig
Pflugscharbein	Vomer	einzeln
Siebbein	Os ethmoidale	einzeln
untere Nasenmuschel	Concha nasalis inferior	paarig

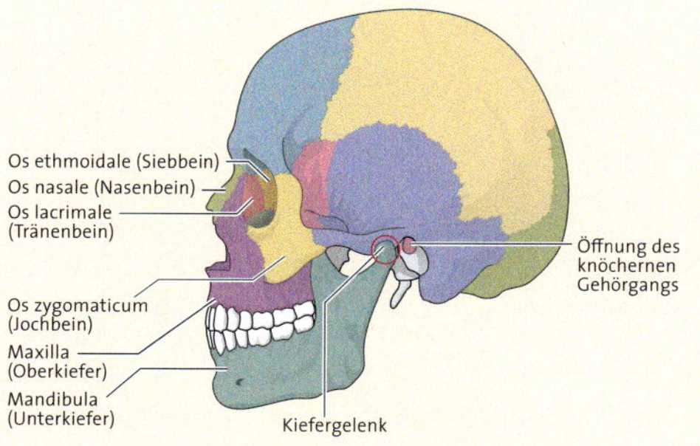

Abb. 1 Gesichtsschädelknochen

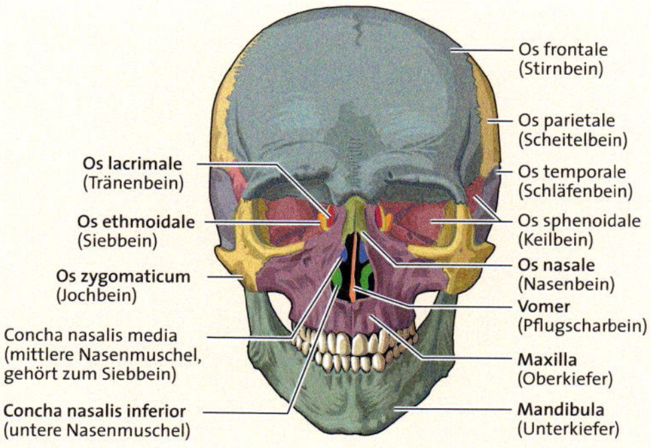

Abb. 2 Schädel von vorne. Gesichtsschädelknochen fett; das ↑ Gaumenbein ist nicht abgebildet

↑Gaumenbein, S. 166

Einige der Gesichtsschädelknochen weisen **Besonderheiten** auf, die für die Zahnheilkunde wichtig sind.

Maxilla (Oberkiefer) und Os palatinum (Gaumenbein)

Der Oberkiefer ist paarig angelegt und liegt im Zentrum des Mittelgesichts. Zusammen mit dem Gaumenbein bildet der Oberkiefer den **knöchernen Gaumen**.

↑ Siehe hierzu Lernfeld 2, Aufbau der Mundhöhle, S. 54

Ah-Linie
An der knöchernen Grenze geht der harte Gaumen in den weichen Gaumen über. Diese Grenzlinie wird als Ah-Linie bezeichnet. Ihren Namen hat sie davon, dass sie sichtbar wird, wenn man den Mund weit öffnet und „Ah" sagt. Sie ist eine wichtige Linie bei der Herstellung von Totalprothesen, denn der Hinterrand der Oberkiefer-Vollprothese soll an der Ah-Linie liegen.

Wichtige Besonderheiten von Oberkiefer und knöchernem Gaumen sind *(s. Abb. 1, 2):*

- Durch folgende **Fortsätze** (**Processus**) ist der Oberkiefer mit Os frontale (Stirnbein), Os zygomaticum (Jochbein) und Os palatinum (Gaumenbein) verbunden:
  - **Processus frontalis** (Stirnfortsatz)
  - **Processus zygomaticus** (Jochbeinfortsatz)
  - **Processus palatinus** (Gaumenfortsatz)
  - **Processus alveolaris** maxillae (Alveolarfortsatz). Der Alveolarfortsatz enthält die Zahnfächer (**Alveolen**) für die Oberkieferzähne. Bei mehrwurzeligen Zähnen sind die Zahnfächer durch knöcherne Scheidewände (**Knochensepten**) unterteilt. Der hintere Bereich des Alveolarfortsatzes endet in einem runden Knochenhöcker (**Tuber maxillae**).
- Im knöchernen Oberkiefer befinden sich **drei wichtige Löcher** (**Foramina**):
  - **Foramen infraorbitale:** in der Maxilla, unterhalb der Augenhöhle
  - **Foramen incisivum:** in der Maxilla, hinter den Schneidezähnen
  - **Foramen palatinum majus:** im Gaumenbein, in Höhe der Weisheitszähne

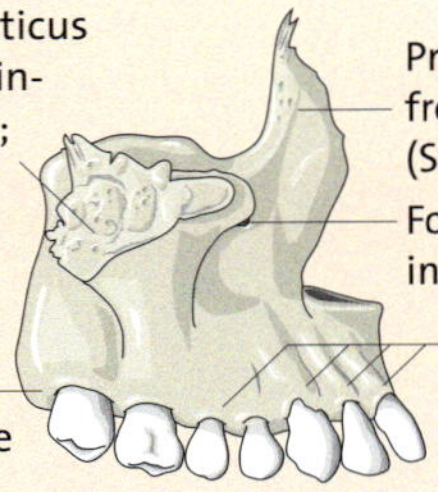

Abb. 1 Maxilla von der Seite

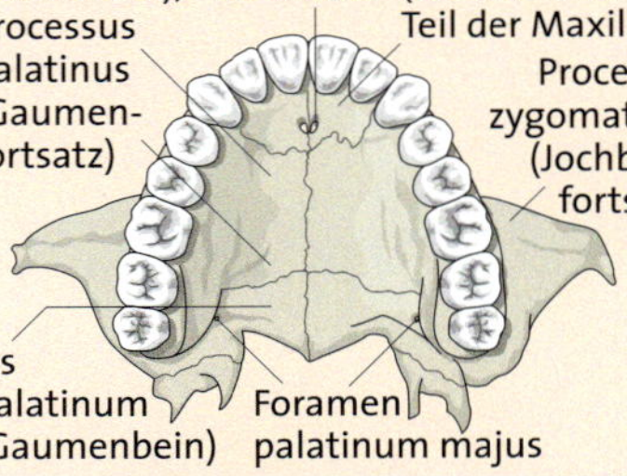

Abb. 2 Knöcherner Gaumen

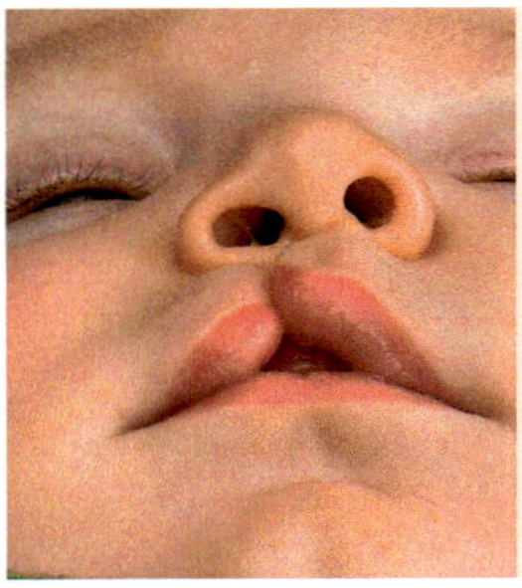

Lippen-Kiefer-Gaumenspalte und Goethe-Knochen
Während der Embryonalentwicklung im Mutterleib bildet sich der knöcherne Gaumen dadurch, dass sich zwei seitliche und eine vordere Wachstumszone aufeinander zu bewegen und miteinander verwachsen. Verbinden sich die Wachstumszonen nicht miteinander, so entsteht eine Lippen-Kiefer-Gaumenspalte.
Der vordere Knochenanteil der Maxilla zwischen den beiden seitlichen Schneidezähnen (Os incisivum) wird auch als Goethe-Knochen bezeichnet. Er ist von dem bekannten Dichter entdeckt worden.

Os ethmoidale (Siebbein) und untere Nasenmuschel

Die Nasenhöhle wird von den drei Nasenmuscheln und vom Siebbein gebildet. Die untere Nasenmuschel (Concha nasalis inferior) ist ein selbstständiger Knochen.

Das in der Mitte gelegene Os ethmoidale grenzt die Nasenhöhle nach oben hin zum Gehirn ab und weist einige Besonderheiten auf *(s. Abb. 1)*:

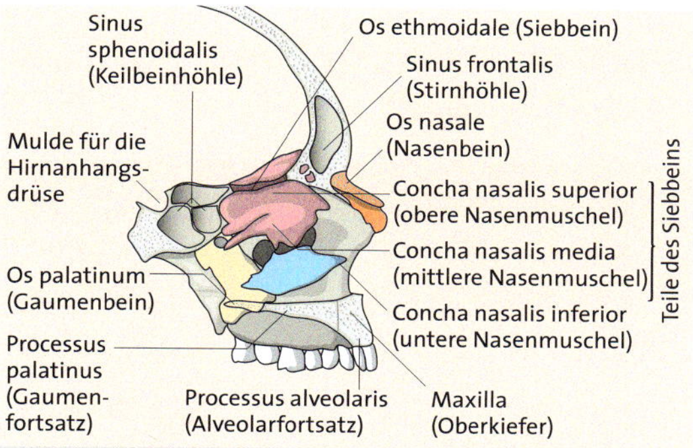

Abb. 1 Nasenhöhle von innen

- Es bildet die obere und mittlere Nasenmuschel.
- Es bildet zusammen mit dem ↑ Vomer (Pflugscharbein) die Nasenscheidewand.
- Es enthält zahlreiche, luftgefüllte Knochenkammern (**Siebbeinzellen** = **Cellulae ethmoidales**), die zu den ↑ Nasennebenhöhlen zählen.

↑ Vomer, S. 165

↑ Nasennebenhöhlen, S. 168

Mandibula (Unterkiefer)

Der bogenförmige Unterkiefer ist beweglich mit dem Schädel verbunden. Er weist folgende Besonderheiten *(s. Abb. 2, 3)* auf:

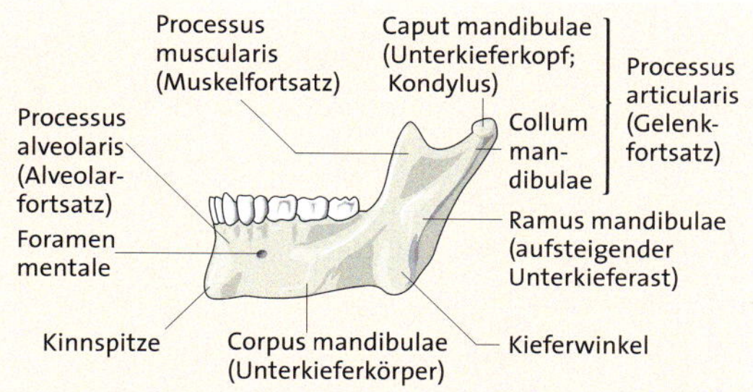

Abb. 2 Unterkiefer von außen

- Er besteht aus einem kompakten Körper (**Corpus mandibulae**), der auf beiden Seiten in einen aufsteigenden Ast (**Ramus mandibulae**) übergeht. Der Übergang wird als Kieferwinkel bezeichnet.
- Der aufsteigende Ast besteht aus einem Gelenkfortsatz (**Processus articularis**) und einem Muskelfortsatz (**Processus muscularis**). Der Processus articularis besteht aus einem kurzen Hals (**Collum mandibulae**), der in einem walzenförmigen Gelenkkopf (**Caput mandibulae**) endet. Der Gelenkkopf wird auch als **Kondylus** bezeichnet. Er gehört zum ↑ Kiefergelenk.

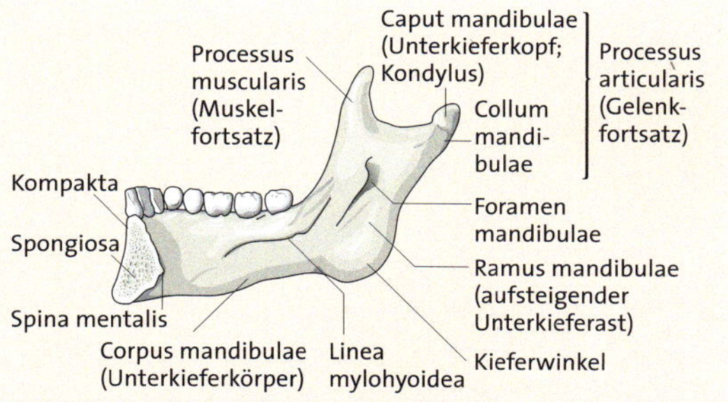

Abb. 3 Unterkiefer von innen, halbiert

↑ Kiefergelenk, S. 171

- Am Corpus mandibulae befindet sich der Alveolarfortsatz (Processus alveolaris mandibulae) mit den Alveolen (Zahnfächer) für die Unterkieferzähne.
- Für den Ansatz von Muskeln befindet sich an der Innenseite des Corpus mandibulae ein kleiner Dorn (Spina mentalis) am Kinnbereich und eine schräg verlaufende Leiste (Linea mylohyoidea).
- Der Unterkiefer weist **zwei wichtige Löcher** (**Foramina**) auf:
  - **Foramen mandibulae:** Innenseite aufsteigender Unterkieferast
  - **Foramen mentale:** Außenseite Unterkiefer im Bereich der Prämolaren

1.3 Nasennebenhöhlen

Die Nasennebenhöhlen sind luftgefüllte Knochenkammern, die mit der Nase in Verbindung stehen. Durch sie wird das Gewicht des knöchernen Schädels reduziert. Außerdem tragen sie zur Stimmbildung bei.

Nasennebenhöhlen		
dt. Bezeichnung	**lat. Bezeichnung**	**zugehöriger Schädelknochen**
Kieferhöhle	Sinus maxillaris (Antrum)	Maxilla
Stirnhöhle	Sinus frontalis	Os frontale
Keilbeinhöhle	Sinus sphenoidalis	Os sphenoidale
Siebbeinzellen	Cellulae ethmoidales	Os ethmoidale

↑Gaumenbein, S. 166

Für die Zahnheilkunde ist die **Kieferhöhle** von besonderer Bedeutung *(s. Abb. 1)*.

Die Kieferhöhle liegt in der Maxilla. Sie liegt paarig, jeweils rechts und links der Nase. Sie erstreckt sich im Bereich der Oberkiefer-Seitenzähne, von deren Wurzeln sie häufig nur durch eine dünne Knochenlamelle getrennt ist. Nach oben reicht sie bis zum knöchernen Boden der Augenhöhle.

↑Keilbeinhöhle, s. Abb. 1, S. 167

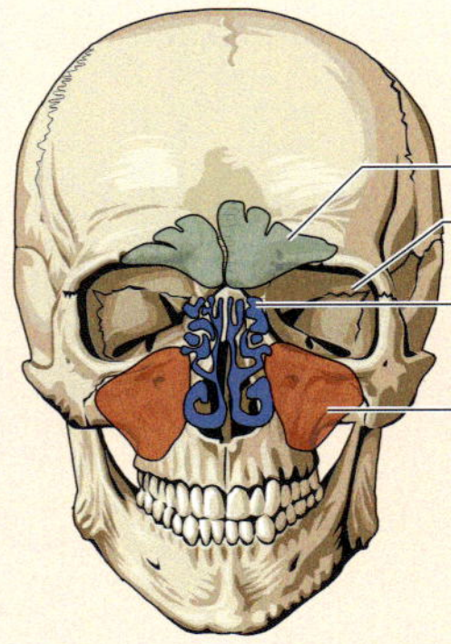

Abb. 1 Nasennebenhöhlen. Die ↑Keilbeinhöhle ist nicht abgebildet.

Kieferhöhlenentzündung und Mund-Antrum-Verbindung
Ist die Kieferhöhle entzündet, so spricht man von einer **Sinusitis maxillaris**. Die Patienten leiden an Abgeschlagenheit, Schnupfen, Gesichts- und Kopfschmerzen. Die Schmerzen können beim Bücken stärker sein. Da die Kieferhöhle nur durch eine dünne Knochenschicht von den Wurzeln der Oberkiefer-Seitenzähne getrennt ist, kann die Entzündung eine Reizung der Nerven der Oberkieferzähne verursachen. Häufig kommen Patienten mit einer Sinusitis maxillaris in die Zahnarztpraxis, da sie Zahnprobleme als Ursache vermuten. Bei einer Zahnextraktion im Oberkiefer-Seitenzahnbereich kann die dünne Knochenschicht zur Kieferhöhle einreißen. Es entsteht dann eine Verbindung zwischen Mundhöhle und Antrum (**Mund-Antrum-Verbindung**, Abk. **MAV**). Diese muss operativ verschlossen werden.

↑ Siehe hierzu Lernfeld 8, Verschluss einer Mund-Antrum-Verbindung, S. 277

Terminologie: Anatomie der Knochen und des Schädels	
Alveole	Zahnfach
Caput mandibulae	Gelenkköpfchen des Unterkiefers; wird auch als Kondylus bezeichnet
Antrum (= Sinus maxillaris)	Kieferhöhle; s. Sinus maxillaris

Cellulae ethmoidales	Siebbeinzellen; luftgefüllte Knochenkammern im Siebbein; zählen zu den Nasennebenhöhlen
Collum mandibulae	Unterkieferhals
Concha nasalis	Nasenmuschel
Corpus mandibulae	Unterkieferkörper
Diaphyse	Mittelstück der Röhrenknochen
Endodontie (Endo)	Lehre von der Diagnostik und Therapie der Pulpaerkrankungen
Epiphyse	gelenknahes Endstück der Röhrenknochen
Foramen (F.) Foramina (Mehrzahl)	Loch im Knochen zum Ein- bzw. Austritt von Nerven und Gefäßen
Foramen incisivum	Loch im Gaumen hinter den Schneidezähnen
Foramen infraorbitale	Loch unterhalb der Augenhöhle; paarig
Foramen mandibulae	Loch an Innenseite des aufsteigendes Unterkieferastes; paarig
Foramen mentale	Kinnloch; liegt an der Außenseite des Unterkiefers, im Prämolarenbereich; paarig
Foramen palatinum	Loch im Gaumenbein in Höhe der Weisheitszähne
Kompakta (= Kortikalis)	dichte, feste äußere Schicht des Knochens
Kondylus	Gelenkkopf, Gelenkköpfchen
Kortikalis (= Kompakta)	dichte, feste äußere Schicht des Knochens
Mandibula	Unterkiefer
MAV	Abk. für **M**und-**A**ntrum-**V**erbindung
Maxilla	Oberkiefer
Metaphyse	Bereich zwischen Diaphyse und Epiphyse des Röhrenknochens; in der Wachstumsphase nicht verknöchert
Mund-**A**ntrum-**V**erbindung (MAV)	Verbindung zwischen Mund- und Kieferhöhle; entsteht z. B. bei einer Extraktion; sie muss operativ verschlossen werden
Os ethmoidale	Siebbein
Os frontale	Stirnbein
Os lacrimale	Tränenbein
Os nasale	Nasenbein
Os occipitale	Hinterhauptbein
Os palatinum	Gaumenbein
Os parietale	Scheitelbein
Os sphenoidale	Keilbein
Os temporale	Schläfenbein
Os zygomaticum	Jochbein

Osteoblasten	Knochen bildende Zellen
Osteoklasten	Knochen abbauende Zellen
Osteozyten	Knochenzellen
Periost	Knochenhaut
Processus	Fortsatz, Fortsätze (kurze Betonung auf dem e = Einzahl; lange Betonung auf dem u = Mehrzahl)
Processus alveolaris	Alveolarfortsatz des OK (Processus alveolaris maxillae) bzw. des UK (Processus alveolaris mandibulae)
Processus articularis	Gelenkfortsatz des Unterkiefers
Processus frontalis	Stirnfortsatz des Oberkiefers
Processus muscularis	Muskelfortsatz des Unterkiefers
Processus palatinus	Gaumenfortsatz des Oberkiefers
Processus zygomaticus	Jochbeinfortsatz des Oberkiefers
Pulpa	Zahnmark; besteht aus Nerven-, Bindegewebe und Blutgefäßen
Ramus mandibulae	aufsteigender Unterkieferast
Sinus frontalis	Stirnhöhle; paarig angelegter Hohlraum im Os frontale; zählt zu den Nasennebenhöhlen
Sinus maxillaris (= Antrum)	Kieferhöhle; paarig angelegter luftgefüllter Hohlraum in der Maxilla; zählt zu den Nasennebenhöhlen
Sinus sphenoidalis	Keilbeinhöhle; luftgefüllter Hohlraum im Keilbein; zählt zu den Nasennebenhöhlen
Sinusitis maxillaris	Kieferhöhlenentzündung
Spongiosa	schwammartige, innere Schicht des Knochens
Tuber maxillae	knöcherner Höcker des Alveolarfortsatzes im OK hinter dem Weisheitszahn; wird auch kurz als Tuber bezeichnet
Vomer	Pflugscharbein

Aufgaben

1 Welche Knochen gehören zum Hirnschädel?

2 Welche Knochen gehören zum Gesichtsschädel?

3 Welche wichtige Foramina liegen im Oberkiefer, im Unterkiefer und im Gaumenbein?

4 Nennen Sie die Nasennebenhöhlen.

5 Weshalb können bei einer Sinusitis maxillaris Schmerzen in den Oberkieferzähnen auftreten?

6 Wie ist ein Röhrenknochen aufgebaut?

2 Kiefergelenk und Kopfmuskulatur

2.1 Kiefergelenk

Der Unterkiefer ist der einzige Knochen, der mit dem Schädel beweglich verbunden ist.
Das Kiefergelenk wird von den beiden Schädelknochen **Mandibula** (Unterkiefer) und **Os temporale** (Schläfenbein) gebildet. Das rechte Kiefergelenk liegt vor dem rechten, das linke vor dem linken Gehörgang *(s. Abb. 1)*.

Aufbau des Kiefergelenks

Os temporale (Schläfenbein)	• Gelenkgrube (Fossa mandibularis) und • Gelenkhöckerchen (Tuberculum articulare)
	Knorpelscheibe (Discus articularis)
Mandibula (Unterkiefer)	Gelenkkopf (Caput mandibulae; Kondylus)

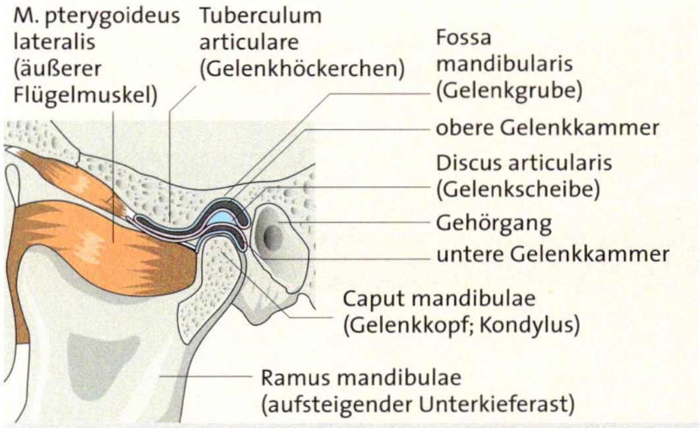

Abb. 1 Kiefergelenk im Schnitt

Zwischen Kondylus und Fossa mandibularis befindet sich eine Knorpelscheibe (Discus articularis). Der Discus articularis gleicht, wie der Meniskus im Kniegelenk, größere Zwischenräume der beiden Gelenkseiten aus. Der Discus articularis teilt das Gelenk in eine **obere** und **untere Gelenkkammer**.
Das Kiefergelenk ist von einer bindegewebigen **Gelenkkapsel** umgeben. Sie sondert Gelenkschmiere (**Synovia**) ab, mit welcher der Innenraum gefüllt ist. Dadurch ist das Kiefergelenk gleitfähiger.

Bei allen Bewegungen des Unterkiefers müssen stets beide Kiefergelenke zusammenarbeiten.
- Die **Mundöffnung** und der **Kieferschluss** sind **Dreh-Gleit-Bewegungen**. Zuerst dreht sich der Kondylus in der Fossa mandibularis. Bei weiterer Mundöffnung gleitet der Kondylus auf das Tuberculum articulare. Der Discus articularis wird dabei mitgezogen und befindet sich dazwischen. Bei Kieferschluss erfolgt die Bewegung entsprechend umgekehrt.
- Bei **Seitwärtsbewegungen** arbeiten beide Kiefergelenke unterschiedlich zusammen. Bei einer Seitwärtsbewegung nach links zum Beispiel bleibt das linke Kiefergelenk in der Fossa mandibularis. Es führt dort eine geringe Drehbewegung durch. Das rechte Kiefergelenk hingegen gleitet mit dem Kondylus auf das rechte Tuberculum articulare. Eine Seitwärtsbewegung nach rechts läuft entsprechend umgekehrt ab.
- Eine **Kaubewegung** ist eine Kombination aus Mundöffnung, Kieferschluss und Seitwärtsbewegungen. Entsprechend führt der Kondylus eine **kombinierte Dreh-Gleit-Bewegung** durch.

Kiefersperre, Kieferklemme und Kiefergelenkknacken

Kann der Mund nicht mehr geschlossen werden, so spricht man von einer **Kiefersperre**. Hierbei rutscht bei weiter Mundöffnung der Kondylus vor das Tuberculum articulare und verkantet hier. Das Kiefergelenk muss wieder eingerenkt werden. Bei einer **Kieferklemme** kann der Mund nicht mehr geöffnet werden. Dies kann z. B. durch Entzündungen im Kieferbereich der Fall sein. **Kiefergelenkknacken** kann durch Veränderungen am Discus articularis oder an den Gelenkknorpeln zu Stande kommen.

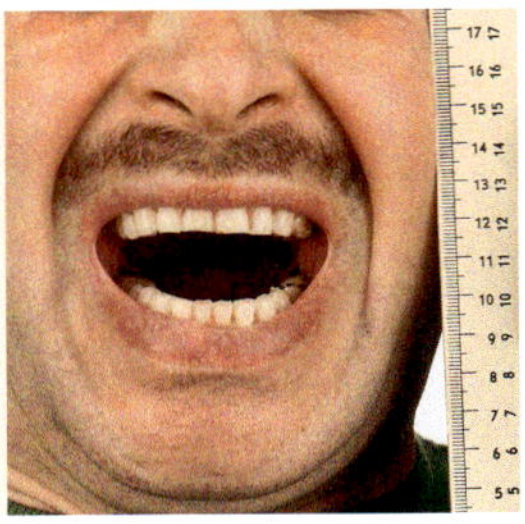

2.2 Kopfmuskulatur

Im Kopfbereich unterscheidet man zwischen
- **Kaumuskulatur** und
- **mimischer Muskulatur**.

2.2.1 Kaumuskulatur

Die Kaumuskulatur in engerem Sinne wird von vier Muskeln gebildet *(s. Tab. 1, Abb. 1):*
- **M. masseter**
- **M. temporalis**
- **M. pterygoideus lateralis**
- **M. pterygoideus medialis**

Dt. Bezeichnung	Lat. Bezeichnung	Ursprung	Ansatz	Funktion
Kaumuskel	M. masseter	Jochbein	Außenfläche des Kieferwinkels	Kieferschluss
Schläfenmuskel	M. temporalis	Stirn-, Schläfen- und Scheitelbein	Muskelfortsatz des Unterkiefers	Kieferschluss und Rückbewegung des Unterkiefers
äußerer Flügelmuskel	M. pterygoideus lateralis	Keilbein	Gelenkfortsatz des Unterkiefers und Discus articularis des Kiefergelenks	beidseitige Kontraktion: Vorschub des Unterkiefers; einseitige Kontraktion: Seitwärtsbewegung des Unterkiefers
innerer Flügelmuskel	M. pterygoideus medialis	Keilbein	Innenfläche des Kieferwinkels	Kieferschluss und leichter Vorschub des Unterkiefers

Tab. 1 Kaumuskulatur; M. = Musculus

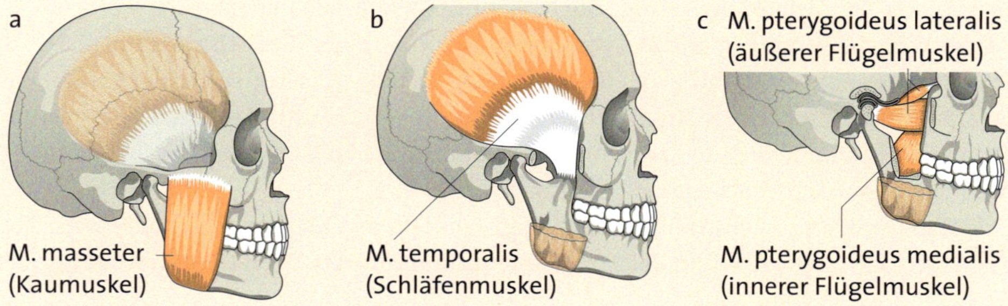

Abb. 1 Kaumuskulatur. a) M. masseter. b) Damit der M. temporalis dargestellt werden kann, wurden hier der M. masseter und der Jochbogen entfernt. c) Zur Darstellung der Flügelmuskeln wurden hier der obere Anteil des M. masseter, der Jochbogen, der M. temporalis und Teile des Unterkiefers entfernt.

Die **Mundbodenmuskulatur** trägt in geringem Maße zur Mundöffnung bei *(s. Tab. 1, Abb. 1, 2)*. Deswegen wird sie auch als **Kaumuskulatur im weiteren Sinne** bezeichnet.

Alle Mundbodenmuskeln sind am **Os hyoideum** (**Zungenbein**) befestigt und können dieses anheben. Das Os hyoideum ist eine U-förmige Knochenspange. Es befindet sich zwischen Unterkiefer und Kehlkopf, gehört nicht zu den Gesichtsschädelknochen und wird nur von den ansetzenden Muskeln gehalten.

Dt. Bezeichnung	Lat. Bezeichnung	Ursprung	Ansatz	Funktion
zweibäuchiger Muskel	**M. digastricus**	Schläfenbein	Innenseite des UK im Kinnbereich	Mundöffnung Anhebung des Zungenbeins
Unterkiefer-Zungenbein-Muskel	**M. mylohyoideus**	Innenseite UK	Zungenbein	
Kinn-Zungenbein-Muskel	**M. geniohyoideus**	Innenseite des UK im Kinnbereich	Zungenbein	

Tab. 1 Mundbodenmuskulatur; M. = Musculus, UK = Unterkiefer

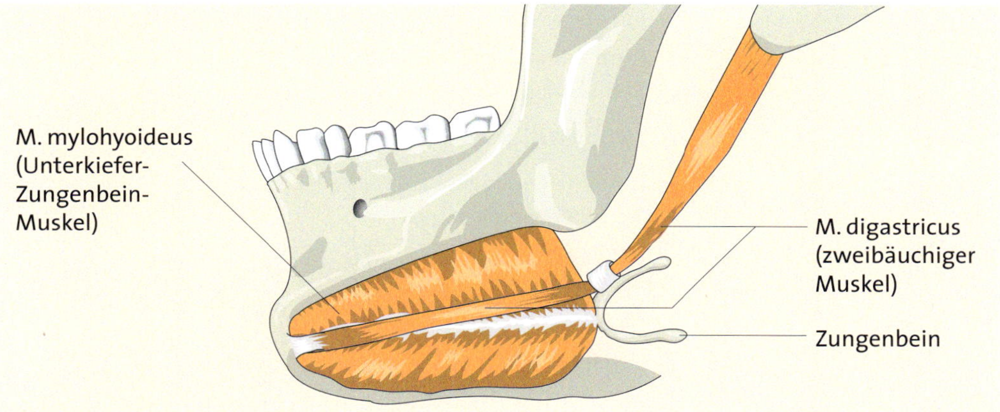

Abb. 1 Mundbodenmuskulatur von seitlich unten

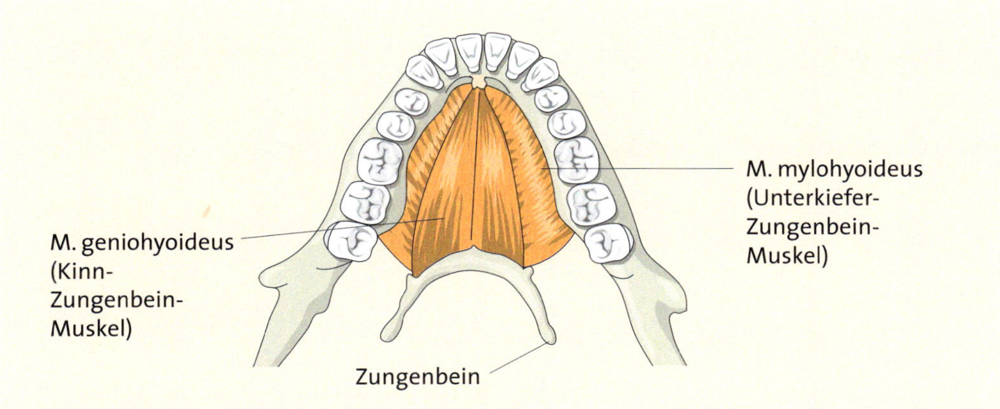

Abb. 2 Mundbodenmuskulatur von oben

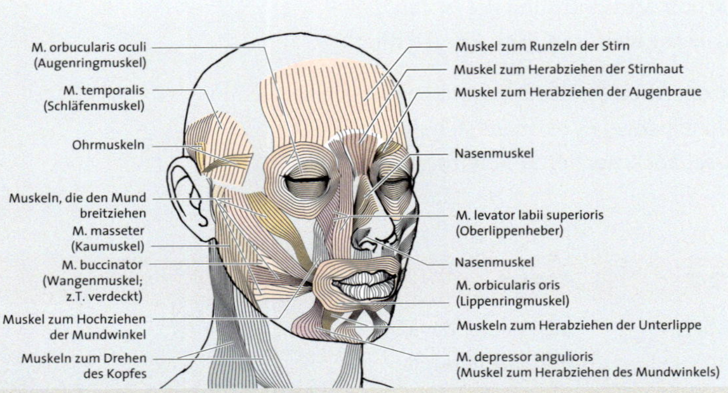

Abb. 1 Muskeln des Gesichts und des Halses

2.2.2 Mimische Muskulatur

Viele kleinere, unter der Haut gelegene Gesichtsmuskeln bilden die **mimische Muskulatur** *(s. Abb. 1)*.
Sie verleihen dem Gesicht die Ausdruckskraft.

Einige Muskeln der mimischen Muskulatur haben auch die Funktion von Kauhilfsmuskeln, so z. B. der Wangenmuskel (M. buccinator), der Oberlippenheber (M. levator labii superioris) und der Lippenringmuskel (M. orbicularis oris).

Terminologie: Kiefergelenk und Kopfmuskulatur	
Discus articularis	Knorpelscheibe im Kiefergelenk
Fossa mandibularis	Gelenkgrube am Schläfenbein für den Gelenkkopf des Unterkiefers
M. digastricus	zweibäuchiger Muskel; gehört zur Mundbodenmuskulatur
M. geniohyoideus	Kinn-Zungenbein-Muskel; gehört zur Mundbodenmuskulatur
M. masseter	Kaumuskel; gehört zur Kaumuskulatur
M. mylohyoideus	Unterkiefer-Zungenbein-Muskel; gehört zur Mundbodenmuskulatur
M. pterygoideus lateralis	äußerer Flügelmuskel; gehört zur Kaumuskulatur
M. pterygoideus medialis	innerer Flügelmuskel; gehört zur Kaumuskulatur
M. temporalis	Schläfenmuskel; gehört zur Kaumuskulatur
M., Mm.	Abk. für Musculus, Musculi
Musculus (Abk. M.) Musculi (Abk. Mm.) (Mehrzahl)	Muskel Muskeln
Os hyoideum	Zungenbein
Synovia	Gelenkschmiere
Tuberculum articulare	Gelenkhöckerchen, Teil des Schläfenbeins

Aufgaben

1 Aus welchen Bestandteilen besteht das Kiefergelenk?

2 Welche Bewegungen sind durch das Kiefergelenk möglich und wie laufen diese ab?

3 Nennen Sie die Kaumuskulatur.

3 Nerven und Nervensystem

Über Sinneszellen (z. B. in der Haut) und andere auf die Reizaufnahme spezialisierte Strukturen im Körper (Rezeptoren) nehmen wir ständig Reize aus unserer Umgebung und aus unserem Körper wahr. Diese Reize werden verarbeitet und es werden Reaktionen, z. B. in Form von Muskelbewegungen, ausgelöst.
Nerven können mit einer Telefonleitung verglichen werden. Wie diese ermöglichen sie die Informationsübertragung, hier jedoch innerhalb des Körpers.

3.1 Aufbau einer Nervenzelle und Reizleitung

Wie können Nerven diese Informationsübertragung leisten? Jeder Nerv besteht aus einem Bündel von Nervenzellen (**Neuronen**), die in die gleiche Richtung ziehen. Für die Weiterleitung von Informationen benutzt ein Neuron zwei Sprachen: elektrischen Strom und Chemie.
Jede Nervenzelle besitzt baumartige Zellfortsätze (**Dendriten**) *(s. Abb. 1)*. Sie stehen mit vielen anderen Teilen des Organismus in Verbindung, z. B. mit Sinneszellen und anderen Nervenzellen. Dendriten nehmen die Informationen auf und leiten sie weiter zum Zellkörper *(s. Abb. 2)*. Der Reiz wird an den lang gezogenen Fortsatz (**Axon**) der Nervenzelle weitergegeben. Axone können über einen Meter lang sein. Die Information bewegt sich hier in Form von „elektrischen Impulsen" fort. Am Ende des Axons befinden sich mehrere Kontaktstellen (**Synapsen**) zu anderen Nerven, Muskeln usw. Hier führt der Reiz zur Ausschüttung von chemischen Botenstoffen. Dadurch werden z. B. wieder Dendriten anderer Nervenzellen gereizt usw.

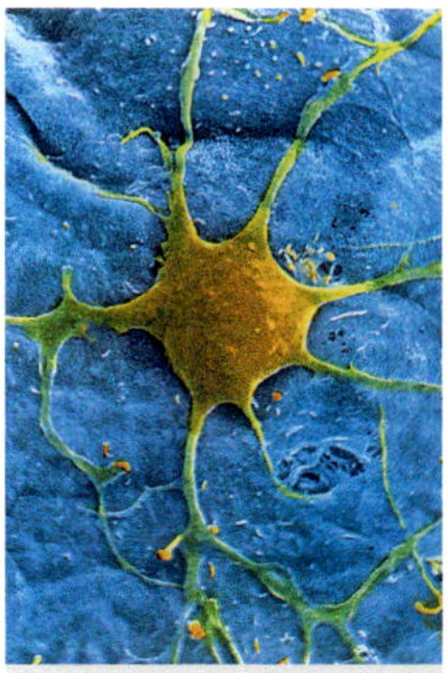

Abb. 1 Nervenzelle

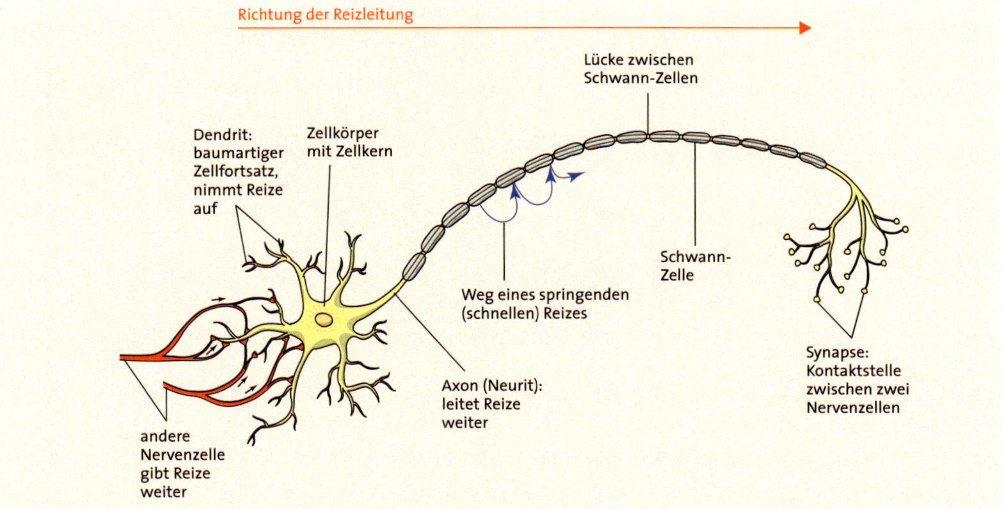

Abb. 2 Aufbau einer Nervenzelle (Neuron)

Manche Axone sind von so genannten **Schwann-Zellen** umgeben. Dadurch können die „elektrischen Impulse" noch schneller das Axon entlangwandern, da sie eine gewisse Wegstrecke überspringen können *(s. Abb. 2)*.

Der Nerv
Ein Nerv (**Nervus**, Abk. **N.**, Mehrzahl: **Nervi**, Abk. **Nn.**) besteht aus einem Bündel von Nervenfasern. Eine Nervenfaser ist ein Axon, welches von einer Bindegewebshülle umgeben ist.

3.2 Nervensystem

Unter dem Nervensystem versteht man die Gesamtheit aller Milliarden von Nervenzellen unseres Körpers. Ein Teil dieses Nervensystems ist damit beschäftigt, Reize aufzunehmen und weiterzuleiten. In anderen Bereichen werden diese Reize bewertet und Reaktionen veranlasst. In Zusammenarbeit mit dem hormonellen System werden Organfunktionen geregelt. Nur durch diesen kontinuierlichen Informationsaustausch ist Denken, Kommunizieren, Fühlen, Handeln und letztendlich Leben möglich.

3.2.1 Einteilung des Nervensystems

Das Nervensystem wird unter zwei Gesichtspunkten eingeteilt *(s. Abb. 1)*.

Einteilung nach der Funktionsweise

↑unwillkürliches Nervensystem, S. 177

Aus funktioneller Sicht werden das **willkürliche (somatische)** Nervensystem und das ↑ **unwillkürliche (vegetative** oder **autonome) Nervensystem** unterschieden.

- Das autonome Nervensystem arbeitet weit gehend selbstständig und kann durch unseren Willen nicht beeinflusst werden. Es reguliert Körperfunktionen, wie z. B. die Herztätigkeit, die Atmung, die Verdauung und den Stoffwechsel.
- Das willkürliche Nervensystem dient dazu, Reize bewusst wahrzunehmen und Bewegungsabläufe zu steuern.

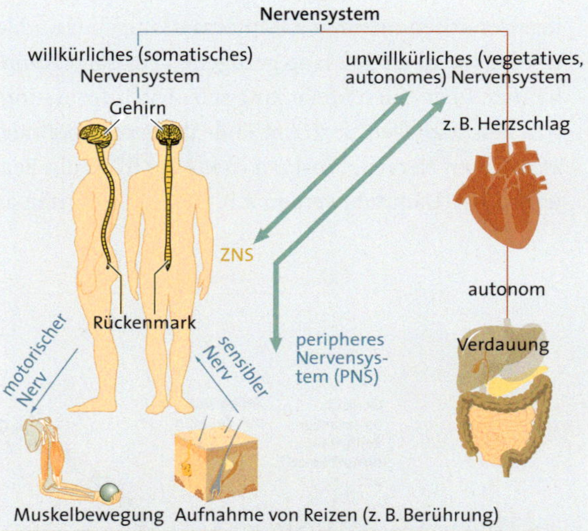

Abb. 1 Einteilung des Nervensystems. Willkürliches und unwillkürliches Nervensystem wirken in ihrem Informationsaustausch zusammen.

Einteilung nach der Lage

Beim willkürlichen Nervensystem wird außerdem zwischen dem zentralen Nervensystem (Abk. ZNS) und dem peripheren Nervensystem unterschieden.

↑Hirnnerven, S. 178

- Das **ZNS** ist die Schaltzentrale zur **Verarbeitung der Informationen**. Es besteht aus **Gehirn** und **Rückenmark**.
- Das **periphere Nervensystem** besteht aus **31–32 Rückenmarksnerven** und ↑ **12 Hirnnerven**. Es dient allein der **Informationsübermittlung**. Das heißt, es verbindet den Körper mit dem ZNS und leitet Informationen vom ZNS zum Körper (Muskeln, Drüsen usw.) und vom Körper (z. B. Haut, Sinnesorgane) zum ZNS. Im peripheren Nervensystem unterscheidet man zwischen **sensiblen**, **motorischen** und **gemischten** Nerven.
  - **Sensible Nerven** leiten Informationen von Sinneszellen zum Zentralnervensystem. Sie übermitteln also Informationen wie Schmerz, Temperatur, Druck usw.
  - **Motorische Nerven** leiten Informationen vom Zentralnervensystem zu Muskeln, Drüsen usw. Sie übermitteln u. a. Informationen zur Muskelbewegung.
  - **Gemischte Nerven** enthalten sensible und motorische Nervenfasern.

Autonomes (unwillkürliches oder vegetatives) Nervensystem

Das autonome Nervensystem arbeitet gänzlich unbewusst. Es steuert die Funktionen aller lebenswichtigen Organe und reguliert lebenswichtige Funktionen, wie z. B. Atmung, Verdauung und Stoffwechsel. Das hierzu übergeordnete Zentrum befindet sich im Gehirn.

Das autonome Nervensystem besteht aus zwei Komponenten, die wie „Spieler und Gegenspieler" zusammenarbeiten:
- Sympathikus
- Parasympathikus

Der **Sympathikus** steigert die Leistungsbereitschaft unseres Körpers. Am deutlichsten wird dies an den Begriffen „fight and flight". Für einen „Urmenschen" auf der Flucht hat es Sinn, eine möglichst gute Durchblutung der Muskeln zu bekommen. Außerdem wäre es sinnvoll, möglichst gut zu sehen und bei der Flucht viel Luft zu bekommen. Genau dies bewirkt der Sympathikus. Er beschleunigt den Herzschlag, verengt die Blutgefäße und bewirkt dadurch einen Blutdruckanstieg, er weitet die Pupillen und Bronchien. Außerdem hemmt er die Verdauung. Wir kennen alle diese Reaktion unseres Körpers, wenn wir uns erschrecken. Der Sympathikus verwendet als „Botenstoff" zwischen Nerven und Muskeln bzw. Drüsen Adrenalin und Noradrenalin. In seinem Aufbau weist der Sympathikus die Besonderheit auf, dass er entlang der Wirbelsäule ein paariges Geflecht aus Nervenknoten (**Ganglien**), den so genannten Grenzstrang, bildet *(s. Abb. 1)*.

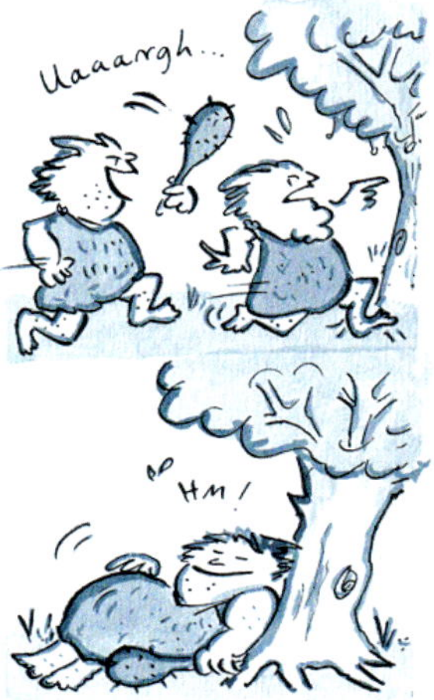

Der **Parasympathikus** lässt unseren Körper „zur Ruhe" kommen. Er verlangsamt den Herzschlag, senkt den Blutdruck und stellt die Blutgefäße weit. Außerdem werden die Darmbewegungen gefördert. Der wichtigste Nerv des Parasympathikus ist der N. vagus (X. Hirnnerv).

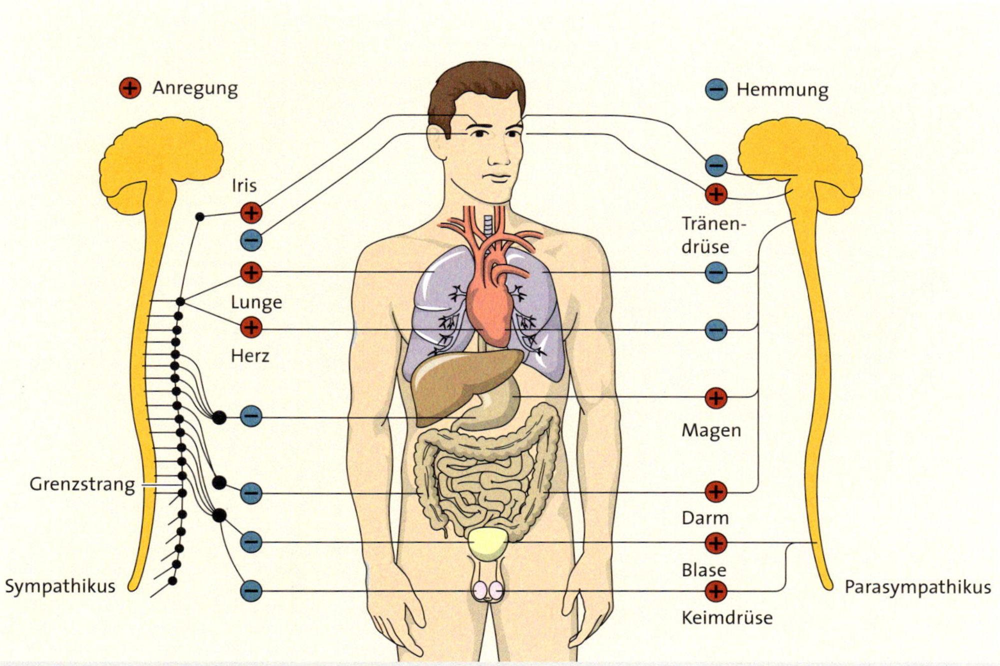

Abb. 1 Wirkungen von Sympathikus und Parasympathikus

3.2.2 Hirnnerven

Für die Zahnheilkunde sind die Hirnnerven besonders wichtig *(s. Abb. 1)*. Sie gehören zum peripheren Nervensystem.
Es gibt 12 Hirnnerven, die mit römischen Zahlen von I bis XII bezeichnet werden. Sie sind alle **paarig**. Sie heißen deshalb Hirnnerven, weil ihre Zellkörper im Gehirn liegen (in den sog. Hirnnervenkernen).
Die Axone der Hirnnerven verlassen gebündelt die Schädelbasis durch unterschiedliche ↑ Foramina.

↑ Foramina, S. 165

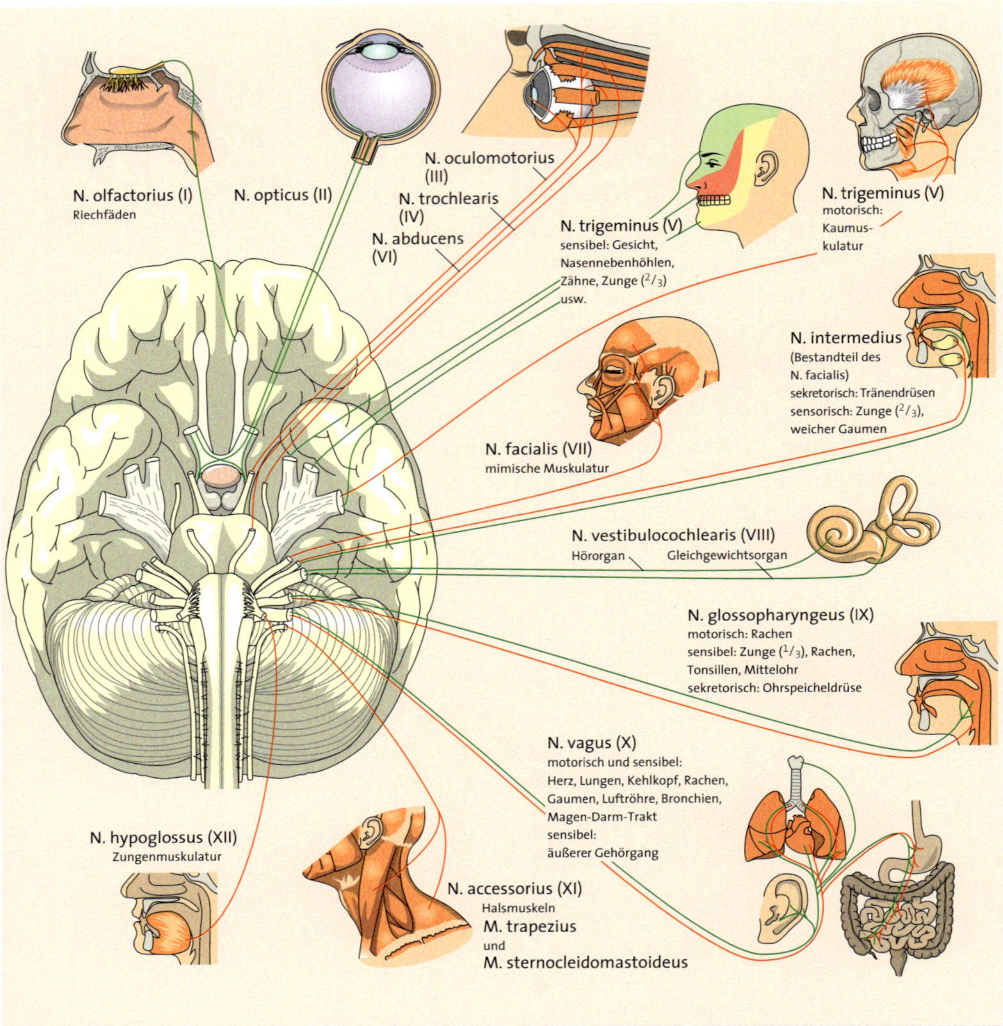

Abb. 1 Gehirn von unten mit den ausgehenden Hirnnerven

Manche der Hirnnerven führen ausschließlich **sensible** Nervenfasern:
- N. olfactorius (I)
- N. opticus (II)
- N. vestibulocochlearis (VIII)

Andere Hirnnerven führen ausschließlich **motorische** Nervenfasern:
- N. oculomotorius (III)
- N. trochlearis (IV)
- N. abducens (VI)
- N. accessorius (XI)
- N. hypoglossus (XII)

Die restlichen Hirnnerven sind **gemischte** Nerven:
- N. trigeminus (V)
- N. facialis (VII)
- N. glossopharyngeus (IX)
- N. vagus (X)

Für den zahnmedizinischen Fachbereich sind zwei Hirnnerven besonders wichtig:
- **der Nervus trigeminus** = **V. Hirnnerv**
- **der Nervus facialis** = **VII. Hirnnerv**

Nervus trigeminus (V)

Der N. trigeminus teilt sich noch vor dem Austritt aus der Schädelbasis in seine drei Hauptäste:
- **N. ophthalmicus**
- **N. maxillaris**
- **N. mandibularis**

An der Teilungsstelle ist der N. trigeminus deutlich zu einem Nervenknoten (Ganglion) verdickt *(s. Abb. 1)*.

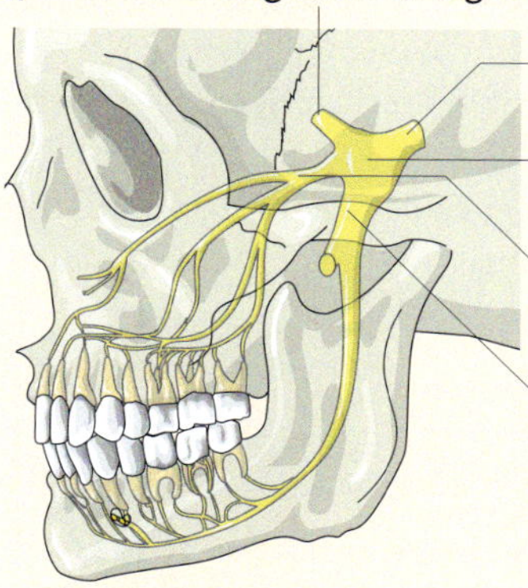

Abb. 1 Verlauf und Aufteilung des N. trigeminus

Nervus ophthalmicus

Der **N. ophthalmicus** (**1. Ast** oder **Augenast** des N. trigeminus) zieht durch die Augenhöhle, wo er sich in weitere Äste verzweigt. Ein Ast des N. ophthalmicus gelangt aus dem Schädel in den Gesichtsbereich durch das ↑ **Foramen supraorbitale**. Der N. ophthalmicus enthält nur sensible Fasern und ist für die sensible Versorgung der Haut im Stirn- und Augenbereich zuständig. Weiterhin versorgt er auch die Schleimhäute der oberen Nasenhöhlen, der Stirn- und Keilbeinhöhle sowie der Siebbeinzellen.

↑ Foramen supraorbitale, S. 180

Nervus maxillaris

Der **N. maxillaris** (**2. Ast** oder **Oberkieferast** des N. trigeminus) enthält nur sensible Fasern. Er teilt sich weiter auf in *(s. Abb. 2)*:
- **Nervi alveolares superiores** zur Versorgung der Oberkieferzähne,
- **Nervus palatinus** zur Versorgung des seitlichen und hinteren Gaumens,
- **Nervus incisivus** zur Versorgung des vorderen Gaumens,
- **Nervus infraorbitalis** zur Versorgung des unteren Augenlids, der Nase, des oberen Wangenbereiches und der Oberlippe.

Alle genannten Nerven, bis auf die Nn. alveolares superiores, treten durch die entsprechenden Löcher im Schädel aus. Sie können daher z. T. an diesen Stellen gut ↑ betäubt werden. Bis auf den Nervus incisivus liegen die genannten Nerven paarig vor.

↑ Betäubung mittels Leitungsanästhesie, S. 190

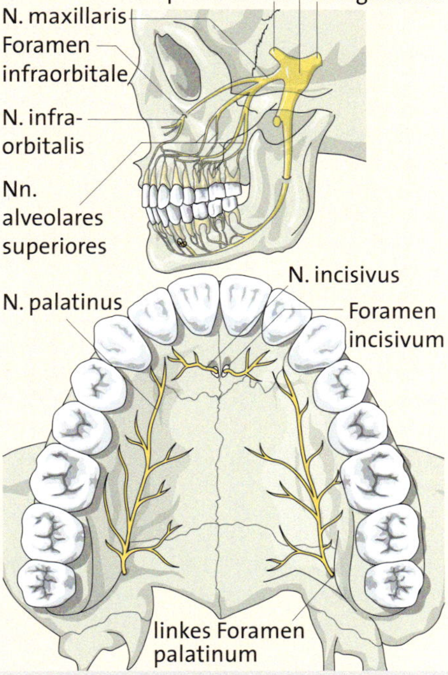

Abb. 2 Nervenversorgung im Gaumen durch Äste des N. maxillaris

Nervus mandibularis

Der **N. mandibularis** (**3. Ast** oder **Unterkieferast** des N. trigeminus) enthält sensible und motorische Fasern. Er teilt sich in mehrere weitere Nerven auf *(s. Abb. 1)*.

- **Muskeläste** aus vielen motorischen Nervenfasern ermöglichen die Bewegung der Kaumuskulatur.
- **N. lingualis** zur Versorgung des Schmerz-, Temperatur-, Tast- und Geschmacksinns der vorderen zwei Drittel der Zunge.
- **N. buccalis** zur sensiblen Versorgung der Wangenschleimhaut und des bukkalen Zahnfleisches.
- **N. alveolaris inferior:**
  - Er tritt durch das **Foramen mandibulae** in den Unterkiefer ein, verläuft hier im Mandibularkanal und versorgt die Unterkieferzähne und das Zahnfleisch der entsprechenden Seite.
  - Ein Teil des Nervs tritt durch das **Foramen mentale** aus dem Unterkiefer aus. Dieser Teil des N. alveolaris inferior wird als **N. mentalis** bezeichnet und versorgt Kinn und Unterlippe.

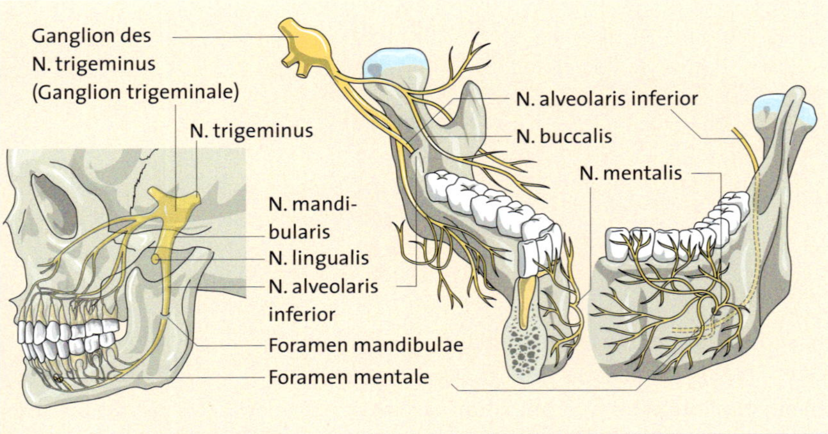

Abb. 1 Nervenversorgung im Unterkiefer durch Äste des N. mandibularis

Übersicht über den N. trigeminus

Hauptäste	Weitere Aufteilung	Knochenlöcher	Faserqualität	Wichtige Versorgungsgebiete
Nervus ophthalmicus	mehrere Äste in der Augenhöhle	F. supraorbitale	sensibel	Haut im Stirnbereich und Oberlid
Nervus maxillaris	Nn. alveolares superiores		sensibel	Oberkieferzähne
	N. infraorbitalis	F. infraorbitale		Haut um Augenlid, Nase, oberer Wangenbereich, Oberlippe, Kieferhöhlenschleimhaut
	N. palatinus	F. palatinum		hinterer und seitlicher Gaumen
	N. incisivus	F. incisivum		vorderer Gaumen
Nervus mandibularis	Muskeläste		motorisch	Kaumuskulatur
	N. lingualis		sensibel	vordere zwei Drittel der Zunge
	N. buccalis			Wangenschleimhaut bukkales Zahnfleisch
	N. alveolaris inferior	Eintritt: F. mandibulae Austritt: F. mentale		Unterkieferzähne
	N. mentalis			Haut um Kinn und Unterlippe

Nervus facialis (VII)

Der Nervus facialis ist der motorische Nerv der mimischen Muskulatur. Er ist für die Bewegung unserer Gesichtsmuskeln zuständig.

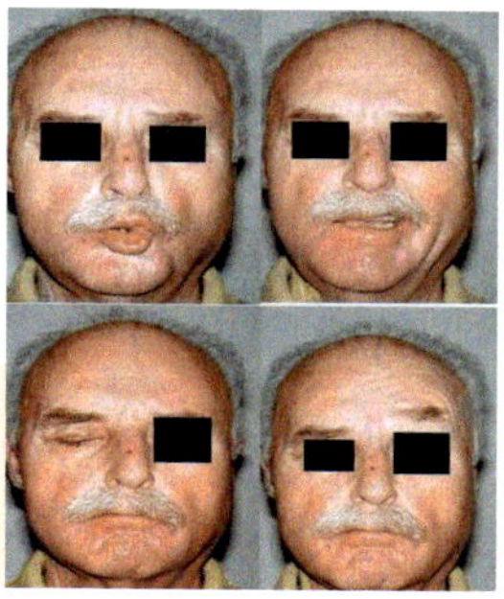

Unterschiedliche Erkrankungen können zu einer Fazialislähmung (Fazialisparese) führen. Dies zeigt sich dadurch, dass häufig einseitig die Gesichtsmuskeln gelähmt sind. Ein Stirnrunzeln oder ein Spitzen des Mundes ist dann i.d.R. nur einseitig möglich.

Terminologie: Nerven und Nervensystem	
Axon	lang gezogener Fortsatz einer Nervenzelle
Dendriten	baumartige Zellfortsätze einer Nervenzelle
Ganglien Ganglion (Einzahl)	Nervenknoten
motorische Nerven	Nerven, die Informationen vom Zentralnervensystem an Muskeln und Drüsen übertragen
N.	Abk. für Nervus
Nervus (N.) Nervi (Nn.) (Mehrzahl)	Nerv Nerven
Neuronen Neuron (Einzahl)	Nervenzellen
Nn.	Abk. für Nervi
sensible Nerven	Nerven, die Wahrnehmungen der Sinneszellen an das Zentralnervensystem weiterleiten
Synapsen	Kontaktstellen zu Muskeln oder anderen Nerven am Ende des Axons einer Nervenzelle

Aufgaben

1 Aus welchen Bestandteilen besteht eine Nervenzelle (Neuron)?

2 In welche drei Hauptäste teilt sich der N. trigeminus?

3 Wie heißen die Nerven zur Versorgung der Oberkiefer- und Unterkieferzähne?

4 In welche Nerven teilt sich der N. mandibularis weiter auf und welche Bereiche werden von ihnen versorgt?

5 In welche Nerven teilt sich der N. maxillaris weiter auf und welche Bereiche werden von ihnen versorgt?

4 Schmerzausschaltung verstehen, Assistenz bei der Schmerzausschaltung

Zahnarztangst hängt häufig mit der Angst vor Schmerzen während der Behandlung zusammen. Daher hat die Herbeiführung der Unempfindlichkeit gegen Schmerz, Temperatur und Berührung (**Anästhesie**) einen großen Stellenwert in der Zahnarztpraxis. Das Hauptziel der Anästhesie ist Aufhebung der Schmerzempfindung (Schmerzausschaltung).

Anästhesieverfahren in der Zahnarztpraxis

Man unterscheidet
- **Lokalanästhesie** (örtliche Betäubung),
- **Allgemeinanästhesie** (Narkose).

Die Schmerzausschaltung erfolgt in der Zahnarztpraxis hauptsächlich durch eine örtliche Betäubung (Lokalanästhesie). Sie wird von der Zahnärztin selbst ausgeführt.

Bei der **Lokalanästhesie** werden die sensiblen Nervenfasern ausgeschaltet, die das zu behandelnde Gebiet versorgen. Der Patient erlebt die Behandlung bei vollem Bewusstsein, hat dabei aber keine Schmerzen.

Ein Narkosearzt (**Anästhesist**) kann in einer Zahnarztpraxis auch eine Narkose (**Allgemeinanästhesie**) durchführen. Bei der Intubationsnarkose (ITN) wird der Patient beatmet. Bei der **Analgosedierung** atmet der Patient selbstständig. Er wird zusätzlich zur Anästhesie medikamentös sediert („ruhiggestellt").
Methoden der Allgemeinanästhesie setzen im zentralen Nervensystem an. Dadurch kommt es zu einem Bewusstseinsverlust, zur Schmerzfreiheit, einer Muskelentspannung und zur Reflexdämpfung.
Die Allgemeinanästhesie spielt im Praxisalltag eine geringe Rolle. Daher wird in diesem Buch nicht weiter darauf eingegangen.

Für beide Methoden stehen unterschiedliche Anästhesieverfahren zur Verfügung.

Anästhesie bedeutet:
Unempfindlichkeit gegen Schmerz, Temperatur und Berührung

Lokalanästhesie
(örtliche Betäubung)
- Oberflächenanästhesie
- Infiltrationsanästhesie
  - mit der Sonderform intraligamentäre Anästhesie
- Leitungsanästhesie

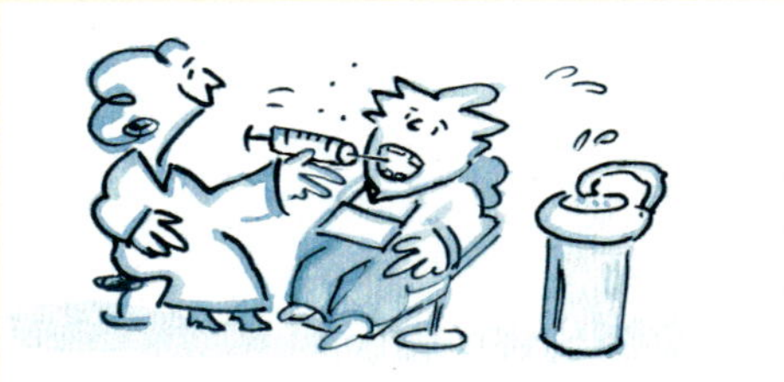

Allgemeinanästhesie
(Narkose)
- Intubationsnarkose (ITN): mit Beatmung des Patienten
- Analgosedierung: Patient atmet selbstständig. Er wird zusätzlich zur Anästhesie medikamentös sediert („ruhiggestellt").

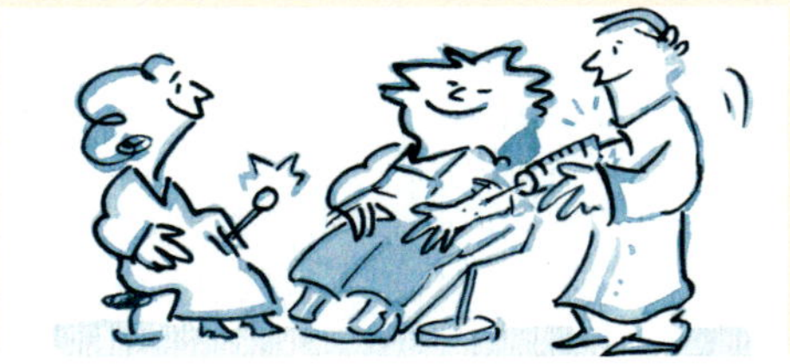

4.1 Inhaltsstoffe von Lokalanästhetika

Mittel zur Schmerzausschaltung („Betäubung") werden als **Anästhetika** bezeichnet (Einzahl: Anästhetikum). In der Zahnarztpraxis werden hauptsächlich örtliche Betäubungsmittel (**Lokalanästhetika**) eingesetzt.

Kokain in der Zahnarztpraxis

Der Wiener Augenarzt Koller gilt als Pionier der Lokalanästhesie. Er setzte damals (1884) Kokain als Lokalanästhetikum ein. Die Suchtgefahr und die gewebeschädigende Wirkung von Kokain führten schnell zur Entwicklung chemisch ähnlicher, aber weniger schädlicher Anästhetika. Die zahlreichen derzeit auf dem Markt befindlichen Anästhetika sind speziell für die unterschiedlichen Einsatzgebiete entwickelt. Dadurch sind eine schnelle Wirkung und eine große Anästhesietiefe bei möglichst geringen Nebenwirkungen möglich.

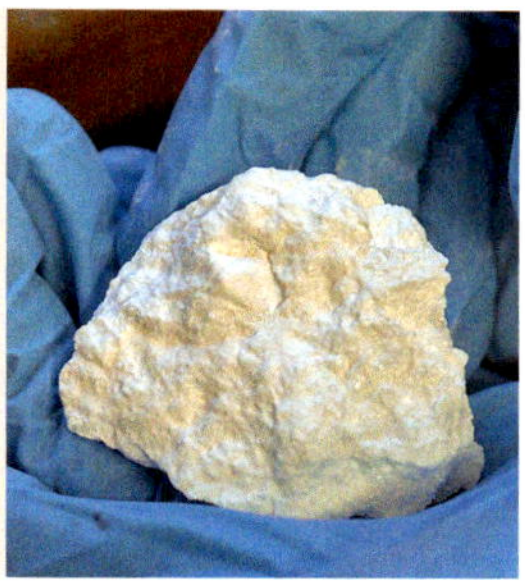

Die heute auf dem Markt befindlichen Lokalanästhetika bestehen in der Regel aus folgenden Inhaltsstoffen:
- anästhetischer Wirkstoff
- Wasser, Puffersysteme
- blutgefäßverengende Substanzen (**Vasokonstringenzien**)
- Konservierungsstoffe

Anästhetischer Wirkstoff

Er ist der Hauptbestandteil des Anästhetikums. Der anästhetische Wirkstoff unterbricht die Erregungsfortleitung am Nerv. Diese Blockade ist **reversibel**, d.h., nach einiger Zeit arbeitet der Nerv wieder völlig normal.

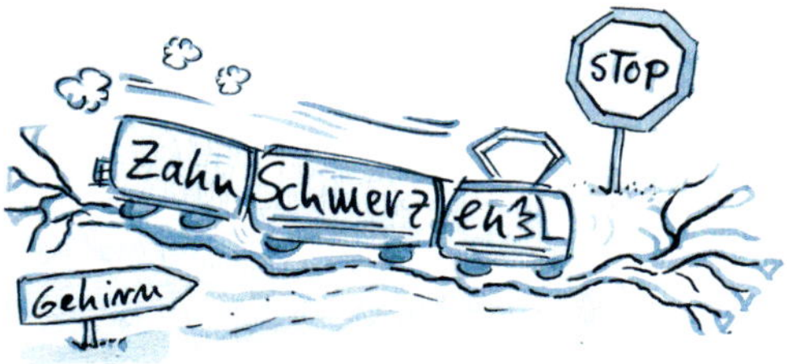

Anästhetika wirken an entzündetem Gewebe schlechter

Im entzündeten Gewebe herrscht ein saurer ↗ pH-Wert (Gewebsazidose). Dadurch wird das Lokalanästhetikum inaktiviert. Dies erklärt, warum bei starken Entzündungen Anästhetika manchmal nicht richtig wirken.

↗ ph-Wert, S.123

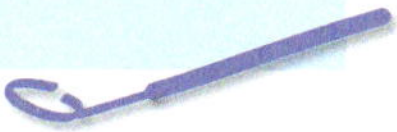

Wasser, Puffersysteme

Wasser dient als Trägermittel, Puffersysteme dienen der Aufrechterhaltung des pH-Wertes.

Blutgefäßverengende Substanzen (Vasokonstringenzien)

Manchen Anästhetika wird Adrenalin, Noradrenalin oder das Hormon Vasopressin zugesetzt. Durch diese Zusätze verengen sich die Blutgefäße am Injektionsort. Dies führt dazu, dass das Anästhetikum nicht so schnell über die Blutbahn abtransportiert wird. Die Wirkung des Anästhetikums hält dadurch länger an.
Man benötigt deshalb weniger von dem Anästhetikum, um dieselbe Wirkung zu erreichen. Außerdem wird dadurch eine Blutleere in dem Gebiet erzeugt, was bei operativen Eingriffen von Vorteil sein kann.

Konservierungsstoffe

Konservierungsstoffe hemmen das Bakterien- und Pilzwachstum und machen das Anästhetikum haltbarer.

Nebenwirkungen von Vasokonstringenzien und Konservierungsstoffen

- Vasokonstringenzien können bei zu hohem Blutdruck oder herzkranken Patienten Herz-Kreislauf-Probleme verursachen.
- Konservierungsstoffe können allergische Reaktionen hervorrufen.

Daher unbedingt vor Anwendung von Lokalanästhetika die ↑ Anamnese des Patienten beachten.

↑ Anamnese, S. 47

Auswahl einiger Lokalanästhetika zur Verwendung in der Zahnarztpraxis

Verwendung	Produktname		Inhaltsstoffe
Oberflächenanästhesie	Xylocain® Spray	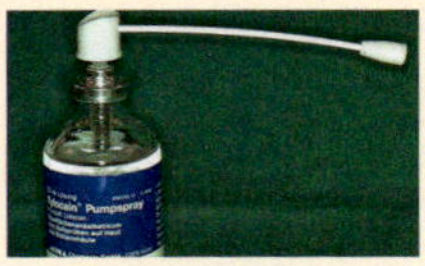	Lidocain 8,85 g Cetylpyridiniumchlorid 0,01 g in 82 g Lösung
	Dynexan-A®-Gel	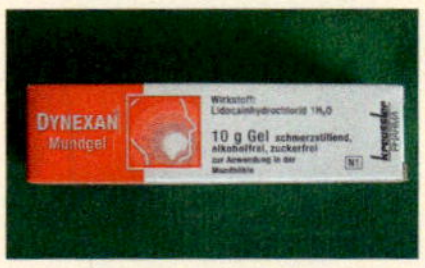	Lidocain-HCl 2,0 g Benzalkoniumchlorid 0,1 g/100 g Salbe
	Gingicain®-D	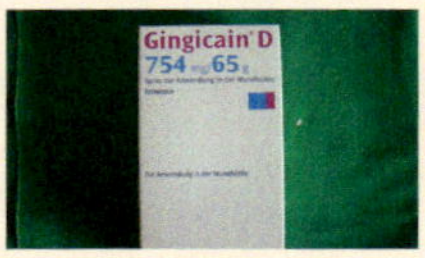	Tetracain 0,754 g Benzalkoniumchlorid 0,026 g Frigen (Treibmittel)
Infiltrationsanästhesie, Intraligamentäre Anästhesie, Leitungsanästhesie	Maeverin® 1 %	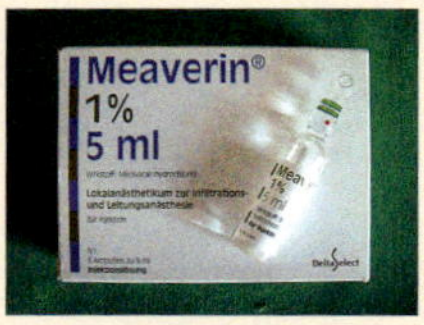	Mepivacain-HCl 10 mg
	Ultracain® D-S	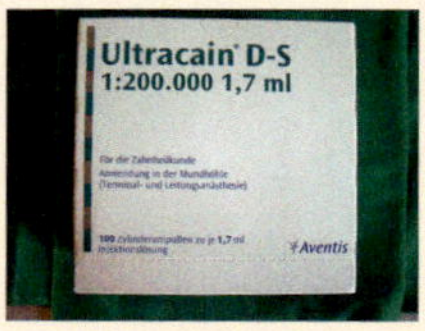	Articain-HCl 40 mg Epinephrin-HCl 0,006 mg
	Ultracain® D-S forte	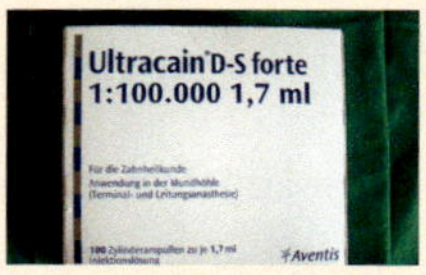	Articain-HCl 40 mg Epinephrin-HCl 0,012 mg
	Ultracain® D ohne Adrenalin	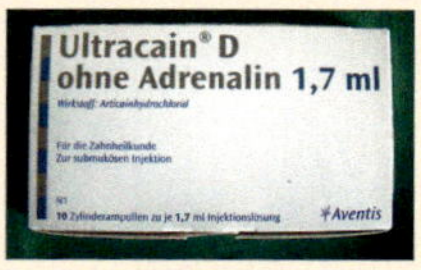	Articain-HCl 40 mg

Hinweis: Alle Produkte sind auch ohne Zusatz von Vasokonstringenzien erhältlich.

↑ Siehe hierzu Lernfeld 7, Notfälle, S. 254

4.2 Vorbereitung einer Lokalanästhesie

Zur Durchführung einer Lokalanästhesie werden eine Kanüle, das Anästhetikum selbst und eine Spritze benötigt.

4.2.1 Kanülen

Sterile Kanülen *(s. Abb. 1)* werden für den Einmalgebrauch angeboten. Sie können auf die Spritzen aufgeschraubt oder aufgesteckt werden. Kanülen sind in unterschiedlichen Durchmessern und Längen erhältlich.
Für die Infiltrationsanästhesie werden meist kurze Kanülen verwendet, für die Leitungsanästhesie längere.

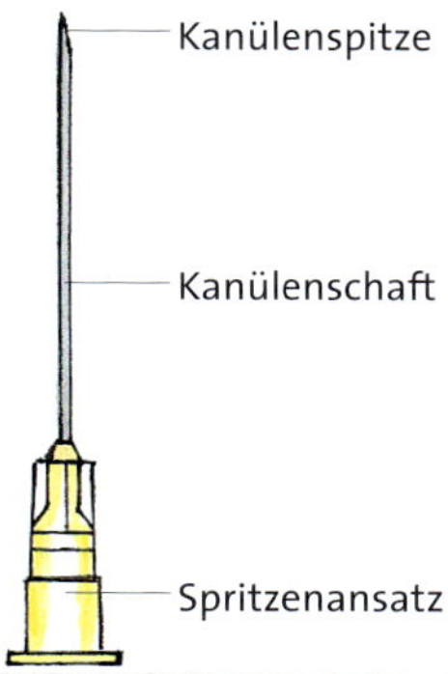

Abb. 1 Aufbau einer Kanüle

4.2.2 Anästhetikum

Das Anästhetikum kann aus Stechampullen, aus Glas- bzw. Brechampullen aufgezogen werden oder als Zylinderampulle (auch Karpule genannt) in Zylinderampullenspritzen verwendet werden *(s. Abb. 2)*.
Zylinderampullen beinhalten gebrauchsfertige Injektionslösungen und sind an beiden Seiten mit Gummistopfen versehen.

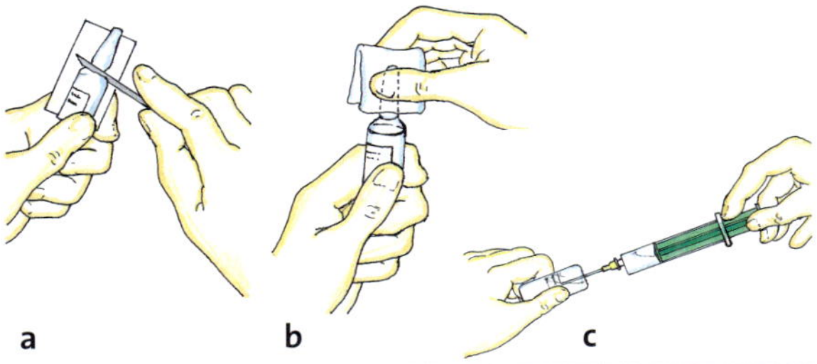

Abb. 3 Aufziehen einer Injektionslösung aus einer Glasampulle

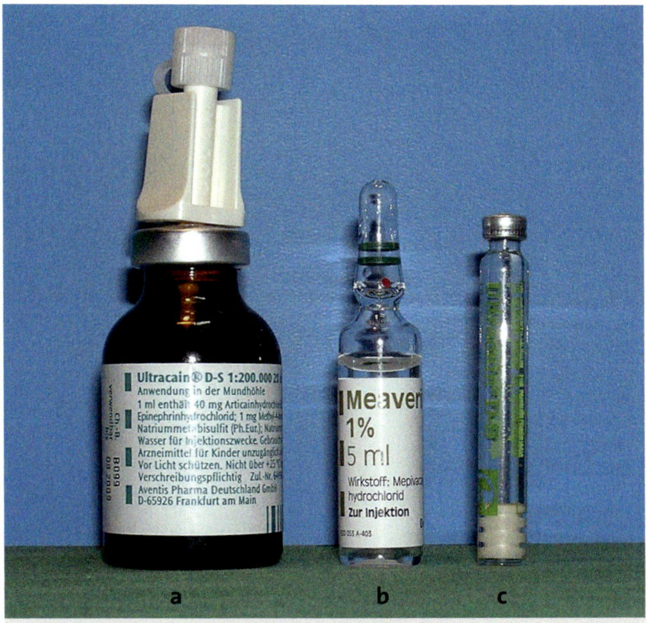

Abb. 2 Ampullen mit Anästhetika. a) Stechampulle mit Entnahmekanüle; b) Brechampulle; c) Zylinderampulle (Karpule)

Falls sich Flüssigkeit am Ampullenkopf befindet, beklopft man den Ampullenkopf leicht mit dem Fingernagel, damit alle Flüssigkeit in den Ampullenbauch gelangt. Mit einem Wattetupfer umfasst man den Ampullenkopf und -hals *(s. Abb. 3b)*. Eine Brechampulle öffnet man, indem man den Ampullenkopf in die dem aufgedruckten Punkt entgegengesetzte Richtung ruckartig abbricht. Sägeampullen werden zuvor am Hals kurz angesägt und dann abgebrochen *(s. Abb. 3a)*. Man entsorgt den Glaskopf in ein sicheres Gefäß und legt den Tupfer ab. Nun zieht man die Injektionslösung mit der Spritze auf *(s. Abb. 3c)*. Die dazu verwendete Nadel sollte **nicht** zur **Injektion** beim Patienten verwendet werden. Anschließend hält man die Spritze senkrecht nach oben und beklopft den Inhalt leicht mit dem Finger, damit sich die Luft oben in der Spritze ansammelt. Jetzt kann man die Luft vorsichtig nach oben hinausdrücken, ohne dass das Arzneimittel verloren geht.

4.2.3 Spritzen

In der Zahnarztpraxis werden Einmalspritzen und Zylinderampullenspritzen (Karpulenspritzen) verwendet. Eine Spritze besteht aus einem Gehäuse und einem darin beweglichen Kolben.

Einmalspritzen bestehen aus Kunststoff *(s. Abb. 1)*. Das Anästhetikum wird aus einer Ampulle aufgezogen.

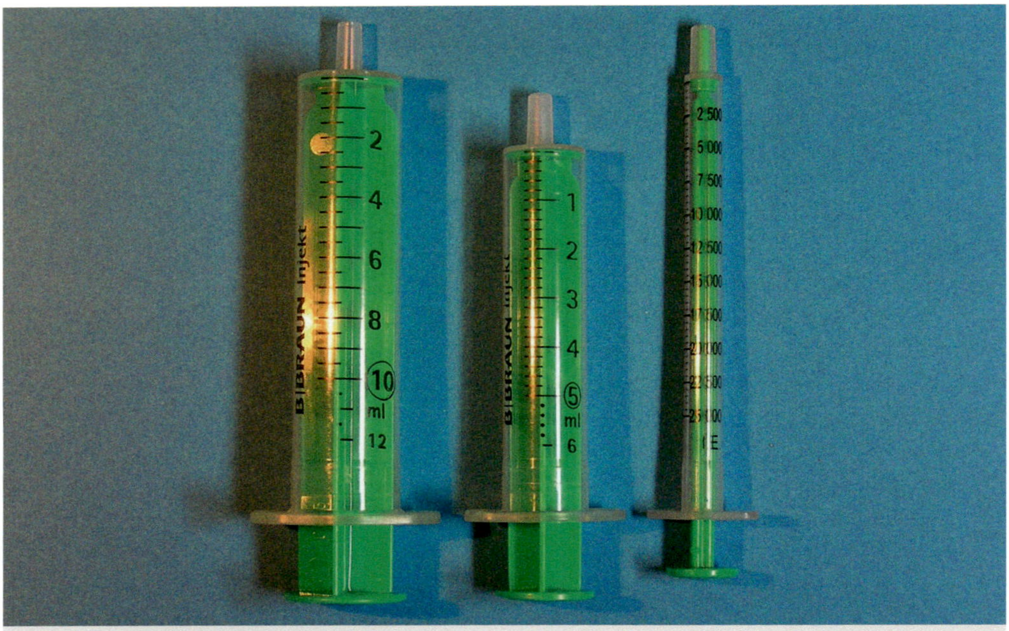

Abb. 1 Verschiedene Einmalspritzen

Zylinderampullenspritzen (Karpulenspritzen) bestehen aus Metall. Das Anästhetikum kommt hier aus Zylinderampullen. Die Zylinderampulle wird in den Metallkörper eingelegt *(s. Abb. 2)*. Zur Injektion wird eine spezielle Kanüle verwendet, die am Ende eine kleine Nadel hat. Die Kanüle wird aufgeschraubt, die Nadel dringt dadurch durch den Gummistopfen der Zylinderampulle. So wird eine Verbindung zur Injektionslösung hergestellt *(s. Abb. 3)*.

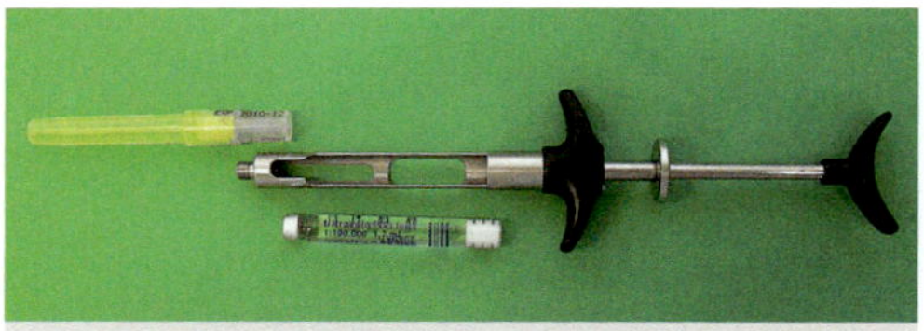

Abb. 2 Zylinderampullenspritze, Kanüle zum Aufschrauben, Zylinderampulle

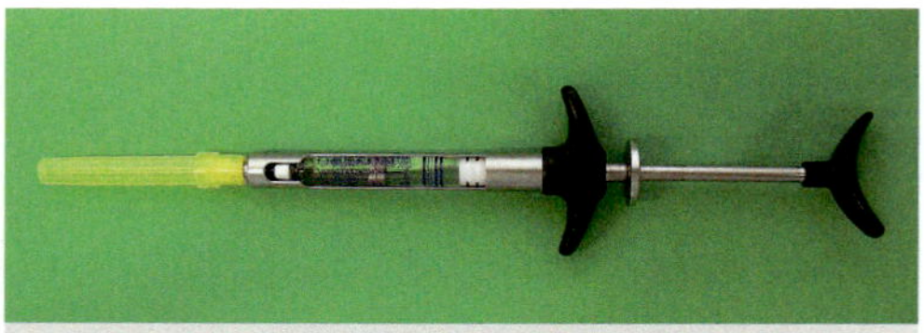

Abb. 3 Zylinderampullenspritze, Kanüle zum Aufschrauben, Zylinderampulle (injektionsbereit)

Nach der Injektion werden Kanüle und Zylinderampulle entsorgt. Der Metallkörper wird desinfiziert und kann dadurch beim nächsten Patienten wiederverwendet werden.

Die korrekte Technik der Injektion

Bei der Injektion sollte man nie in ein Blutgefäß **injizieren**. Durch das Anästhetikum können Vergiftungserscheinungen auftreten. Auch können die Vasokonstringenzien Herz-Kreislauf-Probleme verursachen.

Um dies zu vermeiden, zieht die Ärztin nach dem Einstich den Kolben der Spritze leicht zurück, bevor sie injiziert. Dies wird als Ansaugung (**Aspiration**) bezeichnet. Liegt die Nadel in einem Blutgefäß, so wird durch die Aspiration Blut angezogen. Dadurch verfärbt sich die Injektionslösung rot. Die Ärztin muss dann die Nadel an eine andere Stelle schieben, wo sich kein Blutgefäß befindet. Die Zylinderampulle sollte vorher gewechselt werden, denn die Injektionslösung muss blutfrei sein, damit bei der anschließenden erneuten Aspiration erkannt werden kann, ob man wieder in ein Blutgefäß gestochen hat.

Besonderheiten bei Zylinderampullenspritzen (Karpulenspritzen)

- Bei manchen Mehrmalspritzen muss der Kolben der Spritze mit einem Drehrad in dem Gummistopfen der Zylinderampulle verankert werden *(s. Abb. 1)*. Geschieht dies nicht, ist eine Aspiration nicht möglich.
- Für die ↑ intraligamentäre Anästhesie werden spezielle Zylinderampullenspritzen verwendet *(s. Abb. 2)*. Durch diese kann ein höherer Druck ausgeübt werden. Dazu werden besonders dünne Kanülen verwendet.

↑ intraligamentäre Anästhesie, S. 190

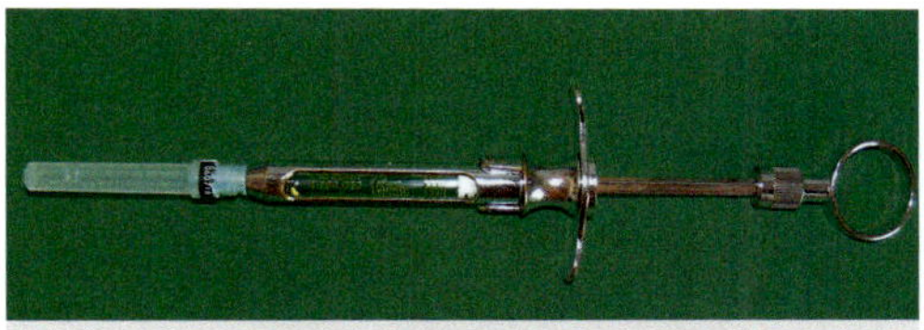

Abb. 1 Zylinderampullenspritze mit Drehrad

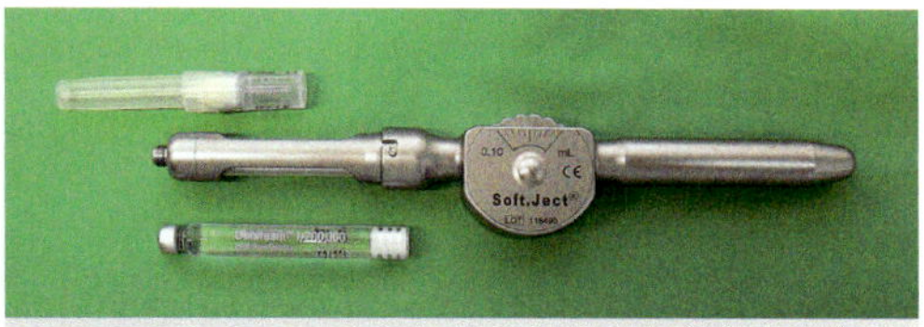

Abb. 2 Spritzensystem zur intraligamentären Anästhesie

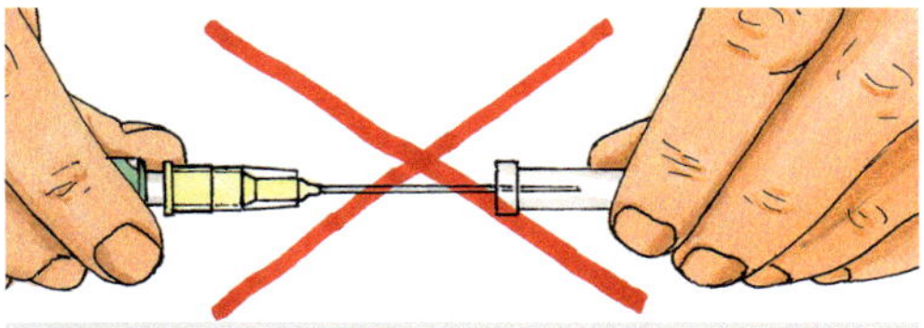

Abb. 3 Recapping

Infektionsschutzmaßnahmen bei Injektionen

Der Umgang mit einer Injektion ist eine verantwortungsvolle Tätigkeit. So können durch unsteriles Arbeiten Keime in den Körper des Patienten gelangen. Deshalb sollten Kanülen erst kurz vor der Anästhesie aus der sterilen Verpackung ausgepackt werden. Auch ist darauf zu achten, dass die Gummistopfen der Zylinderampullen nicht verunreinigt sind.

Bei Nadelstichverletzungen mit gebrauchten Kanülen können Krankheiten, wie z. B. Hepatitis oder HIV, übertragen werden. Deshalb sollte der Kanülenschutz nicht wieder auf die Kanüle aufgesteckt werden (Recapping; *s. Abb. 3*). Die Kanüle sollte aber auch nicht offen herumliegen. Am besten ist es, die Kanüle sofort nach der Injektion in einem so genannten Kanülenabwurf zu entsorgen. Dies ist ein Gefäß, das nicht durchstochen werden kann und das als ↑ Abwurfbehälter für spitze und scharfe Gegenstände (z. B. Kanülen, Ampullenköpfe, Skalpellklingen) dient.

↑ Abwurfbehälter, Abb. 1, S. 107

4.3 Lokalanästhesieverfahren in der Zahnheilkunde

Man unterscheidet in der Zahnheilkunde grundsätzlich drei unterschiedliche Arten der Lokalanästhesie:
- Oberflächenanästhesie
- Infiltrationsanästhesie
  - mit der Sonderform intraligamentäre Anästhesie
- Leitungsanästhesie

4.3.1 Oberflächenanästhesie

Bei der Oberflächenanästhesie wird ein oberflächlicher Schleimhautbezirk durch Auftragen eines Lokalanästhetikums anästhesiert. Dazu können mit Oberflächenanästhetikum getränkte Wattepellets auf die Schleimhaut aufgelegt werden *(s. Abb. 1, 2)*.

Es kann auch Spray *(s. Abb. 3)*, Salbe oder Gel verwendet werden.

Die Wirkungsdauer der Oberflächenanästhesie beträgt ca. 10 Minuten.

Die Zahnärztin kann auch statt des Auftragens eines Anästhetikums die oberflächliche Schleimhaut vereisen.

Die Oberflächenanästhesie hat verschiedene Einsatzgebiete:
- vor der Injektion, zur Betäubung der Einstichstelle, vor allem in der Kinderzahnheilkunde
- zur Betäubung der Gingiva vor der Zahnsteinentfernung oder zur Entfernung von Nähten
- zur Beseitigung des Brechreizes vor Abformungen
- zur Behandlung von Druckstellen und Ulcera (Geschwüre) in der Mundschleimhaut.

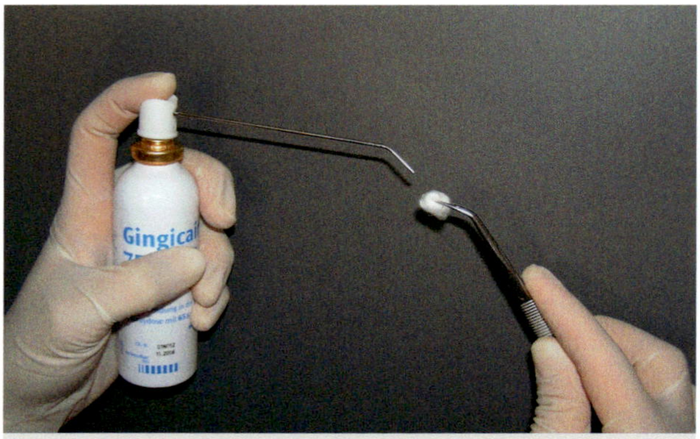

Abb. 1 Besprühen eines Wattepellets mit Oberflächenanästhetikum

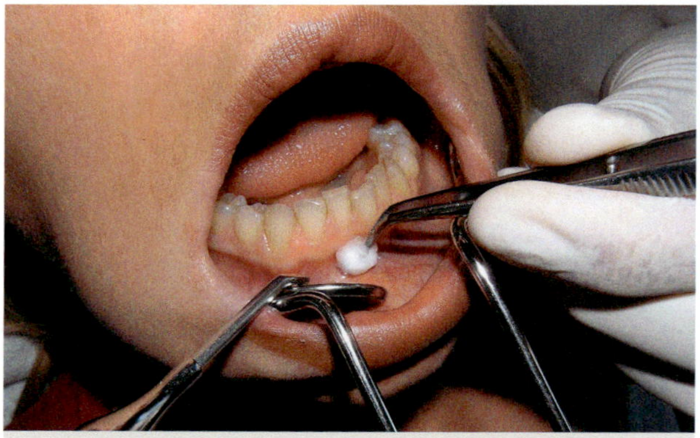

Abb. 2 Oberflächenanästhesie mittels Wattepellet

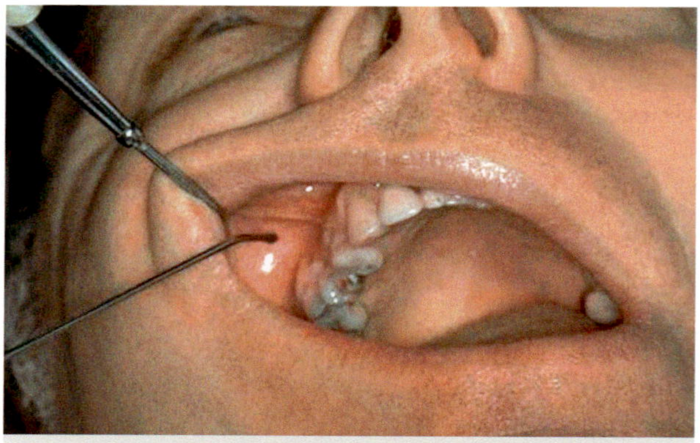

Abb. 3 Oberflächenanästhesie durch Aufbringen des anästhesierenden Sprays

4.3.2 Infiltrationsanästhesie

Die Infiltrationsanästhesie wird auch als Endanästhesie (Terminalanästhesie) bezeichnet. Gemeint ist damit, dass nicht der Nervenstamm anästhesiert werden soll, sondern nur die **Endverzweigungen der Nerven** *(s. Abb. 1)*.

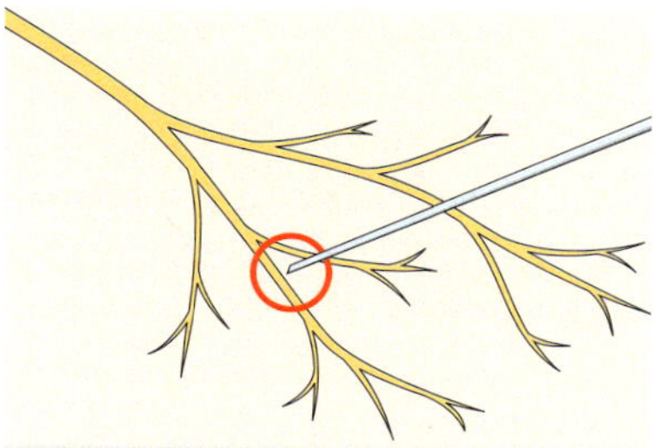

Abb. 1 Blockade des Nervs bei der Infiltrationsanästhesie

Zur Anästhesie der Zähne erfolgt die Injektion in die bewegliche Schleimhaut der Umschlagfalte *(s. Abb. 2)*. Das Anästhetikum betäubt dann die Endverzweigungen der Nervenäste der bukkalen Schleimhaut. Außerdem dringt das Anästhetikum in den Knochen ein, es **infiltriert** den Knochen. Auf Grund der Infiltration hat die Infiltrationsanästhesie ihre Bezeichnung. Über den Knochen gelangt es zur Eintrittsstelle des Nervs in den Zahn (Foramen apicale) und betäubt diesen.

Anatomische Voraussetzungen der Infiltrationsanästhesie
Das Anästhetikum kann nur dort infiltrieren, wo der Knochen durchlässig ist. Dies ist überall im Oberkiefer und in der Unterkieferfront der Fall. Bei Erwachsenen kann kein Anästhetikum in die ↑Kompakta des Unterkiefer-Seitenzahngebietes infiltrieren. Deshalb muss hier die ↑Leitungsanästhesie angewendet werden. Bei Kindern kann jedoch auch hier eine Infiltrationsanästhesie ausreichend sein.

↑Kompakta, S. 162

↑Leitungsanästhesie, S. 190

Bei operativen Eingriffen muss noch zusätzlich die palatinale bzw. linguale Schleimhaut betäubt werden. Dies erfolgt durch eine palatinale bzw. linguale Injektion.

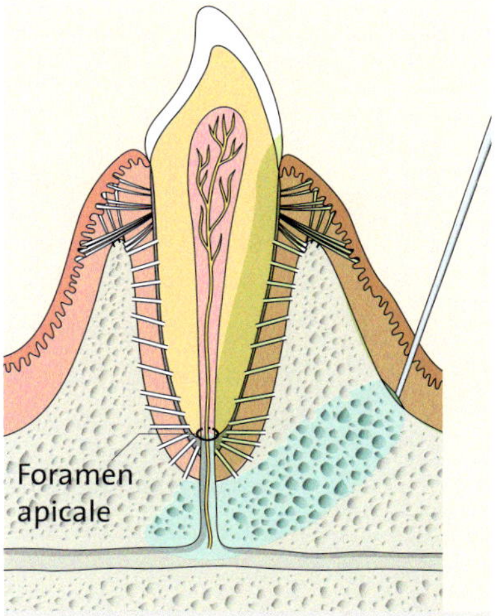

Abb. 2 Infiltrationsanästhesie. Das Anästhetikum dringt bis zum Foramen apicale vor.

Mögliche Einsatzgebiete:

- Die Infiltrationsanästhesie kann zur Anästhesie der Schleimhaut und der Zähne im Oberkiefer bukkal und palatinal eingesetzt werden.
- Sie kann für die Anästhesie der Schleimhaut und der Zähne im Unterkiefer-Frontzahngebiet bukkal und lingual verwendet werden.
- Bei Kindern ist sie auch zur Anästhesie der Zähne im kompletten Unterkiefer möglich.
- Eine Infiltrationsanästhesie kann die Leitungsanästhesie im Unterkiefer unterstützen:
  - Sie ermöglicht die Betäubung von Nerven, die von der anderen Unterkieferseite her kommen (↑Anastomosen).
  - Sie ermöglicht die Betäubung des N. buccalis.

↑Anastomosen, Abb. 1, S. 192

4.3.3 Intraligamentäre Anästhesie

↑Wurzelhaut, S. 309

↑Spritzensystem zur intraligamentären Anästhesie, S. 187

Die intraligamentäre Anästhesie ist eine Sonderform der Infiltrationsanästhesie. Hier erfolgt die Injektion zwischen Zahn und Alveolarknochen direkt in den **Desmodontalspalt** (**Desmodont** = ↑Wurzelhaut) *(s. Abb. 1)*. Intraligamentär bedeutet übersetzt: „In die Bänder" oder „in den Faserapparat".
Da der Desmodontalspalt sehr eng ist, muss hier das Anästhetikum mit hohem Druck eingespritzt werden. Man braucht dazu spezielle ↑Spritzensysteme mit dünnen Kanülen.
Der große Vorteil dieser Anästhesie besteht darin, dass einzelne Zähne mit geringen Mengen an Anästhetikum betäubt werden können.

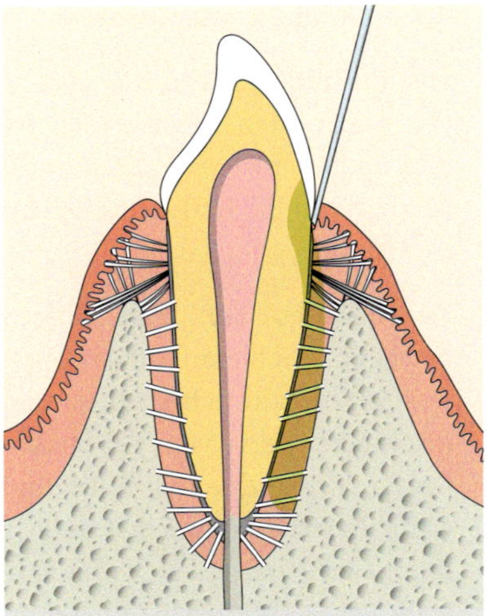
Abb. 1 Intraligamentäre Anästhesie

Die intraligamentäre Anästhesie ist geeignet
- für die Anästhesie einzelner Zähne,
- zur Unterstützung der Infiltrations- oder Leitungsanästhesie,
- für die Kinderzahnheilkunde, da die hier verwendeten Spritzensysteme nicht die typische Form einer Spritze haben,
- zur Behandlung von Schwangeren, da geringe Mengen von Anästhetika nötig sind.

Mögliche Gefahren der intraligamentären Anästhesie

Durch den hohen Druck kann der Faserapparat des Zahnes geschädigt werden. Auch können durch die Injektion Keime in den Desmodontalspalt verschleppt werden.

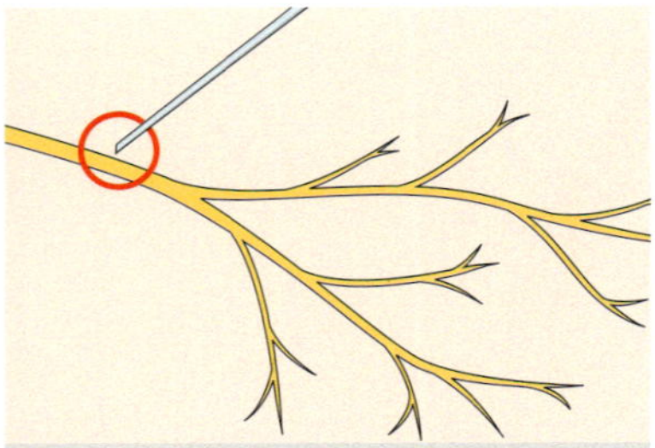
Abb. 2 Blockade des Nervs bei der Leitungsanästhesie

4.3.4 Leitungsanästhesie

Bei der Leitungsanästhesie wird am Nervenstamm anästhesiert *(s. Abb. 2)*. Dadurch können größere Bereiche mit einer Injektion anästhesiert werden.
In der Zahnmedizin werden die Nervenstämme meist im Bereich der Löcher (Foramina) des Schädels anästhesiert. Dies sind die Stellen, an denen die Nerven in den Schädel ein- bzw. austreten.

Man unterscheidet die **intraorale** und die **extraorale Leitungsanästhesie**, wobei in der Zahnarztpraxis hauptsächlich die intraorale Leitungsanästhesie angewendet wird.

Extraorale Leitungsanästhesie

Alle Nerveneintritts- und Nervenaustrittsstellen können von extraoral anästhesiert werden, z.B. am Foramen mentale *(s. Abb. 3)*.

Die extraorale Leitungsanästhesie wird jedoch in der Zahnarztpraxis selten angewendet. Sie kann z.B. dann nötig sein, wenn durch eine ↑Kieferklemme eine intraorale Leitungsanästhesie nicht möglich ist.

↑Kieferklemme, S. 171

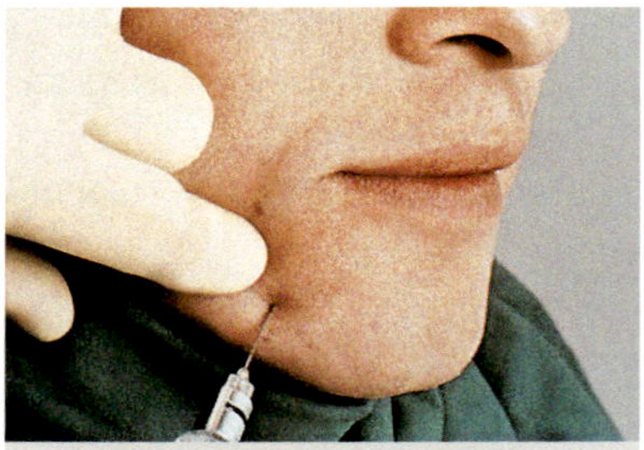
Abb. 3 Extraorale Leitungsanästhesie am Foramen mentale

Intraorale Leitungsanästhesie

Eine intraorale Leitungsanästhesie am **Oberkiefer** wird oft an folgenden Stellen durchgeführt:

Injektion an		Anästhesierte Nerven und deren Versorgungsgebiete	
Foramen incisivum	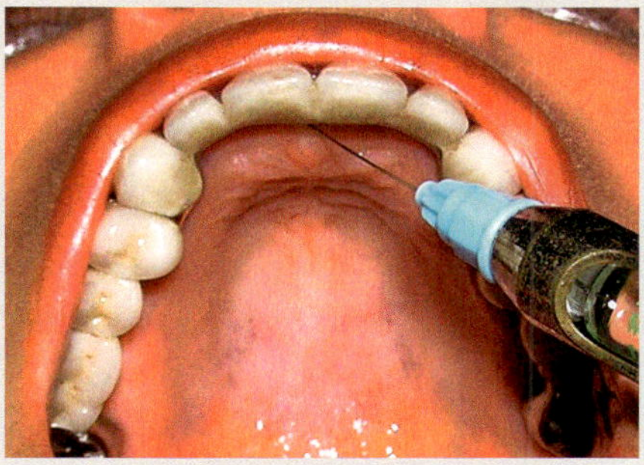	• N. incisivus • palatinale Schleimhaut von 12–22	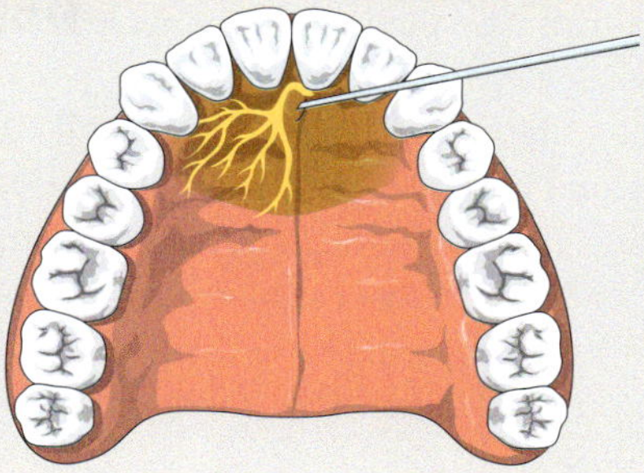
Foramen palatinum links bzw. rechts	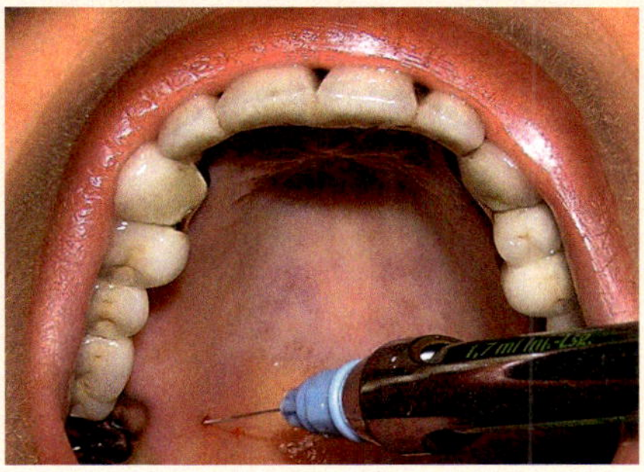	• N. palatinus • palatinale Schleimhaut von 14–18 bzw. 24–28	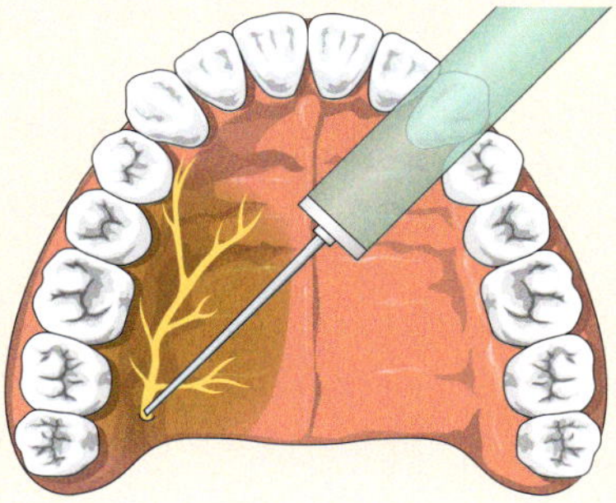

Eine intraorale Leitungsanästhesie am **Unterkiefer** wird oft an folgenden Stellen durchgeführt:

Injektion an		Anästhesierte Nerven und deren Versorgungsgebiete	
Foramen mandibulae links bzw. rechts	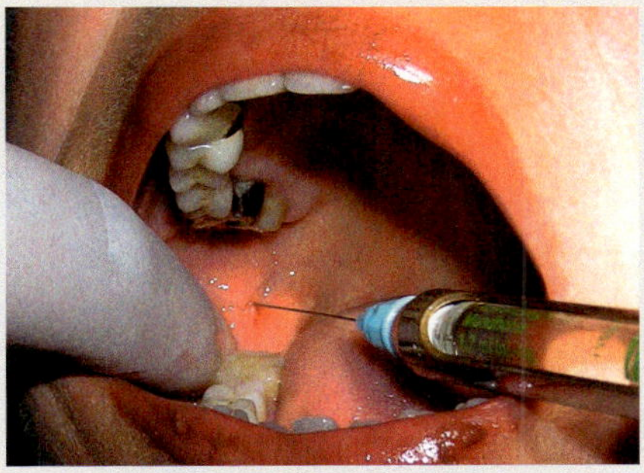	• N. alveolaris inferior • 38–31 bzw. 48–41 • linke bzw. rechte Unterlippe und Kinnregion	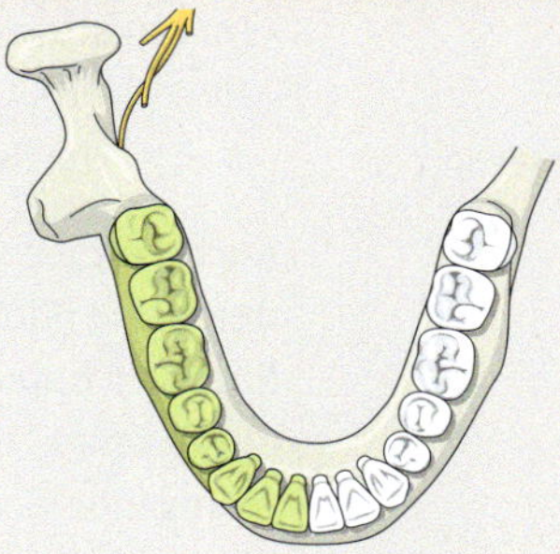
Foramen mentale links bzw. rechts	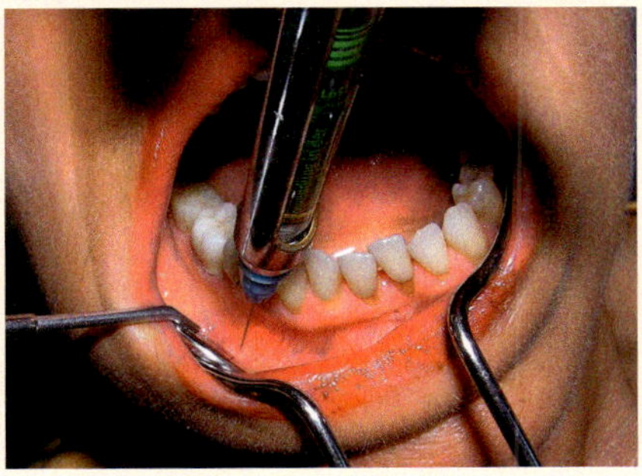	• N. mentalis • geringfügig vorderer Anteil des N. alveolaris inferior • 34 bzw. 44 • linke bzw. rechte Unterlippe und Kinnregion	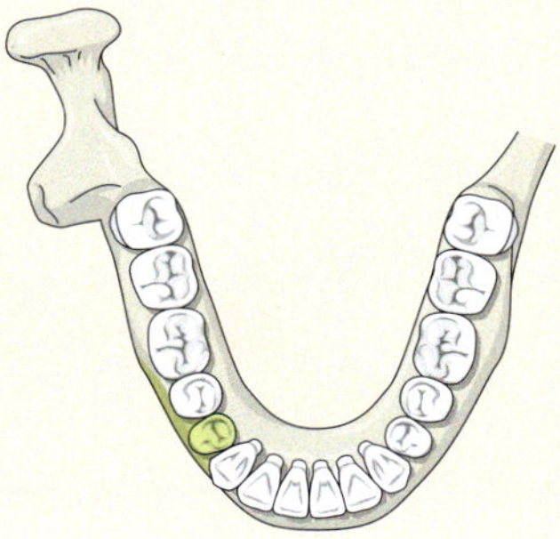

Weitere Injektionsorte sind denkbar, z. B. im OK am Tuber maxillae oder am Foramen infraorbitale.

Ausschaltung von Anastomosen

Der N. alveolaris inferior der rechten Seite (rot) versorgt nicht nur die Zähne bis zum Zahn 41, sondern geht im Bereich 31, 32 noch Verbindungen mit dem linken N. alveolaris inferior (grün) ein *(s. Abb. 1)*. Dies wird als Anastomose bezeichnet. Für den N. alveolaris inferior der linken Seite gilt das Entsprechende.
Die Unterkieferschneidezähne werden also von den Nn. alveolares inferiores beider Seiten versorgt. Dadurch ist es möglich, dass z. B. bei einer Extraktion von Zahn 41 eine Leitungsanästhesie am Foramen mandibulae rechts nicht ausreichend ist. Es ist hier zusätzlich eine Infiltrationsanästhesie in der UK-Front nötig, um den N. alveolaris inferior der linken Seite auszuschalten.

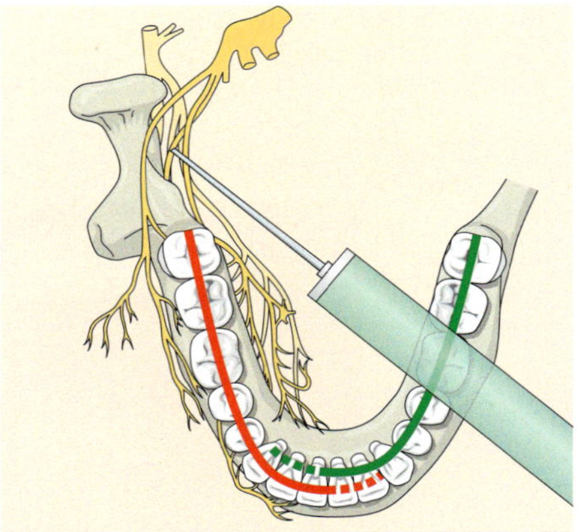

Abb. 1 Anastomosen der Nn. alveolares inferiores

4.4 Zwischenfälle bei der Lokalanästhesie

Im Verlauf der Lokalanästhesie und im Anschluss daran sind Komplikationen möglich, die auch bedrohliche Ausmaße annehmen können. Bei den Anästhesiezwischenfällen unterscheidet man zwischen
- **systemischen Komplikationen** und
- **lokalen Komplikationen**.

Systemische Komplikationen sind schwerwiegend, da sie den ganzen Körper betreffen. Um sie möglichst zu vermeiden, muss in der Anamnese besonders auf Herzerkrankungen, Blutdruck und Allergien geachtet werden.

↑ Siehe hierzu Lernfeld 2, Anamnese, S. 47

↑ Siehe hierzu Lernfeld 7, Notfälle, S. 252

Folgende systemische Komplikationen sind möglich:
- Intoxikation (Vergiftungserscheinungen)
- Herz-Kreislauf-Probleme durch Vasokonstringenzien
- allergische Reaktionen

Auch können während oder nach der Lokalanästhesie **lokale (örtliche) Komplikationen** auftreten. Sie bilden sich meist nach einigen Stunden oder Tagen von alleine zurück.
Mitunter treten folgende lokale Komplikationen auf:
- Blutergüsse im Bereich der Injektionsstelle
- hängende Gesichtsmuskulatur durch Mitanästhesie des N. facialis
- Schluckstörungen
- Kopfschmerzen
- helle, weniger gut durchblutete Bereiche
- Bissverletzungen oder Verbrennungen der Weichteile, während die Anästhesie anhält

Terminologie: Anästhesie

Allgemeinanästhesie	Narkose
Analgosedierung (griech. an = Aufhebung, algos = Schmerz)	Schmerzausschaltung; Aufhebung der Schmerzempfindung mittels Medikamenten und Ruhigstellung des Patienten

Anästhesie	Unempfindlichkeit gegenüber Schmerz, Temperatur und Berührung
Anästhesist	Narkosearzt
Anästhetika Anästhetikum (Einzahl)	Betäubungsmittel
Anastomose	Verbindung zwischen Nerven, Hohlgefäßen (z. B. Blutgefäße) oder Organen
Aspiration	1. Ansaugung von Blut bei der Injektion oder der Blutentnahme (durch Zurückziehen des Kolbens einer Spritze) 2. Einatmung von Gegenständen, Erbrochenem usw.
Desmodont, Desmodontium	Wurzelhaut, Periodont; das die Zahnwurzel innerhalb der Zahnalveole umgebende Bindegewebe; wird von der Gesamtheit der Sharpey-Fasern gebildet und verankert den Zahn in der Alveole
extraoral	außerhalb des Mundes
infiltrieren	eindringen
Injektion	Einspritzung
injizieren	einspritzen
intraoral	innerhalb des Mundes
Lokalanästhesie	örtliche Betäubung
Lokalanästhetika Lokalanästhetikum (Einzahl)	Arzneimittel zur örtlichen Betäubung
Periodont, Periodontium	Wurzelhaut; s. Desmodont
reversibel	rückführbar
Vasokonstringenzien	blutgefäßverengende Arzneimittel

Aufgaben

1 Aus welchen Inhaltsstoffen sind Anästhetika zusammengesetzt?

2 Wie bereiten Sie eine Anästhesie mit einer Einwegspritze vor? Das Anästhetikum soll aus einer Brechampulle entnommen werden.

3 Beschreiben Sie den Umgang mit einer Zylinderampullenspritze nach der Injektion und die Entsorgung der Kanüle.

4 Wozu kann eine Oberflächenanästhesie verwendet werden?

5 Mit welchem Lokalanästhesieverfahren können die Zähne 11, 47 und 85 anästhesiert werden?

6 Trotz erfolgreicher Leitungsanästhesie im 3. Quadranten hat Frau Mayer bei der Extraktion von Zahn 31 noch Schmerzen. Wie ist dies zu erklären?

5 Erkrankungen der Pulpa

Betrachtet man den Aufbau eines Zahnes, so sollte man die Pulpa **nicht** als selbstständige Einheit verstehen. Pulpa und Dentin sind untereinander vernetzt (**Pulpa-Dentin-Einheit**), denn die Pulpa hat Ausläufer in das Dentin, die sog. Odontoblasten.

↑
Siehe hierzu Lernfeld 4, Zahnaufbau, S. 115

Die Pulpa und das umgebende Dentin werden auch als **Endodontium** (Kurzform: Endodont) bezeichnet. Die Pulpa-Dentin-Einheit reagiert auf äußere Reize wie z. B. Karies, Verletzungen oder Fehlbelastungen. Dies kann sowohl zu akuten Schmerzen führen als auch die Odontoblasten zur Reizdentinbildung (**Tertiärdentin**) anregen.

5.1 Allgemeine Entzündungsreaktionen

Um Pulpaerkrankungen verstehen zu können, sollte man zuerst den Ablauf einer allgemeinen Entzündung kennen. Eine Entzündung ist eine Abwehrreaktion des Körpers auf einen schädigenden Reiz.

In der Fachsprache wird eine Entzündung in der Regel mit der Endung **-itis** kenntlich gemacht, z. B. Pulpaentzündung = **Pulpitis**.

Entzündungen sind oft an den klassischen Symptomen zu erkennen *(s. Abb. 1)*:
- Rötung (**Rubor**)
- Wärme (**Calor**)
- Schwellung (**Tumor**)
- Schmerz (**Dolor**)
- Eingeschränkte Funktion (**Functio laesa**)

Die Entzündungszeichen sind immer zu erkennen, wenn Zellen im Körper zerstört werden. Die Zerstörung muss nicht nur im Zusammenhang mit Bakterien oder anderen Mikroorganismen stehen, sondern kann auch durch Verbrennungen, Verletzungen, Verätzungen usw. verursacht werden. Das bekannteste Beispiel sind Entzündungsreaktionen durch einen Sonnenbrand.

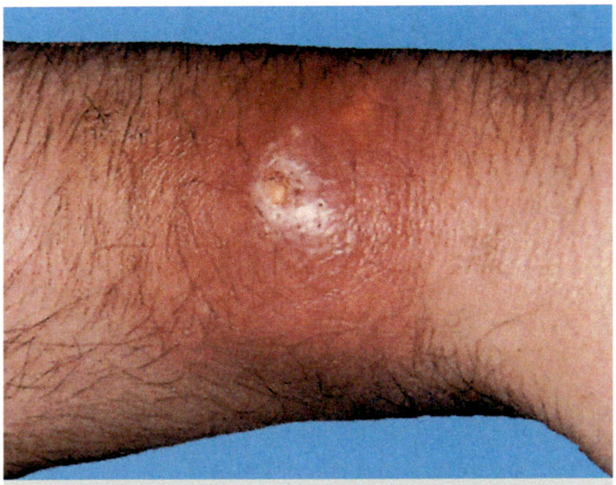

Abb. 1 Infektion des Unterarms mit Bakterien (Staphylokokken). Deutlich erkennbar sind die klassischen Entzündungszeichen Rötung und Schwellung.

Klassische Entzündungszeichen und ihre Entstehung		
Auslösender Mechanismus		**Entzündungszeichen**
vermehrte Durchblutung im entzündeten Gebiet.	→	Rötung (Rubor) Wärme (Calor)
Dringen Abwehrzellen durch die Blutgefäßwand, so gelangen auch immer flüssige Bestandteile des Blutes (Blutserum) in das Gewebe.	→	Schwellung (Tumor)
Signalstoffe reizen Nervenenden.	→	Schmerz (Dolor)
Schmerzen und Schwellung lassen nur eine eingeschränkte Funktion des Körperteils zu.	→	eingeschränkte Funktion (Functio laesa)

Werden Zellen zerstört, treten Signalstoffe aus *(s. Abb. 1a)*. Diese erhöhen die Durchblutung in den umliegenden Blutgefäßen und erhöhen die Durchlässigkeit der Blutgefäßwand für Abwehrzellen (*s. Abb. 1b*). Dadurch werden vermehrt Abwehrzellen (weiße Blutkörperchen) über das Blut transportiert. Immer mehr Abwehrzellen gelangen durch die Blutgefäßwand zum Ort der Entzündung. Spezielle Abwehrzellen (Makrophagen, neutrophile Granulozyten und Monozyten) nehmen Keime und Zelltrümmer auf und beseitigen sie. Diesen Vorgang bezeichnet man als Phagozytose (*s. Abb. 1c*).

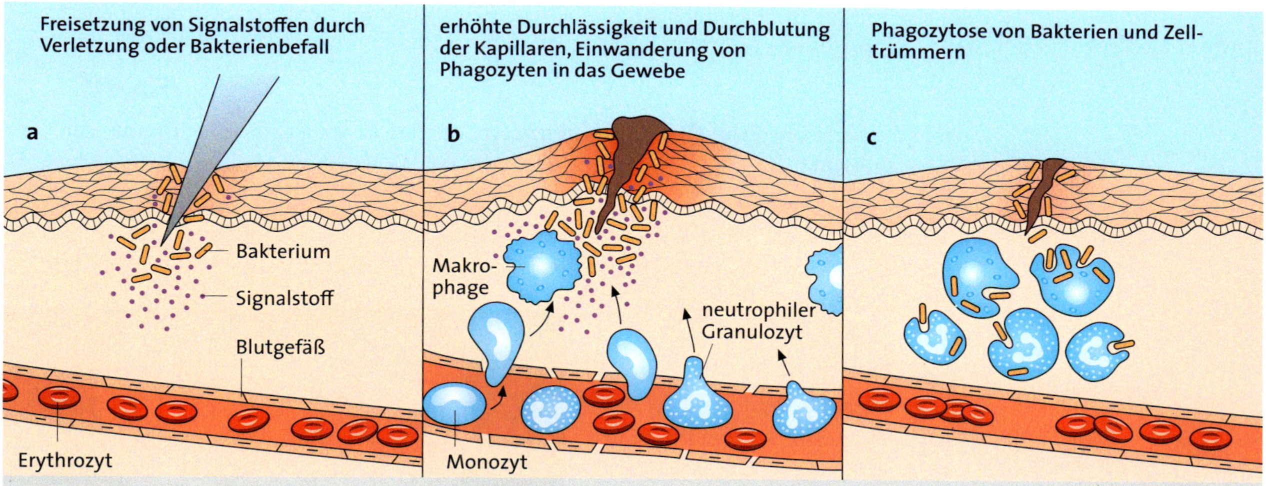

Abb. 1 Verlauf einer Entzündung. a) Verletzung; b) Abwehrzellen dringen in das Gewebe ein; c) Phagozytose

Nach großen Verletzungen oder massiven Infektionen bleibt eine Entzündungsreaktion nicht örtlich begrenzt, sondern breitet sich auf den ganzen Körper aus. Fieber kann sich einstellen, man fühlt sich matt und abgeschlagen.

5.2 Verlauf und Folgen von Pulpaerkrankungen

↑Übersicht zu Stadien der Pulpaerkrankungen, Schmerzbild, Reaktion auf Vitalitätsprobe und Perkussionstest, Therapiemaßnahmen, S. 204

Erkrankungen der Pulpa können ganz unterschiedlich verlaufen und verschiedene Folgen haben. Verlauf, Folgen und Therapie hängen z. B. davon ab, wie lange der Patient wartet, bis er in die Zahnarztpraxis kommt. Außerdem spielt es eine Rolle, wie gut sich der Organismus gegen den Angriff auf die Pulpa wehren kann. Trotz der vielen Einflussfaktoren kann man ein häufiges ↑ Verlaufsmuster von Pulpaerkrankungen feststellen.

5.2.1 Von der Pulpitis zur Pulpagangrän

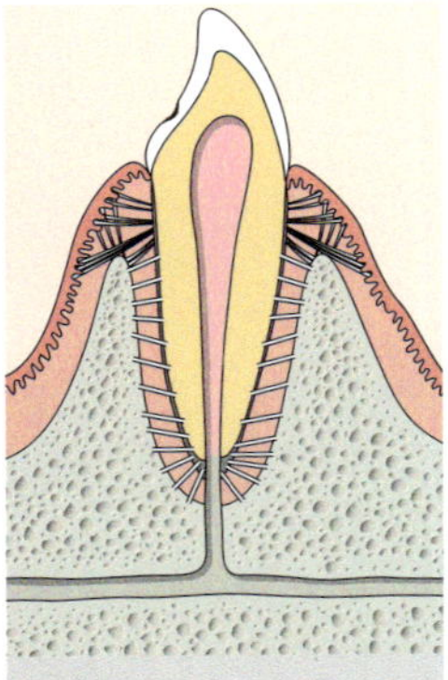

Abb. 1 Schmelzkaries

Bei einer **Schmelzkaries** wird in der Regel die Pulpa nicht oder nur leicht gereizt *(s. Abb. 1)*. Dringen die Kariesbakterien und deren Ausscheidungen weiter zur Pulpa vor, kann diese geschädigt werden. Auch Verletzungen schädigen die Pulpa. Auf diese Reize antwortet die Pulpa mit einer **Entzündungsreaktion**.

Akute und chronische Entzündungen

Wie groß die Schädigung der Pulpa ist, hängt immer von der Stärke des Reizes (z. B. Bakterienanzahl, Nähe der Bakterien zur Pulpa) und von der Fähigkeit des Körpers, sich gegen diesen Reiz zu wehren (Immunsystem), ab.

Deshalb kann die Entzündung bei starkem Reiz bzw. schlechter Immunität **akut** verlaufen, bei schwachem Reiz bzw. guter Immunität **chronisch**.

- **Akute Entzündungen** treten plötzlich auf, verlaufen schnell, verursachen Schmerzen und der Patient fühlt sich abgeschlagen.
- **Chronische Entzündungen** hingegen verlaufen langsam und können keine oder nur geringe Schmerzen verursachen.

Jede chronische Entzündung kann in eine akute Entzündung übergehen, jede akute Entzündung in eine chronische.

Sobald die Karies die Schmelz-Dentin-Grenze erreicht hat, können Giftstoffe (**Toxine**) der Kariesbakterien durch die Dentinkanälchen in die Pulpa gelangen und diese schädigen *(s. Abb. 2, 3)*.

Auch wenn die Bakterien noch sehr weit von der Pulpa entfernt sind, reagiert die Pulpa mit einer örtlichen (**lokalen**) Entzündungsreaktion (Pulpitis). Außerdem scheiden die Odontoblasten Tertiärdentin ab, um sich gegen diesen Angriff zu wehren.

Je näher die Bakterien an die Pulpa gelangen, desto heftiger wird die Entzündungsreaktion. Wie bei jeder Entzündungsreaktion steigt die Durchblutung der Pulpa (**Hyperämie**). Außerdem vermehren sich die Nervenenden in dem entzündeten Gebiet. Die vermehrte Durchblutung und Nervenendenbildung werden vom Körper als „Warnsignale" verstanden. Daher kann der Zahn in diesem Stadium empfindlich auf heiß oder kalt reagieren.

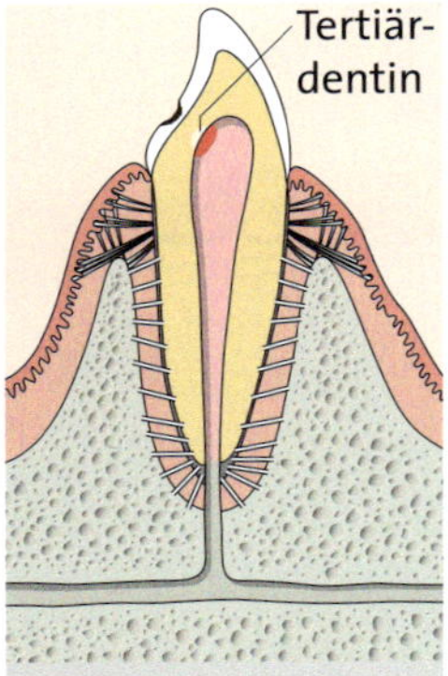

Abb. 3 Die Karies reicht bis zur Schmelz-Dentin-Grenze. Die Pulpa ist lokal entzündet.

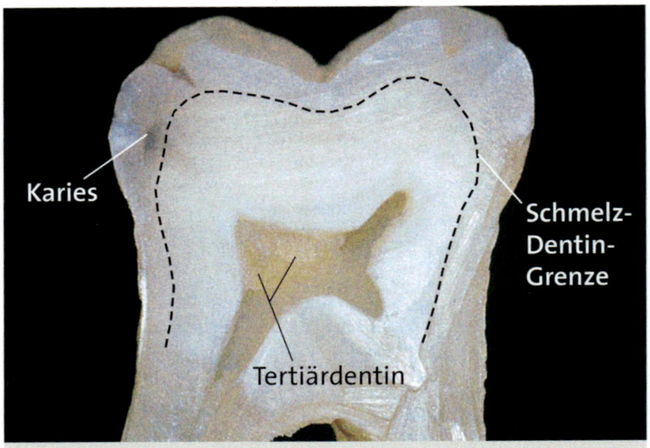

Abb. 2 Schnitt durch einen kariösen Zahn. Die Karies hat die Schmelz-Dentin-Grenze bereits erreicht. Die Odontoblasten scheiden Tertiärdentin ab.

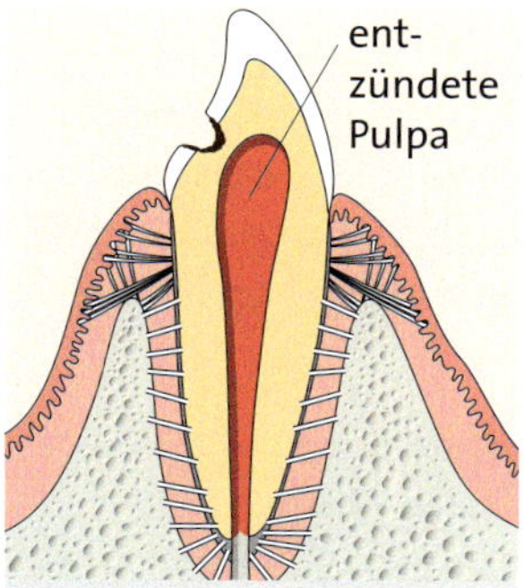

Abb. 1 Pulpitis serosa und Caries profunda

Bleibt der Reiz bestehen, werden nun auch die Gefäßwände der Blutgefäße für Abwehrzellen und Blutserum durchlässiger. Es kommt zur Schwellung der Pulpa. Man spricht von einer wässrigen Pulpaentzündung (**Pulpitis serosa**) (*s. Abb. 1*).
Die Besonderheit der Pulpa gegenüber anderen Geweben ist, dass sie in eine Hartsubstanz (Dentin und Schmelz) eingebettet ist. Dies führt dazu, dass sich die Pulpa nicht ausdehnen kann. Früher nahm man an, dass durch die Schwellung bei einer Pulpitis sich die Pulpa selbst erdrückt und deshalb abstirbt. Heute weiß man, dass die Pulpa, z. B. durch Steigerung des Lymphabflusses, dem Gewebsdruck entgegenwirkt.

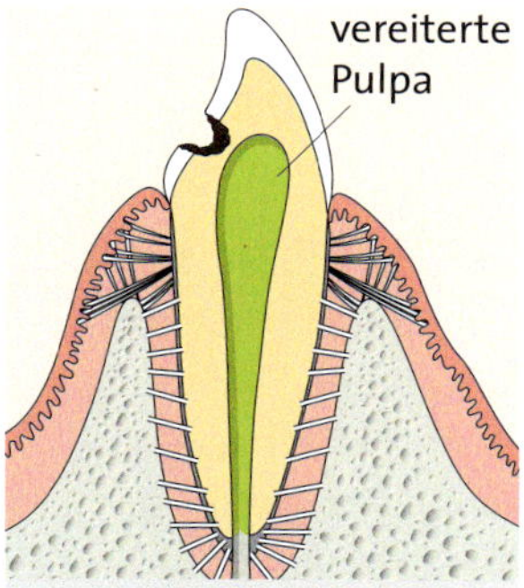

Abb. 2 Pulpitis purulenta

Lokal kann eine Pulpitis serosa für lange Zeit, manchmal für Jahre, bestehen. Nach Entfernung des Reizes kann die Entzündung auch ausheilen. Deshalb ist die Behandlung einer tiefen Karies (**Caries profunda**; *s. Abb. 1*) eine wichtige Maßnahme, da dadurch der Zahn **vital** erhalten werden kann.

Dehnt sich die Entzündung jedoch weiter aus, so wandern viele Abwehrzellen (weiße Blutkörperchen) in das Pulpagewebe ein. Beim Abwehrkampf der weißen Blutkörperchen wird auch Pulpagewebe geschädigt. Es kann zu einer Vereiterung der Pulpa (**Pulpitis purulenta**) kommen (*s. Abb. 2*). In diesem Stadium kann der Zahn vor allem auf Wärme reagieren.

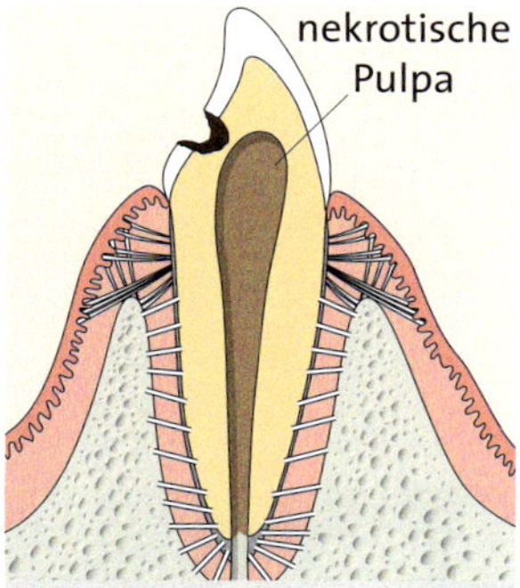

Abb. 3 Pulpanekrose

Das Pulpagewebe stirbt schließlich ab (**Pulpanekrose**). Da bei der Pulpanekrose Nervengewebe abstirbt, können die Schmerzen plötzlich völlig abklingen. Das Absterben der Pulpa schreitet, vom eigentlichen Entzündungsort ausgehend, langsam fort. Schließlich ist die komplette Pulpa abgestorben (*s. Abb. 3*).

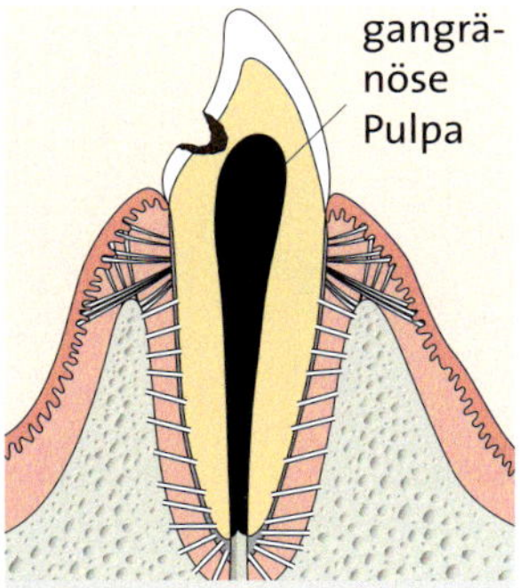

Abb. 4 Pulpagangrän

Nun können Bakterien in das abgestorbene (nekrotische) Pulpagewebe leicht eindringen und es zersetzen. Man spricht von einer **Pulpagangrän** (*s. Abb. 4*). Dabei entstehen Fäulnisgase. Bei einer Eröffnung des Zahnes in diesem Stadium kann man den Fäulnisgeruch riechen.

Öffnung der Pulpahöhle bringt Erleichterung
Bohrt man den Zahn auf, so spürt der Patient eine Erleichterung, da die entzündlichen Flüssigkeiten und Gase entweichen können.

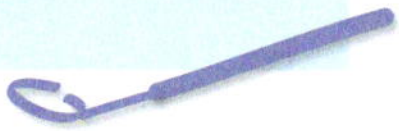

5.2.2 Von der Pulpanekrose oder der Pulpagangrän zur apikalen Ostitis

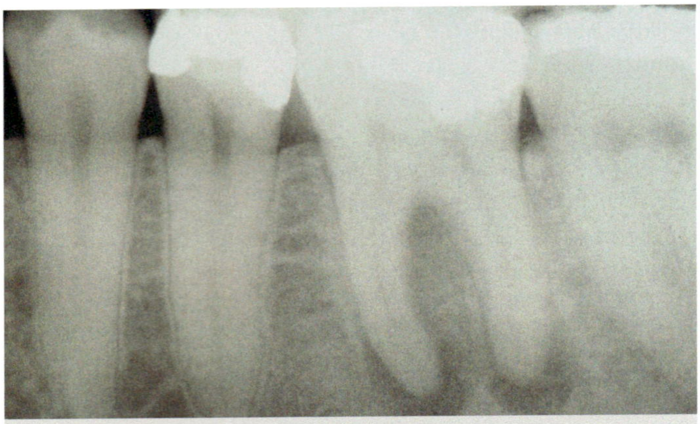

Abb. 1 Röntgenbild einer apikalen Parodontitis an Zahn 36

Von der toten Pulpa können Bakterien oder deren Giftstoffe über das Foramen apicale in das umliegende Gewebe gelangen. Es kommt zu einer Entzündung des Zahnhalteapparates an der Wurzelspitze (**apikale Parodontitis**).

Breitet die Entzündung sich auf den Knochen aus, so spricht man von einer **apikalen Ostitis**.
Bei einer apikalen Ostitis bzw. apikalen Parodontitis *(s. Abb. 1)* schmerzt der Zahn bereits bei leichter Berührung und wird aufbiss- und klopfempfindlich. Der Patient klagt über dumpfe, pochende Schmerzen. Die ↑Vitalitätsprobe ist negativ.

↑Vitalitätsprobe, S. 211

Für die Abwehrreaktion des Körpers stellen die apikale Parodontitis und die apikale Ostitis ein Problem dar. In den Wurzelkanälen können sich die Bakterien ständig vermehren und Giftstoffe über das Foramen apicale in den Knochen gelangen. Die Abwehrzellen können die Bakterien in den Wurzelkanälen jedoch nicht mehr bekämpfen, da ja alle Blutgefäße abgestorben sind und sie somit nicht mehr dort hingelangen können. Es kann nur durch eine Wurzelkanalbehandlung, evtl. in Verbindung mit einer Wurzelspitzenresektion (WSR), Abhilfe geschaffen werden.

Chronischer Verlauf der apikalen Ostitis

Läuft die Entzündungsreaktion nun chronisch ab, so kann sich um die Entzündung im Knochen ein „Ring“ von Abwehrzellen bilden, der die Bakterien nicht weiter voranschreiten lässt. Der Patient hat dabei keine oder geringe Beschwerden. Aus jeder chronischen Entzündung kann sich bei Veränderung der Abwehrlage (z. B. bei einer Erkältung) eine akute Entzündung entwickeln.

Häufig bildet sich ein **apikales Granulom**. Ein Granulom ist eine Umbildung des Gewebes. Das Gewebe sieht aus, als wenn es mit kleinen Körnchen durchzogen wäre. Hier herrscht ein Gleichgewicht zwischen Krankheitserregern und Abwehrzellen. Die Krankheit kann zwar nicht bekämpft werden, schreitet aber auch nicht weiter voran.

Aus einem apikalen Granulom kann sich eine **radikuläre Zyste** entwickeln. Eine Zyste ist ein mit Flüssigkeit gefüllter Hohlraum, der von einer Kapsel (Zystenbalg) aus blutarmem Bindegewebe oder blutreichem Granulationsgewebe umgeben ist. Zysten können wachsen und dabei Knochen auflösen *(s. Abb. 2)*.

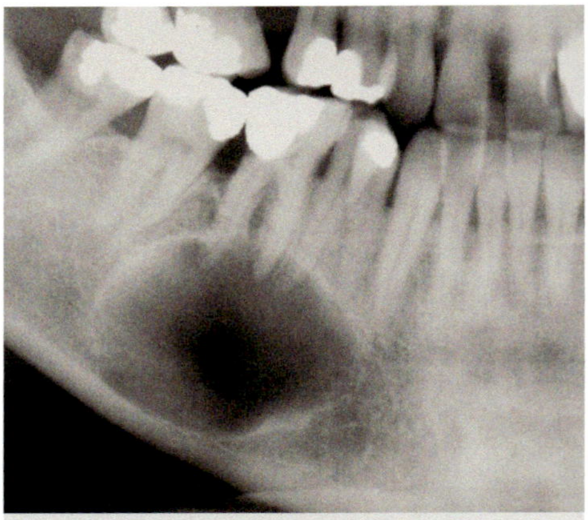

Abb. 2 Große radikuläre Zyste

↑
Siehe hierzu Lernfeld 8, Operation von Zysten, S. 280

Akuter Verlauf der apikalen Ostitis

Wenn der Reiz, der zu einer apikalen Ostitis führt, besonders groß ist oder wenn die körpereigene Abwehr vermindert ist, kann es zu extrem schmerzhaften, akuten, eitrigen Entzündungen kommen.
Hierbei werden nekrotisches Gewebe und abgestorbene Abwehrzellen bzw. Bakterien verflüssigt. Es entsteht ein mit **Eiter** (Pus) gefüllter Hohlraum (**Abszess**). Nach einer Weile kann sich eine bindegewebige Membran um den Abszess bilden (abgekapselter Abszess).

Der Eiter kann den Knochen an unterschiedlichen Stellen durchbrechen. Je nach Lage werden unterschiedliche Abszessformen unterschieden (*s. Abb. 1, 2, 3*):

- Ein **subperiostaler Abszess** liegt unter der Knochenhaut.
- Ein **submuköser Abszess** liegt unter der Schleimhaut.
- Ein **palatinaler Abszess** liegt im Gaumenbereich.
- Ein **perimandibulärer Abszess** liegt um den Unterkiefer.
- Ein **submandibulärer Abszess** liegt unter dem Unterkiefer.
- Ein **sublingualer Abszess** liegt unter der Zunge.
- Ein **bukkaler Abszess** liegt im Wangenbereich.

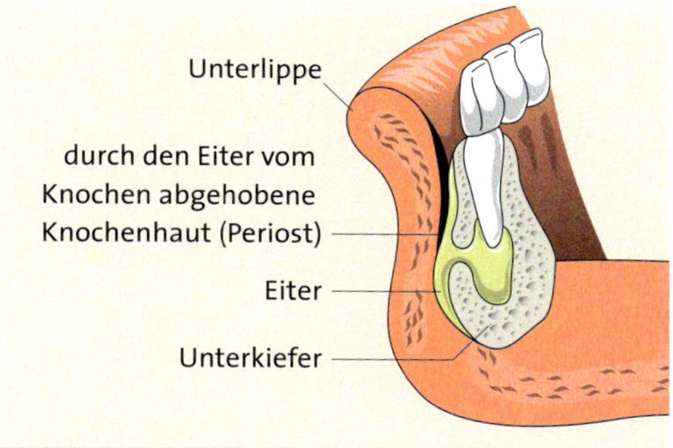

Abb. 1 Subperiostaler Abszess

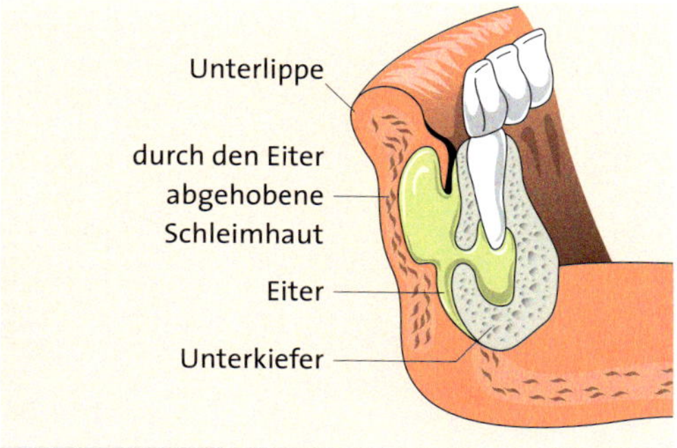

Abb. 2 Submuköser Abszess

Eine freie Ansammlung von Eiter in der Kieferhöhle ist nicht abgekapselt und wird daher als Kieferhöhlenempyem bezeichnet.

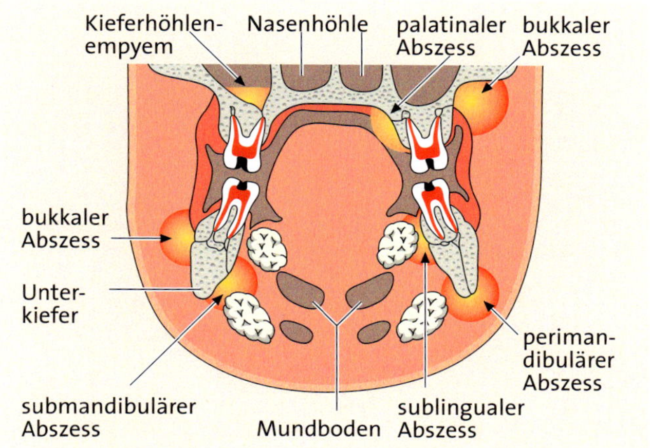

Abb. 3 Verschiedene Abszesse und Kieferhöhlenempyem

Siehe hierzu Lernfeld 8, Abszessbehandlung, S. 282

Die Behandlung eines Abszesses erfolgt durch eine Inzision.

Terminologie: Erkrankungen der Pulpa	
Abszess	Eiteransammlung; oft bindegewebig abgekapselt
apikale Ostitis	Entzündung des Knochens an der Wurzelspitze
apikale Parodontitis	Entzündung des Zahnhalteapparates an der Wurzelspitze
apikales Granulom	Granulationsgewebe mit bindegewebiger Kapsel an der Wurzelspitze
Calor	Wärme
Caries profunda	tief liegende, pulpanahe Karies
Dolor	Schmerz
Endodontium	Pulpa und das umgebende Dentin (Pulpa-Dentin-Einheit)
Functio laesa	eingeschränkte Funktion
Granulationsgewebe	blutreiches, glänzendes, körniges Bindegewebe, das sich durch Reize (wie z. B. eine Entzündung) bildet
Hyperämie	vermehrte Durchblutung
lokal	örtlich
nekrotisch	abgestorben
Pulpagangrän	fauliger Zerfall des Zahnmarks
Pulpanekrose	abgestorbenes Zahnmarkgewebe
Pulpitis	Entzündung des Zahnmarks
Pulpitis purulenta	eitrige Entzündung des Zahnmarks
Pulpitis serosa	wässrige Entzündung des Zahnmarks
radikuläre Zyste	an der Wurzel gelegene Zyste
Rubor	Rötung
Tertiärdentin	Reizdentin; gebildet durch Reizung des Endodontiums
Toxine	Giftstoffe
Tumor	Schwellung
vital	lebendig
Zyste	mit Flüssigkeit gefüllter Hohlraum; von einem kapselartigen Zystenbalg umgeben

Aufgaben

1 Nennen Sie die fünf klassischen Entzündungszeichen. Wie entstehen diese Entzündungszeichen?

2 Ein Patient hatte wochenlang starke Schmerzen auf heiß und kalt an Zahn 11. Dann hatte er plötzlich keine Beschwerden mehr. Seit ein paar Tagen ist der Zahn aufbissempfindlich und der Patient hat starke pochende Schmerzen. Wie ist dies zu erklären?

6 Therapiemaßnahmen zur Erhaltung der vitalen Pulpa

Da die ↑Odontoblastenfortsätze der Pulpa ins Dentin hineinreichen, kann es durch Reize, auch wenn diese noch entfernt von der Pulpa sind, zu Schädigungen in der Pulpa kommen. Therapiemaßnahmen zur Erhaltung der vitalen Pulpa kommt deshalb eine große Bedeutung zu.
Zu diesen Therapiemaßnahmen zählen die **Überkappung** und die **Pulpotomie** (Pulp; auch als Vitalamputation bezeichnet).

↑Odontoblasten, S. 114

6.1 Überkappung

Die Überkappung ist das Abdecken der vitalen Pulpa mit Medikamenten. Sie ist Erfolg versprechend, wenn der Zahn vital und die Pulpa noch nicht übermäßig geschädigt ist. Zeigt der Zahn apikale Veränderungen (z. B. eine apikale Ostitis), so ist eine Überkappung nicht Erfolg versprechend. Es gibt zwei Methoden der Überkappung:
- indirekte Überkappung
- direkte Überkappung

6.1.1 Indirekte Überkappung

Eine indirekte Überkappung ist durchzuführen, wenn sich nur noch eine **dünne Dentinschicht** über der Pulpa befindet. Dies kann z. B. nach einer Kronenfraktur, einer Entfernung einer Caries profunda oder nach der Präparation einer tiefen Kavität der Fall sein.
Hier ist damit zu rechnen, dass **bakterielle Toxine** über die Dentinkanälchen durch die Dentinschicht zur Pulpa vorgedrungen sind und hier eine Entzündung verursachen. Würde die Pulpa nicht behandelt werden, könnte sie absterben. Zur Behandlung wird die Pulpa mit einem Medikament, z. B. Kalziumhydroxid = $Ca(OH)_2$, überdeckt (*s. Abb. 1*). Nach dem Legen einer Unterfüllung wird die Kavität mit einer Füllung verschlossen.

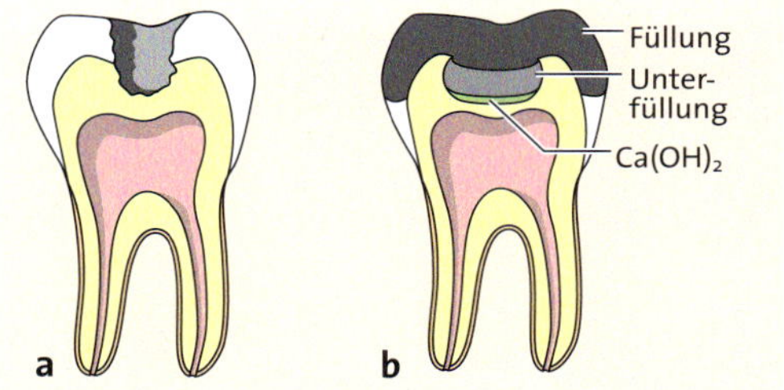

Abb. 1 Indirekte Pulpaüberkappung.
a) Ausgangssituation; b) Endzustand

6.1.2 Direkte Überkappung

Ist die Pulpa **punktuell eröffnet** (*s. Abb. 2*), so sollte eine direkte Überkappung durchgeführt werden. Wie bei der indirekten Überkappung kann hier die Ursache in einer Kronenfraktur, einer Entfernung einer Caries profunda oder der Präparation einer tiefen Kavität liegen. Da hier die Pulpa frei liegt, muss damit gerechnet werden, dass **Bakterien** in die Pulpa eingedrungen sind. Die Prognose ist wesentlich ungünstiger als bei der indirekten Überkappung.

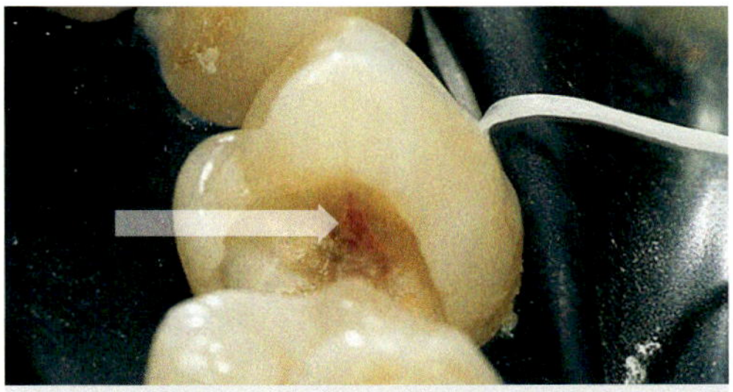

Abb. 2 Pulpa punktförmig eröffnet

Bei der direkten Überkappung wird zunächst eine eventuelle Blutung aus der Pulpa gestillt. Anschließend wird ein Medikament aufgetragen (*s. Abb. 3*). Der Verschluss der Pulpa hat zügig zu erfolgen, damit möglichst keine Bakterien in die Pulpa gelangen. Die Chance, dass die Pulpa vital erhalten werden kann, ist umso größer, je
- kleinflächiger die Pulpa eröffnet wurde,
- jünger der Patient ist,
- weniger Bakterien in die Pulpa eingedrungen sind,
- dichter die bedeckende Füllung abschließt.

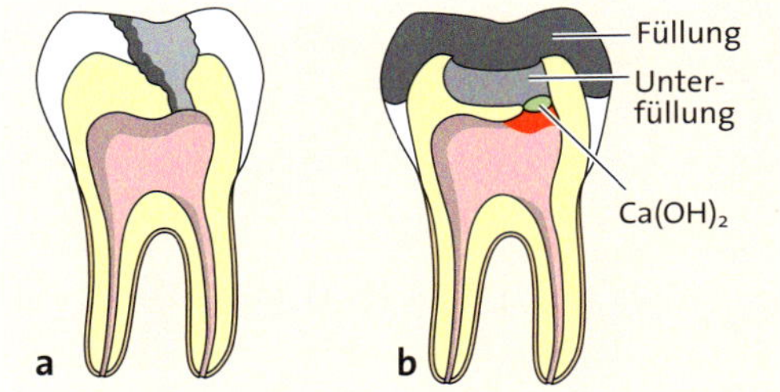

Abb. 3 Direkte Pulpaüberkappung.
a) Ausgangssituation; b) Endzustand

6.1.3 Medikamente zur Überkappung

Als Medikamente bei der direkten und indirekten Überkappung können unterschiedliche Präparate eingesetzt werden. Alle enthalten als Wirkstoff **Kalziumhydroxid = $Ca(OH)_2$**. Kalziumhydroxid gibt es als wässrige Lösungen (z. B. Calxyl®, Calasept®, Hypocal®), als Zemente (z. B. Dycal®, Life®, Reocap®IC), als Lacke und Liner (z. B. Hydroxyline®, Tector®) und als lichthärtende Kunststoffpräparate (z. B. Calcimol®). Sie werden angemischt und auf die pulpanahen Bezirke punktuell aufgetragen. Da sich die medikamentöse Einlage mit der Zeit auflöst, sollten vor allem wässrige Kalziumhydroxidlösungen mit einer Unterfüllung überdeckt werden. Dadurch kann ein stabiler Untergrund am Kavitätenboden geschaffen werden.

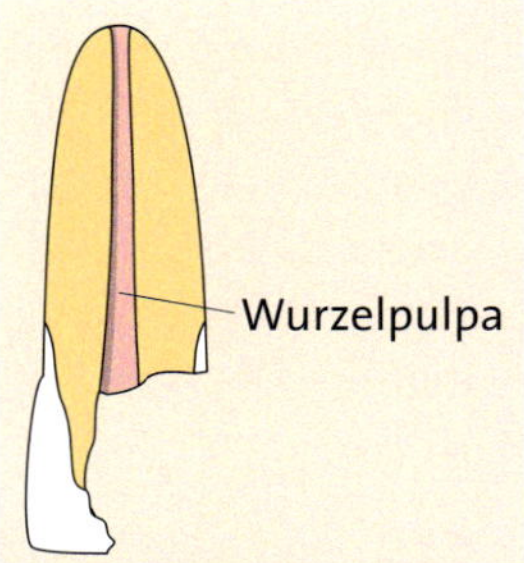

Abb. 1 Pulpotomie. Ausgangssituation: großflächige Eröffnung der Pulpa des Zahnes 11

Die medikamentöse Einlage mit Kalziumhydroxid
- tötet Bakterien in den Dentinkanälchen oder in der Pulpa ab,
- regt die Odontoblasten zur Reizdentinbildung (Tertiärdentin) an,
- neutralisiert Säuren,
- schützt die Pulpa vor äußeren Einflüssen.

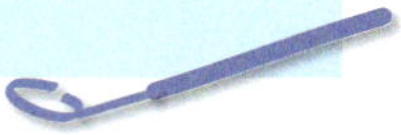

6.2 Pulpotomie (Vitalamputation)

Die Pulpotomie ist die Abtrennung und Entfernung (**Amputation**) der vitalen Kronenpulpa. Die Wurzelpulpa bleibt vital erhalten. Die Pulpotomie findet ihre Anwendung bei **breitflächiger Eröffnung** der Pulpa von **Milchzähnen** oder von **bleibenden Zähnen bei Jugendlichen** *(s. Abb. 1)*.
Wegen der großflächigen Eröffnung der Pulpa muss man damit rechnen, dass viele Bakterien in die Pulpa eingedrungen sind und eine ausgeprägte Entzündungsreaktion hervorrufen.
Häufig ist dies der Fall nach einer ↑Zahnfraktur bei einem Unfall oder bei ausgedehnter Karies an einem Milchzahn. Eine direkte Überkappung mit einem Medikament würde nicht ausreichen, um dem Körper zu helfen, sich gegen den Bakterienbefall zu wehren.

↑Zahnfrakturen, S. 290

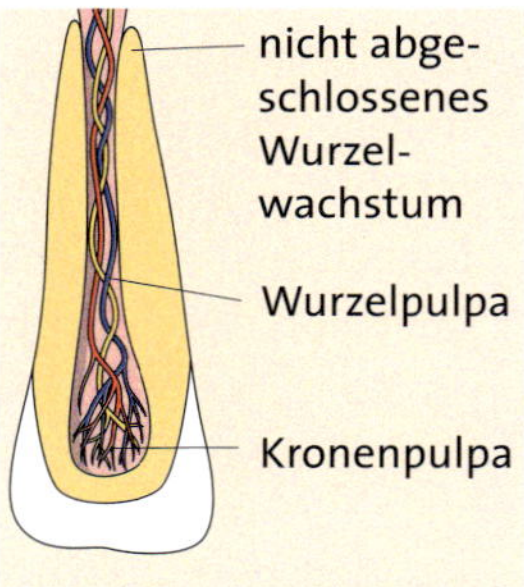

Abb. 2 Das Wurzelwachstum ist noch nicht abgeschlossen.

Bei Zähnen mit abgeschlossenem Wurzelwachstum ist die Durchblutungssituation des Zahnes und damit die Abwehrlage schlechter. Hier würde eine Pulpotomie zur Nekrose der Wurzelpulpa führen. Für eine Pulpotomie an bleibenden Zähnen sollte daher das **Wurzelwachstum nicht abgeschlossen** sein *(s. Abb. 2)*. Nur in diesem Fall kann man davon ausgehen, dass nach einer Pulpotomie die Wurzelpulpa vital bleibt.
Bei einer Pulpotomie wird die vitale Kronenpulpa unter Anästhesie mit einem sterilen Rosenbohrer oder Exkavator entfernt.
Da man davon ausgeht, dass die Wurzelpulpa noch nicht mit Bakterien besiedelt ist, wird diese belassen.
Wie bei den Überkappungen wird nach einer Blutstillung die Wurzelpulpa mit einem Medikament versorgt und der Zahn durch eine Füllung wieder aufgebaut *(s. Abb. 3)*.
Durch dieses Verfahren wird versucht, die Wurzelpulpa vital zu erhalten.

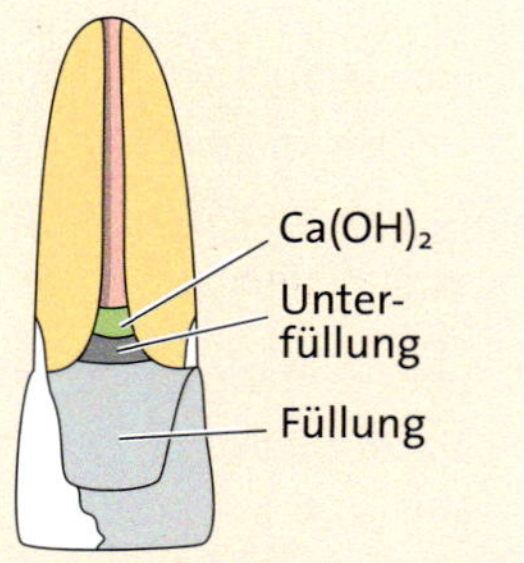

Abb. 3 Pulpotomie Endzustand: Die Kronenpulpa ist entfernt. Der Zahn ist mit einem Komposit-Eckaufbau versorgt.

Besonderheit Mortalamputation

Da bei der Mortalamputation auch die Wurzelpulpa abgetötet (devitalisiert) wird, kann diese Behandlung nicht zu den Therapiemaßnahmen zur Vitalerhaltung der Pulpa gezählt werden. Sie soll hier jedoch trotzdem im Rahmen der Amputationen erwähnt werden.

Die Mortalamputation findet **nur** Anwendung bei der Behandlung von **Milchzähnen**. Haben Kariesbakterien die Pulpa vollständig befallen und der Patient klagt evtl. über Beschwerden, so ist eine Pulpotomie nicht Erfolg versprechend.
Es kann hier über eine Mortalamputation versucht werden, den Milchzahn zu erhalten, da eine Wurzelkanalbehandlung bei Milchzähnen nicht einfach ist.

In der **ersten Sitzung** wird der Milchzahn devitalisiert. Dazu wird ein formaldehydhaltiges Präparat (Depulpin®, Toxavit®) auf die Milchzahnpulpa aufgetragen und der Zahn für einige Tage provisorisch verschlossen. Die Pasten töten die Kronen- und Wurzelpulpa ab, daher auch die Bezeichnung Mortalamputation (Mors = Tod). Die Pulpa bildet sich in eine geleeartige, mumifizierte Masse um.

In der **zweiten Sitzung** wird die devitale Kronenpulpa entfernt und die mumifizierte Wurzelpulpa belassen. Die Wurzelpulpa wird wie bei der Pulpotomie mit $Ca(OH)_2$ abgedeckt (*s. Abb. 1*).

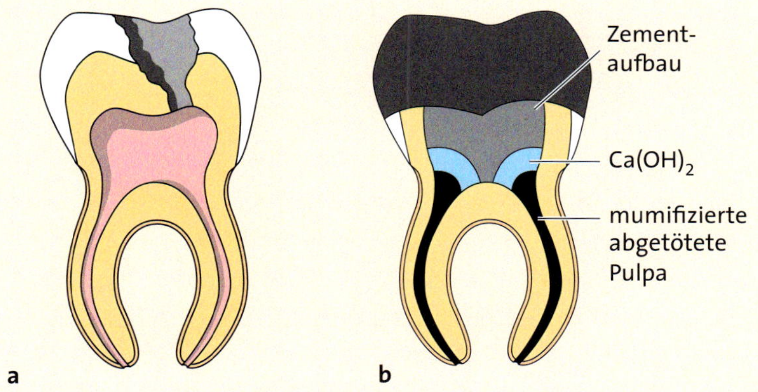

Abb. 1 Mortalamputation. a) Ausgangssituation: stark kariöser Milchzahn mit vitaler Pulpa; b) Endzustand: avitaler Zahn mit mumifizierter Wurzelpulpa und konfektionierter Krone (Kinderkrone)

Devitalisierende Mittel sind mit Bedacht zu verwenden
Die Behandlung mit devitalisierenden Mitteln ist sehr umstritten. Die Eindringtiefe dieser Wirkstoffe ist nicht kalkulierbar. So kann sich Formaldehyd über die Wurzelspitze hinaus ausbreiten und hier zu Schädigungen und Überempfindlichkeitsreaktionen führen. Auch kann Formaldehyd durch eine undichte provisorische Füllung ins umgebende Gewebe gelangen und z. B. Schäden an der Gingiva verursachen. Der Patient muss auf jeden Fall darüber aufgeklärt werden, dass er nach der Einlage der Devitalisierungspaste unbedingt zum nächsten Termin erscheinen muss. Besser ist es aus den genannten Gründen, möglichst auf den Einsatz dieser Präparate zu verzichten.

Stadien der Pulpaerkrankungen, Schmerzbild, Reaktion auf Vitalitätsprobe und Perkussionstest, Therapiemaßnahmen					
Klinisches Bild	Zusammenwirken der Ursachen (Ätiologie)	Schmerzqualität, Schmerzstärke, Schmerzreaktion auf bestimmte Reize	Vipr.	Perk.	Therapie
Schmelzkaries	• Demineralisierung des Schmelzes durch Bakterien	gering	+	–	• Füllung • evtl. belassen
Caries profunda	• Toxine gelangen zur Pulpa • leichte Entzündungsreaktion • Tertiärdentinbildung • „Aussprossung" der Nerven	Kälte Wärme süß sauer	+	–	• indirekte Überkappung • Füllung
Pulpaeröffnung Pulpitis	• Bakterien gelangen teilweise in die Pulpa • stärkere Entzündungsreaktion • Pulpitis serosa • Schmerzen durch Schwellung • Pulpitis purulenta • Pulpanekrose • Pulpagangrän	(Kälte) Wärme Druck bei vollständiger Pulpanekrose keine Schmerzen mehr	++	evtl. +	• direkte Überkappung • Füllung • Vitalexstirpation
apikale Parodontitis apikale Ostitis	• vollständige Pulpanekrose • Pulpagangrän • Toxine der Bakterien gelangen über das Foramen apicale in das umliegende Gewebe • akut/chronisch • apikale Parodontitis • apikale Ostitis	pochend dumpf stark Druck	–	+	• Wurzelkanalbehandlung • evtl. Wurzelspitzenresektion

Klinisches Bild	Zusammenwirken der Ursachen (Ätiologie)	Schmerzqualität, Schmerzstärke, Schmerzreaktion auf bestimmte Reize	Vipr.	Perk.	Therapie
Abszess subperiostal submukös palatinal perimandi-bulär submandi-bulär sublingual	• Bakterien gelangen durch den Knochen in unterschiedliche Körpergewebe • akut/chronisch	pochend dumpf stark Druck evtl. Fieber	–	+	• Inzision • Wurzelkanal-behandlung oder Extraktion des Zahnes

Vipr. = Vitalitätsprobe, Perk. = Perkussionstest, + = positiv, ++ = deutlich positiv, – = negativ

Terminologie: Therapiemaßnahmen zur Erhaltung der vitalen Pulpa	
Amputation	Abtrennen bzw. Entfernen eines Körperteils
devitalisieren Devitalisierung, Devitalisation (Substantiv) devital, avital (Adjektiv)	abtöten Abtötung abgestorben
Kalziumhydroxid $Ca(OH)_2$	Wirkstoff zur medikamentösen Einlage bei Wurzelkanalbehandlungen oder Überkappungen und Amputationen
Mors (lat.)	Tod
Überkappung (direkt bzw. indirekt)	Maßnahme zur Vitalerhaltung der Pulpa durch Abdeckung eines pulpanahen Bereiches mit einem Medikament

Aufgaben

1 Bei der Kariesentfernung von Zahn 16 bei Melanie wurde die Pulpa eröffnet. Dr. Müller legt eine Amalgamfüllung, ohne vorher eine direkte Überkappung durchzuführen. Welche denkbaren Konsequenzen hat dieses Vorgehen?

2 Peter hat sich bei einem Fahrradunfall vor zwei Tagen den Zahn abgeschlagen. Die Pulpa ist breitflächig eröffnet. Welche Behandlung wird die Zahnärztin durchführen? Begründen Sie.

3 Weshalb ist die Devitalisierung eines Zahnes umstritten?

7 Wurzelkanalbehandlung

Kann die Pulpa (Kronen- und Wurzelpulpa) nicht vital erhalten werden oder ist die Pulpa bereits abgestorben, so muss der Zahn wurzelkanalbehandelt werden.
Die Wurzelkanalbehandlung wird oft auch als Wurzelbehandlung bezeichnet. Auch ist, wenn von einer Wurzelfüllung gesprochen wird, immer die Wurzelkanalfüllung gemeint.

↗ allgemeiner Ablauf einer Wurzelkanalbehandlung, S. 211

Die meisten Wurzelkanalbehandlungen haben ein ähnliches ↗ Verlaufsmuster.

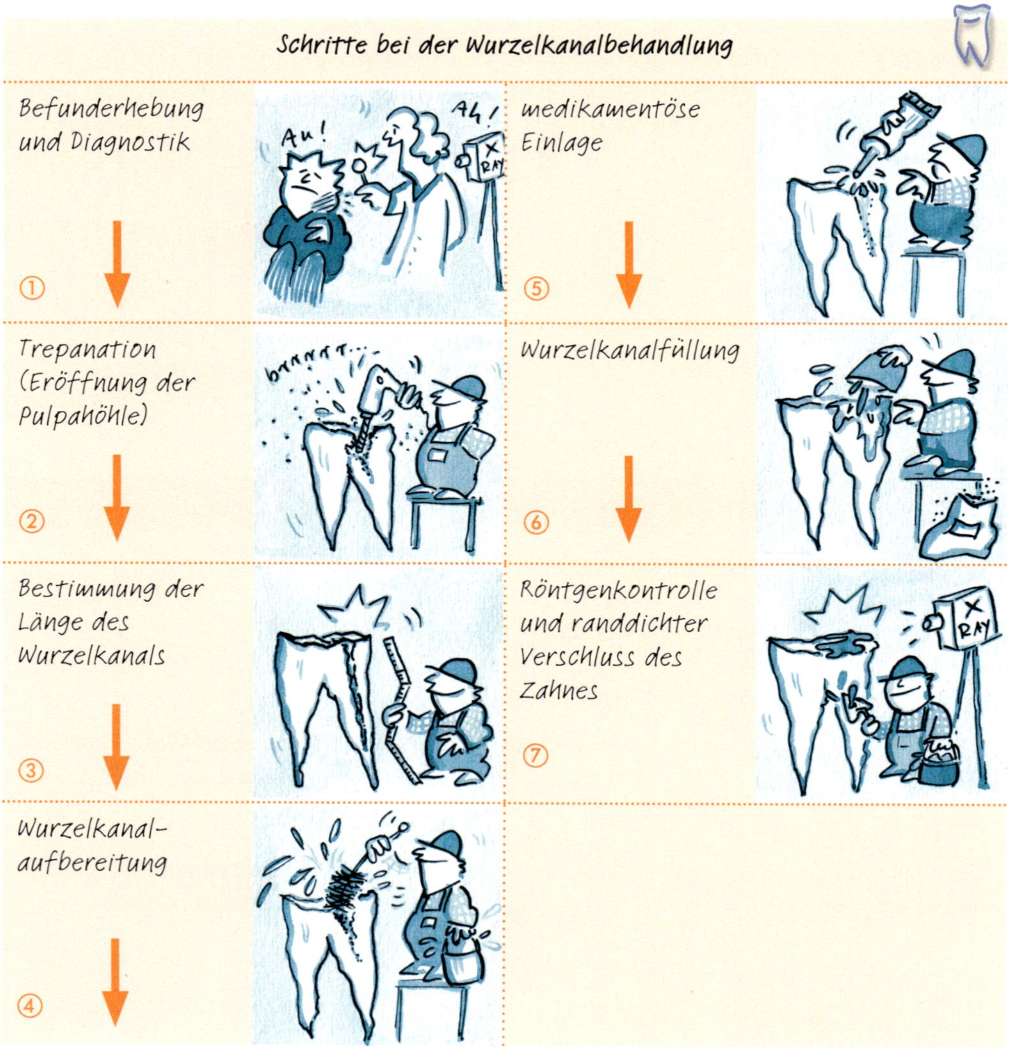

Damit ein reibungsloser Ablauf einer Wurzelkanalbehandlung gewährleistet ist, ist es außerdem wichtig,

- die ↗ **Instrumente und Materialien** zu kennen, die bei einer Wurzelkanalbehandlung benötigt werden,
- die einzelnen ↗ **Wurzelkanalbehandlungsmethoden**, die angewendet werden, in den Behandlungsablauf einordnen zu können,
- die wesentlichen Aufgaben der ↗ **Assistenz bei der Wurzelkanalbehandlung** zu kennen.

↗ Instrumentarium bei einer Wurzelkanalbehandlung, S. 207
↗ unterschiedliche Wurzelkanalbehandlungsmethoden, S. 218
↗ Assistenz bei der Wurzelkanalbehandlung, S. 219

7.1 Instrumentarium bei einer Wurzelkanalbehandlung

Um den Wurzelkanal zu reinigen und zu erweitern, benötigt die Zahnärztin Instrumente, die gleichzeitig klein und biegsam, aber nicht zerbrechlich sind und mit denen, wie mit einer Feile oder einer Raspel, die Kanalwände abgetragen werden können.

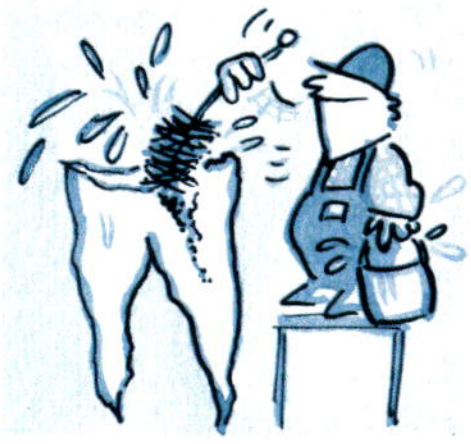

7.1.1 Instrumente zur Wurzelkanalaufbereitung

Die Wurzelkanalaufbereitung kann mit der Hand oder maschinell erfolgen (*s. Tab. 1*).

Name	Beschreibung	Elektronenmikroskop-Bilder
Exstirpationsnadel	Mit kleinen Haken versehenene Instrumente zur Entfernung der Pulpa (Exstirpation). Das Instrument lässt sich leicht in die vitale Pulpa eindrehen. Beim Herausziehen verhakt sich das vitale Pulpagewebe und kann dadurch entfernt werden.	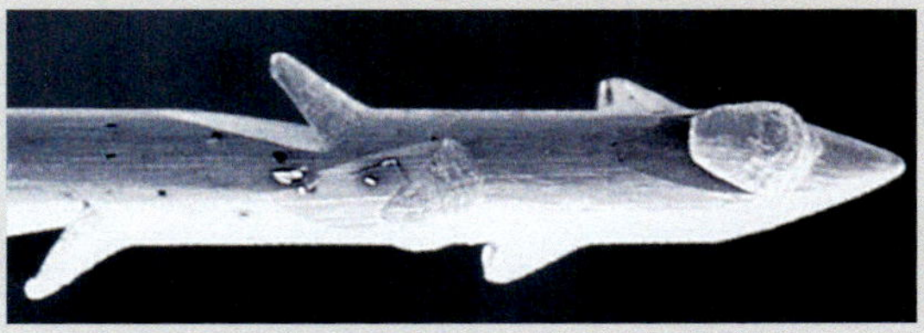
Reamer	Instrument zur Erweiterung des Wurzelkanals und zur Abtragung des die Pulpa umgebenden Dentins. Ein Reamer hat weniger Schneiden als eine Kerr-Feile. Ein Reamer trägt mehr Zahnhartsubstanz ab als eine Kerr-Feile.	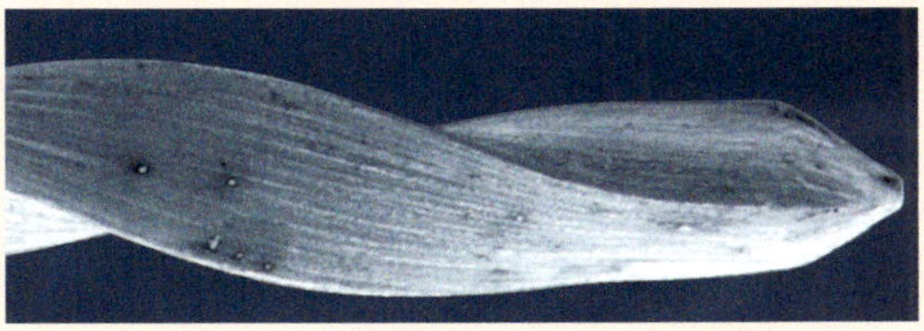
Kerr-Feile (K-Feile)	Instrument zur Erweiterung des Wurzelkanals und zur Abtragung des die Pulpa umgebenden Dentins. Eine K-Feile hat mehr Schneiden als ein Reamer. Eine K-Feile trägt weniger Zahnhartsubstanz ab, als ein Reamer.	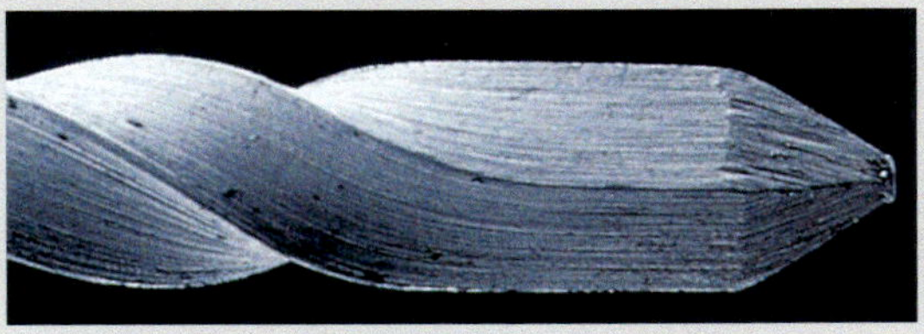
Hedströmfeile	Hedströmfeilen haben spiralförmige Schneiden. Der Abrieb von die Pulpa umgebendem Dentin bei Hedströmfeilen ist größer als beim Einsatz von Reamern oder Kerr-Feilen.	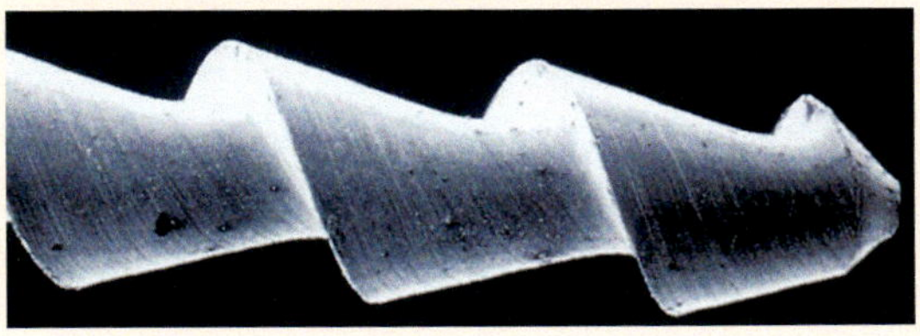

Tab. 1 Instrumente zur Wurzelkanalaufbereitung

Heute sind die meisten Instrumente aus einer Nickel-Titan-Legierung. Dadurch sind sie besonders biegsam und zugleich weniger brüchig. Da sie so flexibel sind, tragen sie häufig die Silbe „flex" im Namen, z. B. Flexicut®, Flexofile®.

Wurzelkanalinstrumente sind „an die Leine zu nehmen"
Alle Wurzelkanalinstrumente sollten bei der Behandlung gesichert werden. Diese Sicherung kann mit einem Sicherheitskettchen oder einem Faden erfolgen. Besser wäre, mit einem Kofferdam zu arbeiten. Dadurch können Wurzelkanalinstrumente nicht aspiriert oder verschluckt werden. Außerdem können keine Bakterien aus der Mundhöhle in den eröffneten Wurzelkanal gelangen.

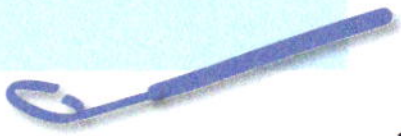

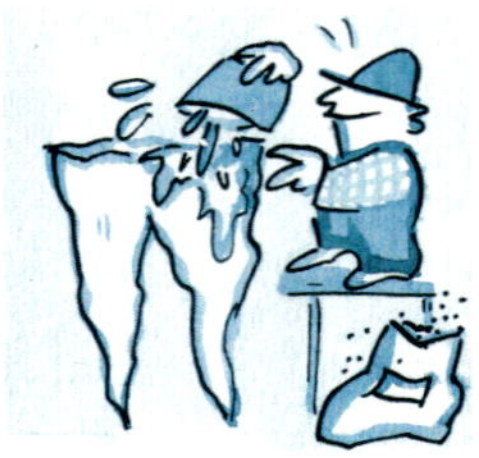

7.1.2 Instrumente und Materialien zur Wurzelkanalfüllung

Für die unterschiedlichen Wurzelkanalfülltechniken gibt es unterschiedliche Instrumente (*s. Tab. 1*). Die Wurzelkanalfüllung erfolgt meist mit Guttaperchastiften.

↑laterale Kondensation, S.216

↑vertikale Kondensation, S.217

Name	Beschreibung	Bilder
Guttaperchastifte	Guttapercha ist die kautschukartige Substanz eines asiatischen Baumes. Zur Verwendung als Wurzelfüllmaterial werden noch Zusatzstoffe beigefügt. Sie werden zusammen mit einem Zement (Sealer) als Wurzelfüllung in den Kanal eingeführt. Guttaperchastifte sind in Größe und Form an die Wurzelkanalinstrumente angepasst. Die unterschiedlichen Größen der Guttaperchastifte sind farblich gekennzeichnet.	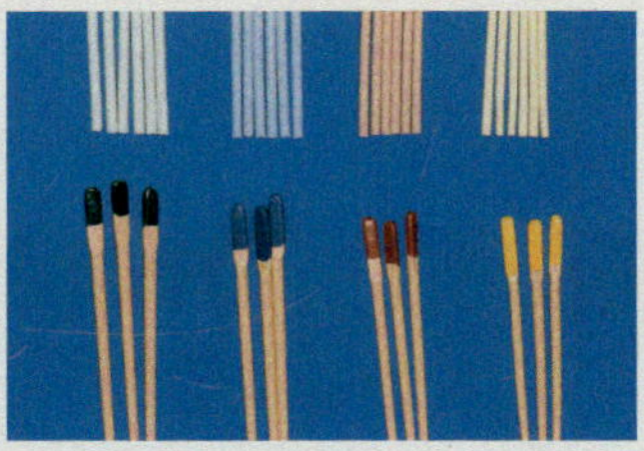
Lentulo	Der Lentulo ist eine Wendel, die sehr flexibel ist. Er ist so konstruiert, dass er medikamentöse Pasten oder Wurzelkanalzemente in den Wurzelkanal transportieren kann.	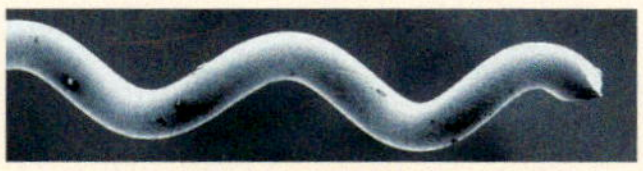
Spreader	Spreader sind Instrumente mit spitzen Enden. Sie dienen dazu, die Guttaperchastifte bei der Wurzelkanalfüllung an die Wurzelkanalwand zu drücken (Technik der ↑lateralen Kondensation).	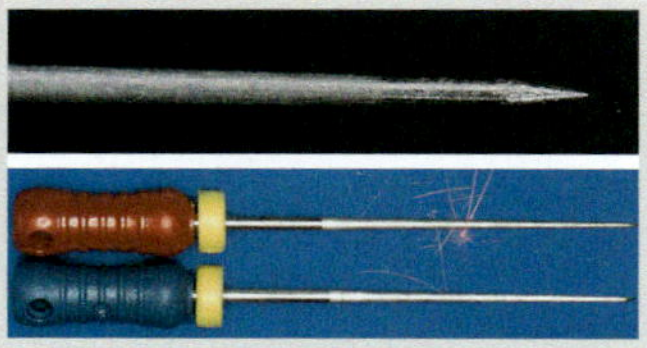
Plugger	Plugger haben ein stumpfes Ende. Sie dienen dazu, Guttaperchastifte im Wurzelkanal von koronal zu verdichten (Technik der ↑vertikalen Kondensation).	
Papierspitzen	Vor der endgültigen Wurzelfüllung oder medikamentösen Einlage muss der Kanal getrocknet werden, da die meisten Füllmaterialien Feuchtigkeit nicht vertragen. Am einfachsten wird mit Papierspitzen die Feuchtigkeit aus dem Kanal gesaugt. Papierspitzen gibt es in unterschiedlichen Größen, die vom Hersteller auf die Größe und Form der Wurzelkanalinstrumente abgestimmt sind.	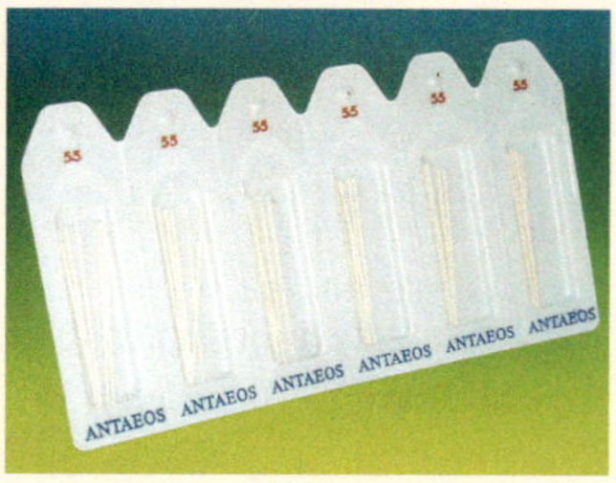

Tab. 1 Instrumente und Materialien zur Wurzelkanalfüllung

7.1.3 Weitere Instrumente und Materialien zur Wurzelkanalbehandlung

Um die Arbeit in der Endodontie zu erleichtern, gibt es für alle Einsatzgebiete unzählige Zusatzinstrumente. Nachfolgend sind, ohne den Anspruch auf Vollständigkeit, einige genannt (*s. Tab. 1*).

Name	Beschreibung	Bilder
Endobox	zur übersichtlichen Aufbewahrung von Wurzelkanalinstrumenten und -materialien	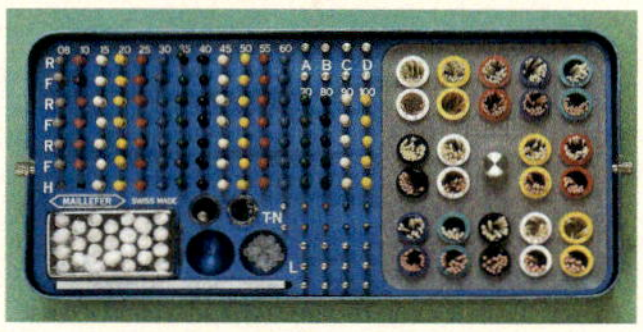
Endomessblock	zum Einstellen der Aufbereitungslänge der Wurzelkanalinstrumente	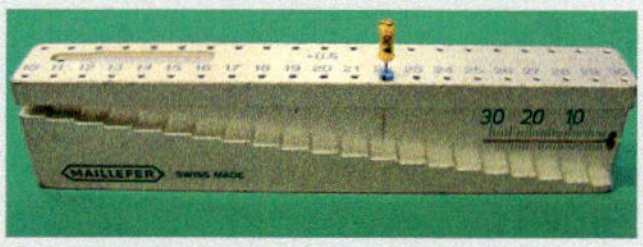
Gatesbohrer	zur Erweiterung der Kanaleingänge	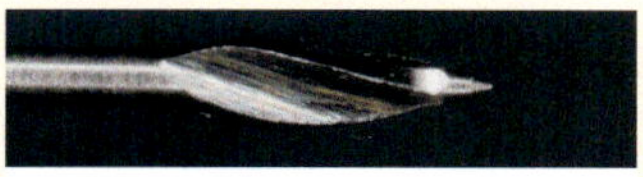 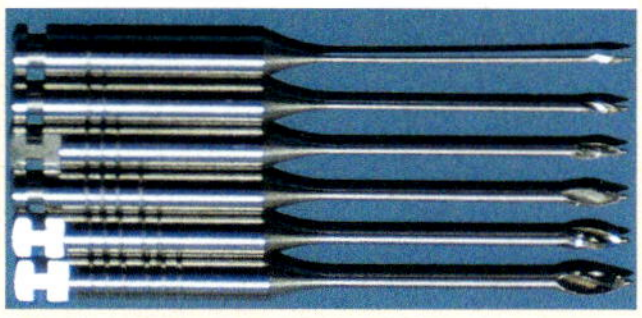
Maschinelle Aufbereitung	Heute werden Wurzelkanäle zunehmend nicht mehr von Hand, sondern maschinell aufbereitet. Dies ist für den Behandler weniger ermüdend. Außerdem werden die Wurzelkanäle besser gesäubert. Rechts ist ein spezieller Motor mit Winkelstück abgebildet. Die Drehzahl des Motors ist begrenzt. Dadurch brechen die Wurzelkanalinstrumente nicht mehr so leicht ab. Es wird hier mit speziell für die maschinelle Aufbereitung hergestellten Wurzelkanalinstrumenten gearbeitet.	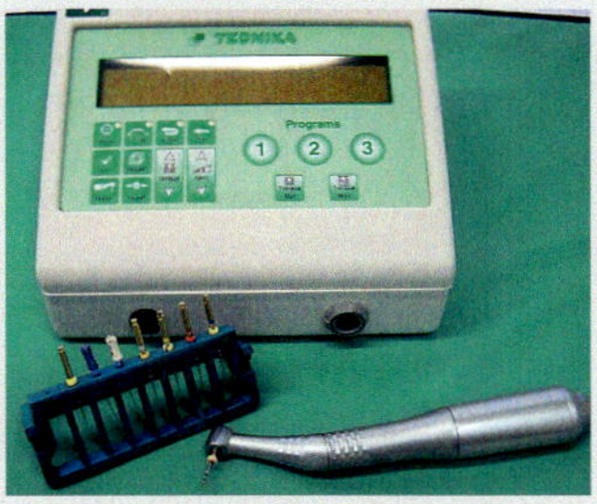
Wurzelkanalsonde	dünne, lange Sonde zum Aufsuchen oder Ertasten der Wurzelkanäle	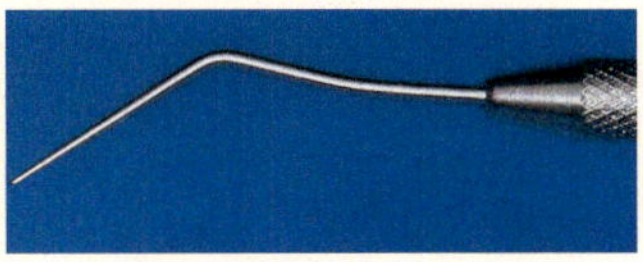

Tab. 1 Zusatzinstrumente und -materialien zur Wurzelkanalaufbereitung

7.1.4 Normierung der Wurzelkanalinstrumente

Jedes Handinstrument besteht aus einem **Handgriff**, einem **Schaft** und einer **Arbeitsfläche** (*s. Abb. 1*). Die Arbeitsfläche ist immer 16 mm, die Länge des Schaftes kann variieren. Dadurch werden Instrumente mit der Gesamtlänge **21, 25, 28, 30** und **31 mm** angeboten.
Der Durchmesser nimmt bei jedem Instrument kontinuierlich von der **Spitze** zum Ende der **Arbeitsfläche** um **0,32 mm** zu. Die Form ist also konisch (kegelförmig).

Um die Vielfalt von Instrumenten übersichtlicher zu machen, wurde eine **ISO-Norm** eingeführt. ISO-Normen gelten international. Sie werden von der *International Organization for Standardization* entwickelt. Zur leichteren Erkennung sind die Griffe der Wurzelkanalinstrumente je nach Größe **unterschiedlich farblich markiert**. Der Durchmesser an der Spitze entspricht dabei immer der ISO-Norm des Instrumentes. Zum Beispiel entspricht ein Instrument mit einem Durchmesser von 0,15 mm an der Spitze der Arbeitsfläche der ISO-Größe 15. Es hat die Farbe Weiß (*s. Abb. 1*).

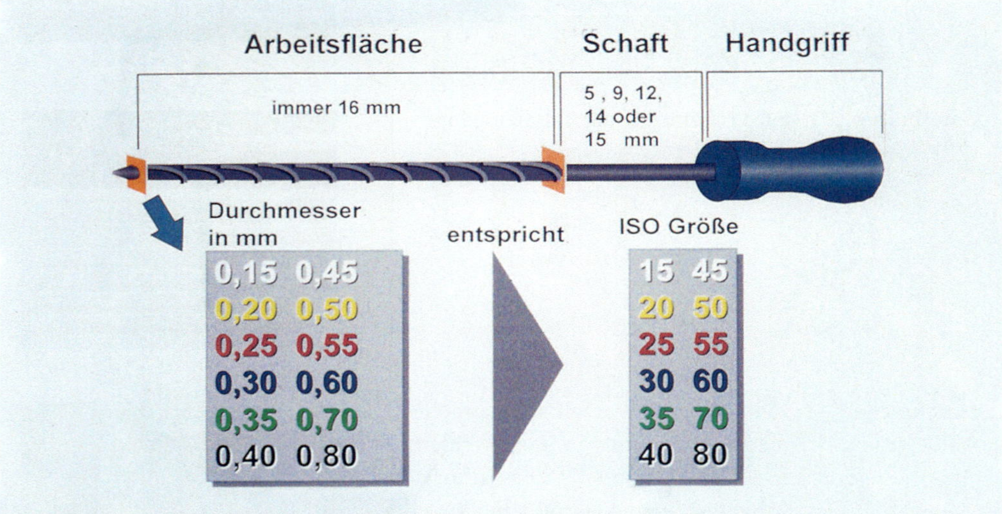

Abb. 1 Normierung der Wurzelkanalinstrumente

Das kleinste Wurzelkanalinstrument hat die ISO-Größe 6 und ist rosa markiert. Darauf folgen ISO-Größe 8 und 10. Sie sind grau bzw. lila.
Auch normieren manche Hersteller die unterschiedlichen Wurzelkanalinstrumente mit einem Symbol auf dem Griff. So werden Hedströmfeilen mit einem Kreis, Reamer mit einem Dreieck und Kerr-Feilen mit einem Viereck gekennzeichnet.

Pflege von Wurzelkanalinstrumenten
Wenn ein Wurzelkanalinstrument im Kanal abbricht, so ist es nur wieder schwer zu entfernen. Deshalb kommt der Instrumentenpflege eine wichtige Bedeutung zu.
Die meisten Wurzelkanalinstrumente können nur begrenzt sterilisiert werden. Grundsätzlich sind die Herstellerangaben zu beachten. So ist es wichtig, sich die Sterilisationszyklen für jedes Instrument zu notieren und es nach einigen Zyklen auszutauschen.
Instrumente, die einen Durchmesser von weniger als ISO-Größe 20 haben, sollten nur einmal verwendet werden. Jedes Instrument ist nach der Sterilisation zu untersuchen. Verbogene Instrumente sind auszutauschen.

7.2 Allgemeiner Ablauf einer Wurzelkanalbehandlung

7.2.1 Befunderhebung und Diagnostik

Um eine Pulpaerkrankung korrekt behandeln zu können, muss in einem ersten Schritt der Zustand der Pulpa beurteilt werden. So kann bei einer geringfügigen Pulpitis evtl. der Wurzelkanal nach der Aufbereitung sofort abgefüllt werden. Bei einer ↑ Pulpagangrän hingegen muss auf jeden Fall eine medikamentöse Einlage vorgenommen werden, da hier mit einem größeren bakteriellen Befall gerechnet werden muss. Deshalb ist eine genaue Befunderhebung und Diagnosestellung entscheidend.

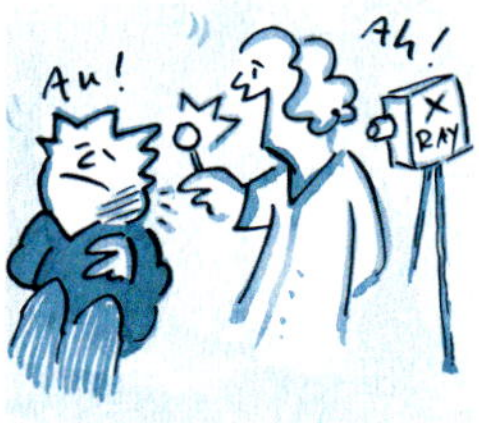

↑ Verlauf und Folgen von Pulpaerkrankungen, S. 196

Zu Befunderhebung und Diagnostik gehören folgende Maßnahmen:
- Befragung des Patienten zu Art, Dauer und Lokalisierbarkeit der Schmerzen
- Vitalitätsprobe
- Perkussionstest
- Röntgenbild

Vitalitätsprobe

Bei der Vitalitätsprobe wird die Pulpa mit Kälte oder Wärme gereizt. Man erfährt dadurch, ob die Pulpa vital ist oder ob eine Pulpanekrose vorliegt. Bei vitaler Pulpa ist die Vitalitätsprobe positiv, bei einer Pulpanekrose ist die Vitalitätsprobe negativ.

Reagiert die Pulpa vital, so bedeutet dies, dass die Bakterien noch nicht bis in die Wurzelpulpa vorgedrungen sind.

Genau genommen wird mit der Reizung der Pulpa nicht die Vitalität, sondern die Empfindlichkeit (Sensibilität) des Zahnes überprüft. Besonders bei älteren Menschen oder bei überkronten Zähnen kann es vorkommen, dass trotz starker Reizung der Pulpa keine positive Vitalitätsprobe vorliegt, obwohl der Zahn eigentlich vital ist. Die Sensibilität ist hier einfach nicht so stark vorhanden. Deshalb wird die Vitalitätsprobe auch als Sensibilitätsprobe bezeichnet.

In der Regel wird zu einer Vitalitätsprobe ein Wattepellet mit Kältespray (*s. Abb. 1*) besprüht und an den Zahn gehalten. Es kann auch ein Stäbchen aus Kohlendioxid-Schnee (CO_2-Schnee) verwendet werden. Eine Reizung mit Wärme kann durch erwärmte Guttapercha oder warme Flüssigkeiten erfolgen. Auch kann die Pulpa mit einem elektrischen Pulpatester gereizt werden.

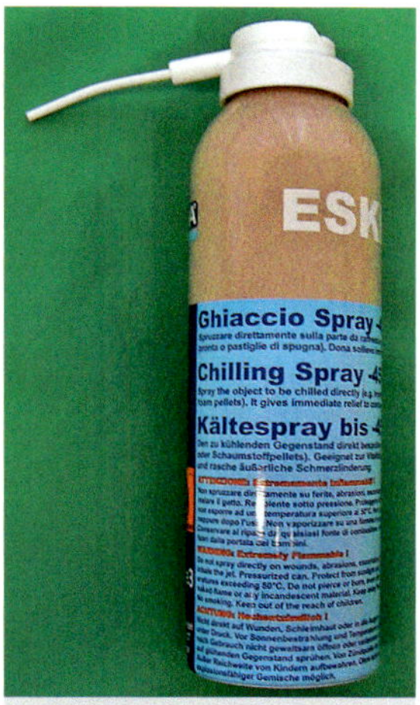

Abb. 1 Kältespray zur Vitalitätsprobe

Perkussionstest

Beim Perkussionstest klopft die Zahnärztin mit dem Griff eines Spiegels oder einer Sonde auf den zu prüfenden Zahn. Dadurch erfolgt die Reizung des Zahnhalteapparates. Liegt eine Entzündung des Zahnhalteapparates, insbesondere im Bereich der Wurzelspitze, vor, so kann das Klopfen schmerzhaft sein.

Röntgenbild

Ein Röntgenbild gibt eine genaue Auskunft über den Zustand der Wurzel.

- Bei einer **apikalen Parodontitis** bzw. **apikalen Ostitis** zeigt sich im Röntgenbild eine Aufhellung im Bereich der Wurzelspitze (*s. Abb. 1*). Die Vitalitätsprobe des Zahnes ist dann negativ, der Perkussionstest positiv. Bei einer apikalen Parodontitis bzw. einer apikalen Ostitis haben Bakterien die Wurzelkanäle komplett befallen. Außerdem sind Bakterien bzw. bakterielle Toxine über das Foramen apicale in das ↑ Parodontium (Zahnhalteapparat) und den Knochen gelangt.
- Ein Röntgenbild gibt auch Auskunft über die Ursache der Pulpaerkrankung. Bei einer tiefen Karies (Caries profunda), die bis an die Pulpa reicht, ist die Vitalitätsprobe oft massiv positiv, der Perkussionstest jedoch negativ. Diese Zeichen sprechen für eine **nicht rückführbare (irreversible) Pulpitis**. In unserem Beispiel (*s. Abb. 2*) haben sich Bakterien in der Pulpa verbreitet, bakterielle Toxine sind aber nur geringfügig über das distale Foramen apicale in das Parodontium gelangt.
- Außerdem gibt das Röntgenbild Informationen über Länge, Anzahl und Krümmung der Wurzeln.

↑ Parodontium, S. 308

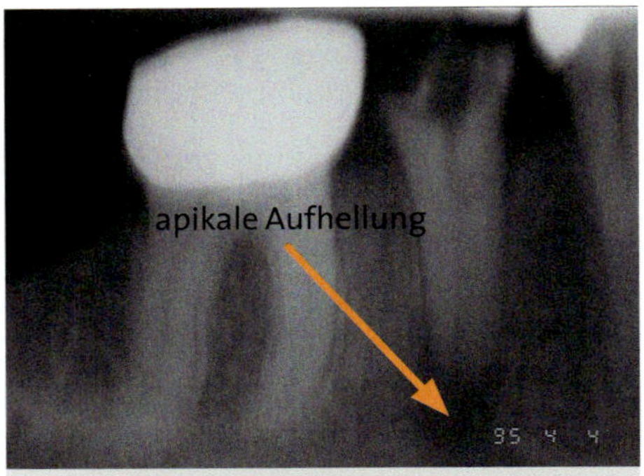

Abb. 1 Apikale Aufhellung an Zahn 45

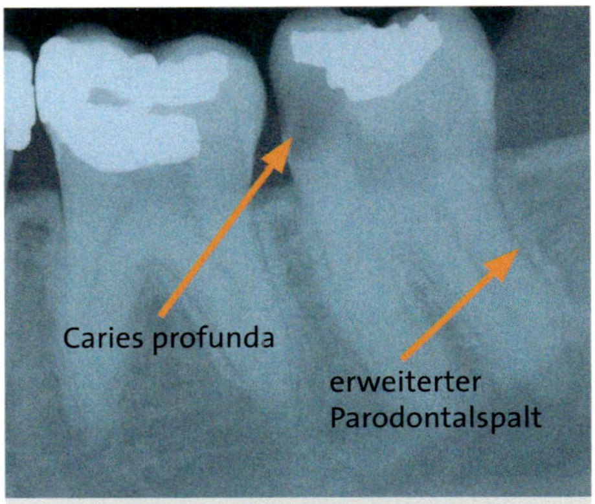

Abb. 2 Caries profunda mit Pulpabeteiligung. An der distalen Wurzel ist ein erweiterter Parodontalspalt zu erkennen.

↑ Kofferdam, S. 147

7.2.2 Trepanation

Unter einer Trepanation versteht man die Eröffnung der Pulpahöhle (*s. Abb. 3*). Vor einer Trepanation sollte bei vitaler Pulpa der Zahn anästhesiert werden. Bei einer nicht vitalen Pulpa kann in der Regel darauf verzichtet werden. Manchmal verspürt der Patient bei der Wurzelkanalaufbereitung noch Schmerzen, obwohl die Vitalitätsprobe negativ war. Dies deutet darauf hin, dass ein Wurzelkanal noch nicht vollständig nekrotisch ist. Selbstverständlich sollte auch dann der Zahn anästhesiert werden.
Zudem sollte vor der Trepanation ein ↑ Kofferdam gelegt werden, damit keine Keime aus der Mundhöhle zusätzlich in die Wurzelkanäle gelangen. Außerdem wird dadurch das Verschlucken oder eine Aspiration (Einatmung) von Instrumenten verhindert.

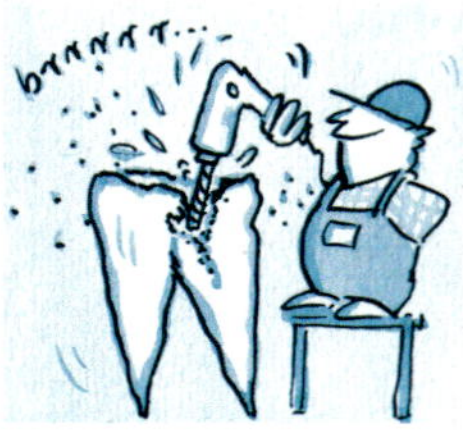

Bei der Trepanation muss der Zugang so gestaltet werden, dass die Wurzelkanalinstrumente geradlinig in die Wurzelkanäle eingeführt werden können. Nach der Trepanation werden die Wurzelkanäle vorsichtig mit Wurzelkanalinstrumenten sondiert (ertastet). Man erhält erste Aufschlüsse über die Krümmung, Anzahl, Länge und Breite der Wurzelkanäle.

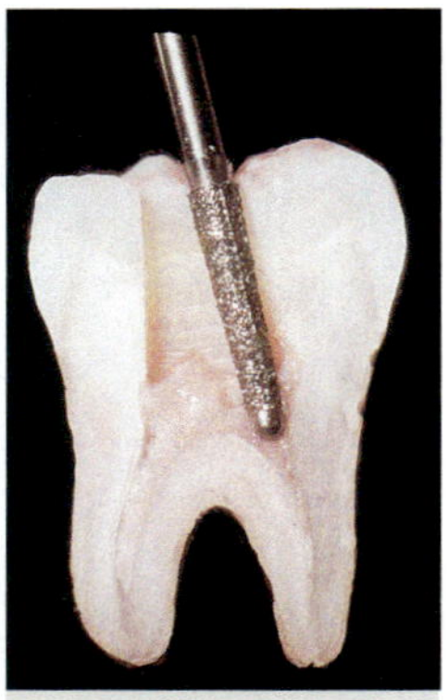

Abb. 3 Trepanation mit einem Battbohrer

7.2.3 Längenbestimmung

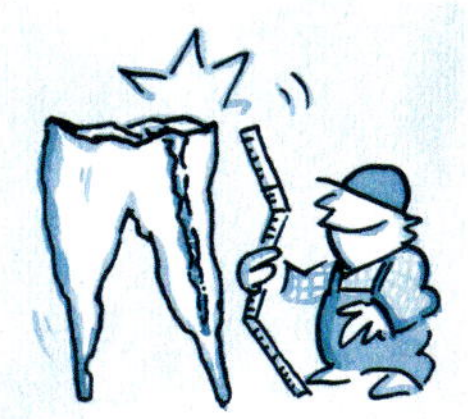

Für den Erfolg einer Wurzelkanalbehandlung ist es entscheidend, dass der Wurzelkanal vollständig bis zur Wurzelspitze aufbereitet und abgefüllt wird. Aber auch eine Aufbereitung über die Wurzelspitze hinaus kann zu Reizungen des Parodontiums führen oder Keime in das Parodontium verschleppen. Deshalb sollte die genaue Länge des Wurzelkanals bekannt sein.

Die Längenbestimmung kann **röntgenologisch** oder mit Hilfe eines elektrometrischen **Längenmessgerätes** erfolgen.

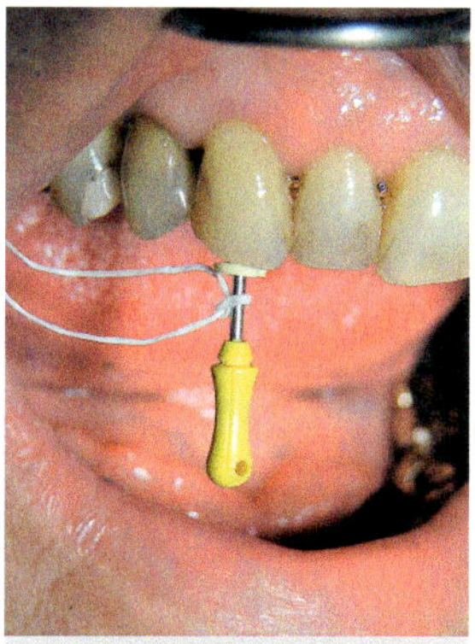

Abb. 1 Eingeführtes Wurzelkanalinstrument

Röntgenologische Längenmessung

Je nach Aufnahmetechnik vergrößern oder verkleinern Röntgenbilder die dargestellten Strukturen. Außerdem können Wurzelkanäle auch gekrümmt verlaufen. Deshalb sollte nie aus einem Röntgenbild die Länge des Wurzelkanals direkt abgemessen werden.

Zur Längenmessung wird ein Wurzelkanalinstrument in den Wurzelkanal eingeführt (*s. Abb. 1*). Der Stopper wird auf einen Referenzpunkt (z. B. die Inzisalkante) eingestellt. Die Länge von Stopper bis Wurzelspitze wird abgemessen.

Zusammen mit dem Instrument wird eine Röntgenaufnahme angefertigt.

Auf dem Röntgenbild ist die Länge des Instrumentes von dem Referenzpunkt bis zur Spitze bekannt.
Die fehlende Länge bis zur Wurzelspitze kann nun abgeschätzt werden. Daraus lässt sich die Aufbereitungslänge berechnen (*s. Abb. 2*).

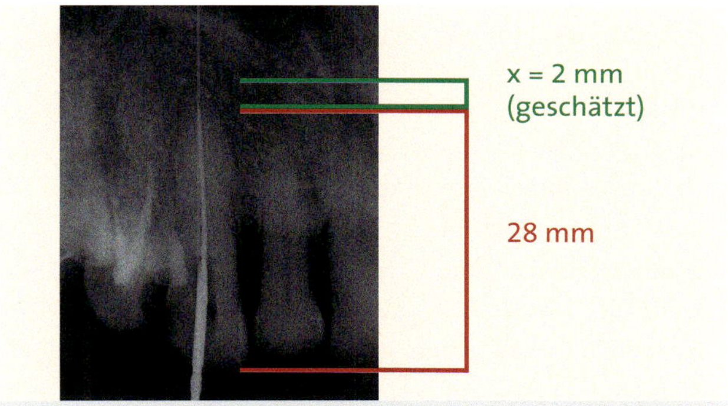

Abb. 2 Röntgenologische Längenmessung. Die Aufbereitungslänge errechnet sich in diesem Beispiel folgendermaßen: 28 mm (gemessen) + 2 mm (geschätzt) = 30 mm.

Elektrometrische Längenmessung

Bei einem elektrometrischen Längenmessgerät (*s. Abb. 3*) wird das Wurzelkanalinstrument mit einem Kabel verbunden. Ein anderes Kabel wird in das Vestibulum des Patienten eingehängt. Führt man nun das Wurzelkanalinstrument langsam in den feuchten Wurzelkanal ein, so wird elektronisch der Widerstand gemessen. Das Gerät gibt einen Signalton, wenn das Wurzelkanalinstrument am Foramen apicale angelangt ist. Nun wird der Stopper auf einen Referenzpunkt (Bezugspunkt) eingestellt. Außerhalb des Wurzelkanals muss das Instrument noch vom Stopper bis zur Wurzelspitze abgemessen werden.

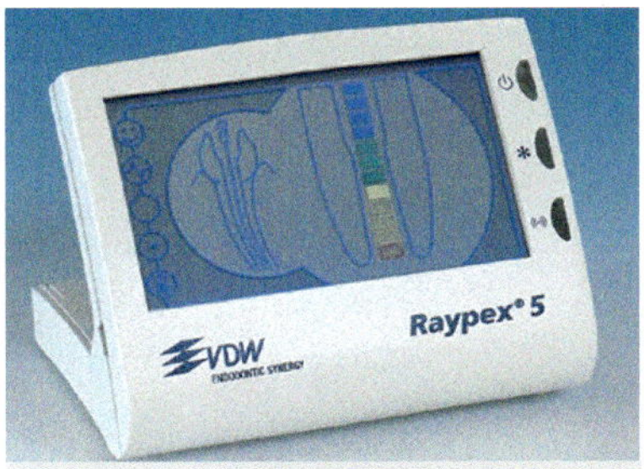

Abb. 3 Elektrometrisches Längenmessgerät

7.2.4 Wurzelkanalaufbereitung

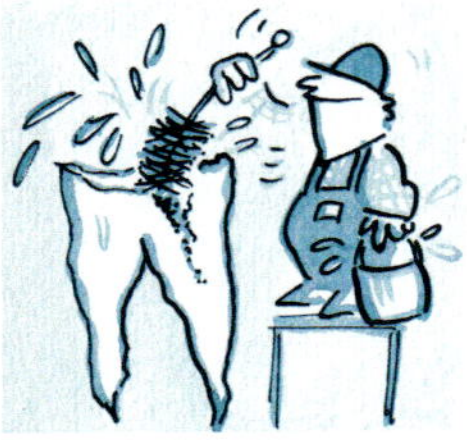

↑ Instrumentarium bei einer Wurzelkanalbehandlung, S. 207

Die Ziele einer Wurzelkanalaufbereitung sind:
- die Säuberung des Wurzelkanals
- die Abtragung von die Pulpa umgebendem Dentin, um den Wurzelkanal besser abfüllen zu können und Bakterien aus dem Dentin zu entfernen
- die Abtötung von Bakterien in den feinen Seitenkanälchen der Pulpa

Ist die Pulpa noch vital, so sollte sie mit Exstirpationsnadeln zuerst entfernt werden. Anschließend kann der Wurzelkanal weiter aufbereitet werden. Ist die Pulpa nekrotisch, so kann sofort mit Wurzelkanalfeilen der Kanal von Hand oder maschinell ↑ aufbereitet werden.

Mit **Handinstrumenten** wird häufig die **Step-back-Methode** durchgeführt. Dazu wird ein dünnes Wurzelkanalinstrument bis auf die volle Arbeitslänge eingeführt. Die ISO-Größe des ersten Wurzelkanalinstrumentes sollte so gewählt werden, dass es im apikalen Bereich leicht klemmt. Der Wurzelkanal wird durch leichte drehende und ziehende Bewegungen gereinigt. Läuft das Wurzelkanalinstrument leichtgängig im Kanal, so wird die nächste ISO-Größe verwendet. Das Instrument wird nun aber nicht mehr auf die volle Arbeitslänge eingeführt, sondern ca. um 0,5 mm kürzer. Dieses Vorgehen wird mehrmals praktiziert, so lange, bis man gegenüber dem zuerst verwendeten Instrument bei ca. der dritten bis fünften höheren ISO-Größe angelangt ist.

Bei der **maschinellen Aufbereitung** wird häufig die **Step-down-Methode** angewendet. Hier fängt man mit der größten ISO-Größe an, bereitet aber den Wurzelkanal nur im oberen Bereich auf. Dann folgen kleinere ISO-Größen, bis man schließlich mit der kleinsten bei der vollen Arbeitslänge angelangt ist.

Das zuletzt in voller Arbeitslänge eingeführte Wurzelkanalinstrument wird als **apikale Masterfeile** bezeichnet. Nach dieser ISO-Größe richtet sich bei der Wurzelkanalfüllung die ISO-Größe der Guttaperchastifte und Papierspitzen.

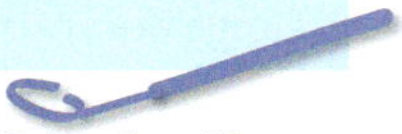

Ein Wurzelkanal besteht meist aus einem Hauptkanal mit vielen verzweigten Seitenkanälen (*s. Abb. 1*). Die Seitenkanäle können nicht durch Wurzelkanalinstrumente aufbereitet werden. Aber auch diese können mit Bakterien infiziert sein. Deshalb werden bei der Wurzelkanalaufbereitung **bakterienabtötende Spülungen** eingesetzt. Meist wird dazu Natriumhypochlorid (NaOCl), Wasserstoffperoxid (H_2O_2), Chlorhexidingluconat (CHX) oder Alkohol verwendet. Die Spülung erfolgt über Einwegspritzen mit dünnen Kanülen. Mit diesen Spülungen wird nach jeder neuen ISO-Größe der Wurzelkanal gespült. Spezielle Ultraschallinstrumente können diesen Spüleffekt verstärken. Außerdem werden durch die Spülungen abgefeilte Dentinspäne aus dem Kanal gespült und Gewebsreste aufgelöst.

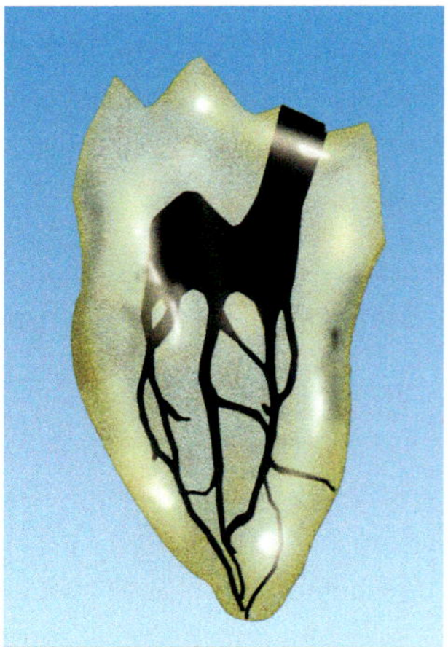

Abb. 1 Verzweigtes Wurzelkanalsystem eines Molaren (nachgezeichnet)

Gleitmittel lassen die Wurzelkanalinstrumente im Kanal besser gleiten. Dadurch besteht eine geringere Gefahr des Instrumentenbruchs. Außerdem haben auch sie eine Bakterien abtötende Wirkung. Viele Gleitmittel enthalten **EDTA** (Abk. für engl. **e**thylene **d**iamine **t**etraacetic **a**cid, deutsch: Ethylendiamintetraessigsäure), das die Reinigung des Wurzelkanals unterstützt.

Via falsa

Vor allem bei stark gekrümmten Kanälen kann das Wurzelkanalinstrument nicht mehr dem Kanal folgen und z. B. die Wurzel durchstoßen. Dies wird als Via falsa (falscher Weg) bezeichnet (*s. Abb. 1*).
Die Spüllösungen NaOCl und H_2O_2 sollte man nicht auf Kleidung bringen, da sie diese entfärben. Auch kann sie zu Verätzungen in den Augen führen.

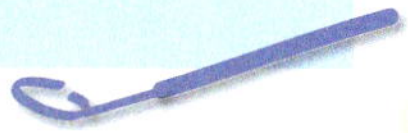

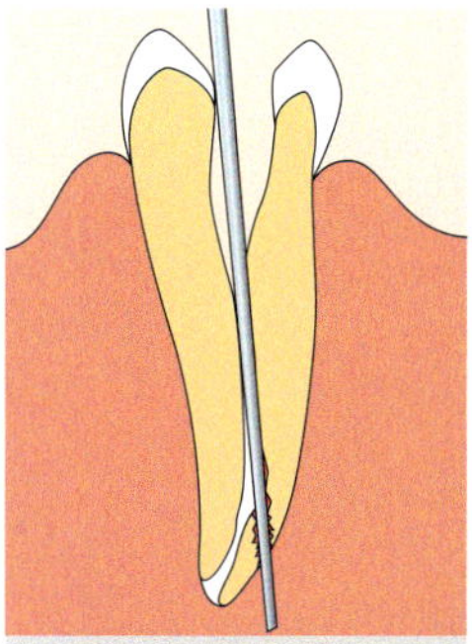

Abb. 1 Via falsa

7.2.5 Medikamentöse Einlage

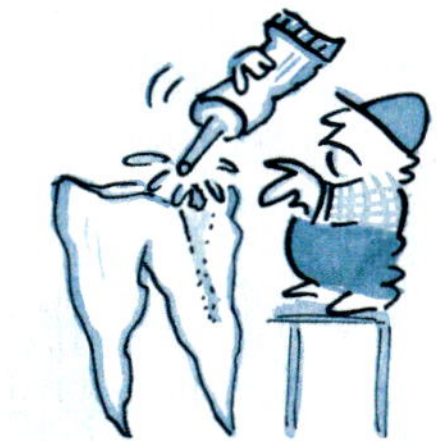

Der Zweck einer medikamentösen Einlage ist es, eine zusätzliche Desinfektion des Wurzelkanalsystems zu erreichen. Dies ist vor allem bei einer Pulpagangrän sinnvoll, da hier eine massive bakterielle Besiedlung vorliegt, die sich evtl. schon über das Foramen apicale ausgebreitet hat.
Bei einer leichten Pulpitis oder bei einer Wurzelkanalbehandlung nach Kronenfraktur kann evtl. auf die medikamentöse Einlage verzichtet werden. Die medikamentöse Einlage ist unter bestimmten Voraussetzungen nicht notwendig, z. B. wenn aus prothetischen Gründen der Zahn wegen Zahnfehlstellungen so extrem beschliffen werden muss, dass dabei die Pulpa eröffnet wird.

Als Medikament der ersten Wahl gilt zurzeit ein nicht aushärtendes **Kalziumhydroxidpräparat** (z. B. Calxyl®).
Im Handel gibt es auch noch früher übliche Mischungen aus Abkömmlingen des Phenol (Phenolderivate; z. B. ChKM®).
Treten besonders starke Schmerzen auf, so können diese durch Medikamente, denen Kortikoide (Kortison) und Antibiotika zugesetzt sind, gelindert werden (z. B. Ledermix®).

Vor- und Nachteile von Einlagen mit Kortikoiden

Durch Kortikoide wird eine Entzündungsreaktion gehemmt. Der Nachteil einer Einlage mit Kortikoiden (z. B. Ledermix®) ist jedoch, dass vor der Wurzelfüllung nicht mehr klar abzuschätzen ist, ob der Patient tatsächlich schmerzfrei ist oder ob die Schmerzen nur durch die Kortikoide unterdrückt werden.

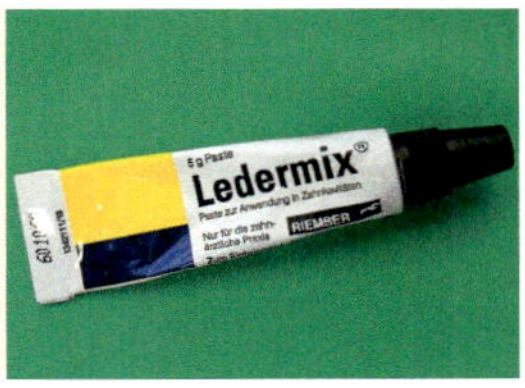

Vor einer medikamentösen Einlage wird der Wurzelkanal gründlich gespült und anschließend mit ↑Papierspitzen getrocknet. Das Medikament wird mit Hilfe eines ↑Lentulo in den Wurzelkanal gebracht („einrotiert").

↑Papierspitzen, S. 208

Damit der Wurzelkanaleingang später wieder einfach gefunden werden kann, wird auf ihn ein Wattepellet gelegt.

↑Lentulo, S. 208

Dann wird die Kavität provisorisch verschlossen, z. B. mit Cavit® oder Zement.
Das Medikament bleibt mindestens für eine Woche im Wurzelkanal. Dann kann entweder ein neues Medikament eingelegt werden oder es erfolgt eine Wurzelkanalfüllung.

7.2.6 Wurzelkanalfüllung

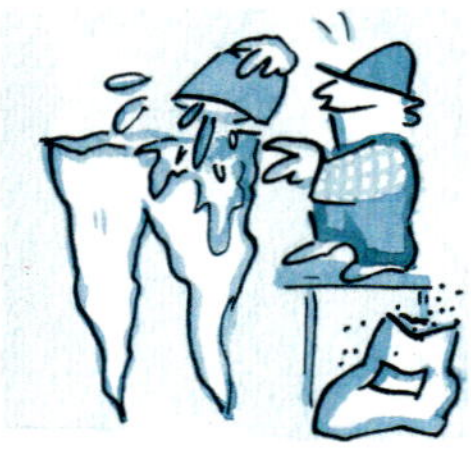

Ziel einer Wurzelkanalfüllung ist es, den Wurzelkanal möglichst bakteriendicht zu verschließen. Dabei ist darauf zu achten, dass der Wurzelkanal nicht überstopft wird. Die Wurzelkanalfüllung wird in der Regel durch eine Kombination aus Wurzelkanalzement (Sealer) und Guttaperchastiften erreicht. Bekannte Sealer sind z. B. AH plus®, AH 26®, Diaket®, Apexit®. Vor Gebrauch der Sealer müssen in der Regel zwei Pasten miteinander vermischt werden.

Es gibt einige Wurzelfülltechniken. Am bekanntesten sind
- die Zentralstift-Technik,
- die laterale Kondensation,
- die vertikale Kondensation.

Zentralstift-Technik

Bei der Zentralstift-Technik wird ein Guttaperchastift verwendet, der dieselbe ISO-Größe wie das zuletzt verwendete Wurzelkanalinstrument hat. Dieser Guttaperchastift wird mit Sealer in der richtigen Aufbereitungslänge einzementiert. Nach einer abschließenden Röntgenkontrollaufnahme wird überschüssige Guttapercha am Kanaleingang mit einem heißen Instrument entfernt.
Die Zentralstift-Technik hat einen Nachteil: Falls der Guttaperchastift den Wurzelkanal nicht vollständig ausfüllt, macht der Sealer einen großen Anteil der Füllung aus. Da Sealer beim Abbindevorgang schrumpft, können hier undichte Stellen auftreten.

Laterale Kondensation

Laterale Kondensation bedeutet „seitliches Verdichten". Das Ziel ist es, den Wurzelkanal vollständig mit möglichst viel Guttapercha und möglichst wenig Sealer zu füllen.
Auch hier wird wie bei der Zentralstift-Technik ein Guttaperchastift mit derselben ISO-Größe wie das zuletzt verwendete Wurzelkanalinstrument mit Sealer eingesetzt (*s. Abb. 1a*).
Diese Guttapercha wird nun verdichtet. Dazu wird ein Spreader eingeführt, der den Guttaperchastift seitlich an die Wurzelkanalwand drückt (*s. Abb. 1b*).
Der Spreader wird herausgezogen. Dann wird in den Hohlraum ein dünnerer Guttaperchastift eingeschoben und wiederum mit dem Spreader verdichtet (*s. Abb. 1c*). Dieser Vorgang wird so lange durchgeführt, bis kein Guttaperchastift mehr in den Wurzelkanal passt (*s. Abb. 1d*). Nach einer abschließenden Röntgenkontrollaufnahme wird überschüssige Guttapercha am Kanaleingang mit einem heißen Instrument entfernt.

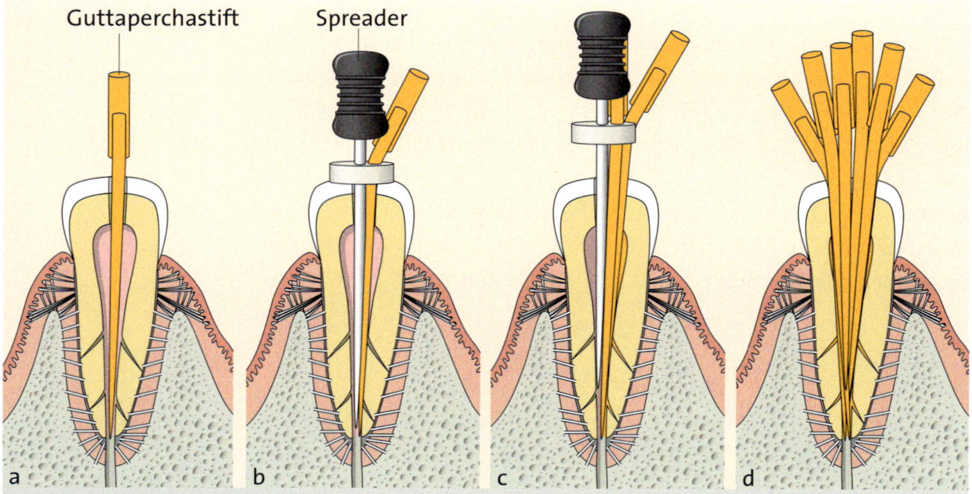

Abb. 1 Laterale Kondensation

Vertikale Kondensation

Es gibt auch unterschiedliche thermoplastische Techniken. Sie nützen alle die Eigenschaft aus, dass sich Guttapercha bei Erwärmung verflüssigt. Guttapercha wird hierzu außerhalb oder innerhalb des Wurzelkanals erwärmt und im Wurzelkanal mit speziellen Instrumenten (z.B. einem Plugger) verdichtet (*s. Abb. 1*).
Da die Verdichtung durch Druck von oben, d.h. in senkrechter (vertikaler) Richtung erfolgt, wird dieses Vorgehen auch als vertikale Kondensation bezeichnet.

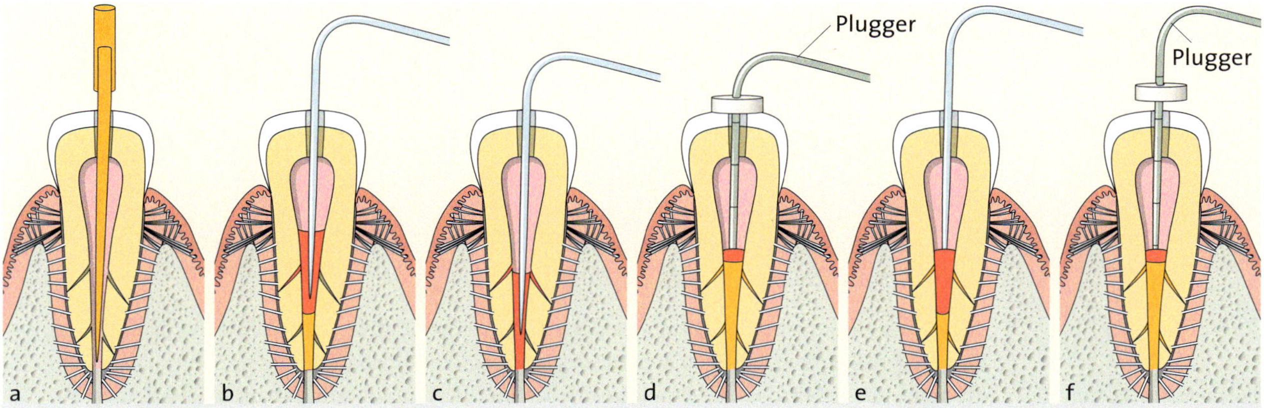

Abb. 1 Eine Technik der vertikalen Kondensation. a) Passender Guttaperchastift; b) Abtrennen des Guttaperchastiftes mit einem erhitzten Instrument; c) Wiederholung des Arbeitsschrittes, um in tiefere Abschnitte des Kanals vorzudringen; d) Verdichtung des unteren Guttaperchaanteils mit einem Plugger; e) schrittweises Auffüllen des Kanals mit kleinen Portionen erwärmter Guttapercha; f) Verdichten der Guttapercha mit einem Plugger

7.2.7 Kontrollröntgenbild und randdichter Verschluss

Nach einer Wurzelkanalfüllung sollte ein Kontrollröntgenbild erstellt werden, z.B. um zu sehen, ob der Wurzelkanal überstopft wurde, ob die Wurzelkanalfüllung dicht ist oder ob sie Blasen oder Hohlräume aufweist (*s. Abb. 2, 3*).

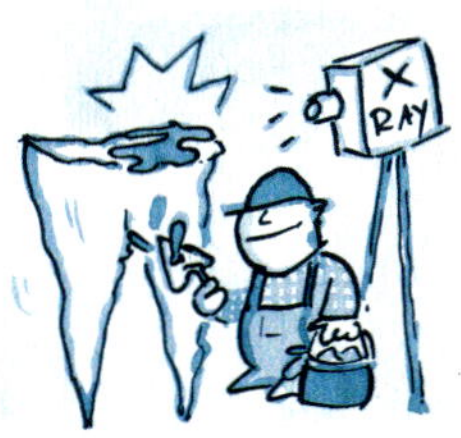

Außerdem ist unbedingt der Zahn mit einer randdichten endgültigen (definitiven) Füllung oder Krone zu versorgen, damit nicht erneut Bakterien den Wurzelkanal befallen können.

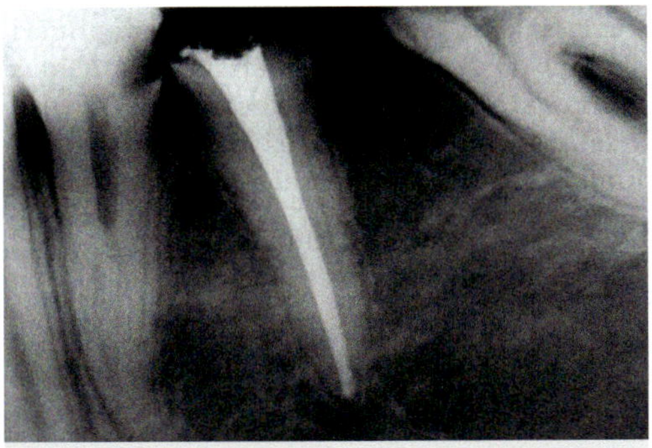

Abb. 2 Kontrollröntgenbild nach Wurzelkanalfüllung von Zahn 35. Caries profunda an Zahn 34

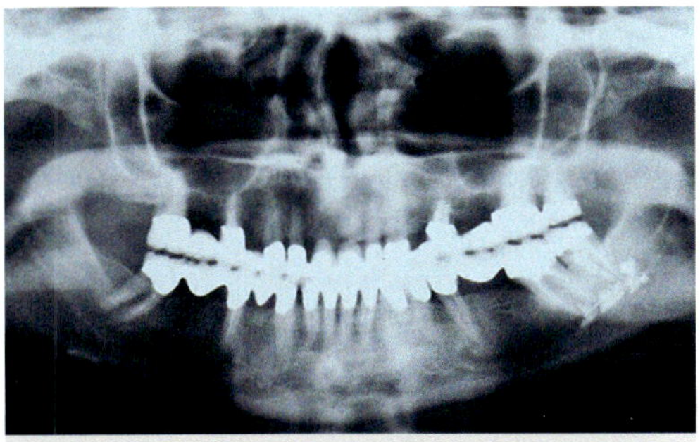

Abb. 3 Die Wurzelkanalfüllungen an 37, 38 sind weit überstopft. Das Wurzelkanalfüllungsmaterial reicht weit in den Mandibularkanal hinein.

7.3 Spezifischer Ablauf bei unterschiedlichen Wurzelkanalbehandlungsmethoden

↑ allgemeiner Ablauf einer Wurzelkanalbehandlung, S. 211

Unter bestimmten Umständen kann es erforderlich sein, vom beschriebenen ↑ allgemeinen Ablauf einer Wurzelkanalbehandlung geringfügig abzuweichen.
Dies ist erforderlich bei
- der Vitalexstirpation,
- der Mortalexstirpation,
- der Gangränbehandlung.

7.3.1 Vitalexstirpation

Bei einer Vitalexstirpation wird die noch lebende Pulpa (Kronen- und Wurzelpulpa) entfernt. Gründe dafür können sein:
- Nicht rückführbare (**irreversible**) Pulpitis.
- Die Pulpa ist so großflächig eröffnet worden, dass weder eine direkte Überkappung noch eine Pulpotomie Erfolg versprechend sind.
- Aus prothetischen Gründen, z. B.: Um den Zahn mit einer Krone versorgen zu können, musste so viel präpariert werden, dass die Pulpa freiliegt.

↑ Trepanation, S. 212

↑ allgemeiner Ablauf einer Wurzelkanalbehandlung, S. 211

Nach Anästhesie wird der Zahn ↑ trepaniert und die vitale Pulpa wird entfernt (exstirpiert). Danach erfolgen die weiteren Schritte der ↑ Wurzelkanalbehandlung.
Ist man sich sicher, dass die Pulpa nicht oder nur geringfügig mit Bakterien befallen ist, so kann auf eine medikamentöse Einlage verzichtet werden und der Zahn nach der Aufbereitung sofort gefüllt werden. Dies kann z. B. etwa in der Prothetik der Fall sein oder wenn nach einem Unfall die Pulpa eröffnet wurde und der Patient sofort die Zahnärztin aufsucht.

7.3.2 Mortalexstirpation

In seltenen Fällen hat der Patient so starke pulpitische Beschwerden, dass trotz Anästhesie keine Vitalexstirpation durchgeführt werden kann. Deswegen muss die noch lebende Pulpa vorher devitalisiert (abgetötet) werden. Man spricht in diesem Fall von einer Mortalexstirpation.

Devitalisierende Mittel nur in Ausnahmefällen einsetzen
Der Einsatz der Devitalisationsmittel ist nicht unumstritten. Die nekrotisierende Wirkung des Formaldehyds dieser Mittel ist nicht zuverlässig auf die Pulpa zu begrenzen. Daher drohen Nekrosen angrenzender Gewebe. Deshalb sollten Methoden, bei denen ein Zahn devitalisiert wird, nur in seltenen Ausnahmen angewendet werden. Dies gilt sowohl für die Anwendung devitalisierender Mittel bei Milchzähnen (↑ Mortalamputation) als auch bei bleibenden Zähnen (Mortalexstirpation).

↑ Mortalamputation, S. 203

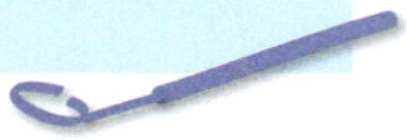

↑ Trepanation, S. 212

In der **ersten Sitzung** wird der Zahn ↑ trepaniert. Auf die eröffnete Pulpa wird ein Devitalisationsmittel (z. B. Toxavit®, Depulpin®) gelegt und der Zahn verschlossen. Das Devitalisationsmittel sollte für ein paar Tage verbleiben. Dadurch wird die Pulpa abgetötet.

In der **zweiten Sitzung** kann dann die abgetötete Pulpa exstirpiert werden. Danach erfolgen die anderen Schritte der ↑ Wurzelkanalbehandlung.

↑ allgemeiner Ablauf einer Wurzelkanalbehandlung, S. 211

7.3.3 Gangränbehandlung

Da bei einer Gangrän ein fauliger Zerfall der Pulpa vorliegt, muss von einer massiven bakteriellen Besiedelung der Wurzelkanäle ausgegangen werden. Die Pulpa ist also im Gegensatz zur Vital- oder Mortalexstirpation abgestorben. Sehr häufig ist auch eine apikale Parodontitis oder eine apikale Ostitis anzutreffen.

In diesem Zustand ist eine medikamentöse Einlage unbedingt notwendig, bevor eine Wurzelfüllung gelegt wird. Liegt nach der ersten medikamentösen Einlage immer noch eine Entzündung vor, so muss nochmals eine medikamentöse Einlage erfolgen. Die Behandlung kann also minimal in zwei Sitzungen erfolgen. Der Ablauf der Gangränbehandlung entspricht dem ↗ allgemeinen Behandlungsablauf einer Wurzelkanalbehandlung.

↗ allgemeiner Ablauf einer Wurzelkanalbehandlung, S. 211

7.4 Assistenz bei der Wurzelkanalbehandlung

7.4.1 Messaufnahme

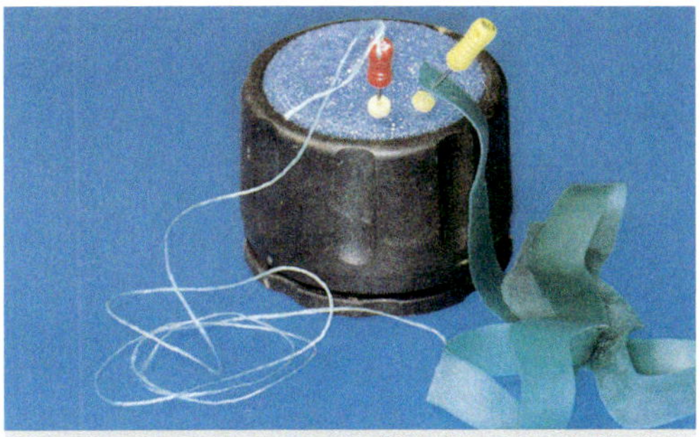

Abb. 1 *Sicherung der Wurzelkanalinstrumente*

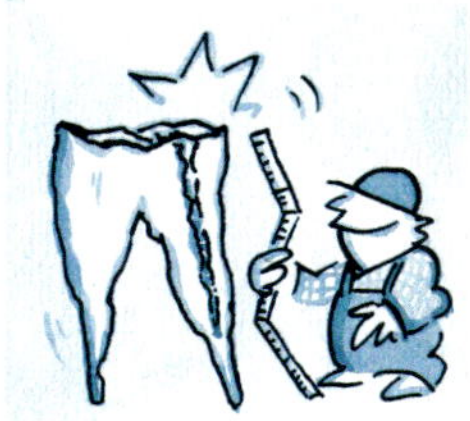

Arbeitet man ohne Kofferdam, so sind die Wurzelkanalinstrumente vor einer Messaufnahme zu sichern, um einer Aspiration vorzubeugen. Dazu kann z. B. an den Wurzelkanalinstrumenten Zahnseide befestigt werden (*s. Abb. 1*).
Eine Messaufnahme kann auch mit Hilfe eines Guttaperchastifts durchgeführt werden. Dies wird auch als **Masterpointaufnahme** bezeichnet. Dadurch kann kontrolliert werden, ob der Guttaperchastift die vollständige Aufbereitungslänge ausfüllt. Die Verletzungsgefahr bei einer möglichen Aspiration des Guttaperchastiftes ist geringer als bei der Aspiration eines Wurzelkanalinstruments.

7.4.2 Wurzelkanalaufbereitung

Um nach der Trepanation den Wurzelkanal nicht unnötig zu infizieren, sollte mit einem sterilen Tray gearbeitet werden.

Auf dem Arbeitsplatz sollten vorbereitet sein (*s. Abb. 2*):
- Handschuhe, Mundschutz
- Grundbesteck
- Kofferdam
- zwei Pinzetten zum sterilen Anreichen
- Wurzelkanalsonde
- Stopfer, Heidemannspatel
- Schere
- Sauger
- Exkavator
- Einwegspritze mit Spüllösungen
- Wurzelkanalinstrumente
- Messblock
- Tupfer
- Wattepellets

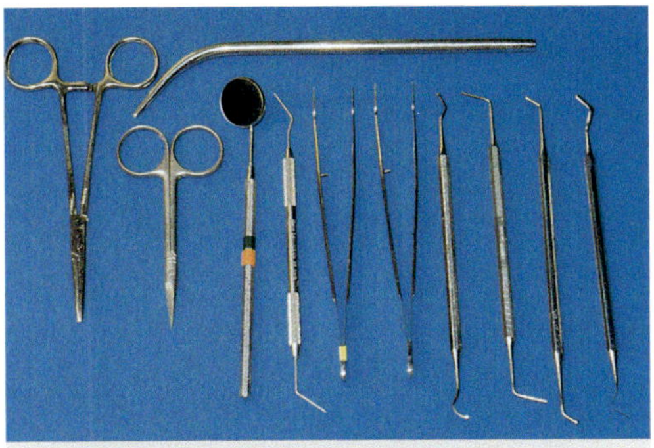

Abb. 2 *Instrumentarium zur Wurzelkanalbehandlung*

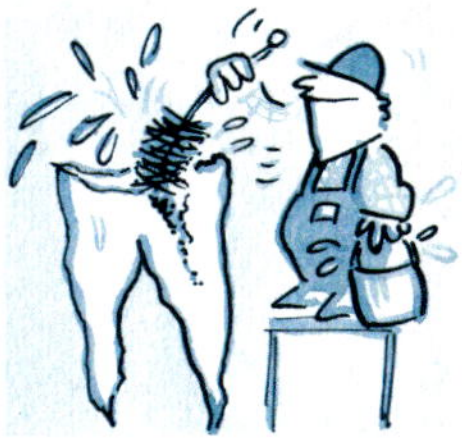

Während der Aufbereitung kann die ZFA sehr hilfreich sein, indem sie an den einzelnen Wurzelkanalinstrumenten die richtige Länge einstellt und sie nach ISO-Größen sortiert. Ein Messblock leistet hier gute Dienste (*s. Abb. 1*).

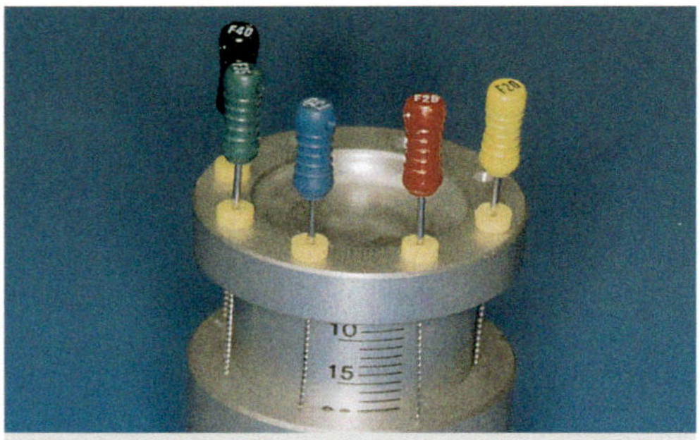

Abb. 1 Messblock

Die Wurzelkanalinstrumente sollten nur am Griff angefasst werden. Außerdem sollte die ZFA die Wurzelkanalinstrumente mit einem alkoholgetränkten Tupfer nach Gebrauch abwischen und wieder bereitstellen.
Bei dem Einsatz von Spüllösungen muss die ZFA gut absaugen, da die Spüllösungen meist ätzend bzw. reizend sind und der Patient diese nicht verschlucken sollte.

Dokumentation der Wurzelkanalbehandlung
Da eine Wurzelkanalbehandlung meist in mehreren Sitzungen abläuft, ist die Dokumentation sehr wichtig. Es sollten die **Aufbereitungslänge** und die **ISO-Größe des zuletzt verwendeten Instruments** notiert werden, da z. B. die Wurzelkanalfüllung in der Folgesitzung darauf abgestimmt werden muss.

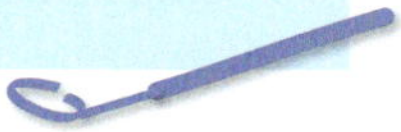

7.4.3 Medikamentöse Einlage

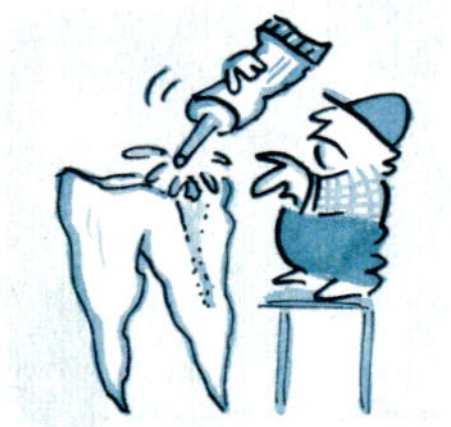

Zusätzlich zu den bei der Wurzelkanalaufbereitung verwendeten Instrumenten sollten bereitgestellt werden (*s. Abb. 2*):
- Anmischspatel
- Glasplatte
- Einwegspritze mit Spüllösungen
- Papierspitzen
- Medikament und Lentulo
- Wattepellets
- Verschlussmaterial

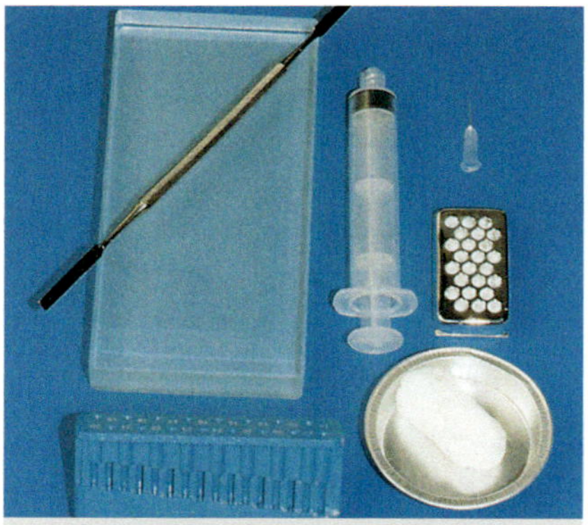

Abb. 2 Zusätzliche Instrumente zur medikamentösen Einlage oder Wurzelfüllung

7.4.4 Wurzelkanalfüllung

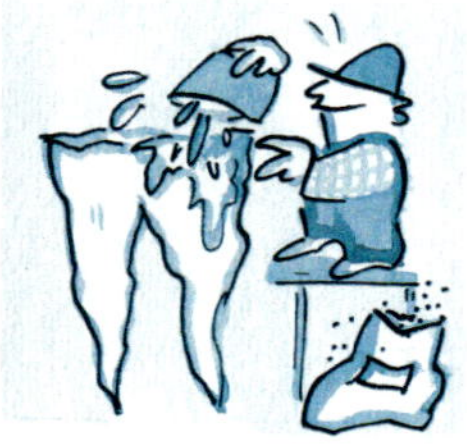

Je nach verwendeter Abfülltechnik können unterschiedliche Instrumente benötigt werden. Für die laterale Kondensation werden folgende Instrumente und Materialien benötigt:
- Anmischspatel
- Glasplatte
- Wurzelkanalinstrumente
- Messblock
- Einwegspritze mit Spüllösungen
- Papierspitzen
- Sealer und Guttaperchastifte, evtl. Lentulo
- Spreader
- Schere
- Feuerzeug und Instrumente zum Abschmelzen der Guttapercha
- Wattepellets und Tupfer
- Verschlussmaterial

Die ↑Papierspitzen und ↑Guttaperchastifte sollten nicht mit den Fingern berührt werden, sondern nur mit einer Pinzette entnommen und der Zahnärztin gereicht werden. Der Sealer wird sorgsam angemischt und bereitgestellt.

↑Papierspitzen, S. 208

↑Guttaperchastifte, S. 208

Bei der ↑lateralen Kondensation muss zuerst der Zahnärztin die Masterpoint-Guttapercha (Guttapercha mit der ISO-Größe des zuletzt verwendeten Wurzelkanalinstrumentes) gereicht werden.

↑laterale Kondensation, S. 216

Wenn die Zahnärztin mit einem ↑Spreader arbeitet, so muss das Team (ZFA und Zahnärztin) gut aufeinander abgestimmt sein. Während die Zahnärztin mit dem Spreader die Guttapercha verdichtet, fasst die ZFA eine Guttapercha mit kleinerer ISO-Größe und reicht sie der Zahnärztin. Die ZFA übernimmt von der Zahnärztin den Spreader, der mit einem Alkoholtupfer gesäubert wird. Dieser Vorgang wird so lange wiederholt, bis der Wurzelkanal vollständig gefüllt ist.

↑Spreader, S. 208

Daraufhin muss die ZFA einen Stopfer oder Exkavator über einer Flamme erhitzen und der Zahnärztin reichen. Diese trennt die überschüssige Guttapercha ab. Die ZFA sollte die abgetrennten Reste mit einem Tupfer vom Instrument abstreifen und das Instrument bei Bedarf erneut erhitzen.

Terminologie: Wurzelkanalbehandlung	
apikale Masterfeile	zuletzt verwendete Wurzelkanalfeile; nach ihrer ISO-Größe richtet sich die ISO-Größe des Guttaperchastiftes zur Wurzelkanalfüllung
Exstirpation (lat. exstirpare = mit dem Stumpf und der Wurzel herausreißen)	(operative) Entfernung, z. B. der Pulpa
irreversibel	nicht rückführbar
ISO	Abk. für **I**nternational **O**rganization for **S**tandardization
koronal	an der Zahnkrone
Masterpoint	Guttaperchastift zur Wurzelfüllung; er hat dieselbe ISO-Größe wie die Masterfeile
Sealer	Zement zur Wurzelkanalfüllung
Trepanation	Eröffnung der Pulpahöhle

Aufgaben

1 Nennen Sie die für Wurzelkanalaufbereitung und -füllung benötigten Instrumente.

2 Woran erkennen Sie eine Hedströmfeile der ISO-Größe 20?

3 Notieren Sie die einzelnen Arbeitsschritte des Behandlungsablaufs einer Vitalexstirpation, Mortalexstirpation und Gangränbehandlung.

4 Beschreiben Sie den Ablauf einer Längenbestimmung des Wurzelkanals mit Hilfe einer Röntgenaufnahme.

Dictionary		Fremdsprachen in der Zahnarztpraxis
Allgemeinanästhesie/Narkose	general anaesthetic	*page 10*
Anästhesie, Anästhetikum	anaesthetic	*page 10*
Entzündung	inflammation	
Es tut weh.	It hurts.	*page 14*
Gaumen	palate, roof of the mouth	*page 18*
Herz-Kreislauf-Erkrankungen	cardiovascular disease	
Injektion	injection	
Kanüle	cannula	
Knacken	clicking	*page 14*
Knochen	bone	
Lokalanästhesie/örtliche Betäubung	local anaesthetic	*page 10*
Nasennebenhöhlen	paranasal sinuses	
Nebenwirkungen	side effects	
Nerv	nerve	
Oberkiefer	upper jaw	*page 14*
Röntgenbild	x-ray	*pages 17 and 18*
Schmerz	pain	
Schmerz bei Kälte	sensitive to cold food or drink	*page 14*
Schmerz bei Wärme	sensitive to hot food or drink	*page 14*
Schmerzmittel	pain-killer	*pages 14 and 19*
Spritze	syringe	
Unterkiefer	lower jaw	*page 14*
Wechselwirkungen	drug interactions	
Wurzelkanalbehandlung	root canal treatment	*page 17*

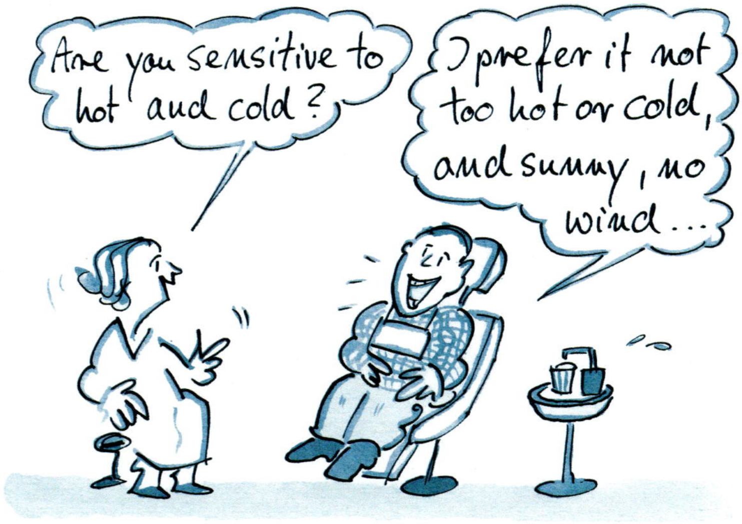
Are you sensitive to hot and cold?
I prefer it not too hot or cold, and sunny, no wind...

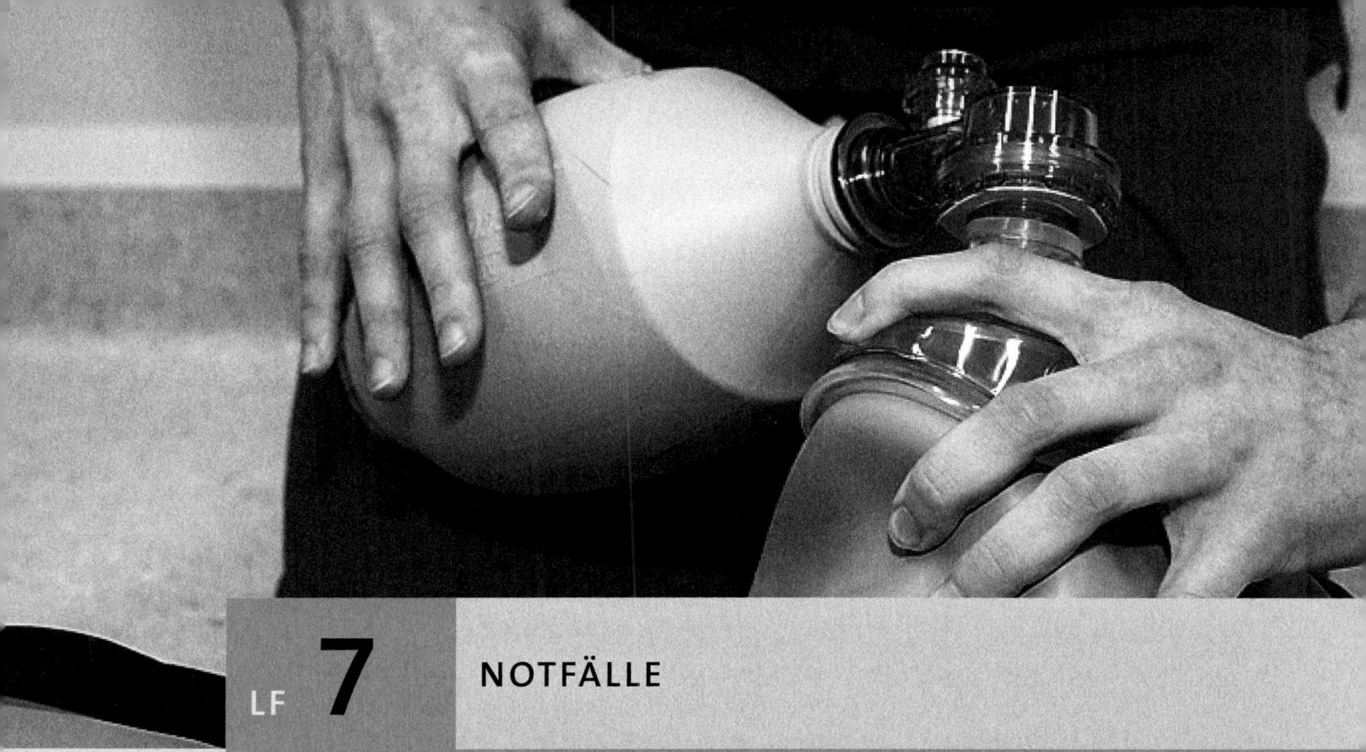

LF 7 NOTFÄLLE

1 Einführung

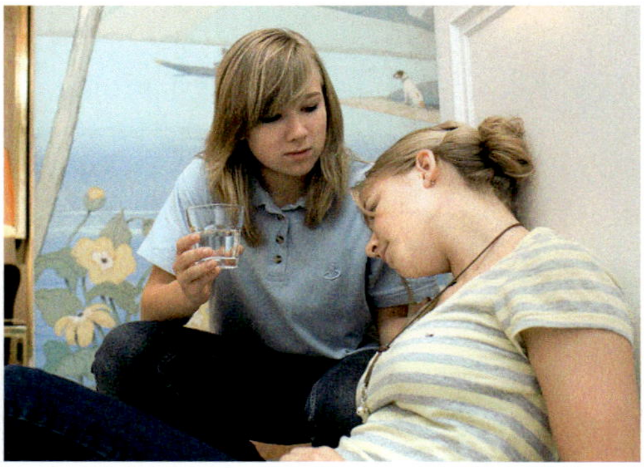

Notfallsituationen können jederzeit, auch in der Zahnarztpraxis, vorkommen.
Durch die Angst vieler Patienten vor einem zahnärztlichen Eingriff können Stressreaktionen und Panikzustände hervorgerufen werden. Komplikationen treten dann v. a. bei Patienten mit Vorerkrankungen, z. B. vorgeschädigtem Herzen, auf. Bei völlig gesunden Patienten kann aber auch schon allein der Anblick des zahnärztlichen Instrumentariums Kreislaufprobleme auslösen.
Zu den Notfällen zählen auch Zwischenfälle, die durch den Einsatz bestimmter Medikamente, z. B. ↑ Anästhetika, oder durch einen chirurgischen Eingriff verursacht werden.

↑ Anästhetika LF 5 und Notfälle LF 7

1.1 Vorbeugung von Zwischenfällen

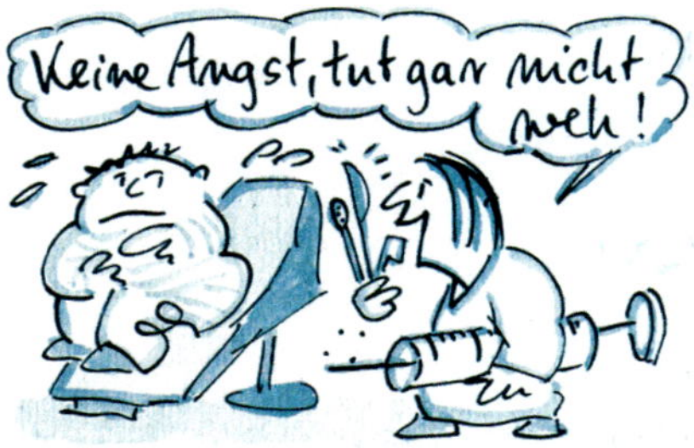
Keine Angst, tut gar nicht weh!

Erstes Ziel ist es, Zwischenfällen vorzubeugen und sie damit erst gar nicht entstehen zu lassen. Die ZFA kann dabei einen wichtigen Beitrag leisten. So sollte sie beruhigend auf den Patienten eingehen und versuchen, ihm die Angst vor dem geplanten Eingriff zu nehmen. Vor den Augen des Patienten sollten Instrumente nicht vorbereitet und Spritzen nicht aufgezogen werden.
Ein freundlicher Umgang mit dem Patienten schafft eine positive Praxisatmosphäre, sodass sich der Patient gut aufgehoben weiß. Für genügend frische, sauerstoffreiche Luft sorgt regelmäßiges Lüften der Behandlungsräume und des Wartezimmers.
Während des Eingriffes ist es sinnvoll, dass die ZFA den Patienten beobachtet, um Veränderungen rechtzeitig zu bemerken. Große Bedeutung kommt der Erhebung der ↑ Anamnese zu, die in regelmäßigen Abständen erneuert werden muss, um über aktuelle Erkrankungen des Patienten Bescheid zu wissen.

↑ Anamnese, S. 47

1.2 Voraussetzungen zur korrekten Hilfeleistung

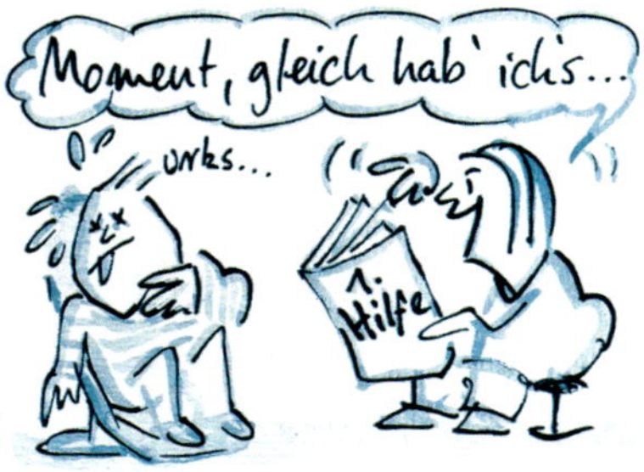
Moment, gleich hab' ich's...
urks...
1. Hilfe

Um Notfallsituationen begegnen zu können, ist es wichtig, die richtigen Maßnahmen schnellstmöglich zu ergreifen.
Grundkenntnisse über Blut, Herz, Kreislauf und Atmung sind dabei vonnöten. Im Folgenden wird daher zunächst näher auf diese Themen und damit auf die Physiologie (Lehre von den normalen Lebensvorgängen) des Menschen eingegangen, um dann in einem zweiten Schritt die pathologischen (krankhaften) Vorgänge zu erklären und deren korrekte Behandlungsmaßnahmen abzuleiten.

Terminologie: Einführung	
pathologisch	krankhaft
Physiologie	Lehre von den normalen Lebensvorgängen

2 Das Blut

Blut ist die Flüssigkeit in unserem Körper, die von unserem Herzen ständig durch die Blutgefäße gepumpt wird. Das Blut macht ca. 6–8 % unseres Körpergewichtes aus, das sind bei einem 60 kg schweren Menschen etwa 5–6 Liter.

2.1 Zusammensetzung und Aufgaben des Blutes

Blut setzt sich aus flüssigen und festen Bestandteilen zusammen (*s. Abb. 1*).

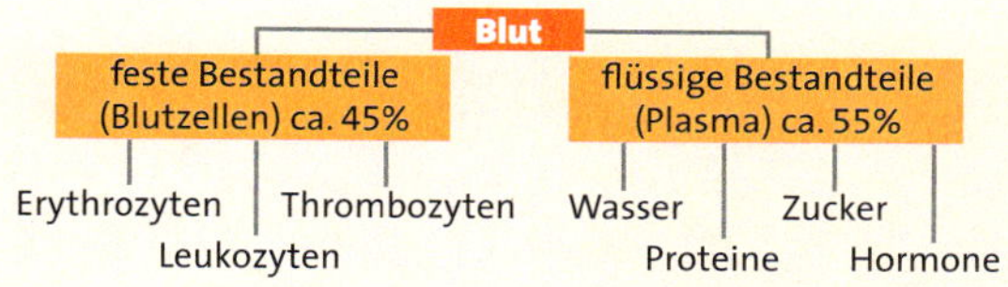

Abb. 1 Bestandteile des Blutes

Flüssige Bestandteile des Blutes

Der flüssige Anteil des Blutes ist das **Plasma**. Es macht ca. 55 % des Blutvolumens aus. 90 % des Plasmas sind Wasser. Des Weiteren befinden sich im Plasma ca. 8 % Proteine (Eiweiße) und 2 % Glukose (Traubenzucker), Hormone, Ionen, Harnstoff und Fibrinogen. Das Protein Fibrinogen ist ein Gerinnungsstoff. Plasma ohne Fibrinogen wird **Serum** genannt. Das Serum entsteht als flüssiger Überstand, wenn man Blut in einem Röhrchen gerinnen lässt (*s. Abb. 2*).

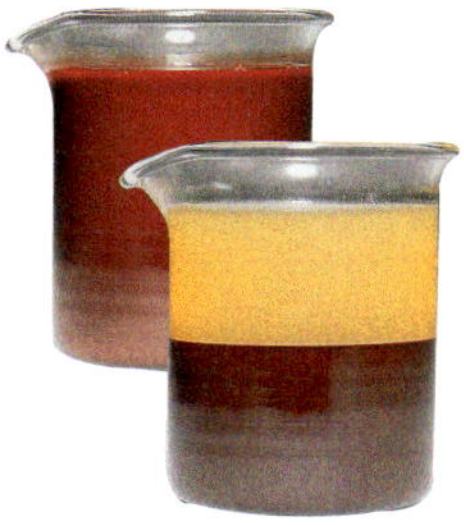

Abb. 2 Blutbestandteile. Das ungeronnene Blut setzt sich zusammen aus Plasma und Blutzellen. Lässt man das Blut längere Zeit stehen, gerinnt es: Fibrinogen verbindet sich mit den Blutzellen und setzt sich ab. Der flüssige Überstand ist das Serum.

Feste Bestandteile des Blutes

Feste Bestandteile im Blut sind die **Blutzellen**. Sie werden im Knochenmark gebildet und machen etwa 45 % des Blutvolumens aus. Man unterscheidet drei verschiedene Arten von Blutzellen (*s. Abb. 3*):

- **Thrombozyten** (Blutplättchen)
- **Erythrozyten** (rote Blutkörperchen)
- **Leukozyten** (weiße Blutkörperchen)

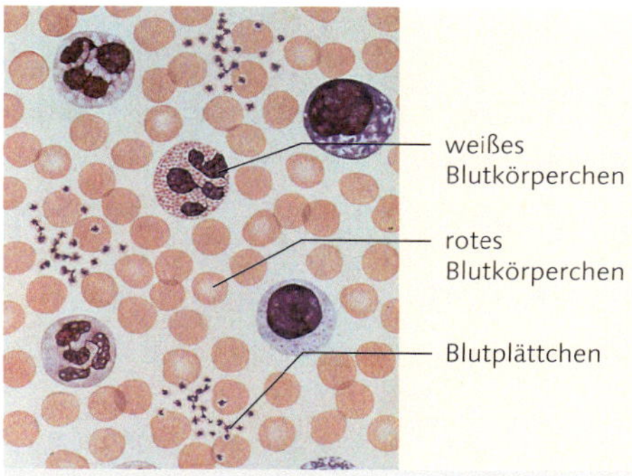

Abb. 3 Angefärbte Blutkörperchen im Mikroskop

Thrombozyten
Die Thrombozyten sind unregelmäßig geformte Zellbruchstücke, die bei der Blutgerinnung eine wichtige Rolle spielen. Normalerweise besitzen Mann und Frau ca. 150 000 bis 300 000/µl.

Erythrozyten
Die Erythrozyten sind runde, kernlose, im Zentrum leicht eingedellte Zellen mit einem Durchmesser von ca. 7/1000 mm (= 7 µm), also so klein, dass man sie nur unter dem Mikroskop erkennen kann (*s. Abb. 4*).
Sie enthalten den roten Blutfarbstoff Hämoglobin, der Sauerstoff binden kann. Damit sind die Erythrozyten für den Sauerstofftransport zuständig. Im Normalfall besitzt die Frau ca. 4,5 Mio./µl, der Mann ca. 5 Mio./µl. Die Erythrozyten machen damit den größten Anteil der Blutzellen aus. Sie werden etwa 120 Tage alt.

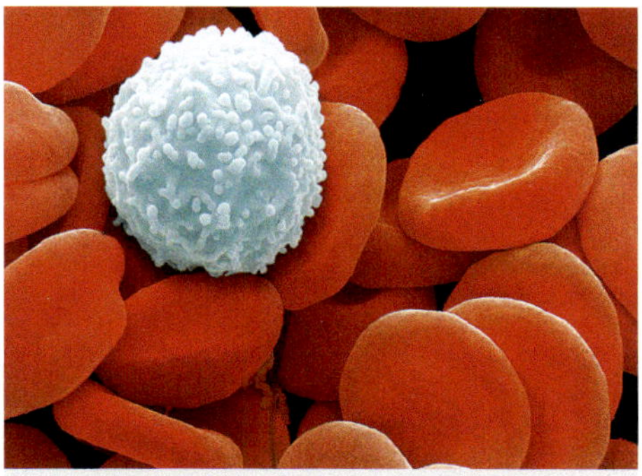

Abb. 4 Erythrozyten und ein Leukozyt im Rasterelektronenmikroskop

Von **Anämie** (Blutarmut) spricht man, wenn die Zahl der Erythrozyten und das Hämoglobin erniedrigt sind. Die Patienten sind müde und blass. Geringe körperliche Anstrengungen führen schon zur Atemnot. Häufige Ursache einer Anämie ist der Eisenmangel.

Zur Hämoglobinbildung ist Eisen nötig. Bei erhöhtem Eisenbedarf während der Schwangerschaft und bei vermehrtem Eisenverlust durch Blutungen ist mit einer Eisenmangelanämie zu rechnen.

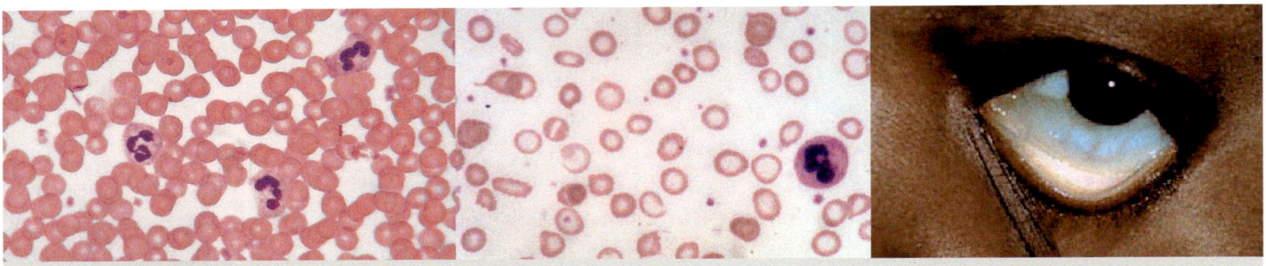

Abb. 1 Links: normales Blutbild (gefärbt): viele Erythrozyten, 3 Granulozyten, einzelne Thrombozyten; Mitte: Blutbild bei Eisenmangelanämie (gefärbt): auf Grund des Hämoglobinmangels sind die Erythrozyten nicht scheibenförmig, sondern ringförmig; Rechts: die ausgeprägte Blässe der Bindehaut ist für eine Anämie typisch.

Leukozyten

Die Leukozyten sind kernhaltige Zellen, die für die Abwehr zuständig sind. Sie sind ca. doppelt so groß wie die Erythrozyten. Der Mensch besitzt etwa 4000 bis 10 000/µl. Man unterscheidet **Granulozyten, Lymphozyten** und **Monozyten**.

↑HIV, S. 81

Eine Untergruppe der Lymphozyten sind die **T-Helferzellen**. Sie verdanken ihren Namen der Herkunft vom Thymus, einem Organ, das während der Entwicklung zur Abwehr dient und später zu Grunde geht. Diese Zellen helfen bei der Abwehr mit. Sie sind es, die vom ↑HI-Virus befallen und zerstört werden. Sie dienen dem HI-Virus als Wirtszelle. Das HI-Virus programmiert das Erbmaterial der T-Helferzellen so um, dass fortan keine Abwehrfunktion mehr möglich ist, sondern nur noch neue HI-Viren produziert werden. Die Zahl der T-Helferzellen sinkt bei einem AIDS-Kranken so stark ab, dass das Immunsystem deutlich geschwächt wird.

Aufgaben des Blutes

Das Blut hat neben der Abwehrfunktion und der Gerinnung auch viele wichtige Transportfunktionen. Es transportiert:

- **Gase:** Sauerstoff von der Lunge zu den Geweben bzw. Zellen und Kohlendioxid zurück zur Lunge
- **Nährstoffe, Vitamine, Spurenelemente, Wasser:** von den Verdauungsorganen zu allen Zellen
- **Hormone:** von den Hormondrüsen zu den entsprechenden Organen
- **Wärme:** Gut durchblutete Organe sind warm. Bei Kälte ziehen sich die Blutgefäße der Haut zusammen, um Wärme zu sparen.
- **Abfallstoffe:** zu Leber und Niere
- **Medikamente:** von den Verdauungsorganen zu den Wirkorten

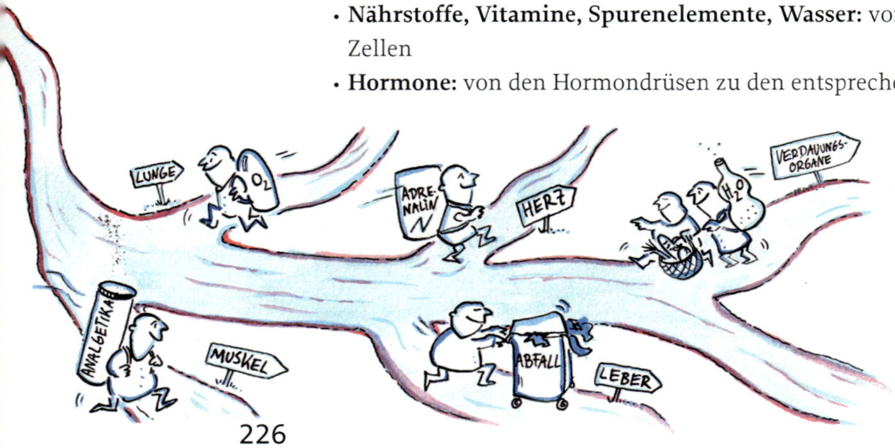

2.2 Das Immunsystem

Wir sind täglich verschiedenen Keimen und Fremdstoffen ausgesetzt. Einige dieser Keime werden von unserem Körper gebraucht, wie z. B. Bakterien zur Verdauung. Andere Erreger aber schaden uns. Diese werden von unserem Abwehrsystem vernichtet. Unser Abwehr- oder auch Immunsystem ist ein komplexes System, das aus einer Vielzahl von Zellen und Organen besteht. Hierbei wird die unspezifische von der spezifischen und die zelluläre von der humoralen Abwehr unterschieden, wobei die einzelnen „Teile" des Systems nicht getrennt vorliegen, sondern eng miteinander vernetzt sind (*s. Abb. 1*).

Für das Verständnis des Immunsystems sind zwei Begriffe wichtig:

- **Antigene** sind Fremdstoffe oder Erreger, also alle Stoffe, die das Immunsystem als fremd und damit ungewollt erkennt und die eine Immunantwort hervorrufen.
- **Antikörper** sind spezielle Stoffe, die das Immunsystem gegen diese Antigene bildet.

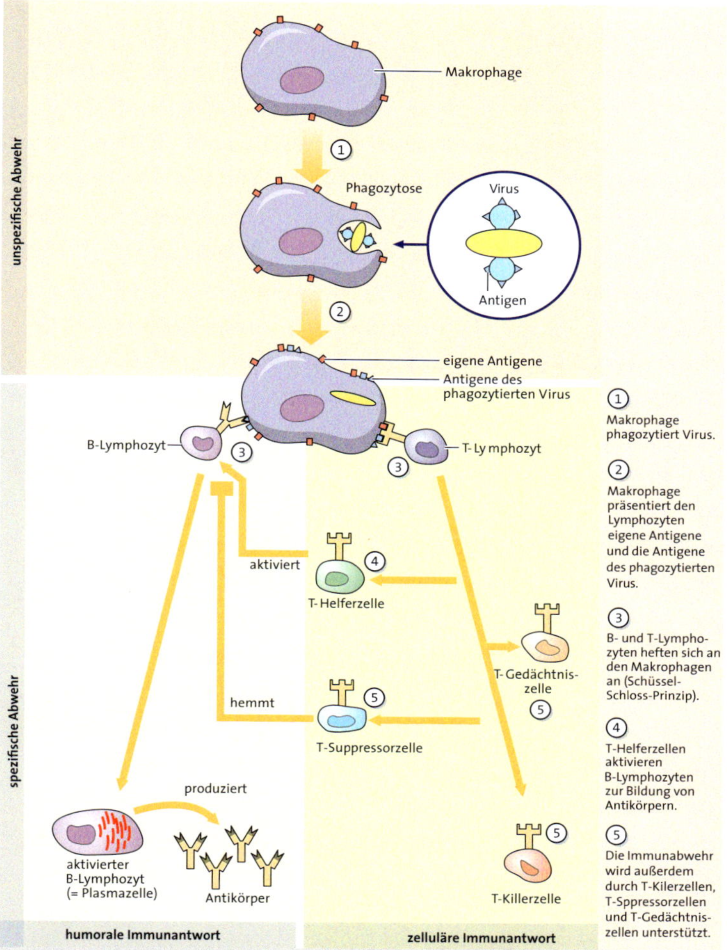

Abb. 1 Zusammenspiel von unspezifischer und spezifischer Abwehr

Spezifische Abwehr

Die spezifische Abwehr richtet sich gegen ein spezielles Antigen. Das spezifische Abwehrsystem zeichnet sich dadurch aus, dass es in der Lage ist, bestimmte Merkmale der Erreger zu erkennen und zusätzlich eine Gedächtnisleistung zu erbringen.

Die **Zellen** des spezifischen Abwehrsystems sind die T-Zellen, benannt nach dem Thymus. Diese T-Lymphozyten werden in vier Untergruppen unterteilt:

- T-Helferzellen
- T-Killerzellen
- T-Suppressorzellen
- T-Gedächtniszellen (erkennen ein Antigen wieder und können dann bei einem zweiten Kontakt viel schneller darauf reagieren)

Die spezifische **humorale** Abwehr wird von Antikörpern dargestellt. Antikörper sind Eiweiße, die speziell zu bestimmten Antigenen passen. Ein Erreger wird dann durch einen Antikörper vernichtet, wenn der Antikörper zu dem Antigen passt wie ein Schlüssel zum Schloss.

Unspezifische Abwehr

Die unspezifische Abwehr richtet sich gegen unspezifische Erreger, d. h. gegen keine speziellen Erreger. Zur unspezifischen Abwehr gehören die Schutzbarrieren unseres Körpers wie die Haut und die Schleimhäute. Sie verhindern das Eindringen pathogener Erreger und stellen eine Art Schutzwall dar.

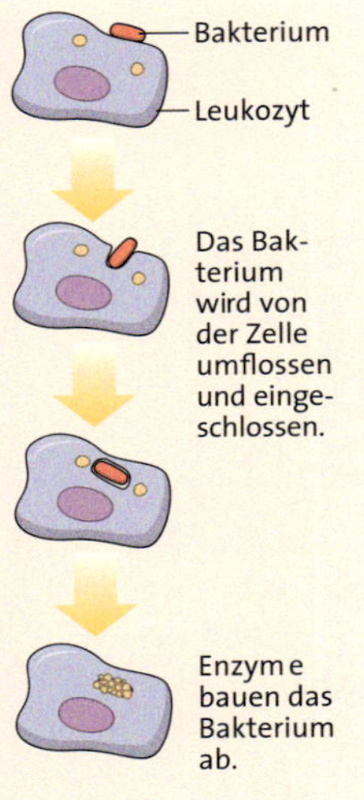
Bakterium
Leukozyt
Das Bakterium wird von der Zelle umflossen und eingeschlossen.
Enzyme bauen das Bakterium ab.

Abb. 1 Phagozytose

Zu den **Zellen** der unspezifischen Abwehr zählen **Makrophagen** und die **neutrophilen Granulozyten**. Die Makrophagen, auch große Fresszellen genannt, entwickeln sich aus den Monozyten des Blutes. Die neutrophilen Granulozyten werden auch Mikrophagen oder kleine Fresszellen genannt. Sie stellen eine Untergruppe der Granulozyten dar.
Beide sind in der Lage, durch Phagozytose, d. h. durch das Auffressen von Fremdstoffen, diese unschädlich zu machen (*s. Abb. 1*).

Humorale Abwehrstoffe sind in Körperflüssigkeiten gelöste Substanzen. Zur unspezifischen humoralen Abwehr gehören **Zytokine, Lysozym** und das **Komplementsystem**. Zytokine sind Botenstoffe, die die Vermehrung bestimmter Abwehrzellen anregen. Lysozym ist eine antibakterielle Substanz, die im Speichel, der Tränenflüssigkeit und im Bronchialschleim zu finden ist. Das Komplementsystem ist das Hauptsystem der unspezifischen humoralen Abwehr. Es besteht aus mehreren Faktoren, die sich kettenartig gegenseitig aktivieren. Es bewirkt die Vernichtung von Bakterien und Fremdstoffen.

Das Abwehrsystem

	zellulär	humoral
unspezifische Abwehr	Makrophagen neutrophile Granulozyten	Komplement Zytokine Lysozym
spezifische Abwehr	T-Zellen	Antikörper

2.3 Blutgerinnung

Wenn Blut gerinnt, wird es fest, es bildet sich ein Koagulum (Blutpfropf). Die Gerinnung wird gestartet durch Zellbestandteile, die von zerstörten Zellen bei Verletzungen frei werden. Dann kommt es zu einer komplizierten Kettenreaktion, die in der Bildung eines Koagulums endet.

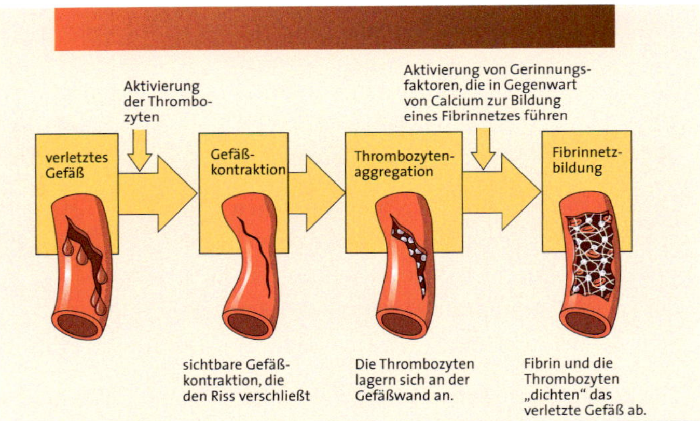

Abb. 2 Schema der Blutgerinnung

Eine wichtige Rolle spielen dabei einerseits die Thrombozyten, andererseits die Gerinnungsfaktoren im Plasma. Nach einer Verletzung werden als Erstes die Thrombozyten aktiviert (*s. Abb. 1*). Dann kommt es zu einer Gefäßkontraktion (Gefäßverengung). Die Thrombozyten verklumpen (Thrombozytenaggregation) und legen sich auf die verletzte Gefäßwand. Gerinnungsfaktoren I bis XII werden aktiviert und führen zur Bildung eines Fibrinnetzes. Fibrin und die Thrombozyten dichten das Gefäß ab.

Gerinnungsstörungen können auftreten, wenn z. B. zu wenig Thrombozyten vorhanden sind bzw. deren Verklumpung gehemmt ist. Medikamente wie Acetylsalicylsäure (z. B. Aspirin®) hemmen die Thrombozytenaggregation.

Patienten mit Mangel an Gerinnungsfaktor VIII sind Bluter. Sie haben wegen des Fehlens dieses Gerinnungsfaktors keine ausreichende Blutgerinnung. Bereits einfache Zahnextraktionen können bei einem Bluter zu lebensbedrohlichen Blutungen führen.

Bei Patienten, die mit Marcumar® behandelt werden, ist der so genannte **Quick-Wert**, ein Maß für die Gerinnungsfähigkeit des Blutes, herabgesetzt. Bei einem Gesunden liegt der Quick-Wert zwischen 70 und 100 %, bei Marcumar®-Patienten kann dieser auf 15–20 % erniedrigt sein. Die Bestimmung des Quick-Wertes ist heute aber oft nicht mehr üblich und veraltet. Stattdessen wird ein anderer Wert, der so genannte **INR** (Abk. für International Normalized Ratio), ermittelt. Der INR-Wert ist genauer und zuverlässiger als der Quick-Wert. Außerdem können Marcumar®-Patienten diesen Wert mit Hilfe eines Messgerätes selbst bestimmen. Bei Gesunden liegt der INR bei 1. Unter Marcumar®-Therapie steigt der INR auf 2–3, d. h., die Gerinnung ist auf das 2- bis 3-Fache der Norm verlängert. Marcumar®-Patienten müssen darauf achten, dass sie sich nicht verletzen, und müssen einen Marcumar®-Ausweis bei sich tragen.
Einige Gerinnungsfaktoren werden nur unter dem Einfluss von Vitamin K in der Leber gebildet. Bei Alkoholikern ist die Leber oft sehr stark in Mitleidenschaft gezogen, sodass die Bildung dieser Gerinnungsfaktoren nicht funktioniert. Deshalb leiden häufig auch Alkoholiker unter Gerinnungsstörungen.
Besonders bei chirurgischen Eingriffen ist deshalb bei Patienten mit Gerinnungsstörungen eine genaue ↗ Anamnese wichtig und eine exakte Abklärung der Gerinnungssituation nötig. Vor blutigen Eingriffen muss nach Rücksprache mit der behandelnden Hausärztin die Antikoagulation gestoppt bzw. reduziert werden, um eine übermäßige Blutung zu verhindern. Dies muss rechtzeitig erfolgen, da die gerinnungshemmenden Medikamente meist eine lange Wirkdauer haben und daher erst nach einer Latenzphase von ca. einer Woche ihre Wirkung einbüßen. Zusätzlich können bestimmte Medizinprodukte, wie z. B. Tabotamp oder Fibrinkleber, die lokal die Blutstillung fördern, eingesetzt werden. Dichte Wundnähte und Verbandplatten schützen vor einer Nachblutung.

↗ Anamnese, S. 47

Bei Rauchern werden viele Erythrozyten statt mit Sauerstoff (O_2) mit dem giftigen Rauchbestandteil Kohlenmonoxid (CO) besetzt. Gewebe erhalten so zu wenig Sauerstoff. Im Gegenzug dazu werden mehr Erythrozyten gebildet, was den zellulären Anteil im Blut erhöht. Hierdurch steigt die Thrombosegefahr, d. h. die Gefahr, dass sich in einem Gefäß (meist einer Vene) ein Blutgerinnsel bildet. Dieses Blutgerinnsel wird Thrombus genannt. Raucher haben daneben auch eine erhöhte Thrombozytenzahl und erleiden häufiger einen Herzinfarkt. Bei Raucherinnen, die zudem noch die Pille nehmen, erhöht sich das bereits bestehende Thromboserisiko nochmals deutlich.

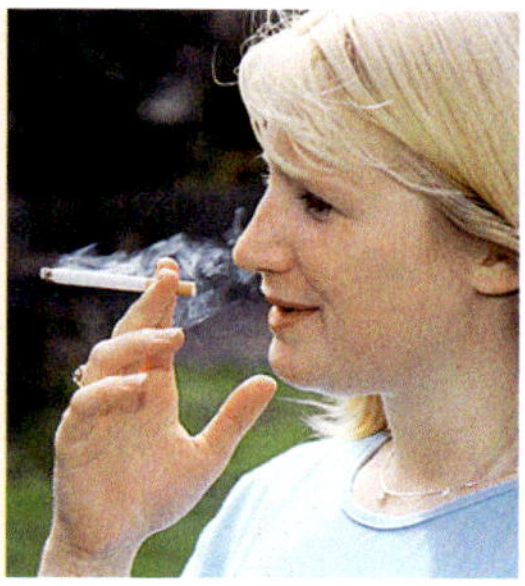

Terminologie: Blut	
Anämie	Blutarmut
Antigene	Stoffe, die das Immunsystem dazu bringen, eine Immunantwort hervorzurufen
Antikoagulation	Gerinnungshemmung
Antikörper	Stoffe, die das Immunsystem gegen Antigene bildet
Erythrozyten	rote Blutkörperchen; Sauerstoffträger
Fibrinogen	im Plasma gelöste Vorstufe des Fibrins
Gefäßkontraktion	Zusammenziehen der Gefäßmuskulatur
Hämoglobin	roter Blutfarbstoff
humoral	die Körperflüssigkeiten betreffend

INR	Abk. für **I**nternational **N**ormalized **R**atio, einen bestimmten Gerinnungstest
Koagulum	Blutpfropf
Leukozyten	weiße Blutkörperchen; für die Abwehr zuständig
Makrophagen	große Fresszellen
Mikrophagen	kleine Fresszellen
Phagozytose	Auffressen
Plasma	flüssiger Anteil des Blutes mit Fibrinogen
Quick-Wert	Maßeinheit für die Gerinnungsfähigkeit des Blutes
Serum	flüssiger Anteil des geronnenen Blutes ohne Fibrinogen
Thrombozyten	Blutplättchen; erfüllen wichtige Funktion bei der Blutgerinnung
Thrombozytenaggregation	Verklumpen der Thrombozyten
Thrombus	durch Blutgerinnung in Gefäßen entstandenes Blutgerinnsel

Aufgaben

1 Welche Aufgaben hat das Blut?

2 Welche drei Arten von Blutzellen kann man unterscheiden? Welche Aufgaben haben diese?

3 Erklären Sie den Begriff spezifische Abwehr.

4 Was sind Antikörper?

5 Wie läuft die Blutgerinnung ab?

6 Worin liegt der Unterschied zwischen Plasma und Serum?

3 Herz und Gefäße

3.1 Anatomie des Herzens

Das Herz ist ein Hohlmuskel, der unser Blut durch die Gefäße pumpt. Es befindet sich im mittleren Brustbereich, etwas nach links verlagert. Die Herzspitze zeigt nach links unten. Das Herz ist etwa faustgroß. Es besteht aus zwei Hälften, einer rechten und einer linken Herzhälfte. Beide sind durch die **Herzscheidewand**, das **Septum**, voneinander getrennt. Jede Herzhälfte besteht aus **Vorhof** (**Atrium**) und **Kammer** (**Ventrikel**) (*s. Abb. 1, S. 231*). Vorhof und Kammer werden durch so genannte **Segelklappen** voneinander getrennt. Die Segelklappen wirken wie Ventile und lassen den Blutstrom nur in eine Richtung, und zwar von den Vorhöfen zu den Kammern, fließen. Die linke Segelklappe wird auch **Mitralklappe** genannt. Sie hat zwei Zipfel bzw. Segel und gleicht einer Bischofsmütze (lat. mitra). Die rechte Segelklappe hat drei Segel und heißt **Trikuspidalklappe**.

Am Übergang von den Kammern zu den großen ↗ Gefäßen befinden sich ebenfalls Klappen, die **Taschenklappen** (*s. Abb. 1*). Auch diese Klappen verhindern den Rückstrom des Blutes.
Die Klappe zwischen linkem Ventrikel und Aorta heißt **Aortenklappe**. Die Klappe zwischen rechtem Ventrikel und Lungenarterie heißt **Pulmonalklappe**.
Von außen ziehen die **Koronararterien** (Herzkranzarterien), Äste der Aorta, zum Herzen selbst und versorgen es mit Sauerstoff. Sind diese verstopft, so droht eine Minderversorgung des Herzens mit Sauerstoff, was zu einem ↗ Herzinfarkt führen kann.

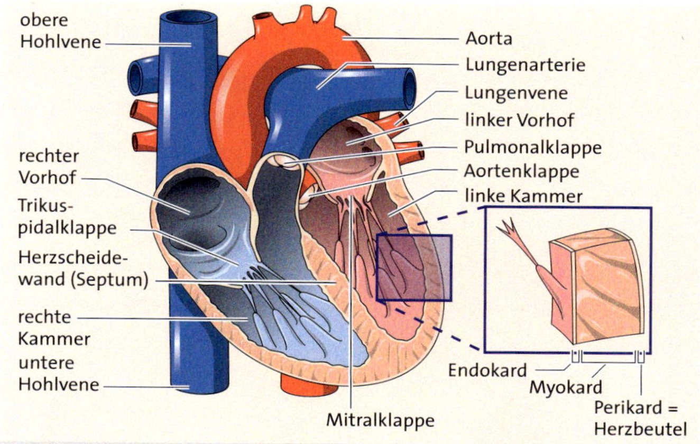

Abb. 1 Aufbau des Herzens

Die Wand des Herzens besteht aus drei Schichten (*s. Abb. 1*):
- Die innere Schicht ist das Endokard.
- Die mittlere Muskelschicht ist das Myokard.
- Die äußere Schicht ist das Perikard.

Die Wand der linken Herzhälfte ist dabei deutlich dicker als die Wand der rechten Herzhälfte, da das linke Herz mehr Druck aushalten muss.

↗Blutgefäße, S. 233
↗Herzinfarkt, S. 250

3.2 Funktionsweise des Herzens

Das Herz zieht sich (kontrahiert sich) in regelmäßigen Abständen zusammen. Bei jeder Kontraktion wird Blut aus der linken und gleichzeitig aus der rechten Herzhälfte gepumpt.

Die Kontraktionsphase stellt die **Austreibungsphase** der Herzaktion dar und wird **Systole** genannt (*s. Abb. 2*).
Dabei wird aus der linken Kammer das Blut über die Aortenklappe in die Aorta und aus der rechten Kammer über die Pulmonalklappe in die Lungenarterie gepumpt (*s. Abb. 3*).
Aortenklappe und Pulmonalklappe müssen also während der Systole offen sein, damit das Blut aus den Kammern in die großen Gefäße fließen kann. Gleichzeitig müssen die Klappen zwischen Vorhof und Kammer, die Segelklappen, geschlossen sein. Anderenfalls würde Blut während der Systole in die Vorhöfe zurückfließen.

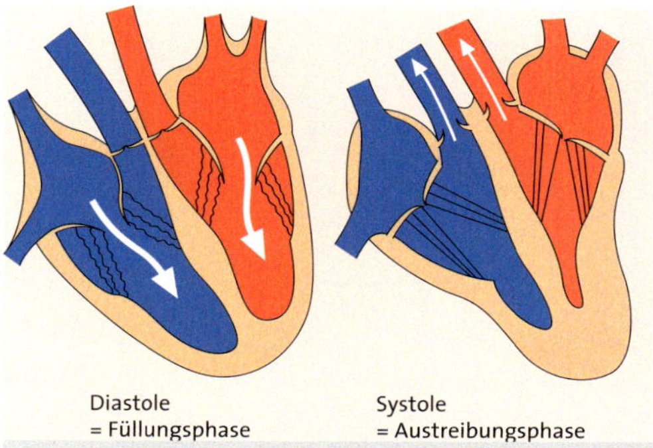

Abb. 2 Systole und Diastole des Herzens

Jeder Austreibungsphase folgt eine **Füllungsphase** des Herzens, bei der die Kammern mit Blut gefüllt werden. Diese Phase heißt **Diastole** (*s. Abb. 2*).
Das Blut wird vom Vorhof in die Kammern gesaugt (*s. Abb. 3*).
Mitral- und Trikuspidalklappe werden geöffnet und lassen das Blut in die Kammern ein. Aorten- und Pulmonalklappe müssen in dieser Phase geschlossen sein, damit die Kammern sich ordnungsgemäß füllen können.

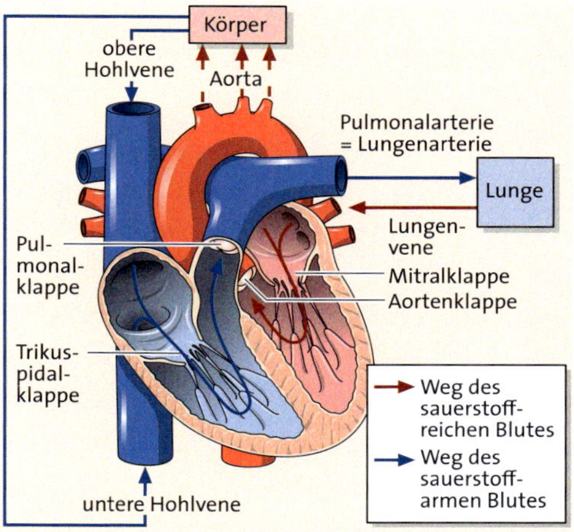

Abb. 3 Der Weg des Blutes durch das Herz

Sind die Kammern voll, kontrahiert sich die Kammermuskulatur erneut und pumpt das Blut aus dem Herzen in die großen Gefäße und damit in den Kreislauf.

Im schlagenden Herzen entstehen durch den Schluss der Herzklappen bestimmte Töne (*s. Abb. 1*). Der 1. Herzton entsteht durch den Schluss der Segelklappen und kennzeichnet den Beginn der Systole. Der 2. Herzton entsteht durch den Schluss der Taschenklappen und gibt den Beginn der Diastole an. Bei der Untersuchung des Herzens können diese beiden Herztöne von der Ärztin mit dem Stethoskop gehört (auskultiert) werden. Die Herztöne geben dabei wichtige diagnostische Hinweise auf die Herzfunktion und den Zustand der Klappen. Bei Herzklappenfehlern z. B. werden Herzgeräusche und keine reinen Herztöne auskultiert.

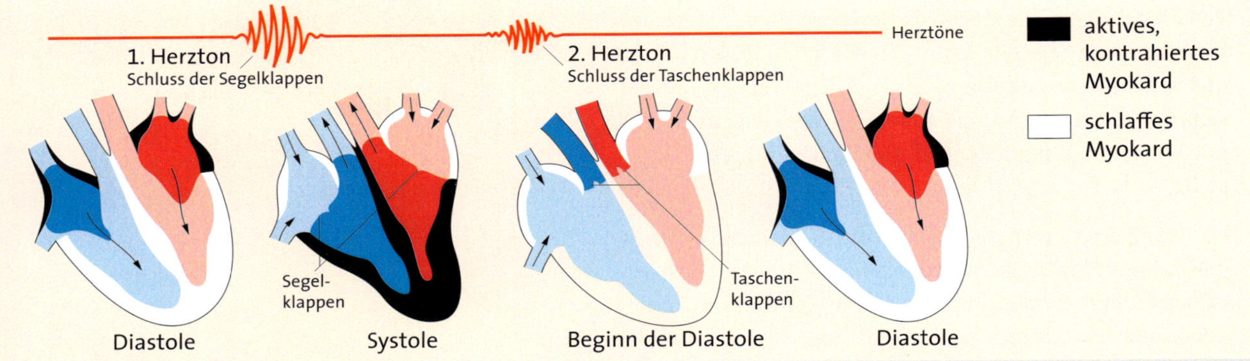

Abb. 1 Herztöne

Dass sich das Herz ca. 60- bis 80-mal in der Minute zusammenziehen muss, weiß es durch ein eigenes Reizleitungssystem, das seinen Sitz im rechten Vorhof hat. Von dort werden Impulse über die gesamte Herzmuskulatur weitergeleitet. Diese elektrischen Impulse können über ein EKG (Elektrokardiogramm) aufgezeichnet und ausgewertet werden.

Endokarditisprophylaxe

Bei Patienten mit Herzklappenfehlern bzw. einer operativ ersetzten Herzklappe können sich auf diesen vorgeschädigten Klappen leichter Bakterien anlagern. Besonders bei Eingriffen im hals-nasen-ohren-ärztlichen und zahnärztlichen Bereich kann es zu einer starken Aussaat von Bakterien ins Blut kommen. Bereits kleinere chirurgische Eingriffe und auch Zahnreinigung und Scaling mit auftretender Blutung können eine so genannte **Bakteriämie** verursachen. Über den Blutweg gelangen die Bakterien dann an das Endokard des Herzens. Dies führt zu einer Entzündung des Endokards, einer **Endokarditis**, die sich vor allem an den Herzklappen auswirkt.
Klappendefekte treten nicht selten als Spätkomplikation auf. Um solche Komplikationen zu vermeiden, ist es notwendig, den Patienten kurz vor dem geplanten chirurgischen Eingriff mit einem Antibiotikum zu behandeln. Man spricht dabei von einer **Endokarditisprophylaxe**. Die Zahnärztin stellt zu diesem Zweck dem Patienten bereits vor dem Eingriff ein Rezept über ein Antibiotikum aus, welches der Patient eine Stunde vor dem Eingriff einnehmen soll. Standardmäßig werden bei dentalen Eingriffen 2 g Amoxicillin verordnet. Die Indikation zur Endokarditisprophylaxe ergibt sich aus der Anamnese des Patienten, die schon deshalb sehr genau zu erheben ist.
Die Empfehlungen zur Endokarditisprophylaxe sind nicht einheitlich. Die American Heart Association (AHA) hat in ihren Richtlinien 2007 den Kreis der möglichen Indikationen eingeengt. Die Deutsche Gesellschaft für Kardiologie (DGK) hat sich 2007 den AHA-Empfehlungen angeschlossen. Im Gegensatz dazu empfehlen die europäischen Leitlinien noch bei allen Herzklappenfehlern eine Endokarditisprophylaxe.

Weitere Hinweise finden Sie unter **www.dgk.org** und unter **http://leitlinien.dgk.org** → Leitlinien

Herz und Psyche

Hinter manchen Redewendungen wie „Das bricht mir das Herz" verbirgt sich eine gewisse Weisheit. Psychische Belastungen wie z. B. Stress wirken sich auf die Entstehung von Herzerkrankungen aus. In vielen Fällen ist die ↑ koronare Herzkrankheit eine psychosomatische Erkrankung. Depressionen verdoppeln das Risiko einer Herzerkrankung.

Die Herzneurose, die mit Herzrasen, Herzstolpern, Atemnot und Schmerzen im Brustkorb einhergeht, ist eine Angsterkrankung. Da Schmerz, Stress und starke Gefühle wie Liebe oder Angst auf unser Herz einwirken, sollte man sich nicht alles zu sehr zu Herzen nehmen.

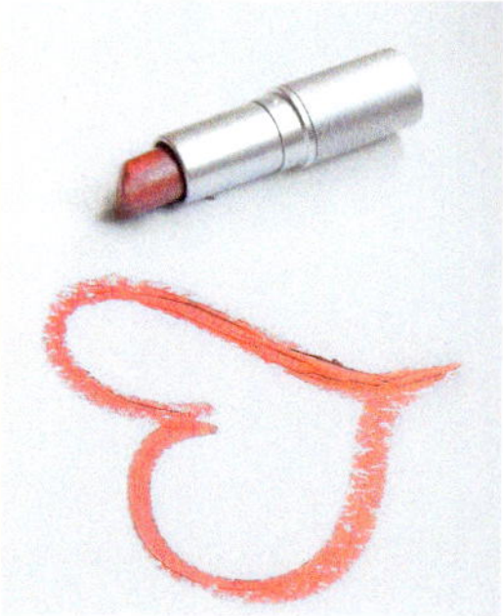

3.3 Blutgefäße

↑ koronare Herzkrankheit, S. 250

Blutgefäße sind röhrenartige Gebilde, durch die das Blut in unserem Körper fließt. Die Blutgefäße stellen dabei ein geschlossenes System dar. Sie entspringen am Herzen, transportieren das Blut durch unseren Körper und bringen es wieder zurück zum Herzen (*s. Abb. 1*).

Grundsätzlich unterscheidet man zwei Arten von Blutgefäßen:

- **Arterien** führen vom Herzen weg und transportieren in der Regel sauerstoffreiches Blut; Ausnahme: die Lungenarterie, die sauerstoffarmes Blut transportiert.
- **Venen** führen zum Herzen hin und transportieren in der Regel sauerstoffarmes Blut; Ausnahme: die Lungenvene, die sauerstoffreiches Blut transportiert.

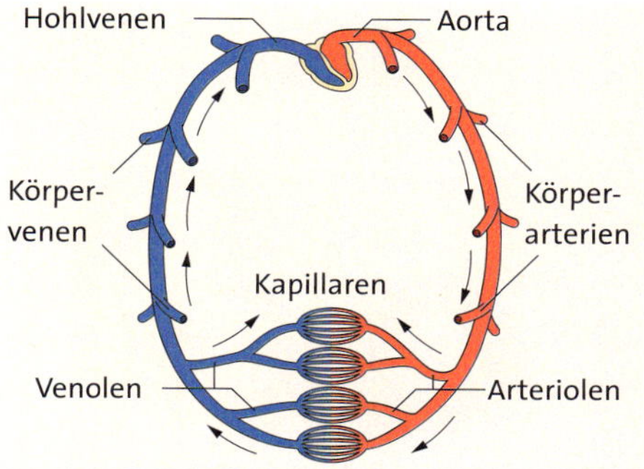

Abb. 1 Geschlossenes System der Blutgefäße

Der Aufbau der Gefäßwand zeigt eine glatte Innenschicht, auch Endothel genannt. Dann folgt eine Muskelschicht, die bei den Arterien stärker ausgeprägt ist und ihnen ermöglicht, sich zu kontrahieren. Die äußere Schicht besteht aus Bindegewebe, das das Gefäß mit dem umgebenden Gewebe verbindet (*s. Abb. 2*).

Arterien

Arterien sind Gefäße mit einer starken und elastischen Wand, die das Blut vom Herzen wegführen. Man nennt sie auch Schlagadern. Sie müssen dem hohen Blutdruck, den das Herz bei jedem Herzschlag aufbringt, standhalten. Arterien transportieren sauerstoffreiches Blut aus dem linken Herzen. Einzige Ausnahme ist die Lungenarterie, die sauerstoffarmes Blut transportiert. Gefäße, die sauerstoffreiches Blut führen, werden rot dargestellt, Gefäße mit sauerstoffarmem Blut zeichnet man blau. Die Arterien verzweigen sich weiter und bilden so immer kleinere Gefäße, die so genannten Arteriolen. Verzweigen sich diese weiter, so spricht man von Kapillaren (Haargefäße), den kleinsten Blutgefäßen.

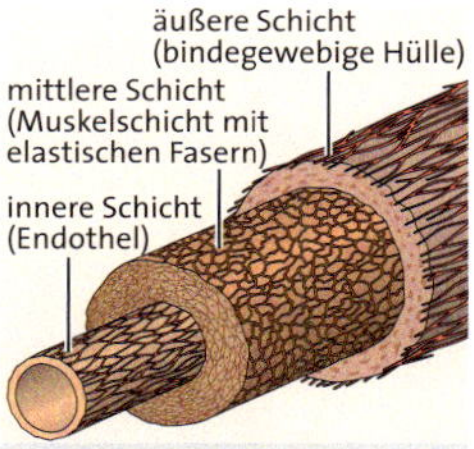

Abb. 2 Aufbau der Gefäßwand

Das Herz schlägt im Durchschnitt 70-mal pro Minute, das sind 4200-mal in der Stunde und 100 000-mal am Tag. Lebt ein Mensch 70 Jahre lang, so hat das Herz über 2 Billionen Mal geschlagen. Um diese immense Leistung erbringen zu können, braucht der Herzmuskel selbst Sauerstoff. Die Herzkranzgefäße, auch **Koronararterien** genannt, bringen sauerstoffreiches Blut von außen an die Herzmuskulatur (*s. Abb. 3*). Sind diese Herzkranzgefäße verstopft, z. B. durch Ablagerungen an der Gefäßinnenwand, so gelangt weniger Sauerstoff zum Herzen. Bei einem kompletten Verschluss eines der Herzkranzgefäße spricht man von einem Herzinfarkt.

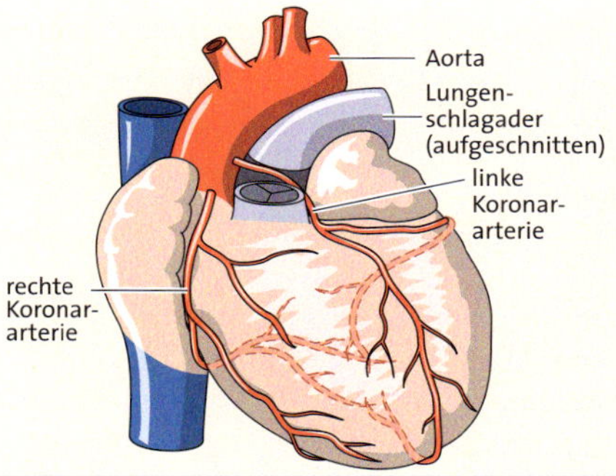

Abb. 3 Herzkranzgefäße

Kapillaren

Die Kapillaren bilden ein Netzwerk in allen Geweben. Durch ihre große Anzahl und ihren kleinen Durchmesser bilden sie eine riesige Oberfläche. Dort findet der Stoff- und Gasaustausch zwischen dem Gefäßsystem und den Zellen statt. Die Kapillaren transportieren z. B. Sauerstoff und Nährstoffe mit dem Blut und geben diese an die Gewebe und Zellen ab. Das Blut gelangt nach Abgabe des Sauerstoffes über die so genannten Venolen, die auf die Kapillaren folgen, und dann über die Venen zum Herzen zurück.

Venen

Venen transportieren sauerstoffarmes Blut zum Herzen zurück. Einzige Ausnahme ist die Lungenvene, die sauerstoffreiches Blut mit sich führt. Die Venen der unteren Körperhälfte münden in die untere Hohlvene, die Venen der oberen Körperhälfte münden in die obere Hohlvene. Beide gelangen dann in den rechten Vorhof des Herzens.

Der Aufbau der Venenwand ähnelt im Grundaufbau dem der Arterien. Die Venen sind jedoch viel dünnwandiger, da sie keinem solch hohen Druck wie die Arterien ausgesetzt sind (*s. Abb. 1*).

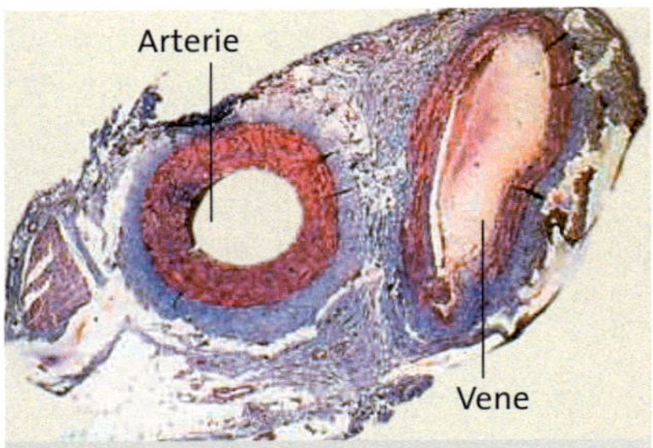

Abb. 1 Venen sind dünnwandiger als Arterien.

Venen müssen ohne viel Muskelkraft das Blut zum Herzen zurückbefördern. Dazu dienen einerseits die Venenklappen, andererseits die Muskelpumpe.
Venen sind meist den Arterien benachbart und können so die Muskelkraft der Arterien nutzen (*s. Abb. 2*). Durch den Druck der Arterie wird die Vene komprimiert und das Blut wird zum Herzen hin bewegt. Hierbei spricht man von Muskelpumpe, welche durch die Bewegung der Beinmuskulatur noch unterstützt wird (*s. Abb. 3*). Die in den größeren Venen vorhandenen Venenklappen verhindern zusätzlich den Rückstrom des Blutes.

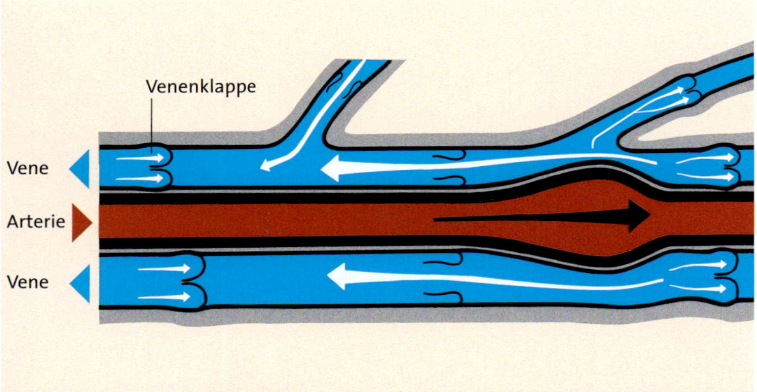

Abb. 2 Die Blutbewegung in den Venen wird durch den Puls der benachbarten Arterien unterstützt.

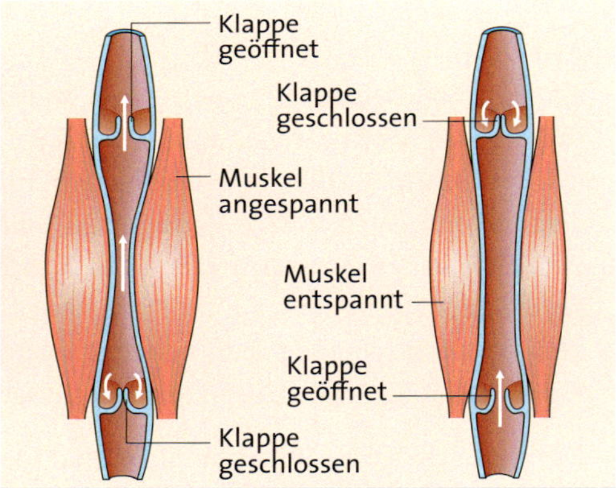

Abb. 3 Unterstützung der Blutbewegung in den Venen durch Venenklappen und Beinmuskulatur

↑Thrombose, S. 229

Steht man längere Zeit oder bleibt man längere Zeit an ein und derselben Stelle sitzen, so haben es die Venen schwer, das Blut zum Herzen zu befördern. Es ist daher ratsam, bei längeren Flügen oder Autofahrten oder bei langem Stehen die Beine zu bewegen, um einer ↑Thrombose vorzubeugen. Bettlägerige Patienten, z. B. nach einer Operation, erhalten aus diesen Gründen prophylaktisch Antithrombosespritzen.

3.4 Puls

Das Herz kontrahiert sich in regelmäßigen Abständen. Dies lässt sich als Puls an den oberflächlich gelegenen Arterien tasten (*s. Abb. 1, 2*).
Der Puls gibt die Schläge des Herzens pro Minute an. In Ruhe sind dies 60 bis 80 Schläge pro Minute. Sind wir aufgeregt oder strengen wir uns an wie z. B. beim Sport, so kann die Herzfrequenz auf Werte über 120 ansteigen.

Die **Normalwerte** der Herzfrequenz sind altersabhängig. Beispielsweise sind Werte zwischen 60 und 80 Schlägen pro Minute in Ruhe beim Erwachsenen normal, beim Kleinkind sind es 100 Schläge pro Minute und beim Säugling ca. 120 Schläge pro Minute (*s. Tab. 1*).

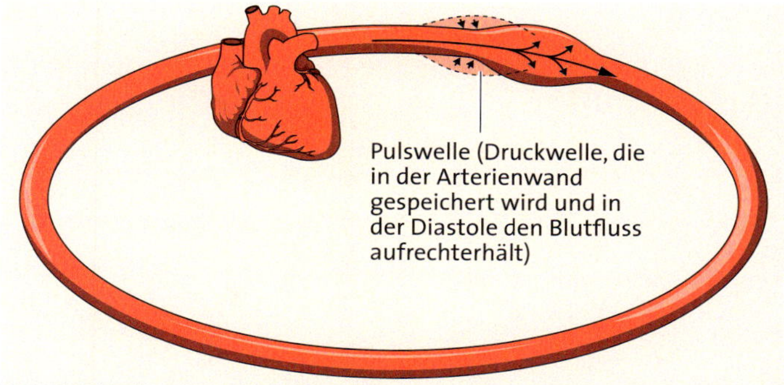

Abb. 1 Druckspeicherung und -abgabe in der Arterienwand

Lebensalter	Normaler Ruhepuls in Schlägen/Minute
Säugling	120
Kleinkind	100
Schulkind	90
Erwachsener	60–80

Tab. 1 Normalwerte der Pulsfrequenz (Ruhepuls)

Pulsmessung

Die Messung der Puls- bzw. Herzfrequenz ist ein einfaches Mittel zur Einschätzung bestimmter Krankheiten. Auch zur Erkennung von Notfällen ist die Feststellung der Herzfrequenz unumgänglich.

Die Puls- bzw. Herzfrequenzmessung erfolgt an den oberflächlich gelegenen und damit gut zu tastenden Arterien. Besonders geeignet sind dazu die Arteria radialis (Speichenschlagader) auf der Innenseite des Handgelenks zum Daumen hin und die Arteria carotis (Halsschlagader) am Hals (*s. Abb. 2*).
Ist der Puls sehr schwach, so lässt er sich nur schwer an der Arteria radialis tasten. Besser gelingt es dann an der herznahen und dicken Arteria carotis.

Man benötigt zum Berechnen des Pulses eine Uhr mit Sekundenzeiger. Zunächst legt man die Fingerkuppen von Zeige- und Mittelfinger leicht auf die Arterie des Patienten, bis man den Puls tastet (*s. Abb. 3a*).
Man zählt nun 15 Sekunden lang die Pulsschläge und multipliziert diese Zahl mit 4 (*s. Abb. 3b*). Ist der Puls jedoch unregelmäßig, so empfiehlt sich ein Auszählen der Pulsschläge über eine ganze Minute.

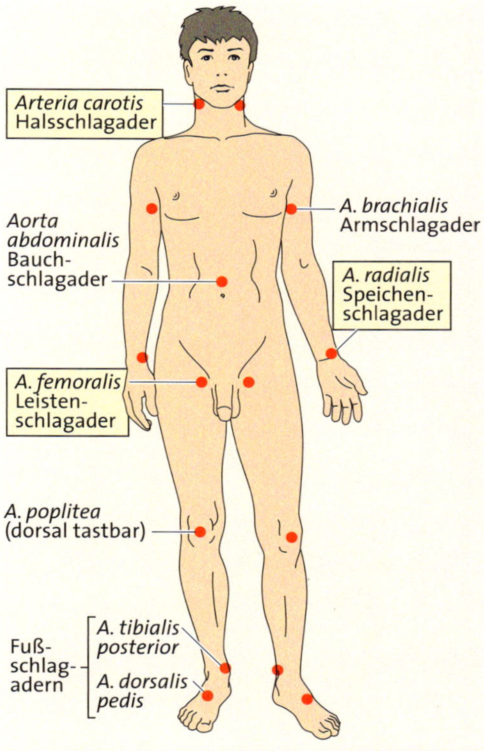

Abb. 2 Stellen, an denen der Puls getastet werden kann. Beim Tasten an der Arteria femoralis sollte man Handschuhe tragen.

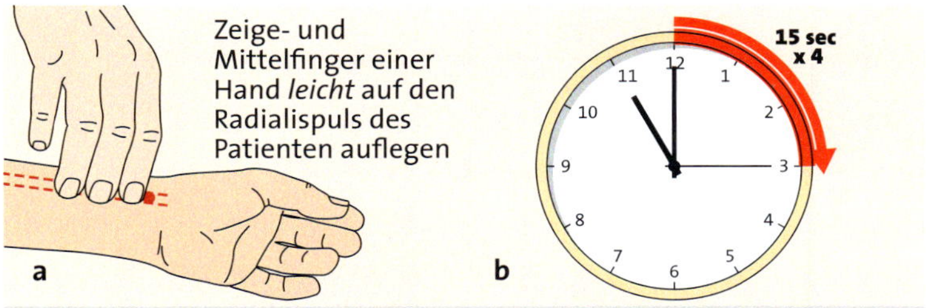

Abb. 3 Technik der Pulsmessung

3.5 Blutdruck

Mit dem Wort Blutdruck ist immer der arterielle Blutdruck gemeint. Durch die Pumpleistung des Herzens entsteht in den Gefäßen ein bestimmter Druck. Dabei müssen herznahe Arterien einen höheren Druck aufnehmen als weiter entfernte Gefäße. Außerdem spielt die Beschaffenheit der Gefäßwand eine Rolle. Je weniger elastisch die Gefäße im Alter sind, desto höher steigt der Druck. Zu einem Druckanstieg kommt es ebenso durch Verengungen des Gefäßdurchmessers, die durch Ablagerungen und Verkalkungen zu Stande kommen. Ältere Menschen und Patienten mit einer Arteriosklerose (Gefäßverkalkung) haben daher einen höheren Blutdruck.

Grundsätzlich unterscheidet man zwischen systolischem und diastolischem Blutdruck.
- Der **systolische Blutdruck** ist der Druck, mit dem der Herzmuskel das Blut in der Systole in die Gefäße pumpt. Er ist der höchste Blutdruck, der während der Herzaktion entsteht.
- Der **diastolische Blutdruck** ist der Blutdruck während der Diastole. Er stellt den niedrigsten Druck während einer Herzaktion dar.

Blutdruckmessung

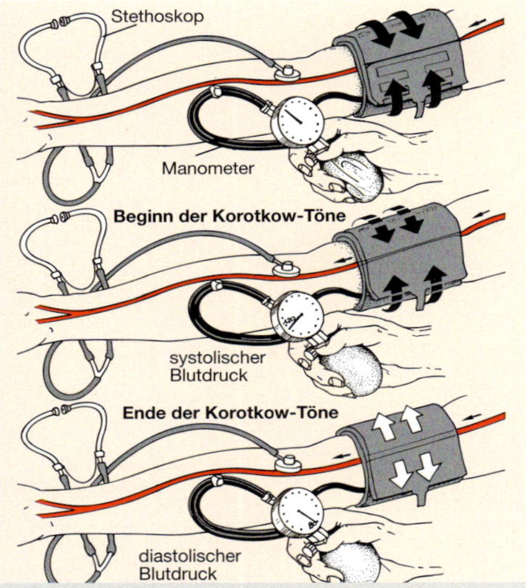

Abb. 1 Technik der Blutdruckmessung

Es gibt verschiedene Arten der Blutdruckmessung, die Messung von Hand und die elektronische Messung.
Für die Blutdruckmessung von Hand (*s. Abb. 1*) benötigt man ein Stethoskop und eine Blutdruckmanschette, die mit einem Manometer (Druckmesser) verbunden ist. Die Manschette wird um den Oberarm des Patienten gelegt und aufgepumpt, bis das Blut in der Armschlagader gestaut ist. Davon ist auszugehen, wenn man am Handgelenk (A. radialis) keinen Puls mehr fühlt. Dann ist der Druck in der Manschette höher als der systolische Blutdruck. Nun lässt man langsam die Luft über ein Ventil aus der Manschette entweichen. Der erste nun hörbare Ton, den man mit dem Stethoskop in der Armbeuge wahrnimmt, stellt den systolischen Blutdruck dar. Bei weiterem Druckabfall hört man die normalen Pulsgeräusche, bis man schließlich keinen Ton mehr hört. Der letzte deutlich hörbare Ton gibt den diastolischen Blutdruck an. Die hörbaren Töne werden auch als Korotkow-Töne bezeichnet. Beide am Manometer ablesbaren Werte sollte man sich merken und dann, beginnend mit dem systolischen Druckwert, aufschreiben, z. B. 120/80 mmHg. Die **Maßeinheit** des Blutdrucks ist mm Quecksilbersäule (Abk. mmHg; griech. Hydrargyrum = Quecksilber).

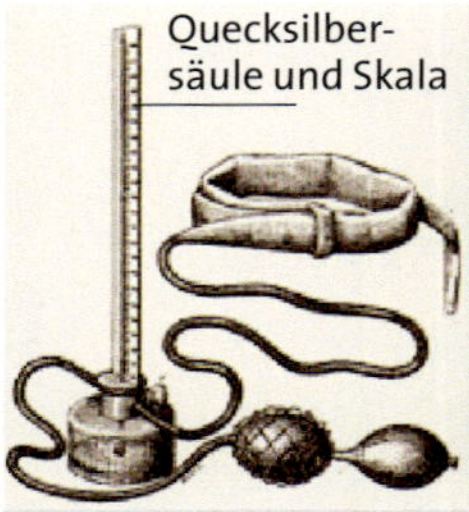

Blutdruckmessgerät nach Prof. Riva-Rocci: das „Sphygmomanometer" mit Quecksilbersäule von 1896

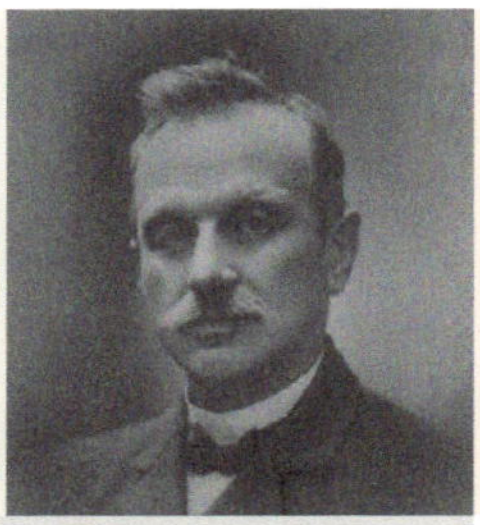

Prof. Scipione Riva-Rocci ital. Kinderarzt 1863–1937

Die Bezeichnung mmHg rührt daher, dass in den ersten Blutdruckmessgeräten das Quecksilber bzw. die Quecksilbersäule im Gerät entsprechend viele Millimeter hochstieg. Der Blutdruck wird oft mit den beiden Großbuchstaben „**RR**" abgekürzt. Dies geht auf den italienischen Arzt **Riva-Rocci** (sprich „riwa – rotschi") zurück, der diese Art der Blutdruckmessung mittels Manschette erfunden hat.

Für die elektronische Messung gibt es Geräte mit einer Manschette für den Oberarm und Geräte, die den Blutdruck am Handgelenk messen. Bei beiden Geräten werden systolischer und diastolischer Blutdruck automatisch am Display angezeigt.

Normalwerte des arteriellen Blutdrucks

Die Blutdruckwerte hängen vom Alter des Patienten und der Beschaffenheit der Gefäße ab. Die Normwerte bei einem gesunden Erwachsenen liegen systolisch unter 130, diastolisch unter 85 mmHg (*s. Tab. 1*).

	Blutdruck	
Lebensalter	**systolisch in mmHg**	**diastolisch in mmHg**
Hypotonie	‹100	‹60
optimal	100–120	60–80
normal	120–129	80–84
hoch-normal, grenzwertig	130–139	85–89
milde Hypertonie	140–159	90–99
mittlere Hypertonie	160–179	100–109
schwere Hypertonie	›180	›110

Tab. 1 Bewertung der Blutdruckwerte (nach Angaben der Weltgesundheitsorganisation; World Health Organization; WHO)

Bei höheren Werten spricht man von einer **Hypertonie** (Bluthochdruck). Dabei wird jedoch zwischen einer leichten, mittelschweren und schweren Hypertonie unterschieden. Bei Patienten mit einer Hypertonie ist mit einer vermehrten Blutung während chirurgischer Eingriffe zu rechnen. Darüber hinaus leiden diese Patienten häufiger an Herz-Kreislauf-Erkrankungen, was vor, während und nach zahnärztlichen Eingriffen zu beachten ist. Von **Hypotonie** (niedrigem Blutdruck) spricht man, wenn die Blutdruckwerte unter 100 mmHg systolisch und unter 60 mmHg diastolisch absinken. Die Patienten leiden dann an Schwindel, rascher Ermüdbarkeit und Ohnmachtsneigung. Ein niedriger Blutdruck ist im Gegensatz zum Bluthochdruck nicht lebensgefährlich und verursacht keine anderen Krankheiten.

3.6 Lymphsystem

Das Lymphsystem wird von der Gesamtheit aller Lymphbahnen und Lymphknoten, den lymphatischen Organen wie Milz, Thymus, lymphatischer Rachenring (bestehend aus ↑ Gaumenmandeln, Rachenmandeln und der Zungenmandel), dem lymphatischen Gewebe des Darmes gebildet. Das lymphatische System ist, anatomisch gesehen, identisch mit den Organen des Immunsystems. Neben der Immunabwehr hat es aber noch weitere Aufgaben. Es transportiert Nahrungsfette aus dem Darm und sammelt Gewebeflüssigkeit, so genannte Lymphe. Lymphkapillaren beginnen überall blind im Gewebe. Sie nehmen die Lymphe auf, vereinigen sich zu größeren Lymphbahnen und münden in das herznahe Venensystem, wo sie die Gewebeflüssigkeit dem Blut zurückführen. Im Gegensatz zu den Blutgefäßen stellen die Lymphgefäße keinen Kreislauf dar, sondern führen alle in Richtung Herzen (*s. Abb. 1*).

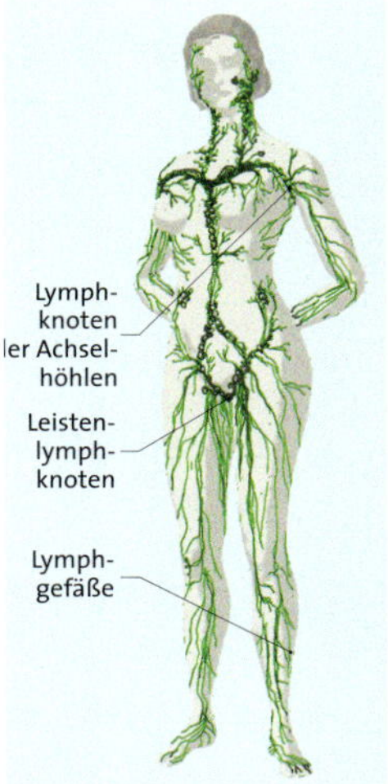

Abb. 1 Wichtige Lymphbahnen

In die Lymphbahnen eingeschaltet sind Lymphknoten, die Stoffwechselprodukte und Fremdkörper entfernen. Sie stellen Filterstationen dar und setzen die Abwehr in Gang. Bei Erkrankungen reagieren die Lymphknoten mit Schwellung und Schmerzhaftigkeit. Dies ist vor allem bei Entzündungen der Fall. So lassen sich z. B. bei einer Tonsillitis (Mandelentzündung) vergrößerte Lymphknoten am Hals tasten. Nach Abklingen der Entzündung verschwinden Schwellung und Schmerzhaftigkeit wieder. Aber auch bei malignen Tumoren lassen sich vergrößerte Lymphknoten in den benachbarten Regionen tasten. Hier muss jedoch noch zusätzlich abgeklärt werden, ob es sich dabei bereits um Lymphknoten-Metastasen handelt. Dies sind Absiedelungen eines ↑ malignen Tumors in den Lymphknoten. Bei ↑ Mundhöhlenkarzinomen finden sich Lymphknoten-Metastasen submandibulär und am Hals. Diese müssen operativ entfernt werden.

↑ Gaumenmandeln, S. 55

↑ Eigenschaften von Tumoren, S. 293

↑ Mundhöhlenkarzinome, S. 343

Terminologie: Herz und Gefäße	
Aorta	Hauptschlagader
Aortenklappe	Klappe zwischen linkem Ventrikel und Aorta
Arteria carotis	Halsschlagader
Arteria radialis	Speichenschlagader
Arterien	Schlagadern, Gefäße, die vom Herzen wegführen
Arteriosklerose	Verengung und Verhärtung von Arterien
Atrium	Vorhof des Herzens
Diastole	Füllungsphase des Herzens
Endothel	Gefäßinnenhaut; von Zellverbänden gebildete, einschichtige Auskleidung der Gefäße
EKG	Abk. für **E**lektro**k**ardio**g**ramm; Herzstromkurve, Aufzeichnung der herzeigenen Stromimpulse
Endokard	Innenschicht der Herzwand
Endokarditis	Entzündung der Herzinnenwand
Hypertonie	zu hoher Blutdruck
Hypotonie	zu niedriger Blutdruck
Kapillaren	Haargefäße
Kontraktion	das Zusammenziehen eines Muskels
Koronararterien	Herzkranzarterien
Lymphe	Gewebeflüssigkeit
Manometer	Druckmesser
Mitralklappe	Zweisegelklappe zwischen linkem Vorhof und linker Kammer
Myokard	Herzmuskelschicht
Perikard	Herzbeutel
Pulmonalklappe	Klappe zwischen rechtem Ventrikel und Lungenarterie
Septum	Herzscheidewand
Systole	Austreibungsphase der Herzaktion
Tonsillitis	Mandelentzündung
Trikuspidalklappe	„Dreisegelklappe“; Segelklappe zwischen rechtem Vorhof und rechter Kammer
Venen	Gefäß, das zum Herzen hinführt
Ventrikel	Herzkammer

Aufgaben

1. Erklären Sie die Begriffe Systole und Diastole.
2. Nennen Sie Unterschiede zwischen Arterien und Venen.
3. Wie wird der Puls gemessen?
4. Wie wird der Blutdruck gemessen?
5. Was versteht man unter einer Hypertonie?
6. Welche Aufgaben haben Lymphknoten?

4 Blutkreislauf

Man spricht von Blutkreislauf, da die Gefäße ein geschlossenes System darstellen. Das Herz ist dabei das zentrale Pumporgan. Beim Menschen unterscheidet man zwei solche Kreisläufe, den Körperkreislauf und den Lungenkreislauf, die miteinander verbunden sind (*s. Abb. 1*).

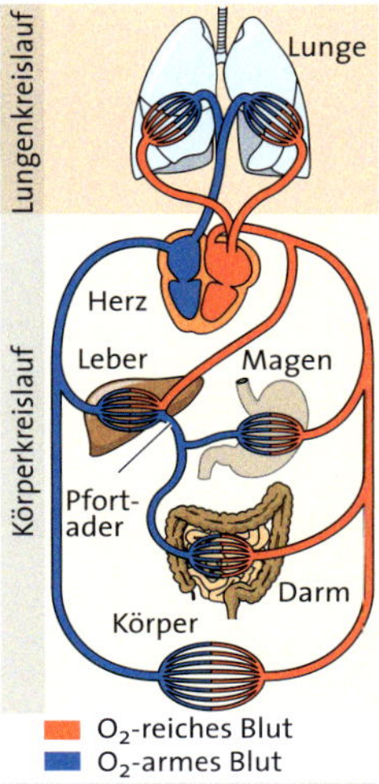

Abb. 1 Kleiner und großer Kreislauf (schematische Darstellung)

Der Körperkreislauf

Die linke Herzkammer pumpt sauerstoffreiches Blut über die Aorta in den Körperkreislauf, auch **großer Kreislauf** genannt. Sämtliche Organe und Gewebe werden über die Arterien mit Sauerstoff und Nährstoffen versorgt. Der Austausch von Sauerstoff und Nährstoffen erfolgt im Bereich der Kapillaren. Nach Abgabe von Sauerstoff sammelt sich das sauerstoffarme, kohlendioxidreiche Blut in den Venolen, die in die Venen münden, in denen dann das Blut über untere und obere Hohlvene zum rechten Vorhof gelangt. Vom rechten Vorhof gelangt das Blut in die rechte Kammer und passiert dabei die Trikuspidalklappe.

Der Lungenkreislauf

Der Lungenkreislauf, auch **kleiner Kreislauf** genannt, dient dazu, das „verbrauchte Blut" wieder mit Sauerstoff anzureichern. Die rechte Herzkammer pumpt das sauerstoffarme Blut über die Pulmonalklappe in die Lungenarterie. Diese geht vom Herzen weg – wie alle Arterien –, führt aber sauerstoffarmes Blut mit sich. Die Lungenarterie teilt sich in der Lunge in zwei große Äste zur rechten und linken Lunge. Diese verzweigen sich weiter bis zu den Lungenkapillaren. Die Lungenkapillaren umschließen die Lungenbläschen mit einem feinen Netzwerk (*s. Abb. 2*).

↑ Gasaustausch, S.242

Durch diesen engen Kontakt können die Erythrozyten in den Lungenkapillaren den über die Lunge eingeatmeten Sauerstoff aufnehmen und Kohlendioxid abgeben (↑ Gasaustausch). Das nun sauerstoffreiche Blut gelangt über die Lungenvenen zurück zum Herzen, und zwar zunächst in den linken Vorhof und dann in die linke Kammer.
Jetzt beginnt wieder der Körperkreislauf. Beide Kreisläufe sind also direkt miteinander verbunden und ergänzen sich zu einem Gesamtblutkreislauf.

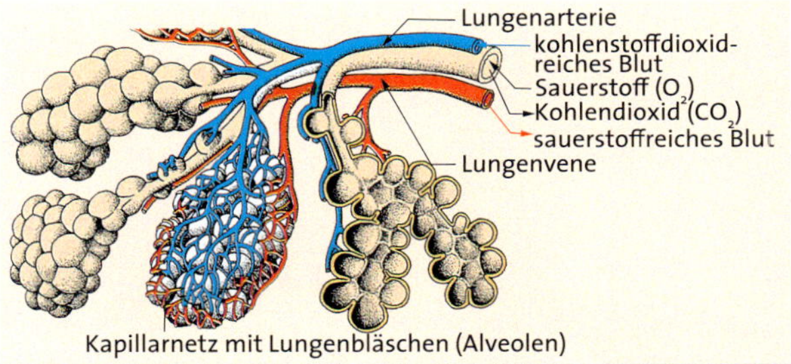

Abb. 2 Lungenkapillaren umschließen die Alveolen (Lungenbläschen).

Aufgaben

1. Was versteht man unter großem, was unter kleinem Kreislauf?
2. Beschreiben Sie den Weg des Blutes durch den Körper des Menschen, beginnend an der linken Herzkammer.

5 Atmung

	Einatemluft	Ausatemluft
Stickstoff	79 %	79 %
Sauerstoff (O_2)	20 %	16 %
Kohlendioxid (CO_2)	0,03 %	4 %
Edelgase	1 %	1 %

Tab. 1 Zusammensetzung von Einatemluft und Ausatemluft

Lebensalter	Atemfrequenz in Atemzügen/ Minute
Säugling	35–40
Kleinkind	25–35
Kind	16–30
Erwachsener	12–18

Tab. 2 Normalwerte der Atemfrequenz in Ruhe

Unsere Atmung dient dazu, Sauerstoff aufzunehmen und Kohlendioxid abzugeben.
Dabei nehmen wir nicht reinen Sauerstoff auf, sondern Luft. Luft enthält ca. 20 % Sauerstoff (O_2), 79 % Stickstoff, 0,03 % Kohlendioxid (CO_2) und 1 % Edelgase. Dazu kommen noch Staubpartikel, Ruß und verschiedene Erreger. Bei der Ausatemluft ist der Kohlendioxidanteil auf 4 % erhöht, der Sauerstoffgehalt sinkt auf 16 % (*s. Tab. 1*).

Wir atmen über die Nase und/oder über den Mund ein und auch wieder aus. Die Einatmung wird **Inspiration** genannt, die Ausatmung heißt **Exspiration**. Die normale Atemfrequenz beträgt beim Erwachsenen 12–16 Atemzüge pro Minute, bei Kleinkindern 30–40 Atemzüge pro Minute (*s. Tab. 2*).

5.1 Atemwege

Im Normalfall atmen wir über die Nase ein. Dies hat den Vorteil, dass die Atemluft über die Haare in der Nase gefiltert wird. Gleichzeitig wird über die Nasenschleimhaut die Atemluft angewärmt und angefeuchtet. Diese Funktion ist bei eingeschränkter Nasenatmung aufgehoben. Es muss jetzt über den Mund eingeatmet werden. Häufige Atemwegsinfekte und eine größere Kariesanfälligkeit sind die Folge.

Die Atemwege (*s. Abb. 1*) werden eingeteilt in
- **obere Atemwege:** Nasenhöhle, Mundhöhle, Nasennebenhöhlen, Rachen (Pharynx),
- **untere Atemwege:** Kehlkopf (Larynx), Luftröhre (Trachea), Bronchien und Lunge (Pulmo).

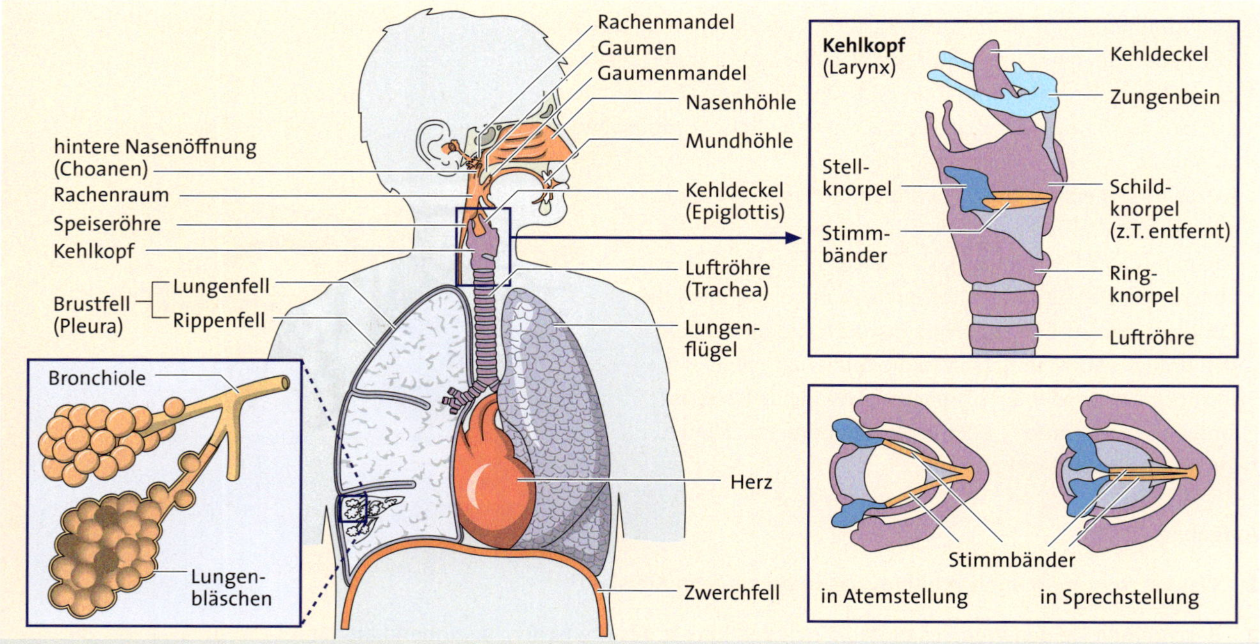

Abb. 1 Atemwege

Die ↑ **Nasennebenhöhlen** sind luftgefüllte Räume, die mit der Nasenhöhle in Verbindung stehen.
Sie tragen dazu bei, das Gewicht des Schädels gering zu halten. Ferner stellen sie einen Resonanzraum für die Stimme dar. In die Kieferhöhle ragen oft die Wurzeln der Oberkiefermolaren oder Prämolaren. Einerseits kann es durch diese enge Beziehung über die Zähne, also auf dentogenem Weg, zu einer Sinusitis maxillaris (Kieferhöhlenentzündung) kommen. Andererseits ist dies auch über die Nase möglich. Sind sämtliche Nebenhöhlen von einer Entzündung betroffen, so spricht man von einer Pansinusitis.

↑ Nasennebenhöhlen, S. 168

Nachdem die Luft Nase bzw. Mund passiert hat, gelangt sie in den Rachen. Dort ↑ kreuzen sich Luft- und Speiseweg. Die Luft gelangt vom Rachen über den Kehlkopf in die Luftröhre.
Die Speise wird vom Rachen in die weiter hinten gelegene Speiseröhre transportiert. Damit die Speise ungehindert in die Speiseröhre gelangen kann, muss der Atemweg beim Schlucken verschlossen werden. Dies geschieht über die **Epiglottis**, den Kehldeckel, welcher den Kehlkopfeingang beim Schlucken verschließt *(s. Abb. 1, S. 240)*.
Redet oder lacht man beim Essen, so funktioniert dieser Schließmechanismus nicht mehr. Man verschluckt sich, muss husten, um die Speiseteile wieder aus dem Luftweg herauszubekommen. Dieser Hustenreflex schützt die Lunge vor Aspiration, dem Einatmen von Fremdkörpern.

↑ Kreuzung von Luft- und Speiseweg, S. 57

Nach Passage der oberen Atemwege gelangt die Luft über den Kehlkopf in die Luftröhre. Die **Luftröhre** (Trachea) besteht aus mehreren Knorpelspangen. Im Notfall ist über einen Schnitt durch die Haut und durch die Trachealspangen ein Zugang zur Trachea nötig, um dem Patienten Luft zuzuführen. Dieser Schnitt wird je nach Lage Tracheotomie oder Koniotomie genannt.

Die Luftröhre zweigt sich im Bereich der Lungen in zwei **Hauptbronchien** auf. Diese verzweigen sich weiter in **kleinere Bronchien** (Bronchiolen), die dann in den **Lungenbläschen** (Alveolen) enden, wo der ↑ Gasaustausch stattfindet.

↑ Gasaustausch, S. 242

5.2 Die Lunge

Die Lunge (Pulmo) liegt im Brustkorb. Wir besitzen einen rechten und einen linken Lungenflügel *(s. Abb. 1, S. 240)*. Der linke Lungenflügel ist kleiner als der rechte. Er besteht aus zwei Lappen, der rechte Lungenflügel aus drei. Dies liegt an der linksbetonten Lage des Herzens.
Die Außenseite der Lungenflügel liegt den Rippen an, nach unten werden sie vom Zwerchfell begrenzt. Die Lungenspitzen ragen ein wenig über das Schlüsselbein hinaus. Damit die Lunge ungehindert den Bewegungen des Brustkorbes folgen kann, ist sie von einer dünnen Haut, der Pleura, auch Brust- bzw. Lungenfell genannt, überzogen. Auch die Innenwand des Brustkorbes ist mit Pleura ausgekleidet (Rippenfell). Zwischen beiden Schichten befindet sich der Pleuraspalt, der mit Flüssigkeit gefüllt ist und ein reibungsloses Gleiten der Lunge ermöglicht.

In (Groß-)Städten ist die Luft voll von kleinsten Teilchen (sog. „Feinstaub"). Vor allem jedoch die in Zigaretten und anderen Tabakwaren enthaltenen, ebenso winzigen krebserregenden Teilchen können in den oberen Atemwegen nicht gefiltert werden. Sie gelangen daher in die Lunge. Die Folge ist, dass die Lunge wie „geteert" aussieht (Raucherlunge) und dass das Risiko für Lungenkrebs rapide steigt.

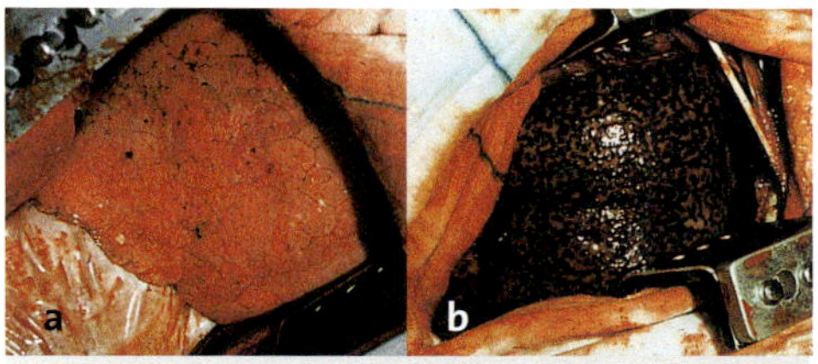

Lunge eines Nichtrauchers
Raucherlunge

5.3 Atemmechanik

Bei der Inspiration wird zwischen Brust- und Bauchatmung unterschieden.
Bei der **Bauchatmung** zieht sich das Zwerchfell, ein Muskel, der den Bauchraum vom Brustraum trennt, zusammen. Dadurch kommt es zu einer Abflachung des sonst nach oben gewölbten Zwerchfells. Das Volumen des Brustraumes wird größer. Die Lunge füllt sich mit Luft.

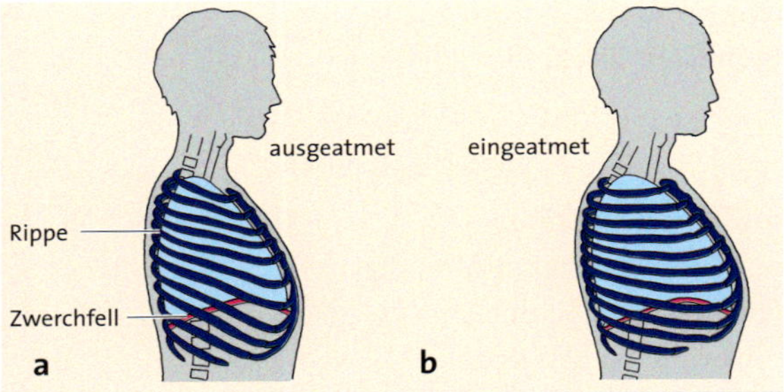

Abb. 1 Bewegung des Brustkorbes bei der Brustatmung. a) Exspiration; b) Inspiration

Bei der **Brustatmung** heben sich die Rippen durch die Muskeln, die zwischen ihnen ausgespannt sind, die so genannten Interkostalmuskeln (Zwischenrippenmuskeln). Der Brustkorb vergrößert sich. Die Lunge folgt passiv den Bewegungen. Es entsteht ein Sog. Wir atmen ein (*s. Abb. 1*).
Reine Bauchatmung kommt bei Säuglingen vor. Erwachsene kombinieren die Brust- und die Bauchatmung. Schwangere im letzten Schwangerschaftsdrittel zeigen vermehrt eine Brustatmung. Bei der Exspiration erschlaffen die Muskeln, der Brustraum verkleinert sich und die Luft wird ausgeatmet.

5.4 Äußere und innere Atmung

Äußere Atmung

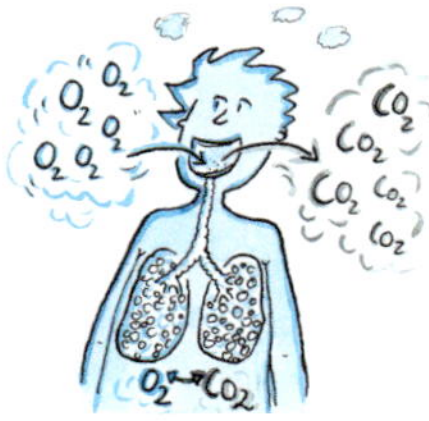

Grundsätzlich unterscheidet man die äußere und die innere Atmung.
Die **äußere Atmung** wird auch als Lungenatmung bezeichnet. Sie beschreibt
- die Aufnahme von sauerstoffhaltiger Luft durch Einatmen über die Lunge,
- den Gasaustausch in den Lungenbläschen (Alveolen) und
- die Abgabe von Kohlendioxid über die Ausatemluft.

Da die Alveolen von einem Kapillarnetz umgeben sind (*s. Abb. 2, S. 239*) und damit Luft und Blutwege direkt benachbart sind, kann hier ein Austausch von Gasen (Sauerstoff und Kohlendioxid) erfolgen (*s. Abb. 2*). Die Konzentration von Sauerstoff ist in den Alveolen höher als in den Kapillaren. Daher wandert bzw. diffundiert der Sauerstoff in das Blut. In den Kapillaren ist die Kohlendioxidkonzentration höher als in den Alveolen. Also diffundiert das Kohlendioxid in die Alveolen und wird bei der Exspiration ausgeatmet.

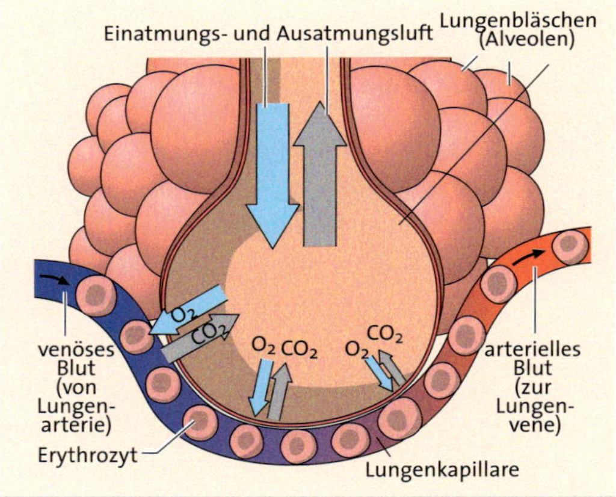

Abb. 2 Gasaustausch in den Lungenbläschen

Diffusion
Gasförmige Stoffe versuchen, einen Konzentrationsausgleich herbeizuführen, indem sie sich immer zu den Orten geringerer Konzentration bewegen. Dies nennt man Diffusion.

Innere Atmung

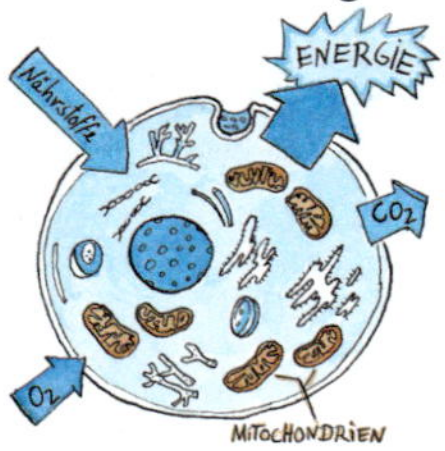

Die **innere Atmung**, auch Zellatmung genannt, beschreibt die Verbrennung in der Zelle, wobei Sauerstoff (O_2) verbrannt wird. Die Zellatmung findet in den Mitochondrien, den „Kraftwerken der Zelle", statt. Dabei entstehen Energie und Kohlendioxid (CO_2), welches von den Zellen eines Gewebes an die Kapillaren abgegeben wird.

Zwischen äußerer und innerer Atmung findet der Transport des in der Lunge aufgenommenen Sauerstoffs mit Hilfe der Erythrozyten zu den Zellen und Geweben statt.
Die Kapillaren geben Sauerstoff an das Gewebe ab. Verantwortlich hierfür ist der Konzentrationsunterschied zwischen dem sauerstoffreichen Blut und dem relativ sauerstoffarmen Gewebe. Der Transport von Kohlendioxid erfolgt in umgekehrter Richtung. Auch hier besteht ein Konzentrationsunterschied: Im Gewebe ist Kohlendioxid höher konzentriert als im Kapillarblut. Es diffundiert daher ins Blut. Nach der Sauerstoffabgabe bzw. Kohlendioxidaufnahme ist das Blut sauerstoffärmer und kohlendioxidreicher. Es gelangt zurück zum Herzen und dann in die Lunge, wo es wieder mit Sauerstoff angereichert wird.

Terminologie: Atmung	
Alveole	1. Lungenbläschen 2. Knochenfach eines Zahnes
Aspiration	1. Einatmen von Fremdkörpern 2. Ansaugung von Blut bei der Injektion oder Blutentnahme durch Zurückziehen des Kolbens der Spritze
dentogen	auf die Zähne zurückführend
Diffusion diffundieren (Verb)	Verteilung von Gasen zu Orten niederer Konzentration
Epiglottis	Kehldeckel
Exspiration	Ausatmung
Inspiration	Einatmung
Interkostalmuskeln	Zwischenrippenmuskeln
Koniotomie	Luftröhrenschnitt, Tracheotomie
Larynx	Kehlkopf
Pansinusitis	Entzündung aller Nasennebenhöhlen
Pharynx	Rachen
Pleura	Lungenfell
Pleuraspalt	Spalt zwischen der Innenauskleidung des Brustkorbes (Rippenfell) und dem Lungenfell
Sinusitis maxillaris	Kieferhöhlenentzündung
Trachea	Luftröhre
Tracheotomie	Luftröhrenschnitt, Koniotomie

Aufgaben

1 Beschreiben Sie den Weg der Atemluft.

2 Was versteht man unter den unteren Atemwegen?

3 Erklären Sie die Begriffe innere und äußere Atmung.

6 Notfälle

Notfälle können jederzeit und überall auftreten. Notfälle sind plötzlich eintretende Ereignisse, die zu einer Gefährdung des Lebens oder der Gesundheit eines Menschen führen.
Zunächst einmal geht es darum, einen Notfall zu erkennen und dann die richtigen Maßnahmen einzuleiten. Meist bleibt einem nicht allzu viel Zeit, darüber nachzudenken, was zu tun ist. Vor Aufregung und Schreck fällt vielen Menschen nicht ein, was sie tun könnten. Deshalb helfen theoretische Kenntnisse und gut strukturierte Handlungsabläufe, einen klaren Kopf zu behalten.

Da auch in einer Zahnarztpraxis Notfälle eintreten können, muss die ZFA über die Erste-Hilfe-Maßnahmen Bescheid wissen. Es ist wichtig zu wissen, wo der Notfallkoffer steht und wen man im Notfall anzurufen hat. Empfehlenswert ist dabei eine Notrufliste mit den aktuellen Telefonnummern, die an einem zentralen Ort in der Praxis liegen sollte. Der Notfallkoffer muss regelmäßig auf Vollständigkeit geprüft werden. Medikamente, die das Haltbarkeitsdatum überschritten haben, und fehlende Medikamente müssen umgehend ersetzt werden.

6.1 Erkennen eines Notfalles

Nicht immer ist es leicht, Notfälle – v. a. rechtzeitig – zu erkennen. Bestimmte Verhaltensweisen lassen aber Rückschlüsse zu. Ist der Patient z. B. unruhig oder ängstlich, so kann man davon ausgehen, dass Puls und Blutdruck eher hoch sind.

Grundsätzlich sollte man zunächst die Vitalfunktionen des Patienten prüfen:
- Bewusstseinslage
- Atmung
- Puls und Kreislauf

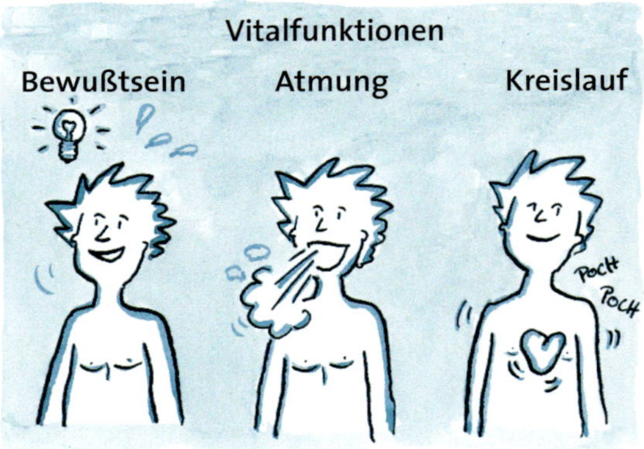

Die **Bewusstseinslage** eines Patienten lässt sich überprüfen, indem der Patient laut angesprochen und gegebenenfalls noch an der Schulter geschüttelt wird. Reagiert der Patient darauf, so ist er orientiert. Bleibt eine Reaktion – auch auf Schmerzreize hin – aus, so ist er bewusstlos. Diese tiefe Bewusstlosigkeit wird auch Koma genannt.

Ob der Patient Probleme mit der **Atmung** hat, kann man sehen, hören und fühlen. Atmet der Patient normal, so kann man die Bewegungen des Brustkorbes sehen und mit dem Ohr Atemgeräusche über Mund und Nase des Patienten hören. Außerdem fühlt man die Atemluft des Patienten, wenn man die eigene Hand unter dessen Nase hält.

Nach Kontrolle von Atmung und Bewusstsein wird das **Kreislaufsystem** überprüft. Dazu kontrolliert man Puls und Blutdruck. Der Puls wird zunächst an der Arteria radialis getastet und die Pulsfrequenz und -rhythmik erfasst. Ist kein Puls an der Arteria radialis tastbar, wird der Puls im Bereich der Arteria carotis geprüft. Ist auch dort kein Puls tastbar, so ist von einem Kreislaufstillstand auszugehen. Hier ist schnelles Handeln angesagt und mit einer Reanimation zu beginnen, da insbesondere das Gehirn bei mehr als 3- bis 5-minütiger unzureichender Sauerstoffversorgung einen dauerhaften Schaden nimmt.

6.2 Allgemeine Notfallmaßnahmen

Als Erstes muss man sich über ein sinnvolles **Notfallmanagement** Gedanken machen. Entscheidend sind dabei zwei Fragen: Sind mehrere Helfer oder nur ein Helfer vor Ort? Wie schwerwiegend ist der Notfall?

Ist nur ein Helfer da, so sollte dieser zunächst nach dem Patienten sehen, Erste Hilfe leisten und nach Einschätzung der Situation weitere Hilfe bzw. den Notarzt holen. Bei mehreren Helfern – was in einer Zahnarztpraxis meistens der Fall sein wird – müssen klare Absprachen getroffen werden. Bei einem Patienten mit Herz-Kreislauf-Stillstand muss sofort von einem Helfer mit der Reanimation (Wiederbelebung) begonnen werden. Ein zweiter Helfer ruft den Notarzt. Wenn der zweite Helfer wieder zur Verfügung steht, unterstützt er den ersten bei der Reanimation. Weitere Mitarbeiter kümmern sich um die anderen Patienten, sorgen für ein reibungsloses Eintreffen des Notarztes. Gerade dann, wenn der Zugang zur Praxis nur schwer zu finden ist, empfiehlt es sich, dass eine Mitarbeiterin auf die Straße geht und den Weg weist.

Nach Erkennen des Notfalls muss mit den entsprechenden Maßnahmen begonnen werden. **Bewusstlosigkeit** kann z. B. durch Sauerstoffmangel, Entgleisungen des Blutzuckers und Kreislaufversagen hervorgerufen werden. Der bewusstlose Patient, der auf keine Reize reagiert, dessen Atmung und Kreislauf jedoch vorhanden sind, wird in eine **stabile Seitenlage** gebracht. Dies ist insofern wichtig, als bewusstlose Patienten ihre Schutzreflexe verlieren und damit die Gefahr der Aspiration (Einatmen von körperfremdem oder -eigenem Material) besteht. Es gibt weltweit über 20 verschiedene Variationen der stabilen Seitenlage; im Folgenden soll auf die des ERC (European Resuscitation Council) eingegangen werden (*s. Abb. 1*). Der Mund sollte dabei der tiefste Punkt sein. Der Kopf des Patienten wird überstreckt. Die Zunge fällt dadurch nach vorne und die Atemwege werden ↑ freigehalten. Erbrochenes kann ungehindert aus dem Mund fließen und gelangt nicht in die Lunge.

5 W-Fragen bei der Notfallmeldung

- **Wer** ruft an? (> Namen nennen)
- **Wo** ist der Notfall eingetreten? (> Adresse angeben)
- **Was** ist geschehen?
- **Wie viele** Verletzte gibt es?
- **Welche** Arten von Verletzungen liegen vor?

↑ Freimachen der Atemwege, S. 246

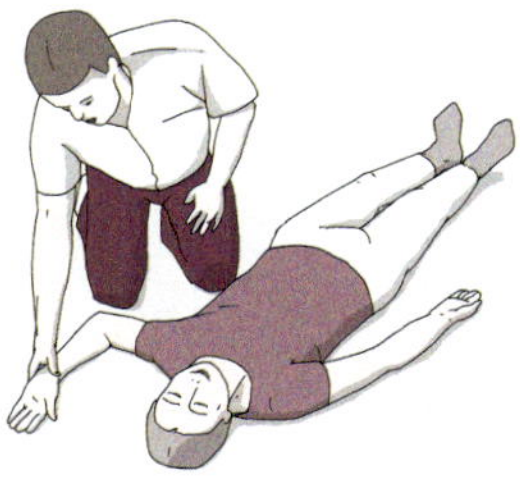

1 Nehmen Sie ggf. die Brille der Betroffenen ab und strecken Sie deren Beine aus. Knien Sie sich neben die Betroffene.

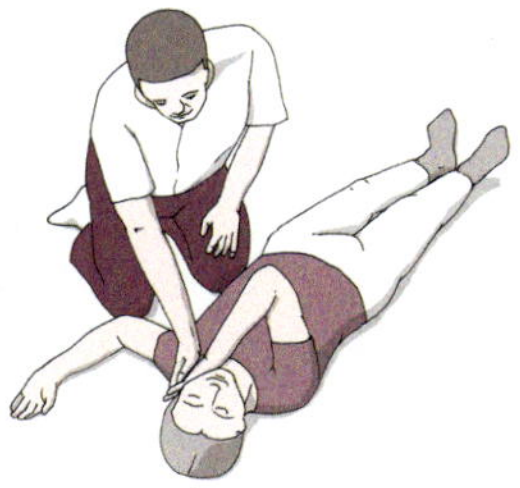

2 Lagern Sie den zugewandten Arm der Betroffenen mit gebeugtem Ellenbogen rechtwinklig aus.

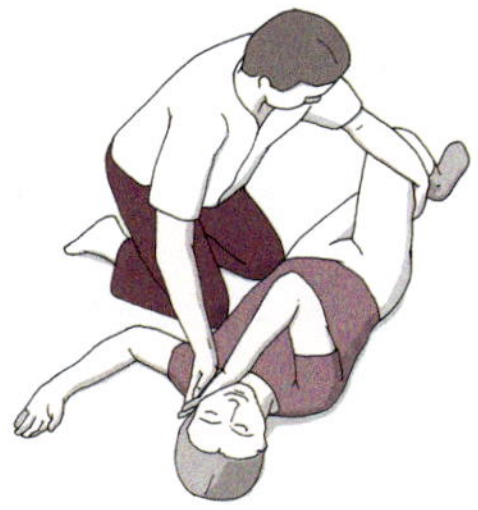

3 Führen Sie den anderen Arm der Betroffenen über deren Oberkörper an die zugewandte Wange heran und fixieren Sie ihn dort.

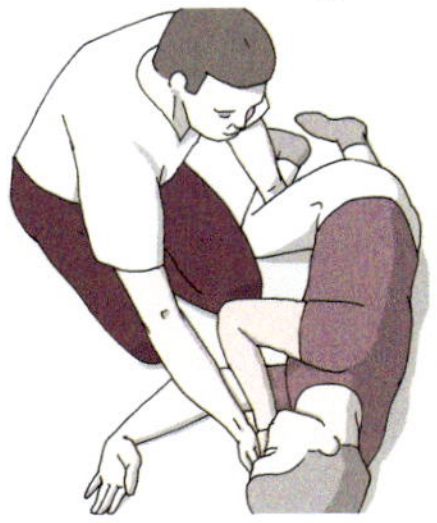

4 Fassen Sie mit Ihrer anderen Hand das abgewandte Knie und ziehen Sie es zu sich heran, sodass die Betroffene auf die Seite rollt, beugen Sie das jetzt oben liegende Bein in Hüfte und Knie rechtwinklig und nutzen Sie es als „Stütze“ für den Körper so, dass die Betroffene jedoch nicht auf dem unteren Bein liegt.

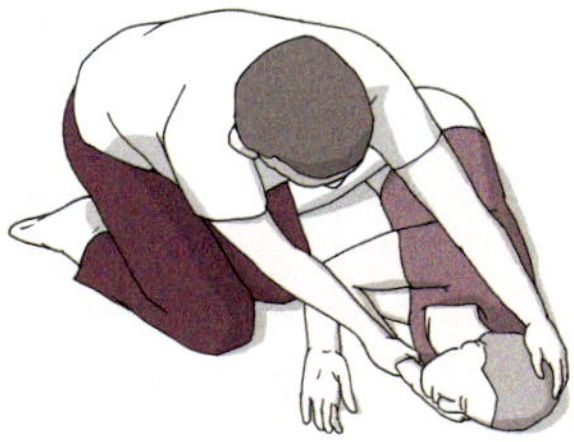

5 Überstrecken Sie den Kopf zum Freihalten der Atemwege und überprüfen Sie die Atmung regelmäßig.

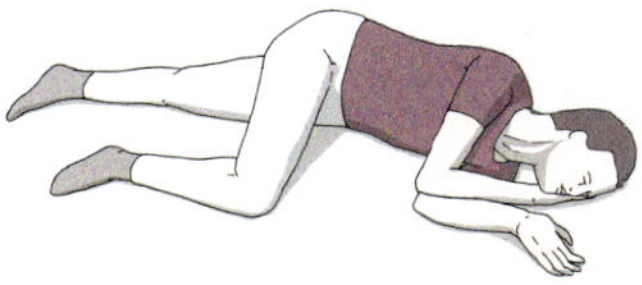

6 Schützen Sie die Person ggf. vor Kälte.

Abb. 1 Stabile Seitenlage

Die **Lagerung** eines Notfallpatienten hängt von seiner Erkrankung ab. Grundsätzlich gilt, dass Patienten, falls es die Notfallsituation nicht erfordert, in einer ihnen angenehmen Position zu lagern sind. Besteht der Verdacht auf einen Wirbelsäulenschaden, so sollte man den Patienten in der Lage belassen, in welcher man ihn vorfindet. Die **Oberkörpertieflagerung** ist angezeigt, wenn ein niedriger Blutdruck, z.B. infolge eines hohen Blutverlustes, herrscht. Durch das Hochlagern der Beine kommt es zu einem Rückfluss des Blutes zum Herzen und einer verbesserten Durchblutung des Gehirns. Eine **Oberkörperhochlagerung** ist angebracht z.B. bei nicht bewusstlosen Patienten mit Atemproblemen oder Herzerkrankungen. Dadurch wird die Atmung erleichtert und das Herz entlastet.

Reanimation

Liegt ein Atem- und Herz-Kreislauf-Stillstand vor, so muss schnellstmöglich eine **Reanimation (Wiederbelebung)** durchgeführt werden. Die Maßnahmen folgen hierbei dem ABC-Schema. A steht für **A**temwege freimachen, B für **B**eatmen und C für die Wiederherstellung eines ausreichenden Kreislaufs (**C**irculation).

Atemwege

Das Freimachen (*s. Abb. 1*) und die Sicherung der Atemwege ist oberstes Ziel. Bei bewusstlosen Patienten, die auf dem Rücken liegen, fällt die Zunge zurück und blockiert die Atemwege. Daher sollte der Kopf des Patienten überstreckt und der Unterkiefer angehoben werden (Esmarch-Handgriff). Dies reicht oft schon aus, das Einsetzen der Atmung herbeizuführen. Verlegen jedoch Fremdkörper die Atemwege, so müssen diese entfernt werden. Die Absauganlage kann neben einer Kornzange wertvolle Hilfe leisten. Setzt die Spontanatmung nach Freimachen der Atemwege ein, bringen Sie den bewusstlosen Patienten in die stabile Seitenlage.

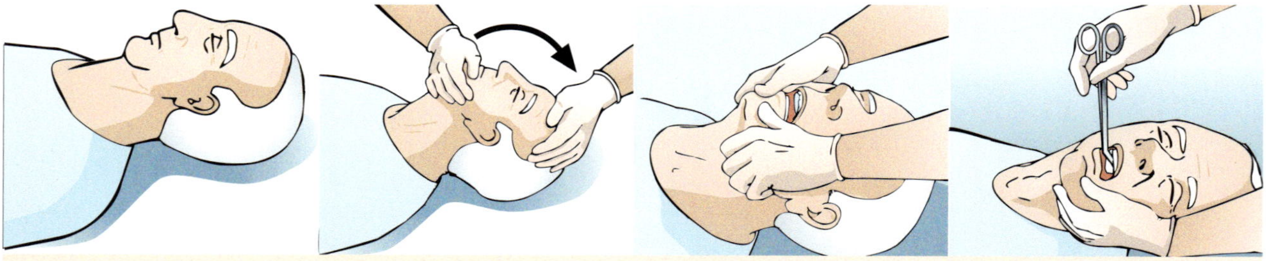

1 Bewusstloser Patient

2 Überstrecken des Kopfes

3 Esmarch-Handgriff: Mit den Fingern wird der Unterkiefer nach vorne geschoben und der Mund mit den Daumen geöffnet.

4 Freimachen von Mund und Rachen, ggf. mit Hilfsmitteln (z.B. Kornzange und Tupfer)

Abb. 1 Freimachen der Atemwege

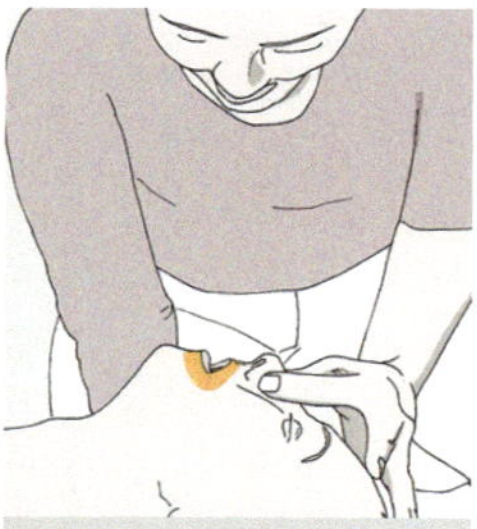

Abb. 2 Mund-zu-Mund-Beatmung

Beatmung

Bleibt auch nach Freimachen der Atemwege die Atmung aus, so muss der Patient beatmet werden. Dies kann über eine **Mund-zu-Mund-Beatmung** erfolgen. Dabei wird der Kopf des Patienten in Rückenlage überstreckt und der Unterkiefer angehoben.
Dann wird mit der einen Hand die Nase des Patienten verschlossen und mit der anderen Hand der Mund des Patienten geöffnet. Der Helfer atmet ein, verschließt mit seinem Mund den Mund des Patienten und gibt seine Atemspende ab (*s. Abb. 2*). Jede Atemspende sollte so ausreichend sein, dass sich der Brustkorb des Patienten anhebt. Während der Kopf des Patienten überstreckt und sein Kinn angehoben bleiben, dreht der Helfer seinen Kopf zur Seite und lässt die Luft ausströmen. Eine erneute Atemspende folgt.

Bei der **Mund-zu-Nase-Beatmung** wird der Mund des Patienten verschlossen und abgedichtet und die Atemspende erfolgt über die Nase des Patienten (*s. Abb. 1*). Das Umschließen der Nase des Patienten mit dem Mund des Helfers lässt sich oft leichter bewerkstelligen als das komplette Umschließen des Patientenmundes, sodass im Notfall die Mund-zu-Nase-Beatmung einfacher durchzuführen ist.

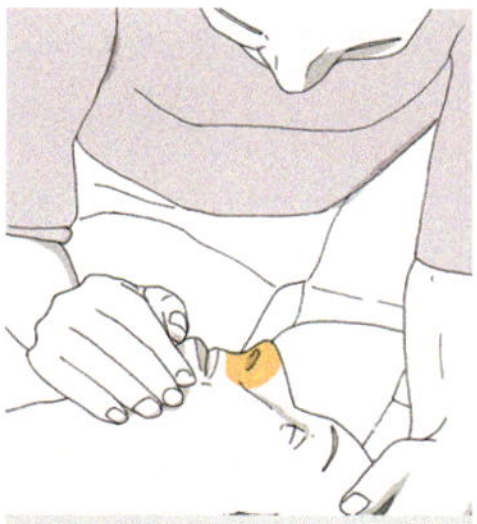
Abb. 1 Mund-zu-Nase-Beatmung

Sind ein **Beatmungsbeutel und eine Maske** vorhanden, so kann auch darüber eine Beatmung erfolgen (*s. Abb. 2*). Hierbei sollte auch wieder der Kopf des Patienten überstreckt werden. Dann wird die Maske fest über Mund und Nase des Patienten aufgesetzt. Das Kinn des Patienten wird mit derselben Hand umfasst und nach oben gezogen. Mit der anderen Hand wird der Beatmungsbeutel zusammengedrückt und Luft dem Patienten zugeführt.

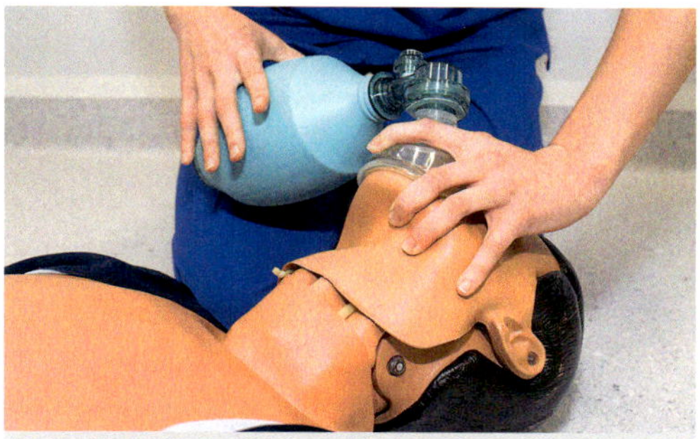
Abb. 2 Beatmung mit Beatmungsbeutel und Maske

Kreislauf (Circulation)

Falls nach zwei effizienten Atemspenden kein Kreislauf feststellbar ist, muss mit der Herzdruckmassage begonnen werden. Notfallpatienten mit Herzstillstand benötigen beides, Beatmung und Herzdruckmassage, eine Kombination, die als Basismaßnahme der kardiopulmonalen Reanimation (CPR) bezeichnet wird. Wichtig ist bei der Herzdruckmassage die **Thoraxkompression** (Zusammendrücken des Brustkorbes; *s. Abb. 3, 4*). Dabei geht es darum, den Brustkorb tief genug einzudrücken, damit das Herz ebenfalls komprimiert wird, sodass Blut gefördert und damit zum Fließen gebracht werden kann.

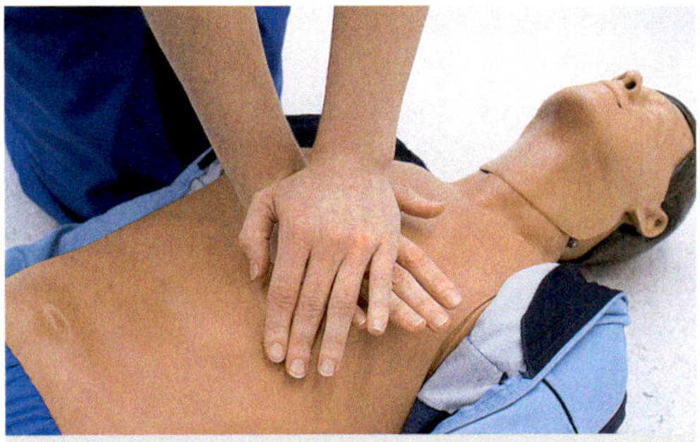
Abb. 3 Durchführung der Thoraxkompression

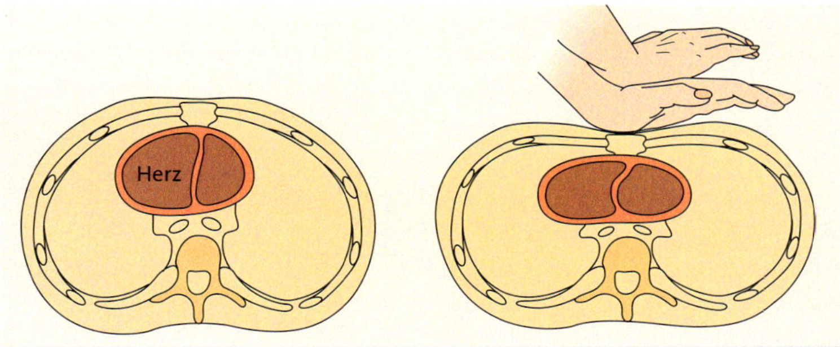

Abb. 4 Effekt der Thoraxkompression

Damit nicht die Unterlage, sondern nur der Thorax (Brustkorb) komprimiert wird, muss der Patient auf einer harten Unterlage liegen. Mit gestreckten Armen und übereinanderliegenden Händen wird mit dem unteren Handballen Druck auf die Mitte des Brustkorbes ausgeübt, sodass dieser 4–5 cm eingedrückt wird. Der Druckpunkt liegt dabei zwei Querfinger über dem unteren Ende des Brustbeins. Im Notfall reicht es aber aus, in der Mitte der Brust zu komprimieren. Die Frequenz sollte 100 Kompressionen pro Minute betragen.
Als erste Maßnahme führt man 30 Kompressionen durch. Dann muss beatmet werden. Der empfohlene Rhythmus beträgt 30-mal Herzmassage und 2-mal beatmen.
Ist man bei der Reanimation allein, so muss man zwischen Herzdruckmassage und Beatmung wechseln. Sind zwei Helfer vorhanden, so beatmet einer und der andere führt die Herzdruckmassage durch. Nach ca. 20- bis 30-minütiger erfolgloser Reanimation ist eine Fortführung zu überdenken.

Erste-Hilfe-Maßnahmen-Verlaufsdiagramm

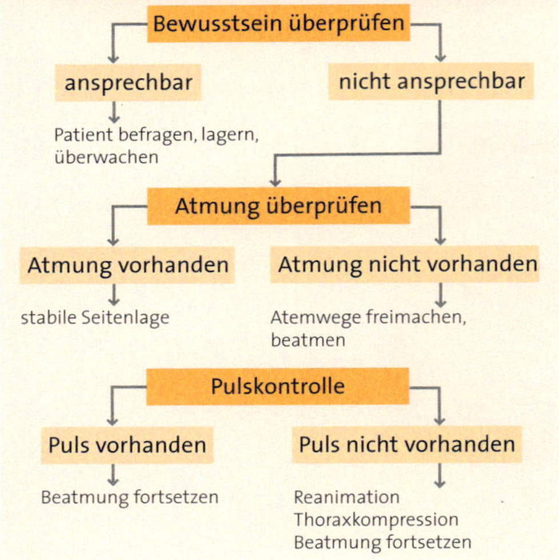

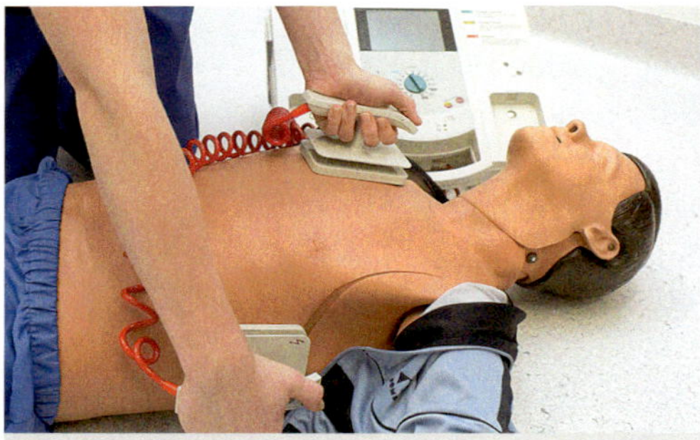
Abb. 1 Defibrillation

Basismaßnahmen der Reanimation (basic life support)

- Atemspende (2x)
- Herzdruckmassage (30x)

Erweiterte Maßnahmen (advanced life support)

- Defibrillation
- Schrittmacher

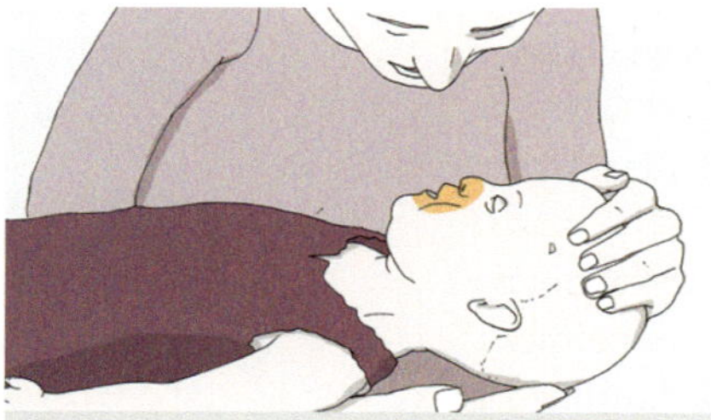
Abb. 2 Mund-zu-Mund-Nase-Beatmung

Im Jahr 2005 wurden neue Richtlinien zur kardiopulmonalen Reanimation von der American Heart Association (AHA) und der European Council Resuscitation (ERC) herausgebracht. Darauf folgten 2006 neue Empfehlungen in Deutschland. Jetzt wird sofort mit der Thoraxkompression begonnen, noch vor der Beatmung, um eine minimale Perfusion (Durchblutung) von Herz und Gehirn zu erreichen. Das Aufsuchen des Druckpunktes bei der Thoraxkompression wird vereinfacht, da sich gezeigt hat, dass das Aufsetzen der Hände in der Mitte des Brustkorbes ausreicht.

Man spricht bei den oben genannten Maßnahmen von den Basismaßnahmen der Reanimation oder auch vom basic life support (BLS). Neben diesen **Basismaßnahmen** können noch so genannte **erweiterte Maßnahmen**, advanced life support (ALS), erforderlich sein. Dazu gehört z. B. die **Defibrillation**. Zeigt ein Patient ein Kammerflimmern, bei dem der Herzmuskel unkoordinierte schnelle Kontraktionen durchführt, so kann mit der Defibrillation das Flimmern beendet werden. Der Defibrillator ist ein Gerät, welches durch Stromstöße wieder eine normale elektrische Erregung des Herzmuskels und damit wieder einen normalen Rhythmus herbeiführt. Da damit jedoch noch keine ausreichende Pumpwirkung des Herzens verbunden ist, müssen die Basismaßnahmen weiter durchgeführt werden. Es gibt heute schon halbautomatische und vollautomatische Defibrillatoren, deren Handhabung und Einsatz sogar von einem Laien machbar ist (*s. Abb. 1*). Die vollautomatischen Defibrillatoren geben den Stromstoß automatisch anhand des ermittelten EKGs ab. Die Diagnose der Herzrhythmusstörung und damit die Indikation zur Defibrillation wird dem Anwender dabei abgenommen. Vollautomatische Defibrillatoren sind deshalb oft in öffentlichen Einrichtungen, seltener in Zahnarztpraxen zu finden.
Eine weitere erweiterte Maßnahme ist der Einsatz eines **Schrittmachers**.

Reanimation bei Kindern

Im Prinzip läuft die Reanimation bei Kindern wie bei Erwachsenen ab. Auf Grund der kleineren Anatomie von Kindern sind jedoch geringe Abweichungen notwendig. Bei der Reanimation von Kindern wird unterschieden zwischen Säuglingen bis zu 12 Monaten und Kindern über 12 Monate bis zur Pubertät. Da bei Kindern häufig die Ursache des Kreislaufstillstandes eine Störung der Atmung ist, wird empfohlen, vor Beginn der Herzdruckmassage 5-mal eine Atemspende zu geben. Die Beatmung erfolgt über Mund und Nase gleichzeitig (*s. Abb. 2*). Die Herzdruckmassage wird bei Kindern nur mit einem Handballen, bei Säuglingen mit zwei Fingern durchgeführt. Eine andere Möglichkeit ist, den Säugling mit beiden Händen zu umfassen und mit den Daumen die Thoraxmassage durchzuführen. Die Drucktiefe entspricht einem Drittel des Brustkorbumfanges.

6.3 Notfälle bei bestimmten Krankheitsbildern

Die meisten Notfälle ereignen sich in der Freizeit (beim Sport), zu Hause, im Beruf und auf den Straßen. Da es die unterschiedlichsten Arten von Notfällen gibt, wird im Folgenden auf die Notfälle eingegangen, die in einer Zahnarztpraxis vorkommen können.

Verlegung der Atemwege durch Aspiration

Eine Verlegung der Atemwege kann in der Zahnarztpraxis vorkommen. Es können Fremdkörper wie Abformmaterialien, Kronen, Zähne, Zahnteile oder Wurzelkanalinstrumente aspiriert werden. Es empfiehlt sich gerade deshalb, bei bestimmten zahnärztlichen Maßnahmen wie bei einer endodontischen Behandlung mit Kofferdam zu arbeiten. Typische Symptome sind Hustenanfälle, schnelle Atembewegungen, Würgereiz, Erstickungsgefühl, blasse Haut. Die Erste Hilfe besteht darin, den Patienten zu beruhigen, die Atemhindernisse zu beseitigen, einengende Kleidung zu öffnen und den Patienten aufzufordern, auszuhusten. Eine weitere Maßnahme ist die Gabe von Sauerstoff. Wird der Patient bewusstlos, zeigen sich Atem- und Kreislaufstillstand, so ist umgehend mit den Basismaßnahmen zu beginnen und der Notarzt zu rufen.

Hyperventilation

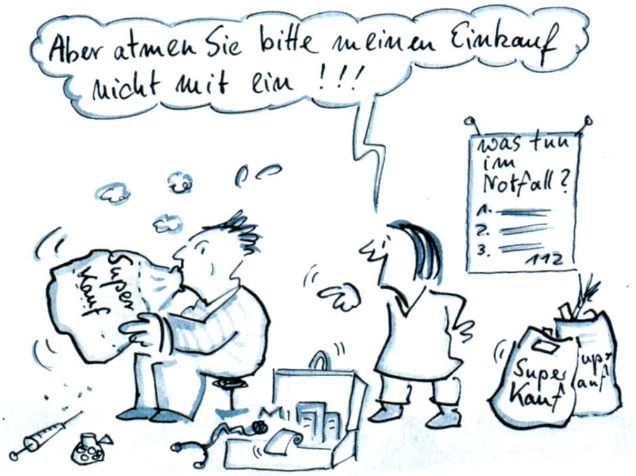
Aber atmen Sie bitte meinen Einkauf nicht mit ein !!!
Was tun im Notfall?
1.
2.
3. 112
Super Kauf
Super Kauf

Eine Hyperventilation ist eine übermäßige Atmung, bei der die Atemfrequenz auf 40 Atemzüge pro Minute erhöht sein kann. Ursachen sind Angst und psychische Anspannung – nicht untypisch bei Patienten in der Zahnartpraxis. Durch das vermehrte Abatmen von Kohlendioxid (CO_2) kommt es zu Kribbeln im Bereich der Haut und Krämpfen mit typischer Pfötchenstellung der Hände bis hin zur Bewusstlosigkeit.

Die Erste Hilfe besteht in einer Beruhigung und Ablenkung des Patienten. Der Patient sollte zu ruhigem, langsamem und normal tiefem Atmen angeleitet werden. Hilft dies nichts, so muss der Rückatmungsversuch über eine Plastiktüte unternommen werden. Dadurch atmet der Patient seine Ausatemluft und damit das zu viel abgeatmete CO_2 wieder zurück. Besser noch als die Therapie einer Hyperventilation ist ihre Vorbeugung. Hier liegt es am Praxisteam, dem Patienten die Angst zu nehmen.

Asthma bronchiale

Beim Asthma bronchiale handelt es sich um eine Atemwegserkrankung, die durch eine anfallsartig auftretende Verengung der Atemwege gekennzeichnet ist. Die Ursache kann allergischer und nicht-allergischer Art sein. Die Patienten haben v. a. Probleme bei der Ausatmung, die durch eine Atemwegsverengung behindert ist. Sie bekommen Atemnot und Angst. Ihre Haut wird kalt und schweißnass. Sie husten, Puls und Blutdruck steigen. Lebensbedrohlich ist der so genannte Status asthmaticus, ein Asthmaanfall, der längere Zeit anhält. Die Erste Hilfe besteht in einer Beruhigung des Patienten und sitzender Lagerung mit erhöhtem Oberkörper. Oft haben die Patienten ihr „Asthmaspray" dabei, bei dessen Anwendung man ihnen helfen sollte. In diesen Aerosolen sind Medikamente enthalten, die die Bronchien weit stellen.

Synkope

Unter Synkope versteht man eine kurzfristige, meist spontan sich rückbildende Bewusstlosigkeit. Man spricht auch von einer Ohnmacht. Sie kann durch unterschiedliche Faktoren ausgelöst werden. Grundsätzlich ist die Ursache der Bewusstlosigkeit eine Minderdurchblutung des Gehirns. Von **vasovagaler Synkope** spricht man, wenn es durch eine psychische Belastung wie Angst vor einem zahnärztlichen Eingriff zu einer Weitstellung der Gefäße kommt. Dies hat einen verminderten Rückstrom des venösen Blutes zum Herzen zur Folge. Das Gehirn wird nicht mehr ausreichend mit Sauerstoff versorgt. Die Bewusstlosigkeit ist die Folge. Bei der **orthostastischen Synkope** kommt es durch plötzliches Aufstehen nach längerem Liegen zu einer Minderdurchblutung des Gehirns mit Schwindel.

Die typischen Symptome einer Synkope sind Puls- und Blutdruckabfall (Hypotonie), Blässe, kalter Schweiß und Benommenheit. Die Erste Hilfe besteht in einer Flachlagerung des Patienten. Die Beine sollten dabei erhöht gelagert werden, damit das Blut zum Gehirn zurückfließen kann (Autotransfusion). Sauerstoffzufuhr und feucht-kalte Tücher auf Stirn und Nacken helfen zusätzlich. Weitere Maßnahmen sind meist nicht erforderlich. Der Patient kommt von selbst wieder zu sich. Als vorbeugende Maßnahme ist es sinnvoll, dem Patienten die Angst zu nehmen und ihn zu beruhigen.

↑Herzkranzgefäße, S. 233

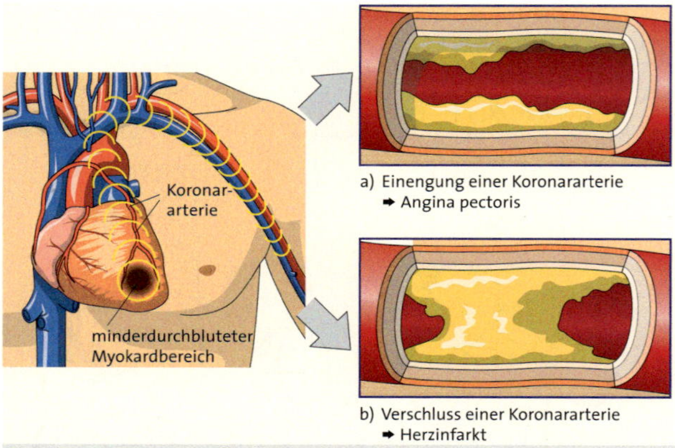

Abb. 1 Koronare Herzkrankheit: Angina pectoris und Herzinfarkt

Koronare Herzkrankheit, Angina pectoris, Herzinfarkt

Bei der koronaren Herzkrankheit sind die ↑Herzkranzgefäße durch eine Arteriosklerose verengt (*s. Abb. 1*). Als Risikofaktoren der Arteriosklerose gelten Bluthochdruck, Fettstoffwechselstörungen, Zigarettenrauchen, Diabetes mellitus und Fettsucht. Weitere Risikofaktoren sind Stress und Bewegungsmangel. Lokale Durchblutungsstörungen des Herzmuskels treten jedoch erst bei einer Einengung der Koronararterien auf über 50 % ihres Durchmessers auf.

Bei einer weiteren Einengung kommt es zu einer **Angina pectoris** (Enge auf der Brust).

Sind einzelne oder mehrere Koronararterien vollständig verschlossen, so kann das von diesem Gefäß versorgte Areal nicht mehr mit Sauerstoff versorgt werden. Eine Nekrose (Zelltod) von Herzmuskelgewebe ist die Folge. Man spricht jetzt von einem **Herzinfarkt**. Abhängig vom Ausmaß der Nekrose endet der Herzinfarkt sofort tödlich oder er kann überlebt werden. Die Angina pectoris stellt die Vorstufe des Herzinfarktes dar.

↑Defibrillation, S. 248

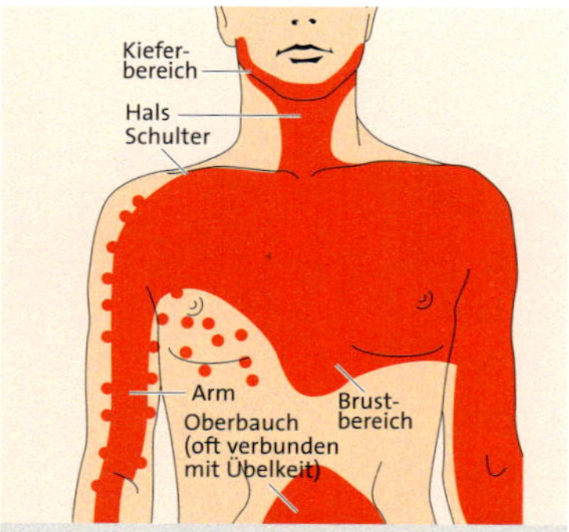

Abb. 2 Schmerzzonen bei Angina pectoris und Herzinfarkt

Folgende **Symptome** sind sowohl bei Angina pectoris als auch beim Herzinfarkt möglich (*s. Abb. 2*): Der Patient klagt über Schmerzen und über ein Engegefühl im Bereich der Brust. Die Schmerzen strahlen häufig in den linken Arm und Hals aus, können aber auch in Bauch und Rücken ausstrahlen. Die Patienten zeigen eine schnelle Atmung, eine erhöhte Herzfrequenz, Angst, Unwohlsein und kalten Schweiß.

Beim Herzinfarkt sind die Symptome ausgeprägter; die Schmerzen nehmen das Ausmaß eines Vernichtungsschmerzes an, die Angst reicht bis zur Todesangst. Es kommt zu Übelkeit, Erbrechen, Kurzatmigkeit, Hyperventilation, Blutdruckabfall und Zyanose (Blaufärbung der Haut und Lippen).

Die häufigste Frühkomplikation des Herzinfarktes ist das Kammerflimmern, das durch ↑Defibrillation beseitigt werden kann.

Erste Hilfe bei Patienten mit Angina pectoris

Der Patient sollte zur Entlastung des Herzens in halbsitzender Position gelagert werden. Wichtig ist die Beruhigung des Patienten. Der Notarzt muss gerufen werden. Sauerstoff sollte dem Patienten zugeführt werden (z. B. Fenster öffnen). Von dem Nitrolingual®-Spray, das diese Patienten meist bei sich haben, sollten dem Patienten zwei Hübe unter die Zunge gegeben werden (*s. Abb. 1*). Diese sublinguale ↑ Applikation bewirkt eine schnelle Resorption (Aufnahme) des Medikamentes und damit einen schnellen Wirkungseintritt. Es kommt zur Erweiterung der Koronararterien.

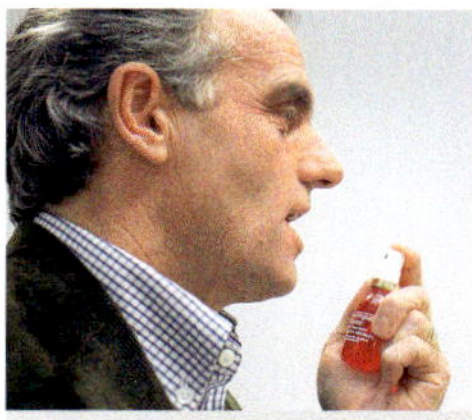

Abb. 1 Nitrolingual® N-Spray (Nitro-Spray)

↑ Applikation, S. 301

Erste Hilfe bei Patienten mit Herzinfarkt

Man sollte sofort den Notarzt rufen. Der Patient muss mit erhöhtem Oberkörper gelagert werden. Beengende Kleidung muss geöffnet oder entfernt werden. Der Notarzt wird Sauerstoff und Schmerzmittel zur Senkung des Sauerstoffverbrauchs verabreichen. Der Patient muss so schnell wie möglich ins Krankenhaus gebracht werden. Überlebt der Patient einen Herzinfarkt, so wird er häufig zur Vorbeugung weiterer Infarkte ↑ ASS (Acetylsalicylsäure) einnehmen müssen, welches zu einer „Verdünnung des Blutes" beiträgt.

↑ ASS (Acetylsalicylsäure), S. 228

Schlaganfall

Der Schlaganfall, auch Apoplex bzw. apoplektischer Insult genannt, ist gekennzeichnet durch eine Minderversorgung des Gehirns mit Sauerstoff. Die Ursache kann ein Verschluss einer Hirnarterie oder eine Blutung im Gehirn sein. Die Symptome sind Kopfschmerzen, Schwindel, Seh- und Sprachstörungen, Halbseitenlähmung und Bewusstseinsstörungen. Anfänglich kann auch nur eine verwaschene Sprache ein Hinweis auf einen Apoplex sein. Bei Verdacht sollte sofort der Notarzt gerufen werden, da hier schnelle Hilfe entscheidend ist.

Hypertensive Krise

Unter hypertensiver Krise versteht man einen massiven Blutdruckanstieg auf Werte über 120 mmHg diastolisch. Die systolischen Blutdruckwerte können bis deutlich über 200 mmHg steigen. Bei Belastung, Stress und Angst kann der Blutdruck bei Patienten mit bekannter Hypertonie auf solch stark erhöhte Werte ansteigen, also auch oder gerade bei zahnärztlichen Behandlungen. Die Patienten klagen über heftigsten, plötzlich einsetzenden Kopfschmerz, Übelkeit, Erbrechen, Schwindel und Sehstörungen. Der Blutdruck ist stark erhöht. Die Patienten sollten mit erhöhtem Oberkörper gelagert werden. Bis der Notarzt eintrifft, sollte der Patient beruhigt, der Blutdruck gemessen und Sauerstoff gegeben werden.

Krampfanfälle

Die generalisierte Epilepsie ist eine Erkrankung, die mit Bewusstseinsstörungen und Krampfanfällen einhergeht. Ihre Ursachen sind vielfältig, liegen aber häufig in einer Schädigung des Gehirns. Auslöser können z. B. Schlafmangel und Lichtblitze sein. Daher sollte man bei Patienten mit bekannter Epilepsie die Einstellung des Lichtes am Behandlungsstuhl vorsichtig vornehmen. Dem eigentlichen Krampfanfall kann ein Vorstadium vorausgehen, bei dem der Patient zu Boden stürzt und die Augen verdreht. Während des Krampfanfalls, der einige Minuten dauert, kann sich der Patient einen Zungenbiss zufügen und einnässen. Bei Patienten mit einer Epilepsie sollte man dafür sorgen, dass sich der Patient nicht selbst verletzen kann, indem man ihn auffängt, zu Boden legt und spitze Gegenstände in seiner Nähe entfernt. Während des Krampfanfalls sollte man den Patienten nicht festhalten. Nach dem Anfall fällt der Patient meist in einen Dämmerzustand.

Allergie, anaphylaktischer Schock

↑ Anamnese, S. 47

Eine Allergie ist eine Überempfindlichkeitsreaktion auf eine körperfremde Substanz. Heutzutage können sehr viele Stoffe wie Lebensmittel, Medikamente, Staub oder Insektengifte eine Allergie auslösen. Auch Nickel, welches in Schmuck und in KFO-Bändern enthalten ist, kann Allergien hervorrufen. In der Zahnarztpraxis sind außerdem Allergien auf Antibiotika wie Penicillin, Lokalanästhetika oder Latex (in den Handschuhen) zu beachten. Die Anzahl der Patienten mit Allergien nimmt immer mehr zu. Kennt man das Allergen, die allergieauslösende Substanz, so sollte man sie meiden. Die Erhebung einer ↑ Anamnese ist in diesem Zusammenhang äußerst wichtig.
Zunächst zeigt sich die Allergie in Form einer Hautreaktion mit Ausschlag und Juckreiz. Diese Form der Allergie ist nicht lebensbedrohlich. Kommt es zu einer plötzlich eintretenden, lebensbedrohlichen Unverträglichkeitsreaktion mit schweren Kreislaufstörungen, so spricht man von einem anaphylaktischen Schock. Einer Hautreaktion folgen allgemeine Symptome wie Pulsanstieg, schwerer Blutdruckabfall, Schwindel, Atemnot, Bewusstseinstrübung und schließlich Atem- und Kreislaufstillstand. Der Notarzt ist sofort zu rufen. Die Allergenzufuhr muss gestoppt, Sauerstoff zugeführt werden. Bei Kreislaufstillstand muss mit der kardiopulmonalen Reanimation begonnen werden.

Diabetes mellitus

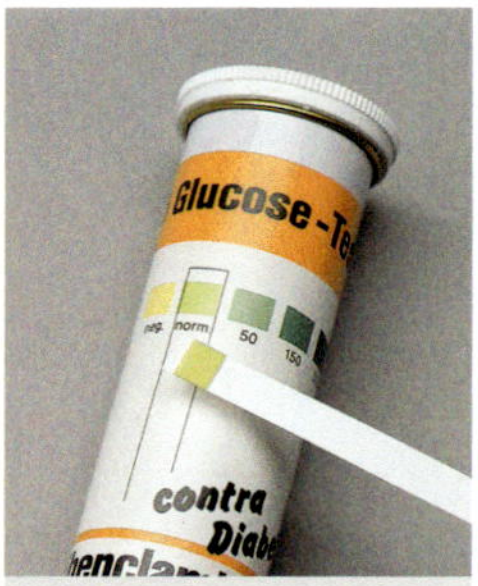

Abb. 1 Glukoseteststreifen zur Untersuchung des Urins

Wörtlich übersetzt bedeutet Diabetes mellitus (Zuckerkrankheit) honigsüßer Harn. Dies bezieht sich auf die Feststellung einer Zuckerkrankheit im Harn. Vor den heute üblichen Teststreifen (*s. Abb. 1*) wurde der Urin durch Abschmecken auf Zucker untersucht und dadurch die Diagnose Diabetes gestellt.
Die Bauchspeicheldrüse (Pankreas) produziert normalerweise Insulin, ein Hormon, welches den Blutzuckerspiegel senkt. Beim Diabetes mellitus liegt eine Stoffwechselkrankheit vor, die mit einem erhöhten Blutzuckerspiegel einhergeht. Dieser beruht auf einem absoluten oder relativen Insulinmangel.

Man unterscheidet dabei zwei Formen von Diabetes, den Typ-I-Diabetes und den Typ-II-Diabetes.
Beim **Typ-I-Diabetes** sind die Zellen, die Insulin produzieren, zerstört. Es liegt also ein absoluter Insulinmangel vor. Die Patienten müssen sich Insulin spritzen. Das Insulin wird **subkutan** (unter die Haut) im Bereich des Oberschenkels oder des Bauches gespritzt. Um die genaue Dosis des benötigten Insulins festzulegen, müssen die Patienten mehrmals täglich den Blutzuckerwert bestimmen. Dazu eignen sich Blutzuckertests, die der Patient selbst anwenden kann (*s. Abb. 2*). Diese Tests sind auch in der Zahnarztpraxis eine schnelle Hilfe bei Notfällen, bei denen die Ursache einer Bewusstlosigkeit nicht ganz klar ist.

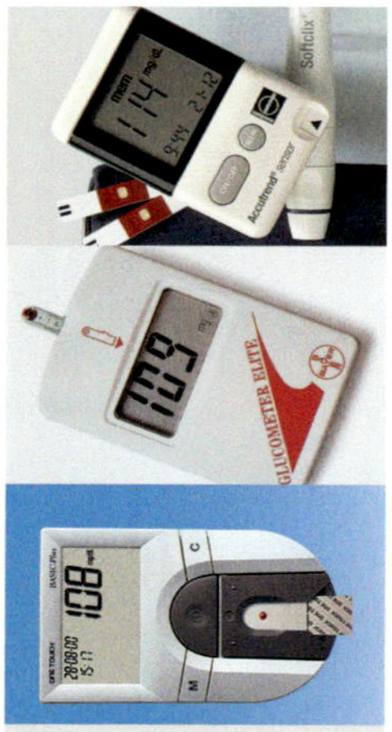

Abb. 2 Verschiedene Schnelltestgeräte zum Blutzuckernachweis

Diabetes mellitus Typ I betrifft v. a. jüngere Patienten, die eher schlank sind. Sie leiden unter starkem Durst und scheiden große Mengen Urin aus. Nur ca. 10 % der Diabetiker leiden an Typ-I-Diabetes, 90 % sind **Typ-II-Diabetiker**. Dies sind meist ältere Patienten mit Übergewicht. Es hat sich bei ihnen eine Insulinresistenz entwickelt, d. h., Insulin wird von den Pankreaszellen noch produziert, hat aber nicht mehr die blutzuckersenkende Wirkung. Zunächst können diese Patienten mit Tabletten behandelt werden. Falls dies nicht ausreicht, muss auch hier zusätzlich Insulin gespritzt werden. Das Alter der Typ-II-Diabetiker wird in Zukunft weiter sinken, ihre Zahl wird steigen. Ausgelöst durch ungesunde Ernährung und mangelnde Bewegung, entwickeln auch immer mehr Kinder und Jugendliche einen Typ-II-Diabetes.

Der Nüchtern-Blutzucker liegt beim Gesunden nicht über 120 mg/dl. Neben der Maßeinheit mg/dl existiert auch die Einheit mmol/l. Dabei ist 1 mg/dl 0,055 mmol/l. Diabetiker weisen Werte auf, die über 120 mg/dl bzw. 6,6 mmol/l liegen. Man spricht dann auch von einer **Hyperglykämie** (zu viel Zucker im Blut). Die dauerhaft hohen Blutzuckerwerte schädigen langfristig Nieren, Augen, Nerven und das Herz. Deshalb ist ein gut eingestellter Blutzucker das oberste Ziel der Diabetesbehandlung, um Folgeschäden zu vermeiden.
Zu Komplikationen kann es bei zu hohen und bei zu niedrigen Blutzuckerwerten kommen. Diese Formen der Stoffwechselentgleisung nennt man **Hypoglykämie** (zu wenig Zucker im Blut) und Hyperglykämie. Unbehandelt können sie tödlich enden.
Hypoglykämien äußern sich durch Zittern, Unruhe, Konzentrationsstörungen und Aggressivität. Auch bei Gesunden können solche Symptome auftreten, die sich durch eine Essenszufuhr beheben lassen. Bei Diabetikern, die z. B. zu viel Insulin gespritzt haben, schreiten die o. g. Symptome jedoch rasch voran und führen schnell zu Bewusstseinsstörungen mit Kollaps bis hin zu Krampfanfällen und Koma. Die lebensrettende Sofortmaßnahme besteht in einer Glukosezufuhr. Anfangs kann dies oral erfolgen, indem Traubenzucker in die Wange gesteckt wird, wo er schnell ins Blut aufgenommen wird. Bei fortgeschrittenen Fällen ist eine Glukoseinfusion unumgänglich. Der Notarzt muss rasch gerufen werden.
Patienten mit einer Hyperglykämie wirken verwirrt und schläfrig. Mit zunehmendem Blutzucker kommt es auch hier zu Bewusstseinsstörungen. Wird nicht behandelt, so führt dies zum Koma und letztendlich zum Tod. Da das hypoglykämische vom hyperglykämischen Koma nur schwer zu unterscheiden ist, kann man versuchsweise mit kleinen Gaben von Zucker keinen Fehler machen. Besser und sicherer ist jedoch die Blutzuckerbestimmung aus einem Tropfen Blut mittels Schnelltest.

In der Zahnarztpraxis ist zur Vermeidung solcher Zwischenfälle ein spezielles Patientenmanagement empfehlenswert. Diabetiker sollten nie nüchtern einbestellt werden. Dauert der Eingriff länger, so ist für ausreichende Pausen zu sorgen, in denen der Patient seinen Blutzucker kontrollieren und darauf entsprechend reagieren kann.

Schock

Unter Schock versteht man ein akutes Kreislaufversagen, bei dem der Körper den Durchblutungsbedarf einzelner oder aller Organe nicht mehr decken kann. Es kommt zu einem Sauerstoffmangel im Gewebe, was zu Bewusstlosigkeit bis hin zum Organversagen und damit zum Tode führen kann. Typische **Symptome** eines Schocks sind:

- Blutdruckabfall unter 80 mmHg systolisch
- schneller, immer schwächer werdender Puls
- Blässe
- kalter Schweiß
- ungewöhnliches psychisches Verhalten, Teilnahmslosigkeit

Ein Schock kann viele **Ursachen** haben. Entsprechend werden folgende **Schockformen** unterschieden: **Volumenmangelschock, anaphylaktischer Schock, kardiogener Schock** und **septischer Schock**. Der Volumenmangelschock kommt durch Blutverluste oder auch durch starkes Erbrechen und Durchfall zu Stande. Beim anaphylaktischen Schock liegt eine allergische Reaktion auf Medikamente, Gifte oder Nahrungsmittel zu Grunde. Der kardiogene Schock ist gekennzeichnet durch ein Pumpversagen des Herzens, z. B. bei einem Herzinfarkt. Beim septischen Schock führen Gifte von Mikroorganismen zu einer Gefäßweitstellung.

$$\text{Schockindex} = \frac{\text{Pulsfrequenz}}{\text{systolischer Blutdruckwert}}$$

Anfangs versucht der Körper, durch Adrenalinausschüttung die Durchblutung zu sichern und damit den eingetretenen Zustand zu kompensieren (auszugleichen). Die Dekompensation erfolgt dann oft plötzlich. Erkennbar wird dies durch den so genannten **Schockindex**. Man berechnet ihn, indem man die gemessene Pulsfrequenz durch den gemessenen systolischen Blutdruck teilt. Ab einem Wert von 1 besteht Schockgefahr (Beispiel: Puls 100/min.; syst. RR 100 mmHg); bei einem Wert von 1,5 liegt ein ausgeprägter Schock vor (Beispiel: Puls 120/min.; syst. RR 80 mmHg).

Die Erste Hilfe besteht darin, den Patienten zu beruhigen und ihn in Schocklage zu bringen (*s. Abb. 1*). Bei allen Schockformen bis auf den kardiogenen Schock werden Oberkörper und Kopf flach, die Beine hoch gelagert. Hierdurch kann das in den Beinvenen versackte Blut in den Körperkreislauf zurückgelangen. Dies hilft, den Blutdruck aufrechtzuerhalten.
Die Schockursache sollte, sofern möglich, beseitigt werden, z. B. indem bei einer Blutung diese gestillt wird.

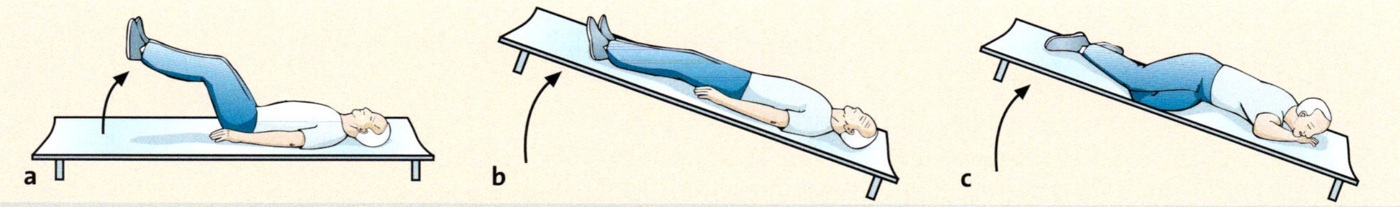

Abb. 1 Schocklage; a) und b) bei ansprechbaren Patienten; c) bei bewusstlosen Patienten

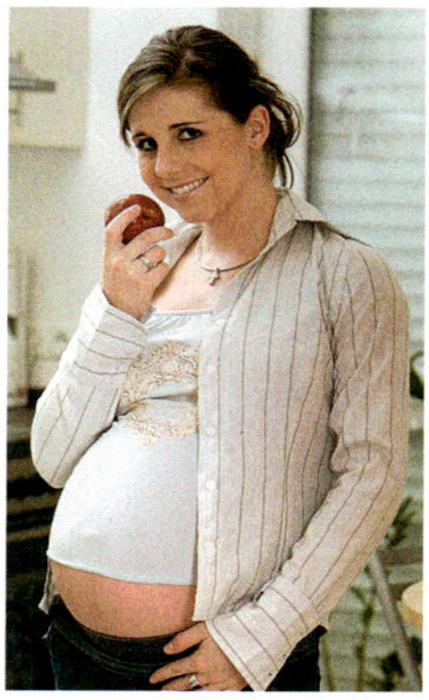

Schwangerschaft

Während der Schwangerschaft sollten größere zahnärztliche Eingriffe nicht durchgeführt werden. Grundsätzlich ist der Embryo in den ersten drei Monaten einer Schwangerschaft am anfälligsten für Missbildungen. Bei Lokalanästhetika sollte Adrenalin in keiner höheren Konzentration als 1 : 200 000 verwendet werden. Im letzten Schwangerschaftsdrittel ist auf die Lagerung der Patientin zu achten. Beim so genannten Vena-cava-Kompressionssyndrom kann bei Rückenlage der Patientin durch den Druck der Gebärmutter auf die untere Hohlvene der Rückstrom des Blutes verschlechtert sein. Röntgenuntersuchungen sind nur bei strenger Indikationsstellung angebracht.

6.4 Notfälle bei zahnmedizinischen Maßnahmen

Komplikationen bei Lokalanästhetika

↑Lokalanästhetika, S. 183

Lokalanästhetika können systemische Komplikationen, die den gesamten Körper betreffen, hervorrufen. Der den ↑ Lokalanästhetika häufig zugesetzte Vasokonstriktor Adrenalin kann einen Blutdruckanstieg, eine Tachykardie (erhöhte Pulsfrequenz) und Herzrhythmusstörungen auslösen. Bei Patienten mit koronarer Herzerkrankung, Hypertonie und tachykarden Herzrhythmusstörungen sollte Adrenalin vermieden werden. Adrenalin ist ein Hormon der Nebenniere. Es führt zu einer Gefäßkontraktion und daher zu einem Blutdruckanstieg.

↑Anamnese, S. 47

Daneben sind auch allergische Reaktionen auf Lokalanästhetika möglich. Dabei ist es besonders wichtig, diese durch die Erhebung einer aktuellen ↑ Anamnese zu vermeiden. Bei einer Überdosierung des Lokalanästhetikums kann es zu Vergiftungen, so genannten Intoxikationen, kommen.

Infektiologische Notfälle

Zu den infektiologischen Notfällen gehören Stich- und Schnittverletzungen mit Instrumenten, welche mit Krankheitserregern (z. B. Hepatitis-B- oder Hepatitis-C-Viren, HI-Viren) kontaminiert sind. Man sollte durch Ausdrücken der Wunde eine verstärkte Blutung herbeiführen und die Wunde desinfizieren. Diese Postexpositionsprophylaxe dient dazu, die Erreger auszuschwemmen. Die Vorstellung bei einem ↗Durchgangsarzt ist notwendig, der auch eine sofortige Blutabnahme zur Feststellung des immunologischen Zustandes durchführt.

↗Durchgangsarzt, S. 85

6.5 Notfallausstattung

Die Notfallausstattung in einer Zahnarztpraxis sollte allen Mitarbeitern bekannt sein und sich an einem für alle zugänglichen Ort befinden. In einem Notfallkoffer sind dabei die wichtigsten Medikamente und Instrumente vorzufinden. Die ZFA sollte die Instrumente und Medikamente genau kennen, damit im Notfall nicht zu viel wertvolle Zeit mit dem Suchen vergeudet wird. Wichtig ist die Kontrolle der Medikamente und Instrumente. Wurden Medikamente entnommen, so müssen diese schnellstmöglich ersetzt werden. Haben die Medikamente ihr Verfallsdatum überschritten, so müssen sie erneuert werden.
Ein Notfallkoffer (*s. Abb. 1*) ist mit folgenden Materialien ausgestattet:

- Handschuhe verschiedener Größen
- Stethoskop und Blutdruckmessgerät
- Blutzuckermessgerät
- Taschenlampe
- Beatmungsbeutel und -maske
- Endotrachealtuben (werden in der Trachea zur Beatmung platziert)
- Laryngoskop mit verschiedenen Spateln (wird für das Einbringen der Endotrachealtuben benötigt)
- Güdeltuben zum Freihalten der Atemwege
- Führungsstab, Gleitmittel, Beißschutz (werden u.a. für die Intubation mit einem Endotrachealtubus benötigt)

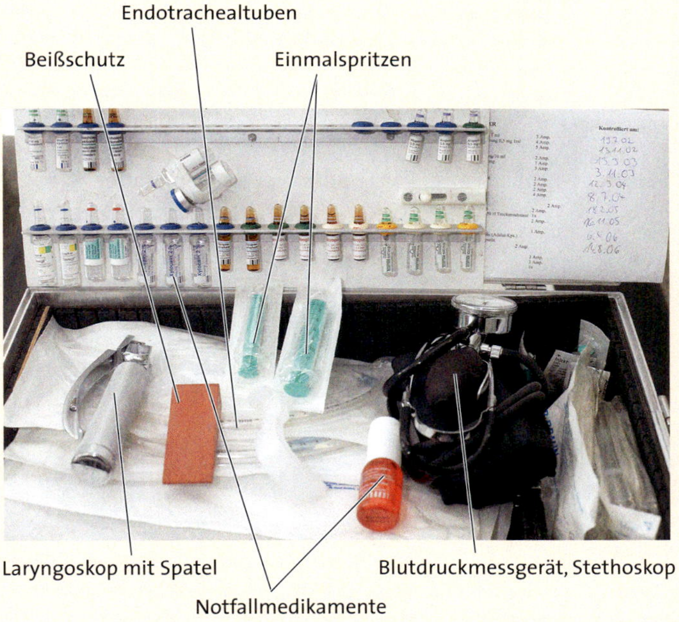

- Magillzange zur Entfernung von Fremdkörpern
- Stauschlauch, Desinfektionsmittel
- Venenverweilkanülen
- Infusionsbestecke
- Tupfer, Pflaster, Verbandschere
- Einmalspritzen
- Blutabnahmeröhrchen
- Notfallmedikamente wie z.B.
  - Adrenalin
  - Antihistaminika
  - Betablocker
  - Kalzium
  - Kortison
  - Glukoselösung
  - Nitro-Spray
  - Schmerzmittel

Terminologie: Notfälle	
Allergen	Substanz, die Allergien auslöst
Angina pectoris	Enge auf der Brust
Apoplex	Schlaganfall
circulation (engl.)	Kreislauf

Epilepsie (griech. epilepsia = Fallsucht)	anfallsartige Funktionsstörung des Gehirns, die mit Bewusstseinsverlust und Krämpfen einhergehen kann
Hyperglykämie	zu viel Zucker im Blut
hypertensive Krise	massiver Blutdruckanstieg
Hypoglykämie	zu wenig Zucker im Blut
kardiopulmonal	Herz und Lunge betreffend
Perfusion	Durchströmung einzelner Organe mit Blut
Reanimation	Wiederbelebung
Schockindex	Pulsfrequenz geteilt durch systolischen Blutdruck
Synkope	Ohnmacht
Tachykardie	zu hohe Pulsfrequenz
Thoraxkompression	Ausüben von Druck auf den Brustkorb
Vasokonstriktor	Vasokonstringens; Substanz zur Gefäßverengung
Zyanose	Blaufärbung der Haut und Lippen

Notfallmeldung

- 110, 112 oder 19222 anrufen
- Die 5 W-Fragen beantworten
- Gespräch wird von der Rettungsstelle beendet!

Aufgaben

1 Wie wird der Patient in die stabile Seitenlage gebracht?

2 Was versteht man unter kardiopulmonaler Reanimation?

3 Wie verhält man sich bei einer Synkope?

4 Welche Maßnahmen ergreifen Sie bei einer Hypoglykämie?

5 Definieren Sie den Begriff Schocklage.

Dictionary	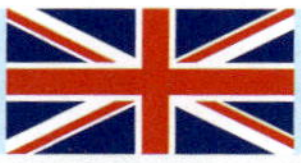	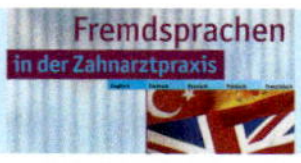
Allergien/allergische Reaktionen	allergies/allergic reactions	*page 10*
Asthma	asthma	*page 10*
Blut	blood	*page 10*
Blutgerinnung	blood clotting, blood coagulation	
Blutgerinnungshemmer	anticoagulant	
Blutgerinnungsstörungen	coagulation disorder	*page 10*
Herz	heart	*page 10*
Herzinfarkt	heart attack	*page 10*
hoher/niedriger Blutdruck	high/low blood pressure	*page 10*
Schlaganfall	stroke	*page 10*

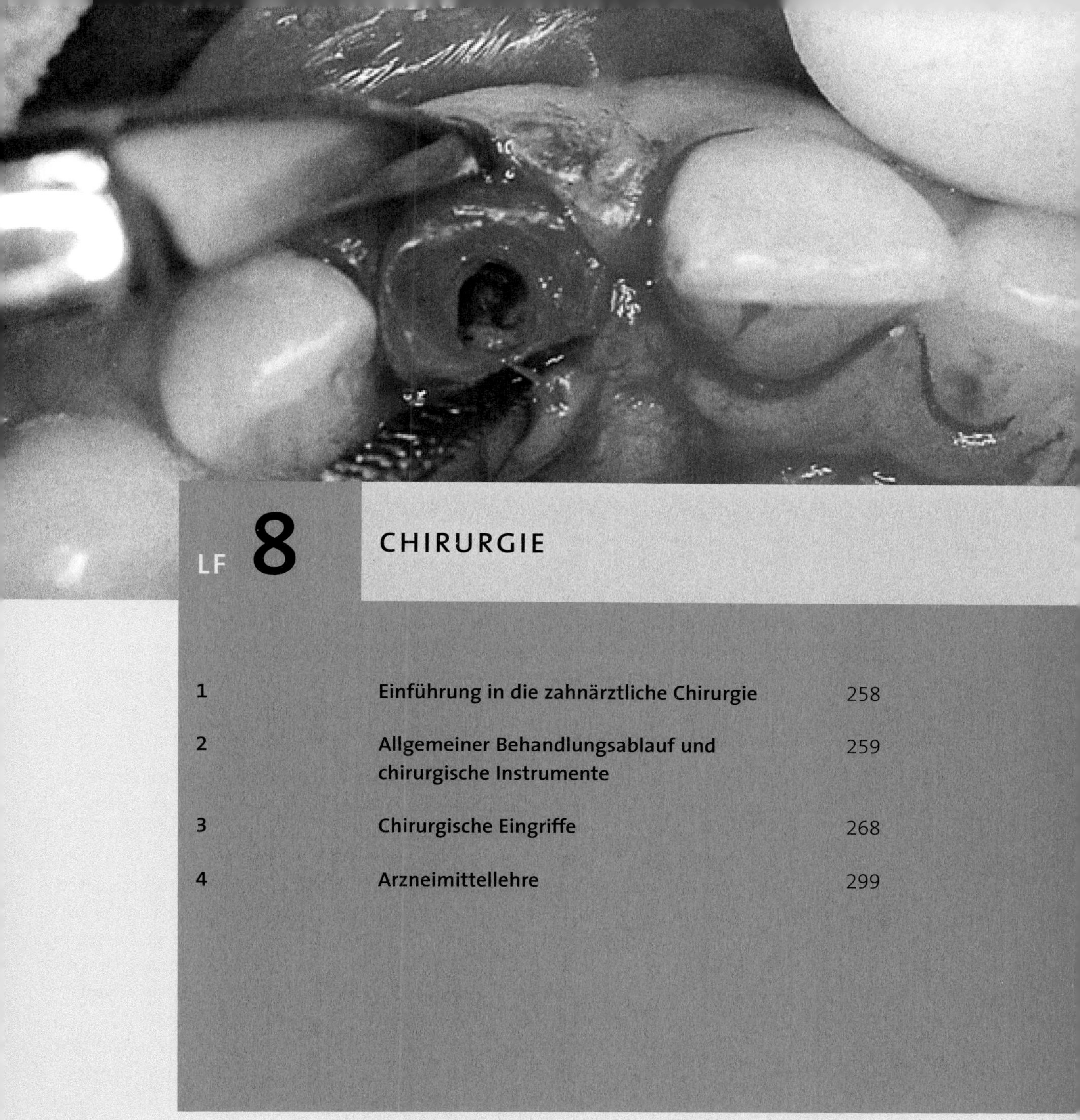

LF 8 CHIRURGIE

1 Einführung in die zahnärztliche Chirurgie

Der häufigste chirurgische Eingriff in einer zahnärztlichen Praxis ist das Ziehen (die Extraktion) eines Zahnes. Zur zahnärztlichen Chirurgie gehören daneben noch weitere ↑ Eingriffe:

↑ Chirurgische Eingriffe, S. 268

- operative Zahnentfernung
- Verschluss einer Mund-Antrum-Verbindung
- Wurzelspitzenresektion
- Operation einer Zyste
- Behandlung von Abszessen (durch Inzision)
- Exzision
- Hemisektion (Teilextraktion) und Prämolarisierung
- Implantation
- präprothetische chirurgische Eingriffe
- Behandlung von Verletzungen
- Entfernung von Tumoren
- chirurgische Maßnahmen in Zusammenhang mit der Kieferorthopädie

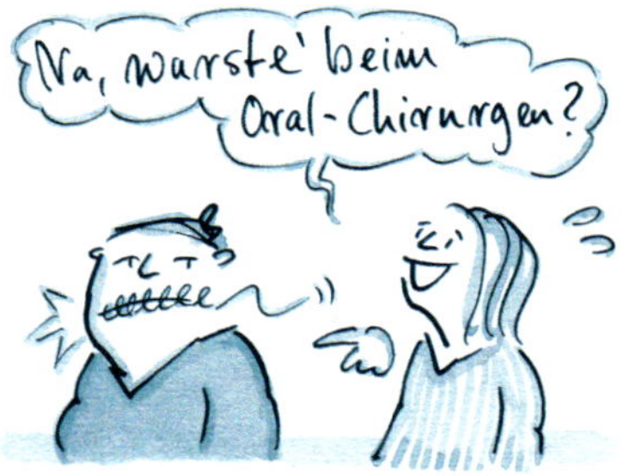

↑
Siehe hierzu Lernfeld 10a, chirurgische Behandlung von Parodontalerkrankungen, S. 323

Die chirurgische Behandlung von Parodontalerkrankungen gehört ebenfalls zu den zahnärztlich-chirurgischen Eingriffen, wird jedoch in Lernfeld 10a besprochen.

Chirurgische Eingriffe werden meist von Spezialisten auf dem operativen Gebiet durchgeführt. **Oralchirurgen** sind Zahnärzte, die eine zusätzliche zahnärztlich-chirurgische Weiterbildung durchlaufen haben. **Mund-, Kiefer- und Gesichtschirurgen** sind sowohl Ärzte als auch Zahnärzte. Sie haben eine mehrjährige kieferchirurgische Facharztausbildung abgeschlossen.

Indikation und Kontraindikation

↑ Füllungstherapie, S. 133
↑ Krone, S. 447
↑ Wurzelspitzenresektion, S. 278
↑ Wurzelkanalfüllung, S. 216

Zahnärztliche chirurgische Eingriffe sind bei bestimmten Erkrankungen das Mittel der Wahl. Zum Beispiel liegt eine **Indikation** (Heilanzeige) für die Extraktion eines Zahnes vor, wenn er so stark zerstört ist, dass ein Erhalt des Zahnes durch eine ↑ Füllung oder ↑ Krone nicht mehr möglich ist.
Bei anderen Erkrankungen wird man erst dann einen chirurgischen Eingriff vornehmen, wenn alle Möglichkeiten einer nicht-chirurgischen Behandlung ausgeschöpft sind. Zum Beispiel ist eine ↑ Wurzelspitzenresektion angezeigt, wenn mit einer Wurzelkanalfüllung eine Entzündung an der Wurzelspitze nicht behoben werden konnte. Daneben ist die Kenntnis der wichtigsten **Kontraindikationen** (Gegenanzeigen) für Operationen und nicht-operative Behandlungen von Vorteil. Zum Beispiel stellen Herz-Kreislauf-Erkrankungen eine **relative** Kontraindikation für eine Implantation dar. Dies bedeutet, dass die Implantation durchgeführt werden kann, sofern der erwartete Nutzen den zu befürchtenden Schaden aufwiegt. Demgegenüber bedeutet der Begriff **absolute** Kontraindikation, dass eine Behandlung auf keinen Fall durchgeführt werden sollte, da ihre negativen Auswirkungen zu schwerwiegend wären.

Terminologie: Einführung in die zahnärztliche Chirurgie	
Indikation (lat. indicatio = Anzeige)	Heilanzeige; Anzeige für eine bestimmte Heilmethode, ein bestimmtes Heilmittel oder eine diagnostische Maßnahme wie z. B. Operationen, Arzneimittel oder eine Röntgenaufnahme
Kontraindikation	Gegenanzeige; Umstand, der die Anwendung einer bestimmten Behandlungsmaßnahme verbietet; z. B. bei bestimmten Krankheiten manche Operationen und/oder Arzneimittel

2 Allgemeiner Behandlungsablauf und chirurgische Instrumente

Da die anatomischen Voraussetzungen und die Krankheitsgeschichte bei jedem Patienten anders sind, ist der **Ablauf** eines chirurgischen Eingriffs nie völlig gleich. Die Extraktion ein- und desselben Zahnes kann z. B. bei zwei Patienten sehr unterschiedlich verlaufen. Dennoch laufen chirurgische Eingriffe in typischen Schritten ab, deren Kenntnis für eine ZFA wichtig ist. Aus dem Ablauf der Behandlung ergibt sich, welche Aufgaben die ZFA hat und welche **Instrumente** bereitgelegt werden sollen.
Im Allgemeinen läuft eine chirurgische Behandlung in drei Phasen ab:
- Vorbereitung des Eingriffs
- Durchführung des Eingriffs
- Nachbereitung des Eingriffs

2.1 Vorbereitung von chirurgischen Eingriffen

Vor dem Eingriff ist zur Vermeidung von Zwischenfällen eine aktuelle **Anamnese** zu erheben und die medizinische Diagnostik durchzuführen. Bei der **Diagnostik** werden vor jedem chirurgischen Eingriff ↑ **Röntgenbilder** angefertigt. Sie geben u. a. Auskunft über anatomische Besonderheiten wie etwa den Wurzelverlauf sowie über krankhafte Veränderungen an Zahn und Knochen.

↑ Siehe hierzu Lernfeld 2, Anamnese, S. 47

↑ Röntgen, S. 373

Die Röntgenbilder sollten zur Operation bereitliegen, damit der Operateur sich vor Beginn und evtl. während der Operation daran orientieren kann.

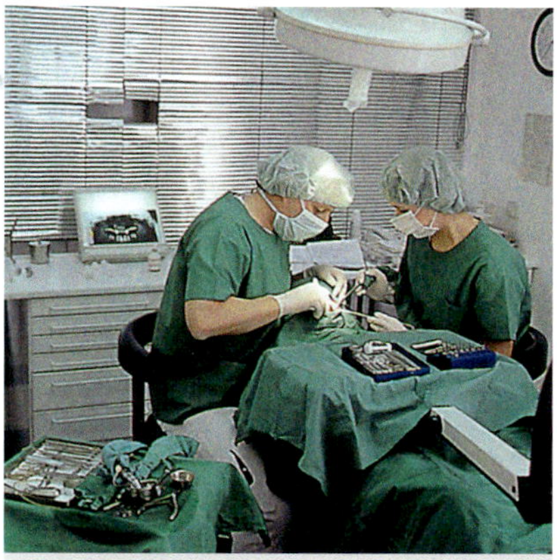

Abb. 1 Zahnärztlich-chirurgischer Eingriff. Das Operationsgebiet und die Schwebetische sind steril abgedeckt.

Außerdem sollte der Patient vor der Operation immer über mögliche Komplikationen der geplanten Operation (auch Blutung, Schwellung, Wundheilungsstörung) von der Zahnärztin **aufgeklärt** werden. Zur rechtlichen Absicherung ist es sinnvoll, die Einverständniserklärung in schriftlicher Form vorzunehmen und sie vom Patienten unterschreiben zu lassen. Auch wenn die Aufklärung aus rechtlichen Gründen in den Aufgabenbereich der Zahnärztin fällt, so sollte die ZFA dennoch die Gründe für den operativen Eingriff, den Behandlungsablauf und die Maßnahmen zur Nachsorge kennen, um auf Fragen des Patienten angemessen eingehen zu können.

Damit die anstehende Operation möglichst komplikationsfrei abläuft, sollten grundsätzlich alle chirurgischen Eingriffe unter sterilen Bedingungen durchgeführt werden. Dabei werden folgende **Hygienemaßnahmen** ergriffen:
- Das Operationsgebiet wird steril abgedeckt (*s. Abb. 1*). Um die sterilen OP-Tücher zusammenzuhalten, werden Tuchklemmen benutzt (*s. Abb. 2*).
- Die Chirurgin und die so genannte „sterile Assistenz" legen einen Mundschutz und ggf. eine Schutzbrille an, führen eine chirurgische Händedesinfektion durch, ziehen sterile OP-Kleidung an und streifen sterile Handschuhe über. Da die Mundhöhle immer von Keimen besiedelt ist, kann bei kleineren Eingriffen (z. B. bei einer Zahnextraktion) auf die chirurgische Händedesinfektion und das sterile Abdecken des Operationsgebietes verzichtet werden. Eine hygienische Händedesinfektion und unsterile Handschuhe reichen in diesem Falle aus. Die chirurgischen Instrumente und Materialien müssen jedoch steril sein.
- Zur Keimreduktion kann vor dem Eingriff die Mundhöhle mit einer antiseptischen Spüllösung ausgespült werden.

↑ Siehe hierzu Lernfeld 3, Händedesinfektion, S. 91

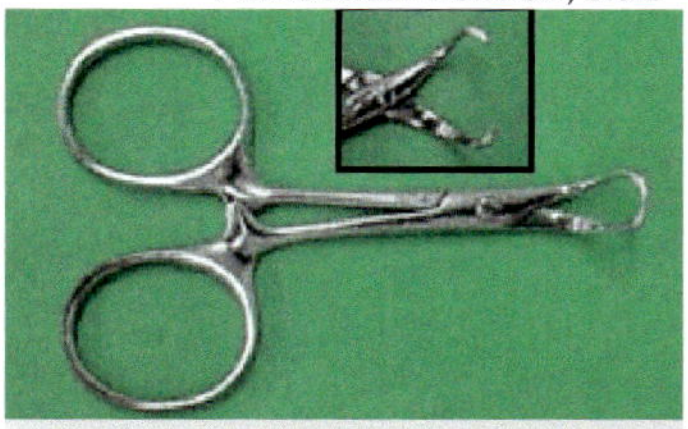

Abb. 2 Tuchklemme nach Backhaus zum Befestigen steriler OP-Tücher

2.2 Durchführung von chirurgischen Eingriffen

↑ Siehe hierzu Lernfeld 5, Anästhesie, S.182

Bei den meisten chirurgischen Eingriffen ist zu Beginn der Operation eine **Anästhesie** erforderlich. Oft ist hierzu eine Lokalanästhesie ausreichend, doch bei größeren Eingriffen kann auch eine Narkose (Allgemeinanästhesie) nötig werden.

Da viele Patienten Angst vor dem Eingriff bzw. bereits vor der Anästhesie haben, sollte die ZFA beruhigend auf den Patienten einwirken. Die ZFA kann dem Patienten auch etwas von seiner Angst nehmen, indem sie alle Materialien gut vorbereitet hat und bei der Assistenz ruhig und umsichtig arbeitet.

2.2.1 Assistenz beim Eingriff

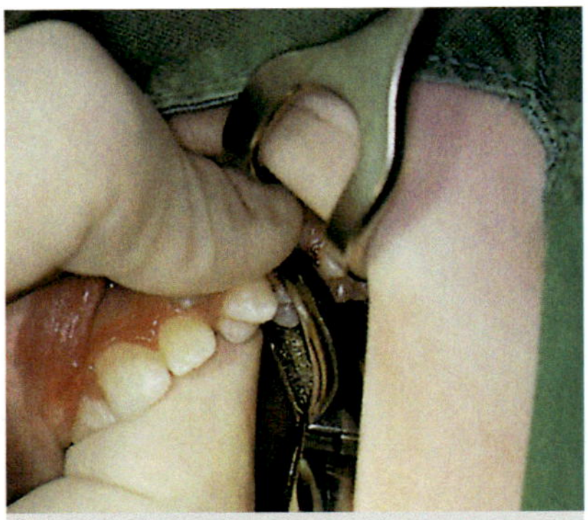

Abb. 1 Abhalten mit einem Middeldorpf-Haken

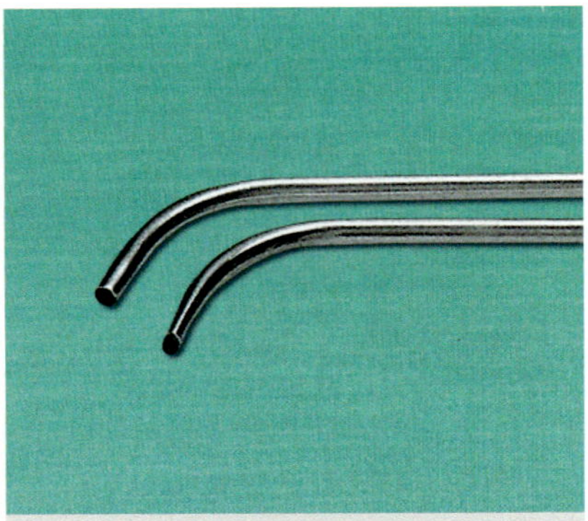

Abb. 2 Chirurgische Absaugkanülen aus Metall (chirurgische Sauger)

Bei allen chirurgischen Eingriffen hat die Assistenz v. a. für eine ausreichende Sicht des Operateurs zu sorgen.
Dies bedeutet, dass sie Blut und Speichel absaugt, das Licht nachstellt und mit Mundspiegel bzw. Haken (*s. Abb. 1*) versucht, den freien Blick auf das Operationsgebiet zu ermöglichen. Hierbei kommt ein chirurgischer Sauger aus Kunststoff oder Metall zum Einsatz (*s. Abb. 2*).

↑ Implantation, S.283

↑ Osteotomie, S.274
↑ Wurzelspitzenresektion, S.278

Bei größeren Eingriffen, z. B. bei der ↑ Implantation, der ↑ Osteotomie oder der ↑ Wurzelspitzenresektion, werden oft zusätzliche Materialien benötigt. Da die ZFA zugleich am Behandlungsplatz gebraucht wird, ist es hier sinnvoll, zu dritt zu sein.

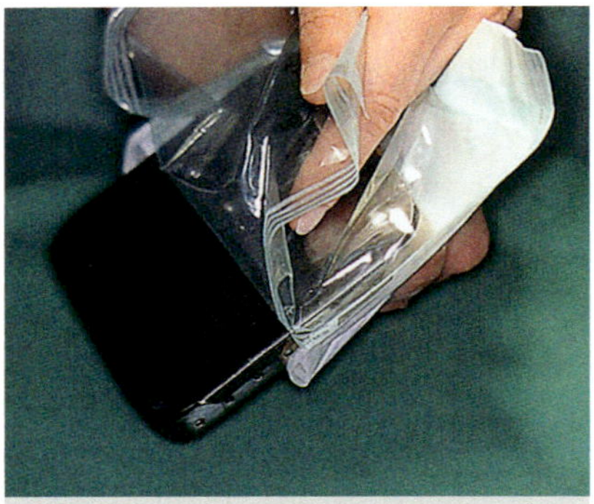

Abb. 3 Korrekte Technik des Anreichens durch den Springer (Prinzip)

Die Zahnärztin wird von einer ZFA am Stuhl assistiert, die ebenfalls sterile Handschuhe und OP-Kleidung trägt (**sterile Assistenz**).
Ein so genannter **Springer** (in der Regel eine weitere ZFA; unsterile Assistenz) holt Material und Instrumentarium herbei, welches nicht direkt an der Behandlungseinheit Platz gefunden hat oder das zusätzlich benötigt wird.
Dabei ist darauf zu achten, dass der Springer steril verpackte Instrumente und Materialien so anreicht, dass sie steril bleiben. Der Springer öffnet die Verpackung so, dass die Instrumente nicht berührt werden und die assistierende ZFA die Instrumente auf den sterilen Tray legen bzw. der Chirurgin direkt anreichen kann (*s. Abb. 3*).

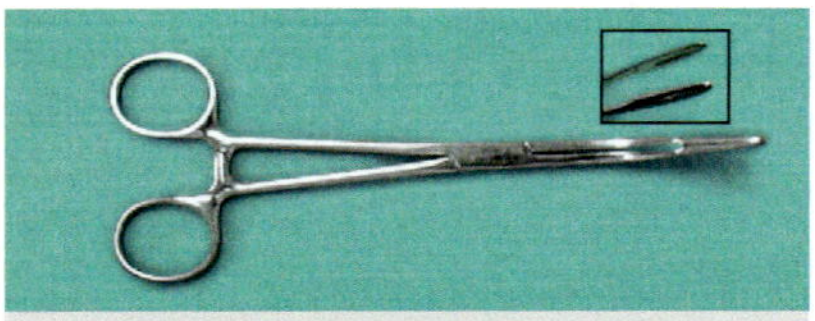

Abb. 4 Kornzange

Gleiches gilt für die Entnahme und das Reichen von Instrumenten und Tupfern aus einer sterilen Instrumentenbox mittels einer Kornzange (*s. Abb. 4*).

2.2.2 Instrumente

Die Art der chirurgischen Behandlung gibt vor, welche Instrumente bei chirurgischen Eingriffen benötigt werden. Im Folgenden sind, nach dem allgemeinen Ablauf der chirurgischen Behandlung geordnet, jene chirurgischen Instrumente aufgeführt, die bei den meisten Eingriffen zum Einsatz kommen (*s. Abb. 1*). Weitere Instrumente werden bei den Operationen genannt, bei denen sie bevorzugt benötigt werden (z. B. das Periotom bei der Zahnextraktion).

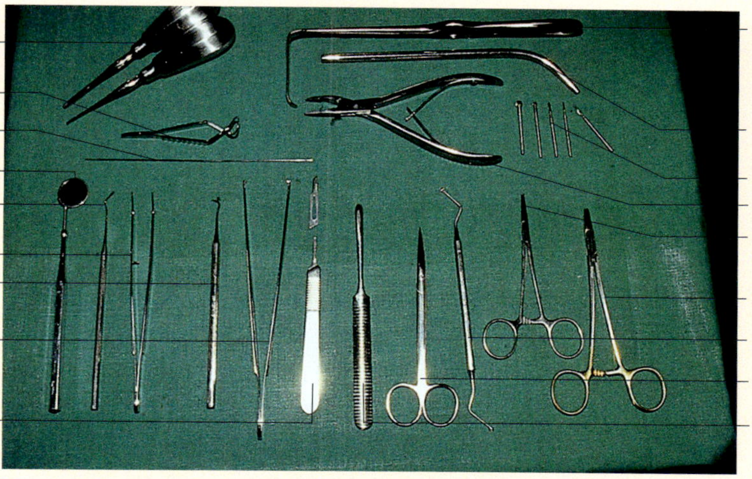

Abb. 1 Standardinstrumentarium für zahnärztlich-chirurgische Eingriffe (Nahtmaterial nicht abgebildet)

Grundsätzlich müssen aus hygienischen Gründen alle chirurgischen Instrumente sterilisierbar sein. Die ↑Sterilisation der Instrumente, die Vorbereitung des Behandlungsplatzes und das Bereitlegen des Instrumentariums ist die Aufgabe der ZFA.

↑Sterilisation, S. 100

Skalpelle

Die meisten chirurgischen Eingriffe beginnen mit einer Inzision. Unter Inzision versteht man das Hineinschneiden in ein Gewebe, z. B. in die Gingiva oder Mukosa (Schleimhaut). Eine Inzision wird z. B. auch bei einem ↑Abszess notwendig. Für die Inzision werden chirurgische Messer verwendet. Man nennt sie Skalpelle. Es gibt Skalpelle mit Griff und auswechselbarer Klinge, mit festsitzender Klinge und Einmalskalpelle (*s. Abb. 2*). Bei den Skalpellen mit auswechselbarer Klinge wird der Griff nach jedem operativen Eingriff sterilisiert und wieder neu verwendet, die Klingen werden wie Kanülen in durchstichsicheren Behältern, so genannten ↑Abwurfbehältern, entsorgt. Je nach Einsatzgebiet werden Klingen in unterschiedlichen Formen angeboten.

↑Abszessbehandlung, S. 282

↑Abwurfbehälter, S. 107

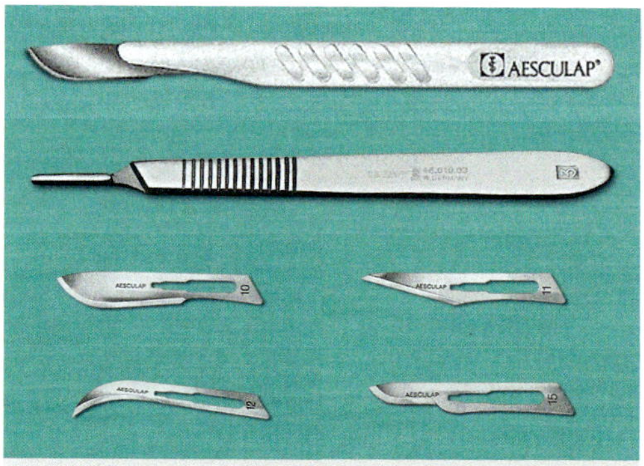

Abb. 2 Einmalskalpell, Skalpellgriff und auswechselbare Klingen

Sicherheit geht vor Schnelligkeit
Beim Wechseln der Klingen sollte man zur Vermeidung einer Verletzung die Klingen mit einem Nadelhalter oder mit einem anderen Instrument in den Griff stecken und auf gleiche Art und Weise aus diesem wieder entfernen.
Niemals sollte die Hand dafür verwendet werden!

Scheren

↑Exzision, S. 282

Nach der Inzision werden einzelne Gewebe voneinander gelöst (sie werden „dargestellt"). Hierzu werden stumpfe **Präparierscheren** verwendet (*s. Abb. 1*).
Oftmals wird auch Gewebe entfernt. Dies nennt man ↑**Exzision**. Die Exzision von Schleimhaut wird mit einer spitz zulaufenden **Zahnfleischschere (Schleimhautschere)** durchgeführt. Mit einer **chirurgischen Schere** können die Wundränder gesäubert werden (*s. Abb. 2*). **Fadenscheren** dienen zum Abschneiden der Fäden (*s. Abb. 3*).

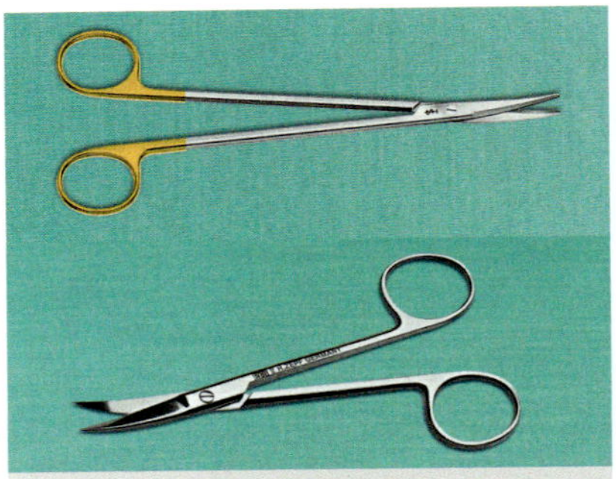

Abb. 1 Präparierschere (oben) und Zahnfleischschere (unten)

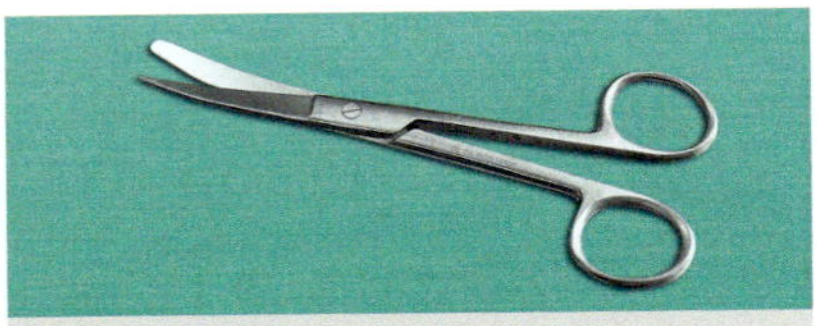

Abb. 2 Chirurgische Schere

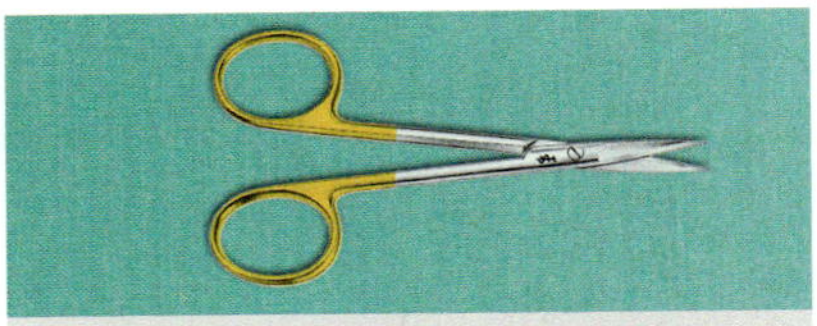

Abb. 3 Fadenschere

Pinzetten

Pinzetten werden zu unterschiedlichen Zwecken benötigt:

- **Chirurgische Pinzetten** zeichnen sich durch kleine Widerhaken am Arbeitsende aus, mit deren Hilfe das Gewebe gefasst und bei der Präparation festgehalten werden kann (*s. Abb. 4, 5*).

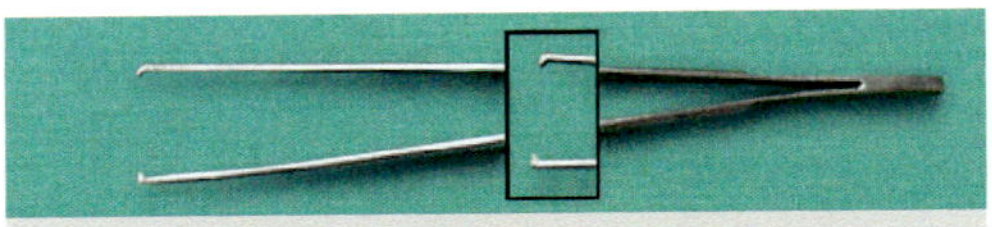

Abb. 4 Chirurgische Pinzette

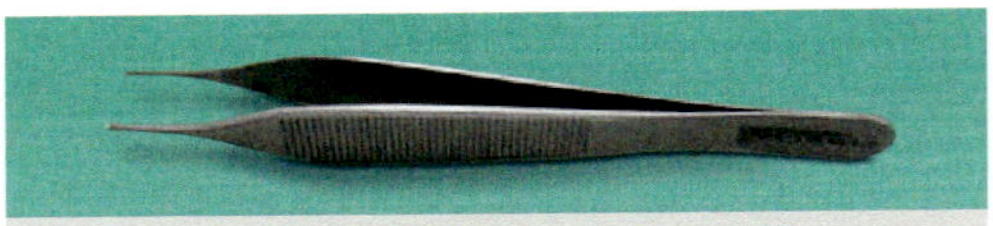

Abb. 5 Chirurgische Pinzette, fein

- Die **anatomische Pinzette** ist stumpf und hat ein geriffeltes Ende. Sie dient z. B. zum Anreichen von Tupfern (*s. Abb. 6*).
- Die **zahnärztliche Pinzette** ist abgebogen und spitz zulaufend und zählt zum zahnärztlichen Grundinstrumentarium (*s. Abb. 7*). Sie wird benötigt, um z. B. Watterollen in der Mundhöhle zu platzieren.

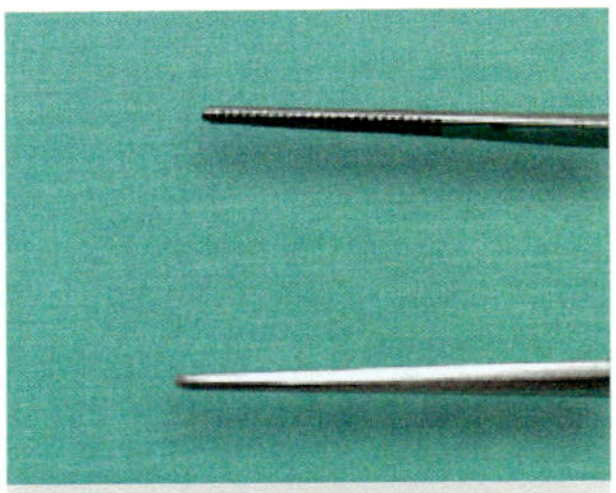

Abb. 6 Anatomische Pinzette

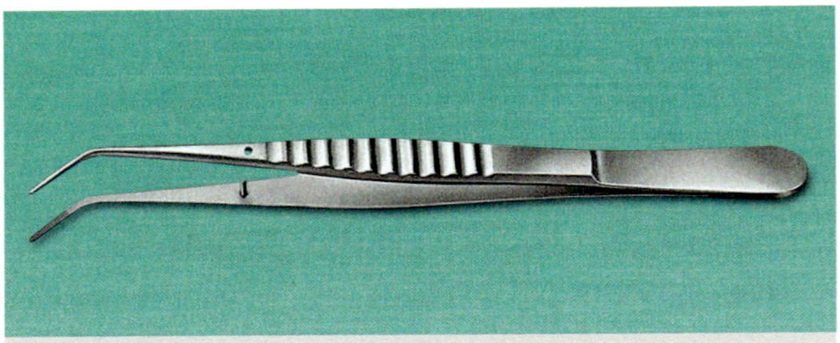

Abb. 7 Zahnärztliche Pinzette

Offenhalten des OP-Gebietes

Bei fast allen Operationen muss der Zugang zum Operationsgebiet für die Dauer des Eingriffs gewährleistet sein. Hierzu werden unterschiedliche Instrumente benutzt.

- **Scharfe Wundhaken** haben spitze Zinken und ziehen die Wundränder auseinander (*s. Abb. 1*).
- Bei den **stumpfen Wundhaken** unterscheidet man den
  - **Wundhaken nach Middeldorpf**, der zum Abhalten der Wange und Lippe dient (*s. Abb. 2*), und den
  - **Wundhaken nach Langenbeck**, der auf dem Knochen aufgesetzt wird und üblicherweise den ↑ Mukoperiostlappen abhält (*s. Abb. 3*).
- Mit dem **Zungenspatel** lässt sich die Zunge abhalten. Er kann glatt oder perforiert sein (*s. Abb. 4*).
- Mit dem **Mundsperrer** wird während einer Operation in Narkose der Mund offen gehalten. Außerdem dient er dazu, den Mund bei einer Kieferklemme aufzudehnen (*s. Abb. 5*).

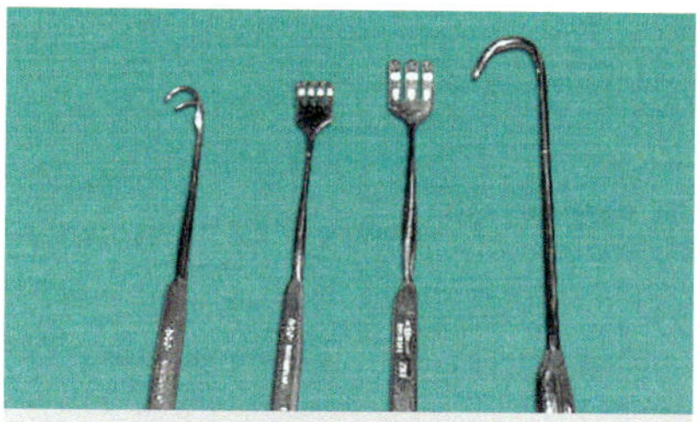
Abb. 1 Scharfe Wundhaken

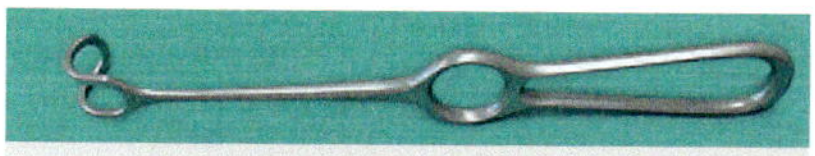
Abb. 2 Middeldorpf-Haken

↑ Mukoperiostlappen, S. 274, 277

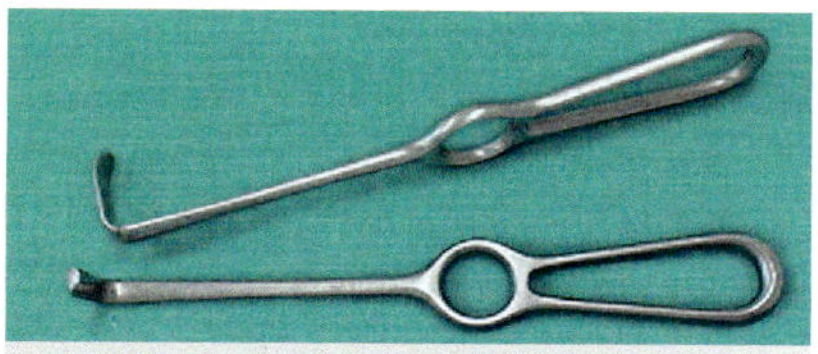
Abb. 3 Langenbeck-Haken

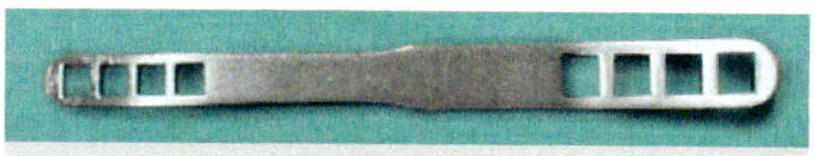
Abb. 4 Perforierter Zungenspatel

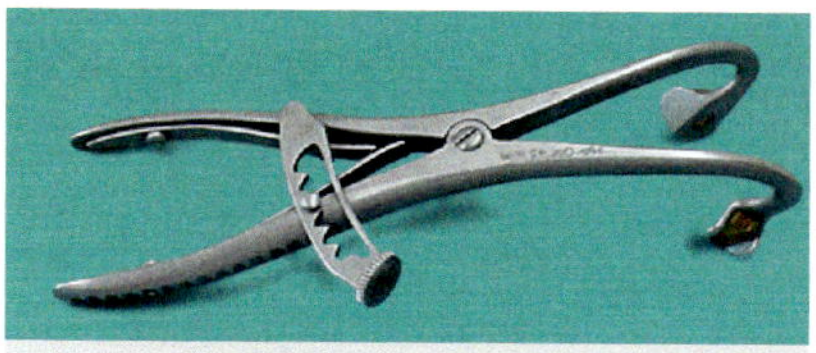
Abb. 5 Mundsperrer nach Denhart

Blutstillung

Während einer OP kann es auch zu starken Blutungen kommen. Dies ist der Fall, wenn Arterien verletzt werden. **Arterienklemmen** dienen dazu, ein spritzendes Gefäß abzuklemmen, um es dann zu unterbinden (*s. Abb. 6*). Sie haben am Griff eine Arretierung (Verriegelung), sodass man die arretierte Klemme loslassen und dann die Arterie unterbinden kann.

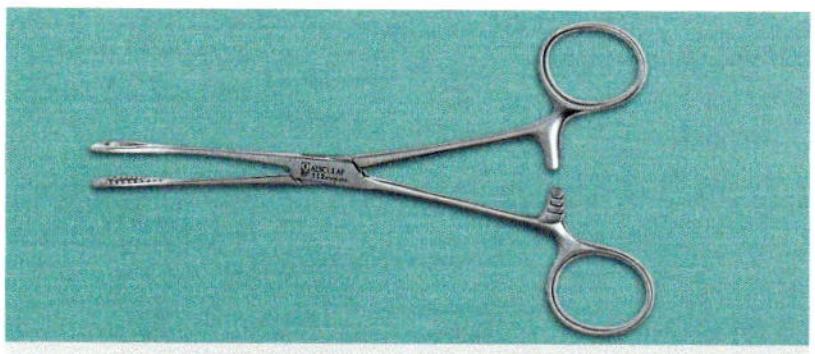
Abb. 6 Arterienklemme nach Kocher (Kocherklemme)

Für die Blutstillung werden daneben auch **Elektrochirurgiegeräte (Elektrotome)** eingesetzt (*s. Abb. 7*). Sie arbeiten mit hochfrequentem Strom. Es gibt unterschiedliche Aufsätze in Schlingen-, Kugel- oder Stabform. Sie kommen zum Einsatz, um eine Blutstillung durchzuführen. Die Blutstillung kommt dadurch zu Stande, dass durch den Strom das Gewebe erhitzt wird und sich zusammenzieht.
Diese Elektrokoagulation wird auch als Kauterisation bezeichnet.
Des Weiteren kann auf elektrochirurgischem Wege Gewebe abgetragen werden. Auch schneidende Vorgänge können so stattfinden. Der Vorteil dieser Geräte ist, dass nur eine geringe Blutung auftritt, die Nachteile sind der unangenehme Geruch und die Gefahr von zu großer Hitzeeinwirkung.

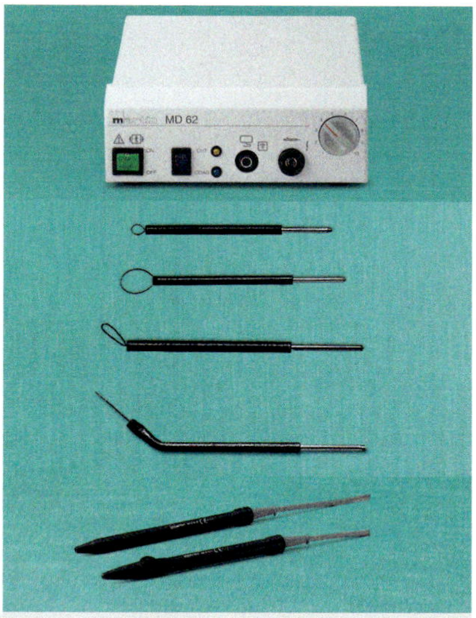

Abb. 7 Elektrochirurgiegerät und spezielle Aufsätze

Wenn ein Patient einen Herzschrittmacher oder ein Cochleaimplantat („implantiertes Hörgerät") trägt, ist der Einsatz eines Elektrochirurgiegerätes sehr sorgfältig abzuwägen, da das Elektrochirurgiegerät den Herzschrittmacher (v. a. ältere Modelle) bzw. das Cochleaimplantat stören kann.

Bearbeiten von Knochen

Oftmals ist der Knochen der Bereich, dem der Eingriff gilt. Zur Knochenbearbeitung werden häufig folgende Instrumente benötigt.

↑Mukoperiostlappen, S. 274, 277

- Das **Raspatorium** wird u. a. für die Bildung eines ↑Mukoperiostlappens benötigt. Es gibt schmale und breite Raspatorien in unterschiedlicher Größe (*s. Abb. 1*). Sie sind alle am Arbeitsende scharf.
- Das **Elevatorium** sieht ähnlich aus wie das Raspatorium, läuft vorne aber pfeilartig zu. Die Spitze und Kanten des Elevatoriums sind abgerundet. Mit ihm können z. B. durch einen Unfall eingedrückte Knochenstücke wieder in die ursprüngliche Lage gebracht werden. Es gibt auch Elevatorien mit einem abgerundeten Ende und einem scharfen Ende, welches dann zum Präparieren des Mukoperiostlappens verwendet wird (*s. Abb. 2*).
- Die **Hohlmeißelzange** nach **Luer** (Luer-Zange) ist ein Instrument zum schrittweisen Abtragen von Knochen (*s. Abb. 3*). Sie wird v. a. zum Glätten von Knochenkanten benutzt, z. B. bei der ↑operativen Zahnentfernung.

↑operative Zahnentfernung, S. 273

- **Knochenfräsen** sind sterile, rotierende Instrumente, mit denen der Knochen unter Kühlung abgetragen und geglättet werden kann (*s. Abb. 4*).
- Mit einer **Lindemannfräse** wird bei der operativen Zahnentfernung unter Kühlung die Zahnkrone von der Wurzel abgetrennt (*s. Abb. 5*).
- **Chirurgiemotoren** werden bei Operationen häufig eingesetzt. Sie führen dem rotierenden Instrument über ein Schlauchsystem sterile Kochsalzlösung zu (*s. Abb. 6*). Durch diese Kühlung wird verhindert, dass der Knochen durch die Reibung zu sehr erhitzt wird. Der Knochen kann mit unterschiedlicher Drehzahl bearbeitet werden. Für die Implantologie gibt es spezielle drehzahlbegrenzte Motoren mit definiertem Drehmoment.

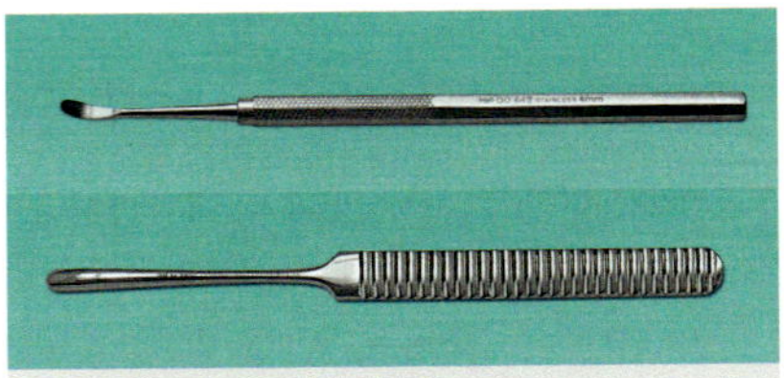

Abb. 1 Raspatorien

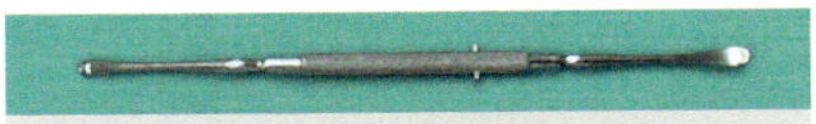

Abb. 2 Elevatorium nach Freer (mit einem abgerundeten und einem scharfen Ende)

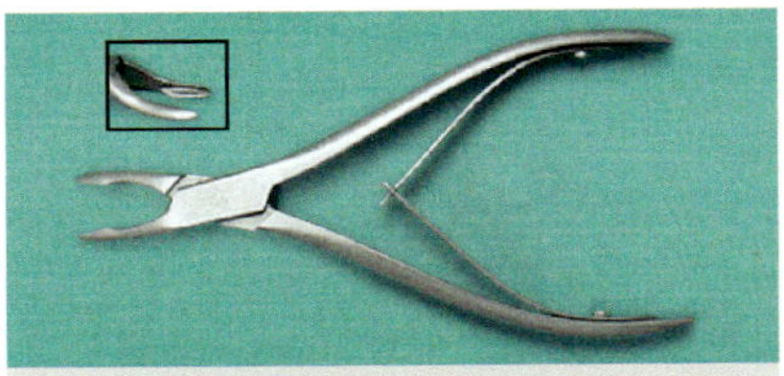

Abb. 3 Luer-Zange

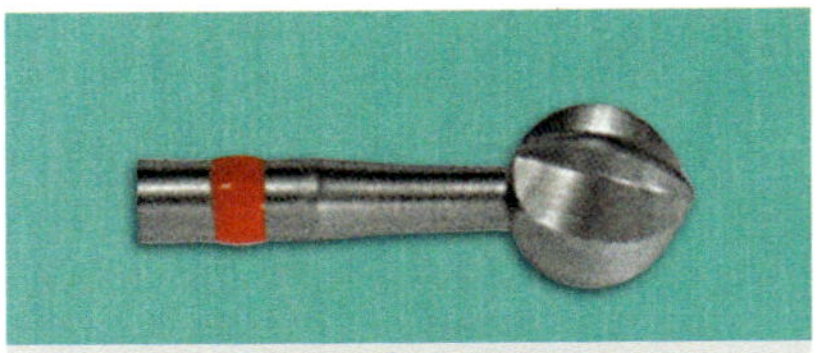

Abb. 4 Kugelförmige Knochenfräse

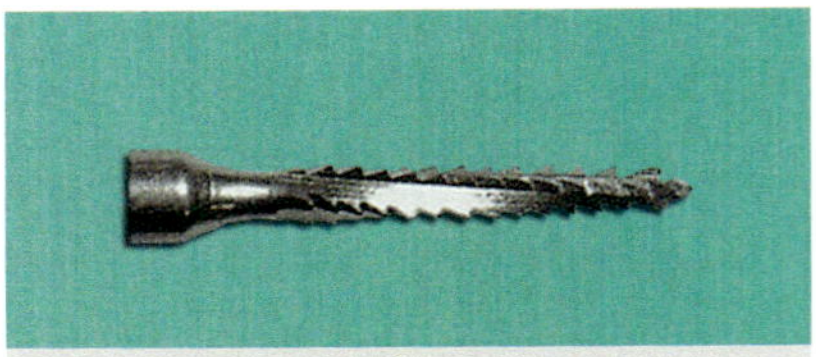

Abb. 5 Lindemannfräse

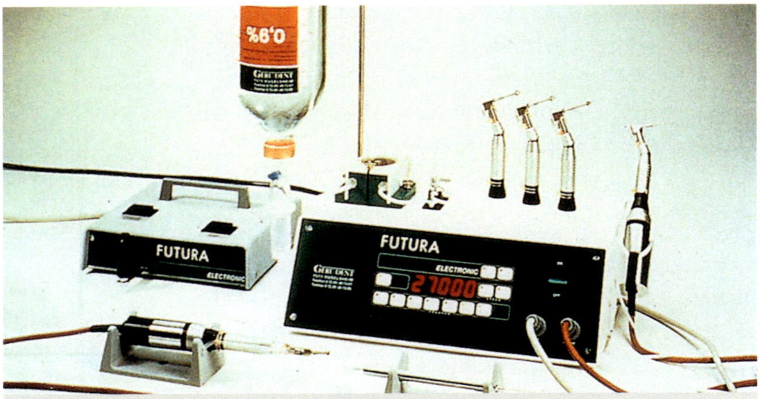

Abb. 6 Chirurgische Einheit mit Kühlung über eine sterile Kochsalzpumpe

- Das moderne **Piezochirurgiegerät** (*s. Abb. 1*) ermöglicht atraumatische OP-Verfahren. Es basiert auf Ultraschall und kann punktgenau selektiv Knochen abtragen, ohne umliegendes Weichgewebe zu zerstören. Es wird zur Knochenentfernung in Nervennähe und beim Sinuslift (Operation, bei der der Boden der Kieferhöhle durch Einlagerung von Knochen oder knochenähnlichem Material angehoben wird) eingesetzt.

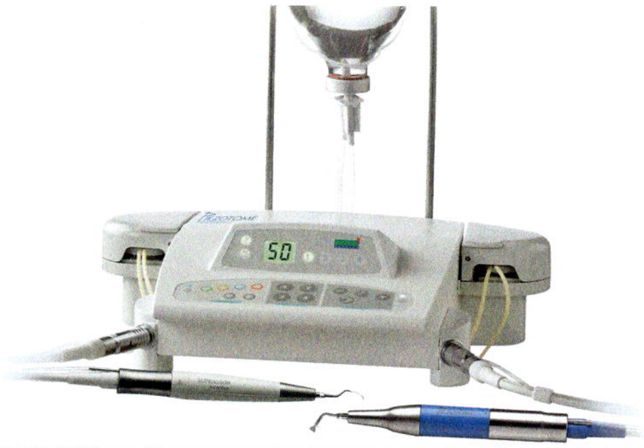

Abb. 1 Piezochirurgiegerät

Naht

Zum Schluss wird die Wunde vernäht. Hierzu wird eine Reihe von Materialien und Instrumenten gebraucht.

Nadeln

Nadeln gibt es in gerader und gebogener Form. Ihrem Querschnitt nach unterscheidet man runde oder kantig geschliffene Nadeln (*s. Abb. 2*).
Es gibt Nadeln, bei denen der Faden ins Nadelöhr eingefädelt werden muss und die als **traumatisch** (verletzend) bezeichnet werden, da der doppelte Fadendurchmesser durchs Gewebe hindurchmuss. Das Nadelöhr kann geschlossen oder offen sein.
Beim geschlossenen Nadelöhr wird der Faden durch das ovale Öhr gefädelt. Das Nadelöhr wird hier als Fädelöhr bezeichnet.
Beim offenen Nadelöhr, das als Federöhr bezeichnet wird, rastet der Faden durch Druck über dem Öhr ein.
Daneben existieren **atraumatische** (nicht gewebeverletzende) Nadeln, bei denen der Faden direkt mit der Nadel verschweißt ist und somit keine Vergrößerung des Durchmessers auftritt.

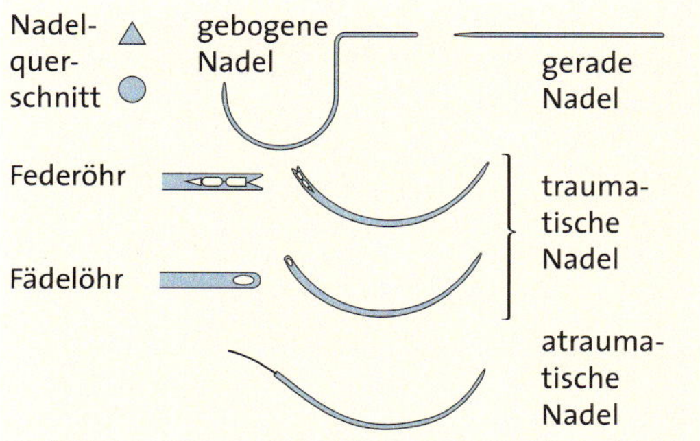

Abb. 2 Chirurgische Nadeln

Nadelhalter und Nadeldose

In der Chirurgie werden die Nadeln nicht mit den Fingern, sondern durch einen **Nadelhalter** gehalten (*s. Abb. 3*).
- Offene Nadelhalter lassen sich am Griff nicht schließen.
- Geschlossene Nadelhalter haben eine Arretierung (Verriegelung) und können die Nadel so in einer festen Position halten.

Die Nadeln werden in **Nadeldosen** aufbewahrt, die aus einer Innen- und einer Außendose bestehen.

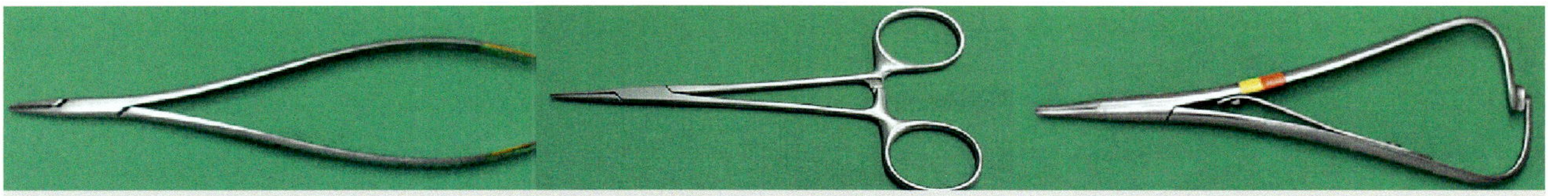

Abb. 3 Offener Nadelhalter (links); geschlossener Nadelhalter (Mitte), geschlossener Nadelhalter mit Feder (rechts)

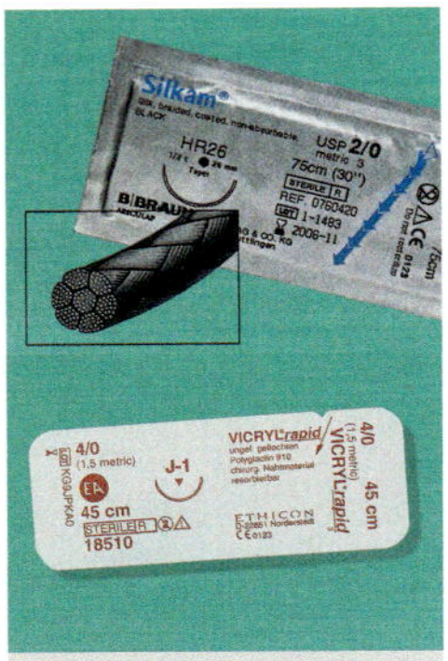

Abb. 1 Verpackung eines resorbierbaren Fadens (unten); geflochtener, nicht resorbierbarer Faden (oben)

↗Abwurfbehälter, S. 107

Fäden

Chirurgische Fäden werden als Fadenrolle oder einzeln zugeschnitten in sterilen Einzelpackungen angeboten. Sie unterscheiden sich in ihrem Aufbau, ihrer Oberfläche, dem Material und ihrem Auflösungsverhalten. Für die unterschiedlichen Einsatzgebiete werden auch unterschiedliche Fäden gebraucht.
Resorbierbare Fäden lösen sich nach einer gewissen Zeit auf und müssen nicht entfernt werden. Sie werden v. a. in tieferen Gewebeschichten verwendet. **Nicht resorbierbare** Fäden müssen entfernt werden.
Das Fadenmaterial kann glatt sein. Es besteht dann meist aus einem einzelnen Faden. Die Oberfläche kann aber auch uneben und rau erscheinen. Diese geflochtenen Fäden setzen sich aus mehreren Einzelfäden zusammen (*s. Abb. 1*).
Fadenscheren haben abgerundete Enden. Mit ihnen wird der Faden abgeschnitten.

Entsorgung scharfer und spitzer Gegenstände
Sämtliche scharfen und spitzen Instrumente, die zum Einmalgebrauch gedacht sind (z. B. Skalpellklingen, Nadeln, Kanülen, Einmalskalpelle), sollten in durchstichsicheren Behältern, so genannten ↗Abwurfbehältern, entsorgt werden, um der Verletzungsgefahr und damit auch der Infektionsgefahr zu begegnen.

2.3 Nachbereitung von chirurgischen Eingriffen

2.3.1 Verhaltenshinweise für den Patienten

Der Patient sollte **Hinweise zum Verhalten nach chirurgischen Eingriffen** erhalten, denn wenn er diese Hinweise beachtet, kann er Komplikationen vorbeugen und eine schnellere Heilung herbeiführen.

- Der Aufbisstupfer sollte ca. eine Stunde belassen werden. Die Nachblutung wird dadurch vermindert.
- Am ersten Tag nach dem Eingriff sollten keine häufigen Mundspülungen durchgeführt werden. Durch zu häufiges Spülen kann sich das für die Wundheilung notwendige Koagel (Blutpfropf) wieder lösen.
- Man sollte am Behandlungs- und am Folgetag keinen Kaffee, keine Cola trinken. Koffeinhaltige Getränke erhöhen den Blutdruck und können dadurch zu einer Blutung führen.
- Körperliche Anstrengung sollte vermieden werden. Bei körperlicher Anstrengung steigt der Blutdruck, sodass die Blutungsgefahr steigt.
- Man sollte nach dem Eingriff nicht rauchen, da Rauchen zu einer erhöhten Infektionsgefahr führt.
- Der Patient sollte erst nach Abklingen der Anästhesie wieder essen und trinken; anderenfalls können Bissverletzungen die Folge sein.
- Man sollte feuchtkalte Umschläge auf das Operationsgebiet auflegen, da feuchte Kälte zu einer Abschwellung führt.
- Bei Nachblutungen sollte erneut auf einen Tupfer gebissen werden. Durch dieses Komprimieren (Zusammendrücken) der Wunde wird die Blutung unterdrückt.

Diese Empfehlungen sind oft als Merkblatt für den Patienten zusammengestellt.

2.3.2 Nachsorge und Kontrolle nach chirurgischen Eingriffen

Zur Nachbereitung von chirurgischen Eingriffen gehört neben den Hinweisen zum Verhalten nach chirurgischen Eingriffen, die der Patient bekommt, eine Reihe von Maßnahmen:

- Der Eingriff wird dokumentiert und abgerechnet.
- Abfälle werden korrekt und sicher ↑ entsorgt.
- Flächen und Behandlungsstuhl werden desinfiziert.
- Die Instrumente werden aufbereitet und ↑ sterilisiert.
- Häufig werden von der Zahnärztin postoperativ (nach der Operation) Schmerztabletten, manchmal auch Antibiotika, verordnet.
- Zum Teil wird eine Arbeitsunfähigkeitsbescheinigung ausgestellt.
- Wichtig ist, den Patienten zur postoperativen Kontrolle und zur Nachsorge erneut einzubestellen.
- Nach manchen Eingriffen sollte eine mehrmalige Nachsorge und Kontrolle eingeplant werden. Dies ist z. B. nach einer ↑ Implantation der Fall.
- Bei Bedarf werden als Teil der zahnärztlichen Kontrolluntersuchung Röntgenbilder angefertigt.
- Zur Nachsorge gehört u. a. die wiederholte Anleitung zu einer optimalen Mundhygiene.

↑ Abfallentsorgung, S. 106

↑ Sterilisation, S. 100

↑ Implantation, S. 283

Terminologie: Allgemeiner Behandlungsablauf und chirurgische Instrumente	
atraumatisch	nicht gewebeverletzend
Elektrokoagulation	operative Zerstörung von Gewebebezirken durch Strom; Verfahren der Kauterisation
Inzision (lat. incidere = hineinschneiden)	Schnitt
Kauterisation	Gewebszerstörung durch Brenn- oder Ätzmittel, z. B. durch elektrischen Strom oder chemische Lösungen
komprimieren	zusammendrücken
resorbieren	aufsaugen, aufnehmen
traumatisch (griech. trauma = Verletzung)	die Verletzung betreffend

Aufgaben

1 Welche Pinzettenarten können unterschieden werden?

2 Wozu dient die Hohlmeißelzange nach Luer?

3 Was versteht man unter atraumatischem Nahtmaterial?

4 Worüber sollten Patienten vor einem chirurgischen Eingriff informiert werden?

5 Warum sollten Patienten nach einer Operation keinen Kaffee trinken?

6 Erstellen Sie ein Merkblatt für den Patienten, welches Auskunft über das korrekte Verhalten nach chirurgischen Eingriffen gibt.

3 Chirurgische Eingriffe

Das Spektrum der zahnmedizinisch-chirurgischen Eingriffe ist weit. Entsprechend vielfältig sind die Indikationen für die Eingriffe. Beginnend mit der Zahnextraktion sollen im Folgenden die Grundzüge der in der Zahnarztpraxis vorgenommenen chirurgischen Eingriffe dargestellt werden.

3.1 Zahnextraktion

Unter einer Zahnextraktion versteht man die Entfernung eines Zahnes mittels Hebel und/oder Zange.
Die Zahnextraktion gehört zu den häufigsten chirurgischen Eingriffen in der Zahnarztpraxis. Wie bei jedem anderen chirurgischen Eingriff ist die Bereitstellung von Röntgenbildern besonders wichtig.

3.1.1 Indikationen für eine Zahnextraktion

Ein Zahn muss dann entfernt werden, wenn
- der Zahn tief kariös zerstört ist,
- der Zahn im Bereich seiner Krone oder Wurzel ↑frakturiert (gebrochen) ist; besonders, wenn seine Wurzel längs frakturiert ist,
- der Zahn stark gelockert ist,
- ein Erhalt des Zahnes mittels Wurzelkanalbehandlung bzw. Wurzelspitzenresektion nicht möglich ist,
- Platzmangel herrscht. Wenn Zahngröße und Kiefergröße nicht übereinstimmen und die Zähne keinen Platz im Kiefer haben, werden aus kieferorthopädischen Gründen zum Ausgleich oft die Prämolaren (4er oder 5er) gezogen. Aus demselben Grund werden auch frühzeitig die Weisheitszähne entfernt.

↑Zahnfrakturen, S. 290

3.1.2 Instrumente für eine Zahnextraktion

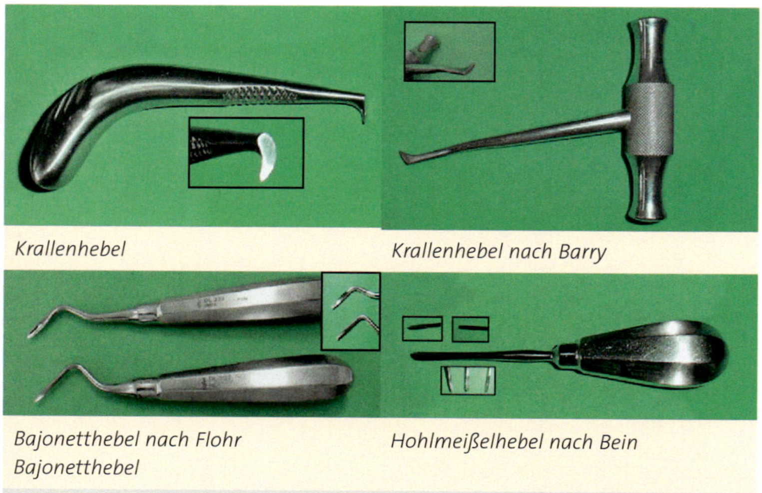

Krallenhebel — *Krallenhebel nach Barry* — *Bajonetthebel nach Flohr* — *Bajonetthebel* — *Hohlmeißelhebel nach Bein*

Abb. 1 Die Hebel werden v.a. zur Entfernung von Wurzelresten verwendet. Der Hebel nach Bein dient daneben auch zum Durchtrennen der Sharpey-Fasern des Zahnhalteapparates.

Hebel

Hebel werden benutzt, um Zähne und Wurzelreste zu entfernen (*s. Abb. 1*).

Dabei nutzen sie den Knochen oder Nachbarzähne als Widerlager.

Sie werden interdental oder im Sulkus eingesetzt.

Durch drehende Bewegungen wird der Zahn oder Wurzelrest gelockert bzw. komplett entfernt.

Zangen

Extraktionszangen dienen dem „Herausziehen“ (= Extraktion) von Zähnen.
An einer Extraktionszange unterscheidet man den Griff, das Schloss, die Branchen und das Maul (*s. Abb. 1*).

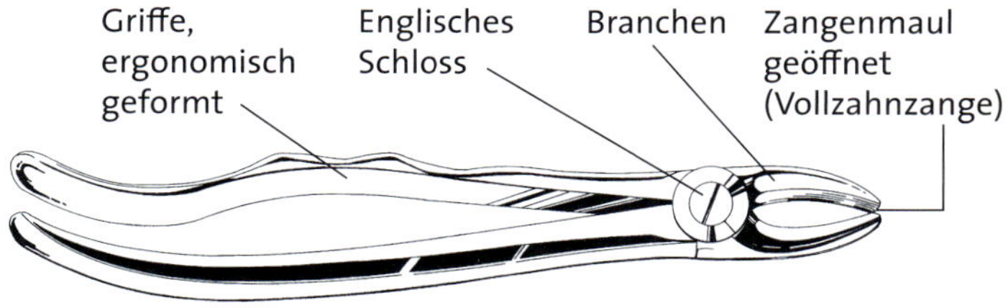

Abb. 1 Aufbau einer Extraktionszange

Die Branchen der Zange greifen über die Zahnkrone und sollten darüber hinaus tief im Sulkus enden. Mit rotierenden (drehenden) und luxierenden (ausrenkenden) Bewegungen kann der Zahn entfernt werden. Rotierende Bewegungen sollten jedoch nur bei Zähnen mit rundem Wurzelquerschnitt durchgeführt werden, da sonst die Gefahr eines ↑Bruches (Fraktur) besteht.

↑Zahnfrakturen, S. 290

Es gibt verschiedene Zangen für den Frontzahnbereich, die Prämolaren, die Molaren und die Weisheitszähne, jeweils für Ober- und Unterkiefer. Die Zangen sind entsprechend der Anatomie der Zähne unterschiedlich geformt.
Bei den Oberkieferzangen unterscheidet man zusätzlich noch zwischen einer Molarenzange für rechts und links. Es existieren also insgesamt **vier** verschiedene Zangen für den Unterkiefer und **fünf** verschiedene Zangen für den Oberkiefer (*s. Abb. 2*).

Oberkieferzangen

Die Zangen für die Oberkieferfront sind gerade, ihr Maul schließt nicht vollständig. Die Zangen für den Seitenzahnbereich sind über die Fläche gebogen. Die Prämolarenzange hat ein leicht geöffnetes Maul und abgerundete Branchen ohne Zacken. Die Molarenzangen haben an der bukkalen Branche eine Zacke, die in die Furkation (Gabelung) zwischen den beiden bukkalen Wurzeln greift (*s. Abb. 2*). Die zweite Branche, die nach palatinal zeigt, ist abgerundet. Es gibt eine Molarenzange für rechts und eine für links, wobei die Zacke immer zur Backe zeigt.

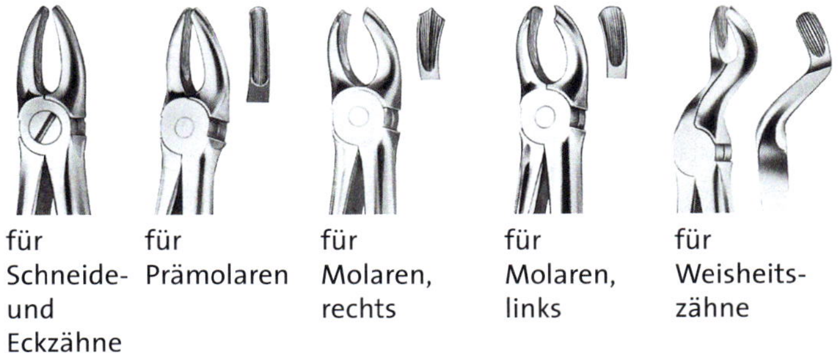

Abb. 2 Oberkieferzangen

Zacke zur Backe!
Die Molarenzangen für den rechten Oberkiefer und für den linken Oberkiefer sind spiegelbildlich konstruiert. Für beide gilt die Faustregel „Die Zacke muss zur Backe zeigen!“

Die **Weisheitszahnzange** ist zweifach gebogen (*s. Abb. 2*).
Zur Entfernung von Wurzelresten gibt es noch eine besondere Zange, deren Branchen spitz zulaufen und die als **Bajonettzange** bezeichnet wird (*s. Abb. 3*).

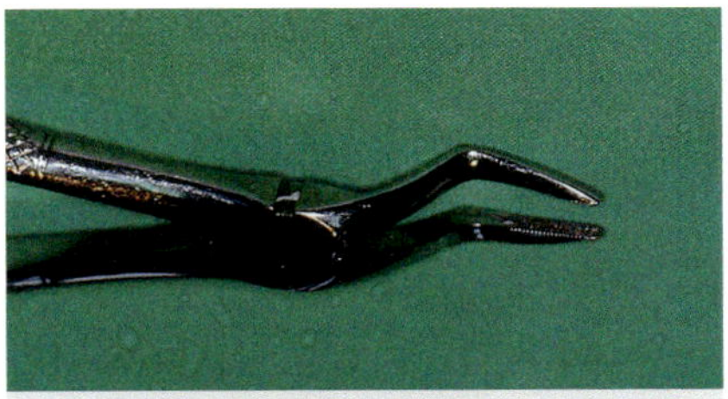

Abb. 3 Wurzelrestzange für den Oberkiefer (Bajonettzange)

Unterkieferzangen

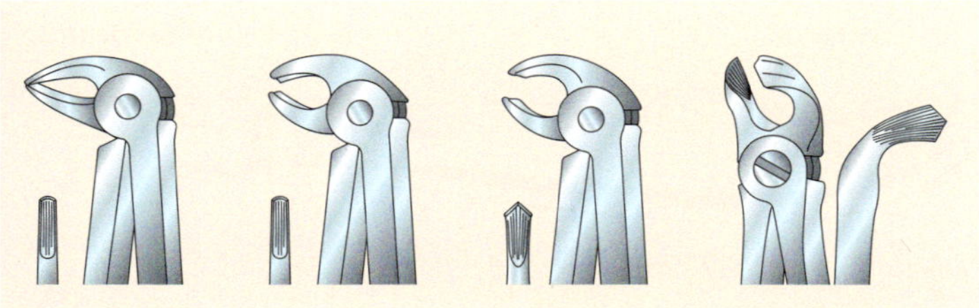

Abb. 1 Unterkieferzangen

Die Unterkieferzangen lassen sich leicht von den Oberkieferzangen unterscheiden, da sie im Schloss annähernd im rechten Winkel über die Kante gebogen sind (*s. Abb. 1*). Sie werden auf Grund ihres Aussehens als Rabenschnabelzangen bezeichnet. Sie lassen sich rechts und links anwenden.
Die Unterkiefer-Frontzahnzange hat als einzige Zange ein komplett geschlossenes Maul.
Die Prämolarenzange hat ein geöffnetes Maul und abgerundete Branchenenden. Die Molarenzange hat an jeder Branche eine Zacke, die von bukkal und lingual in die Furkation greift.
Die Weisheitszahnzange ist im Bereich der Branchen über die Fläche gebogen (*s. Abb. 1*).
Auch für die Entfernung von Wurzelresten von Unterkieferzähnen gibt es eine spezielle Zange (*s. Abb. 2*).

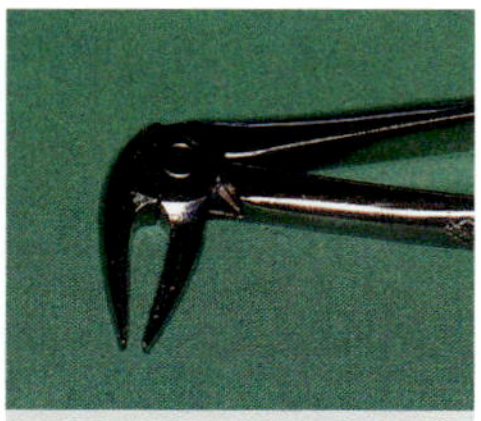

Abb. 2 Wurzelrestzange für den Unterkiefer

Kinderzangen

Für die Milchzähne gibt es spezielle Kinderzangen, die ähnlich aussehen wie die Zangen für Erwachsene, aber deutlich kleiner sind.

3.1.3 Ablauf einer Zahnextraktion

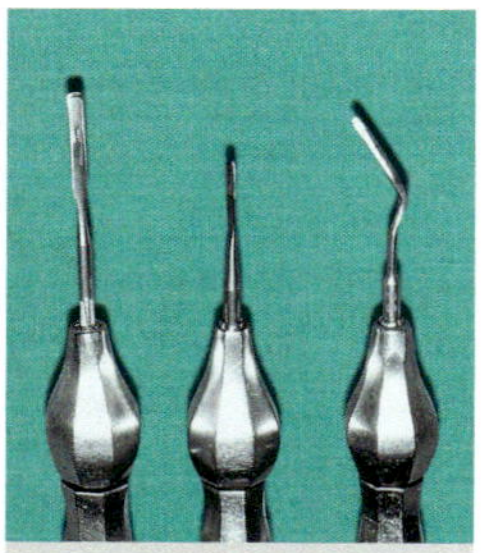

Abb. 3 Periotome

Nach dem Setzen der Lokalanästhesie wird zunächst das Zahnfleisch um den Zahn herum mit einem Hebel oder einem Periotom (Desmotom) vom Zahn gelöst. Dabei werden die Sharpey-Fasern des Zahnhalteapparates (Parodontium) durchtrennt (*s. Abb. 3, 4*).
Dann wird der Zahn mittels eines Hebels gelockert.
Anschließend wird der Zahn mit der Zange entfernt (*s. Abb. 5*). Die Zange sollte den Zahn so tief wie möglich fassen. Durch hebelnde und drehende Bewegungen mit der Zange wird der Alveolarknochen aufgedehnt und der Zahn aus seiner Alveole herausgezogen (*s. Abb. 6*).

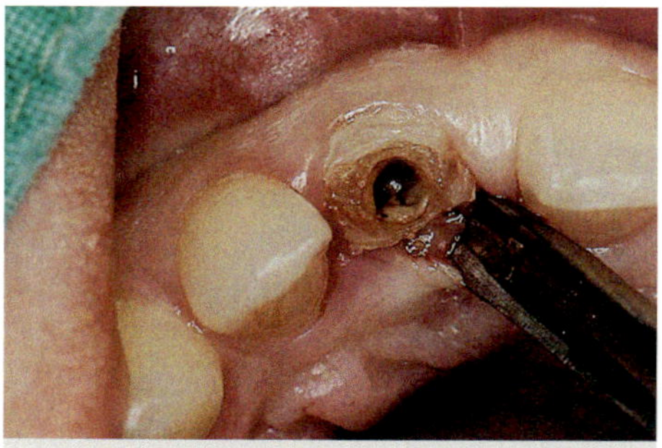

Abb. 4 Durchtrennen der Sharpey-Fasern und damit Lockerung des Zahnes 11 mit einem Hebel nach Bein

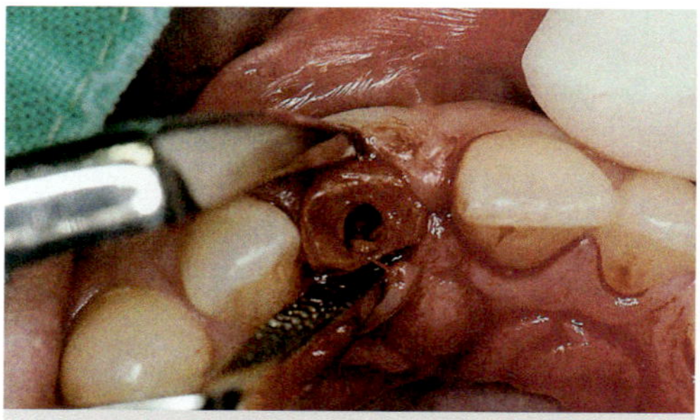

Abb. 5 Entfernung des Zahnes 11 mit einer Oberkiefer-Frontzahnzange

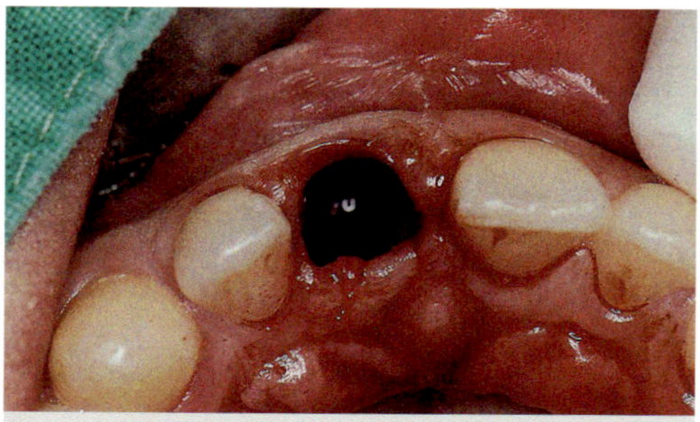

Abb. 6 Leere Alveole nach der Extraktion

Bei der Extraktion ist es oft hilfreich, wenn der Kopf des Patienten von der Zahnmedizinischen Fachangestellten gehalten wird, damit die Bewegungen mit der Zange ein Widerlager haben. Bei der Extraktion von Oberkieferzähnen stützt die ZFA den Kopf des Patienten in der Schläfenregion. Bei Extraktionen von Unterkieferzähnen wird der Kopf im Bereich des Kieferwinkels abgestützt (*s. Abb. 1*).

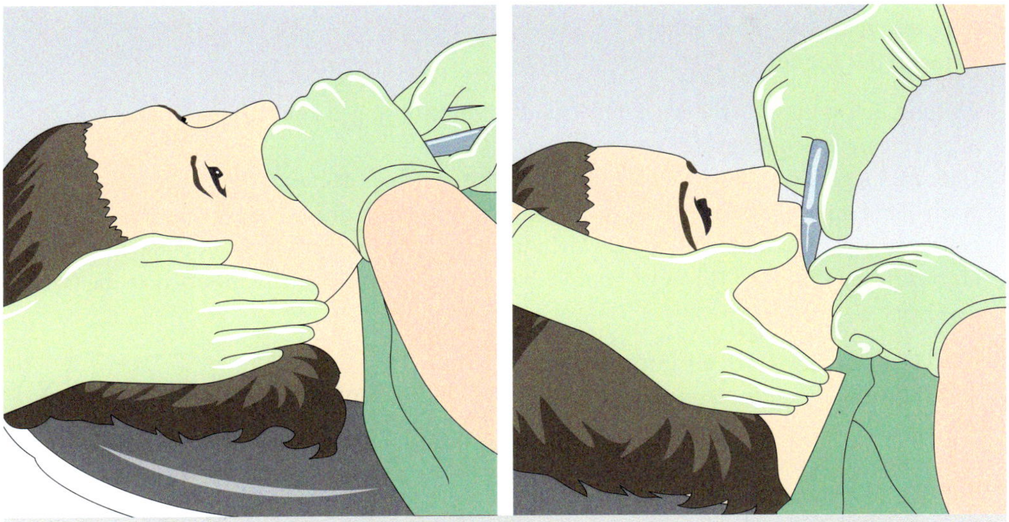

Abb. 1 Festhalten des Kopfes durch die ZFA bei der Extraktion eines oberen Zahns (links) und bei der Extraktion eines unteren Zahns (rechts)

Handelt es sich um Oberkieferzähne in der Nachbarschaft zur Kieferhöhle, muss darauf geachtet werden, dass keine ↑ Mund-Antrum-Verbindung entsteht.

↑ Mund-Antrum-Verbindung, S. 277

Die Alveole wird zur Wundsäuberung mit einem scharfen Löffel kürettiert (ausgeschabt) (*s. Abb. 2, 3*).

Dieses Instrument sieht am Arbeitsende aus wie ein stark gekrümmter Löffel. Am Rand ist es scharf. Scharfe Löffel gibt es in unterschiedlichen Größen und Formen, mit einem Arbeitsteil oder doppelendig.

Scharfe Löffel dienen z. B. dazu, Granulationsgewebe aus dem Knochen zu entfernen oder Zysten auszuschälen.

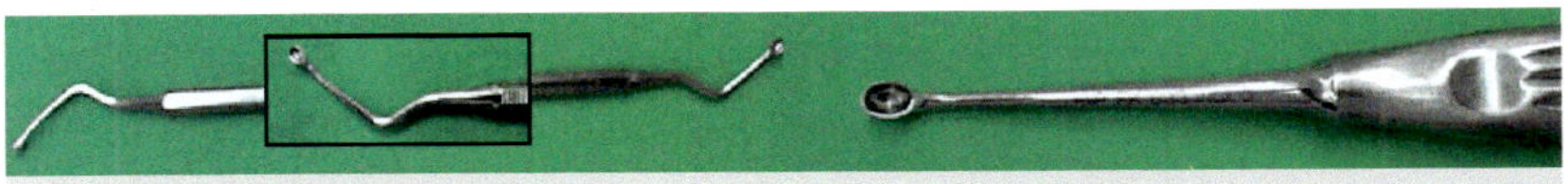

Abb. 2 Scharfe Löffel

Nach der Wundsäuberung wird der aufgedehnte Alveolarknochen mit dem Finger wieder zusammengedrückt.

Mit einem Aufbisstupfer komprimiert der Patient ca. eine Stunde die Extraktionswunde. Die Wunde kann zudem mit einer Naht verschlossen werden.

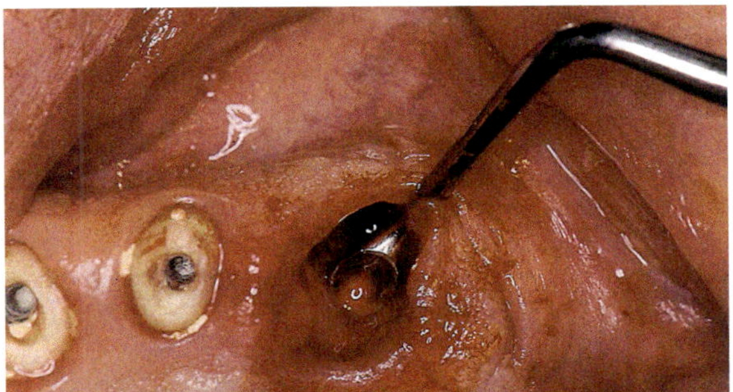

Abb. 3 Säuberung der Alveole mit Hilfe eines scharfen Löffels

3.1.4 Komplikationen einer Zahnextraktion

Mögliche Komplikationen bei einer Zahnextraktion können sein:
- Nachblutung
- Schmerzen
- Schwellung
- Wundheilungsstörungen
- Eröffnung der Kieferhöhle
- Lockerung von Nachbarzähnen
- Fraktur des Zahnes

Blutung, Schwellung, Schmerzen und Wundheilungsstörungen können grundsätzlich nach allen chirurgischen Eingriffen auftreten.
Über die möglichen Komplikationen sollte der Patient ↑ vor dem Eingriff aufgeklärt werden. Nach dem Eingriff kann der Patient durch sein Verhalten zu einem komplikationslosen Verlauf beitragen bzw. die Komplikationsrate klein halten. Deshalb werden dem Patienten nach jedem chirurgischen Eingriff ↑ Hinweise zum Verhalten nach chirurgischen Eingriffen an die Hand gegeben.

↑ Aufklärung vor chirurgischen Eingriffen, S. 259

↑ Verhaltenshinweise für den Patienten, S. 266

Nach einer Zahnextraktion kann es zu einer **Nachblutung** kommen. Da dem Blut immer viel Speichel beigemengt ist, kann der Eindruck entstehen, dass die Wunde stark nachblutet. Eine schwache Nachblutung kommt in der Regel durch Aufbeißen auf einen Tupfer bald zum Stillstand. Blutet es trotzdem weiter, sollte sich der Patient in der Praxis wieder vorstellen. Dort können dann zusätzliche Maßnahmen wie eine Naht, ↑ Hämostyptika oder eine Verbandplatte angewendet werden.

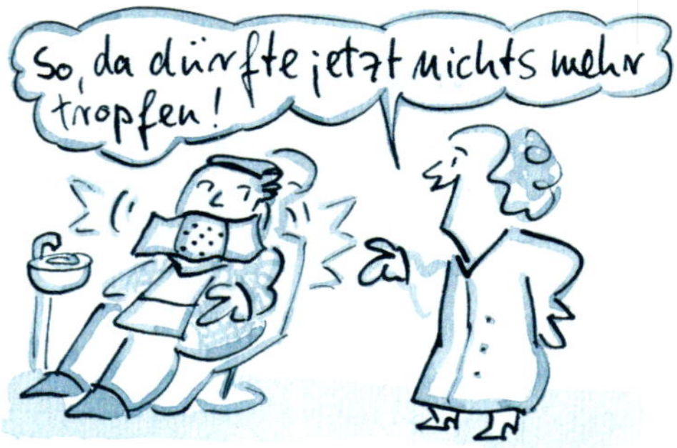
So, da dürfte jetzt nichts mehr tropfen!

↑ Hämostyptika, S. 303

Problematisch sind Zahnextraktionen und andere chirurgische Eingriffe bei Patienten, die **blutgerinnungshemmende Mittel** wie Marcumar® oder Mittel, die die Verklumpung der Blutplättchen herabsetzen (z. B. ASS = Acetylsalicylsäure, z. B. Aspirin®), einnehmen. Hier ist mit einer erhöhten Blutungsgefahr zu rechnen. Um Komplikationen zu vermeiden, sollte vor einem chirurgischen Eingriff mit der Hausärztin das kurzfristige Absetzen dieser Medikamente abgeklärt werden. Hier zeigt sich, wie wichtig die aktuelle Erhebung einer ↑ Anamnese ist.

↑ Siehe hierzu Lernfeld 7, Blutgerinnung, S. 228

↑ Anamnese, S. 47

Schmerzen treten nach einer Zahnextraktion häufig auf. Sie sind nicht ungewöhnlich. Vorbeugend sollte der Patient ein Rezept für ein Schmerzmittel erhalten.
Dauern die Schmerzen jedoch länger an und sind sie verbunden mit einer Wundheilungsstörung in Form einer trockenen Alveole, so spricht man von einem dolor post extractionem (Schmerz nach Zahnextraktion). Hier bedarf es einer Vorstellung bei der Zahnärztin, die dann durch Anfrischen des Knochens eine Blutung in die Alveole herbeiführen wird.

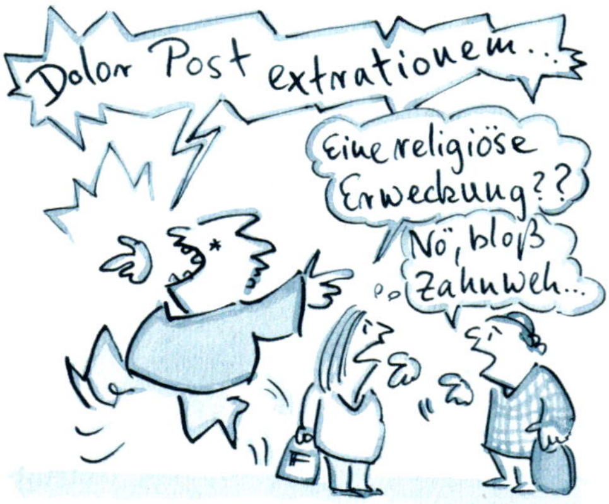
Dolor Post extractionem...
Eine religiöse Erweckung??
Nö, bloß Zahnweh...

Eine **Schwellung** des Weichgewebes nach einer Extraktion kann vorkommen und lässt sich durch kühlende Maßnahmen reduzieren.

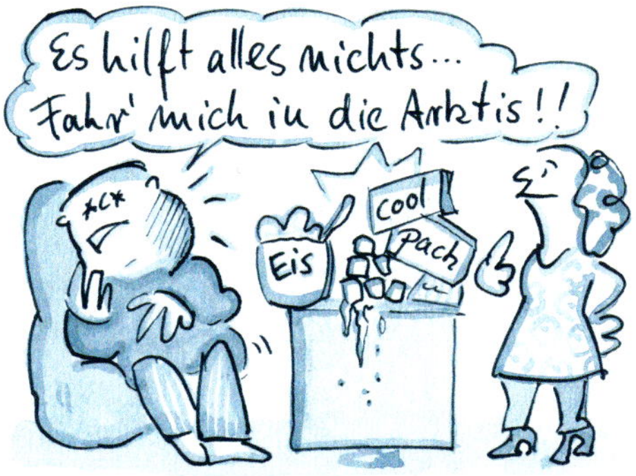
Es hilft alles nichts...
Fahr' mich in die Arktis!!
Eis
cool Pack

Wundheilungsstörungen können durch Eindringen von Erregern in die Wunde auftreten und einen Infekt hervorrufen. Im fortgeschrittenen Fall kann es zum Abszess kommen. Eine regelmäßige Mundhygiene und der Verzicht auf Rauchen können dies verhindern.

Bei der Extraktion von Oberkieferzähnen in der Nachbarschaft zur Kieferhöhle kann es zur **Eröffnung der Kieferhöhle** kommen. Es entsteht eine so genannte ↑ Mund-Antrum-Verbindung. Diese muss verschlossen werden.

↑ Verschluss einer Mund-Antrum-Verbindung, S. 277

Durch zu starkes Luxieren (Ausrenken) des Zahnes mit dem Hebel kann es zur **Lockerung der Nachbarzähne** kommen, v. a. auch bei bereits parodontal vorgeschädigten Zähnen.

Sind Zähne stark im Knochen verankert, so kann der Zahn bei der Extraktion **abbrechen** und einen Wurzelrest hinterlassen. Dieser muss dann anschließend mittels einer ↑ Osteotomie entfernt werden.

↑ Osteotomie, S. 274

3.2 Operative Zahnentfernung

Die operative Zahnentfernung muss meist bei verlagerten und retinierten (im Knochen zurückgehaltenen) Weisheitszähnen durchgeführt werden. Oft sind auch Eckzähne betroffen, seltener die Prämolaren.

3.2.1 Indikationen für die operative Zahnentfernung

Ein Zahn muss operativ entfernt werden, wenn
- der Zahn durch einfache Extraktion nicht zu entfernen ist,
- ein Wurzelrest im Kieferknochen verblieben ist, der mit einer Bajonettzange oder einem Hebel nicht entfernt werden kann,
- der Zahn im Knochen retiniert ist und/oder in einer falschen Position im Knochen liegt (Verlagerung). Hierbei werden unterschieden:
  - Vollständige Zahnretention: Der Zahn hat keine Verbindung zur Mundhöhle (*s. Abb. 1a*).
  - Teilretention: Der Zahn hat mit einem Teil die Mundhöhle erreicht. Der ↑ andere Teil ist retiniert, da er von einer Schleimhautkapuze bedeckt ist.
  - Verlagerung: Der retinierte oder teilretinierte Zahn ist nicht achsengerecht, sondern „gekippt" im Kiefer verankert (*s. Abb. 1b, 1c*).

↑ teilretinierter Weisheitszahn, Abb. 1, S. 276

Manchmal kann ein retinierter Zahn auch erhalten werden. Hierzu wird er ↑ freigelegt und dann kieferorthopädisch eingeordnet.

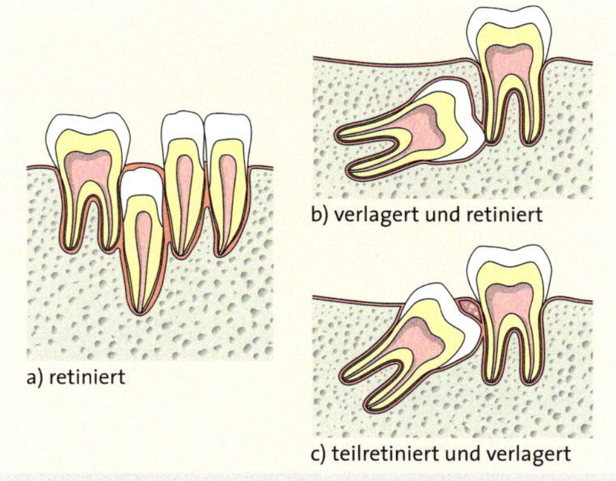

Abb. 1 Retinierte und verlagerte Zähne

↑ Freilegung von retinierten Zähnen, S. 295

3.2.2 Ablauf einer operativen Zahnentfernung

Der Ablauf einer operativen Zahnentfernung wird im Folgenden am Beispiel eines retinierten Weisheitszahnes dargestellt (*s. Abb. 1, 2*).

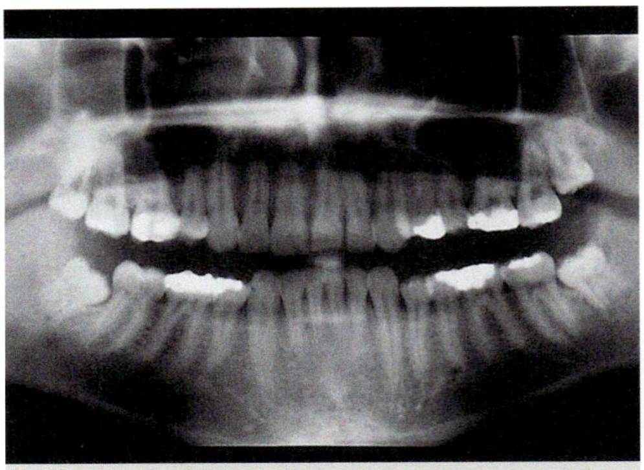

Abb. 1 Orthopantomogramm mit retinierten Weisheitszähnen im UK links und rechts sowie im OK links

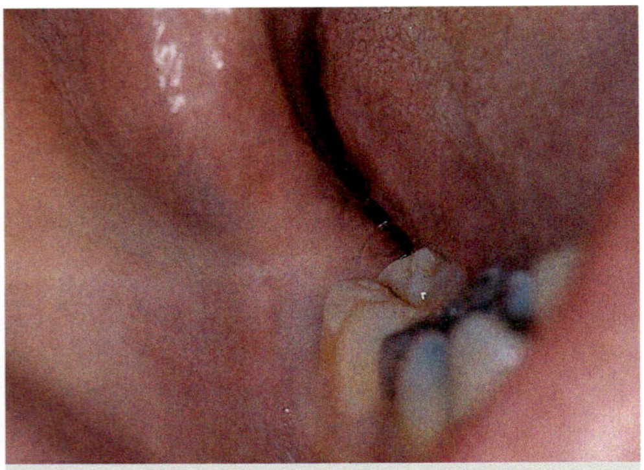

Abb. 2 Weisheitszahnregion des rechten UK. Der retinierte Zahn 48 ist nicht zu sehen.

Zunächst muss bei der operativen Zahnentfernung nach dem Setzen der Lokalanästhesie das entsprechende Knochengebiet freigelegt („dargestellt") werden. Hierfür wird eine Inzision (Schnitt) im Bereich der Schleimhaut bis auf den Knochen durchgeführt (*s. Abb. 3*).

Dann wird die Schleimhaut inklusive des Periosts (Knochenhaut) abgehoben. Diesen Arbeitsschritt bezeichnet man als Bildung eines **Mukoperiostlappens** (Schleimhaut-Knochenhaut-Lappen). Der Mukoperiostlappen wird mittels eines Raspatoriums gebildet. Er wird mit einem Haken nach Langenbeck abgehalten (*s. Abb. 4*).

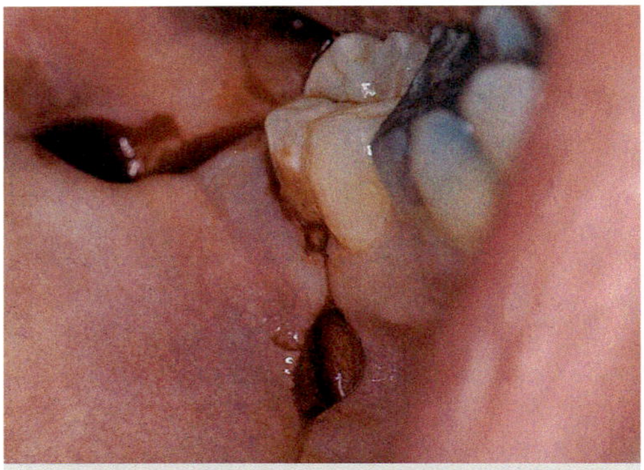

Abb. 3 Unterkiefer rechts nach der Inzision. Die Wange wird von der Assistenz mit dem Wundhaken gespannt, sodass der Zugang zum Weisheitszahn erfolgen kann.

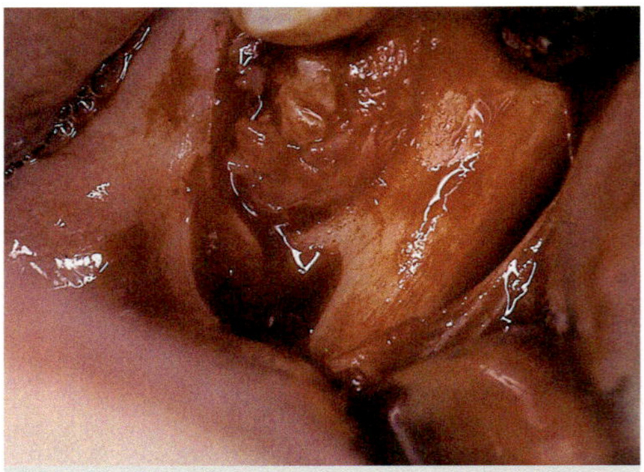

Abb. 4 Weisheitszahnregion vor weiterer Abtragung von Knochen. Der Wundhaken nach Langenbeck befindet sich in Position unter dem Mukoperiostlappen.

↑N. lingualis, S.180

Nun kann der Knochen um den Zahn bzw. den Wurzelrest herum unter Verwendung einer Knochenfräse oder eines sterilen Rosenbohrers entfernt werden. Dies nennt man **Osteotomie**. Zum Schutz des ↑N. lingualis wird das Raspatorium bei der operativen Weisheitszahnentfernung lingual unter das Periost geschoben.

Der Zahn wird dann freigelegt, gelockert und schließlich entfernt (*s. Abb. 1, 2*).

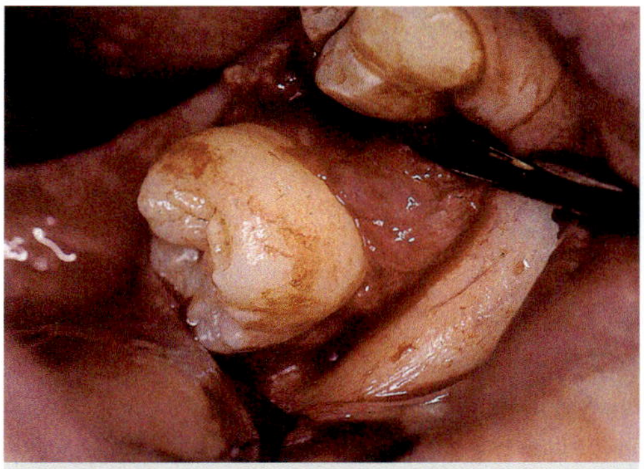

Abb. 1 Lockerung des Zahnes 48 mit einem Hebel nach Bein, nach der Freilegung. Jetzt kann der Zahn mit einer Weisheitszahnzange entfernt werden.

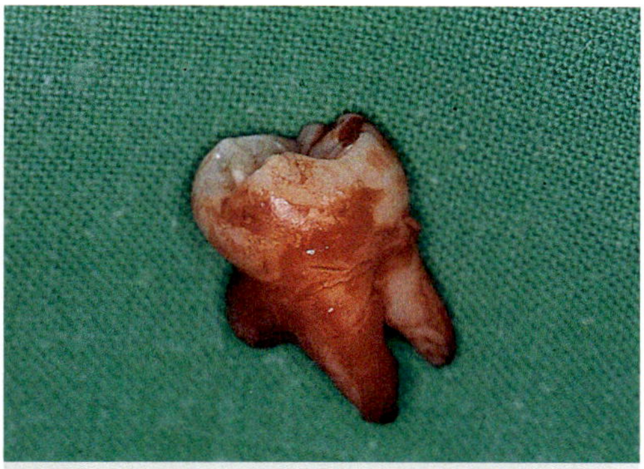

Abb. 2 Entfernter Zahn 48. Vor dem Verschluss der Wunde durch eine Naht wird der entfernte Zahn auf Vollständigkeit geprüft.

Lässt sich der Zahn trotz Abtragen des Knochens jedoch nicht als Ganzes entfernen, muss er geteilt werden. Dafür wird z. B. eine Lindemannfräse verwendet.
Zum Schluss werden verbleibende scharfe Knochenkanten, z. B. mit einer Luer-Zange oder mit Knochenfräsen, geglättet. Die Wunde wird gesäubert und durch eine Naht verschlossen (*s. Abb. 3*).

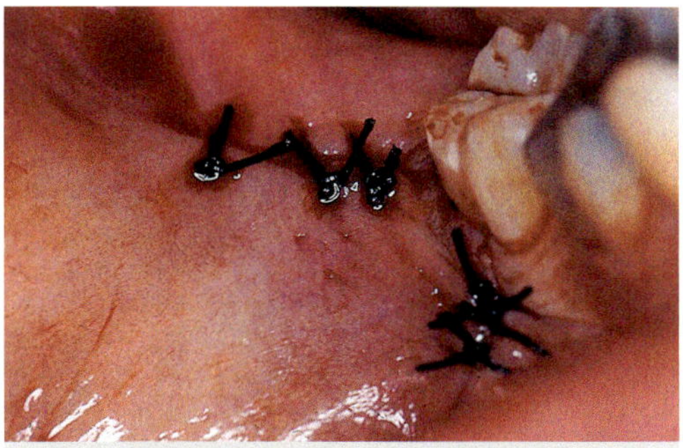

Abb. 3 Mit einer Naht versorgte Wunde

3.2.3 Komplikationen bei der operativen Weisheitszahnentfernung

Wie bei der Extraktion muss auch bei der operativen Entfernung eines oberen Weisheitszahnes geprüft werden, ob eine ↑ Mund-Antrum-Verbindung entstanden ist.
Bei der Osteotomie im Unterkiefer sollte man den Verlauf des ↑ Nervus alveolaris inferior und des ↑ Nervus lingualis beachten. Beide können verletzt werden. Wird der Nervus alveolaris inferior verletzt, so kann dies Gefühlsstörungen im Bereich der Unterlippe, des Kinns, der Zähne und der Schleimhaut im Unterkiefer hervorrufen. Bei einer Verletzung des Nervus lingualis zeigen sich Gefühls- und Geschmacksstörungen an der betroffenen Zungenseite. Es ist daher sehr wichtig, durch gute Assistenz den Eingriff zu erleichtern. Insbesondere sollte die Assistenz beim Abhalten von Wange bzw. Zunge darauf achten, dass eine gute Sicht auf das OP-Gebiet gegeben ist und der Mukoperiostlappen nicht gequetscht wird. Zum Schutz des Nervus lingualis wird das Raspatorium bei der operativen Weisheitszahnentfernung lingual unter das Periost geschoben.
In jedem Falle sollte der Patient vor der Operation über mögliche Komplikationen wie Nervverletzungen, Blutung, Schwellung, Unterkieferbruch und Wundheilungsstörung ↑ aufgeklärt werden. Nach dem Eingriff sollte der Patient die Empfehlungen zum ↑ Verhalten nach chirurgischen Eingriffen befolgen.

↑ Mund-Antrum-Verbindung, S. 277
↑ Nervus alveolaris inferior, S. 180
↑ Nervus lingualis, S. 180
↑ Aufklärung vor chirurgischen Eingriffen, S. 259
↑ Verhaltenshinweise für den Patienten, S. 266

3.2.4 Dentitio difficilis

Unter einer dentitio difficilis versteht man einen erschwerten Zahndurchbruch.

Meist betrifft die dentitio difficilis einen **unteren** Weisheitszahn, der von einer Schleimhautkapuze bedeckt ist.
Man spricht hier von einem teilretinierten Weisheitszahn (*s. Abb. 1, 2*).

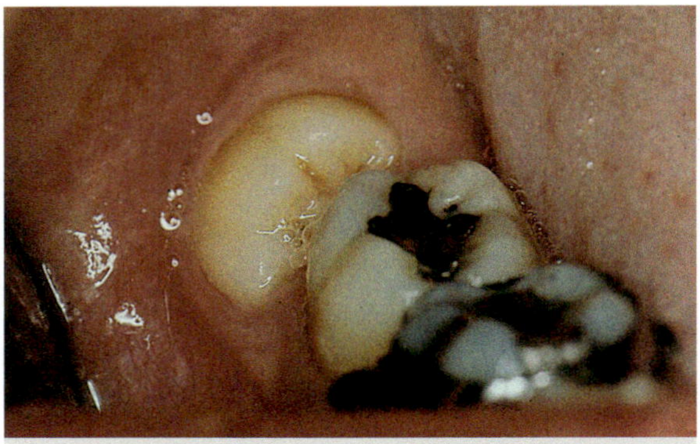

Abb. 1 Teilretinierter unterer Weisheitszahn

Im Schlupfwinkel unter der Schleimhautkapuze kann es zu einer Ansammlung von Bakterien kommen, die dort eine ↑Infektion hervorrufen. Rötung, Schwellung, Schmerzen und eine eingeschränkte Mundöffnung sind die Folge.

↑
Siehe hierzu Lernfeld 5, Entzündungszeichen, S.194

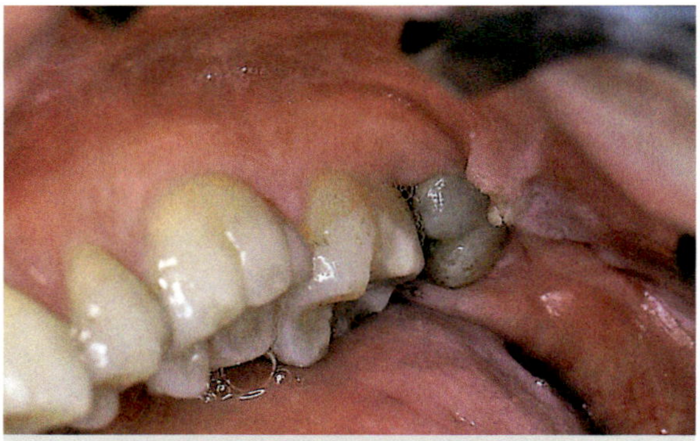

Abb. 2 Teilretinierter, verlagerter Zahn 28

Der **erste Behandlungsschritt** besteht in der Beseitigung der Schleimhautkapuze, der Spülung der Nische, dem Einlegen eines Streifens mit einem Tamponadenstopfer nach Luniatschek und evtl. einer Antibiotikagabe.
Der Tamponadenstopfer nach Luniatschek ist meist doppelendig und zeigt ein v-förmiges Arbeitsende. Mit diesem Instrument werden Tamponaden bzw. Streifen in eine Wundhöhle eingelegt (*s. Abb. 3*).

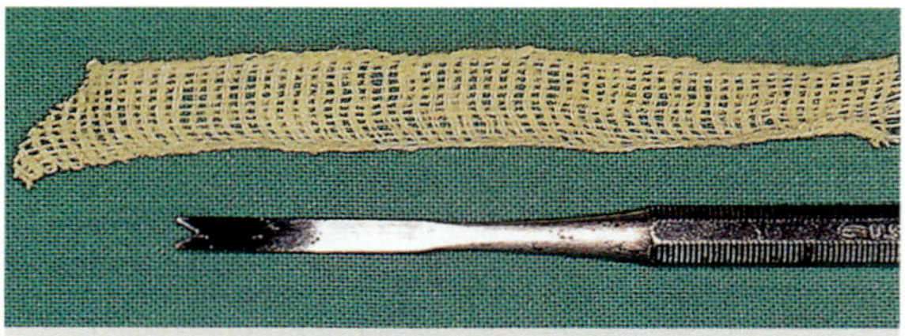

Abb. 3 Tamponadenstopfer nach Luniatschek (Teilausschnitt) und Tamponade

Im **zweiten Schritt der Behandlung** einer dentitio difficilis wird nach Rückgang der akuten Beschwerden – nach ca. einer Woche – der Zahn operativ entfernt.
Bei der Einbestellung des Patienten sind daher evtl. mehrere Termine zur Spülung und Lokalbehandlung und ein weiterer Termin zur Entfernung des Zahnes einzuplanen.

3.3 Verschluss einer Mund-Antrum-Verbindung (MAV)

Unter einer Mund-Antrum-Verbindung (MAV) versteht man eine Verbindung zwischen Mundhöhle und Kieferhöhle (Antrum, Sinus maxillaris).

Entstehung einer MAV

Normalerweise gibt es eine solche Verbindung zwischen Mund- und Kieferhöhle nicht. Die ↗ Wurzeln der oberen Molaren und Prämolaren ragen oftmals in die Kieferhöhle und sind nur von einer dünnen Knochenlamelle, in manchen Fällen nur noch von Schleimhaut bedeckt. Bei der Extraktion bzw. operativen Entfernung dieser Zähne können die dünne Knochenlamelle und die Schleimhaut einreißen und eine MAV hervorrufen.

↗ Abb. 1, S. 167

Diagnostik einer MAV

Die MAV kann einerseits durch vorsichtiges Sondieren mit der **Knopfsonde** oder durch den **Nasen-Blas-Versuch** festgestellt werden.

- Die Knopfsonde ist am Arbeitsende stumpf und wird auch als Kleeblatt- oder Silberblattsonde bezeichnet. Mit ihrer Hilfe lässt sich durch vorsichtiges Sondieren feststellen, ob die Kieferhöhle durch eine Zahnextraktion oder eine operative Zahnentfernung eröffnet wurde (*s. Abb. 1*).
- Beim Nasen-Blas-Versuch wird dem Patienten die Nase zugehalten und gleichzeitig wird er gebeten, durch die Nase zu schnäuzen. Zeigen sich in der Mundhöhle dann Luftbläschen, die über die Alveole entweichen, handelt es sich um eine MAV.

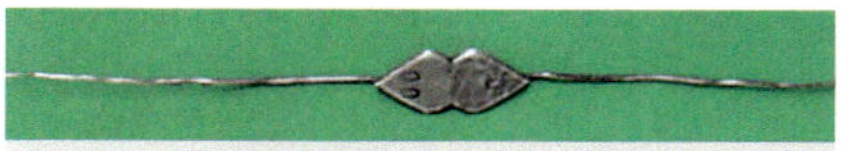

Abb. 1 Knopfsonde

Folgen einer MAV

Die Kieferhöhle ist normalerweise frei von Keimen. Bei einer MAV besteht die Gefahr, dass Keime von der Mundhöhle Richtung Kieferhöhle verschleppt werden. Dies kann eine ↗ Entzündung der Kieferhöhle (Sinusitis maxillaris) nach sich ziehen. Um dem vorzubeugen, muss die MAV verschlossen werden.

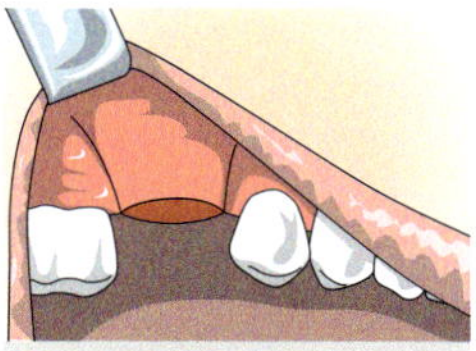

Abb. 2 Plastische Deckung einer MAV: Ausgangssituation

↗ Sinusitis maxillaris, S. 168

Ablauf der plastischen Deckung einer MAV

Nach der Lokalanästhesie wird die Schleimhaut eingeschnitten und ein trapezförmiger Mukoperiostlappen zum Mundvorhof hin gebildet (*s. Abb. 2, 3*). Nach dem Einschneiden, dem sog. Schlitzen des Periosts, an der Basis des Lappens kann der Mukoperiostlappen besser gedehnt (mobilisiert) und über die vorhandene MAV gezogen werden. Dies bezeichnet man als **plastische Deckung** der MAV. Abschließend wird die MAV durch **Nähte** dicht verschlossen (*s. Abb. 4*).

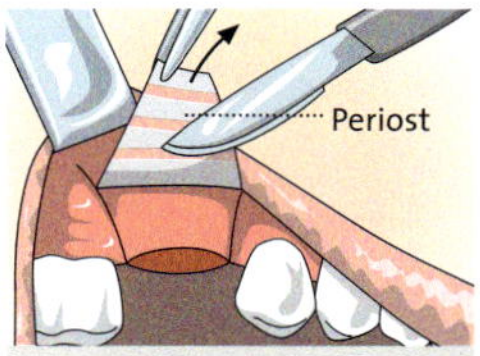

Abb. 3 Plastische Deckung einer MAV: gebildeter Mukoperiostlappen

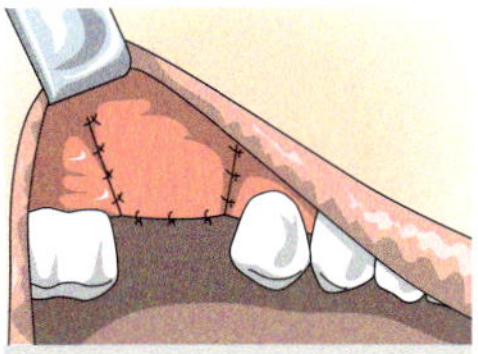

Abb. 4 Plastische Deckung einer MAV: Endzustand, Naht

Verhalten nach einem MAV-Verschluss
Neben den üblichen ↗ Verhaltenshinweisen muss dem Patienten mitgeteilt werden, dass er nach der Deckung der MAV das Schnäuzen bis zur Abheilung der Wunde unterlassen und beim Niesen den Mund geöffnet lassen soll. Denn beides würde einen starken Druck auf die Wunde ausüben, sodass die Wunde aufreißen könnte. Eventuell können zusätzlich abschwellende Nasentropfen verordnet werden.

↗ Verhaltenshinweise für den Patienten, S. 266

3.4 Wurzelspitzenresektion

Bei der Wurzelspitzenresektion (WSR) wird die Wurzelspitze (Apex) inklusive des krankhaften Gewebes, welches die Wurzelspitze umgibt, operativ entfernt.

↑

Siehe hierzu Lernfeld 5, Verlauf und Folgen von Pulpaerkrankungen, S. 196

↑Wurzelkanalfüllung, S. 216

↑Wurzelfrakturen, S. 290

↑radikuläre Zyste, S. 280

Indikation für eine WSR

Die Wurzelspitzenresektion stellt immer einen Versuch dar, den Zahn zu erhalten. Sie ist angezeigt, wenn folgende Umstände gegeben sind.

- Es liegt eine ↑apikale Entzündung vor, die mit einer ↑Wurzelkanalfüllung bzw. Erneuerung der Wurzelkanalfüllung nicht zu beheben ist. Bei einer apikalen Entzündung handelt es sich um eine apikale Ostitis oder eine apikale Parodontitis, die mit der WSR behoben werden kann.
- Es handelt sich um eine ↑Fraktur im apikalen Drittel der Wurzel.
- Die Entfernung einer ↑radikulären Zyste wird oft mit einer WSR kombiniert.
- Überstopftes Wurzelfüllmaterial kann durch eine WSR beseitigt werden (*s. Abb. 1*).

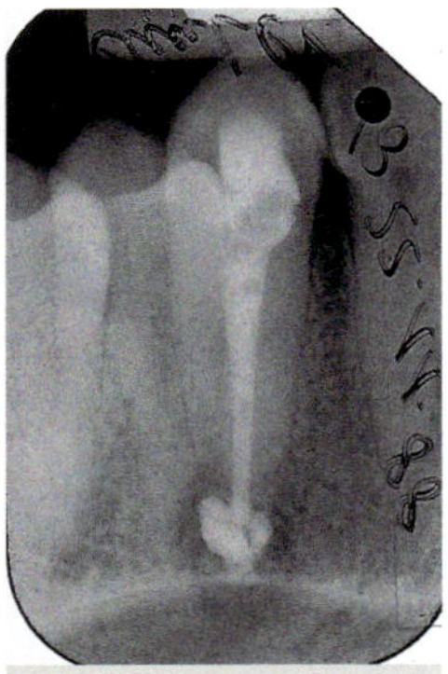

Abb. 1 Überstopfte Wurzelkanalfüllung

Ziel einer WSR

Eine WSR wird durchgeführt, um

- die Verästelungen des Wurzelkanals an der Wurzelspitze, von denen auch bei korrekter Wurzelkanalbehandlung Entzündungen ausgehen können, zu entfernen,
- das entzündlich veränderte Gewebe zu beseitigen,
- einen bakteriendichten Abschluss an der Wurzelspitze zu gewährleisten.

Grundsätzlich sollte der Patient darüber aufgeklärt werden, dass eine WSR einen Versuch darstellt, den Zahn zu erhalten. Dieser Versuch kann, muss aber nicht erfolgreich sein.

Ablauf einer WSR

Bis zur Darstellung und Freilegung des Knochens laufen bei der WSR – wie bei den meisten chirurgischen Eingriffen – die operativen Schritte genau gleich ab wie bei einer operativen Zahnentfernung.
Zunächst wird die Wurzelspitze dargestellt (freigelegt) (*s. Abb. 2, 3, 4*).

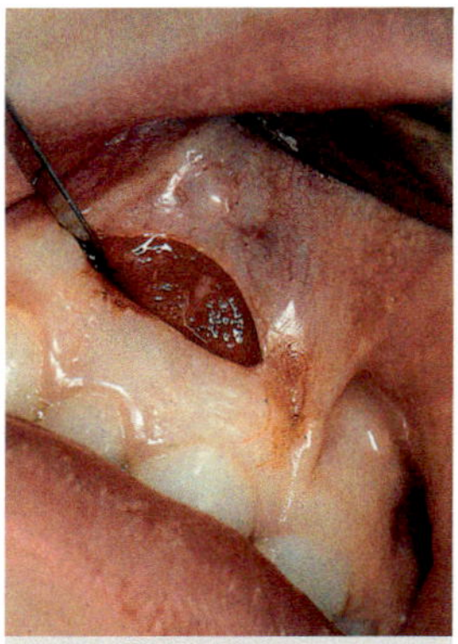

Abb. 2 WSR: Zugang zum OP-Feld, hier an einem OK-Frontzahn, Inzision

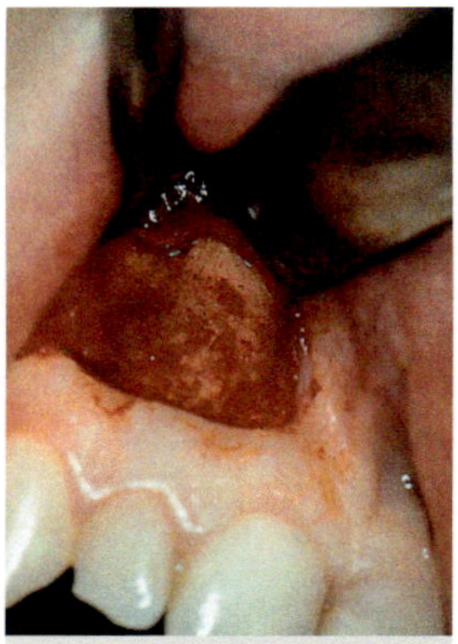

Abb. 3 Mit einem Wundhaken nach Langenbeck wird der Mukoperiostlappen gehalten.

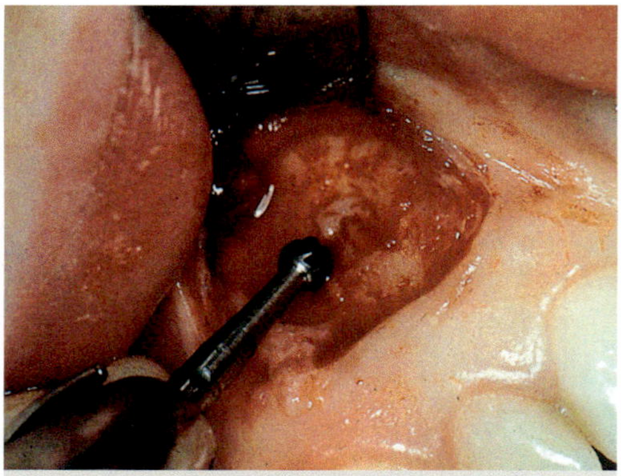

Abb. 4 Der deckende Knochen wird mit einer Kugelfräse abgetragen.

Dann wird die Wurzelspitze mit einer Lindemannfräse abgetrennt und entfernt (*s. Abb. 1*). Man kann alternativ auch die Wurzelspitze mit einem Rosenbohrer abtragen.
Die Knochenhöhle wird gesäubert und das entzündlich veränderte Granulationsgewebe mit einem scharfen Löffel entfernt (*s. Abb. 2*).

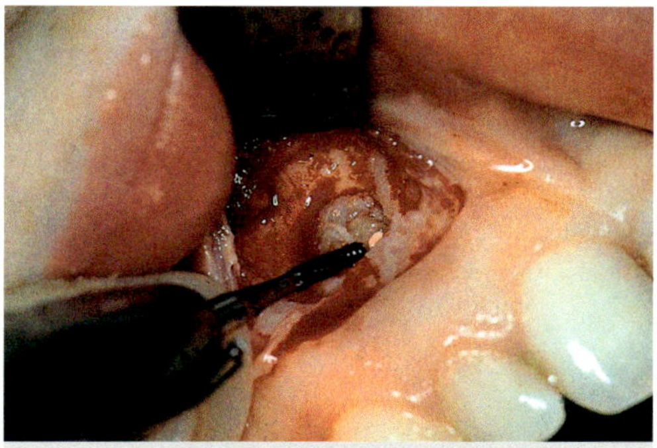
Abb. 1 WSR: Durchtrennung der Wurzel mit einer Fräse

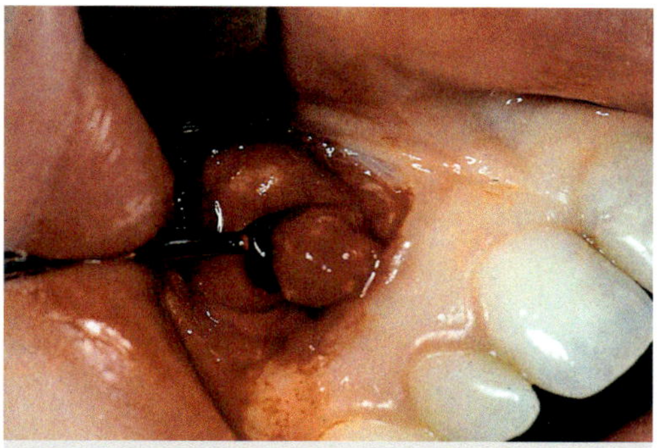
Abb. 2 Entfernung von Granulationsgewebe mit einem scharfen Löffel

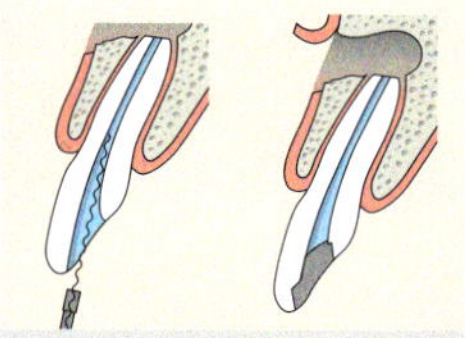
Abb. 3 Orthograde Wurzelkanalfüllung: Aufbereiten des Kanals (links) und Legen einer Wurzelkanalfüllung und eines definitiven Verschlusses (rechts)

Nun kann die Wurzelkanalfüllung **orthograd**, von der Krone aus, oder **retrograd**, von der Wurzelspitze aus, erfolgen.

- Falls bei dem zu behandelnden Zahn noch keine Wurzelkanalfüllung vorliegt, wird die orthograde Wurzelkanalfüllung durchgeführt (*s. Abb. 3*).
- Ist der Zahn bereits mit einem Stiftaufbau versorgt, so ist eine orthograde Wurzelkanalfüllung nur schwer möglich und die Füllung der Wurzel wird von retrograd durchgeführt. Die retrograde Kanalpräparation erfolgt mit speziellen Mikrowinkelstücken mit sehr kleinen Bohrern oder mit Hilfe von Ultraschallgeräten mit speziellen Spitzen (*s. Abb. 4, 5*).

Abschließend wird die Wunde gesäubert und vernäht (*s. Abb. 6*).

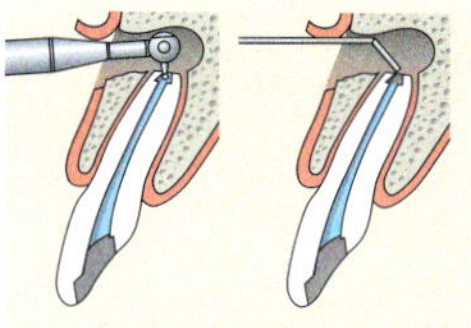
Abb. 4 Legen einer zusätzlichen retrograden Wurzelkanalfüllung: Aufbereiten des Kanals mit Hilfe eines Mikrowinkelstückes (links); Legen der Füllung (rechts)

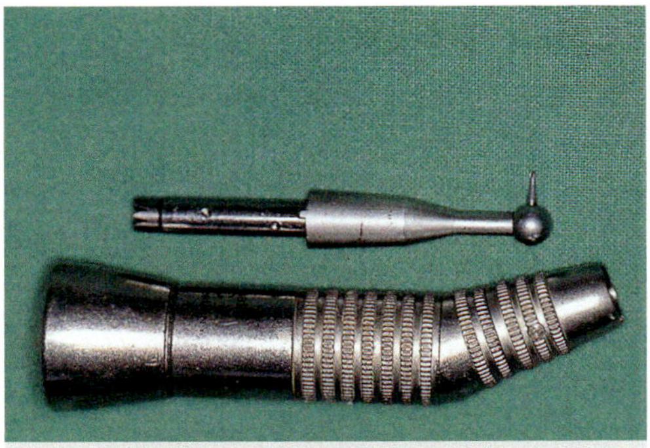
Abb. 5 Winkelstück mit Spezialkopf für die retrograde Wurzelkanalaufbereitung

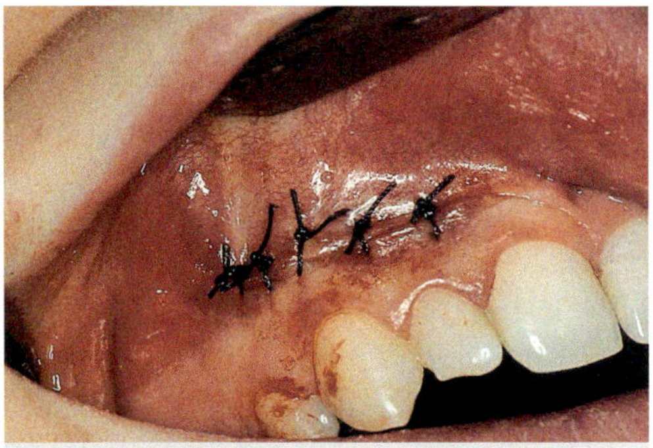
Abb. 6 WSR: Zustand nach Resektion und Wundverschluss

Komplikationen bei einer WSR

Bei einer WSR kann es neben den üblichen Komplikationen (z. B. Blutung, Schwellung, Wundheilungsstörung) zu einer Verletzung der Wurzel eines Nachbarzahnes kommen. Im schlimmsten Fall geht dies dann mit dem Vitalitätsverlust des Nachbarzahnes einher. Bei einer WSR im Unterkiefer-Prämolarenbereich kann der ↑ Nervus mentalis verletzt werden, was zu einer Sensibilitätsstörung im Bereich von Kinn und Unterlippe führen kann.

↑ Nervus mentalis, S. 180

3.5 Operation von Zysten

Eine Zyste ist ein mit Flüssigkeit gefüllter Hohlraum, der von einem Zystenbalg umgeben ist. Zysten entstehen v. a. aus Epithelzellen, die während der Zahnentwicklung als Reste übrig geblieben sind.
Auf Grund ihrer Entstehung werden verschiedene Arten von Zysten unterschieden, auf die hier nicht näher eingegangen werden soll.
Häufig sind **radikuläre Zysten** und **follikuläre Zysten** (schlauchartige Zysten).

- Radikuläre Zysten entstehen an der Wurzel devitaler Zähne (*s. Abb. 1*).
- Follikuläre Zysten (*s. Abb. 2*) entstehen im Bereich der Krone eines retinierten Zahnes und gehen vom Epithel der Zahnanlage aus.

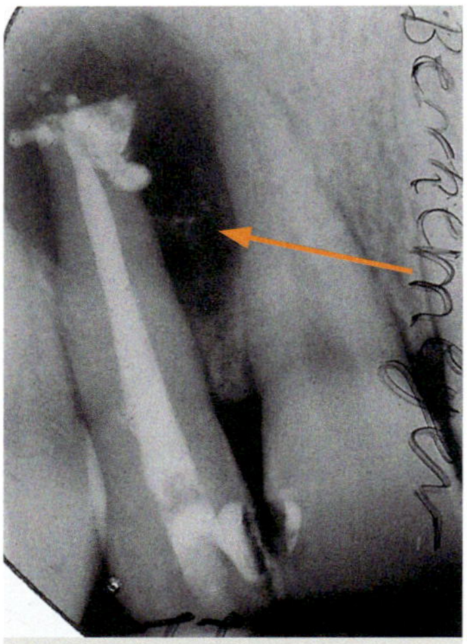

Abb. 1 Radikuläre Zyste an Zahn 12, mit überstopfter Wurzelkanalfüllung. Die Zyste ist an der Aufhellung (Pfeil) deutlich zu erkennen.

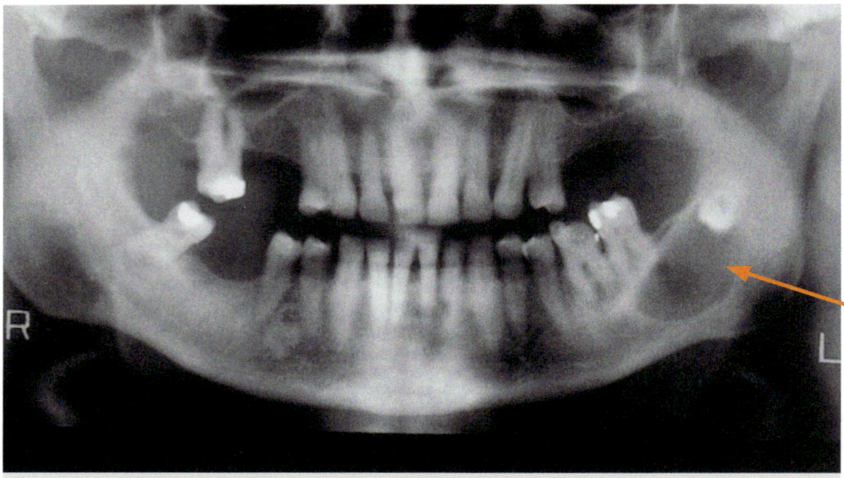

Abb. 2 Durch einen retinierten, verlagerten Weisheitszahn verursachte follikuläre Zyste im Unterkiefer. Die Zyste ist an der Aufhellung (Pfeil) deutlich zu erkennen.

Besonderheiten

Die meisten Zysten sind benigne (gutartig), einige wenige Zysten können aber auch maligne (bösartig) sein.
Benigne Zysten können auch entarten, d. h. zu bösartigen Zysten werden. Es empfiehlt sich immer, das entnommene Material zur ↑histopathologischen Untersuchung in ein histopathologisches Labor einzuschicken.

↑histopathologische Untersuchung, S. 294

Zysten dehnen sich aus und wachsen langsam verdrängend, sodass der Knochen in ihrer Umgebung abgebaut wird.
Auf dem Röntgenbild erkennt man sie als ↑Aufhellung.

↑Aufhellung, S. 368

Da Zysten meist keine Schmerzen verursachen, werden sie oft spät, z. B. bei einer Kontroll-Röntgenuntersuchung, festgestellt.
Sie können dann bereits eine beträchtliche Größe erreicht haben.

Operative Entfernung von Zysten

Zysten können grundsätzlich auf zwei verschiedene Weisen operativ entfernt werden: durch eine **Zystektomie** oder durch eine **Zystostomie**.
Bei der **Zystektomie** – auch Zy 1 oder Partsch II genannt – wird die Zyste komplett inklusive Zystenbalg entfernt und die Wunde anschließend vernäht. Dies ist v.a. bei kleinen Zysten sinnvoll.
Nach Inzision der Mukosa, Bildung eines Mukoperiostlappens und Darstellung der Zyste wird diese entfernt. Der Mukoperiostlappen wird zurückgeklappt und die Wunde vernäht (*s. Abb. 1–4*). Da dieses Operationsverfahren von Partsch als zweites beschrieben wurde, wird der Eingriff auch Partsch II genannt.

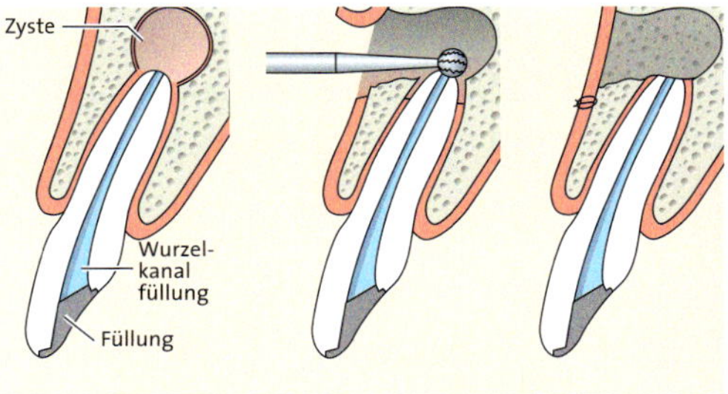

Abb. 1 Ablauf einer Zystektomie (Operation nach Partsch II). In diesem Beispiel wird auch eine Wurzelspitzenresektion durchgeführt; der Zahn ist bereits mit einer Wurzelkanalfüllung versehen.

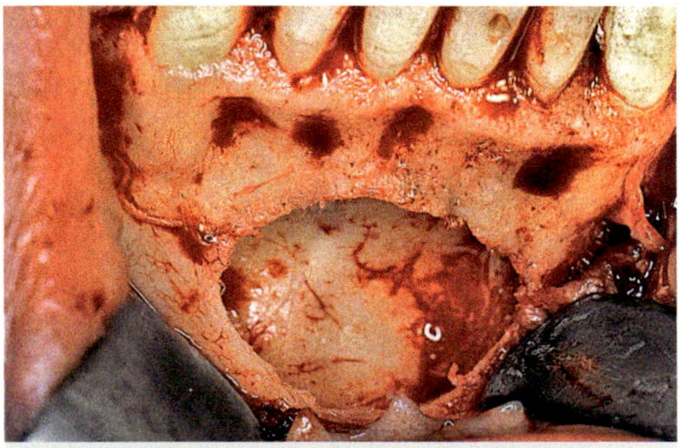

Abb. 2 Freigelegte Zyste in der UK-Frontzahnregion

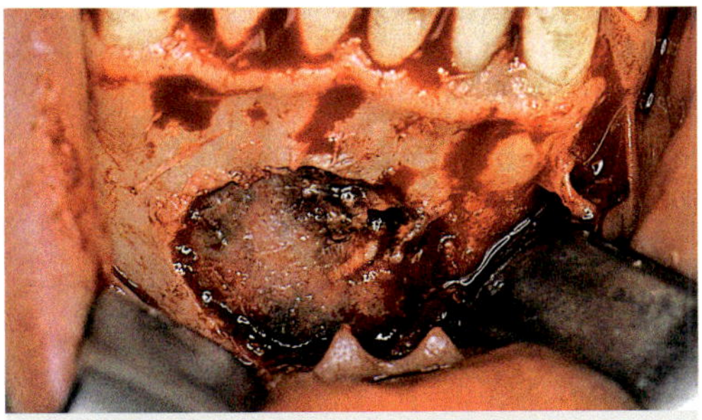

Abb. 3 Leere Zystenhöhle nach der Zystektomie. Anschließend wird die Zystenhöhle ggf. mit einem geeigneten Material aufgefüllt; die Zystenhöhle wird dicht verschlossen.

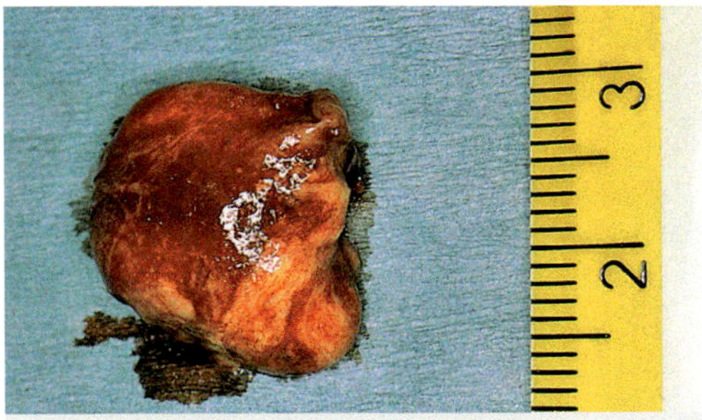

Abb. 4 Der entfernte vollständige Zystenbalg. Er wird i.d.R. zur histopathologischen Untersuchung eingesandt.

Bei der **Zystostomie** – auch Zy 2 oder Partsch I genannt – wird der Zystenbalg eröffnet und die Zyste zu einer Nebenbucht der Mundhöhle bzw. Kiefer- oder Nasenhöhle gemacht (*s. Abb. 5*). Eine Zystostomie bietet sich bei großen Zysten an. Hier ist eine Zystektomie oft nicht sinnvoll, weil Komplikationen (z.B. Verletzung des Nervus alveolaris inferior) zu befürchten sind.
Die Zyste wird aufgeschnitten, ein Teil des Zystenbalges entfernt und die Zystenflüssigkeit abgelassen. Dann wird der Mukoperiostlappen eingeklappt. Der entstandene Hohlraum wird mit einer Tamponade oder einem Obturator (wie mit einem „Stöpsel") „ausgestopft" und damit offen gehalten. Schrittweise werden Obturator bzw. Tamponade gekürzt (reduziert), sodass sich der Hohlraum verkleinern und neuer Knochen bilden kann.

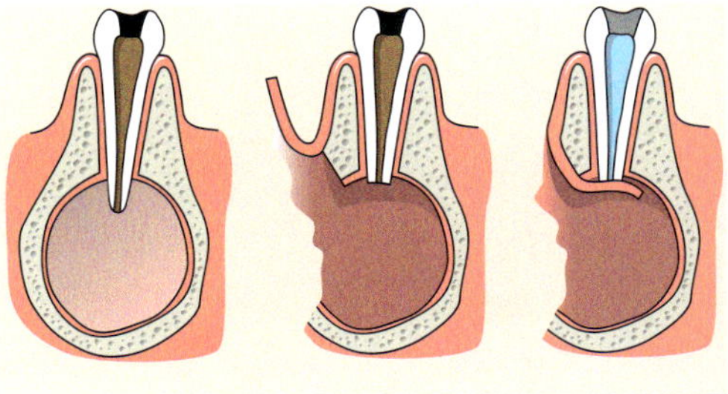

Abb. 5 Zystostomie (Operation nach Partsch I) und Wurzelspitzenresektion. In diesem Beispiel wird die tote Pulpa entfernt und der Zahn mit einer Wurzelkanalfüllung versehen.

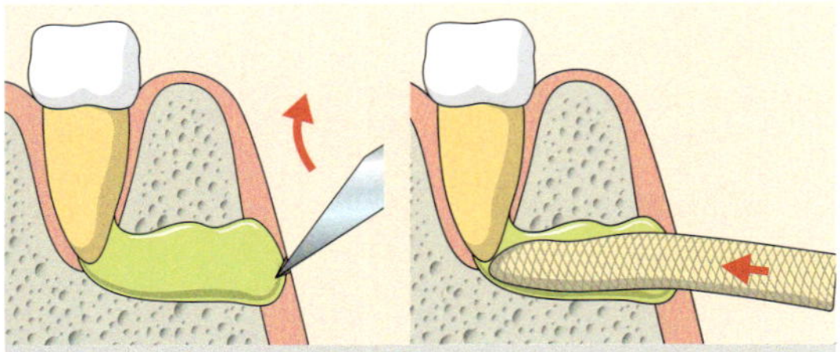

Abb. 1 Behandlung von Abszessen (Prinzip). Abszesseröffnung über die Schleimhaut (Inzision) (links); Offenhalten der Abszesshöhle, hier mittels Tamponade aus Gaze (rechts)

↑Abszessformen, S.199

3.6 Abszessbehandlung

Ein Abszess ist ein mit **Eiter** (Pus) gefüllter abgekapselter Hohlraum. Je nach Lage werden unterschiedliche ↑Abszessformen unterschieden. So wird z. B. ein Abszess unter der Knochenhaut als subperiostaler Abszess bezeichnet.
Bei der Behandlung eines Abszesses wird durch eine **Inzision** mit einem Skalpell die Eiterhöhle eröffnet, sodass der Eiter abfließen kann (*s. Abb. 1*). Die Abszesshöhle muss dann mit einem Gazestreifen oder einem Kunststoffröhrchen (Drainageröhrchen) offen gehalten werden, damit der Eiter weiter abfließen und die Abszesshöhle sich nicht erneut verschließen kann. Über dieses Drainageröhrchen wird die Abszesshöhle gespült. Nach einigen Tagen kann das Drainageröhrchen entfernt werden. Die Wunde heilt von alleine ohne Naht ab. Zusätzlich kann ein Antibiotikum verordnet werden.

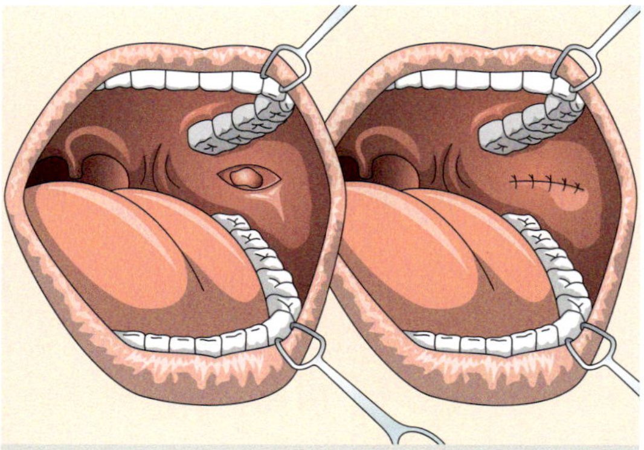

Abb. 2 Exzision. Spindelförmige Schnittführung und Wundverschluss durch eine Naht

3.7 Exzision

Bei einer Exzision wird Gewebe entfernt. So wird das Herausschneiden eines Tumors als Exzision bezeichnet (*s. Abb. 2*). Dabei wird der Tumor spindelförmig umschnitten und nach dessen Entfernung das Gewebe wieder mit einer Naht verschlossen. Grundsätzlich sollte das exzidierte Gewebe zur feingeweblichen Untersuchung an ein pathohistologisches Labor eingesandt werden.

3.8 Hemisektion (Teilextraktion) und Prämolarisierung

Wenn eine Extraktion eines ganzen Zahnes (z. B. aus prothetischen Gründen) vermieden werden soll, sind zwei Operationsmethoden sinnvoll:
- Hemisektion und
- Prämolarisierung.

3.8.1 Hemisektion (Teilextraktion)

Bei einer **Hemisektion** wird eine krankhaft veränderte Wurzel eines mehrwurzeligen Zahnes entfernt. Die gesunde(n) Wurzel(n) wird bzw. werden erhalten.

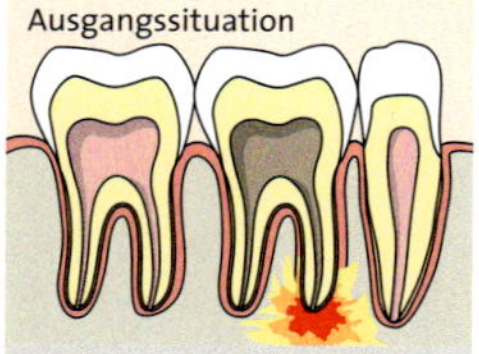

Abb. 3 Molar mit apikaler Entzündung an der mesialen Wurzel

Indikation für eine Hemisektion

Eine Hemisektion ist angezeigt, wenn nur eine Wurzel eines mehrwurzeligen Zahnes beispielsweise von einer apikalen Entzündung betroffen ist (*s. Abb. 3*). Insbesondere ist eine Hemisektion angebracht, wenn der Wurzelkanal nicht mittels Wurzelkanalbehandlung aufbereitet werden kann und/oder wenn eine Wurzelspitzenresektion nicht sinnvoll erscheint.

Durch die Hemisektion kann der verbleibende Zahn erhalten und zur prothetischen Versorgung herangezogen werden. So kann der Zahn noch als Pfeiler für einen festsitzenden Zahnersatz dienen.

Ablauf einer Hemisektion

Nach der Lokalanästhesie wird der Zahn längs durchtrennt und die krankhaft veränderte Wurzel inklusive Kronenanteil entfernt (*s. Abb. 1, 2, 3*).

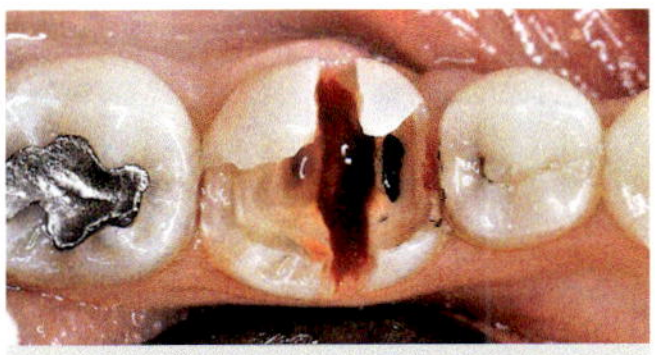

Abb. 1 *Getrennter Zahn 46*

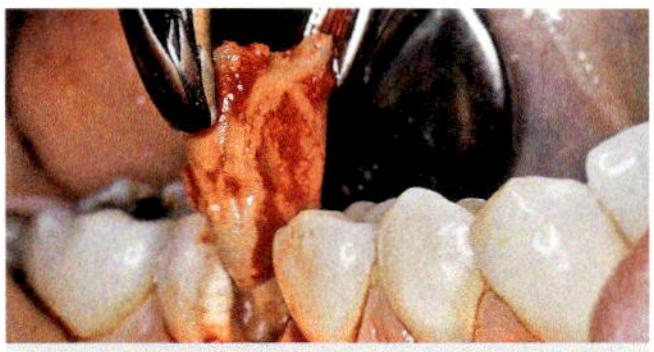

Abb. 2 *Entfernung der mesialen Wurzel*

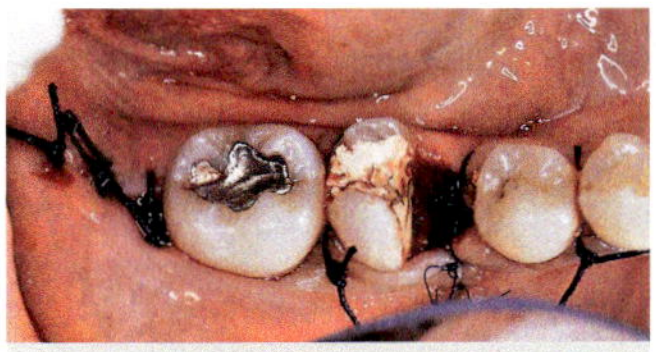

Abb. 3 *Endzustand: Situationsnaht nach Hemisektion (gleichzeitig Zustand nach Osteotomie von Zahn 48)*

Die verbliebene Wurzel wird wurzelkanalbehandelt und evtl. mit einer Stiftverankerung versehen. Der Restkronenanteil des Zahnes wird prothetisch mit einer Krone versorgt oder als Stützpfeiler (Pfeilerzahn) für einen festsitzenden Zahnersatz (z. B. eine Brücke) verwendet, sodass ein herausnehmbarer Zahnersatz vermieden werden kann (*s. Abb. 4*).

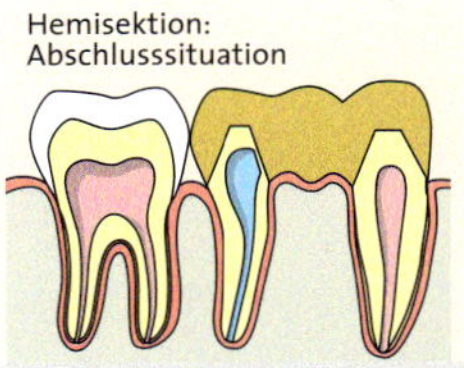

Abb. 4 *Der wurzelkanalbehandelte halbe Molar dient als Brückenpfeiler. Die nicht erhaltungswürdige Wurzel wurde entfernt.*

3.8.2 Prämolarisierung

Bei der Prämolarisierung wird der Zahn zwar auch längs geteilt, jedoch werden beide Zahnhälften im Kiefer belassen, wurzelkanalbehandelt und meist überkront (*s. Abb. 5*). Die Bezeichnung Prämolarisierung rührt daher, dass die späteren Kronen annähernd die Form von Prämolaren haben.
Diese Operationsmethode ist sinnvoll, wenn eine Entzündung in der Furkation (Teilungsstelle der Wurzel) sitzt, v. a. dann, wenn bei parodontal geschädigten Zähnen die Furkation freiliegt. Nach der Trennung des Zahnes kann diese Stelle besser gereinigt werden, sodass die Entzündung ausheilen kann.

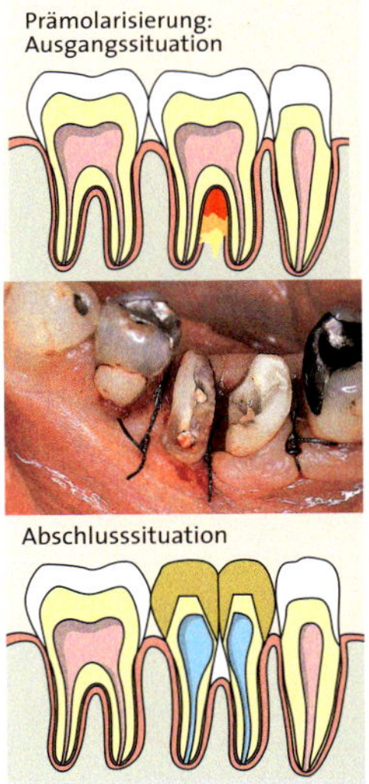

Abb. 5 *Molar mit Entzündung im Furkationsbereich (oben); Zustand nach Prämolarisierung (Mitte); wurzelkanalbehandelter geteilter Molar mit zwei Kronen (unten)*

3.9 Implantation

Bei der Implantation handelt es sich um das Einbringen körpereigenen oder körperfremden Materials in den Körper. Zahnärztliche Implantate sind künstliche Zahnwurzeln, die in den Knochen operativ eingebracht werden.

Indikationen für die Implantation

Implantate können aus unterschiedlichen Gründen sinnvoll sein:
- Mit Implantaten lassen sich Einzelzahnlücken schließen, ohne dass Nachbarzähne beschliffen werden müssen.
- Das zahnärztliche Implantat bzw. die künstliche Zahnwurzel kann zur Verankerung einer Krone oder Brücke dienen und damit einen festsitzenden Zahnersatz trotz deutlich reduziertem Restzahnbestand ermöglichen.
- An Implantaten kann eine Teil- oder Vollprothese befestigt und damit deren Halt verbessert oder erst möglich werden.
- Auch Gesichtsprothesen, so genannte Epithesen, werden heute vorwiegend implantatgetragen verankert. Ein künstliches Auge, eine Nase oder ein Ohr werden dann über Magnete an diesen im Gesichtsschädelknochen liegenden Implantaten zum Halten gebracht.
- Implantate können zur Verankerung kieferorthopädischer Apparaturen genutzt werden.

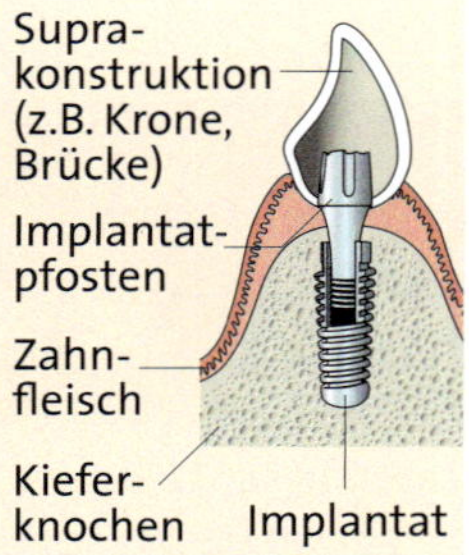

Abb. 1 Implantat mit Aufbauteilen

Formen und Eigenschaften von Implantaten

Da heute eine Vielzahl von Implantaten auf dem Markt angeboten wird, ist die genaue Kenntnis der einzelnen Produkte von diversen Herstellern kaum möglich. Jeder Hersteller bietet zudem ein auf sein Implantat genau abgestimmtes Instrumentarium an. Eine Zahnarztpraxis beschränkt sich deshalb meist auf zwei bis drei Implantatsysteme, die sich in ihrem Grundaufbau ähneln (*s. Abb. 1*).

Grundsätzlich unterscheiden sich die zahnärztlichen Implantate v. a. in ihrer **Form** (z. B. Schraube, Zylinder; *s. Abb. 2*), ihrem **Material** (z. B. Titan, Keramik) und der **Art der Einheilung**.

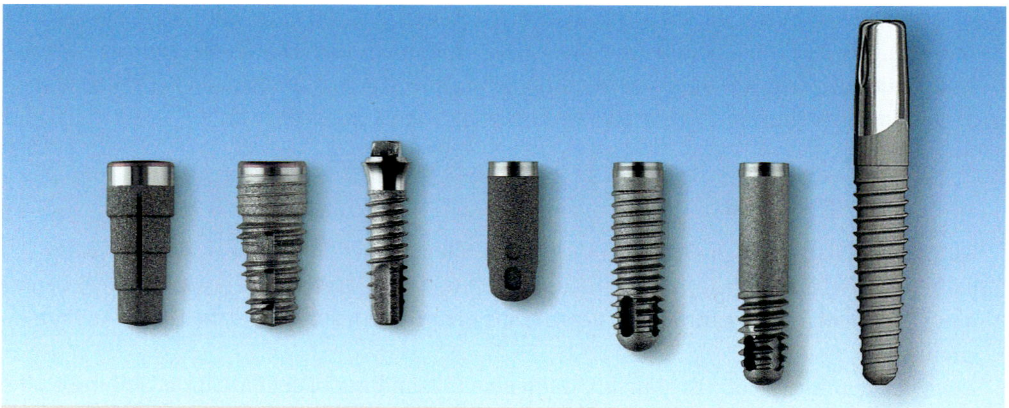

Abb. 2 Unterschiedliche Formen von Implantaten: Stufenzylinder, Stufenschraube, Schraubenimplantat, Zylinderimplantat, Zylinderschraube, Apikalschraube, einteiliges Konusimplantat (von links nach rechts)

Unter chirurgischen Gesichtspunkten ist es wichtig, wie Implantate einheilen.

- Einzeitige Implantate heilen **transgingival** (durch das Zahnfleisch hindurch) ein. Sie sind nach der Operation in der Mundhöhle sichtbar und müssen nicht operativ freigelegt werden (*s. Abb. 3*).
- Dagegen werden Implantate, die **subgingival** (unter dem Zahnfleisch gedeckt) einheilen, als zweizeitige Implantate bezeichnet. In einer ersten Operation wird das Implantat subgingival eingesetzt (*s. Abb. 4*). Nachdem das Implantat ausreichend eingeheilt ist, wird es in einer ↑zweiten Operation, der so genannten Zweitoperation, freigelegt.

↑zweite Operation nach Inserieren zweizeitiger Implantate, S. 287

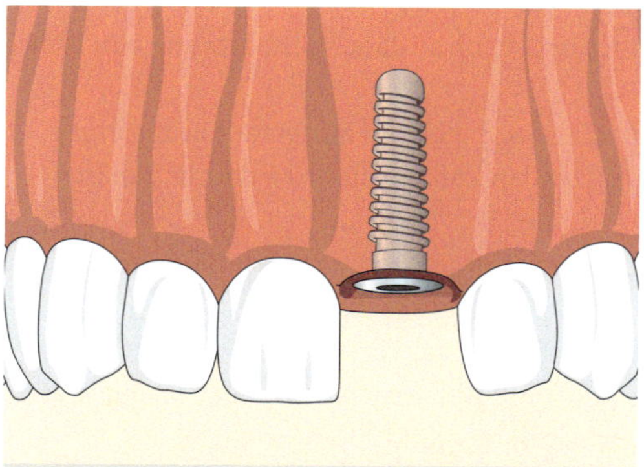

Abb. 3 Einzeitige Implantate heilen transgingival ein.

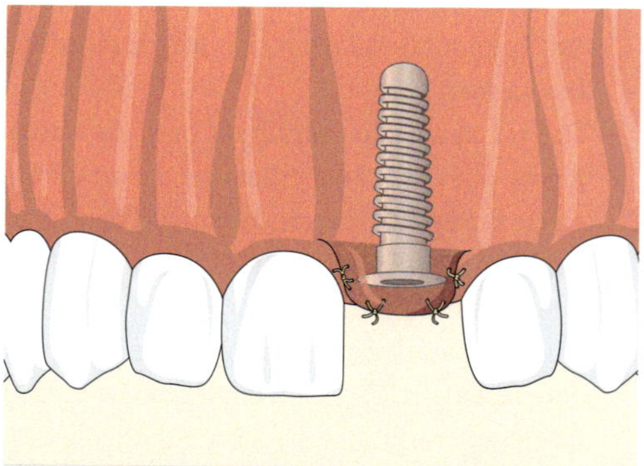

Abb. 4 Zweizeitige Implantate heilen subgingival ein.

Voraussetzungen für eine erfolgreiche Implantation

Ob eine Implantation Erfolg versprechend ist, hängt von unterschiedlichen Voraussetzungen ab.

- Da zahnärztliche Implantate bei der Operation stabil im Knochen verankert sein müssen, muss ausreichend Knochen vorhanden sein, in welchen die Implantate eingebracht werden können. Ist das Knochenangebot zu gering, so muss auf eine Implantation verzichtet werden oder es müssen vorbereitende Maßnahmen wie z. B. ein Knochenaufbau durchgeführt werden.
- Grundsätzlich sollte vor einer Implantation das Gebiss des Patienten saniert sein, d.h., sämtliche extraktionswürdigen Zähne müssen entfernt, Füllungen gelegt und das Parodont behandelt werden.
- Entzündungsherde dürfen nicht vorliegen, da sonst das Einheilen der Implantate gefährdet sein könnte.
- Der Patient muss eine optimale Mundhygiene betreiben und in der Lage sein, die Implantate und das periimplantäre (umliegende) Gewebe zu reinigen.
- Da bei Rauchern Wundheilungsstörungen häufig sind, ist hier abzuwägen, ob eine Implantation Erfolg versprechend ist.
- Auch Diabetes, Erkrankungen des Immunsystems, Herz- Kreislauf-Erkrankungen und Störungen der Blutgerinnung stellen eine relative Kontraindikation (Gegenanzeige) dar.
- Bei Patienten in deutlich reduziertem Allgemeinzustand sind selbstverständlich Nutzen und Risiken eines solchen operativen Eingriffs abzuwägen.

Planung einer Implantation

Vor der eigentlichen Implantation muss eine genaue Planung der Behandlung erfolgen.

- Am Anfang steht die Befunderhebung und Diagnostik. Modelle und Röntgenbilder, evtl. Dental-CT bzw. DVT-Bilder sind dabei hilfreich.
- Es folgt die Aufklärung des Patienten über die Behandlungsmöglichkeiten und Alternativen, Risiken sowie die zu erwartenden Kosten.
- Die spätere prothetische Versorgung muss schon vor der Implantation geklärt sein. Es muss besprochen werden, wie viele Implantate an welchen Stellen inseriert (eingesetzt) werden und ob ein festsitzender oder herausnehmbarer Zahnersatz geplant ist.
- Evtl. notwendige Knochentransplantationen werden meistens vorab, teilweise auch zusammen mit der Implantation durchgeführt.
- Werden Implantation und Begleiteingriffe von einer Fachärztin für Mund-, Kiefer- und Gesichtschirurgie durchgeführt, müssen Termine mit der weiterbehandelnden Zahnärztin abgesprochen und das Vorgehen genau abgestimmt werden.

Ablauf der Implantatbehandlung

Befunderhebung, Diagnostik, Aufklärung, Planung
↓
ggf. Vorbehandlung
↓
Implantation
↓
Einheilphase
↓
Freilegung
↓
prothetische Versorgung und Nachsorge

Der eigentliche Eingriff der Implantation

Der eigentliche chirurgische Eingriff, das Einsetzen (Inserieren) der Implantate in den Knochen, findet unter sterilen Bedingungen im Operationssaal oder im Behandlungsstuhl statt. Grundsätzlich sollte vor dem Eingriff das benötigte Instrumentarium bereitgelegt und der Behandlungsplatz vorbereitet werden. Da aber bei diesem Eingriff oft zusätzliche Materialien benötigt werden, die ZFA zugleich am Behandlungsplatz gebraucht wird, ist es sinnvoll, zu dritt zu sein (die Zahnärztin, assistierende ZFA und ↑Springer).
Der Eingriff wird meist in Lokalanästhesie, bei umfangreicheren Implantationen und Knochenaufbauten jedoch in Allgemeinnarkose durchgeführt.

↑Springer, S. 260

Zunächst wird die Gingiva inzidiert und ein Mukoperiostlappen gebildet. Jetzt wird unter direkter Sicht auf den Knochen dieser an der späteren Implantationsstelle mit einem sterilen Rosenbohrer angekörnt, sozusagen eine kleine Einkerbung als Markierung am Knochen angebracht.
Die weitere Aufbereitung des Implantatbettes ist nun abhängig vom Implantattyp und den anatomischen Gegebenheiten.

- Bei Schraubenimplantaten wird in aufsteigender Reihenfolge zuerst mit dünnen, dann mit dickeren Spiralbohrern unter ständiger Kühlung mit steriler Kochsalzlösung der Knochen aufbereitet (*s. Abb. 1*). Die Länge der Bohrung wird vor der Operation anhand des Röntgenbildes bestimmt. Intraoperativ (während der Operation) zeigen Kerben bzw. farbliche Markierungen an den Bohrern die spätere Implantatlänge an. Mit einer Tiefenmesslehre lässt sich zudem die Länge der Bohrung überprüfen.

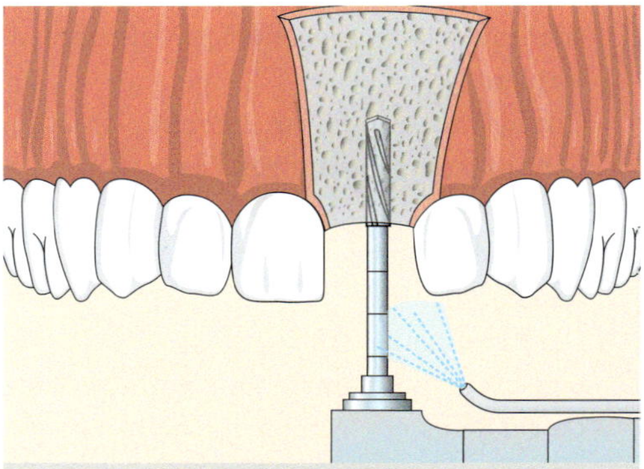

Abb. 1 Die (Vor-)Bohrung für das Implantat erfolgt unter Wasserkühlung.

- Bei einigen Implantattypen wird dann im Eingangsbereich der Knochen scheibenartig eingekerbt, sodass das Implantat später etwas versenkt ist und die Implantat-Abdeckschraube auf Knochenniveau endet.
- Bei kompaktem Knochen wie im Unterkiefer wird mit einem Gewindeschneider ein Gewinde im Knochen vorgeschnitten, in welches dann das Implantat eingedreht wird (*s. Abb. 2, 3*).
- Sämtliche Schritte erfolgen meist maschinell mit vorgegebener Drehzahl. Das Gewindeschneiden und das Eindrehen der Schraubenimplantate können auch von Hand erfolgen.

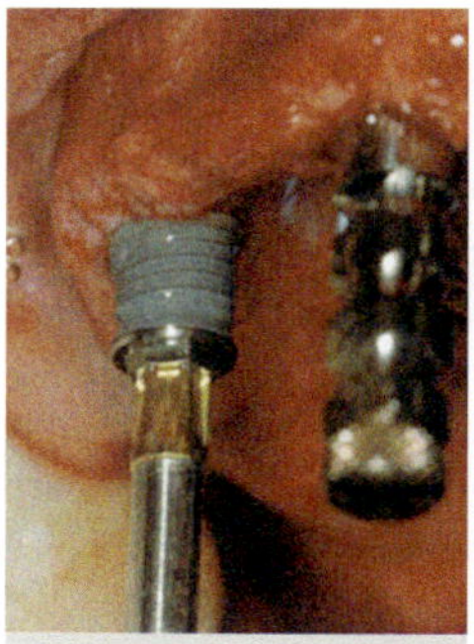

Abb. 2 Einbringen des Implantates

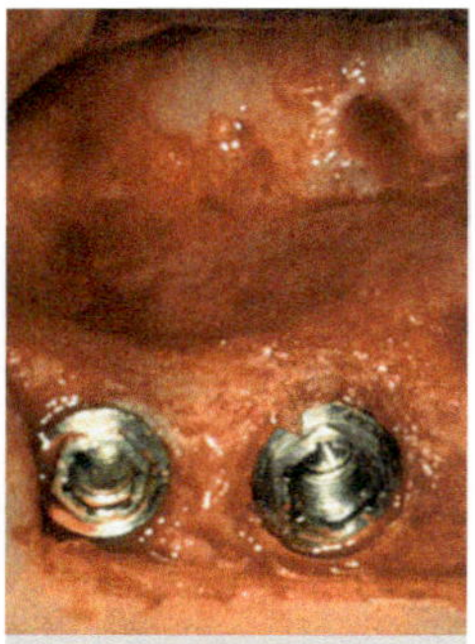

Abb. 3 Implantat nach Insertion ohne Abdeckschrauben

- Andere Implantattypen verlangen einen leicht veränderten Operationsablauf. So können Implantate auch eingeklopft werden. Im Prinzip ist jedoch die Schaffung eines Implantatlagers mit Bohrern und das darauffolgende Einsetzen (Inserieren) der Implantate bei allen Implantattypen gleich.
- Zum Schluss wird die Wunde vernäht.

Einheilphase nach einer Implantation

↑subgingivale und transgingivale Einheilung, S. 284

Nach der Implantatinsertion müssen die Implantate im Knochen einheilen. Implantate können ↑subgingival oder ↑transgingival einheilen.
Die Dauer der Einheilphase ist abhängig von der Knochenstruktur und kann zwischen zwei und sechs Monaten liegen. Im Oberkiefer ist die Einheilzeit auf Grund der spongiösen (schwammartig) Knochenstruktur im Allgemeinen länger als im Unterkiefer.
In der Einheilphase findet ein fester Verbund zwischen Implantat und Knochen statt, die so genannte Osseointegration. Die Implantate sollten in dieser Zeit nicht belastet werden, d. h., der Patient trägt noch keinen definitiven Zahnersatz. Eine provisorische Versorgung ist jedoch möglich.

Zweitoperation

Nach der entsprechenden Einheilzeit wird bei den subgingival eingeheilten Implantaten ein zweiter operativer Eingriff zur **Freilegung** der Implantate durchgeführt (Zweitoperation).
Dabei wird ein Mukoperiostlappen bzw. nur ein Mukosalappen gebildet und die mukogingivalen Verhältnisse werden optimiert oder die Schleimhaut wird im Bereich der Implantate nur ausgestanzt.
Dann werden die Abdeckschrauben auf den Implantaten entfernt und durch so genannte Gingivaformer ersetzt, die die Ausformung der Gingiva um das Implantat herum bewerkstelligen sollen (*s. Abb. 1, 2*).

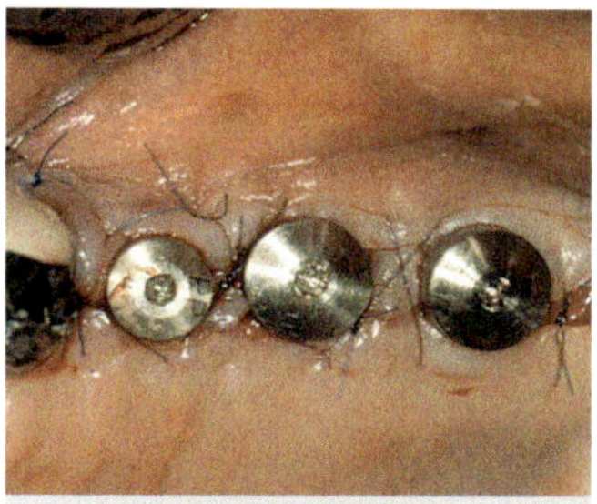
Abb. 1 Gingivaformer. Hier erfolgte zusätzlich eine Papillenplastik.

Neuere Implantate erlauben heutzutage jedoch auch eine Sofortbelastung und ermöglichen damit dem Patienten eine schnelle prothetische Versorgung. Allerdings liegen zurzeit noch keine wissenschaftlichen Untersuchungen dazu vor, mit welchen langfristigen Prognosen zu rechnen ist.

Prothetische Versorgung nach einer Implantation

Auf die freiliegenden Implantate werden Abdruckpfosten aufgeschraubt und eine ↑ Abformung wird durchgeführt. Die Abformung gelangt wie üblich ins zahntechnische Labor. Dort werden die geplanten Suprakonstruktionen (z. B. Kronen, Brücken oder Prothesen) hergestellt und dem Patienten in der Praxis eingegliedert. Die Kronen können über Abutments (Aufbauten) auf die Implantate geschraubt oder zementiert werden.

↑ Abformung, S. 452

↑
Siehe hierzu Lernfeld 12,
Kronen, S. 447,
Brücken, S. 462,
Teilprothesen, S. 469

Nachsorge bei der Implantation

Jeder Implantatpatient sollte in regelmäßigen Abständen zur Nachsorge und zur Kontrolle einbestellt werden. Zur Nachsorge gehört auch die wiederholte Anleitung zu einer optimalen Mundhygiene. Neben Zahnbürste und Zahnseide können auch weitere Hilfsmittel wie Superfloss und Interdentalbürstchen notwendig sein (*s. Abb. 2*). Die abnehmbaren Suprakonstruktionen werden alle 1–2 Jahre abgenommen und gereinigt. Etwaige Lockerungen der Implantate können dabei festgestellt werden.

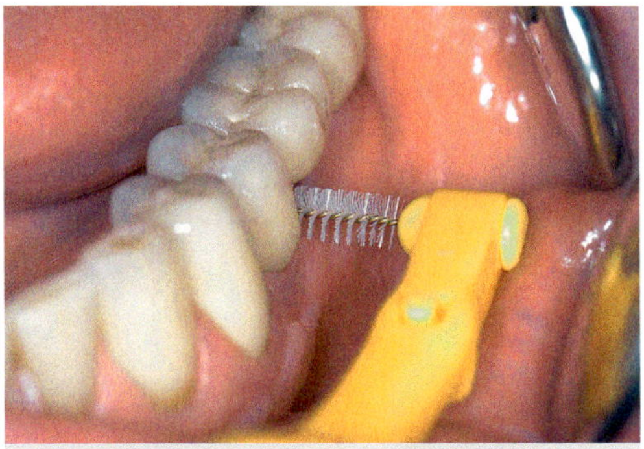
Abb. 2 Reinigung einer implantatgetragenen Brücke mit Hilfe eines Interdentalbürstchens

↑
Siehe hierzu Lernfeld 11,
Reinigung der Interdentalräume, S. 410

Komplikationen einer Implantation

Bei der Implantation kann es passieren, dass das Implantat nicht einheilt. Die Einheilrate ist im Durchschnitt relativ hoch, dennoch können Wundheilungsstörungen und Infekte auftreten, die zu einer Lockerung und damit zum Verlust des Implantates führen. Im Unterkiefer können bei entsprechender Nähe zum Nervenkanal Verletzungen des ↑ Nervus alveolaris inferior auftreten. Dies führt dann zu Gefühlsstörungen der Unterlippe, des Kinns, der Zähne und des Zahnfleisches der gleichen Seite.
Problematisch kann die spätere prothetische Versorgung werden, wenn das Implantat in seiner Achsenneigung von der gewünschten Zahnneigung abweicht. Dann können abgewinkelte Aufbauten helfen, diese Diskrepanz auszugleichen.

↑ Nervus alveolaris inferior, S. 180

3.10 Präprothetische Chirurgie

Sämtliche chirurgischen Eingriffe, die vor einer prothetischen Versorgung des Patienten erfolgen und die die Eingliederung eines Zahnersatzes erst ermöglichen bzw. verbessern, gehören zur präprothetischen Chirurgie. Diese Eingriffe können sowohl in Lokalanästhesie als auch in Allgemeinnarkose durchgeführt werden, abhängig von der Größe des Eingriffes.

↑ Siehe hierzu Lernfeld 12, Teilprothesen, S. 469, Vollprothesen, S. 477

Zu den präprothetischen chirurgischen Eingriffen zählen
- die Beseitigung eines Schlotterkammes,
- die Entfernung störender Bänder,
- augmentative (Knochen aufbauende) Verfahren mittels körpereigenem Knochen oder künstlichen Materialien zum Knochenersatz,
- die Ausformung des Mundbodens im Sinne einer Mundbodenplastik und
- die Ausformung des Mundvorhofs (Vestibulumplastik).

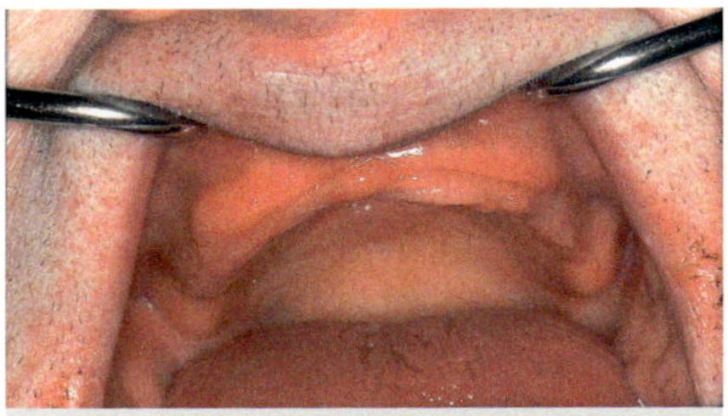

Abb. 1 Starker Schlotterkamm im gesamten Oberkiefer

Ein **Schlotterkamm** liegt vor, wenn nach Schwund (Atrophie) des Knochens das Weichgewebe nicht mehr von Knochen unterstützt ist, sodass es auf dem Alveolarkamm beweglich zurückbleibt (*s. Abb. 1*). Dieses leicht bewegliche Gewebe führt zu einem schlechten Prothesenhalt und muss daher operativ entfernt werden.

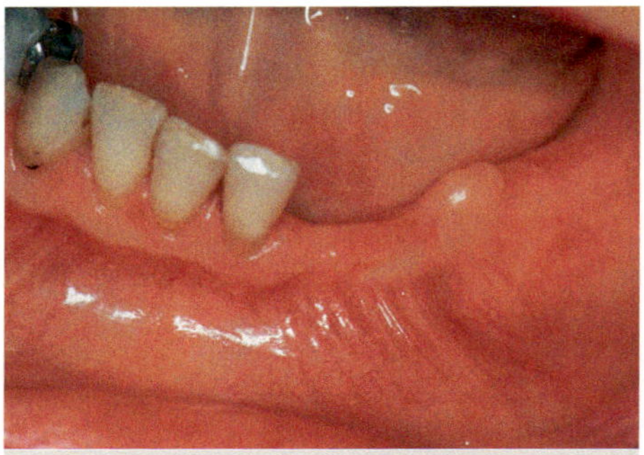

Abb. 2 Stark atrophierter Kieferkamm nach länger zurückliegender Serienextraktion

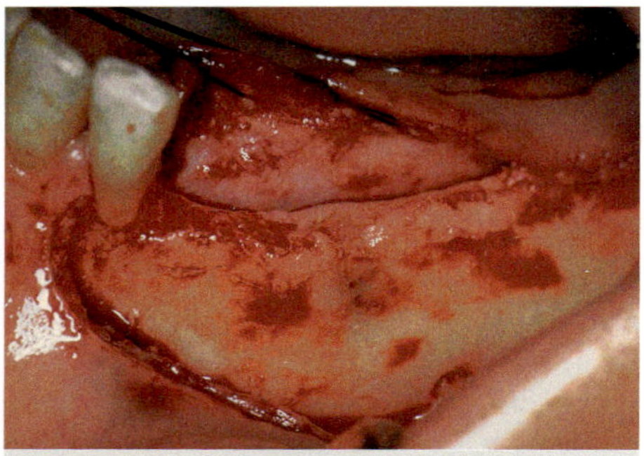

Abb. 3 Inzision und Bildung eines Mukoperiostlappens

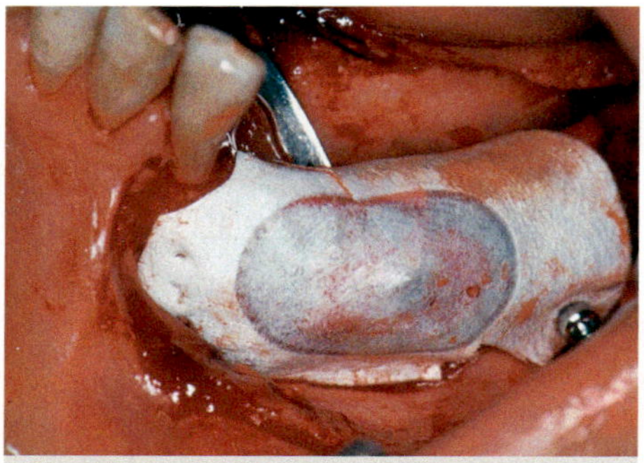

Abb. 4 Aufbau mit „Eigenknochen" und Membranabdeckung

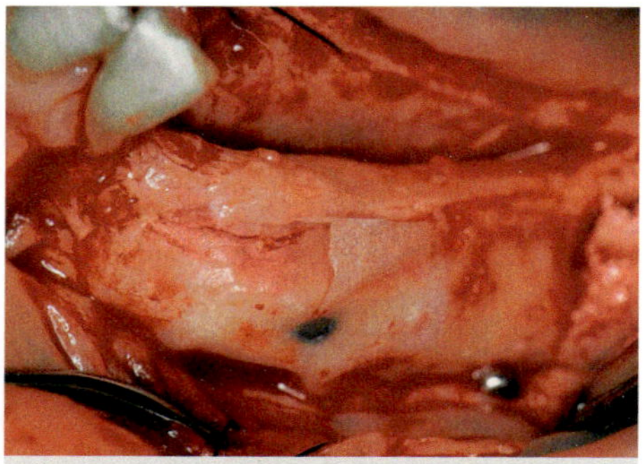

Abb. 5 Neu gebildeter Alveolarknochen (nach neun Monaten). Das Knochenangebot ist jetzt für die Implantation ausreichend.

Hoch inserierende (ansetzende) **Bänder** können den Prothesenhalt gefährden, da sie bei Bewegungen schnell zum Abhebeln der Prothese führen. Sie sollten daher operativ tiefer ins Vestibulum verlagert werden.

Die **augmentativen Verfahren** gewinnen zunehmend an Bedeutung. Hier wird der atrophierte Kieferkamm mit Hilfe von Knochentransplantaten aus dem Unterkiefer, dem Becken oder gar aus dem Schädeldach wieder aufgebaut (*s. Abb. 2–5*). Daneben dienen auch künstliche Materialien zum Knochenersatz.
Mittels Membranen wird das aufgebaute Knochenmaterial vom restlichen Gewebe getrennt und dadurch eine gelenkte Knochenregeneration (engl. **g**uided **b**one **r**egeneration; GBR) herbeigeführt.

Die **Vestibulumplastik** und die **Mundbodenplastik** sind v. a. bei zahnlosen Patienten mit starker Atrophie (Schwund) des Kieferkammes angezeigt (*s. Abb. 1–5*). Durch die operative Vertiefung des Mundbodens bzw. des Mundvorhofs kann der Prothesenhalt verbessert werden. Im Zuge der Weiterentwicklung der Implantate wird ihnen heute jedoch nicht mehr so viel Bedeutung beigemessen wie noch vor Jahren.

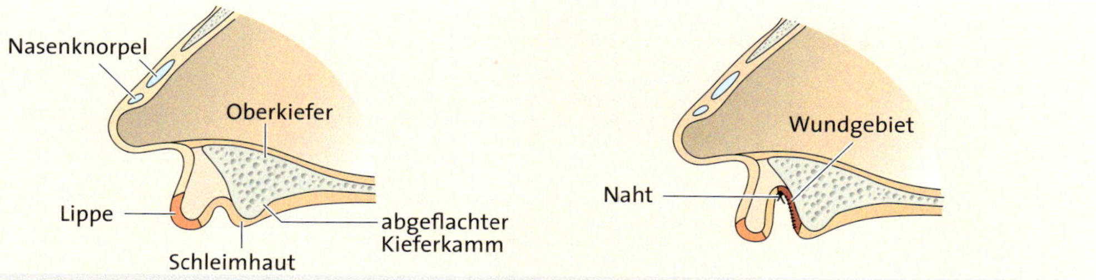

Abb. 1 Vestibulumplastik: Ausgangs- und Endsituation

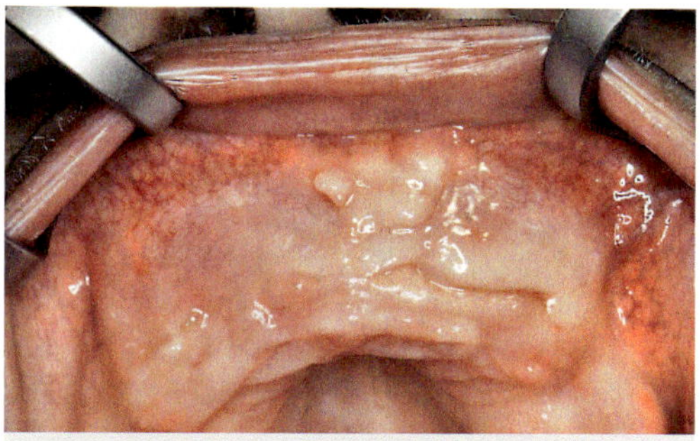

Abb. 2 Vestibulumplastik: Ausgangssituation (Oberkiefer mit zu geringer Tiefe des Vestibulums)

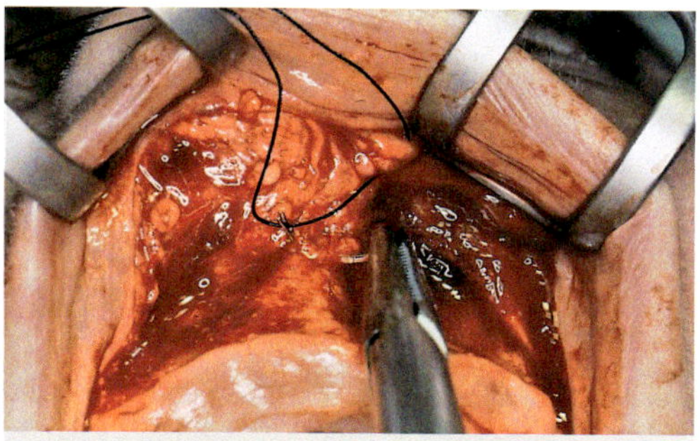

Abb. 3 Vestibulumplastik: Die neue Umschlagfalte wird gebildet.

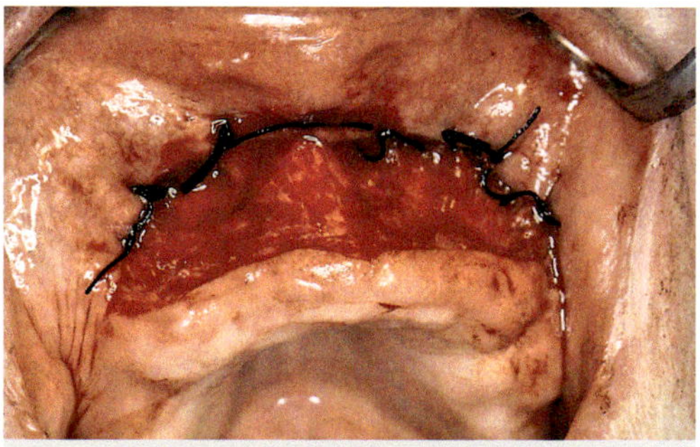

Abb. 4 Vestibulumplastik: Zustand nach Ende der Operation

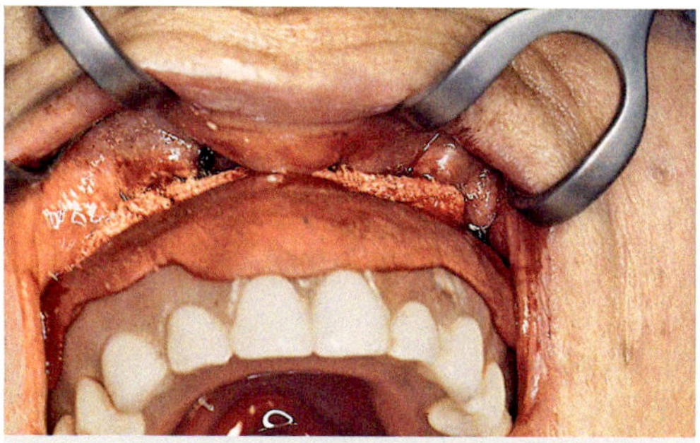

Abb. 5 Vestibulumplastik. Die Prothese wird als Verbandplatte eingesetzt.

3.11 Behandlung von Verletzungen

Verletzungen im Gesichtsbereich sind gar nicht so selten. Verletzungen zieht man sich v. a. durch Unfälle oder Gewalteinwirkung zu. Sie treten im Kindesalter beim Spielen und Sport auf (z. B. beim Fahrradfahren). Im Erwachsenenalter sind es oft Stürze und Verkehrsunfälle. Die Verletzung kann dabei die Zähne, den Knochen und/oder das Weichgewebe betreffen. Größere Verletzungen des Gesichtsschädels mit Knochenbrüchen werden in einer Praxis oder Klinik für Mund-, Kiefer- und Gesichtschirurgie behandelt. Kleinere Verletzungen wie z. B. Zahnfrakturen können auch in der zahnärztlichen Praxis versorgt werden.

3.11.1 Zahnverletzungen

Bei den Zahnverletzungen unterscheidet man **Zahnfrakturen** und **Zahnluxationen**. Grundsätzlich können alle Zähne davon betroffen sein, meist treten Zahnverletzungen jedoch im Frontzahnbereich auf.

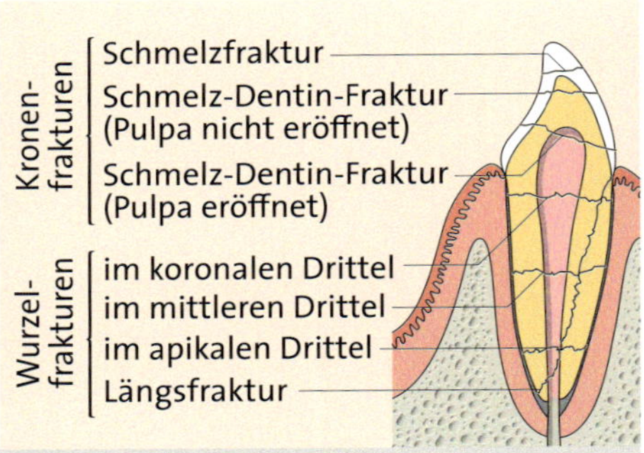

Abb. 1 Zahnfrakturen

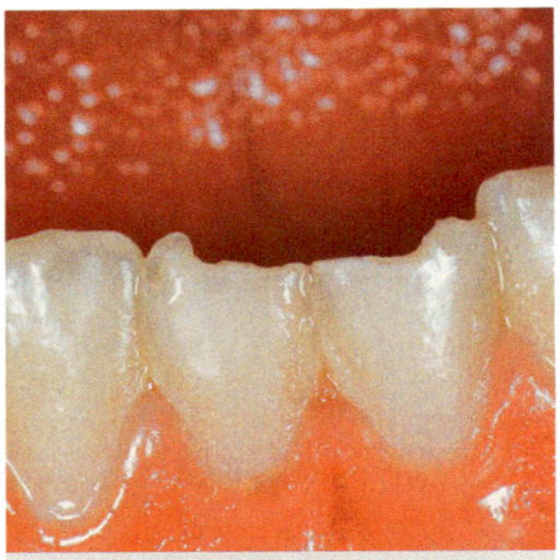

Abb. 2 Kronenfraktur

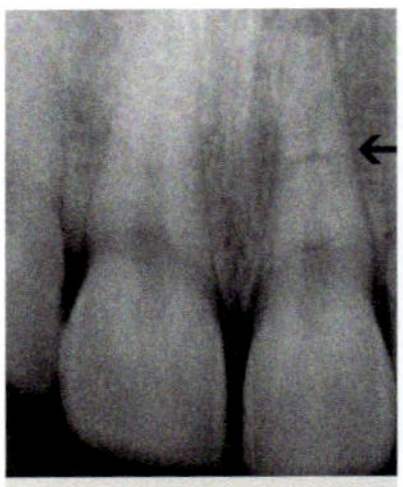

Abb. 3 Fraktur des Zahnes 21 im mittleren Drittel

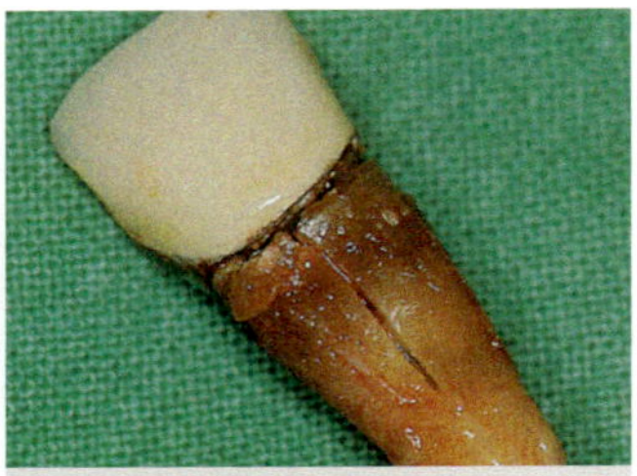

Abb. 4 Längsfraktur der Wurzel eines extrahierten überkronten Zahnes

Zahnfrakturen

Unter einer Fraktur ganz allgemein versteht man den Bruch eines Zahnes oder eines Knochens. Bei der Zahnfraktur handelt es sich um den Bruch eines Zahnes. Die Zahnfraktur kann sowohl die Krone als auch die Wurzel betreffen (*s. Abb. 1*).

Bei den **Kronenfrakturen** unterscheidet man je nach Lokalisation (Ort des Auftretens) Kronenfrakturen I., II. und III. Grades (*s. Tab. 1, Abb. 2*). Die Therapie einer Kronenfraktur richtet sich nach ihrer Lokalisation.

Die Wurzelfrakturen werden auch nach ihrer Lokalisation eingeteilt.
Aus der Lokalisation ergibt sich ebenfalls in der Regel eine entsprechende Therapie (*s. Tab. 2, Abb. 3, 4*).

↗Direkte Überkappung, S. 201

Einteilung	Lokalisation	Therapie
I. Grades	im Schmelz	Füllung bzw. Wiederbefestigung des Zahnfragmentes
II. Grades	Schmelz-Dentin, Pulpa nicht eröffnet	Füllung bzw. Wiederbefestigung des Zahnfragmentes; oder Veneer/Krone
III. Grades	Schmelz-Dentin, Pulpa eröffnet	↗Direkte Überkappung oder Wurzelkanalbehandlung, mit anschließender Füllung oder Veneer/Krone

Tab. 1 Kronenfrakturen

Lokalisation	Therapie
im koronalen Drittel der Wurzel	Versuch der Wurzelkanalbehandlung mit klinischer Kronenverlängerung
im mittleren Drittel der Wurzel	Extraktion
im apikalen Drittel der Wurzel	Wurzelkanalbehandlung und WSR
Längsfraktur	Extraktion; in seltenen Fällen, bei mehrwurzeligen Zähnen, auch eine Hemisektion mit Wurzelkanalbehandlung

Tab. 2 Wurzelfrakturen

Zahnluxationen

Unter der **Luxation** eines Zahnes versteht man die Lockerung eines Zahnes, bedingt durch eine Verletzung bzw. Zerreißung der Fasern des Zahnhalteapparates. Dabei kann der Zahn zum Teil oder vollständig aus seiner Alveole herausgerissen sein. Ist der Zahn vollständig herausgerissen, spricht man von einer **Eluxation**.
Die Therapien der Luxation und Eluxation verlaufen ähnlich. Bei der Luxation wird der Zahn in sein Knochenfach reponiert (zurückgeschoben) und mit einer Schienung – z. B. nach der ↑Säure-Ätz-Technik – fixiert (befestigt).
Bei der Eluxation wird der Zahn wieder in seine Alveole eingesetzt und ebenfalls mit einer Schiene fixiert (*s. Abb. 1, 2, 3*). Dies bezeichnet man als **Reimplantation** (Wiedereinpflanzung).

↑Säure-Ätz-Technik, S. 137

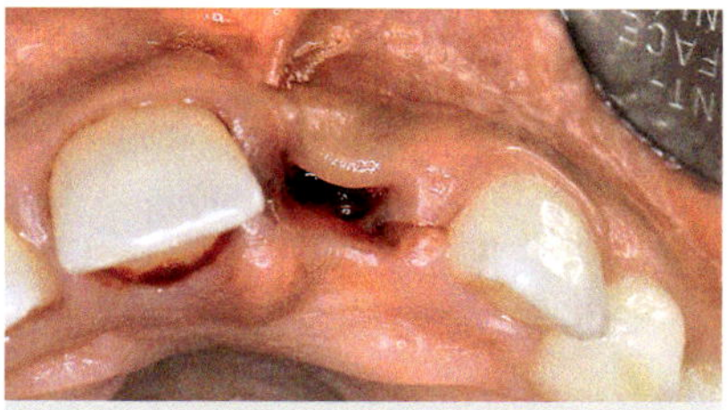
Abb. 1 Ausgangssituation

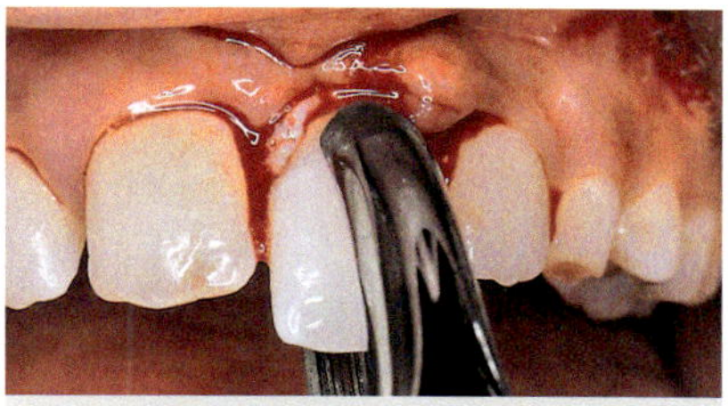
Abb. 2 Einsetzen des Zahnes

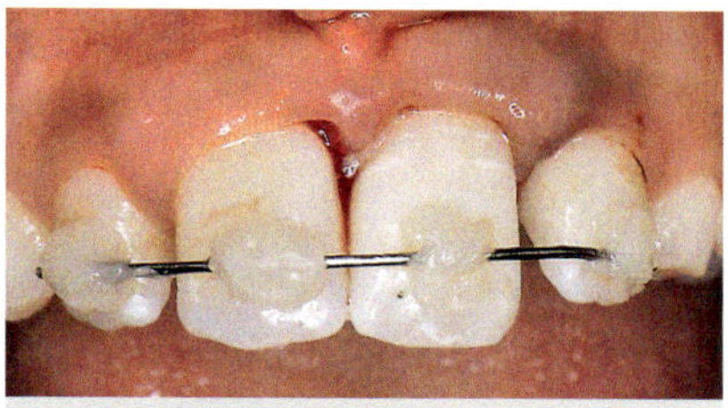
Abb. 3 Eingliedern und Befestigen des Zahnes mit Hilfe einer Schiene

Ob die Reimplantation erfolgreich verläuft, hängt von mehreren Faktoren ab.

Voraussetzungen für eine erfolgreiche Reimplantation
Es kann sein, dass ein Patient in der Zahnarztpraxis anruft, weil er sich einen Zahn ausgeschlagen hat. Es sollten ihm klare Anweisungen gegeben werden, damit die Reimplantation erfolgreich verlaufen kann.

- Das parodontale Gewebe soll **nicht** vom Zahn entfernt werden, da sonst kein Einwachsen erfolgen kann.
- Der Patient sollte sich **sofort** auf den Weg in die Zahnarztpraxis machen. Denn je kürzer der Zeitraum zwischen Verletzung und zahnärztlicher Versorgung, desto größer sind die Chancen.
- Für den **Transport** gilt: Der Zahn braucht eine feuchte Umgebung.
  - Ein eluxierter Zahn wird am besten in einer so genannten Zahnrettungsbox (**safety box**; *s. Abb. 4*) transportiert.
  - Falls eine solche Rettungsbox nicht vorhanden sein sollte, soll der Patient den Zahn in der **Mundhöhle** (in der Backentasche) lagern
  - oder ihn in **Kochsalzlösung, Wasser** oder (möglichst gekühlter) handelsüblicher **pasteurisierter** Milch transportieren.

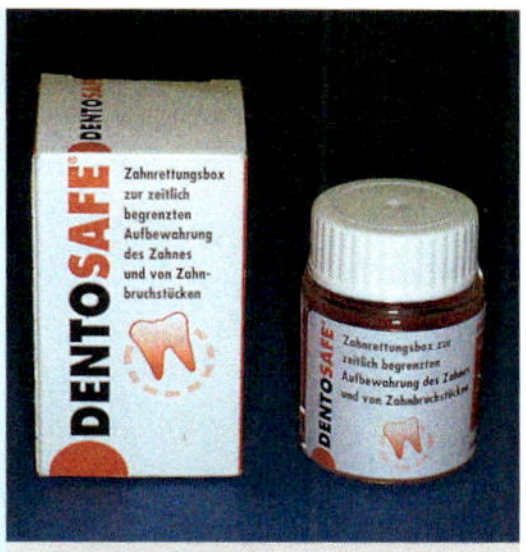

Abb. 4 Zahnrettungsbox (Dentosafe®). Das Gefäß enthält eine Nährlösung, welche die Zellen der Wurzelhaut maximal 24 Stunden vital erhält.

Ein nicht vollständig herausgeschlagener Zahn hängt mit Anteilen seines Faserapparates in der Alveole. Er muss ebenfalls so schnell wie möglich versorgt werden. Die Therapie besteht hier auch in der Rückverlagerung und Ruhigstellung mittels vorübergehender Schienung.

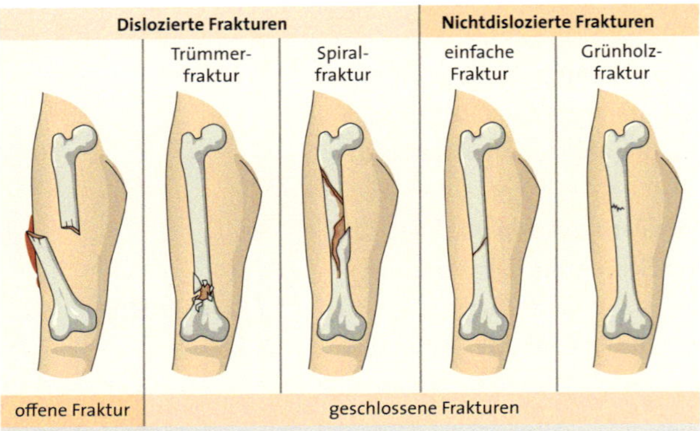

Abb. 1 Einteilung der Frakturen

3.11.2 Knochenbrüche

Ein Knochenbruch wird als Fraktur bezeichnet.
Es gibt **offene Knochenbrüche**, bei denen der Knochen durch die Weichgewebsverletzung hindurch sichtbar ist, und **geschlossene Knochenbrüche**, bei denen der Knochen vom umgebenden Weichgewebe bedeckt bleibt (*s. Abb. 1*).
Daneben wird zwischen dislozierten Frakturen und nicht-dislozierten Frakturen unterschieden.
Bei den dislozierten Frakturen sind die Fragmente (Bruchstücke) verschoben und müssen in ihre ursprüngliche Position zurückgebracht (reponiert) werden. Bei den nicht-dislozierten Frakturen sind die Fragmente nicht verschoben.

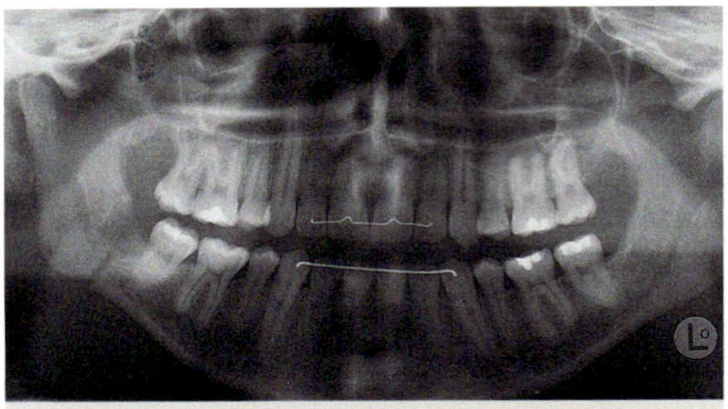

Abb. 2 Unterkieferfraktur im Kieferwinkel rechts

Frakturen im Gesichtsbereich können mehrere oder auch einzelne Gesichtsschädelknochen (z. B. bei einer isolierten Unterkieferfraktur; *s. Abb. 2*) betreffen. Die Alveolarfortsatzfraktur betrifft nur den zahntragenden Teil des Kieferknochens und wird wie eine Zahnfraktur mit einer Schienung behandelt. Kiefergelenkfrakturen können ein- oder beidseitig auftreten und werden typischerweise durch Sturz auf das Kinn hervorgerufen.

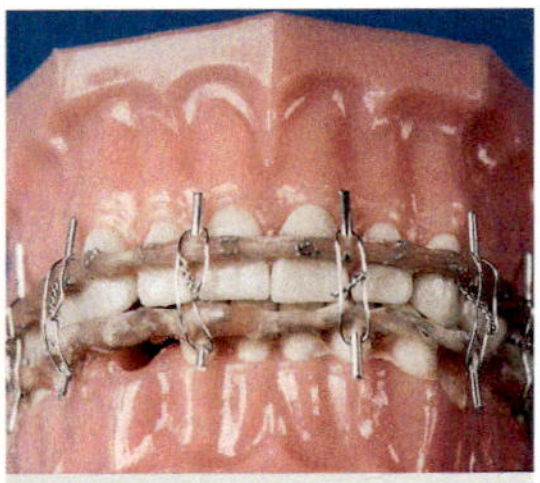

Abb. 3 Drahtkunststoffschiene nach Schuchardt. Beide Kiefer werden geschient, der UK wird am OK befestigt (intermaxilläre Fixation).

Die Behandlung der Knochenbrüche des Gesichtsschädels gehört in das Aufgabengebiet der Mund-, Kiefer- und Gesichtschirurgin. Grundlegende Therapiemöglichkeiten werden hier daher nur kurz erwähnt.
Man kann Frakturen konservativ (ohne Operation) oder operativ behandeln.

Bei der **konservativen Frakturbehandlung** werden die Bruchstücke in ihre ursprüngliche Position zurückgebracht (reponiert) und anschließend für eine bestimmte Zeit ruhiggestellt (fixiert).
Bei einer Fraktur im Bereich des Kiefergelenkes z. B. werden Ober- und Unterkiefer mit einer Schienung versehen und der Unterkiefer dann am Oberkiefer mit Drähten fixiert (*s. Abb. 3*).
Für die Zeit der Ruhigstellung kann der Mund nicht geöffnet werden. Die Nahrungsaufnahme ist nur in flüssiger Form möglich.

Bei der **operativen Frakturbehandlung** gilt auch das Prinzip von Reposition und Fixation.
In diesem Fall werden jedoch die Bruchstücke im Rahmen einer Operation unter Sicht wieder an ihre korrekte Position gebracht und durch eine Metallplatte und Schrauben fixiert (*s. Abb. 4*).

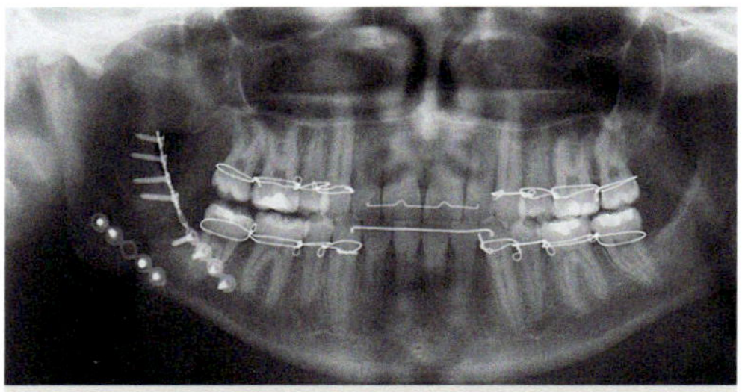

Abb. 4 Zustand nach Versorgung der Unterkieferfraktur mittels Platten und Schienen

3.11.3 Weichteilverletzungen

Weichteilverletzungen können isoliert oder in Kombination mit Brüchen auftreten. Reine Schnitt-, Platz- und Risswunden sollten gesäubert und bei Bedarf durch Nähte versorgt werden. Komplexere Verletzungen mit Defekten müssen durch spezielle Operationstechniken behandelt werden.

3.12 Entfernung von Tumoren

Ein Tumor ist im medizinischen Sinne eine Geschwulst oder Gewebeneubildung, unabhängig davon, ob sie gut- oder bösartig ist.

3.12.1 Eigenschaften von Tumoren

Gutartige Tumore werden **benigne** genannt, bei bösartigen Tumoren spricht man von **malignen** Tumoren. Gutartige und bösartige Tumore haben unterschiedliche Eigenschaften, v.a. unterscheiden sie sich in ihrem Wachstumsverhalten (*s. Tab. 1*).

↑ Siehe hierzu Lernfeld 10a, Erkrankungen der Mundhöhle, S. 341

Gutartige (benigne) Tumore	Bösartige (maligne) Tumore
zeigen meist ein langsames Wachstum	zeigen meist ein schnelles Wachstum
Zellen sind wenig verändert	veränderte, atypische Zellen
setzen keine Metastasen (Tochtergeschwülste)	setzen Metastasen (Tochtergeschwülste), die sich über das Blut- oder Lymphgefäßsystem im Körper ausbreiten
sind meist durch eine Kapsel von dem umliegenden Gewebe abgegrenzt; verdrängen Nachbargewebe; dringen nicht in Blut- oder Lymphgefäße ein	dringen in Nachbargewebe, Lymph- und Blutgefäße ein (infiltrieren diese Gewebe)

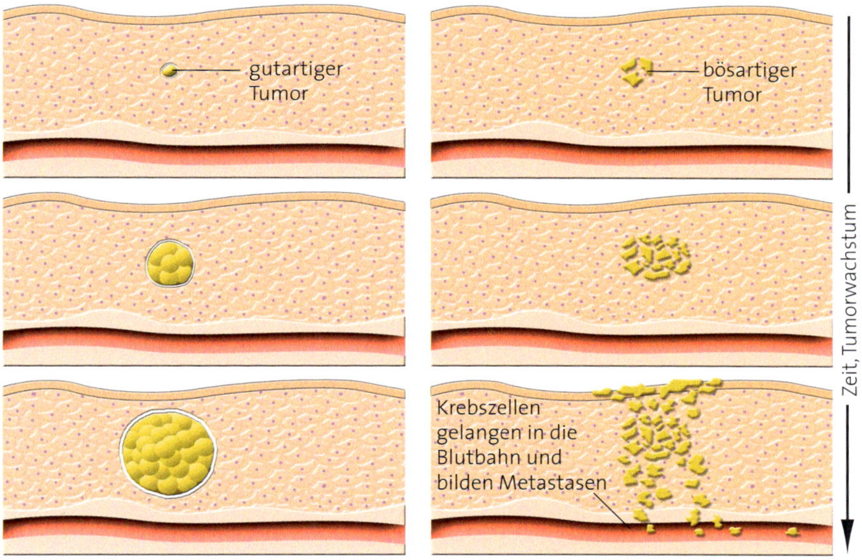

Tab. 1 Eigenschaften von gut- und bösartigen Tumoren

3.12.2 Behandlung von Tumoren

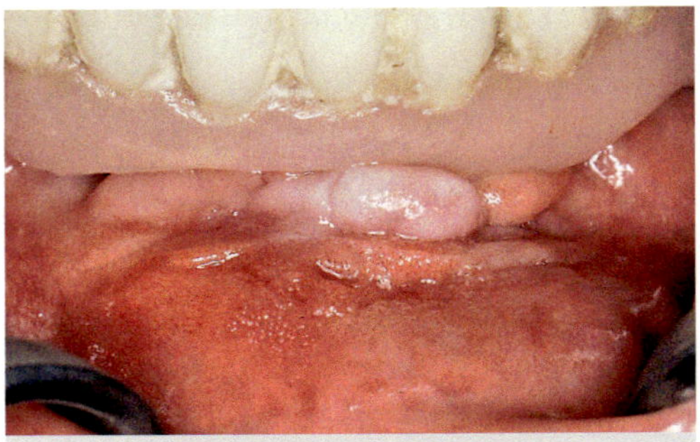
Abb. 1 Lappiges Fibrom. Dieser gutartige Tumor kann durch eine Exzision entfernt werden.

Die Behandlung von Tumoren hängt wesentlich davon ab, ob sie benigne oder maligne sind.
Bei benignen Tumoren reicht oft ein operatives Ausschälen bzw. eine ↑ Exzision aus (*s. Abb. 1*). Der Tumor wird als Ganzes entfernt, eine Blutstillung durchgeführt und die Wunde mit Nähten verschlossen.

↑Exzision, S. 282

Bei malignen Tumoren muss der Tumor auf Grund seines infiltrierenden (eindringenden) Wachstums über die Gewebegrenzen hinaus mit einem größeren Sicherheitsabstand radikal entfernt werden. Dabei können Nachbarstrukturen nicht immer geschont werden.

Neben der **chirurgischen Therapie** von malignen Tumoren gibt es auch noch andere Behandlungsmöglichkeiten wie **Bestrahlung** und **Chemotherapie.** Durch die Bestrahlung werden Zellen abgetötet. Die Chemotherapie wird mit für die Körperzellen giftigen Arzneimitteln (Zytostatika) durchgeführt. Die Behandlung richtet sich dabei u. a. nach der Art und Lokalisation des Tumors sowie danach, wie weit ein Tumor fortgeschritten ist (z. B. ob er Metastasen gesetzt hat).
Bösartige Tumore werden zunächst operativ entfernt. Danach erfolgt evtl. eine Bestrahlung der betroffenen Region und/oder Chemotherapie, um noch vorhandene Tumorzellen auszuschalten. Manchmal ist es erforderlich, zuerst eine Bestrahlung und/oder eine Chemotherapie vorzunehmen, bevor die operative Entfernung des Tumors erfolgt. Der Tumor wird dadurch kleiner, sodass weniger gesundes Gewebe operativ entfernt werden muss.

Grundsätzlich sollte jedes entnommene Gewebe zur **histopathologischen Untersuchung** an ein auf diese Untersuchung spezialisiertes histopathologisches Labor eingesandt werden. Die histopathologische Untersuchung wird auch als feingewebliche Untersuchung bezeichnet. Hierbei wird das Gewebe (bzw. die Zellen) auf krankhafte, nur unter dem Mikroskop erkennbare Veränderungen untersucht. Nur die histopathologische Untersuchung kann sicher darüber Auskunft geben, um welche Art von Tumor es sich handelt und ob er maligne oder benigne ist.

3.13 Operationen in Zusammenhang mit der Kieferorthopädie

In den Schnittbereich zwischen Chirurgie und Kieferorthopädie fällt eine Reihe von Eingriffen. Die häufigsten Eingriffe sind
- Operation eines ↑ Diastemas,
- operative Freilegung von Zähnen,
- Dysgnathie-Operationen.

↑Diastema, S. 348

↑ Siehe hierzu Lernfeld 10a, Zahn- und Kieferanomalien, S. 346

Operation eines Diastemas

Damit eine Lücke zwischen den beiden mittleren Schneidezähnen des Oberkiefers (Diastema mediale) geschlossen werden kann, muss zunächst ein chirurgischer Eingriff vorausgehen. Dabei wird das meist hoch ansetzende Lippenbändchen gelöst und entfernt und der zwischen den beiden Zähnen liegende Knochen teilweise abgetragen. Die Wunde wird mit einer Naht versorgt. Jetzt kann die ↑ Kieferorthopädin den Schluss des Diastemas bewerkstelligen.

↑Kieferorthopädie, S. 354

Freilegung von retinierten Zähnen

Wenn Zähne nicht regulär durchbrechen, d. h. nicht so, wie sie sollen, sondern im Knochen retiniert sind, ist eine operative Freilegung notwendig.
Die ersten Schritte dieses Eingriffs erfolgen genauso wie bei der ↑ operativen Entfernung retinierter Zähne.
Bei der Freilegung von Zähnen werden die Zähne jedoch nicht entfernt, sondern die Zahnkrone wird nur sichtbar gemacht und mit einem Bracket versehen. Anschließend kann die Kieferorthopädin den Zahn eingliedern (*s. Abb. 1, 2*).

↑ operative Zahnentfernung, S. 273

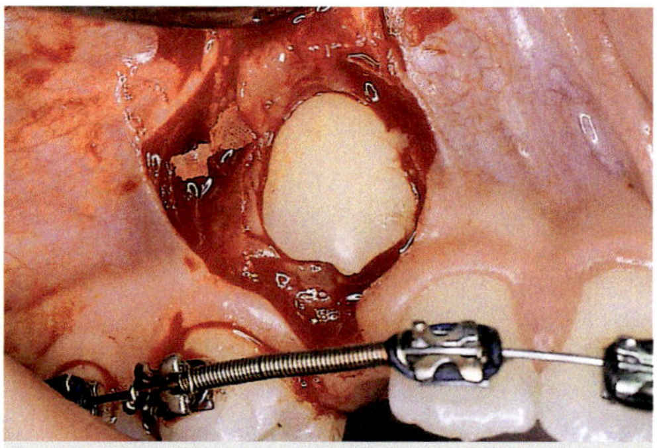

Abb. 1 Freigelegter retinierter Zahn 13

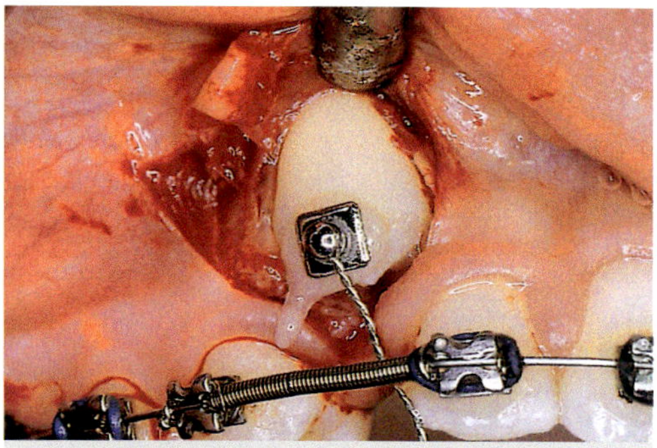

Abb. 2 Eingliedern des Zahnes mit Hilfe kieferorthopädischer Hilfsmittel

Dysgnathie-Operationen

Bei Fehlstellungen der Kiefer (Dysgnathie) ist nach Abschluss des Kieferwachstums die alleinige kieferorthopädische Behandlung nicht ausreichend. In solchen Fällen kann in Kombination mit einem kieferchirurgischen Eingriff Abhilfe geschaffen werden.
Zunächst wird kieferorthopädisch vorbehandelt.
Dann erfolgt die Dysgnathie-Operation, die von einer Fachärztin für Mund-, Kiefer- und Gesichtschirurgie durchgeführt wird.
Der Eingriff erfolgt in Allgemeinnarkose und richtet sich nach dem Ort der Fehlstellung. Steht der Oberkiefer bzw. der Unterkiefer falsch, so wird dieser allein operativ versetzt. Sind beide Kiefer betroffen, so muss sowohl im Ober- als auch im Unterkiefer eine operative Umstellung des Knochens erfolgen.

- Nach Schnittführung und Bildung eines Mukoperiostlappens erfolgt die Darstellung des Knochens.
- Dann wird im Falle des Oberkiefers dieser mit einer Säge vom Gesichtsschädel abgetrennt und in einem entsprechenden Umfang nach vorne, hinten, oben oder unten versetzt. Im Falle des Unterkiefers wird dieser im Kieferwinkelbereich durchtrennt und ebenfalls in die korrekte Position, die einen regelrechten Biss erlaubt, verschoben.
- Die neue Stellung des Kiefers wird mit Platten und Schrauben fixiert.

Terminologie: Allgemeiner Behandlungsablauf und chirurgische Instrumente	
Abszess	Eiteransammlung, oft von einer bindegewebigen Membran umgeben (abgekapselt)
Antrum	Kieferhöhle; s. Sinus maxillaris
Apex	Wurzelspitze
apikale Ostitis	Entzündung des Knochens an der Wurzelspitze
apikale Parodontitis	Entzündung des Zahnhalteapparates an der Wurzelspitze
Atrophie	Schwund
augmentativ	aufbauend
benigne	gutartig
dentitio difficilis (lat.)	erschwerter Zahndurchbruch
Desmotom (= Periotom)	Instrument zum Durchtrennen der Fasern der Wurzelhaut (Periodont; Desmodont)
dolor post extractionem	Schmerz nach Zahnextraktion
Dysgnathie	Gebissfehlentwicklung, Fehlentwicklung der Zähne, der Kiefer und/oder des Kausystems, die zu einer abnormen Form und Funktion des Kiefers führt
Eluxation	vollständiges Herauslösen eines Zahnes aus seiner Alveole
Extraktion (lat. extrahere = herausziehen)	Herausziehen, Kurzbezeichnung für Zahnextraktion, d. h. die Entfernung eines Zahnes mittels Zange und/oder Hebel
Exzision	Herausschneiden von Gewebe
Fixation fixieren	Festigung, Ruhigstellung befestigen, ruhigstellen
follikuläre Zyste	schlauchartige Zyste
Fraktur frakturieren (Verb)	1. Knochenbruch; 2. Bruch eines Zahnes brechen
Furkation	Gabelung; Teilungsstelle der Zahnwurzeln bei mehrwurzeligen Zähnen
Granulationsgewebe	blutreiches, glänzendes, körniges Bindegewebe, das sich durch Reize (wie z. B. eine Entzündung) bildet
Hemisektion (griech. hemi = halb; lat. sectio = Schnitt)	Entfernung einer krankhaft veränderten Wurzel und Erhalt einer gesunden Wurzel bzw. zweier gesunder Wurzeln bei einem mehrwurzeligen Zahn
histopathologisch Histopathologie	feingeweblich, die Histopathologie betreffend Lehre von den krankhaften (pathologischen) Veränderungen der Gewebe
Implantation (lat. implantare = einpflanzen) implantieren (Verb)	Einbringen körpereigenen oder körperfremden Materials (Implantat) in den Körper einsetzen

infiltrieren	eindringen
inserieren	einsetzen, z. B. von Implantaten
intraoperativ	während der Operation
koronal	an der Zahnkrone
kürettieren Kürettage (Substantiv)	auskratzen, ausschaben Auskratzung, Ausschabung
Lokalisation	Ort des Auftretens, z. B. einer Verletzung oder eines Tumors
Luxation	Ausrenkung; z. B. die Lockerung eines Zahnes
maligne	bösartig
MAV	Abk. für **M**und-**A**ntrum-**V**erbindung
Mukoperiostlappen	Schleimhaut-Knochenhaut-Lappen
Mund-**A**ntrum-**V**erbindung (MAV)	Verbindung zwischen Mund- und Kieferhöhle; entsteht z. B. bei einer Extraktion; sie muss operativ verschlossen werden
orthograd	gerade, von der Krone her
Osseointegration	Entstehen eines festen Verbunds zwischen Implantat und Knochen, Teil der Einheilphase nach der Implantation
Osteotomie	Entfernen von Knochen
Parodontium	Zahnhalteapparat, Zahnbett
Periost	Knochenhaut
Periotom (= Desmotom)	Instrument zum Durchtrennen der Fasern der Wurzelhaut (Periodont; Desmodont)
präpothetische Chirurgie	Sammelbegriff für chirurgische Eingriffe, die vor einer prothetischen Versorgung erfolgen
radikuläre Zyste	an der Zahnwurzel gelegene Zyste
Reimplantation	Wiedereinpflanzung
reponieren	zurücklegen, wieder einrichten
retiniert	im Knochen zurückgehalten
retrograd	von der Wurzelspitze her
Sinus maxillaris (= Antrum)	Kieferhöhle; paarig angelegter luftgefüllter Hohlraum in der Maxilla; zählt zu den Nasennebenhöhlen
Sinusitis maxillaris	Entzündung der Kieferhöhle, oft auch kurz als Sinusitis bezeichnet
subgingival	unter dem Zahnfleisch
Suprakonstruktion	prothetische Konstruktion über den Implantaten, z. B. Krone, Brücke, Prothese
transgingival	durch das Zahnfleisch hindurch
Tumor	Schwellung, Geschwulst, Gewebswucherung

WSR	Abk. für Wurzelspitzenresektion
Zyste	mit Flüssigkeit gefüllter Hohlraum, der von einem kapselartigen Zystenbalg aus blutarmem Bindegewebe oder blutreichem Granulationsgewebe umgeben ist
Zystektomie	chirurgische Entfernung einer Zyste, inklusive des Zystenbalgs; mit anschließender Naht
Zystostomie	chirurgische Eröffnung einer Zyste

Aufgaben

1 Ordnen Sie der Extraktion folgender Zähne die entsprechenden Zangen zu: Zahn 11, 15, 16, 27, 41, 34, 47.

2 Bei der Extraktion welcher Zähne ist mit einer Mund-Antrum-Verbindung zu rechnen?

3 Nennen Sie mögliche Komplikationen nach einer Zahnextraktion.

4 Was versteht man unter dem Begriff dentitio difficilis?

5 Mit welchen Komplikationen sollte nach einer operativen Weisheitszahnentfernung gerechnet werden?

6 Warum sollten Sie bei einer operativen Weisheitszahnentfernung im OK eine Knopfsonde bereitlegen?

7 In welchen Schritten verläuft eine WSR und welche Instrumente benötigt man dazu?

8 Erklären Sie den Unterschied zwischen einer Zystektomie und einer Zystostomie.

9 Wozu dient die Zweitoperation bei zweizeitiger Implantat-OP?

10 Aus welchen Materialien bestehen häufig zahnärztliche Implantate?

11 Worauf müssen Sie bei der Vorbereitung einer Implantation achten?

12 Wie sollte man sich nach der Eluxation eines bleibenden Zahnes verhalten?

13 Was versteht man unter benigne und maligne?

14 Erklären Sie den Begriff Knochenaugmentation.

4 Arzneimittellehre

Arzneimittel sind Stoffe, die dazu dienen, Krankheiten zu heilen, zu lindern, zu verhüten und zu erkennen. Arzneimittel nennt man auch Medikamente oder Pharmaka (Einzahl: Pharmakon). Die Pharmakologie ist die Wissenschaft, die sich mit Art und Aufbau der Heilmittel, ihren Wirkungen und Anwendungsgebieten beschäftigt.
Ob ein Medikament als Heilmittel wirkt, hängt dabei auch von seiner Dosierung ab. Ein Heilmittel kann bei Überdosierung ins Gegenteil umschlagen und toxisch (giftig) wirken. Allein schon deshalb ist eine korrekte Dosierung eines Arzneimittels notwendig.

„All Ding' sind Gift und nichts ohn' Gift; allein die Dosis macht, das ein Ding kein Gift ist."
Mit dieser Formulierung umschrieb im 16. Jahrhundert Theophrastus Bombast von Hohenheim, genannt Paracelsus, dass jedes Arzneimittel der Gesundheit schaden kann, wenn es in der falschen Dosierung gegeben wird. Umgekehrt können Substanzen, wenn sie in der richtigen Dosis gegeben werden, auch Krankheiten heilen oder wenigstens lindern. Das heißt, die Dosis macht die Wirkung.

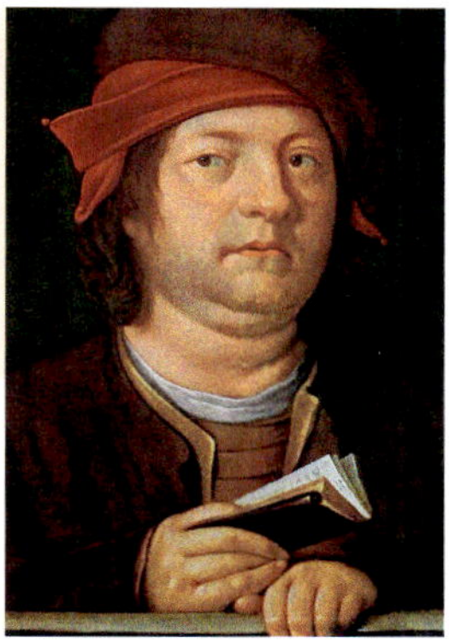

4.1 Abgabe von Arzneimitteln

Arzneimittel können auf unterschiedliche Art und Weise zum Verbraucher gelangen. Man unterscheidet:

- **Frei verkäufliche** Arzneimittel. Sie enthalten unbedenkliche Stoffe und können in Drogerien, Supermärkten und in Apotheken ohne Verordnung verkauft werden. Dazu gehören z. B. Tees, Vitaminpräparate, Heilwasser, Zahnspülungen und Mund- und Rachendesinfektionsmittel.
- **Apothekenpflichtige Arzneimittel** (Abk. Ap). Sie dürfen nur in Apotheken verkauft werden. Man bekommt diese Medikamente ohne Rezept. Es handelt sich dabei beispielsweise um leichte Schmerzmittel, die sich der Patient zur Selbstmedikation besorgt. Obwohl diese Medikamente für jeden käuflich zu erwerben sind, sollten sie nicht über einen längeren Zeitraum eingenommen werden. Zum Beispiel schädigen Schmerzmittel mit dem Wirkstoff Acetylsalicylsäure auf Dauer die Magenschleimhaut und können so Magengeschwüre hervorrufen.
- **Verschreibungspflichtige Arzneimittel** (Abk. Rp). Sie dürfen nur nach Verordnung durch eine Ärztin oder Zahnärztin, d. h. nach Vorlage eines Rezeptes, vom Apotheker an den Patienten abgegeben werden. Zu diesen Medikamenten gehören z. B. Antibiotika.
- **Betäubungsmittel** (Abk. Btm). Sie dürfen nur auf speziellen Rezepten, den Betäubungsmittelrezepten, verordnet werden. Zu den Betäubungsmitteln zählen u. a. die starken Schmerzmittel wie Morphium. Sie unterliegen strengen Bestimmungen. Btm-Rezepte müssen z. B. verschlossen aufbewahrt werden. Das Betäubungsmittelgesetz (BtMG) und die Betäubungsmittel-Verschreibungsverordnung (BtMVV) regeln, welche Betäubungsmittel verschrieben werden und in welcher Art und Weise sowie in welcher Höchstdosis diese verordnet werden dürfen.

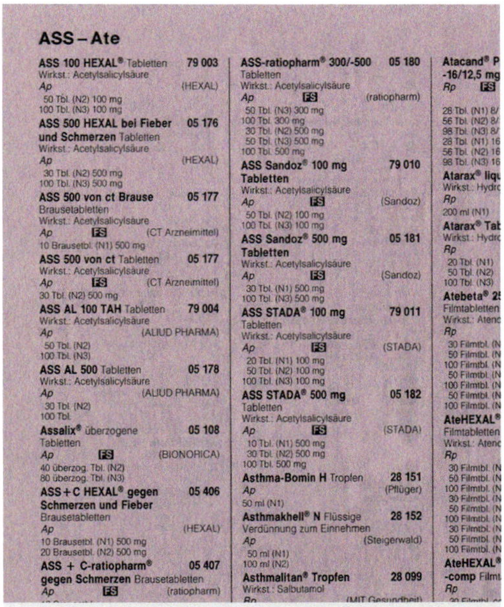
ASS – Ate

ASS 100 HEXAL® Tabletten 79 003
Wirkst.: Acetylsalicylsäure
Ap (HEXAL)
50 Tbl. (N2) 100 mg
100 Tbl. (N3) 100 mg
ASS 500 HEXAL bei Fieber und Schmerzen Tabletten 05 176
Wirkst.: Acetylsalicylsäure
Ap (HEXAL)
30 Tbl. (N2) 500 mg
100 Tbl. (N3) 500 mg
ASS 500 von ct Brause Brausetabletten 05 177
Wirkst.: Acetylsalicylsäure
Ap FS (CT Arzneimittel)
10 Brausetbl. (N1) 500 mg
ASS 500 von ct Tabletten 05 177
Wirkst.: Acetylsalicylsäure
Ap FS (CT Arzneimittel)
30 Tbl. (N2) 500 mg
ASS AL 100 TAH Tabletten 79 004
Wirkst.: Acetylsalicylsäure
Ap (ALIUD PHARMA)
50 Tbl. (N2)
100 Tbl. (N3)
ASS AL 500 Tabletten 05 178
Wirkst.: Acetylsalicylsäure
Ap (ALIUD PHARMA)
30 Tbl. (N2)
100 Tbl.
Assalix® überzogene Tabletten 05 108
Ap FS (BIONORICA)
40 überzog. Tbl. (N2)
80 überzog. Tbl. (N3)
ASS + C HEXAL® gegen Schmerzen und Fieber Brausetabletten 05 406
Ap (HEXAL)
10 Brausetbl. (N1) 500 mg
20 Brausetbl. (N2) 500 mg
ASS + C-ratiopharm® gegen Schmerzen Brausetabletten 05 407
Ap FS (ratiopharm)

ASS-ratiopharm® 300/-500 Tabletten 05 180
Wirkst.: Acetylsalicylsäure
Ap FS (ratiopharm)
50 Tbl. (N3) 300 mg
100 Tbl. 300 mg
30 Tbl. (N2) 500 mg
50 Tbl. (N3) 500 mg
100 Tbl. 500 mg
ASS Sandoz® 100 mg Tabletten 79 010
Wirkst.: Acetylsalicylsäure
Ap FS (Sandoz)
50 Tbl. (N2) 100 mg
100 Tbl. (N3) 100 mg
ASS Sandoz® 500 mg Tabletten 05 181
Wirkst.: Acetylsalicylsäure
Ap FS (Sandoz)
30 Tbl. (N1) 500 mg
100 Tbl. (N3) 500 mg
ASS STADA® 100 mg Tabletten 79 011
Wirkst.: Acetylsalicylsäure
Ap FS (STADA)
20 Tbl. (N1) 100 mg
50 Tbl. (N2) 100 mg
100 Tbl. (N3) 100 mg
ASS STADA® 500 mg Tabletten 05 182
Wirkst.: Acetylsalicylsäure
Ap FS (STADA)
10 Tbl. (N1) 500 mg
30 Tbl. (N2) 500 mg
100 Tbl. 500 mg
Asthma-Bomin H Tropfen 28 151
Ap (Pflüger)
50 ml (N1)
Asthmakhell® N Flüssige Verdünnung zum Einnehmen 28 152
Ap (Steigerwald)
50 ml (N1)
100 ml (N2)
Asthmalitan® Tropfen 28 099
Wirkst.: Salbutamol

Atacand® P
-16/12,5 mg
Rp FS
28 Tbl. (N1) 8/
56 Tbl. (N2) 8/
98 Tbl. (N3) 8/
28 Tbl. (N1) 16
56 Tbl. (N2) 16
98 Tbl. (N3) 16
Atarax® liqu
Wirkst.: Hydro
Rp
200 ml (N1)
Atarax® Tab
Wirkst.: Hydro
Rp
20 Tbl. (N1)
50 Tbl. (N2)
100 Tbl. (N3)
Atebeta® 2
Filmtabletten
Wirkst.: Atenc
Rp
AteHEXAL®
Filmtabletten
Wirkst.: Atenc
Rp
AteHEXAL®
-comp Filmt
Rp

Abb. 1 Auszug aus „ROTE LISTE® 2006".
Quelle: aus „ROTE LISTE® 2006", Herausgeber und Verlag ROTE LISTE® Service GmbH

Die im Handel befindlichen Arzneimittel sind in der Arzneimittelliste für Deutschland, der ROTEN LISTE®, aufgeführt (*s. Abb. 1*). Die ROTE LISTE® gibt es als Buch und als CD-ROM.

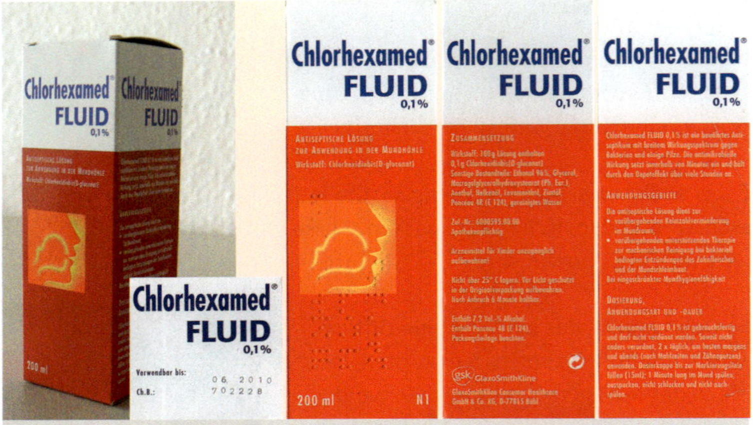

Abb. 1 Beispiel einer Arzneimittelpackung

4.2 Kennzeichnung von Arzneimitteln

Die meisten Arzneimittel werden als Fertigarzneimittel angeboten.
Grundsätzlich gibt es immer zwei Namen für ein Medikament. Der Wirkstoff ist die Substanz in einem Pharmakon, die eine bestimmte Wirkung hervorruft. Wirkstoffe haben einen weltweit gebräuchlichen Namen, den **Substanznamen** (Freiname, engl. generic name). Dies kann z. B. Kalziumhydroxid sein. Verkauft wird das Medikament dann unter einem Namen, den der Pharmahersteller ihm gibt, dem **Handelsnamen**. Im Falle von Kalziumhydroxid ist das z. B. Calxyl® oder Dycal®.

Die **Verpackung** muss folgende Informationen enthalten (*s. Abb. 1*):

- Bezeichnung des Arzneimittels, der Handelsname, unter dem das Medikament verkauft wird. Man erkennt den Handelsnamen an dem Symbol „®".
- Substanzname, wirksame Bestandteile
- Darreichungsform, z. B. Tablette oder Lösung
- Packungsgröße: N1, N2, N3
- Name und Anschrift des Pharmaherstellers
- Zulassungsnummer des Medikaments
- Verfallsdatum
- Hinweise, Warnhinweise
- Lagerung

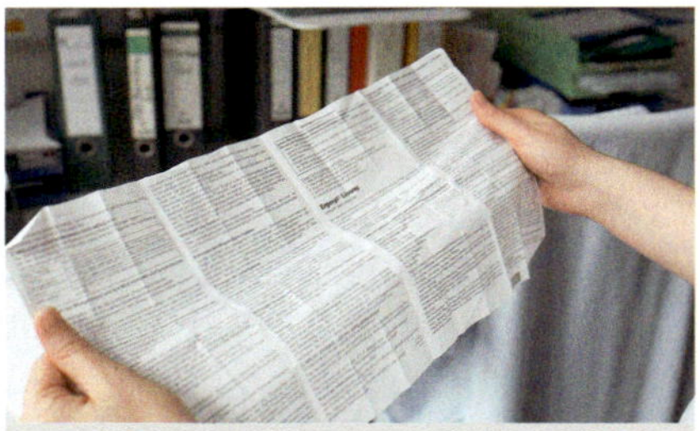

Abb. 2 Beipackzettel

Der **Beipackzettel** ist für das Arzneimittel die Gebrauchsinformation, die in der Packung eines jeden Fertigarzneimittels enthalten sein muss (*s. Abb. 2*). Sie enthält neben den auf der Verpackung enthaltenen Informationen Angaben über Zusammensetzung, Anwendungsgebiet, Kontraindikationen (Gegenanzeigen), Wirkungen, Nebenwirkungen, Wechselwirkungen mit anderen Medikamenten, Dosierungen und Aufbewahrung.

4.3 Arzneimittelformen

Arzneimittel werden zur besseren Aufnahme in den Körper mit anderen Stoffen gemischt oder in Flüssigkeiten gelöst. So entstehen unterschiedliche Arzneimittelformen.

Feste Formen

- Bei **Tabletten** (Tbl.) ist der Wirkstoff mit Hilfsstoffen zusammengepresst.
- **Dragees** (Drg.) sind Tabletten mit glattem Überzug.
- Bei **Kapseln** (Kps.) befindet sich der Arzneistoff in einer Hülle, die erst im Magen zersetzt wird.
- Bei einem **Pulver** ist der Wirkstoff fein zermahlen.
- Bei **Streukügelchen** (Globuli) wird der Wirkstoff mit einem Hilfsstoff zu einer kleinen Kugel gepresst; in dieser Form liegen meist homöopathische Medikamente vor.
- **Zäpfchen** werden auch Suppositorien (Supp.) genannt. Sie werden in den Enddarm (Rektum) eingeführt, schmelzen bei Körpertemperatur und geben den Wirkstoff frei.

Flüssige Formen

- Bei einer **Lösung** (Lsg.) ist der Wirkstoff in Wasser oder Alkohol gelöst.
- Bei einer **Tinktur** sind pflanzliche oder tierische Wirkstoffe in Alkohol gelöst.
- Bei einer **Suspension** (Susp.) besteht der Arzneistoff aus kleinen, nicht-löslichen Teilen, die in Flüssigkeit aufgemischt sind.
- Bei einer **Emulsion** sind zwei nicht ineinander lösliche Flüssigkeiten so fein wie möglich gemischt (z. B. Öl-in-Wasser-Emulsion).

Streichfähige Formen

- Eine **Creme** ist eine Mischung aus Wasser und Fett.
- Bei einer **Salbe** ist der Wirkstoff in einer fetthaltigen Grundsubstanz gelöst.
- Eine **Paste** ist eine Salbe mit einem hohen Pulveranteil.
- Bei einem **Gel** ist der Wirkstoff in einer Masse aus Geliermitteln und Quellstoffen verteilt.

Gasförmige Formen

- **Gase** werden in der Medizin v. a. zur Narkose (Inhalationsanästhesie) verwendet, z. B. Lachgas.
- Ein **Aerosol** ist ein Gas, das kleinste feste oder flüssige Teilchen enthält. Bekannte Aerosole sind z. B. Asthmasprays oder das Nitro-Spray für Herzpatienten.

4.4 Verabreichung von Arzneimitteln

Die Verabreichung von Arzneimitteln heißt **Applikation** (Anwendung, Darreichung). Arzneimittel können auf unterschiedliche Art und Weise verabreicht werden.

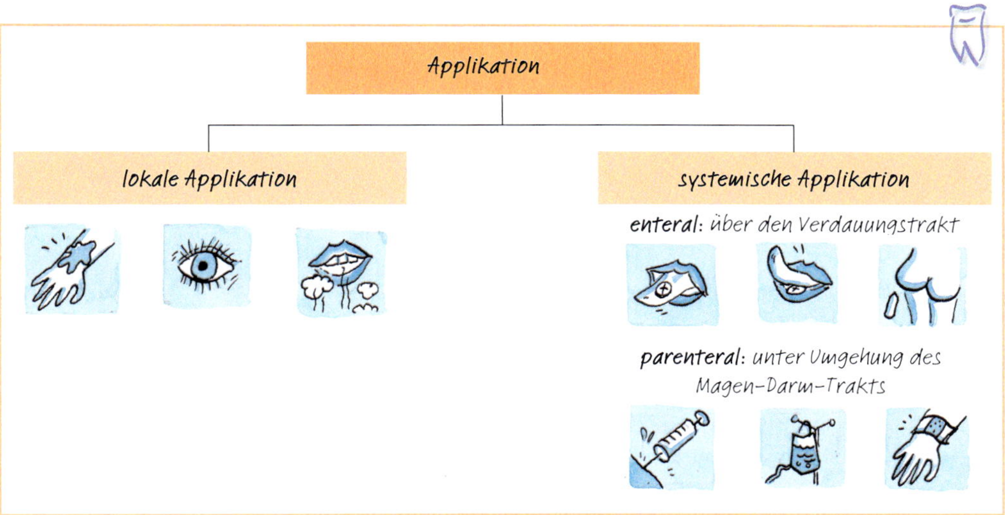

Man unterscheidet zwei Grundarten der Applikation.
- Bei der **lokalen Applikation** wird der Wirkstoff direkt an den zu behandelnden Ort gebracht, wie z. B. auf den Zahn, die Haut, die Nasenschleimhaut oder ins Auge.
- Bei der **systemischen Applikation** gelangen die Medikamente in den Blutkreislauf und werden dann dem gesamten Körper über das Blut zugeführt.

Zum Beispiel können Fluoride lokal und systemisch verabreicht werden. Dies bezeichnet man als lokale bzw. systemische ↗ Fluoridierung.

↗ Fluoridierung, S. 421

Die **lokale** Applikation kann bei hochdosierter bzw. lang andauernder Anwendung auch zur Aufnahme größerer Wirkstoffmengen ins Blut und damit zu systemischen Wirkungen und Nebenwirkungen führen.
Besonders schnell tritt dieser Effekt bei der lokalen Applikation von Aerosolen (Inhalation) auf. Da die Lungenbläschen von einer Vielzahl kleinster Blutgefäße umspannt sind und die Lungenbläschenwand sehr dünn ist, gelangen inhalierte Wirkstoffe schnell ins Blut und entfalten schnell eine systemische Wirkung.

Bei der **systemischen** Applikation werden die Wirkstoffe über den Blutkreislauf verteilt. Doch wie gelangen die Wirkstoffe überhaupt ins Blut? Es gibt hierbei zwei Wege:
- die enterale Applikation,
- die parenterale Applikation.

Enterale Applikation

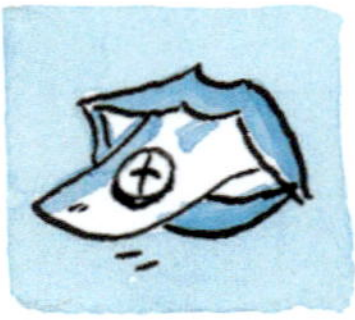

Bei der enteralen Applikation gelangen die Wirkstoffe über den Magen-Darm-Trakt ins Blut. Es gibt drei Formen der enteralen Aufnahme.

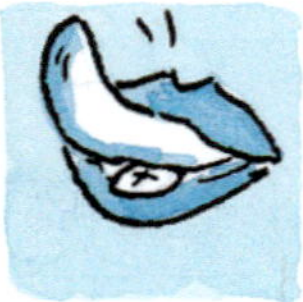

- Die **orale Aufnahme von Medikamenten**, z. B. in Form von Tabletten, ist sicherlich die häufigste. Sie wird auch als Aufnahme **per os** (durch den Mund) bezeichnet. Das Medikament wird geschluckt, über die Darmschleimhaut aufgenommen und gelangt dann über den Blutweg zur Leber. Dort wird ein Teil des Wirkstoffes abgebaut, der Rest verteilt sich dann im Körper. Die orale Verabreichungsform ist eine einfache Art der Medikamentenzufuhr. Die Wirkstoffaufnahme kann aber durch Erkrankungen der Magen- oder Darmschleimhaut – wie z. B. durch Durchfall – erschwert sein. Im Übrigen gibt es Medikamente, die die Magenschleimhaut reizen. In diesem Fall sollten die Medikamente nicht auf nüchternen Magen eingenommen werden.
- Bei der **sublingualen Applikation** werden die Medikamente unter die Zunge gelegt und dann über die Mundschleimhaut aufgenommen. Der Wirkstoff gelangt dann direkt in die Blutbahn. Dieser Weg ist für Notfallmedikamente besonders sinnvoll.

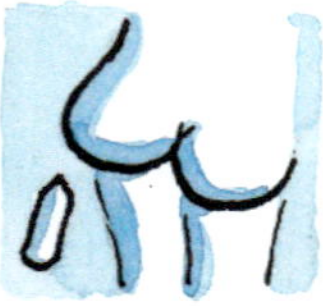

- Die **rektale Applikation** ist eine Verabreichung über den Mastdarm (Rektum), in Form von Zäpfchen. Hierbei wird die Magenschleimhaut geschont.

Parenterale Applikation

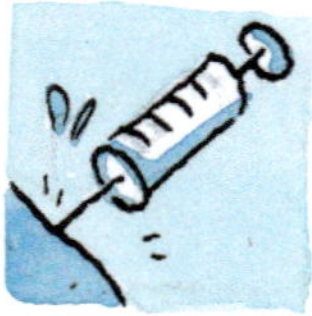

Bei der parenteralen Applikation werden die Medikamente am Magen-Darm-Trakt vorbei verabreicht, d. h., der Magen-Darm-Trakt wird umgangen. Auch die parenterale Applikation kann auf verschiedene Art und Weise erfolgen.
- Als **Injektion** (Einspritzung)
  - in die Vene = intravenös (Abk. i. v.)
  - unter die Haut = subkutan (Abk. s. c.)
  - in die Haut = intrakutan (Abk. i. c.)
  - in die Arterie = intraarteriell (Abk. i. a.)
  - in den Muskel = intramuskulär (Abk. i. m.)
  - unter die Schleimhaut = submukös (Abk. s. m.)

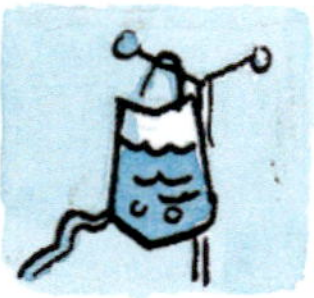

- Bei der **Infusion** werden Flüssigkeiten bzw. Arzneimittel in die Blutbahn eingeleitet.
- Als **perkutane** (transdermale) Aufnahme. Hier werden Wirkstoffe über die Haut aufgenommen, z. B. bei sog. „Rheumapflastern" oder Nikotinpflastern.

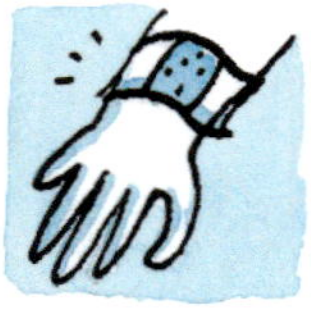

4.5 Arzneimittelgruppen

Arzneimittel werden nach ihren Anwendungsgebieten in Arzneimittelgruppen eingeteilt. Viele Arzneimittelgruppen enden in der Einzahl auf „-um", in der Mehrzahl auf „-a" (z. B.: ein Antibiotikum, zwei Antibiotika). Im Folgenden können nicht alle Arzneimittelgruppen aufgeführt werden. Es werden daher nur die für die Zahnmedizin wichtigen Gruppen erwähnt (*s. Tab. 1*).

Arzneimittelgruppe	**Beispiele (Substanzname bzw. Handelsname)**
Antibiotika: Arzneimittel gegen bakterielle Infektionen	Penicillin, Tetracycline
Analgetika: Schmerzmittel	Acetylsalicylsäure = ASS (Aspirin®), Paracetamol (Benuron®), Ibuprofen
Antiseptika: keimhemmende Mittel gegen Wundinfektionen	Chlorhexidin (CHX), Wasserstoffperoxid (H_2O_2)
Lokalanästhetika (LA): Mittel zur örtlichen Betäubung	Ultracain (UDS, UDS forte®), Lidocain (Xylocain®), Mepivacain (Scandicain®)
Thrombozytenaggregationshemmer: Mittel, die die Verklumpung von Blutplättchen hemmen und damit die Blutstillung verlangsamen	Acetylsalicylsäure = ASS (Aspirin®)
Antikoagulantien: Mittel, die die Blutgerinnung herabsetzen	Marcumar®
Antimykotika: Mittel gegen Pilzinfektionen	Clotrimazol (Canesten®)
Antihypertonika: Mittel gegen hohen Blutdruck	Beta-Blocker, ACE-Hemmer
Antiphlogistika: Mittel gegen Entzündungen und Schmerzen	Ibuprofen, Diclofenac (Voltaren®)
Kontrazeptiva: Mittel zur Empfängnisverhütung	Östrogen-Gestagen-Kombination = „die Pille"
Antitussiva: Mittel gegen Husten	Codein (Paracodin®), Acetylcystein (ACC®akut)
Hypnotika: Schlafmittel	Benzodiazepine, z. B. Diazepam
Hämostyptika: Mittel zur Blutstillung	Tabotamp®
Kortikoide: Kortison und seine Abkömmlinge	Prednison, Prednisolon
Psychopharmaka: Mittel zur Beeinflussung der menschlichen Psyche	Beruhigungsmittel (= Sedativa), Antidepressiva
Vasokonstringentien: gefäßverengende Mittel	Adrenalin, oft den Lokalanästhetika beigemengt

Tab. 1 Arzneimittelgruppen

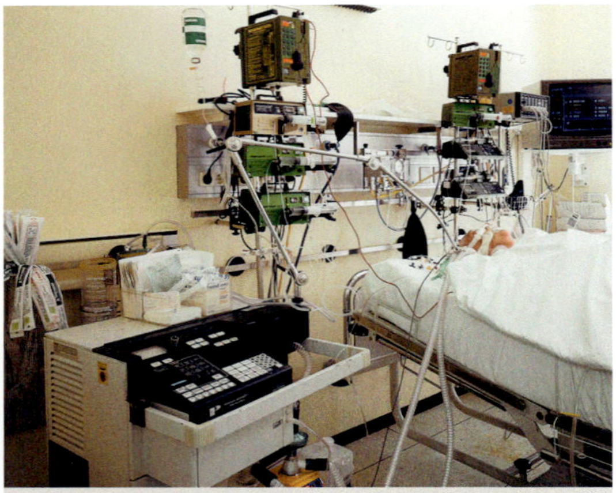

Abb. 1 Intensivstationen können zu Umschlagplätzen für MRSA-Keime werden.

Ein neues Problem tritt auf: Antibiotikaresistenzen

Seit der Entdeckung des Penicillins im Jahr 1928 sind die Antibiotika zu unentbehrlichen Helfern in der Krankheitsbekämpfung geworden. Inzwischen nehmen aber Resistenzen von einzelnen Bakterien gegen Antibiotika auch in Deutschland immer mehr zu.
Dazu gehört das Bakterium „Staphylococcus aureus". Es kommt bei vielen Menschen in der Nase und auf der Haut vor. Meistens ist es harmlos, es kann aber gelegentlich Infektionen verursachen. Bestimmte Bakterienstämme sind inzwischen gegen viele (lat. multi) Penicillinarten resistent. Man bezeichnet das Bakterium deshalb als MRSA (**M**ulti-**R**esistenter **S**taphylococcus **a**ureus).

Der MRSA-Keim stellt hauptsächlich in Kliniken eine Bedrohung für immungeschwächte Patienten dar (*s. Abb. 1*). In der Zahnarztpraxis ist der MRSA-Keim von geringerer Bedeutung. Dennoch stellt er eine Bedrohung dar – nicht für das Behandlungsteam, sondern auch für evtl. nachkommende Patienten, deren Immunsystem geschwächt ist..

4.6 Wirkung und Nebenwirkungen von Arzneimitteln

Alle Arzneimittel haben eine Wirkung und eine Nebenwirkung. Die Wirkung der Medikamente ist erwünscht, die Nebenwirkungen sind es meist nicht. Die häufigsten Nebenwirkungen sind Allergien. Dies kann vom harmlosen Juckreiz bis zu lebensbedrohlichen Störungen in Form eines allergischen Schocks reichen.

↑ Siehe hierzu Lernfeld 7, Notfälle, S. 252

Weitere Nebenwirkungen können z. B. Magen-Darm-Beschwerden, Leber-, Nierenschäden, Herz-Kreislauf-Störungen sein. Daher sind vor der Medikamenteneinnahme die Gebrauchsinformationen durchzulesen. Aus den Nebenwirkungen ergibt sich dann schon oft die Kontraindikation (Gegenanzeige).

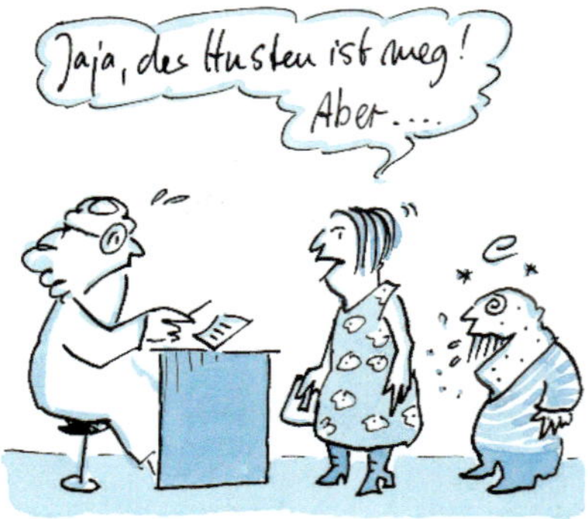
Jaja, des Husten ist weg! Aber....

Kontraindikationen sind Umstände, die die Anwendung des Arzneimittels verbieten. Bei einer Penicillinallergie z. B. ist ein Penicillin also kontraindiziert. Daher sollte bei der ↑ Anamnese immer danach gefragt werden, ob eine Überempfindlichkeit gegen Medikamente vorliegt und, falls ja, gegen welche Medikamente der Patient eine Allergie hat. Auch Schwangerschaft und Stillzeit stellen wegen der Gefahr einer Embryoschädigung eine häufige Kontraindikation für bestimmte Medikamente dar.

↑ Anamnese, S. 47

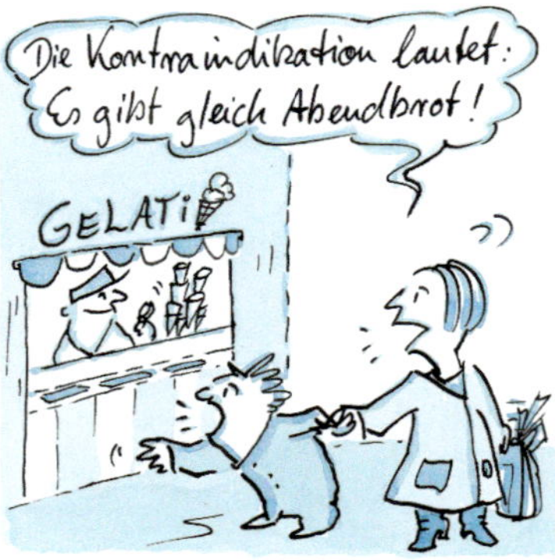
Die Kontraindikation lautet: Es gibt gleich Abendbrot!
GELATI

4.7 Aufbewahrung von Medikamenten

Medikamente müssen so aufbewahrt bzw. gelagert werden, dass Verwechslungen vermieden werden und sie ihre Wirkung nicht einbüßen. Dies gilt auch für Kunststoff-, Abform- oder ähnliche Materialien sowie für Desinfektionsmittel. Dazu muss man wissen, wie hoch die korrekte Lagertemperatur, z. B. im Kühlschrank, ist, ob eine lichtgeschützte Aufbewahrung notwendig ist oder ob die Medikamente feuchtigkeitsempfindlich sind.

Für manche Medikamente ist eine gekühlte Lagerung vorgeschrieben. Deswegen muss in der Praxis ein separater Medikamentenkühlschrank (+2 bis +8 °C) vorhanden sein. Medikamente, die nicht gekühlt werden, sollten nicht über 26 °C bzw. in der Sonne gelagert werden.

Medikamente, die kein Licht vertragen, z. B. Wasserstoffperoxid (H_2O_2), müssen lichtgeschützt in dunklen Behältern aufbewahrt und sollten erst kurz vor Gebrauch bereitgestellt werden.

Grundsätzlich sollten Medikamente staubgeschützt in einem entsprechenden Schrank bzw. in Schubladen aufbewahrt werden. Das Haltbarkeitsdatum der Medikamente ist unbedingt zu beachten. Verfallene Medikamente müssen aussortiert und ↗ entsorgt werden. Ebenso müssen Medikamente oder Materialien, die verfärbt, verändert, zersetzt oder ohne eindeutige Beschriftung sind, entsorgt werden.

↗ Entsorgung von Medikamenten, S. 108

Bei feuchtigkeitsempfindlichen Medikamenten, die meist in Pulverform vorliegen, müssen die Behälter, in denen sie aufbewahrt werden, nach Entnahme des Materials sofort wieder verschlossen werden. Bei der Entnahme von Medikamenten aus ihrer Verpackung ist auf ein hygienisch einwandfreies Vorgehen zu achten. Zum Beispiel sind Kunststoffe, Poliermittel oder Pasten mit einem sterilen Spatel oder durch Ausdrücken des Materials auf einen Papierblock bzw. eine sterilisierte Glasplatte in der benötigten Menge zu entnehmen.

Wenn Medikamente auch ↗ Gefahrstoffe sind – z. B. Chemikalien wie Wasserstoffperoxid (H_2O_2) oder Inhalationsanästhetika) –, sind bei der Lagerung die Gefahrstoffangaben zu beachten.

↗ Gefahrstoffe, S. 20

Terminologie: Arzneimittellehre

Antibiotikaresistenzen	Krankheitserreger werden gegen Antibiotika so widerstandsfähig oder unempfindlich, dass diese nicht mehr wirken.
Applikation	Anwendung, Darreichung
enterale Applikation	Darreichung von Medikamenten über den Magen-Darm-Trakt; umfasst die orale, die sublinguale und die rektale Applikation
Injektion	Einspritzung
lokal	örtlich, direkt am Ort; die Bezeichnung bezieht sich auf die Applikation und/oder auf den Ort der Wirkung eines Stoffes, z. B. eines Arzneimittels
parenterale Applikation	Applikation von Arzneimitteln unter Umgehung des Magen-Darm-Traktes, z. B. als Injektion
perkutan (= transdermal)	durch, über die Haut
per os (lat.)	durch den Mund, oral; Applikation eines Arzneimittels über den Mund, z. B. in Form von Tabletten

Pharmaka Pharmakon (Einzahl)	Heilmittel, Hilfsmittel
Pharmakologie	Arzneimittellehre
rektale Applikation	Darreichung von Medikamenten über den Mastdarm (Rektum), z. B. die Applikation von Suppositorien
Resistenz	Unempfindlichkeit, Widerstandsfähigkeit
sublinguale Applikation	Applikationsart, bei der das Medikament unter die Zunge gelegt wird und seinen Wirkstoff an die gut durchblutete Mundschleimhaut abgibt; gehört deshalb zur enteralen und zur systemischen Applikation
submukös	1. unter der Schleimhaut (Lagebezeichnung) 2. unter die Schleimhaut (Applikation von Medikamenten)
Suppositorien Suppositorium (Einzahl)	Zäpfchen
systemisch	Ein Stoff wirkt auf den ganzen Körper ein und/oder wird über die Blutbahn im ganzen Körper verteilt.
toxisch	giftig

Aufgaben

1 Was versteht man unter apothekenpflichtigen Arzneimitteln?

2 Wann wirkt ein Medikament toxisch?

3 Um welche Applikationsform handelt es sich bei der Einnahme von Tabletten?

Dictionary	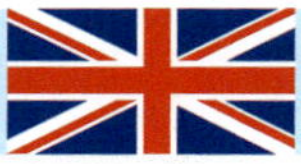	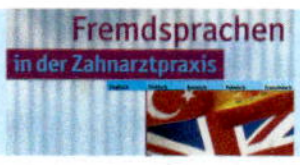
Antibiotika	antibiotics	*page 10*
bluten	to bleed	*page 10*
Blutgerinnungsstörungen	coagulation disorder	
Entzündung	inflammation	
etwas betäuben	to numb it up	*page 13*
Extraktion	extraction	
heilen	to heal	
Implantation	implantation	
Instrumente	instruments	
Medikamente	medicines	*page 10*
Pinzette	tweezers	
Schmerzmittel	pain killer	*page 14 and 19*

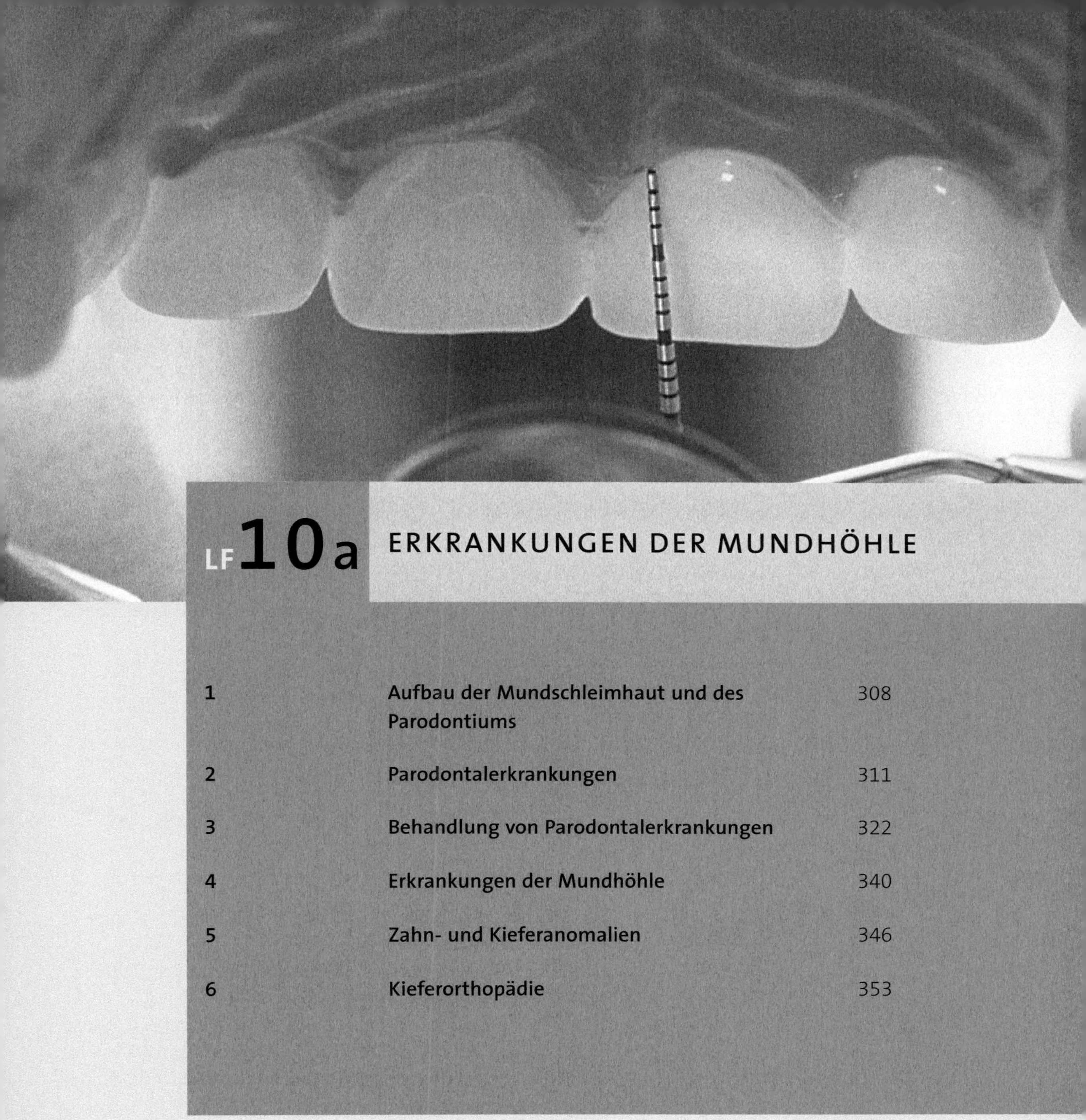

LF 10a ERKRANKUNGEN DER MUNDHÖHLE

1 Aufbau der Mundschleimhaut und des Parodontiums

Siehe hierzu Lernfeld 2, Aufbau der Mundhöhle, S. 54

Aufbau der Mundschleimhaut

Die Mundhöhle ist von einer weichen **Mukosa** (Schleimhaut; Mucosa) ausgekleidet. Diese wird ständig vom Speichel feucht gehalten. Die Mundschleimhaut muss weitestgehend intakt sein, damit sie ihre Aufgaben erfüllen kann.
Die Schleimhaut besteht meist aus flachen Zellen, die miteinander ein Gewebe bilden (Plattenepithel; *s. Abb. 1*) und die im Falle der Mundschleimhaut in mehreren Schichten angeordnet sind. Daher besteht die Mundschleimhaut aus einem sog. mehrschichtigen Plattenepithel.
Der weitaus größte Teil der Mundschleimhaut besteht aus einem unverhornten, mehrschichtigen Plattenepithel. An Stellen, die mechanisch besonders stark belastet werden, ist das **Epithel** verhornt. Man spricht daher von einem mehrschichtigen, verhornten Plattenepithel. Diese belastbare Schleimhaut ist die **Gingiva** (das Zahnfleisch).

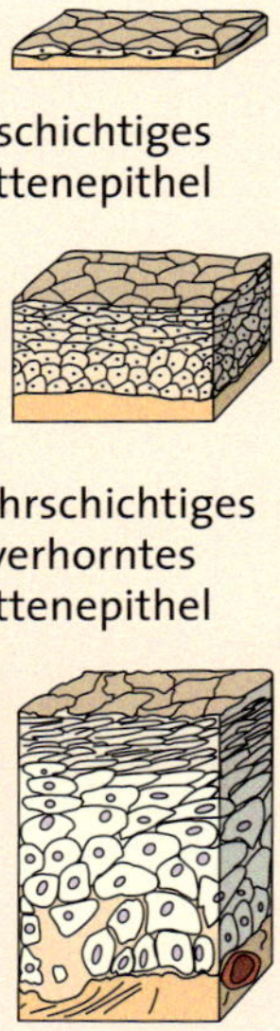

Abb. 1 Plattenepithel

Aufbau des Parodontiums

Das **Parodontium** (Zahnhalteapparat) hält den Zahn federnd im Alveolarfach.
Die Lehre vom Parodontium und seinen Erkrankungen wird als **Parodontologie** bezeichnet.

Das Parodontium besteht aus
- Gingiva (Zahnfleisch),
- Wurzelzement (Cementum),
- **Desmodont** (Wurzelhaut, Desmodontium, **Periodont**, Periodontium),
- Alveolarknochen.

Sie bilden eine funktionelle Einheit.

Gingiva

Die **Gingiva** (Zahnfleisch) ist ein Teil der Mundschleimhaut. Sie gehört jedoch ihrer Hauptfunktion nach zum **Parodontium** (Zahnhalteapparat).
Die Mundschleimhaut geht ungefähr in Höhe der Zahnwurzeln in die Gingiva über. Dieser Übergangsbereich wird als **Mukogingivalgrenze** bezeichnet (*s. Abb. 2*).
Die gesunde Gingiva ist blassrosa, matt glänzend und straff (*s. Abb. 3*). Sie bedeckt den oberen Teil der Alveolarfortsätze und den Bereich des Zahnhalses. Zwischen den Zähnen bildet sie als interdentale Gingiva jeweils eine orale und eine vestibuläre **Interdentalpapille**, welche sattelförmig den Interdentalraum (Zahnzwischenraum, Approximalraum) ausfüllt.

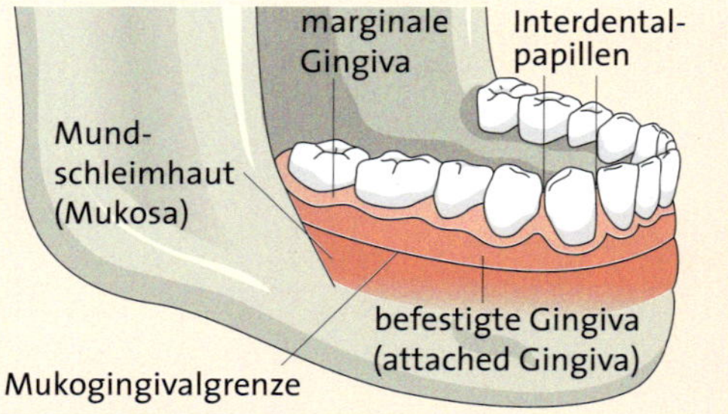

Abb. 2 Mukogingivalgrenze

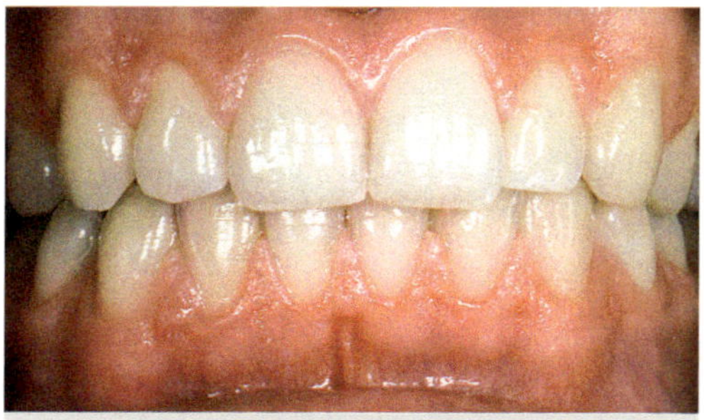

Abb. 3 Gesunde Gingiva

An der Gingiva werden zwei Bereiche unterschieden.

- Die **marginale Gingiva** wird auch als **freie Gingiva** oder **Gingivia marginalis** bezeichnet.
  - Sie umgibt als Zahnfleischsaum den Zahnhals.
  - Sie liegt den Zähnen girlandenförmig an.
  - Ihre Breite beträgt ca. 1–2 mm.
  - Die marginale Gingiva ist von Bindegewebsfasern durchzogen, die u. a. zum Alveolarknochen ziehen.
- Die **attached Gingiva** ist die Gingiva, die mit dem Alveolarknochen fest verwachsen ist. Sie wird auch als **befestigte Gingiva** oder **Gingiva propria** bezeichnet und hat, ähnlich wie eine Orangenschale, eine getüpfelte Oberfläche.

Zwischen der marginalen Gingiva und der Zahnoberfläche befindet sich eine ca. 0,1–2 mm tiefe, rillenförmige Vertiefung, die als **Sulkus** (Zahnfleischsulkus, Zahnfleischfurche, Sulcus gingivae) bezeichnet wird. Der Sulkus wird von einer geringen Menge Gewebeflüssigkeit und Speichel durchspült.

Der Boden des Sulkus wird vom **Saumepithel** gebildet (*s. Abb. 1*). Das Saumepithel umgibt den Zahn ringförmig, wirkt wie eine Dichtung und schützt so die Wurzelhaut vor äußeren Einflüssen aus der Mundhöhle. Außerdem bewirkt das Saumepithel die Anheftung der marginalen Gingiva an der Zahnoberfläche.

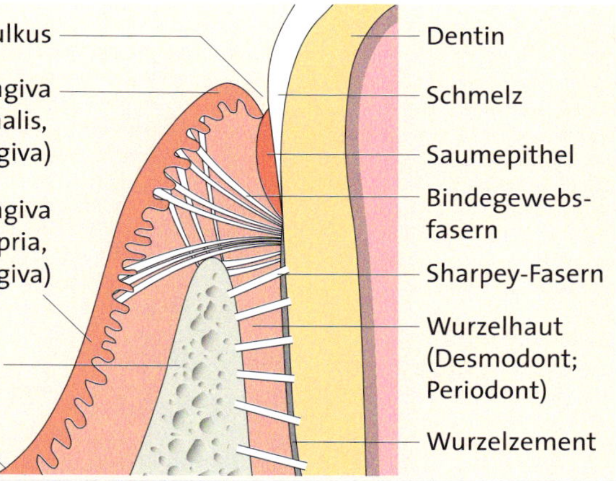

Abb. 1 Parodontium

Wurzelzement (Cementum)

Am Wurzelzement haften die Sharpey-Fasern an, die die Zähne in der knöchernen Alveole (Zahnfach) beweglich-elastisch befestigen.

↑ Siehe hierzu Lernfeld 2, Wurzelzement, S. 64

Desmodont

Das Desmodont (Wurzelhaut, Desmodontium, Periodont, Periodontium) ist der Spalt zwischen Zahnwurzel und Alveolarknochen und wird von Blut- und Lymphgefäßen und Nervenfasern durchzogen. Im Desmodont befinden sich in Büscheln angeordnete Bindegewebsfasern, die auch als **Sharpey-Fasern** bezeichnet werden. Zum einen sind diese im Wurzelzement und zum anderen im Alveolarknochen befestigt und stützen so den Zahn federnd ab.

Die Verbindung der Gingiva mit der Zahnoberfläche durch das Saumepithel und die Verbindung der Sharpey-Fasern mit dem Wurzelzement wird als **Attachment** bezeichnet.

Alveolarknochen

Der Alveolarknochen ist der Alveolarfortsatz des ↑ Unterkiefer- bzw. ↑ Oberkieferknochens. Er bildet die Alveolen, in denen die Zähne mittels der Sharpey-Fasern federnd aufgehängt sind. Bei einem gesunden Parodontium beginnt der Knochen ca. 1–2 mm unterhalb der Schmelz-Zement-Grenze.

↑ Unterkiefer, S. 167, Oberkiefer, S. 166

Terminologie: Aufbau der Mundschleimhaut und des Parodontiums	
Alveole	Zahnfach
Approximalraum (= Interdentalraum)	Zahnzwischenraum
attached Gingiva (= befestigte Gingiva; Gingiva propria)	fest anhaftendes Zahnfleisch; mit dem Alveolarknochen fest verwachsene Gingiva
Attachment (engl.); attached	Befestigung; befestigt, anhaftend
befestigte Gingiva	fest anhaftendes Zahnfleisch; s. attached Gingiva
Desmodont, Desmodontium, Periodont, Periodontium	Wurzelhaut; von Sharpey-Fasern durchzogener Spalt zwischen Zahnwurzel und Alveolarknochen
Epithel	oberste Schicht, Deckschicht
freie Gingiva	bewegliches Zahnfleisch; s. marginale Gingiva
Gingiva	Zahnfleisch
Gingiva marginalis	bewegliches Zahnfleisch; s. marginale Gingiva
Gingiva propria	fest anhaftendes Zahnfleisch; s. attached Gingiva
interdentale Gingiva	Gingiva der Zahnzwischenräume
Interdentalpapille	Zahnfleischerhöhung zwischen den Zähnen
Interdentalraum (= Approximalraum)	Zahnzwischenraum
marginale Gingiva (= freie Gingiva; Gingiva marginalis)	bewegliches Zahnfleisch; verläuft girlandenförmig am Zahn entlang
Mukogingivalgrenze	Übergangsbereich zwischen Mundschleimhaut und Gingiva
Mukosa; Mucosa	Schleimhaut
Parodontium	Zahnhalteapparat, Zahnbett
Parodontologie	Lehre vom Zahnhalteapparat und seinen Erkrankungen
Periodont; Periodontium	Wurzelhaut; s. Desmodont
Sulkus (= Zahnfleischsulkus, Sulcus gingivae)	Zahnfleischfurche; rillenförmige Vertiefung zwischen marginaler Gingiva und Zahn

Aufgaben

1 Woraus besteht das Parodontium?

2 Beschreiben Sie den Unterschied zwischen der Gingiva propria und der Gingiva marginalis.

2 Parodontalerkrankungen

Parodontalerkrankungen werden allgemein als **Parodontopathien** bezeichnet. Hierbei werden **entzündliche Parodontalerkrankungen** und **nicht entzündliche Parodontalerkrankungen** unterschieden.
Viele Menschen leiden unter einer Entzündung des Zahnhalteapparates, einer **Gingivitis** oder einer **Parodontitis**.
Dagegen ist die **Parodontose**, der Rückgang von Alveolarknochen und Zahnfleisch ohne Entzündung, keine häufige Erkrankung. Oft wird der Begriff Parodontose falsch benutzt: Man spricht zwar von einer „Parodontose", meint jedoch die Parodontitis.
Im Gegensatz zu Karies haben Parodontalerkrankungen in den letzten Jahren zugenommen. Nach dem 45. Lebensjahr ist die Parodontitis der häufigste Grund für einen Zahnverlust. Eine Parodontitis kann sich auch auf Allgemeinerkrankungen wie Herz-Kreislauf-Erkrankungen, chronische Atemwegsinfekte negativ auswirken: Über den Blutkreislauf gelangen pathogene Keime von der Mundhöhle zum Herzen oder zur Lunge und führen dort zu einer Verschlechterung der Erkrankung. Eine Parodontitis kann bei Schwangeren sogar zu einer Frühgeburt oder zu einem niedrigeren Geburtsgewicht des Babys führen.
Meist bemerkt der Patient eine parodontale Erkrankung erst im fortgeschrittenen Stadium, da sie oft ohne starke Schmerzen verläuft. Schwellung und Blutung der Gingiva bleiben oft unbemerkt und eine Zahnlockerung tritt erst im fortgeschrittenen Stadium auf.

2.1 Ursachen entzündlicher Parodontalerkrankungen

Es gibt eine ganze Reihe von Ursachen, die für die Entstehung von entzündlichen Parodontopathien verantwortlich sind. Nach wie vor muss man davon ausgehen, dass eine der Hauptursachen bakterielle Beläge sind.

2.1.1 Bakterielle Beläge

Die ↑Entstehung von Karies setzt das Vorhandensein von Zahnbelägen voraus. Ebenso ist bei den meisten Patienten auch das Entstehen von entzündlichen Parodontalerkrankungen durch eine schlechte Mundhygiene bedingt.

↑Kariesentstehung, S.122

Entstehung der Plaque

Verbleiben Nahrungsreste auf den Zähnen, so entsteht ein Bakterienfilm aus pathogenen Keimen. Nach ein bis zwei Tagen bildet sich **Plaque**, ein weicher, weißlich-gelber, aber fest haftender Belag, der nur durch gründliches Zähneputzen zu entfernen ist.

Der Belag besteht aus einer klebrigen Grundsubstanz, einer Schleimschicht, in die viele verschiedene Bakterienarten eingebettet sind. Man nennt ihn den oralen Biofilm (*s. Abb. 1*).
Er bietet Schutz für die verschiedenen Lebewesen, sodass sie sich gut darin vermehren können. Den Biofilm kann man nur mechanisch zerstören, also durchs Putzen. Chlorhexidin-Mundspüllösungen können diesen Lebensraum für Bakterien nicht zerstören.

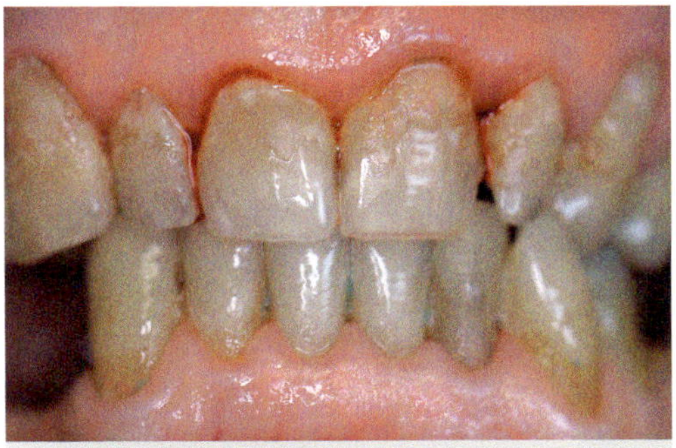

Abb. 1 Plaque (Biofilm)

Plaque enthält auch die Verdauungssekrete und Toxine der Bakterien sowie Speichelbestandteile und Antigene (regen eine Antikörperbildung des Immunsystems an).
Verbleibt Plaque an den Zähnen, so ändert sich die bakterielle Zusammensetzung. In einer reifen Plaque wird das Wachstum von **anaeroben** (ohne Sauerstoff lebenden) Bakterien gefördert, welche Parodontalerkrankungen hervorrufen.

Von der Plaque zur Gingivitis

Verbleibt Plaque auf den Zähnen, so tritt nach fünf bis sieben Tagen eine Gingivitis, eine Entzündung des Zahnfleischsaumes, auf (*s. Tab. 1, Abb. 1, 2*). Sie ist eine Abwehrreaktion des Körpers auf die Bakterien.
Durch vermehrte Durchblutung wird die lokale Abwehrsituation gestärkt. Die Blutgefäße erweitern sich, neue werden gebildet und die Gewebeschicht zwischen den Blutgefäßen und der Gingivaoberfläche wird immer dünner und verletzlicher.
Daher ist das Hauptsymptom einer Gingivitis die Blutung. Beim Sondieren blutet es, der Fachausdruck lautet **b**leeding **o**n **p**robing, abgekürzt BOP.

Bei gründlicher Mundhygiene geht die Gingivitis ohne bleibende Folgen wieder zurück, sie ist **reversibel**.

Beim Sondieren ist eventuell eine größere Tiefe zu messen, aber die Ursache ist nicht ein Verlust von Attachment (Verlust von parodontalem Stützgewebe), sondern ein geschwollenes Zahnfleisch. Dieses erschwert die Mundhygiene, was wiederum zu einer Verstärkung der Gingivitis führt.

Gesunde Gingiva	Kranke Gingiva
blassrosa, matt glänzend, straff	gerötet und geschwollen, glänzend
girlandenförmiger Verlauf der marginalen Gingiva, 0,1–2 mm tiefer Sulkus	Interdentalpapillen sind nicht mehr voll erhalten
keine bis geringe Sulkusflüssigkeit	vermehrte Sulkusflüssigkeit
keine Blutung	blutet nach Sondieren

Tab. 1 Kennzeichen einer gesunden und einer kranken Gingiva

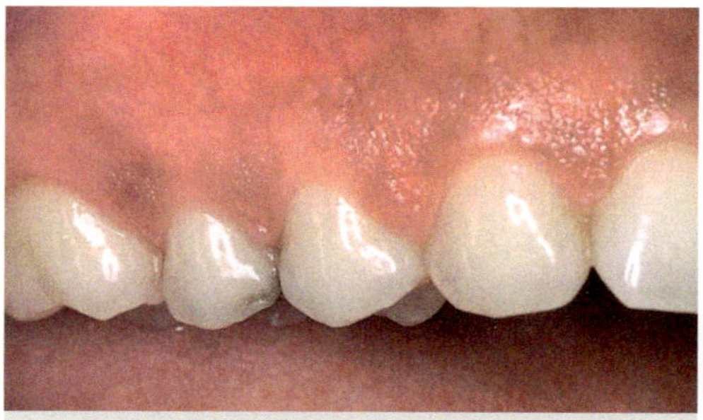

Abb. 1 Gesunde Gingiva

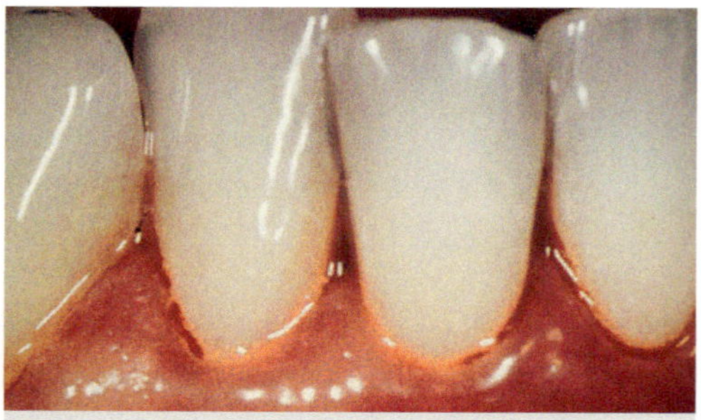

Abb. 2 Gingivitis

Mögliche Verlaufsform einer Gingivitis

Um die Gingivitis zu bekämpfen, produziert das Immunsystem Abwehrstoffe, die aber nicht nur die Bakterien angreifen, sondern auch die **Fasern** der Gingiva und später den Alveolarknochen. Die Gingiva liegt dann nicht mehr straff am Zahn an.

- Zunächst löst sich das ↑Saumepithel, sodass Bakterien am Zahn entlang in die Tiefe vordringen können. Der Sulkus vertieft sich und es entsteht eine Zahnfleischtasche, in der sich noch mehr Beläge ansammeln. Es entsteht ein bakterieller Biofilm in der Tiefe der Tasche. Die sich dann vermehrt bildende Sulkusflüssigkeit gelangt zwar in die Tasche und entfaltet eine gewisse Reinigungswirkung, kann aber die fest anhaftenden Bakterienbeläge nicht entfernen.
- Mit der Zeit werden auch die ↑Sharpey-Fasern angegriffen, sodass die Bakterien und Beläge sich immer tiefer unter das Zahnfleisch schieben. Es entstehen tiefe **Zahnfleischtaschen** und die Zähne erscheinen verlängert.
- Dann wird auch der ↑Alveolarknochen, zuerst der interdentale, angegriffen und abgebaut. Es entstehen **Knochentaschen**. Der Zahn hat keinen festen Halt mehr.

↑Saumepithel, S. 309
↑Sharpey-Fasern, S. 309
↑Alveolarknochen, S. 309

Abhängig von der Reaktion des Immunsystems kann so aus einer Gingivitis eine Parodontitis entstehen (*s. Abb. 1*).

Eine Parodontitis kann aber auch ohne eine vorangegangene Gingivitis entstehen. In seltenen Fällen ist die Immunreaktion so heftig, dass gleich ein Knochenabbau erfolgt.

Wenn die Zähne keinen festen Halt mehr haben, so fangen sie an zu ↑wandern, zu kippen und zu elongieren (*s. Abb. 2*). Vor allem im Frontzahnbereich im Oberkiefer, wo die Lippen im Gegensatz zur Wangenmuskulatur wenig Widerstand bieten, wandern die Zähne nach vestibulär. Man spricht von einer vestibulären Auffächerung.

↑Zahnstellungsabweichungen, S. 348

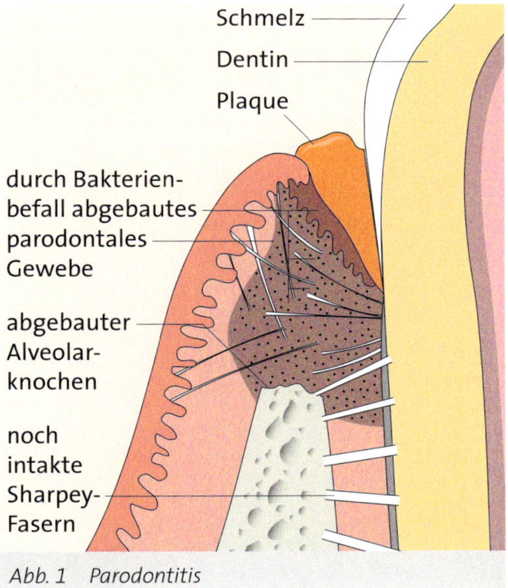

Abb. 1 Parodontitis

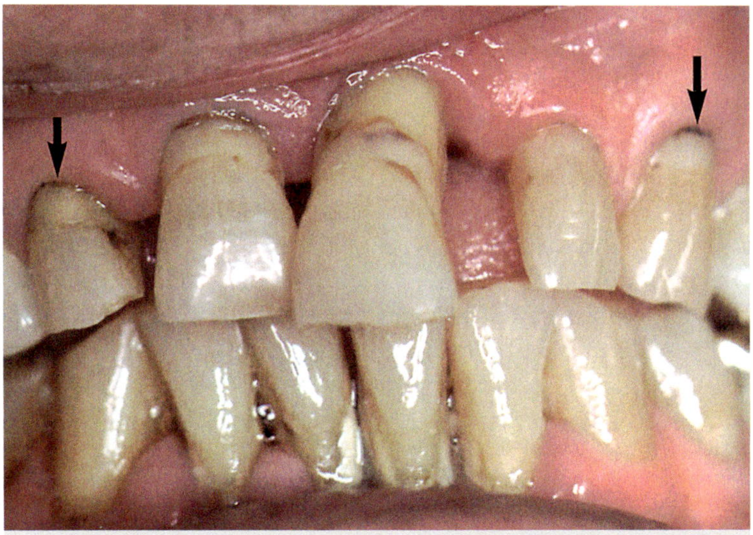

Abb. 2 Schwere Form der Parodontitis. Teile der Zahnwurzeln liegen frei. Die Zähne sind gelockert und gewandert. Zahn 21 ist elongiert (herausgewachsen). Zahnstein, Plaque und Konkremente (Pfeile) sind sichtbar.

Auch wenn eine Parodontitis erfolgreich behandelt wurde, ist die Höhe der Gingiva und des Alveolarknochens reduziert (vermindert). Der ursprüngliche Zustand des gingivalen und parodontalen Gewebes ist nicht mehr herstellbar: Die Parodontitis kann zwar erfolgreich behandelt werden, aber der Rückgang von Gingiva und Alveolarknochen ist **irreversibel**.

↑Speichel, S. 124

↑Speicheldrüsen, S. 58

Plaque, die oberhalb des Zahnfleischsaumes liegt, wird als **supragingivale** Plaque bezeichnet. Sie kann durch Mineralsalze aus dem ↑Speichel verkalken, dann spricht man von **Zahnstein**. Zahnstein befindet sich bevorzugt in der Nähe der Ausführungsgänge der großen ↑Speicheldrüsen, v. a. im lingualen UK-Frontzahnbereich und im vestibulären OK-Molarenbereich.

Breitet sich Plaque unterhalb der Gingiva aus, so spricht man von **subgingivaler** Plaque. Dabei verändert sich ihre Zusammensetzung durch hinzukommende Blutbestandteile, Bestandteile aus der Sulkusflüssigkeit und durch das Vorhandensein von anaeroben, pathogenen Bakterien. Die Anzahl der anaeroben Bakterien nimmt auf Kosten der aeroben Bakterien zu. Wenn die subgingivale Plaque verkalkt, dann spricht man von **Konkrementen**. Konkremente werden auch als subgingivaler Zahnstein bezeichnet. Sie bilden spitze, harte Kristalle, die durch die Blutbestandteile dunkel eingefärbt sind.

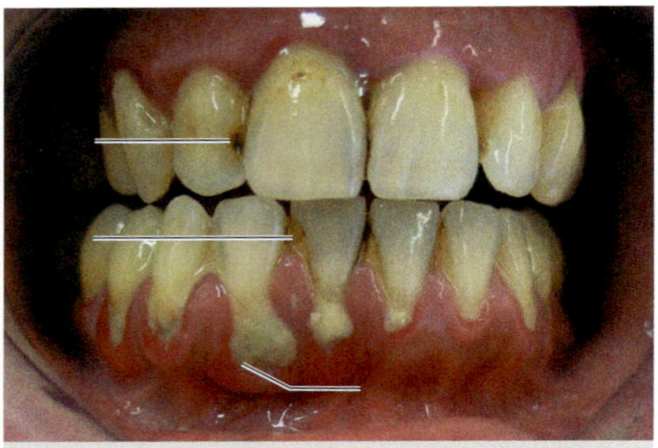

Abb. 1 Patient mit Gingivitis, Parodontitis, Zahnstein und Karies

Zahnstein wird gebildet, wenn sich Kalksalze aus dem Speichel in die vorhandene Plaque einlagern.
Zahnstein und Konkremente bilden eine Retentionsstelle für weitere bakterielle Beläge (*s. Abb. 1*).

Selbst wenn zu diesem Zeitpunkt wieder eine gute Mundpflege betrieben wird, so kann dennoch eine Ausheilung der Parodontitis ohne eine Entfernung der subgingivalen Beläge und Konkremente durch die Zahnärztin nicht erreicht werden. Erst durch die Zerstörung des bakteriellen Biofilms in den Taschen wird die parodontale Entzündung gestoppt.
Ebenso wie ↑Karies verursachende ↑Bakterien können auch Bakterien von Menschen mit einer Parodontalerkrankung über den Speichel auf andere Menschen übertragen werden.

↑Kariesentstehung, S. 122

↑mikrobiologische Tests, S. 437

Patienten mit einer Parodontalerkrankung haben häufig Mundgeruch, der durch die besondere Bakterienzusammensetzung entsteht. Dieser bakterielle Belag befindet sich oft auch auf dem Zungenrücken. Selbst wenn der Patient seine Zunge reinigt, entsteht dieser Geruch immer wieder. Erst wenn die Parodontitis behandelt wurde, verändert sich die Bakterienzusammensetzung im Mund des Patienten. Die pathogenen Keime werden reduziert und der faulige Mundgeruch verschwindet.

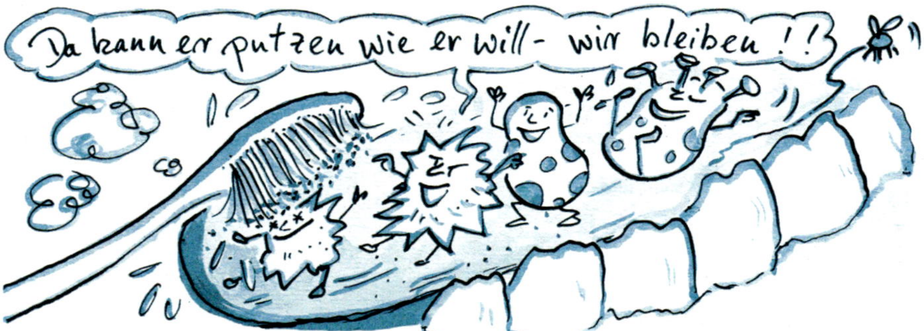

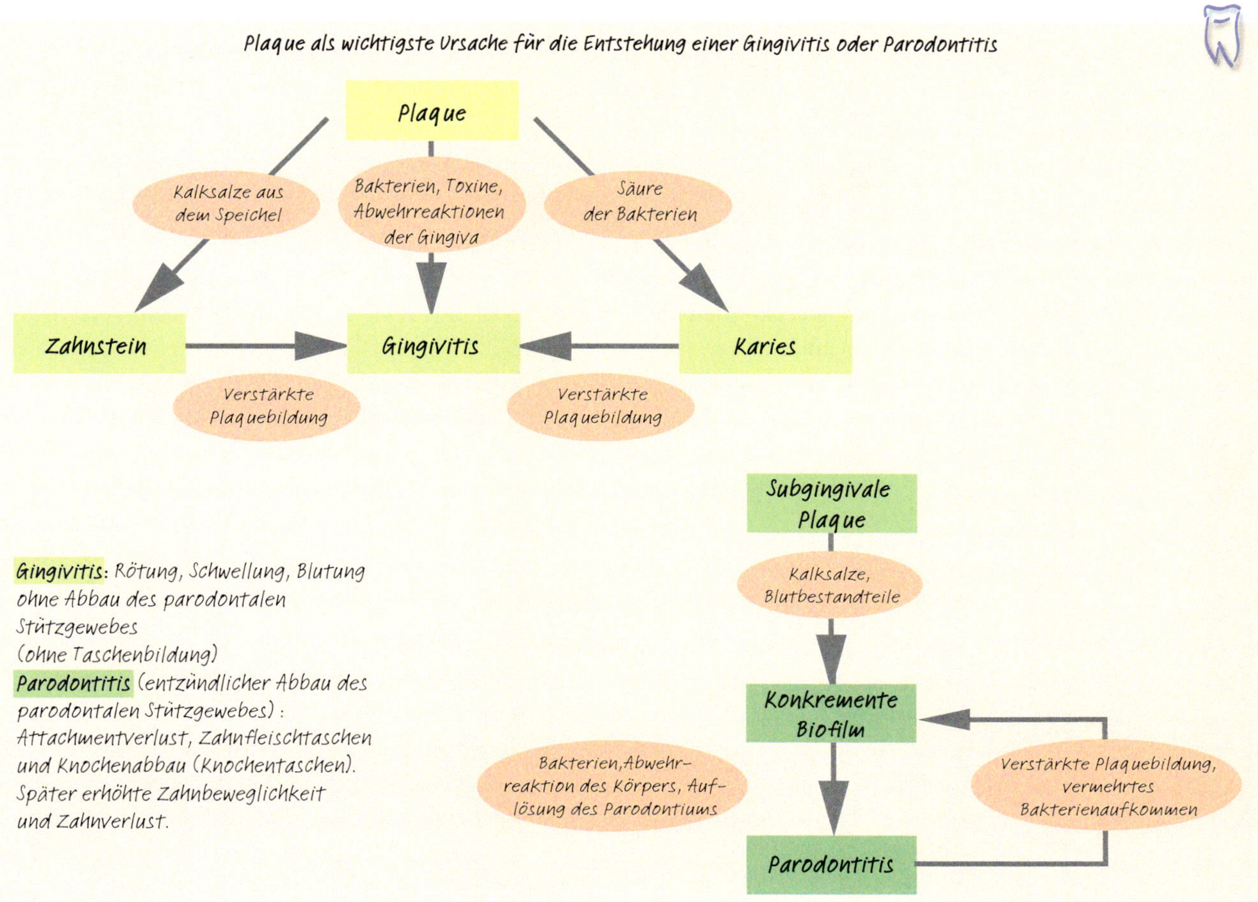

2.1.2 Weitere Ursachen für entzündliche Parodontalerkrankungen

Manche Faktoren, z. B. Rauchen oder Stress, können allein keine entzündliche Parodontalerkrankung hervorrufen. Sie begünstigen aber die Entstehung von entzündlichen Parodontopathien.

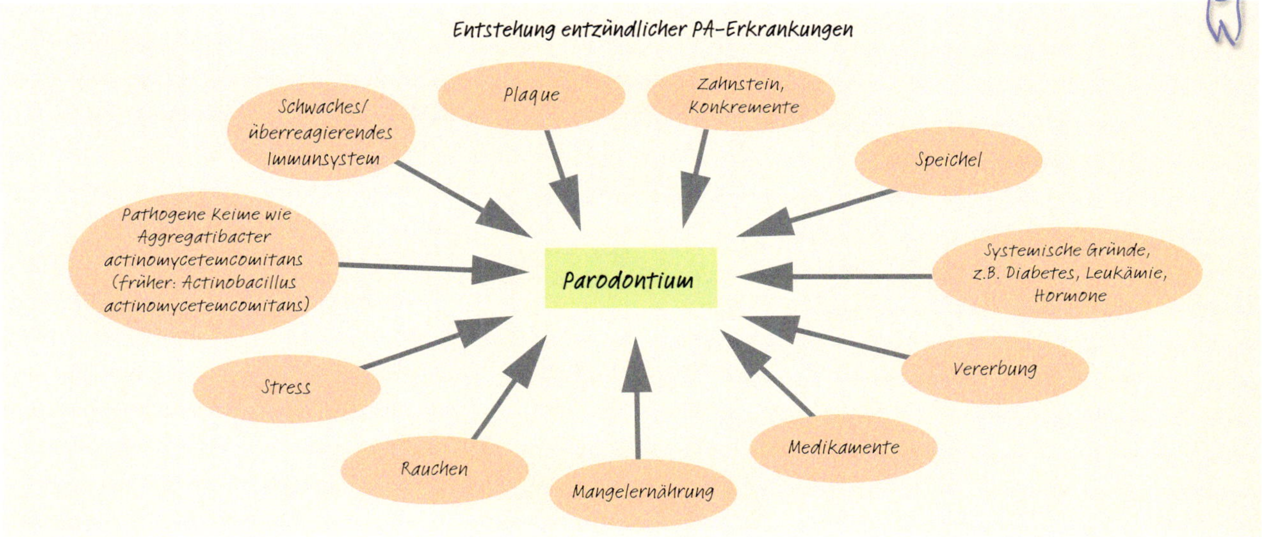

Lokale Verstärkung

Dazu zählen folgende Faktoren:

- Vorhandensein von Zahnstein und Konkrementen
- Zahnanatomie (z. B. Furchen, Grübchen) und Zahnstellung (z. B. Engstand, Kippung, Drehung der Zähne)
- Mundatmung; da der Luftstrom die Mundhöhle austrocknet, entfallen die ↑Spülfunktion und die antibakterielle Wirkung des Speichels.
- Konsistenz, Zusammensetzung und Menge des Speichels; wenn der Speichel zu viskös ist oder zu wenig Leukozyten mit sich führt, so kann er seine Spülfunktion und antibakterielle Wirkung nicht ausüben.
- Prothesenklammern, die dicht an der Gingiva verlaufen, nicht korrekt gestaltete Füllungs- und Kronenränder, schlecht gestaltete Approximalkontakte oder andere raue Stellen bieten eine Oberfläche, an denen Plaque gut haftet.
- Bereits bestehende gingivale und parodontale Taschen, in denen Plaque zurückgehalten wird und in deren sauerstoffarmem Milieu pathogene Keime besonders gut wachsen

↑Aufgaben des Speichels, S. 125

↑ Siehe hierzu Lernfeld 11, Prädilektionsstellen für Plaque und Karies, S. 401

Verstärkung durch individuelle Veranlagungen

Unter dem Einfluss von Hormonen kann schnell eine Gingivitis entstehen, z. B. in der Pubertät, im Zusammenhang mit dem Menstruationszyklus, während der Schwangerschaft, in den Wechseljahren.
Bei Erstellung der ↑Eigenanamnese ist abzuklären, ob der Patient an Allgemeinerkrankungen wie Diabetes mellitus, Leukämie, HIV leidet. Patienten mit genetischen Veränderungen wie Down-Syndrom (Trisomie 21) und anderen seltenen genetischen Erkrankungen weisen häufiger Parodontopathien auf.
Der Krankheitsverlauf ist auch abhängig von der genetischen Veranlagung (Disposition). Eine angeborene unterschiedliche Immunreaktion auf die Keime in der Mundhöhle führt bei manchen Menschen zur Erkrankung, bei anderen nicht, obwohl bei ihnen die gleichen Keime nachgewiesen werden können. Daher wird zu Beginn einer Parodontalbehandlung auch eine allgemeine ↑Familienanamnese erhoben. Statistisch gesehen, sind Schwarzafrikaner und Asiaten häufiger von einer Parodontitis betroffen als Europäer.

↑Eigenanamnese, S. 48

↑Familienanamnese, S. 50

Medikamentöse Verstärkung

Bei der Einnahme von bestimmten Medikamenten kann eine ↑Gingivawucherung auftreten. Dies allein ruft noch keine entzündlichen Parodontopathien hervor, aber sie erschwert die Mundhygiene und führt sekundär zur Parodontitis.
Folgende Medikamente kommen in Betracht:

- Mittel gegen Epilepsie
- Mittel, die Reaktionen des Immunsystems unterdrücken, z. B. bei Organtransplantationen
- Medikamente, die bei bestimmten Herzerkrankungen eingesetzt werden
- Medikamente gegen Bluthochdruck
- Kontrazeptiva (Antibabypille)

↑Gingivahyperplasie, S. 317

Verstärkung durch Mangel- oder Fehlernährung

Chronischer Vitamin-C-Mangel, Mangelernährung bei Magersucht oder Alkoholmissbrauch können zu entzündlichen Parodontopathien führen.

Der regelmäßige Verzehr Vitamin-C-haltiger Nahrungsmittel wie Grapefruit, Johannisbeeren, Orangen, Brokkoli, Rosenkohl oder Paprika kann parodontalen Erkrankungen vorbeugen und deren Heilung beschleunigen.

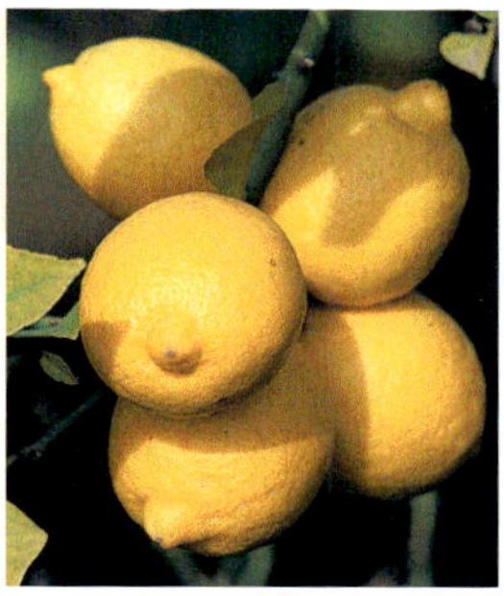

Verhaltensbedingte Ursachen

Rauchen beschleunigt die Entstehung und Schwere von Parodontalerkrankungen erheblich. Bei Rauchern ist eine vermehrte Plaquebildung zu beobachten. Aus dem Tabak kommen Ablagerungen und Giftstoffe. Die Abwehrlage bei Rauchern ist herabgesetzt, die Gingiva wird schlecht durchblutet. Eine Entzündung der Gingiva ist bei Rauchern **nicht** an den klassischen Symptomen zu erkennen: Auf Grund der gefäßverengenden Wirkung des Nikotins ist die Gingiva nicht gerötet und blutet auch nicht. Sie verledert und der Patient spürt keine Schmerzen. Dadurch kann die Erkrankung unbemerkt fortschreiten.
Die Erfolgsaussichten einer Parodontalbehandlung sind bei Rauchern deutlich schlechter als bei Nichtrauchern.

2.2 Nichtentzündliche Parodontalerkrankungen

Bei den nichtentzündlichen Parodontalerkrankungen beobachtet man Erkrankungen, die mit **Hyperplasie** (vermehrte Gewebebildung) einhergehen, und Erkrankungen, die mit **Atrophie** (Gewebeschwund) einhergehen.

2.2.1 Hyperplasien

Bei einer **Gingivahyperplasie** (Gingivawucherung) kommt es zu einer Wucherung des gingivalen Gewebes (*s. Abb. 1*). Diese kann sich auf einzelne Zähne beziehen oder generalisiert, also an vielen Zähnen, auftreten. Die Gingiva ist derb, zunächst blutungs- und entzündungsfrei.
Da das Gewebe in Richtung Zahnkrone wächst, entstehen so genannte **Pseudotaschen**. Sie stellen eine Verdickung und Vergrößerung des Zahnfleisches dar, welches der Zahnkrone lose anliegt. Es tritt kein Attachmentverlust ein, dennoch ist eine größere Sondierungstiefe messbar.
Als Folge der erschwerten Mundhygiene kann es sekundär zu einer Entzündung der Gingiva kommen.
Meist sind es **Medikamente**, z. B. gegen Epilepsie, die eine Gingivahyperplasie auslösen.

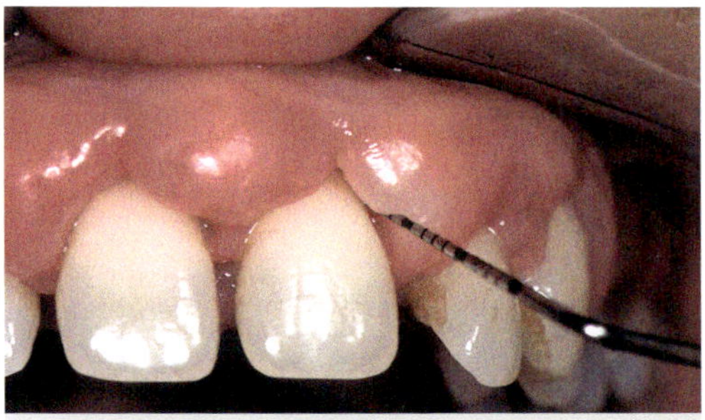

Abb. 1 Gingivahyperplasie mit ausgeprägten Pseudotaschen

Eine Wucherung des parodontalen Gewebes kann zur Bildung einer **Epulis** führen, einer knotenförmigen gutartigen Wucherung im Bereich eines Zahnes (*s. Abb. 2*). Eine Epulis muss möglichst früh entfernt werden, da sonst die Gefahr besteht, dass der Zahn keinen Halt mehr im Zahnhalteapparat hat und extrahiert werden muss.

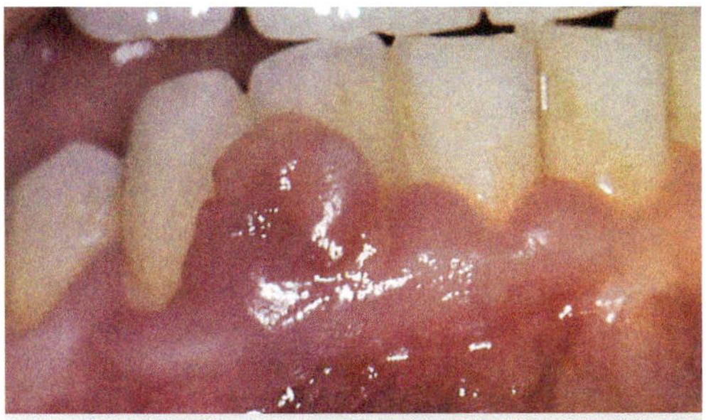

Abb. 2 Epulis

2.2.2 Parodontale Atrophien

Eine parodontale Atrophie ist eine Rückbildung des Zahnhalteapparates ohne eine Entzündung.

Rezession

Man spricht von einer parodontalen **Rezession**, wenn der **Gingivarand** direkt auf der Schmelz-Wurzelzement-Grenze oder sogar darunter liegt. Bei einem gesunden Parodontium liegt der Gingivarand ca. 2 mm oberhalb der Schmelz-Wurzelzement-Grenze.

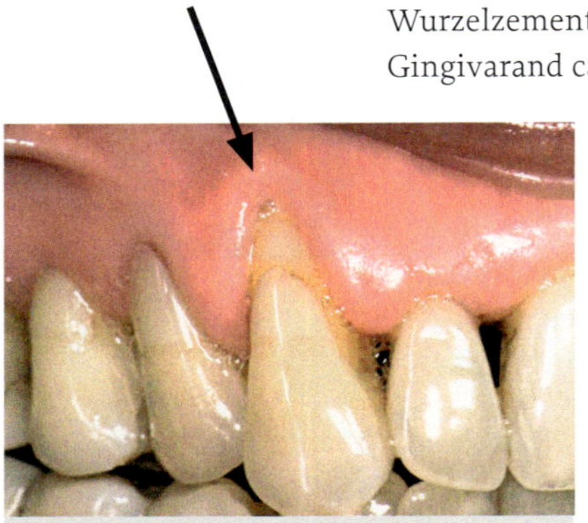

Abb. 1 McCall-Girlande

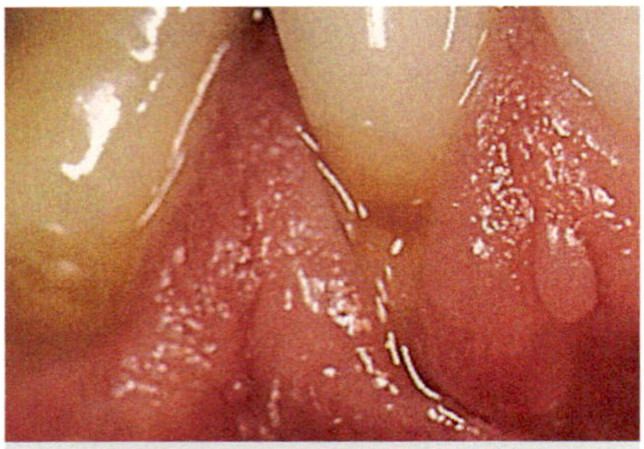

Abb. 2 Stillman-Spalte

Bei einer Rezession liegt auf Grund des Rückgangs der Gingiva die Wurzeloberfläche meist vestibulär frei. Es sind keine Entzündungszeichen und auch keine erhöhten Sondierungstiefen zu beobachten. Manchmal ist eine wulstartige Verdickung zu sehen, dann spricht man von **McCall-Girlanden** (*s. Abb. 1*). Wenn eher ein Spalt in der Gingiva zu erkennen ist, so spricht man von einer **Stillman-Spalte** (*s. Abb. 2*).

Die Ursache einer Rezession ist meist eine falsche Putztechnik, oder ein zu starker Zug der Wangen- und Lippenbändchen. Im Rahmen einer kieferorthopädischen Behandlung, bei der Klammern oder Bänder zu nahe am Zahnfleischrand sitzen, kann es zu Rezessionen an diesen Zähnen kommen.

Alveolaratrophie

Wenn der Alveolarknochen, auch bei vorhandenen Zähnen, schwindet, dann spricht man von einer **Alveolaratrophie** (*s. Abb. 3*). Der gesunde Alveolarknochen beginnt ca. 2 mm unterhalb der Schmelz-Zement-Grenze. Bei einer Atrophie baut er sich, auch interdental, entzündungsfrei und ohne Taschenbildung ab. Die Wurzeloberflächen liegen frei, später ist eine erhöhte Zahnbeweglichkeit festzustellen. Diese Erkrankung tritt v. a. bei älteren Patienten auf und wird volkstümlich mit dem veralteten Begriff Parodontose bezeichnet.

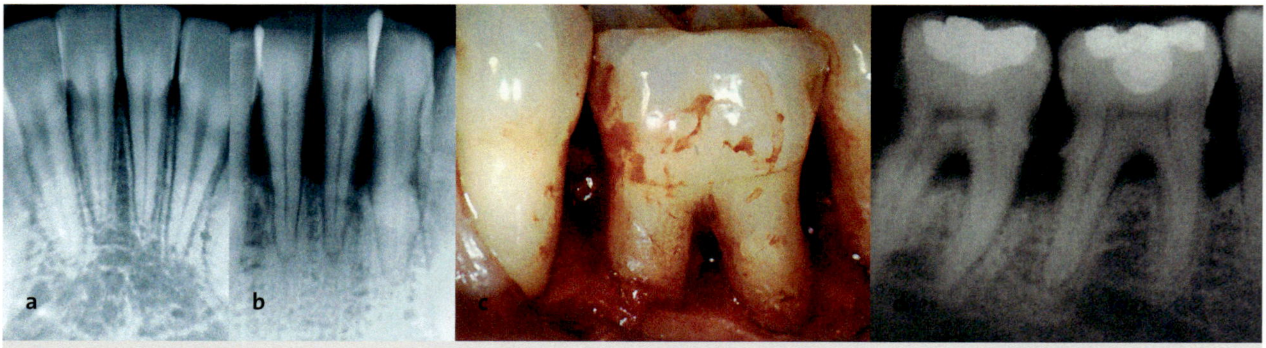

Abb. 3 Alveolaratrophie. a) Gesunder Alveolarknochen; b) atrophierter Alveolarknochen; die Wurzeln liegen frei; c) freiliegende Furkation nach Rückgang der Gingiva und des Alveolarknochens (Zustand nach Zugangsoperation); d) Furkationsbeteiligung der unteren Molaren

2.3 Zusammenfassung der Parodontalerkrankungen

Die Deutsche Gesellschaft für Parodontologie teilt die parodontalen Erkrankungen in acht Hauptgruppen ein (*s. Tab. 1*). Seit 2004 gelten diese neuen Diagnosebezeichnungen auch für gesetzlich Versicherte.

Weitere Hinweise finden Sie unter **www.dgparo.de**

I. Gingivale Erkrankungen (G)

A Durch Plaque hervorgerufene gingivale Erkrankungen
1. Nur durch Plaque hervorgerufene Gingivitis
2. Durch systemische Faktoren verstärkte gingivale Erkrankungen
3. Medikamentös verstärkte gingivale Erkrankungen
4. Durch Mangel- oder Fehlernährung beeinflusste gingivale Erkrankungen

B Nicht durch Plaque hervorgerufene gingivale Erkrankungen
1. Durch Bakterien, Viren, Pilze hervorgerufene gingivale Erkrankungen
2. Genetisch bedingte gingivale Erkrankungen
3. Systemisch bedingte gingivale Erkrankungen
4. Allergisch oder durch Fremdkörper bedingte gingivale Erkrankungen
5. Durch Trauma bedingte gingivale Erkrankungen (chemisch, mechanisch, thermisch)

II. Chronische Parodontitis (CP): langsam verlaufend, mit einzelnen akuten Schüben, horizontaler Knochenabbau; meist bei Erwachsenen; am häufigsten vorkommende Parodontitis

A Lokalisiert – nur an 4–5 Zähnen

B Generalisiert – an vielen Zähnen

III. Aggressive Parodontitis (AP): trotz guter Mundhygiene ist eine manchmal aggressive Entzündung und schnelle Zerstörung des Parodontiums zu beobachten, viele pathogene Bakterienstämme und eine verringerte Abwehrfunktion sind festzustellen; häufig bei jungen Patienten, Familienmitglieder können ebenfalls betroffen sein. Frühzeitiger Zahnverlust. Oft in Zusammenhang mit Diabetes mellitus, Rauchen.

A Lokalisiert – nur an 4–5 Zähnen

B Generalisiert – an vielen Zähnen

IV. Parodontitis durch systemische Erkrankungen (PS)

A Bluterkrankungen wie Leukämie

B Genetische Erkrankungen wie das Down-Syndrom

V. Nekrotisierende (gewebeabsterbende) parodontale Erkrankungen (NP): häufig bei HIV-infizierten Patienten

A Nekrotisierende ulzerierende (geschwürige) Gingivitis (NUG)
schnelle, geschwürige Zerstörung der Papille, bleibender Gewebeverlust, starker Mundgeruch, Fieber, geschwollene Lymphknoten, starke Schmerzen

B Nekrotisierende ulzerierende (geschwürige) Parodontitis (NUP)
Entwickelt sich aus einer NUG, akut verlaufende, schmerzhafte, nekrotisierende Entzündung der Papillen, mit Knochenabbau

VI. Parodontalabszess: bei einer bestehenden Parodontitis abgekapselte Ansammlung von Eiter im parodontalen Gewebe, der Abfluss des Eiters ist behindert; Fistelbildung möglich

VII. Parodontitis im Zusammenhang mit endodontischen Erkrankungen:
Von einer entzündeten Pulpa können Bakterien in den Parodontalspalt gelangen und dort eine Entzündung hervorrufen. Ebenso können Bakterien aus dem entzündeten Parodontium über das Foramen apikale in den Pulpenraum gelangen.

VIII. Entwicklungsbedingte oder erworbene Erkrankungen	
A Lokale Faktoren, die eine Plaqueanlagerung und somit eine parodontale Erkrankung begünstigen	
1. Besondere Zahnanatomie und Zahnstellung	
2. Schlecht gestaltete Füllungen, Kronen, Prothesenklammern	
3. Wurzelfrakturen, Karies	
B Mukogingivale Veränderungen um den Zahn herum	
1. Gingivale Rezessionen, entzündungsfreie Rückbildung der Gingiva, freiliegende Zahnhälse	
2. Zu hoch ansetzende Muskel- und Schleimhautbänder	
3. Gingivale Wucherungen = Gingivahyperplasie, Bildung von Pseudotaschen, die eine Plaqueanlagerung und erschwerte Mundhygiene zur Folge haben; dadurch entsteht sekundär eine Entzündung	
C Mukogingivale Veränderungen am zahnlosen Alveolarkamm	
1. Abbau des Alveolarknochens	
2. Gingiva- oder Weichgewebewucherungen	
3. Verminderte Tiefe des Vestibulums, flacher Mundvorhof	
4. Falsch ansetzende Muskel- und Schleimhautbänder	
D Okklusales Trauma, die okklusale Überbelastung einzelner Zähne führt nicht zu entzündlichen Parodontalerkrankungen, aber zu einem begrenzten entzündungsfreien Abbau des Parodontiums; dies führt zu einer erhöhten Beweglichkeit der betroffenen Zähne. Schlifffassetten auf den Kauflächen sind zu erkennen.	

Tab. 1 Einteilung der parodontalen Erkrankungen. Quelle: Deutsche Gesellschaft für Parodontologie

Terminologie: Parodontalerkrankungen	
aerob	mit Sauerstoff lebend
Alveolaratrophie	Schwund des Alveolarknochens
anaerob	ohne Sauerstoff lebend
Atrophie	Schwund, Rückbildung
Disposition	Bereitschaft, Veranlagung
Epulis	gutartige Geschwulst aus parodontalem Gewebe
Gingivitis	Zahnfleischentzündung
Hyperplasie	Wucherung des Gewebes, hier der Gingiva
irreversibel	nicht umkehrbar
Konkremente	fest haftende Ablagerung von Mineralsalzen, Blutbestandteilen, Bakterien auf dem Wurzelzement; auch als subgingivaler Zahnstein bezeichnet
marginal (lat. margo = Rand)	den Rand betreffend
Parodontitis	Entzündung des Zahnhalteapparates

Parodontopathien	Gesamtbezeichnung für alle Parodontalerkrankungen
Parodontose	veralteter Begriff für Rückgang des Alveolarknochens
pathogen	krank machend
Plaque	weicher, weißlich-gelber, fest haftender Belag aus Speichelbestandteilen, Nahrungsresten, Bakterien und deren Stoffwechselprodukten; nur durch gründliches Zähneputzen zu entfernen
Retentionsstelle	natürliche oder durch Restauration entstandene Stelle, die eine Plaqueansammlung fördert; sog. Schmutznische, die schlecht gereinigt werden kann; z. B. überstehende Kronen- und Füllungsränder
reversibel	umkehrbar
Rezession	Rückgang, Schwund des Zahnfleischs
subgingival	unter dem Zahnfleisch, unterhalb des Zahnfleischrandes
supragingival	über dem Zahnfleisch, oberhalb des Zahnfleischrandes
Toxine	Gifte
Zahnstein	Plaque, die durch Mineralien aus dem Speichel verkalkt, oft im Frontzahnbereich im UK und distal hinter den 6ern im OK (Bereich der Ausführgänge der Speicheldrüsen)

Aufgaben

1 Nennen Sie eine der Hauptursachen aller entzündlichen Parodontalerkrankungen.

2 Wie sieht eine gesunde Gingiva aus, wie eine kranke?

3 Wie heißen die Beläge oberhalb des Zahnfleischrandes? Wie heißen sie unterhalb des Zahnfleischrandes?

4 Definieren Sie die Begriffe Gingivitis und Parodontitis.

5 Zählen Sie fünf mögliche Ursachen für eine Parodontalerkrankung auf.

6 Was ist eine Gingivahyperplasie?

7 Warum führt eine Gingivahyperplasie letztendlich zu einer Entzündung?

8 Welche zwei Arten von parodontalen Atrophien gibt es?

9 Erläutern Sie die Krankheit „Parodontose“.

3 Behandlung von Parodontalerkrankungen

Bei der Behandlung entzündlicher Parodontopathien werden ein gesundes Parodontium und der Erhalt der Zähne angestrebt. Eine vollständige Herstellung der Form und Funktion des Zahnhalteapparates wie vor der Erkrankung ist aber selten möglich, da zu viel Gewebe zerstört wurde. Ein langfristiges Ziel ist es, eine gute Mundhygiene zu erreichen und somit den erreichten gesunden Zustand dauerhaft zu erhalten.

Behandlungsziele sind:
- keine Blutung beim Sondieren, Entzündungsfreiheit
- Rückgang der Zahnfleisch- und Knochentaschen, geringe Sondierungstiefe
- Verhinderung eines weiteren Attachmentverlusts
- Gewinnung von neuem Attachment (Regeneration)
- Rückgang der Zahnbeweglichkeit

↑Mundhygiene, S. 404

Entscheidend für den Behandlungserfolg ist die kontinuierliche **Mitarbeit** des Patienten. Er muss die Ursachen seiner Erkrankung verstehen und es als dringlich erachten, sich sein weiteres Leben lang um eine gute ↑Mundhygiene zu bemühen.

3.1 Behandlungsablauf der systematischen Parodontalbehandlung

Bei der Parodontalbehandlung (PA-Behandlung) wird systematisch vorgegangen.

3.1.1 Anamnese, Befunderhebung, vorläufige Diagnose

↑Anamnese, S. 47

Bevor eine systematische Parodontalbehandlung begonnen wird, ist eine Anamnese und Befunderhebung notwendig. Die ↑**Anamnese** wird in eine Familienanamnese und Eigenanamnese unterteilt.

Folgende Punkte sind von Bedeutung:
- Einnahme bestimmter Medikamente
- Allgemeinerkrankungen
- Schwangerschaft
- Rauchverhalten
- extremer Stress
- subjektive Beschwerden wie Blutung, Eiterung, Mundgeruch, lockere Zähne
- Vorhandensein von künstlichen Herzklappen, Herzschrittmachern
- Gab es schon frühere Parodontalerkrankungen?
- Sind bereits Familienmitglieder an einer Parodontitis erkrankt?

Die Befunderhebung umfasst folgende Punkte:
- Inspektion der Gingiva, Untersuchung auf Blutung und Schwellung
- Sondierungstiefen
- Rezessionen
- Furkationsbefall in vier Graden
- Zahnbeweglichkeit in vier Graden
- evtl. ein Röntgenbefund, um die Knochentaschen beurteilen zu können

Erhebung des Parodontalen Screening-Index (PSI)

Um eine parodontale Behandlungsbedürftigkeit feststellen zu können, wird bei der Befunderhebung ein **Parodontaler Screenig-Index** (PSI) erhoben.
Er kann auch alle zwei Jahre zur Früherkennung eingesetzt werden.

Bei der Erhebung wird das Gebiss in Sextanten (OK und UK jeweils drei) eingeteilt. Mit einer WHO-Sonde wird jeder Zahn innerhalb eines Sextanten an sechs Stellen sondiert (*s. Abb. 1*).

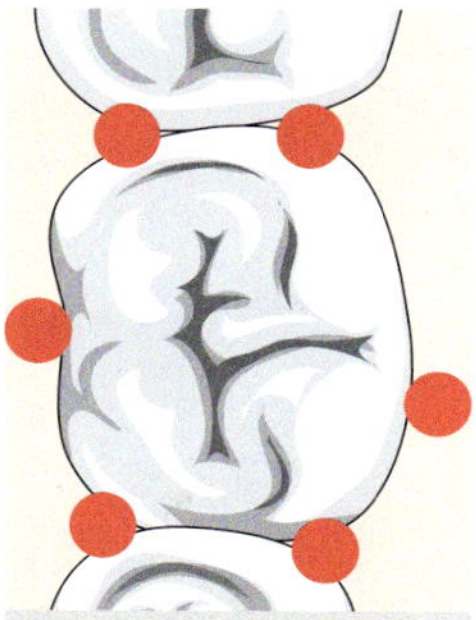

Abb. 1 Vorgeschriebene Sondierungsstellen bei einem Erwachsenen

Bei einer WHO-Sonde bildet eine kleine Kugel (Durchmesser 0,5 mm) die Spitze; im Bereich von 3,5–5,5 mm Sondierungstiefe ist die ↑ Sonde schwarz markiert; bei 8,5 mm und bei 11,5 mm ist ebenso eine Skalierung angebracht (*s. Abb. 2*).

↑ Sonden, S. 334

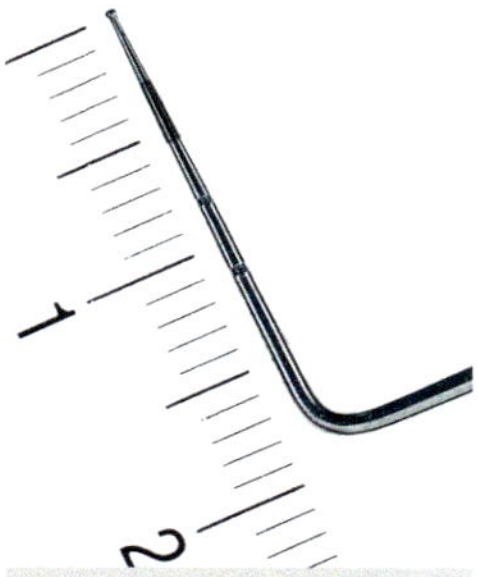

Abb. 2 WHO-Sonde

Die Befunde werden in den Code 0 bis 4 eingeteilt (*s. Abb. 3*; *s. Tab. 1, S. 324*).
Nur der höchste Wert (Code) eines Sextanten wird in ein PSI-Befundschema eingetragen bzw. direkt über die Praxissoftware notiert (*s. Abb. 4, 5*).

Wird an einer Stelle der Codewert 4 erreicht, geht man direkt zum nächsten Sextanten über, da dieser den schlechtmöglichsten Wert erhält.
Bei Kindern und Jugendlichen untersucht man nur die Schneidezähne und die ersten Molaren.

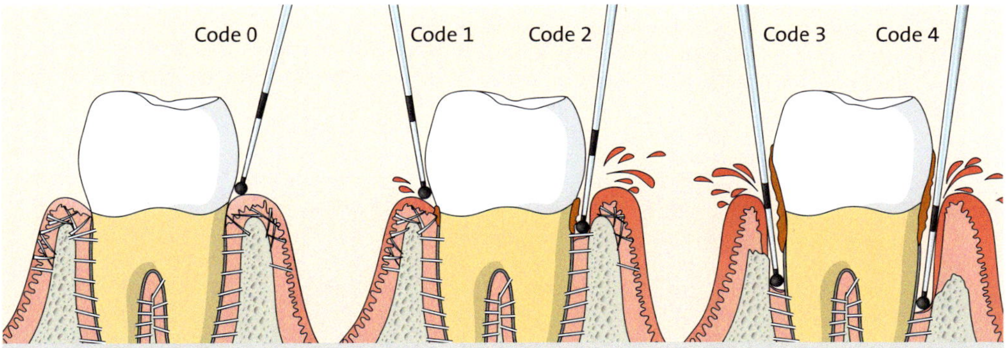

Abb. 3 Die fünf Bewertungsgrade (Code 0 bis 4) des PSI

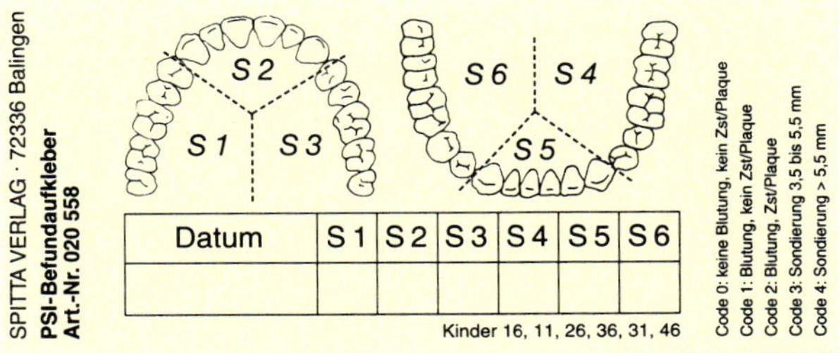

Abb. 4 PSI-Befundschema

Wenn weitere Auffälligkeiten wie Furkationsbefall, Rezessionen von mind. 3 mm oder Zahnbeweglichkeit vorliegen, so erhält der Sextant zusätzlich ein Sternchen. Beurteilt werden Beläge, Blutung auf Sondieren (engl. **b**leeding **o**n **p**robing = BOP), Sondierungstiefen und überstehende Restaurationsränder.

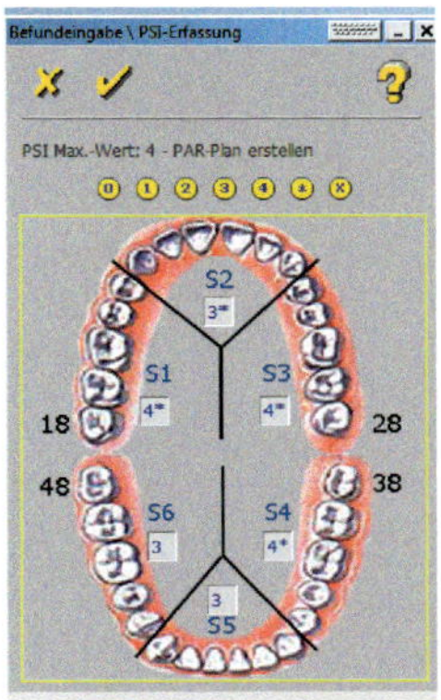

Abb. 5 Erfassung der PSI-Werte in der Praxissoftware

Dem jeweiligen Codewert sind Befund und Therapieempfehlungen zugeordnet *(s. Tab. 1)*.

	Code 0 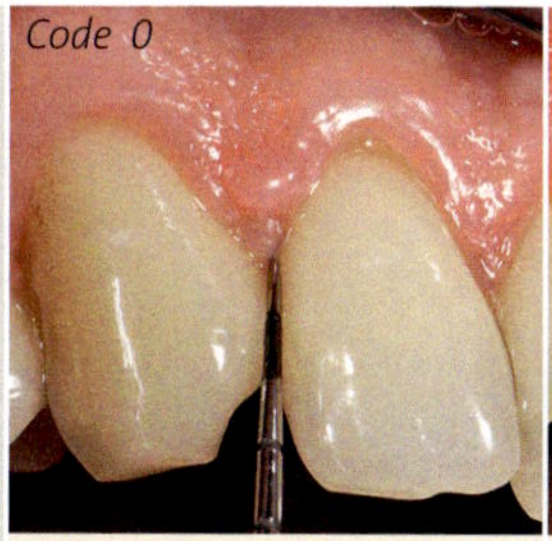	Code 1 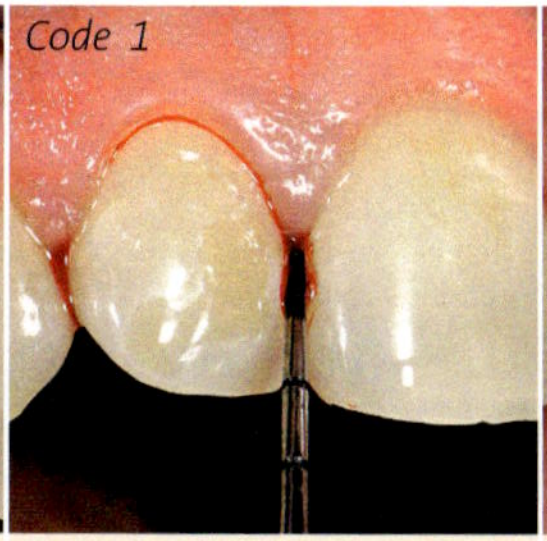	Code 2 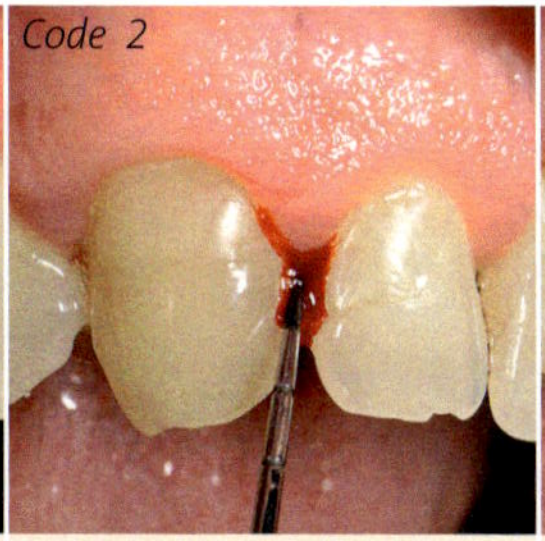	Code 3 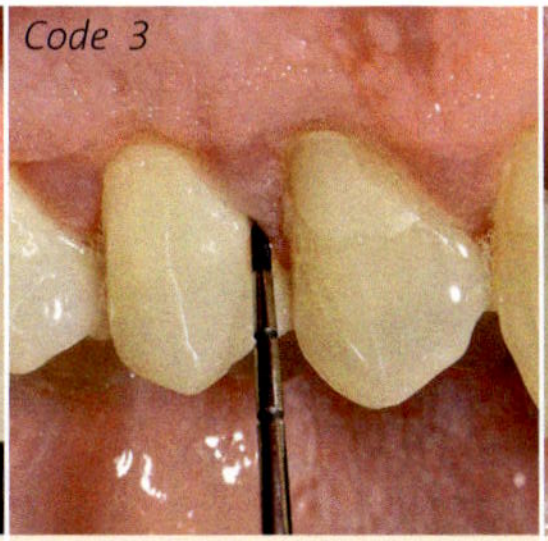	Code 4 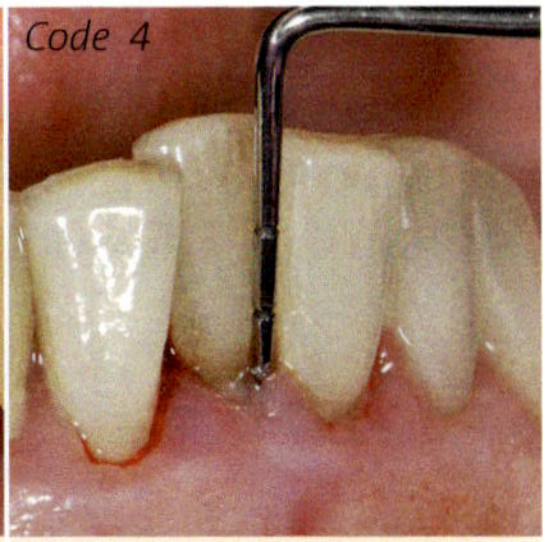
Befund	Das schwarze Band der Sonde bleibt vollständig sichtbar.	Das schwarze Band der Sonde bleibt vollständig sichtbar.	Das schwarze Band der Sonde bleibt vollständig sichtbar.	Das schwarze Band bleibt teilweise sichtbar.	Das schwarze Band verschwindet vollständig in der Tasche.
Mit einem * werden Furkationsbeteiligung, Rezessionen, Zahnbeweglichkeit gekennzeichnet.	keine Beläge keine defekten Restaurationsränder keine Blutung	evtl. Plaque keine defekten Restaurationsränder Blutung auf Sondieren	supra- und subgingivale Beläge defekte Restaurationsränder Blutung auf Sondieren	Zahnstein, supra- und subgingivale Beläge defekte Restaurationsränder Blutung auf Sondieren	Zahnstein, supra- und subgingivale Beläge defekte Restaurationsränder Blutung auf Sondieren
Einschätzung	gesundes Parodontium	Gingivitis	Gingivitis	mittelschwere Parodontitis	schwere Parodontitis
Therapieempfehlung	keine Therapie notwendig, erneute Motivation zu einer guten Mundhygiene (Remotivation)	Plaqueentfernung, Anleitung zur besseren Mundhygiene, PZR	Anleitung zur besseren Mundhygiene, Entfernung aller Beläge, Beseitigung plaqueretentiver Restaurationsränder	systematische Parodontalbehandlung	systematische Parodontalbehandlung

Tab. 1 Paradontaler Screening-Index

Weitere Befunde

Zusätzlich können noch folgende Befunde erhoben werden:
- Vorhandensein von Belägen; ggf. Erstellen eines ↑API, ↑PBI
- Prüfung, ob eine Eiterbildung vorliegt
- Mukogingivalbefund wie z. B. Breite der attached Gingiva, Ansatz der Lippen- und Wangenbändchen, Tiefe des Mundvorhofs

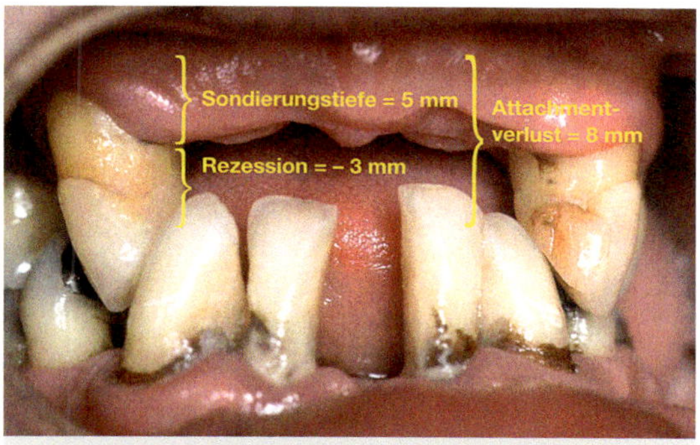

Abb. 1 Berechnung des Attachmentverlustes

↑API, S. 426
↑PBI, S. 428

Der Attachmentverlust (Verlust an parodontalem Stützgewebe) wird durch Addieren der Sondierungstiefe und der Rezession ermittelt.
Wenn z. B. das Zahnfleisch 3 mm unterhalb der Schmelz-Zement-Grenze beginnt und die Zahnärztin mit der Sonde noch 5 mm tief sondieren kann, so beträgt der Attachmentverlust insgesamt 8 mm (*s. Abb. 1*).

Mikrobiologische Untersuchungen

Mikrobiologische Untersuchungen, also Bestimmungen der Bakterienstämme, sind bei schweren Formen einer Parodontitis angezeigt (*s. Abb. 2*).

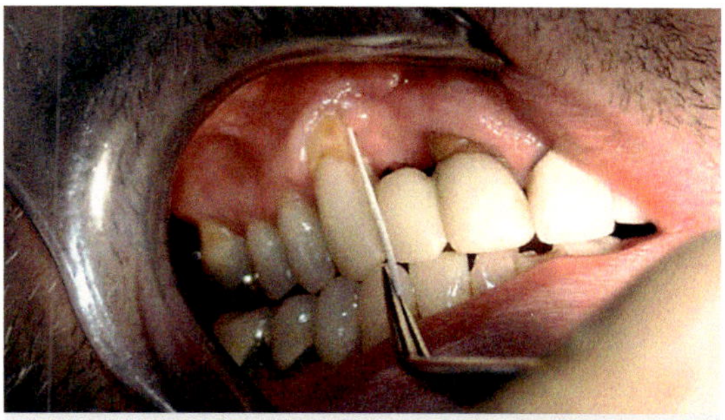

Abb. 2 Entnahme subgingivaler Plaque mit einer sterilen Papierspitze für eine mikrobiologische Untersuchung

Vorläufige Diagnose

Jetzt wird eine **vorläufige Diagnose** gestellt und eine **Prognose** (Vorhersage) geäußert.
Der Patient wird über seine Erkrankung und die möglichen Behandlungen informiert. Er entscheidet sich für eine Behandlungsvariante. Ihm muss bewusst sein, dass eine aufwändige und langwierige Behandlung von mindestens drei Monaten ansteht. Eventuell ist die Ästhetik nachteilig verändert, da die Zahnhälse länger erscheinen und die Wurzeloberflächen freiliegen können.
Später, nach dem ersten Behandlungsabschnitt, wird die endgültige ↑Diagnose gestellt.

↑Einteilung der Parodontalerkrankungen, S. 319

Wenn eine der folgenden parodontalen Erkrankungen vorliegt, so muss sofort eine Behandlung erfolgen:
- **n**ekrotisierende **u**lzerierende **G**ingivitis (NUG)
- **N**ekrotisierende **u**lzerierende **P**arodontitis (NUP)
- Parodontalabszess (*s. Abb. 3*)
- stark gelockerter, nicht erhaltungswürdiger Zahn

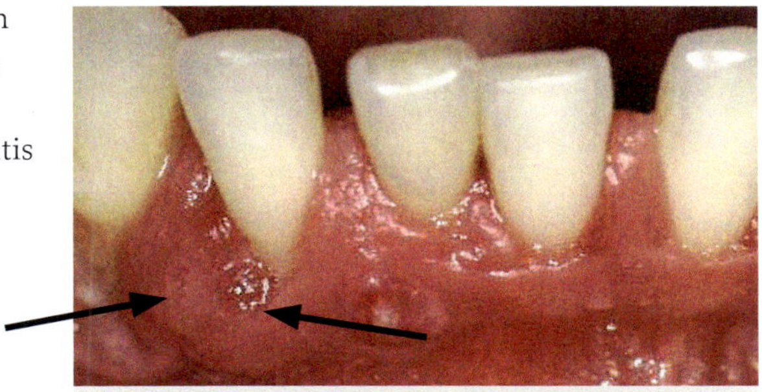

Abb. 3 Parodontalabszess im UK-Frontzahnbereich (Pfeile)

3.1.2 Initialtherapie

Am Anfang einer parodontalen Behandlung steht die Initialtherapie, die in zwei Phasen unterteilt ist.

Erste Phase der Initialtherapie: Hygienephase

In dieser Phase wird der Patient aufgeklärt und zu einer guten Mundhygiene motiviert. Ziel ist es, alle supra- und subgingival erreichbaren Beläge zu entfernen (*s. Abb. 1*).
Daher erfolgt eine professionelle Zahnreinigung (PZR) mit Ultraschall und Handinstrumenten wie Scaler und Küretten.

↑ Siehe hierzu Lernfeld 11, professionelle Zahnreinigung, S. 429

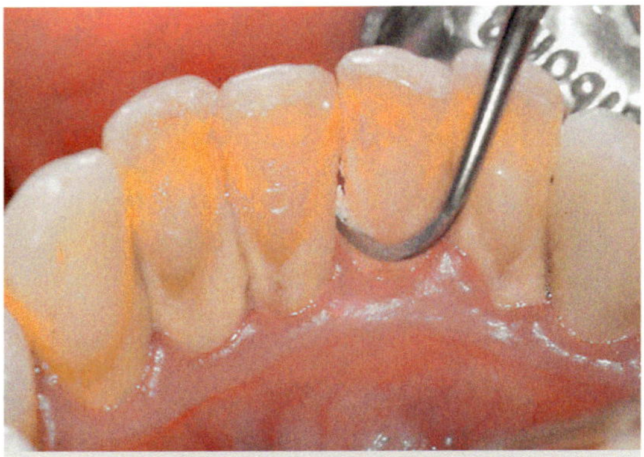

Abb. 1 Entfernen aller supragingivalen Beläge mit einem sichelförmigen Scaler

Weiterhin sind alle **Plaqueretentionsstellen** zu beseitigen, sodass eine bessere Mundhygiene möglich ist. Gut wäre es, Rauchern die Folgen des Rauchens für das Parodontiums zu schildern und sie dadurch zu motivieren, das Rauchen aufzugeben.
Durch die Entfernung der Beläge ist ein Rückgang der entzündlichen Prozesse zu beobachten. Im Idealfall und je nach Schwere der Erkrankung kommt es bereits nach der Initialtherapie zu einer Gesundung des Parodontiums (Sondierungstiefe bis zu 2 mm). Dann ist nur noch eine ↑ unterstützende Nachsorgetherapie (Recall) zum dauerhaften Erhalt des gesunden Zustandes notwendig.

↑ unterstützende Nachsorgetherapie, S. 332

Nach dem ersten Schritt der Initialtherapie, die mehrere Sitzungen umfassen und von einer Prophylaxefachkraft erbracht werden kann, findet eine **Kontrollsitzung** statt. Der Mundhygienezustand wird kontrolliert, es muss eine Besserung des Ausgangszustandes zu erkennen sein. Es wird entschieden, ob der Patient zur langfristigen Mitarbeit bereit ist. Wenn dies der Fall ist, wird mit dem Patienten besprochen, welche weitergehende Therapie notwendig ist und welche Risiken und Aussichten es dabei gibt.

Danach wird bei einem gesetzlich Versicherten ein **Parodontalstatus (PA-Plan)** erstellt, der zur Genehmigung an die Krankenkasse geschickt wird. Röntgenaufnahmen werden nur auf Verlangen des Gutachters zugeschickt.
Der **PA-Plan** besteht aus zwei Antragsblättern:

- **Blatt 1** wird mit den Angaben der Krankenversichertenkarte bedruckt. Dann werden die Anamnesen, der Befund und die Diagnose eingetragen.
- **Blatt 2** enthält ein Zahnschema, in das folgende Befunde einzutragen sind:
  - die Sondierungstiefen der Taschen
  - der Grad der Zahnlockerung
  - der Grad des Furkationsbefalls
  - fehlende Zähne sind durchzukreuzen
  - Rezessionen sind in mm anzugeben

Rechts oben sind die Hinweise zum Ausfüllen des Status angegeben.

Zweite Phase der Initialtherapie: Geschlossene Kürettage

Nachdem der PA-Plan genehmigt vorliegt, folgt die zweite Phase der Initialtherapie. Bei Taschen von 3 mm und mehr werden die subgingivalen Beläge durch eine **geschlossene Kürettage** entfernt. Die geschlossene Kürettage wird auch als subgingivales Scaling bezeichnet.
Das Zahnfleisch wird nicht aufgeschnitten, sondern Küretten werden vorsichtig in die Zahnfleischtasche eingeführt. Es wird ohne Sicht auf den Arbeitsbereich kürettiert. Dies erfordert Erfahrung.

Eine glatte Wurzeloberfläche erschwert die Anheftung von Belägen und Bakterien. Daher werden die Zahn- und Wurzeloberflächen vollständig von weichen Belägen, Zahnstein und Konkrementen gereinigt (**Scaling**) und anschließend geglättet (**Root Planing**; *s. Abb. 1a*). Eventuell ist eine **Weichgewebskürettage** des entzündeten Taschengewebes notwendig, da dieses Gewebe nicht mehr gesund anwächst (*s. Abb. 1b*).

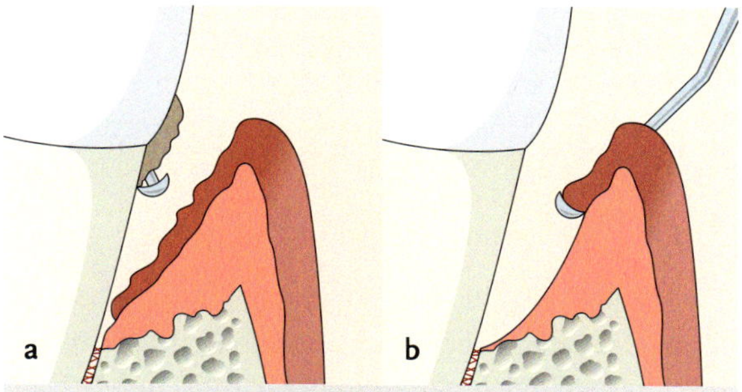

Abb. 1 Geschlossene Kürettage. a) Scaling und Root planing; b) Entfernung von entzündetem Taschengewebe (Weichgewebskürettage)

Eine erfolgreiche Kürettage zeigt sich daran, dass die Entzündungssymptome und die Sondierungstiefen zurückgehen.
Da Gewebe dabei verloren geht, kann es zu freiliegenden Wurzeloberflächen kommen, die empfindlich sind.

Geschlossene Kürettage
- Scaling = Entfernung aller Beläge
- Root Planing = Entfernen von infiziertem Wurzelzement, Glätten der Wurzeloberfläche
- Weichgewebskürettage = Entfernung von entzündetem Taschengewebe

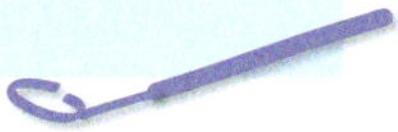

Mithilfe der ZFA bei der Initialtherapie

Bei der Initialtherapie beschränkt sich die Mithilfe der ZFA nicht nur auf das Ausfüllen des PA-Plans und die Assistenz bei der geschlossenen Kürettage.
Die ZFA kann der Zahnärztin eine wichtige Aufgabe abnehmen, nämlich das Informieren, Aufklären des Patienten über seine Erkrankung und die möglichen Folgen. Sie kann ihn motivieren, seine Mundhygiene zu verbessern.
Wenn die ZFA nach der Ausbildung einen Weiterbildungskurs in Prophylaxe absolviert hat, besteht hier für sie die Möglichkeit, selbstständig am Patienten arbeiten zu können.
Außer der Aufklärung, Motivation und Hygieneinstruktion kann sie die Entfernung von supragingivalen harten und weichen Belägen durchführen.
Eine Zahnmedizinische Prophylaxeassistentin (ZMF) oder eine Zahnmedizinische Fachassistentin (ZMF) kann auch klinisch sichtbare subgingivale Beläge entfernen.
Hier wird die Bandbreite der ↑ Tätigkeiten einer ZFA deutlich.

↑ Siehe hierzu Lernfeld 11, professionelle Zahnreinigung, S. 429

↑ Delegationsrahmenplan, S. 16

3.1.3 Reevaluation

Nach einem Abstand von mindestens vier Wochen geschieht eine Wiederbewertung, die **Reevaluation**:

- Die Sondierungstiefen, Entzündungszeichen und die Zahnlockerung werden überprüft und mit dem Ausgangsbefund verglichen.
- Dann wird beurteilt, ob die bisherige Behandlung ausgereicht hat oder ob noch weitergehende chirurgische Maßnahmen vorzunehmen sind, um die Resttaschen zu beseitigen.
  - Sind die Ziele der Initialtherapie nicht erreicht, nämlich den Patienten ausreichend zu motivieren und belagsfreie Zähne herzustellen, wird der Patient noch einmal in die Stufe der Initialtherapie aufgenommen.
  - Liegen keine entzündlichen Taschen mehr vor, wird der Patient direkt in die ↑ unterstützende Nachsorgetherapie aufgenommen.

↑ unterstützende Nachsorgetherapie, S. 332

3.1.4 Parodontalchirurgische Therapie

Wenn die Behandlungsziele Entzündungsfreiheit und Taschenentfernung noch nicht erreicht sind, der Patient aber weiterhin zur Mitarbeit motiviert ist und seine Mundhygiene sich verbessert hat, so finden **parodontalchirurgische** Maßnahmen statt.
Stark gelockerte Zähne können nach einer parodontalchirurgischen Behandlung vorübergehend durch eine **Schiene** ruhiggestellt werden. Durch die ↑ Schienung werden die Kaukräfte auf alle Zähne verteilt.

↑ Schienung, S. 333

Lappenoperation (offene Kürettage)

Bei Taschen von mehr als 5 mm oder bei befallenen Furkationen kann es notwendig sein, die noch verbliebenen Konkremente und Bakterien in Lokalanästhesie **unter Sicht** zu reinigen. Dazu wird mit dem Skalpell und dem Raspatorium ein ↑ **Mukoperiostlappen** gebildet, um unter direkter Sicht die entzündeten Stellen reinigen und glätten zu können (*s. Abb. 1*).
Wenn unregelmäßig konturierte (geformte) Knochentaschen bestehen, so kann auch mit Knochenfräsen eine **Begradigung am Alveolarknochen** vorgenommen werden.
Es gibt verschiedene Methoden der offenen Kürettage. Man ist bemüht, den Rückgang der Gingiva aus ästhetischen und aus sensorischen Gründen so gering wie möglich zu halten.
Zum Abschluss der Behandlung wird der Mukoperiostlappen wieder angenäht, eventuell wird ein ↑ Zahnfleischverband angelegt.

↑ Mukoperiostlappen, S. 274, 277

↑ Zahnfleischverband, S. 333

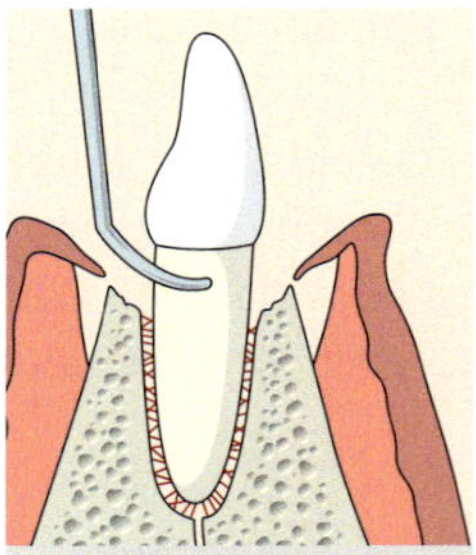

Abb. 1 Offene Kürettage. Nach einem Schnitt wird ein Mukoperiostlappen abgeklappt. Dann erfolgt die Kürettage unter Sicht.

Offene Kürettage
- Bildung eines Mukoperiostlappens
- Deep Scaling: Entfernung aller Beläge auf der Wurzeloberfläche
- Root Planing: Entfernen von infiziertem Wurzelzement, Glätten der Wurzeloberfläche
- Weichgewebskürettage: Entfernung von entzündetem Taschengewebe
- ggf. Begradigung des Alveolarknochens
- Naht, evtl. Zahnfleischverband

Aufgaben der ZFA bei chirurgischen Eingriffen in der PA-Behandlung am Beispiel der offenen Kürettage

Exemplarisch für die Assistenz bei allen parodontalchirurgischen Eingriffen wird hier die Mithilfe der ZFA bei einer offenen Kürettage aufgezeigt.

Behandlungsschritt	Instrumente/Materialien	Aufgabe ZFA
allg. Vorbereitung antiseptische Maßnahmen	• Karteikarte, PA-Status, Röntgenbilder • Becher mit chlorhexidinhaltiger Mundspüllösung	• Bereitlegen der Materialien • Patienten spülen lassen
steriles Abdecken Anästhesie	• sterile Tücher und Handschuhe • Spiegel, Anästhetikum, Kanüle, Spritze • Trays mit den Instrumenten für die nachfolgende Behandlung	• Abdecken mit sterilen Tüchern • Anreichen der Spritze • Aufdecken der benötigten Instrumente
Beginn der OP mit Bildung des Mukoperiostlappens	• Sauger, Spiegel, Sonden, Pinzetten, Wangenhalter, Skalpellhalter, Skalpellklinge, Raspatorium	• Anreichen der Instrumente • Abhalten, Absaugen
Kürettage	• Scaler, Küretten, Ultraschallgerät, Kochsalzlösung, Spritzen mit Kanüle	• Anreichen, Abhalten, Arbeitsgebiet spülen, Absaugen • Sauger zwischendurch durchspülen, damit er nicht verstopft
evtl. Knochenbearbeitung	• Knochenfräse, chirurgisches Winkelstück, Kochsalzlösung, Spritze mit stumpfer Kanüle • evtl. Knochenfeile oder -meißel	• Anreichen, Abhalten • Spülen, Absaugen
Wundversorgung	• Nadelhalter, Nahtmaterial, Schere	• Abhalten
Rezept und Verhaltenshinweise	• vorbereitetes Rezept • Merkblatt mit Verhaltenshinweisen für den Patienten	• evtl. Hinweise zum Verhalten nach der OP erläutern • evtl. Hinweise zu Nahrungsaufnahme und zu Mundhygienemaßnahmen geben

Regenerative Parodontitistherapie

Bei tiefen, vertikalen Knochentaschen sollte ein **Knochenaufbau** erfolgen. Dazu wird künstliches Knochenersatzmaterial oder eigener Knochen aus unbezahnten Kieferabschnitten oder Knochen von Rindern und Schweinen eingebracht. Dieser Knochenbrei kann mit dem Blut des Patienten vermischt werden, was eine bessere Knochenregeneration und Bildung von neuen parodontalem Gewebe zur Folge hat. Das Ganze wird mit einer resobierbaren oder nichtresorbierbaren Membran fixiert. Die nichtresorbierbare Membran muss in einem zweiten Eingriff nach vier bis sechs Wochen vorsichtig entfernt werden.

Bei einer herkömmlichen Parodontitistherapie kommt es meist nicht zu einer **Regeneration** des zerstörten Zahnhalteapparates (*s. Abb. 1*). Denn die Zellen des Zahnfleischgewebes wachsen schneller als die Zellen des Desmodonts und des Knochens. Dadurch entsteht keine neue Anheftung am Wurzelzement, die Sharpey-Fasern werden vom nach unten wachsenden Zahnfleischgewebe verdrängt. Daher ist die Heilung nur bedingt möglich, d. h., der ursprüngliche Zustand eines gesunden Attachments wird nicht mehr erreicht.

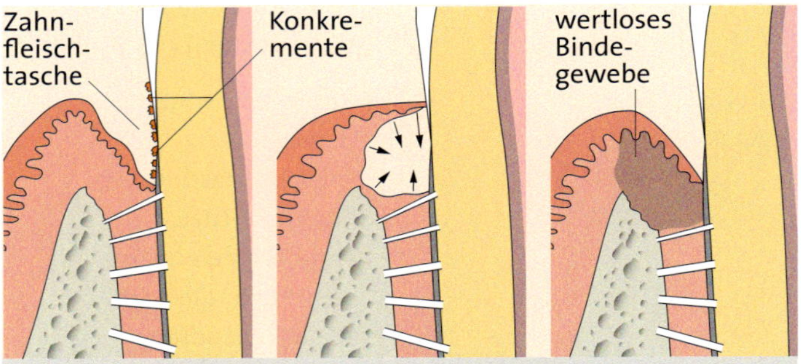

Abb. 1 Heilungsverlauf bei herkömmlicher Parodontitistherapie: a) vor Therapie; b) Sharpey-Fasern und Alveolarknochen wachsen langsamer als das Zahnfleischgewebe; c) die ehemalige Tasche ist mit Zahnfleischgewebe ausgefüllt.

Daher wurde ein Verfahren der **gesteuerten Geweberegeneration (GTR)** entwickelt. Hierbei wird bei einer Lappenoperation eine Membran manschettenartig über die Knochentasche gelegt, Knochenersatzmaterial eingebracht und mit dem Mukoperiostlappen verschlossen. Die Membran bewirkt, dass die Zellen des Zahnfleischgewebes zurückgehalten werden (*s. Abb. 2a*). So werden sie an einem „Tiefenwachstum" gehindert, denn sie können vom Zahnhals her nur bis zur Membran vordringen. Auf diese Weise haben die desmodontalen Zellen Zeit, die Wurzeloberfläche neu zu besiedeln. Die Knochentasche füllt sich mit neuem Knochen auf, die Sharpey-Fasern bilden sich neu (*s. Abb. 2b*).

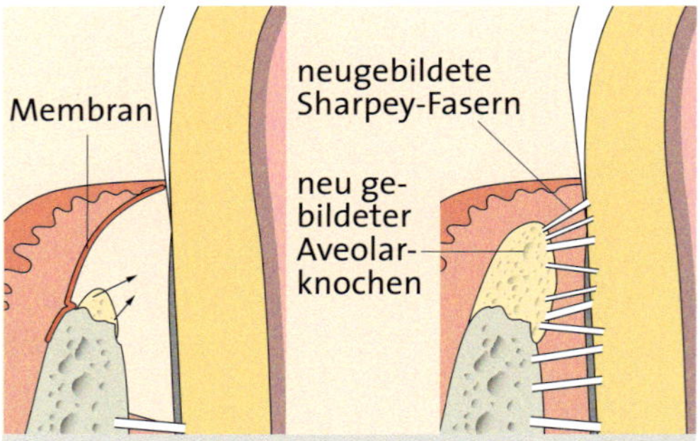

Abb. 2 Gesteuerte Geweberegeneration: a) die Membran hält das Zahnfleischgewebe zurück; b) Knochen und Sharpey-Fasern bilden sich neu.

Auch hier können die Membranen aus resorbierbaren oder nichtresorbierbaren Materialien bestehen. Der Patient darf in den nächsten vier bis sechs Wochen im Wundgebiet nur sehr vorsichtig mit einer weichen Zahnbürste putzen.
Eine weitere Möglichkeit der regenerativen Parodontitistherapie ist die Anwendung von **Schmelz-Matrix-Proteinen** (Emdogain®), die aus den Zahnanlagen von Schweinen gewonnen werden. Diese werden nach der Reinigung auf die Wurzeloberfläche aufgetragen. Untersuchungen haben gezeigt, dass als Folge davon neues Wurzelzement, neue Fasern und neuer Alveolarknochen gebildet werden. Somit ist die Bildung von neuem Attachment möglich.

Furkationsbehandlung

Ist bei einem Zahn die Furkation befallen, so entsteht in diesem Bereich eine Nische, die für den Patienten sehr schwierig oder gar nicht zu reinigen ist. Je nach Grad des Furkationsbefalls gibt es verschiedene Behandlungsmöglichkeiten.

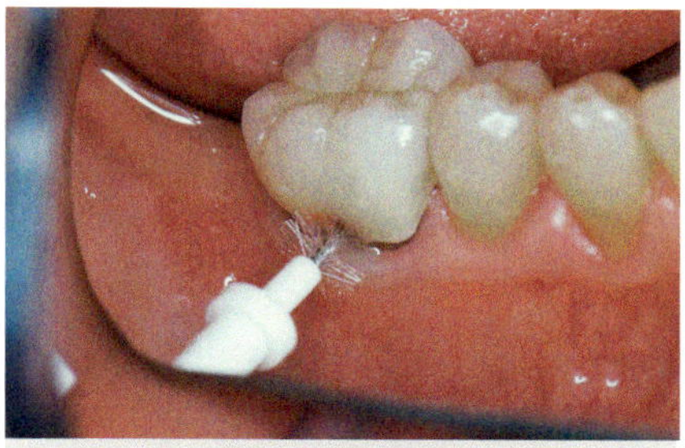
Abb. 1 Reinigung nach Tunnelierung

Eine Methode, die bei den unteren Molaren angewendet wird, ist die **Tunnelierung**. Die Furkation wird mit einem Diamantschleifer vorsichtig erweitert. Es liegt dann ein erweiterter durchgängiger Tunnel in bukkal-lingualer Richtung vor. Der Patient kann nun die Furkation mit feinen Interdentalbürstchen reinigen (*s. Abb. 1*).

Eine andere Maßnahme ist die ↑ **Prämolarisierung** bzw. die ↑ **Hemisektion** der Molaren.

↑ Prämolarisierung, S. 283
↑ Hemisektion, S. 282

Gingivektomie

Durch eine Gingivektomie wird Zahnfleisch **abgetragen** (*s. Abb. 2*). Dies kann bei einer ↑ Gingivahyperplasie, die zur Entstehung von Pseudotaschen führt, erforderlich sein. Unter dem Einfluss von bestimmten Medikamenten wuchert das Zahnfleisch Richtung Zahnkrone. Es wird mit Skalpell, Gingivektomiemesser, einem Elektrotom oder auch einem Laser entfernt. So kann der Patient seine Zähne wieder besser reinigen, die Schmutznischen sind beseitigt. Eine Gingivektomie kann auch im Rahmen einer Lappenoperation notwendig werden, wenn Taschen entstanden sind, die über der knöchernen Alveole liegen.

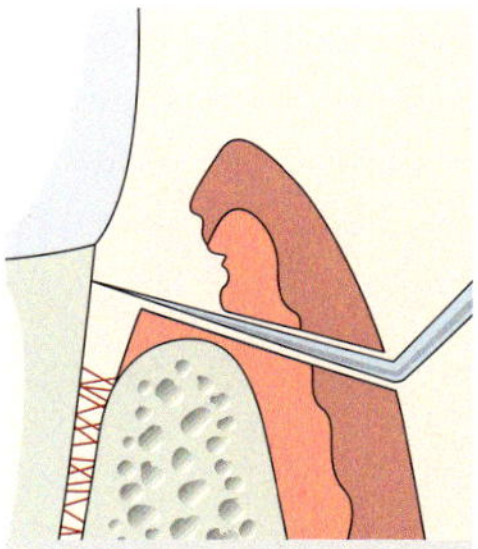
Abb. 2 Abtragen von Zahnfleisch bei der Gingivektomie

Gingivoplastik

Diese chirurgische Maßnahme wird durchgeführt, um die **natürliche Form** der Gingiva wiederherzustellen. Dies kann aus ästhetischen, aber auch aus Mundhygienegründen erfolgen. Bei der Gingivoplastik wie auch bei der Gingivektomie wird Zahnfleisch abgetragen. Allerdings ist die Gingivoplastik eine chirurgische Formung des Zahnfleisches, um wieder einen schönen girlandenförmigen Verlauf zu erhalten (*s. Abb. 3*).

↑ Gingivahyperplasie, S. 317

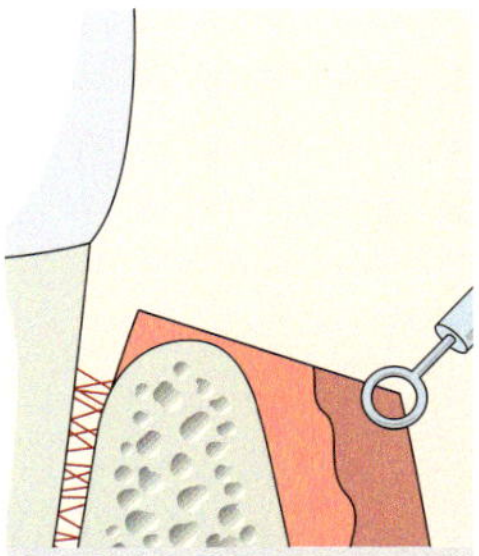
Abb. 3 Gingivoplastik

Mukogingivalchirurgie

Mukogingivalchirurgische Maßnahmen sind Korrekturen an der Gingiva und den umgebenden Weichgeweben. Dazu zählen:
- Deckung von Rezessionen
- Verbreiterung der attached Gingiva
- Lösen von zu straffen Lippen-, Wangen- und Zungenbändchen oder Muskelfasern

Den Patienten stören Rezessionen, da er einen frühzeitigen Zahnverlust befürchtet und ästhetische Nachteile hat. Aber auf Grund von Rezessionen geht kein Zahn verloren. Allerdings führen Rezessionen zu einer Überempfindlichkeit freiliegender Zahnhälse und Wurzeloberflächen.

Eine Ursache von Rezessionen ist eine falsche Putztechnik, wie etwa die „Schrubb-Technik". Als erstes sollte bei einem Patienten mit gingivalen Rezessionen eine Umstellung der Zahnputztechnik auf eine zahnfleischschonende Technik wie die Bass-Technik erfolgen. Auch Fehlkontakte bei Artikulation und ↑ Okklusion der betroffenen Zähne sollten behoben werden, da diese auch die Ursache für Rezessionen sein können.

↑ Okklusion, S. 347

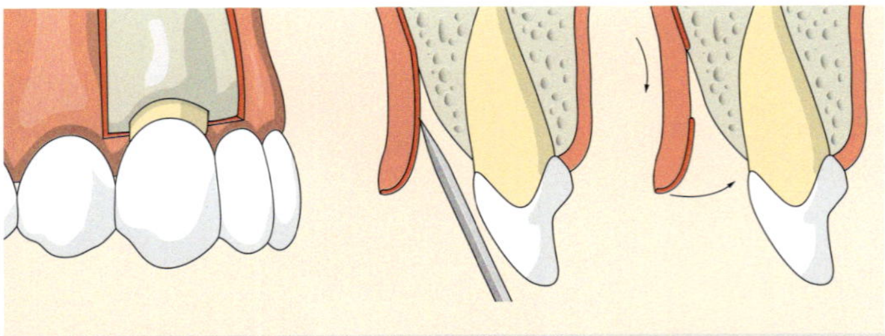

Abb. 1 Verschiebeplastik. a) Geplante Schnittführung; b) Schnitt durchs Periost; c) Dehnung des Lappens zwecks Deckung der Rezession

Wird dennoch eine Zunahme der Rezessionen beobachtet, so ist ein chirurgischer Eingriff angezeigt.
Es gibt verschiedene Verfahren zur Rezessionsdeckung oder zur Verbreiterung der attached Gingiva.
Eine Möglichkeit ist die Transplantation eines freien Schleimhautstückes, z. B. aus dem Gaumen.
Eine andere Methode ist die Verschiebung von benachbartem Zahnfleisch an die Stelle der Rezession (Verschiebeplastik; *s. Abb. 1*).

Medikamente in der Parodontitisbehandlung

Bei den meisten Patienten reicht die Keimreduzierung durch Spülen mit Chlorhexidin (CHX) aus. Nur bei besonderen Indikationen empfiehlt die Deutsche Gesellschaft für Parodontologie den Einsatz von Antibiotika. Diese können lokal oder systemisch angewendet werden.
In die Zahnfleischtasche lokal eingebrachte Medikamente sind
- medikamentengetränkte Fäden,
- Gelatinechips,
- Gele, Salben, Pasten.

Bei Anwendung von **CHX-Präparaten** muss darauf geachtet werden, dass der Patient nicht länger als notwendig damit spült.
Nebenwirkungen:
- braune Verfärbungen der Zähne und der Schleimhäute
- Geschmacksstörungen
- Wundheilungsstörungen
- verstärkte Zahnsteinbildung

3.1.5 Unterstützende Nachsorgetherapie

Alle Patienten werden in die unterstützende Nachsorge übernommen, je nach Schweregrad müssen sie mehrmals pro Jahr kommen.
Die unterstützende Nachsorgetherapie wird auch als **unterstützende Parodontitistherapie (UPT)** bezeichnet. Die Zahnärztin beurteilt das Risiko des Patienten und entscheidet über die Häufigkeit der Sitzungen.
Bei der unterstützenden Nachsorgetherapie wird der Gesundheitszustand der Parodontien ständig überprüft. Hierzu wird der Patient regelmäßig einbestellt (**Recall**). Daher wird oft die unterstützende Nachsorgetherapie auch als Recall bezeichnet.
Im Rahmen der unterstützenden Nachsorgetherapie wird der Patient erneut motiviert (Remotivation) und es wird eine ↑ professionelle Zahnreinigung durchgeführt. Wenn erneute Entzündungen vorliegen, wird er wieder der Initialtherapie zugewiesen.

↑ professionelle Zahnreinigung, S. 429

Wenn das Recall nicht durchgeführt wird, kommt es oft nach kurzer Zeit wieder zu einer bakteriellen Besiedelung des Parodontiums. Die unterstützende Nachsorge ermöglicht den dauerhaften Erfolg einer PA-Behandlung. Eventuell ist an einzelnen Parodontien eine **Rezidivbehandlung** notwendig.
Am besten wird der jeweils nachfolgende Termin für die unterstützende Nachsorge sofort vereinbart. Damit der Patient seinen Recall-Termin nicht vergisst, wird er entweder telefonisch oder postalisch daran erinnert.

3.1.6 Heilungsphase

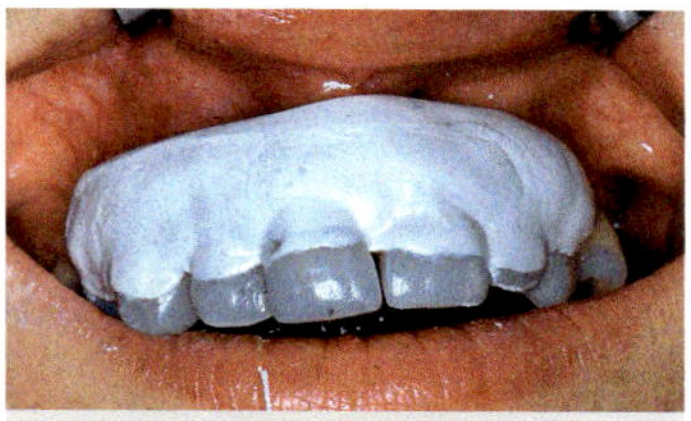

Abb. 1 Zahnfleischverband

Nach einem chirurgischen Eingriff kann es notwendig sein, das Wundgebiet durch einen Zahnfleischverband (z. B. Coe-Pac®, Peri-Pac®) zu schonen (*s. Abb. 1*). Das klebrige, noch nicht ausgehärtete Verbandmaterial wird an die Zahnoberfläche und in die Approximalräume gedrückt, ohne unter den Mukoperiostlappen zu geraten. Das Material härtet aus und hält durch die ↑ unter sich gehenden Zahnbereiche. Der Verband verbleibt sieben bis zehn Tage am Wundgebiet. Meist fällt er von selber ab. Wegen der erschwerten Mundhygiene und der Bildung von bakteriellen Nischen werden Zahnfleischverbände meist nur bei freien Wundoberflächen angewendet.

↑ unter sich gehende Bereiche eines Zahnes, S. 459

Da der Patient postoperativ in den operierten Bereichen seine Zähne nicht putzen kann, sollte er zweimal täglich mit einer **chlorhexidinhaltigen** Mundspülung spülen.
Nach einer parodontalen Behandlung kann es notwendig sein, dass gelockerte Zähne ruhiggestellt werden müssen. Meist möchte man erreichen, dass der Patient besser kauen kann. Dies geschieht durch eine **Schienung** der Zähne.

- **Temporäre** Schienen haben eine Tragedauer von einigen Tagen bis zu mehreren Wochen (abnehmbare Kunststoffschienen).
- **Semipermanente** Schienen verbleiben einige Wochen bis zu einigen Monaten an den Zähnen (Verblockung mit Kompositen, Miniplastschienen).
- **Permanente** Schienen werden viele Jahre lang getragen, oft bis zum Zahnverlust (Verblockung durch Brücken, Stege, Elbrecht-Schienen, Miniplastschienen).

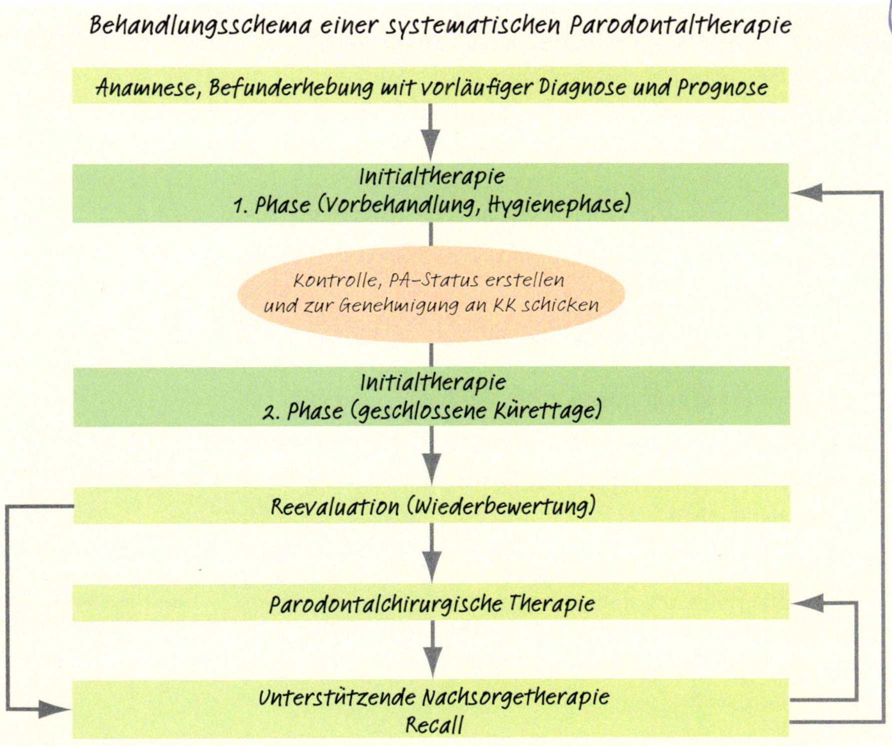

Die parodontale Gesundheit und Mitarbeit des Patienten wird ständig kontrolliert und gegebenenfalls erfolgt die Zuweisung des Patienten in eine andere Therapiephase.

3.2 Instrumente bei der Parodontalbehandlung

Außer dem Grundinstrumentarium gibt es in der Parodontologie spezielle Instrumente.

3.2.1 Instrumente zur Befunderhebung und Diagnostik

Für die Kontrolle und Untersuchung von Taschen haben sich **Sonden** bewährt, die folgende Merkmale aufweisen:
- gut ablesbare, farbig gekennzeichnete Skala
- angerundetes Sondenende
- runder, schlanker Schaft mit mindestens 10–12 mm Messstrecke

Die **WHO-Sonde** entspricht diesen Merkmalen (*s. Abb. 1*).

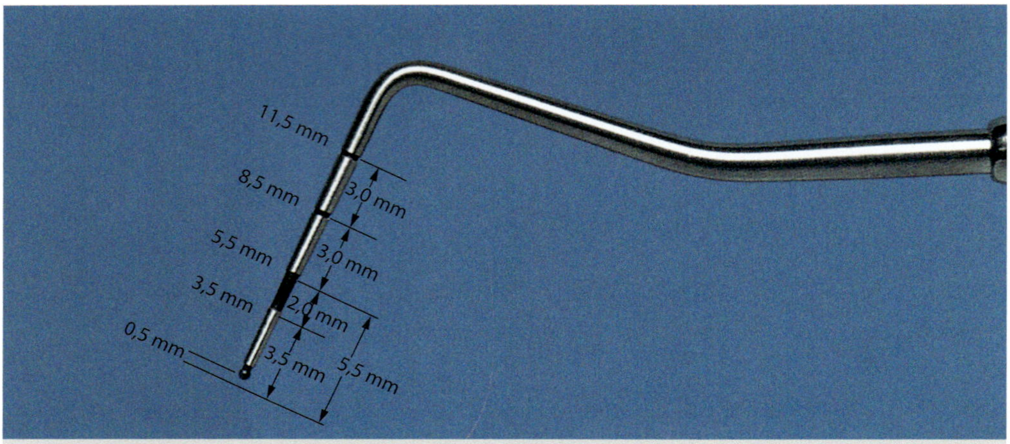

Abb. 1 WHO-Sonde. Eine kleine Kugel mit einem Durchmesser von 0,5 mm bildet die Spitze; im Bereich von 3,5 bis 5,5 mm Sondierungstiefe ist die Sonde schwarz markiert; bei 8,5 mm und 11,5 mm sind weitere Skalierungen angebracht.

Seit 1988 gibt es neben den Handsonden auch **elektronische Messsonden**.
Sie haben den Vorteil, dass sie mit einem standardisierten, gleich bleibenden Druck die Sondierungstiefe messen. Die gewonnenen Daten werden sofort im Computer gespeichert. Allerdings ist die Reinigung der Sonde schwierig, da sie sehr empfindlich ist.

Auch muss bei der Messung immer der gleiche Winkel zum Gingivarand eingehalten werden, um korrekte Werte zu bekommen.

Auf Grund der Kabelverbindung von der Sonde zum PC ist die elektronische Sonde schwierig zu handhaben.

Die Sondierung von Furkationen (Wurzelteilungsstellen) erfolgt mit einer **gebogenen Parodontalsonde** (*s. Abb. 2*).

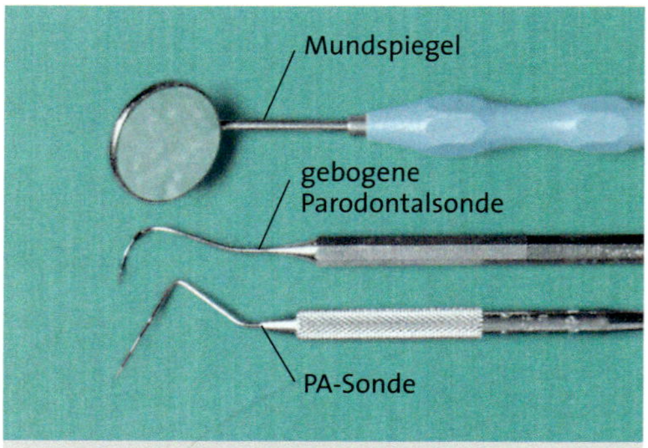

Abb. 2 Gebogene Parodontalsonde (Furkationssonde)

3.2.2 Instrumente zur Belagsentfernung

Für das Säubern der supra- und subgingivalen Beläge werden Handinstrumente und maschinell betriebene Instrumente verwendet. Zur Politur dienen Reinigungs- und Polierpasten, die mit rotierenden Bürsten und Gummikelchen aufgetragen werden.

↑ Siehe hierzu Lernfeld 11, professionelle Zahnreinigung, S. 429

Handinstrumente

Bei einem geringen Auftreten von Belag ist die Benutzung von Handinstrumenten vorzuziehen, da sie schonender eingesetzt werden können. Es gibt eine große Anzahl an verschieden geformten Handinstrumenten, man sollte sich aber der Einfachheit halber auf wenige Formen beschränken, die dennoch den unterschiedlichen anatomischen Gegebenheiten der Zähne gerecht werden.

Scaler

Zur supragingivalen Zahnreinigung werden **Scaler** eingesetzt (*s. Abb. 1*). Das Arbeitsende läuft spitz zu, ist sichelförmig und beidseitig geschliffen. Der Querschnitt ist dreieckig. Auf Grund seiner Spitze würde der Scaler beim subgingivalen Arbeiten die Gingiva verletzen. Es gibt auch Scaler, die haken-, meißel- oder hauenförmig gestaltet sind.
Die Schmelzoberfläche wird durch die Bearbeitung mit dem Scaler aufgeraut. Deshalb muss zum Abschluss immer eine Politur stattfinden.

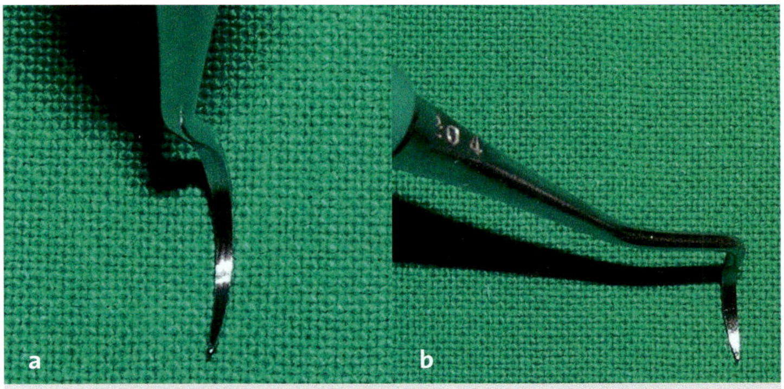

Abb. 1 Scaler. a) Frontzahnscaler; b) Seitenzahnscaler

Küretten

Zur subgingivalen Entfernung von Konkrementen, infiziertem Wurzelzement und entzündetem Taschenepithel werden **Küretten** verwendet.
Sie haben eine zierliche Form mit einem abgerundeten Ende, im Querschnitt sind sie halbrund (*s. Abb. 2*). Küretten werden im Vergleich zu Scalern in noch mehr Ausführungen angeboten.

Man unterscheidet zwischen Universalküretten und Spezialküretten.

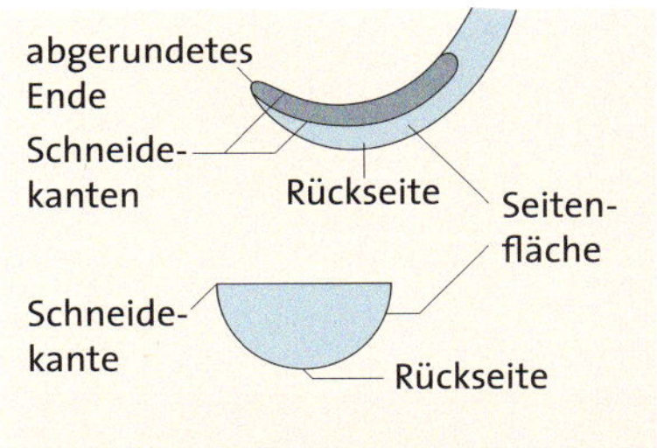

Abb. 2 Merkmale von Küretten

Universalküretten
Universalküretten können auf Grund ihrer Form an verschiedenen Zahnflächen eingesetzt werden.

Die **Columbia-Kürette** ist ein Beispiel für eine Universalkürette (*s. Abb. 3*). Das Arbeitsende steht in einem 90°-Winkel zum Schaft. Sie ist wie der Scaler beidseitig scharf, hat also zwei Arbeitsseiten. Dies ermöglicht, dass mit der einen Seite die Wurzeloberfläche, mit der anderen Seite gleichzeitig das entzündete Taschenepithel kürettiert werden kann.
Da die Kürettenspitze abgerundet ist, kann sie den Taschenboden nicht verletzen.

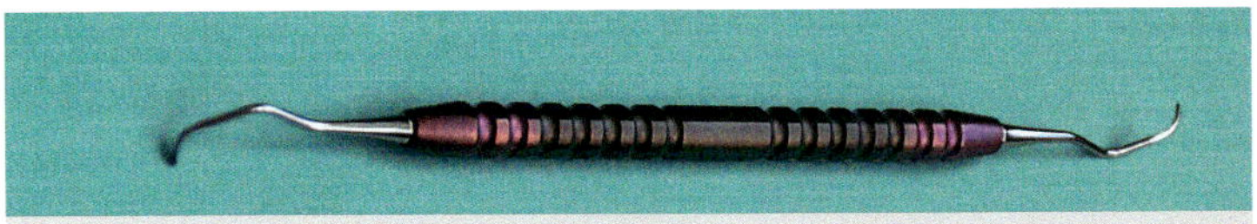

Abb. 3 Columbia-Kürette

Spezialküretten

Zu den Spezialküretten gehört die Gracey-Kürette (*s. Abb. 1*). Sie ist nur einseitig scharf geschliffen, sodass sie mit der stumpfen Kante die Tascheninnenseite nicht verletzen kann. Außerdem ist sie zahnflächenspezifisch gestaltet und daher effektiver beim Reinigen.

Zum Arbeiten mit Gracey-Küretten können 4–7 verschieden geformte Instrumente bereitgelegt werden.

Die Fläche des Arbeitsendes ist schräg gestellt, es entsteht ein Neigungswinkel von 60–70°. Wenn man von vorn auf die Spitze des Instrumentes schaut, so ist die nach unten abfallende Seite die Arbeitskante.

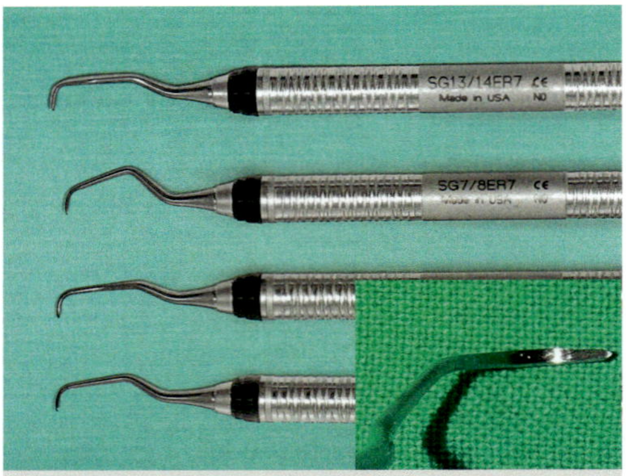

Abb. 1 Gracey-Küretten

Scaler und Küretten müssen regelmäßig geschliffen werden. Dazu gibt es motorgetriebene Schleifgeräte (z. B. Periostar®). Zum Schutz des Personals werden die Instrumente nach der Behandlung desinfiziert und sterilisiert. Danach werden sie geschliffen und zum Schutz der Patienten erneut sterilisiert.

Maschinell betriebene Instrumente

Neben den Handinstrumenten kommen **Ultraschallgeräte** (z. B. Cavitron®) und **Schallgeräte** (Airscaler, z. B. Soniflex®) zur Entfernung von supra- und subgingivalen harten Belägen zum Einsatz. Bei beiden Gerätetypen wird die Arbeitsspitze des Instruments entweder durch Ultraschall oder durch Luft in sehr schnelle Schwingungen versetzt (6000 bis 45 000 Hz). Es gibt verschiedene Ansätze, die ähnlich geformt sind wie ein Scaler, die aber nicht geschärft sind. Durch die hochfrequenten Schwingungen pro Sekunde bilden sich Bläschen. Durch deren plötzliches Aufplatzen entsteht ein mechanischer Reinigungseffekt (Kavitation). So zerplatzen die Ablagerungen und lösen sich vom Untergrund.

Um eine Schädigung der Zahnsubstanz und der Gingiva oder andere Nachteile zu vermeiden, müssen folgende Punkte beachtet werden:

- Das Gerät darf nur mit **ausreichender Wasserkühlung** benutzt werden, da sonst durch zu große Hitze die Zahnhartsubstanz und das Weichgewebe geschädigt werden.
- Herkömmliche Geräte dürfen **nicht in tiefen Taschen** verwendet werden, da hier die notwendige Kühlung nicht möglich ist.
- Für tiefe Taschen sind so genannte Slimline®-Arbeitsansätze erforderlich.
- Beim Arbeiten muss die Instrumentenspitze **ständig in Bewegung** gehalten werden, da sonst eine Schädigung der Zahnhartsubstanz möglich ist. Die Spitze ist nicht direkt auf den Zahn zu richten, sondern das Arbeitsende sollte **flächig** an die Zahnoberfläche gelegt werden (*s. Abb. 2*).
- Vorsichtig ist bei **verblendetem Zahnersatz** zu verfahren, da er abgesprengt werden könnte.
- Bei Patienten mit älteren **Herzschrittmachern oder mit Cochleaimplantaten („implantierten Hörgeräten")** sollte auf den Einsatz von Ultraschall- und Schallgeräten verzichtet werden, da diese Geräte durch Ultraschall- und Schallgeräte gestört werden können.
- Wegen des entstehenden keimhaltigen **Aerosols** bei Schall- und Ultraschallanwendung sollte der Patient vor der Behandlung mit einer chlorhexidinhaltigen Mundspüllösung spülen.

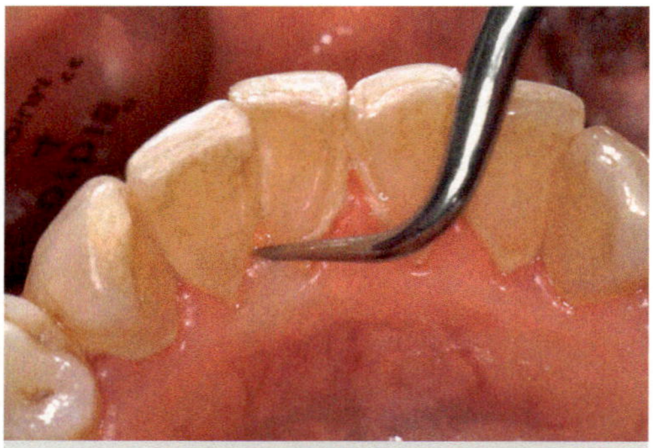

Abb. 2 Verwendung eines Ultraschallgerätes in der UK-Front

Die Reinigung mit Hilfe maschinell betriebener Instrumente ist der Reinigung mit Handinstrumenten ebenbürtig. Zusätzlich hat man einen Zeitvorteil. Allerdings entsteht beim Reinigen mit Handinstrumenten eine glattere Oberfläche als beim Reinigen mit Ultraschall. Daher sollte man die maschinell betriebenen Instrumente nicht bei weichen Belägen einsetzen.
Die meisten Patienten empfinden die Reinigung mit Handgeräten als angenehmer, sie haben nach der PZR weniger Probleme mit überempfindlichen Zähnen.

Bei maschinell betriebenen Instrumenten kann statt Wasser als Kühlmittel eine CHX-Lösung verwendet werden. Dadurch werden nicht nur Konkremente entfernt, sondern auch Bakterien und deren Toxine aus den Taschen hinausgeschwemmt. Auch wird durch Ultraschallwellen der bakterielle Biofilm zerrissen (Kavitation; s. S. 336).

Pulverstrahlgeräte

Zur Entfernung von Verfärbungen und zur Reinigung von Fissuren können Luft-Pulver-Abrasionssysteme verwendet werden (z. B. Air-Flow®, Prophyjet®).
Diese Geräte arbeiten mit einem druckluftbetriebenen Gemisch aus Wasser und Natriumbikarbonatpulver. Der abrasive Strahl sollte nicht auf freiliegende Wurzeloberflächen, den Sulkus oder Verblendungen gerichtet werden (*s. Abb. 1*).
Der Patient muss gegen ein Einstauben abgedeckt werden. Er und der Behandler sollten eine Schutzbrille tragen.
Oft haben die Patienten Tage nach der Behandlung empfindliche Zähne. Die Behandlung mit Pulverstrahlgeräten wird als unangenehm empfunden.

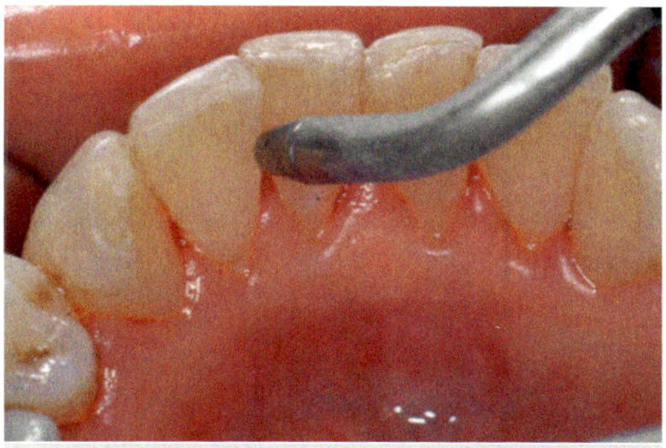

Abb. 1 Korrektes Ansetzen eines Pulverstrahlgerätes an den Innenflächen der UK-Frontzähne

Polierinstrumente

Den Abschluss der Belagsentfernung bildet die Politur der aufgerauten Zahnoberflächen. Diese werden geglättet, damit sich neuer Belag nicht so schnell wieder festsetzen kann. Durch die Politur werden auch restliche Verfärbungen entfernt.
Die Politur geschieht mit maschinell getriebenen rotierenden **weichen Bürstchen** und **Gummikelchen** sowie fluoridhaltiger **Polierpaste** verschiedener Abrasivität (*s. Abb. 2, 3*).
Polierstreifen können zur Politur der Interdentalräume eingesetzt werden.

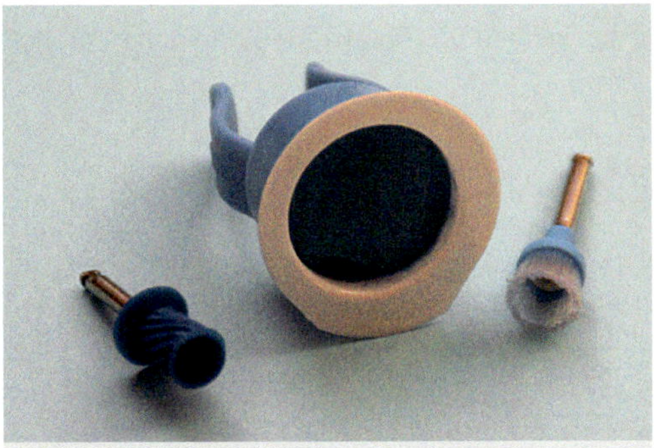

Abb. 2 Gummikelch, Polierpaste, Bürstchen

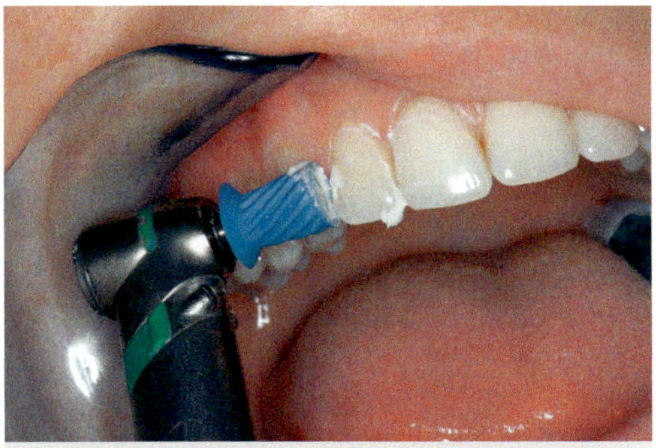

Abb. 3 Politur mit Gummikelch und Polierpaste

3.2.3 Spezielle Instrumente für die Parodontalchirurgie

Neben den genannten Instrumenten können weitere benötigt werden.

- **Taschenmarkierungspinzetten** dienen der Markierung des Taschenbodens vor einer Gingivektomie. Mit dem geraden Ende wird die Tiefe der Tasche getastet und mit dem Häkchen wird von außen an der Gingiva ein Blutungspunkt zur Orientierung bei der Schnittführung gesetzt.
- **Gingivabeil** und **Papillenmesser** werden bei der Gingivektomie und Gingivoplastik eingesetzt (*s. Abb. 1*).

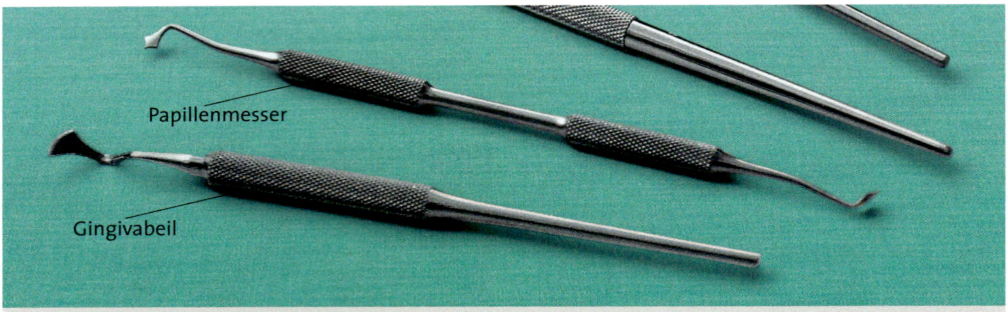

Abb. 1 Gingivabeil und Papillenmesser

↑Elektrochirurgiegerät, S.263

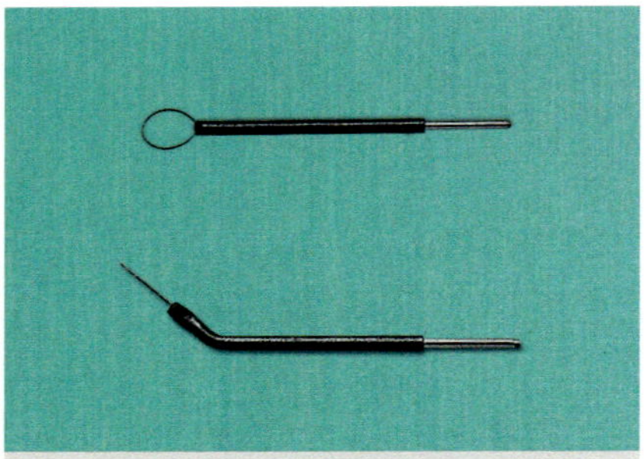
Abb. 2 Ansätze für ein Elektrochirurgiegerät (Elektroschlingen)

- **Universal-Skalpellhalter** mit sichelförmigen und geraden Skalpellen werden bei der Gingivektomie eingesetzt.
- **Elektrochirurgiegeräte** arbeiten mit hochfrequentem Strom. Elektrochirurgiegeräte (Elektrotome) können schneiden, Gewebe abtragen (z.B. bei einer Gingivahyperplasie) und Blutungen stillen (*s. Abb. 2*). Der Vorteil dieser ↑Geräte ist, dass nur eine geringe Blutung auftritt, die Nachteile sind der unangenehme Geruch und die Gefahr von zu großer Hitzeeinwirkung. Bei Patienten mit älteren Herzschrittmachern oder mit Cochleaimplantaten („implantierte Hörgeräte") sollte dieses Gerät nicht eingesetzt werden.
- **Laser** bringen in der Parodontalbehandlung gegenüber den herkömmlichen Methoden keine Vorteile. Sie können zur blutungsarmen Gingivektomie eingesetzt werden.

3.2.4 Hygienemaßnahmen in der Parodontologie

Instrumentenaufbereitung

↑
Siehe hierzu Lernfeld 3, Aufbereitung von Medizinprodukten, S.94

Da die Instrumente in der Parodontologie die Schleimhaut durchdringen und mit Blut und Gewebeflüssigkeiten in Berührung kommen, werden sie den RKI-Richtlinien entsprechend in die Gruppe der kritischen Medizinprodukte eingeordnet.

Allgemeine Hygienemaßnahmen bei parodontologischen Eingriffen

↑
Siehe hierzu Lernfeld 8, Vorbereitung von chirurgischen Eingriffen, S.259

Bis auf die PZR zählen alle parodontologischen Eingriffe zu den chirurgischen Behandlungen. Daher müssen hier die gleichen Hygienemaßnahmen ergriffen werden wie in der Chirurgie.

- Das Operationsgebiet wird steril abgedeckt.
- Es wird eine chirurgische Händedesinfektion vor der OP durchgeführt.
- Schutz des Patienten und des Behandlers durch sterile Kleidung, Mundschutz, Schutzbrille, sterile Handschuhe.

Terminologie: Behandlung von Parodontalerkrankungen	
Artikulation	1. Bewegung des Unterkiefers unter Kontakt 2. Sprechlautbildung; durch Veränderung des Mund- Nasen-Rachen-Raums werden Töne in Sprechlaute umgeformt.
Kürettage (franz. Curettage = Auskratzung)	Ausschabung, Auskratzung
Recall, Recallsystem	Wiederbestell- und Erinnerungssystem für Patienten
Reevaluation	kritische Überprüfung des bisher erreichten Therapieergebnisses
Regeneration	Heilung, Wiederherstellung
Rezidivbehandlung	Behandlung einer wieder auftretenden Krankheit, die bereits geheilt war; Behandlung eines Rückfalls (Rezidiv)

Aufgaben

1 Was möchte man mit einer systematischen PA-Behandlung erreichen?

2 Wie wird der PSI-Index erhoben?

3 Ist eine Parodontalerkrankung vererbt?

4 Was muss in einen PA-Plan eingetragen werden?

5 Was ist eine offene, was ist eine geschlossene Kürettage?

6 Was ist das Ziel einer gesteuerten Geweberegeneration (GTR)?

7 Wann ist eine Gingivektomie angezeigt? Welche Instrumente kommen zum Einsatz?

8 Wie werden Rezessionen behandelt?

9 Was ist eine UPT?

10 Nennen Sie die sechs Schritte einer systematischen PA-Behandlung.

11 Nennen Sie die Merkmale einer WHO-Sonde.

12 Wann setzt man einen Scaler und wann eine Kürette ein?

13 Was ist der Unterschied zwischen einer Universalkürette und einer Spezialkürette?

14 Warum ist die Politur am Ende einer PZR wichtig?

4 Erkrankungen der Mundhöhle

↑Aufbau der Mundschleimhaut, S. 308

↑ Siehe hierzu Lernfeld 2, Aufbau der Mundhöhle, S. 54

↑Anamnese, S. 47

Unsere Haut und Schleimhaut bilden eine **Schutzschicht** für unseren Körper. Die Haut umgibt den Körper von außen, die Schleimhaut (Mukosa) bildet die Innenauskleidung. An den Lippen geht die Haut in die ↑Mundschleimhaut über, die die gesamte Mundhöhle auskleidet.
Es gibt Bereiche, an denen die Mukosa verschieblich ist, und andere Bereiche, wo sie fest mit der knöchernen Unterlage (Kieferkamm, harter Gaumen) verbunden und somit unverschieblich (attached) ist.
Zahnfleischerkrankungen werden nicht zu den Erkrankungen der Mundschleimhaut gezählt.
Allgemeinerkrankungen zeigen sich häufig durch Veränderungen an der Zunge oder der Mundhöhle. Daher wird der Patient bei einem unklaren Krankheitsbild gebeten, die Zunge herauszustrecken. Die Ärztin inspiziert bei der ↑Anamnese Zunge und Mundhöhle.

4.1 Infektionen der Mundhöhle

↑ Siehe hierzu Lernfeld 5, Allgemeine Entzündungsreaktionen, S. 194

Die Mundhöhle ist der Eingang zum Verdauungs- und Atemtrakt. Krankheitserreger, mechanische, thermische und chemische Reize müssen hier abgefangen werden. Dies geht so lange gut, wie unser Immunsystem in Ordnung ist. Wenn dies nicht der Fall ist, kann es zu Infektionen verschiedener Art kommen.
Aber auch eine schlechte Mundhygiene kann zu Infektionen in der Mundhöhle führen.
Eine Entzündung der Mundschleimhaut nennt man **Stomatitis**.

4.1.1 Bakterielle Infektionen

Die einfache bakterielle Stomatitis, **Stomatitis simplex**, tritt bei schlechter Mundhygiene oder bei fieberhaften Erkrankungen auf.
Sie kann in eine geschwürige, eitrige Stomatitis, **Stomatitis ulcerosa**, übergehen, bei der das Gewebe faulig zerfällt und einen üblen Geruch (**Foetor ex ore**) verbreitet. Diese Erkrankung wird auch vereinfacht Mundfäule genannt. Es herrscht Infektionsgefahr! Das Gewebe wird unwiederbringlich zerstört.

Wenn Prothesenträger ihre Prothese nicht täglich reinigen, kann es zu einer bakteriellen Besiedelung der abgedeckten Schleimhautbereiche kommen, zu einer **Stomatitis prothetica** (Prothesenstomatitis; *s. Abb. 1*).

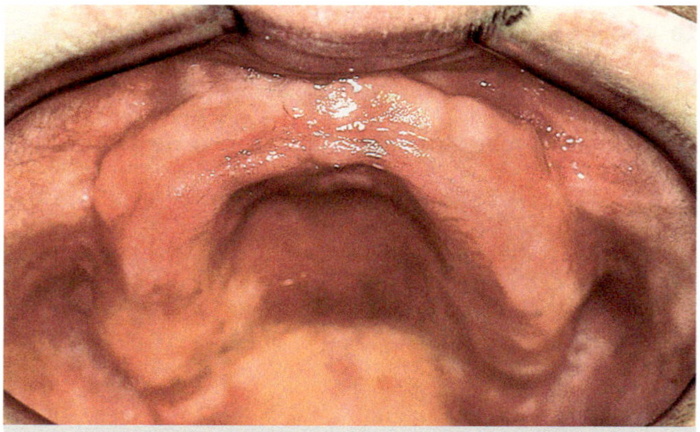

Abb. 1 Stomatitis prothetica (Prothesenstomatitis). Die Mundschleimhaut ist flammend rot.

4.1.2 Infektionen durch Viren

Die häufigste Virusinfektion im Mund und an den Lippen ist die Infektion mit Herpes-simplex-Viren. Meist sind die Lippen betroffen (sog. Lippenherpes, **Herpes simplex** labialis; auch: Herpes labialis; *s. Abb. 1*). Herpes simplex beginnt mit einem Juckreiz und einem Spannungsgefühl, dann treten gruppenweise angeordnete Bläschen auf, die später eitrig eintrüben. Wenn das Virus einmal in den menschlichen Organismus eingedrungen ist, so verbleibt es dort lebenslang. Begünstigt wird der Wiederausbruch durch zu viel Sonnenbestrahlung, Stress und fieberhafte Erkrankungen. Herpes simplex ist ansteckend.

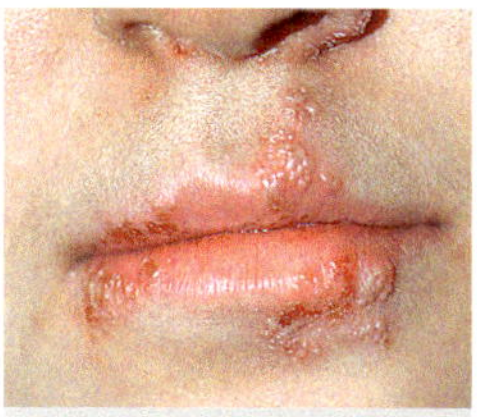

Abb. 1 Herpes simplex labialis

Eine weitere Virusinfektion ist die Stomatitis aphthosa. Sie äußert sich mit kleinen grauweißlichen, von einem hochroten Hof umgegebenen Flecken. Überwiegend tritt diese Erkrankung bei Kindern während des Durchbruchs der Milchzähne auf, aber auch zeitlebens bei Erwachsenen bei Allgemeinerkrankungen und Magen-Darm-Störungen.

4.1.3 Infektionen durch Pilze

Krankheiten, die durch Pilze hervorgerufen werden, werden als **Mykosen** bezeichnet. Bei einer Abwehrschwäche des Immunsystems kann es zu einer Besiedelung der Mundhöhle mit Pilzen, vor allem mit Hefepilzen der Art Candida albicans, kommen. Diese Erkrankung wird auch üblicherweise **Soor** genannt und äußert sich durch abwischbare weiße Beläge auf geröteter Schleimhaut, diese sieht wie „gezuckert" aus (*s. Abb. 2, 3*).

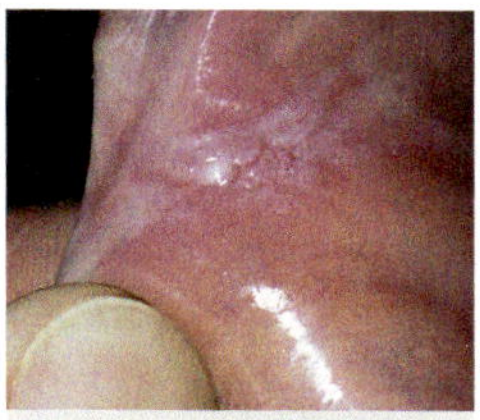

Abb. 2 Mundsoor (Wange)

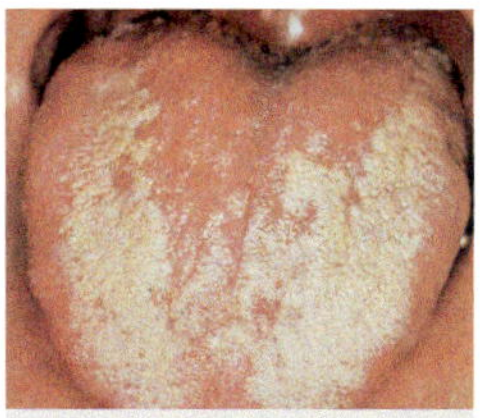

Abb. 3 Mundsoor (Zunge)

4.2 Nichtinfektiöse Erkrankungen der Mundhöhle

Aphthen

Bei Aphthen weist die Schleimhaut eine linsengroße, hellgrau bis gelbliche Veränderung auf, die von einem geröteten Hof umgeben ist (*s. Abb. 4*). Das Bläschen platzt auf und es entsteht eine sehr schmerzhafte offene Stelle, die nur langsam, aber narbenfrei abheilt. Begleitend können die Lymphknoten unterhalb des Unterkiefers und in der Halsgegend geschwollen sein. Die Ursache von Aphthen ist unklar.

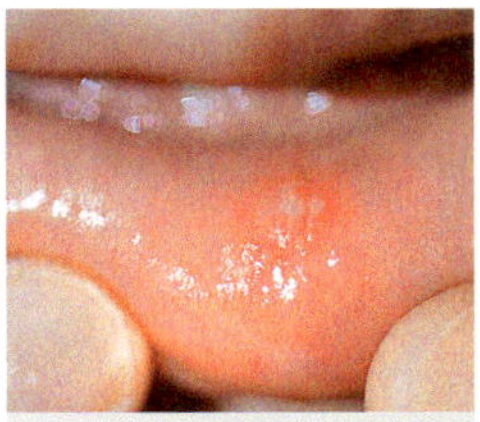

Abb. 4 Aphthe

Druckstelle (Dekubitus)

Meist entsteht eine Druckstelle (Dekubitus) durch Zahnersatz, der neu eingegliedert wurde, oder durch Prothesen, die nicht gut sitzen. Die Schleimhaut ist an dieser Stelle gerötet und schmerzt. Bei Nichtbeseitigung der Ursache kann ein **Ulkus** (Geschwür) entstehen, bei dem die Schleimhaut und evtl. tiefere Gewebeschichten verletzt und eitrig offen sind.

Rhagaden

Die Rhagaden werden auch Schrunden oder Faulecken genannt. Es sind Einrisse in den Mundwinkeln, die schmerzhaft sind und schlecht heilen (*s. Abb. 5*).
Der Grund kann ein schlecht angepasster Zahnersatz mit abgesunkenem Biss sein. Die Mundwinkel bleiben dadurch ständig feucht.

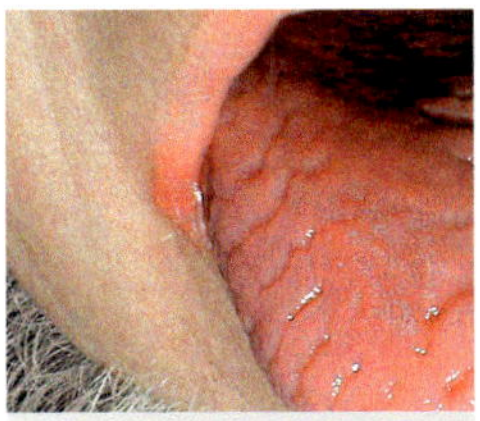

Abb. 5 Rhagade

Reaktionen der Mundschleimhaut auf Arzneimittel oder zahnärztliche Materialien

Lokale **Verätzungen** der Mundschleimhaut durch Medikamente, z. B. Schmerztabletten, treten auf, wenn der Patient die Tablette nicht sofort schluckt, sondern sie im Mund belässt.
Allergien auf Medikamente oder zahnärztliche Materialien rufen Rötungen, Schwellungen und Bläschenbildung hervor. Nach Vermeidung der allergenen Stoffe verschwinden die Symptome.

Übersicht über die wichtigsten Mundschleimhauterkrankungen

Wie bei allen Erkrankungen wird auch bei Erkrankungen der Mundschleimhaut versucht, die primäre Ursache zu beseitigen (*s. Tab. 1*). Wenn diese nicht bekannt ist oder sie nicht beseitigt werden kann und/oder wenn die Beschwerden gelindert werden sollen, spricht man von einer symptomatischen Therapie.

Erkrankung	Symptome und mögliche Ursachen	Therapie
Stomatitis	Entzündung der Mundschleimhaut durch Bakterien, im fortgeschrittenen Stadium auch Mundfäule genannt. Fauliger Mundgeruch.	Verbesserung der Mundhygiene, Stärkung der Immunabwehr Behandeln mit Mundspüllösungen
Stomatitis prothetica	Bei mangelhafter Reinigung der Prothese entsteht eine bakterielle Infektion mit Rötung unter der Prothese.	tägliche gründliche Reinigung der Prothese
Herpes	Bläschenbildung im Mund oder an den Lippen. Tritt nach Erstinfektion mit dem Virus Herpes simplex immer wieder auf, vor allem bei UV-Einstrahlung, bei einer Erkältung, bei Schlafmangel.	virushemmende Salbe frühzeitig bei den ersten Anzeichen anwenden (z. B. Zovirax®)
Soor	Abwischbare weiße Beläge aus Hefepilzen auf geröteter Schleimhaut; diese sieht wie „gezuckert“ aus. Bei geschwächtem Immunsystem.	Mundspüllösungen, Antimykotika (Mittel gegen Pilzinfektionen)
Aphthen	Linsengroßes, hellgrau bis gelbliches Bläschen, das von einem geröteten Hof umgeben ist. Nach Aufplatzen entsteht eine sehr schmerzhafte offene Stelle, die nur langsam, aber narbenfrei abheilt. Nicht infektiös. Unklare Ursache, evtl. Abwehrschwäche.	keine ursächliche Therapie bekannt nur eine abdeckende, schmerzlindernde (evtl. kortisonhaltige) Salbe auftragen oder mit Chlorhexidin spülen
Dekubitus	Druckstelle; meist durch schlecht sitzende Prothese oder einen anderen mechanischen Reiz bedingt. Zunächst Rötung, Schwellung, Schmerzen. Kann sich zum Ulkus entwickeln.	Entlasten durch Beschleifen oder Unterfüttern der Prothese.
Rhagaden	Einrisse in den Mundwinkeln, die schmerzhaft sind und schlecht heilen	Bisshöhe des Zahnersatzes korrigieren

Tab. 1 Die wichtigsten Erkrankungen der Mundschleimhaut und die Grundzüge ihrer Behandlung

4.3 Tumore in der Mundhöhle

Wird eine Stelle am Körper immer wieder stark belastet, dann reagiert das Gewebe mit einer Schutzreaktion. Zum Beispiel kann es sein, dass der Patient immer wieder auf die Wangeninnenseite beißt.
Zum Schutz bildet der Körper an dieser Stelle mehr Zellen, sodass eine Schwellung, eine Geschwulst, entsteht. Der Fachausdruck für eine Schwellung ist **Tumor**.
Einen abgekapselten Zellhaufen aus normal aufgebauten Bindegewebszellen der Mundhöhle nennt man **Fibrom** (*s. Abb. 1*). Es ist ein gutartiger Tumor.

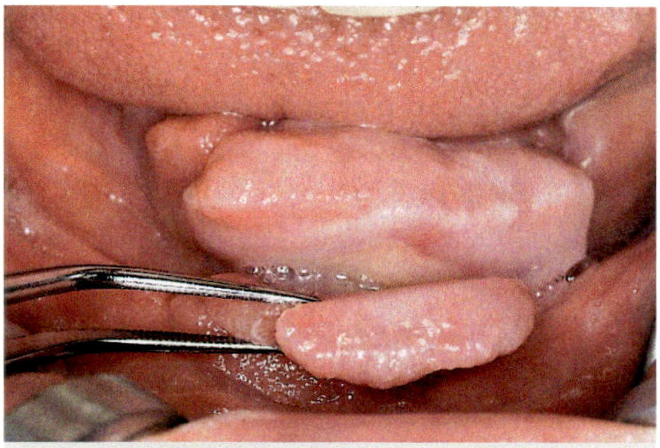

Abb. 1 Lappiges Fibrom

Heilt ein Ulkus bei einem Prothesenpatienten selbst nach Ausschalten der möglichen Ursachen nicht ab und wird sogar größer, so besteht der Verdacht auf einen bösartigen Tumor.

Hier wachsen, genetisch gesehen, fehlerhafte Zellen heran, eine Mutation hat stattgefunden.

Normalerweise erkennt und beseitigt das umgebende Gewebe Zellen, die bei der Zellteilung entarten. Geschieht dies nicht, entsteht ein unkontrolliert (autonom) wachsender Tumor.

Benigne (gutartige) Tumore und **maligne** (bösartige) Tumore wachsen verdrängend, also auf Kosten von anderem Gewebe.
Allerdings sind die benignen Tumore abgekapselt, die malignen dagegen dringen in das Nachbargewebe, in Blut- und Lymphgefäße ein.

Maligne Tumore infiltrieren das angrenzende Gewebe. Lösen sich maligne Krebszellen ab, so werden sie mit dem Blutstrom fortgeschwemmt und bilden in neuen Körpergeweben **Metastasen** (Tochtergeschwülste). Dort wächst dann ein neuer Tumor heran.
In der Umgangssprache wird ein bösartiger Tumor auch als „Krebs" bezeichnet.

↑ Siehe hierzu Lernfeld 8, Eigenschaften von Tumoren, S. 293

4.3.1 Mögliche Ursachen von bösartigem Tumorwachstum

Es gibt Faktoren, die das Entstehen eines bösartigen Tumors wahrscheinlicher machen. Man bezeichnet diese Faktoren als karzinogen (krebsverursachend):
- chronische Entzündungsherde in der Mundhöhle, schlechte Mundhygiene
- Alkohol- und Nikotinmissbrauch
- Belastung durch chemische Stoffe wie Formaldehyd
- Umwelteinflüsse wie Abgase von Autos und Heizungsanlagen
- zu viel Aufnahme von energiereicher Strahlung wie Röntgenstrahlen, UV-Strahlen
- spontane Veränderung des Erbguts ohne erkennbare äußere Ursache. Je älter der Patient ist, desto unzuverlässiger arbeitet das Reparatursystem der Gene. Dadurch haben die Zellen eine größere Chance zu entarten. Daher spricht man auch von Krebs als einer Krankheit des Alters.

4.3.2 Mundhöhlenkarzinome

Von allen Krebserkrankungen entfallen ungefähr 5 % auf die Mundhöhle.
Hier wiederum ist das am häufigsten vorkommende Karzinom das Plattenepithelkarzinom (*s. Abb. 1*).
Mundhöhlenkarzinome haben eine hohe Sterblichkeit zur Folge. Die Karzinome wachsen unauffällig und die Diagnose wird oft zu spät gestellt. Die Mundhöhle ist sehr gut durchblutet, daher tritt sehr früh eine Metastasenbildung auf.

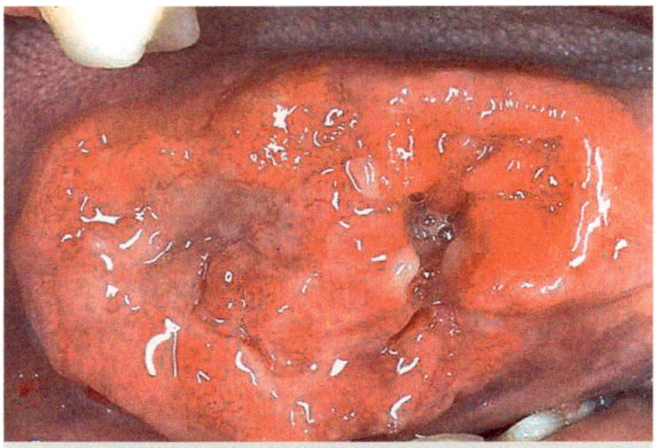

Abb. 1 Ausgedehntes Plattenepithelkarzinom am Zungenrand. Im Zentrum ist das Gewebe geschwürig zerfallen (Ulzeration).

Vor allem ältere männliche Patienten, die rauchen, gern Alkohol trinken und eine schlechte Mundhygiene haben, sind, statistisch gesehen, gefährdet.
Daher sollte bei allen nicht erklärbaren Schleimhautveränderungen, die länger als zwei Wochen bestehen, eine **Probeexzision** durchgeführt werden und das gewonnene Material zur histologischen Untersuchung an ein auf diese Untersuchungen spezialisiertes Labor geschickt werden.
Manchmal reicht auch ein Abstrich aus der betroffenen Region, um zu klären, ob Tumorzellen vorhanden sind.

Eine neue Möglichkeit der Tumordiagnostik in der Mundhöhle besteht in einem Speicheltest, bei dem die Bakterienkulturen bestimmt werden. Forschungen haben gezeigt, dass bei einem Mundhöhlenkrebs bestimmte Bakterien nachzuweisen sind.

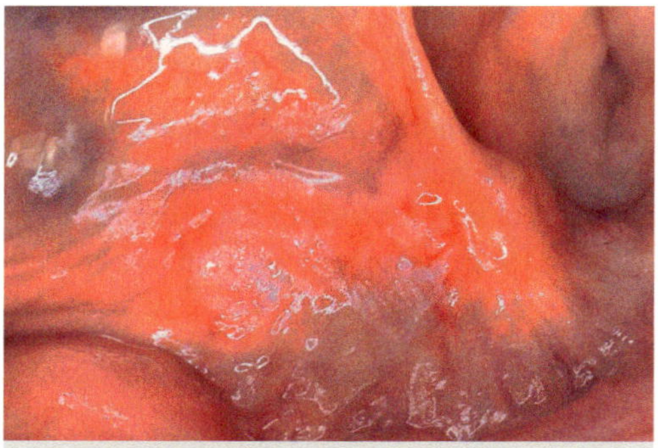

Abb. 2 Leukoplakie

Die Heilungschancen sind abhängig von der frühzeitigen Entdeckung des Tumors.
Besondere Bedeutung hat hierbei die **Leukoplakie**, ein weißer, nicht abwischbarer Fleck auf der Schleimhaut (*s. Abb. 2*).
Die Leukoplakie kann eine Tumorvorstufe (Präkanzerose) sein.

4.3.3 Behandlung von Tumoren

↗Exzision, S. 282

Gutartige Tumore werden durch eine ↗Exzision operativ entfernt.
Bösartige Tumore werden zunächst operativ entfernt, man schneidet ihn aus dem gesunden Gewebe heraus. Danach erfolgt eventuell eine Röntgenbestrahlung der betroffenen Region, um noch vorhandene Tumorzellen auszuschalten.
Manchmal ist es aber auch erforderlich, zuerst eine Bestrahlung und eine Chemotherapie mit Zytostatika (für Körperzellen giftige Arzneimittel) vorzunehmen, bevor die operative Entfernung des Tumors erfolgt. Der Tumor wird dadurch kleiner, was zur Folge hat, dass weniger gesundes Gewebe operativ entfernt werden muss.

Terminologie: Erkrankungen der Mundhöhle	
benigne (lat. benignus = gütig, von guter Art)	gutartig
Dekubitus Dekubiti (Mehrzahl)	Druckstelle mit schmerzhaften Schleimhautveränderungen
Fibrom	gutartiger Bindegewebstumor
Foetor ex ore (lat.)	Mundgeruch
histologisch	feingeweblich
infiltrieren	ins Gewebe eindringen
karzinogen (= kanzerogen)	bösartige Tumore („Krebs“) verursachend
Leukoplakie	weißer, nicht abwischbarer Fleck auf der Schleimhaut; die Ursache ist unbekannt
maligne (lat. malignus = bösartig, missgünstig)	bösartig
Metastasen	Tochtergeschwülste
Mutation	spontane Veränderung des Erbguts
Mykosen	Pilzerkrankungen
Präkanzerose	Krebsvorstufe
Probeexzision	Entnahme einer Gewebeprobe zur histologischen Untersuchung
Soor	Infektion der Mundhöhle mit Hefepilzen
Stomatitis	Mundschleimhautentzündung
Tumor	Schwellung, Geschwulst, Gewebswucherung
Ulkus	Geschwür, eitriger Gewebedefekt der tieferen Gewebeschichten

Aufgaben

1 Beschreiben Sie eine Art von Stomatitis. Was ist die Ursache dieser Erkrankung?

2 Welche häufig vorkommende Virusinfektion der Lippen kennen Sie? Welche Therapiemöglichkeiten gibt es?

3 Wie äußert sich Soor? Welche Krankheitserreger sind die Verursacher?

4 Nennen Sie die Unterschiede zwischen einem Geschwür und einer Geschwulst.

5 Nennen Sie die drei häufigsten Ursachen für ein Mundhöhlenkarzinom.

6 Welche Behandlungsmöglichkeiten gibt es bei einem malignen Tumor?

5 Zahn- und Kieferanomalien

Anomalien sind Abweichungen von der Norm. Bei Zahn- und Kieferanomalien weisen Kiefer und Zähne aus unterschiedlichen Gründen eine Fehlentwicklung auf. Sie bezieht sich auf die Zahnanatomie, die Zahnstellung, die Okklusion („Zusammenbiss"), die Kieferform und die Lage des Kiefers zum Schädel. Solch eine Fehlentwicklung nennt man **Dysgnathie**, im Gegensatz zu einer **Eugnathie**, bei der das Kauorgan eine regelrechte Verzahnung aufweist und die deshalb auch als Regelgebiss bezeichnet wird. Zwischen einem eugnathen und einem dysgnathen Gebiss bestehen fließende Übergänge.

Folgen einer Nichtbehandlung von Zahn- und Kieferanomalien
- Überbelastung einzelner Zähne bis hin zum Zahnverlust
- Kiefergelenkserkrankungen
- Sprachfehler
- Zahnverlust
- schlechtes Kauvermögen, was zu Verdauungsbeschwerden führen kann
- erschwerte Mundhygiene und als Folge davon Karies

Von **Eugnathie** spricht man, wenn ein Gebiss nach den anatomischen Regeln ausgebildet und funktionell einwandfrei ist. Es besteht eine regelgerechte Okklusion mit Neutralbiss ohne Anomalien.
Von einer **Dysgnathie** spricht man, wenn eine Gebissfehlstellung vorliegt. Die Gebisszustände weichen von der Norm ab..

Fehlstellungen der Zähne und Kiefer sind nicht nur ästhetisch ein Problem. Sie beeinträchtigen das Beißen und das gründliche Kauen, da der Kontakt der Zähne zum Gegenkiefer ungenügend vorhanden ist. Überbelastungen einzelner Zähne, Kiefergelenkserkrankungen oder Zahnverlust sind mögliche Folgen. Auch das Sprechen und die Mundhygiene sind durch die Fehlstellungen behindert. In der ganzheitlichen Medizin spricht man davon, dass sogar Störungen der Körperhaltung mitverursacht werden.
Daher müssen diese Fehlentwicklungen behandelt werden. Dies ist eine der Aufgaben der ↑ Kieferorthopädie.

↑ Kieferorthopädie, S. 354

5.1 Ursachen für Zahn- und Kieferanomalien

Die Ursachen für Anomalien sind vielfältig (*s. Tab. 1*). Etwa 50 % der Anomalien sind **vererbt**. In 10 % der Fälle ist die Ursache nicht eindeutig feststellbar. 40 % der Anomalien sind erworben, d.h., sie sind durch ein Fehlverhalten, eine schlechte Angewohnheit (**Habit**) entstanden. Habits sind unbewusst ablaufende Tätigkeiten, die die Zähne und den Kiefer besonders belasten und zu Schäden führen können. Hauptsächlich Kinder, aber auch Erwachsene haben sich Habits zugelegt. Ob Schäden auftreten, hängt von der Intensität und von der Veranlagung ab.

Habits	Weitere Ursachen
lang anhaltendes Daumen- und Fingerlutschen	vorzeitiger Milchzahnverlust (Verlust der Platzhalterfunktion der Milchzähne)
ständiges Nuckeln an Trinkflaschen, Saugern oder anderen Gegenständen	Mundatmung
Einsaugen der Lippen oder der Wangenschleimhaut	Traumata (Verletzungen)
falsche Schlucktechnik, Fehlhaltung der Zunge, Zungenpressen	Störungen während der Schwangerschaft (z. B. Alkohol, Nikotin, Medikamente)
Beißen auf Nadeln, Nägeln, Büroklammern und Fingernägeln	Rachitis auf Grund von Vitamin-D-Mangel

Tab. 1 Wichtige Ursachen für Zahn- und Kieferanomalien

5.2 Eugnathe Verzahnung (regelgerechte Okklusion)

Ein Regelgebiss hat eine ideale Okklusion, bei der die Zähne des OK perfekt zu den Zähnen des UK passen.
Jeder Zahn steht in einem ganz bestimmten Kontakt zu seinem Antagonisten (Gegenspieler; *s. Abb. 1*). So wird die Kaukraft gleichmäßig auf den Kiefer verteilt. Der normale Biss entspricht der Klasse I der ↑ Angle-Klassifikation.

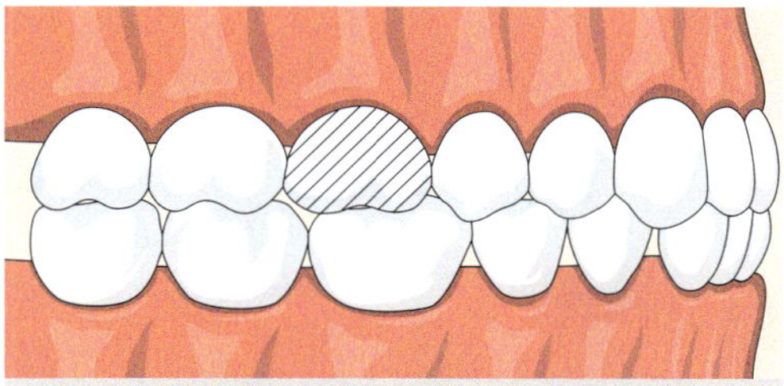

Abb. 1 Antagonistenkontakt

↑ Angle-Klassen, S. 349

Es gibt **fünf Kennzeichen**, an denen eine regelgerechte Okklusion erkennbar ist:
- Die Mittellinie zwischen den ersten Frontzähnen stimmt im OK und im UK überein.
- Die Spitze des oberen Eckzahns ragt zwischen den unteren Eckzahn und den ersten Prämolaren (*s. Abb. 2a*).
- Der mesio-bukkale Höcker des ersten Molaren im OK greift in die Querfissur des ersten unteren Molaren (*s. Abb. 2a*).
- Der Zahnbogen des OK greift über den Zahnbogen der UK-Zähne nach vestibulär (*s. Abb. 2b*).
- Die Schneidekanten der oberen Frontzähne überragen die Schneidekanten der unteren Frontzähne um ca. 1–2 mm (*s. Abb. 2c*).

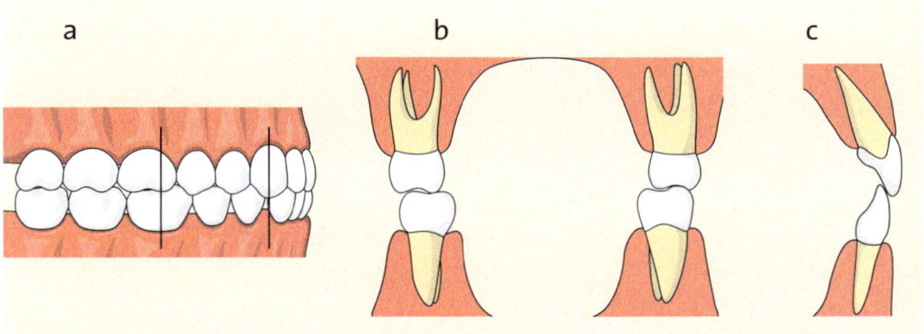

Abb. 2 Merkmale regelgerechter Okklusion

5.3 Dysgnathe Verzahnung

Es gibt verschiedene Arten von **Fehlstellungen**. Grundsätzlich kann man sie einteilen in:
- Zahnfehlstellungen
- Fehlstellung der Zahnreihen zueinander
- Kieferfehlstellungen

5.3.1 Zahnfehlstellungen

Zahnengstand

Wenn die Zähne zu wenig Platz haben, dann stehen sie schief oder gedreht. Dies ist nicht nur ein ästhetisches Problem, auch ist die Reinigung erschwert und somit ist die Gefahr von Karies größer. Der Grund für den Engstand kann ein Missverhältnis zwischen Kiefergröße und Zahnbreite sein. Der Engstand führt zu Zahnstellungsabweichungen.
Bei einem zu starken Engstand können die Zähne gar nicht oder nur teilweise ↑ durchbrechen. Ein Engstand kann im Jugend- oder Erwachsenenalter auftreten, wenn die Weisheitszähne keinen Platz haben und von hinten auf die vorderen Zähne drücken.
Die Milchzähne haben eine **Platzhalterfunktion** für die bleibenden Zähne. Daher kann auch ein frühzeitiger Verlust der Milchzähne zu einem Engstand führen, da die Nachbarzähne in die Lücke gekippt oder gerutscht sind, sodass der später nachkommende bleibende Zahn nicht genügend Platz hat. Zur Behandlung werden ↑ Lückenhalter eingesetzt.

↑ Störungen beim Zahndurchbruch, S. 273

↑ Lückenhalter, S. 355

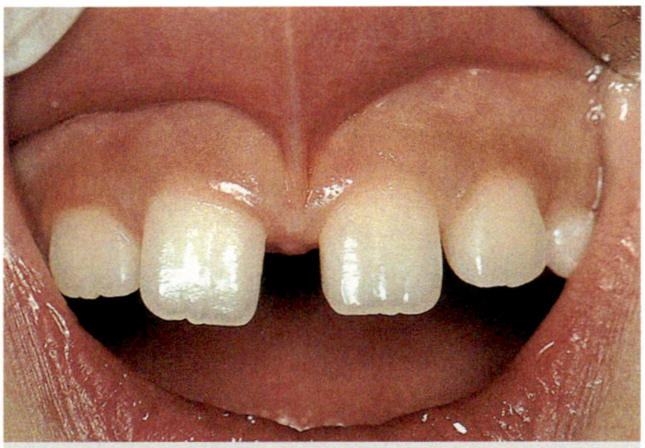

Abb. 1 Diastema mediale

Zahnstellungsabweichungen

Diese Fehlstände beziehen sich nur auf **einzelne Zähne**, nicht auf den ganzen Kiefer:

- Hat sich zwischen den Frontzähnen eine Lücke gebildet, spricht man von einem **Diastema** mediale (*s. Abb. 1*). Meist ist die Ursache ein zu tief ansetzendes und stark ziehendes Lippenbändchen, in seltenen Fällen auch ein überzähliger Zahn. Aber auch Vererbung spielt eine Rolle.
  Das Diastema mediale wird ↗ operativ und ↗ kieferorthopädisch behandelt.
- Der Zahn steht mesial von seinem richtigen Platz. Dann spricht man von einem **Mesialstand**.

↗ Operation eines Diastemas, S. 294

↗ Kieferorthopädie, S. 354

- Der Zahn steht distal von seinem richtigen Platz: Dann spricht man von einem **Distalstand**.
- Der Zahn steht Richtung bukkal, von seinem richtigen Platz aus gesehen. Dann spricht man von einem **Bukkalstand**.
- Der Zahn steht Richtung lingual, von seinem richtigen Platz aus gesehen. Dann spricht man von einem **Lingualstand**.
- Stehen die Frontzähne insgesamt weiter vorne als normal, spricht man von einer **Protrusion**.
- Stehen die Frontzähne insgesamt zurück, spricht man von einer **Retrusion**.

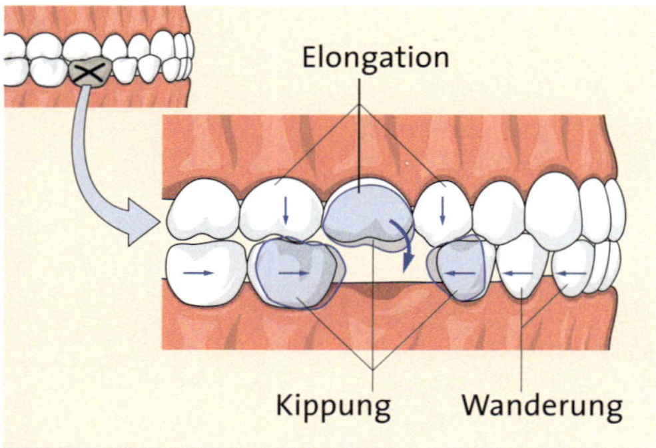

Abb. 2 Veränderungen der Zahnstellung durch Zahnverlust

Außerdem können Zähne gedreht, „verlängert", gewandert oder gekippt sein.

- Wenn ein Zahn gedreht ist, spricht man von einer **Rotation**. Ursache kann ein Zahnengstand sein.
- Wenn ein Zahn aus seiner Alveole „herauswächst", spricht man von einer **Elongation** (scheinbare Verlängerung). Ursachen hierfür können Erkrankungen des Parodontiums sein. Häufig ist der Verlust des Antagonistenkontaktes die Ursache (*s. Abb. 2*).
- Auch die **Wanderung** eines Zahnes resultiert aus einem Zahnverlust.
- Bei der **Kippung** eines Zahnes kippt dieser in die entstandene Lücke.

Zahnzahlabweichungen

Es werden drei Abweichungen in der Anzahl unterschieden.

- Bei einer **Hypodontie** (Zahnunterzahl) wird das Kind mit weniger Zahnanlagen geboren. Um eine Nichtanlage (Aplasie) zweifelsfrei feststellen zu können, ist ein Röntgenbild erforderlich. Am häufigsten fehlen die Weisheitszähne, dann der zweite Prämolar und der zweite Frontzahn. Wenn die Weisheitszähne nicht angelegt sind, so ist das kein Nachteil. Denn entwicklungsbedingt werden die Kiefer der Menschen über Generationen hinweg immer kleiner, dagegen verändert sich die Anzahl und die Größe der Zähne nicht so schnell.
- Die **Anodontie** ist das angeborene Fehlen aller Zähne. Diese Anomalie ist sehr selten und meist kombiniert mit anderen Behinderungen.
- Bei einer **Hyperdontie** (Zahnüberzahl) wird das Kind mit einer zusätzlichen Zahnanlage geboren, z. B. mit einem zusätzlichen Zahn zwischen den ersten Frontzähnen (Mesiodens). Auch die Doppelanlage von Zähnen ist möglich.

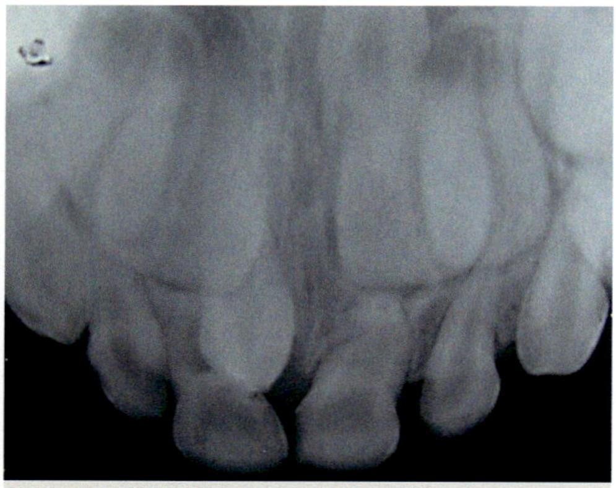

Abb. 3 Hyperdontie

Zahnmissbildungen

Es gibt verschiedene Abweichungen von der normalen Form. Die Zähne können in einer verkümmerten Form durchbrechen oder sie können miteinander verwachsen sein.
Eine unvollkommene Schmelzbildung nennt man **Schmelzhypoplasie** (*s. Abb. 1*). Eine unvollkommene Dentinbildung nennt man **Dentinhypoplasie**.
Der Grund für Zahnmissbildungen können Arzneimittel oder Ernährungsfehler in der Schwangerschaft sein. Auch Traumata während der Zeit, wenn der Zahn noch im Kiefer liegt, können zu Missbildungen führen. Aber auch Vererbung spielt eine Rolle.

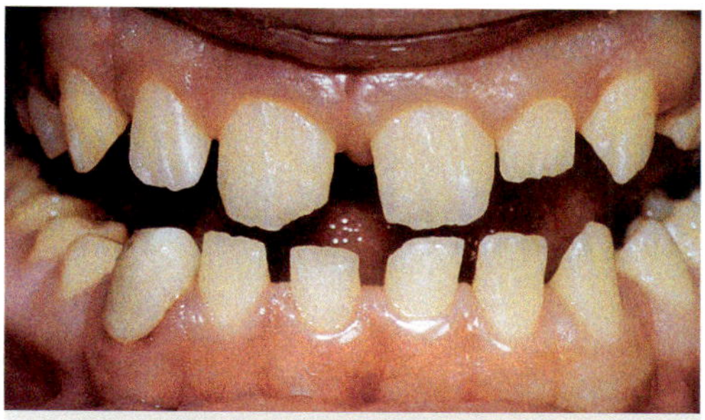

Abb. 1 Schmelzhypoplasie

Störungen beim Zahndurchbruch

Wenn ein Zahn nicht durchbricht, sondern im Kiefer zurückgehalten wird, dann spricht man von einer **Retention** bzw. von einem retinierten Zahn. Wenn ein Zahn nur teilweise durchbricht, spricht man von einem teilretinierten Zahn. Der Grund ist häufig ein Platzmangel.
Ein erschwerter Zahndurchbruch, oft bei den unteren Weisheitszähnen zu beobachten, kann mit einer Infektion einhergehen. Der teilweise durchgebrochene Zahn ist noch mit Schleimhaut bedeckt. Unter diese „Kapuze" dringen Nahrungsreste und Bakterien ein, was zu einer Entzündung führt. Der Patient hat starke Schmerzen. Der Fachausdruck für einen erschwerten Zahndurchbruch lautet **Dentitio difficilis**.
Es kann nötig werden, retinierte bzw. teilretinierte Zähne ↗ operativ zu entfernen oder ↗ freizulegen.

↗ Operative Zahnentfernug, S. 273

↗ Freilegung von retinierten Zähnen, S. 295

5.3.2 Fehlstellung der Zahnreihen zueinander (keine regelgerechte Okklusion)

Der amerikanische Kieferorthopäde Edward H. **Angle** hat zu Beginn des 19. Jahrhunderts eine noch heute gültige Klassifizierung der Okklusionsanomalien erarbeitet. Er untersuchte die Lagebeziehung der Kiefer zueinander und teilte die Anomalien in drei Hauptklassen ein. Er ging vom 6er im Unterkiefer und seiner relativen Lage zum Oberkiefer aus. Die **Klasse I** definierte er als gesunden **Neutralbiss** (*s. Abb. 2*).

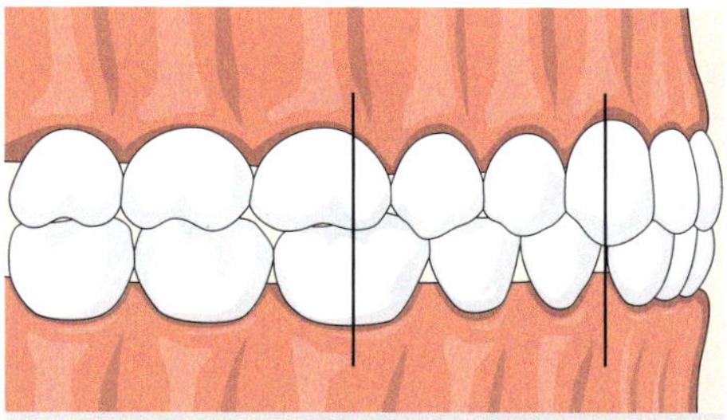

Abb. 2 Neutralbiss (Angle-Klasse I). Regelgerechte Okklusion, aber Zahnfehlstellungen sind möglich.

Folgende **Fehlstellungen** können auftreten, wenn die Okklusion der Zähne nicht den fünf ↗ Kennzeichen einer regelgerechten Okklusion entspricht:

↗ Kennzeichen einer regelgerechten Okklusion , S. 247

- **Tiefer Biss:** Die oberen Schneidezähne überragen die unteren im geschlossenen Zustand um mehr als 2 mm (*s. Abb. 3*).
- **Deckbiss:** Der tiefe Biss ist oft kombiniert mit einer Steilstellung der Frontzähne, erkennbar an einer ausgeprägten Lippen-Kinn-Falte.
- **Kopfbiss:** Die Schneidekanten der Frontzähne bzw. Höcker der Seitenzähne beißen aufeinander (*s. Abb. 4*).

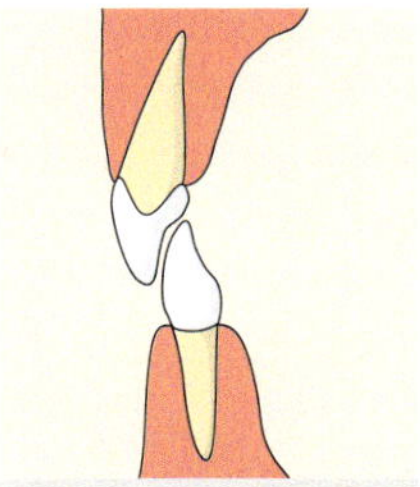

Abb. 3 Tiefer Biss

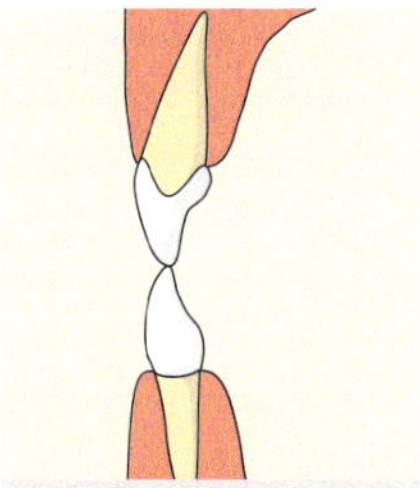

Abb. 4 Kopfbiss

- **Offener Biss:** Beim offenen Biss klafft in Schlussbissstellung ein Spalt zwischen der oberen und unteren Zahnreihe. Die Zähne bekommen beim Zusammenbeißen keinen Kontakt.
  Man unterscheidet zwischen dem **frontal offenen Biss** im Bereich der Frontzähne (*s. Abb. 1*) und dem **seitlich offenen Biss** im Seitenzahnbereich. Bei einem frontal offenen Biss ist das Sprechen und Abbeißen behindert. Bei einem seitlich offenen Biss ist das Kauen eingeschränkt.
  Oft ist ein Lippenschluss nicht möglich, was zur Mundatmung führt und zu einem falschen Schluckverhalten. Ursache dieser Anomalie ist meist das Daumenlutschen.
- **Kreuzbiss:** Die oberen und unteren Zahnreihen kreuzen sich. Dies kann frontal, aber auch seitlich auftreten (*s. Abb. 2*).
- **Distalbiss (Angle-Klasse II):** Beim Distalbiss haben die UK-Zähne weiter **distal** Kontakt mit den OK-Zähnen als beim Neutralbiss (*s. Abb. 3a*). Entweder steht der UK zu weit hinten oder der OK steht zu weit vor. Je nach Achsrichtung der Frontzähne wird diese Angle-Klasse noch einmal unterschieden:
  - Angle-Klasse II/1: Die Frontzähne stehen zur Lippe hin, nach vorne ausgerichtet (*s. Abb. 3b*).
  - Angle-Klasse II/2: Die Frontzähne sind steil gestellt (*s. Abb. 3c*).
  - Angle-Klasse II/3: Die Frontzähne stehen nach innen.

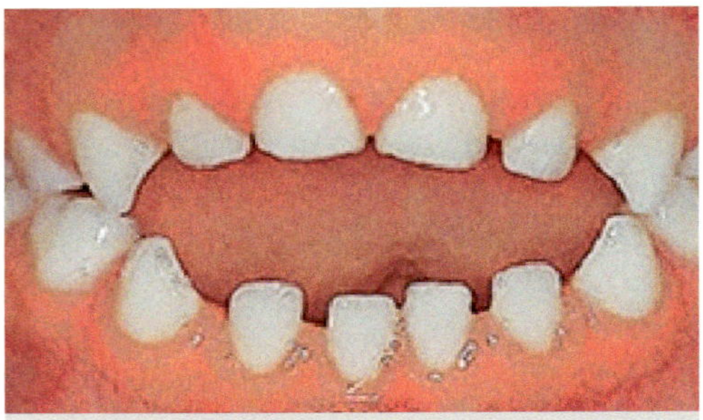

Abb. 1 Frontal offener Biss

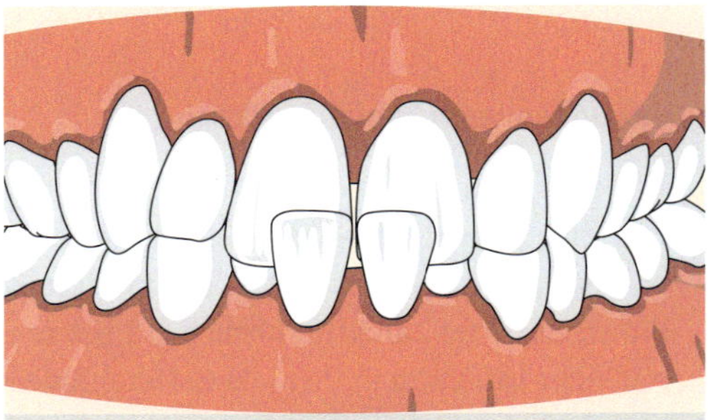

Abb. 2 Frontaler Kreuzbiss

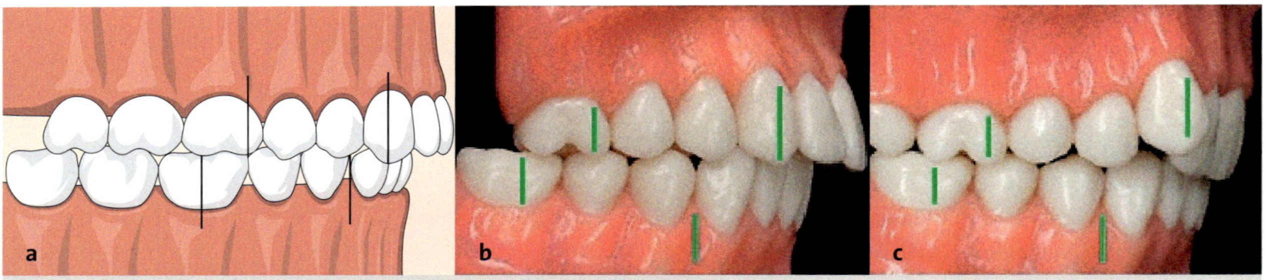

Abb. 3 Distalbiss (Angle-Klasse II). a) Grundsituation; b) Angle-Klasse II/1; c) Angle-Klasse II/2.

- **Mesialbiss (Angle-Klasse III):** Hier haben die UK-Zähne mit den OK-Zähnen weiter **mesial** Kontakt als beim Neutralbiss (*s. Abb. 4*). Der UK liegt gegenüber dem OK weiter vorne als normal oder der OK steht zu weit zurück.

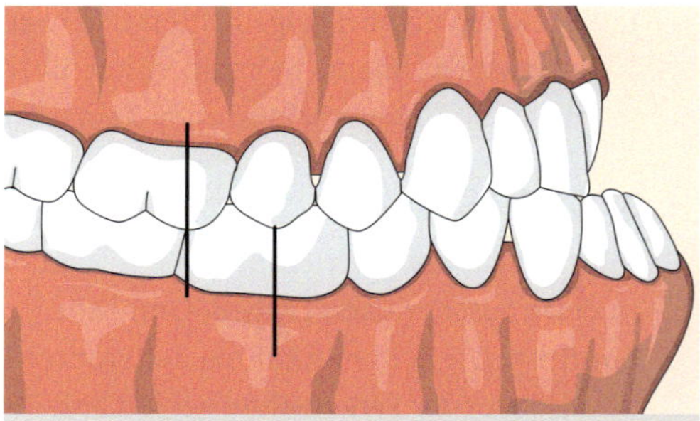

Abb. 4 Mesialbiss (Angle-Klasse III)

5.3.3 Kieferanomalien

Kieferanomalien können durch eine **frühzeitige** kieferorthopädische Behandlung behoben werden. Nur selten ist auch ein kieferchirurgischer Eingriff, eine Operation, notwendig.
Unterschieden werden Kieferverschiebungen nach vorn (**Prognathie**) oder nach hinten (**Retrognathie**).
Wenn der Unterkiefer vorsteht, wird auch von einem **Unterbiss** gesprochen. Das Vorstehen des Oberkiefers wird auch als **Überbiss** bezeichnet. Im Profil sind beide gut zu erkennen (*s. Abb. 1*).

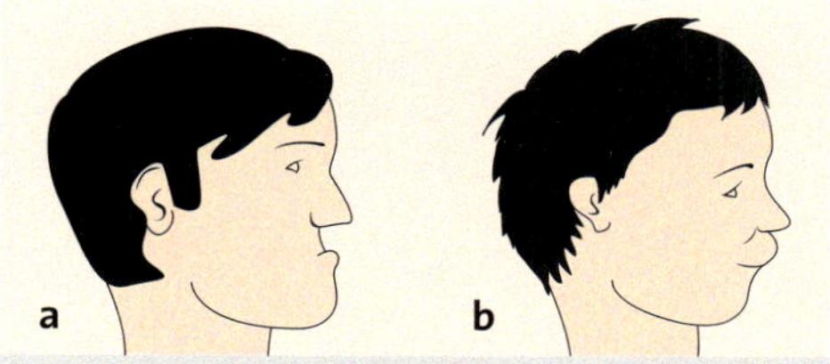

Abb. 1 Typisches Gesichtsprofil bei Unterbiss (a) und Überbiss (b)

Je nachdem, welcher Kiefer betroffen ist, spricht man von mandibulärer und maxillärer Prognathie bzw. Retrognathie.

- Bei einer maxillären Rethrognathie (*s. Abb. 2*) kann der OK normal entwickelt oder aber auch unterentwickelt sein; liegt ein unterentwickelter OK vor, spricht man von einer **Mikrognathie**. Die Frontzähne des OK stehen zu weit hinten, die Oberlippe erscheint zu kurz, das Gesicht wirkt eingefallen.
- Bei einer mandibulären Prognathie (*s. Abb. 3*) kann der UK normal entwickelt sein. Wenn er überentwickelt ist, spricht man auch von einer **Progenie**. Der UK ist verlängert, das Kinn und die Unterlippe stehen vor. Die Frontzähne des UK beißen vor die des OK (frontaler Kreuzbiss).
- Bei einer maxillären Prognathie überragt der OK den UK (*s. Abb. 4*). Die Frontzähne des OK stehen zu weit vor, die Oberlippe ist vorgewölbt, ein normaler Lippenschluss ist nicht möglich.
- Bei einer mandibulären Retrognathie (*s. Abb. 5*) kann der UK auch unterentwickelt sein. Dann spricht man von einer mandibulären **Mikrogenie** (sog. „Vogelgesicht“). Der UK ist verkürzt, das Kinn ist fliehend.

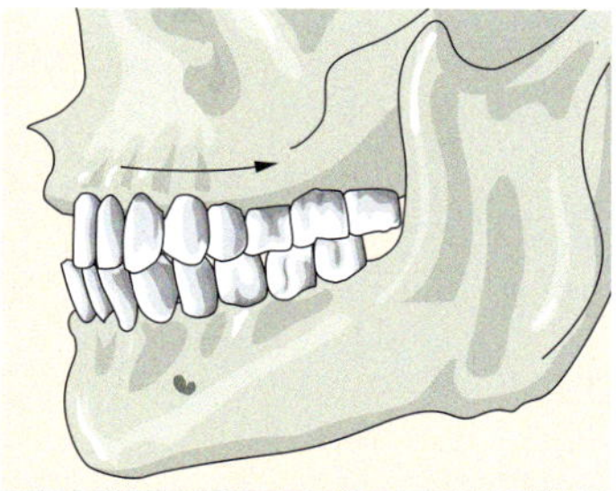
Abb. 2 Maxilläre Retrognathie oder Mikrognathie

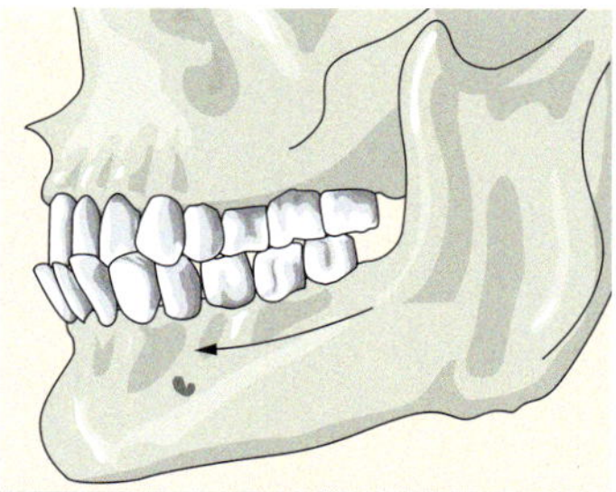
Abb. 3 Mandibuläre Prognathie oder Progenie

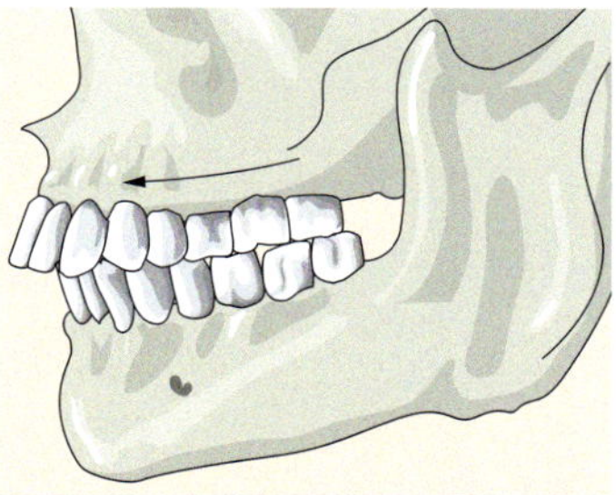
Abb. 4 Maxilläre Prognathie

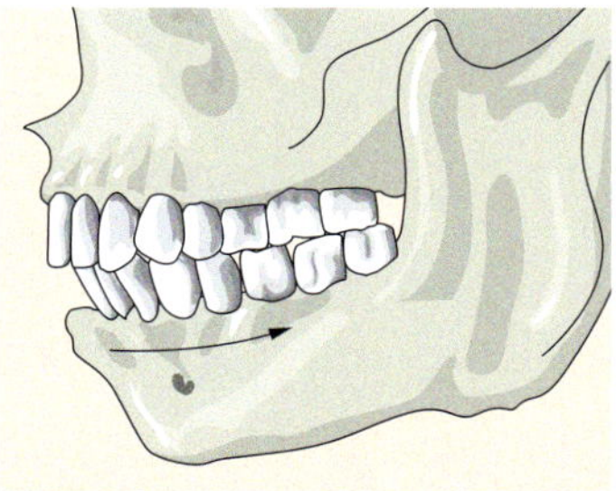
Abb. 5 Mandibuläre Retrognathie oder Mikrogenie

Eine weitere Kieferanomalie ist die **Kieferkompression**. Der OK ist wie seitlich gedrückt, man spricht von einem Schmalkiefer (*s. Abb. 6a*). Dadurch stehen die Frontzähne zu eng. Meist besteht eine Protrusion. Das Gaumendach weicht nach oben aus, es ist hoch gewölbt.
Der Grund für diese Anomalie ist die Mundatmung (*s. Abb. 6b*). Die Wangenmuskulatur drückt auf die OK-Zähne, die keinen Gegendruck von der Zunge erhalten, weil diese bei der Mundatmung nach unten gerutscht ist.

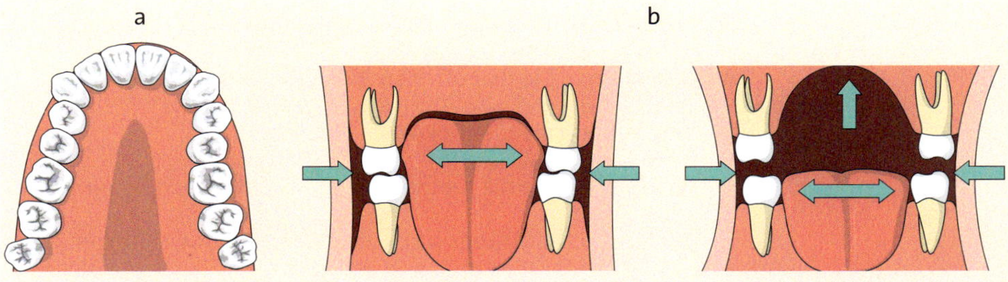

Abb. 6 Schmalkiefer bei Kieferkompression (a); die Hauptursache ist Mundatmung (b).

Terminologie: Zahn- und Kieferanomalien	
Anomalie	Abweichung von der Norm
Antagonisten	Gegenspieler
Dentinhypoplasie	Unterentwicklung des Dentins
Dentitio difficilis (lat.)	erschwerter Zahndurchbruch
Dysgnathie (griech. dys = falsch, schlecht; gnathos = Kiefer)	Gebissfehlentwicklung, Fehlentwicklung der Zähne, der Kiefer und/oder des Kausystems, die zu einer abnormen Form und Funktion des Kiefers führt
Eugnathie (griech. eu = gut, richtig)	regelgerechtes Gebiss
Habit	Angewohnheit
Kieferkompression	Schmalkiefer
Mikrogenie (griech. mikros = klein; geneion = Kinn)	unterentwickelter UK, sog. „Vogelgesicht“
Mikrognathie (griech. mikros = klein)	unterentwickelter OK
Okklusion	Verschluss; Berührung der Kauflächen von Ober- und Unterkiefer bei zwanglosem Kieferschluss
Progenie (lat. pro = vor)	überentwickelter UK mit vorstehendem Kinn
Prognathie (lat. pro = vor)	überentwickelter, vorstehender Kiefer
retiniert	im Knochen zurückgehalten
Retrognathie (lat. retro = rückwärts, zurück)	zurückstehender Kiefer
Schmelzhypoplasie	Unterentwicklung des Zahnschmelzes

Aufgaben

1. Nennen Sie die fünf Kennzeichen einer regelgerechten Okklusion.
2. Nennen Sie zwei Gründe, die zu einem Zahnengstand führen.
3. Nennen Sie fünf anormale Zahnstellungen.
4. Beschreiben Sie den offenen Biss. Wie kommt es dazu?
5. Beschreiben Sie die drei Angle-Klassen.
6. Beschreiben Sie die Kieferkompression. Wodurch kommt sie zu Stande?
7. Zählen Sie fünf Habits auf, die zu Bissfehlentwicklungen führen.
8. Welche Folgen hat es, wenn ein Kind mit einem dysgnathen Gebiss nicht kieferorthopädisch behandelt wird?

6 Kieferorthopädie

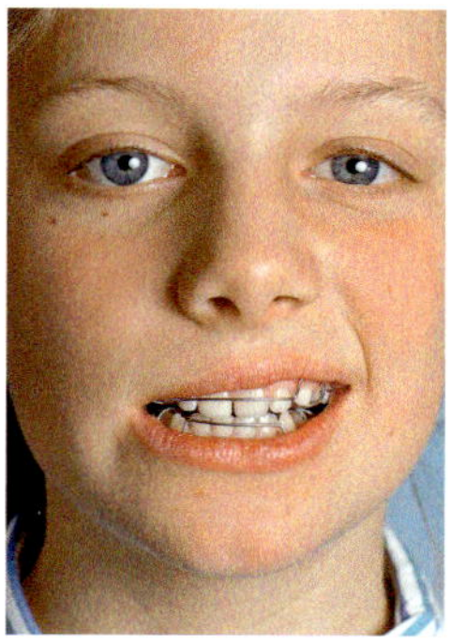

Fast 50 Prozent aller Kinder gehen zur Kieferorthopädin. Die Wachstumsphasen der Kinder können für die Korrektur der Zahn- und Kieferanomalien optimal genutzt werden. Aber auch Erwachsene werden noch mit Erfolg behandelt.
Bereits 400 v. Chr. beschrieb Hippokrates Unregelmäßigkeiten der Zahnstellung. Die frühere Bezeichnung des Fachgebiets, das sich mit Zahnfehlstellungen beschäftigt, war „Orthodontie" bzw. „zahnärztliche Orthopädie". Im deutschsprachigen Raum wurde sie durch den Begriff „Kieferorthopädie" ersetzt, im englischsprachigen Raum wird unverändert die Bezeichnung „Orthodontie" bzw. „orthodontic" verwendet.

6.1 Aufgabenbereiche der Kieferorthopädie

Die Kieferorthopädie hat die Aufgabe, Zahn- und Kieferanomalien
- zu erkennen,
- zu verhüten (Prophylaxe) und
- zu behandeln.

6.1.1 Kieferorthopädische Befunderhebung

Wie in anderen Bereichen der Zahnheilkunde steht die ↑ **Anamnese** an erster Stelle. Zusätzlich zur allgemeinen zahnärztlichen Anamnese werden Informationen zu Zahn- und Kieferfehlstellungen in der Familie des Patienten, Daumenlutschen, Fehlfunktionen der Lippen und Zunge sowie Fingernägelkauen, Benutzen von Schnullern und Mundatmung oder Schnarchen erfasst. Die KFO-Anamnese sowie die spezielle Diagnostik sind entscheidend für die Behandlungsplanung und Festlegung der Behandlungsziele.

↑ Anamnese, S. 47

Befunderhebung zur KFO-Behandlungsplanung
Folgende Befunde werden in der KFO erhoben:

↑ Orthopantomogramm, S. 383

- Röntgenaufnahmen:
  - Das ↑ Orthopantomogramm (OPG) zeigt die Zähne und die Zahnkeime (*s. Abb. 1*). Es hilft, Nichtanlagen, Retentionen, Verlagerungen oder überzählige Zähne zu erkennen.
  - ↑ Fernröntgenseitenaufnahmen (FRS) zeigen Wachstumstendenzen des Schädels. Strecken und Winkel zeigen im Vergleich zu Normwerten die Abweichungen.
  - Eine Handröntgenaufnahme gibt Auskunft über den Wachstumstand und den optimalen Zeitpunkt der Therapie.

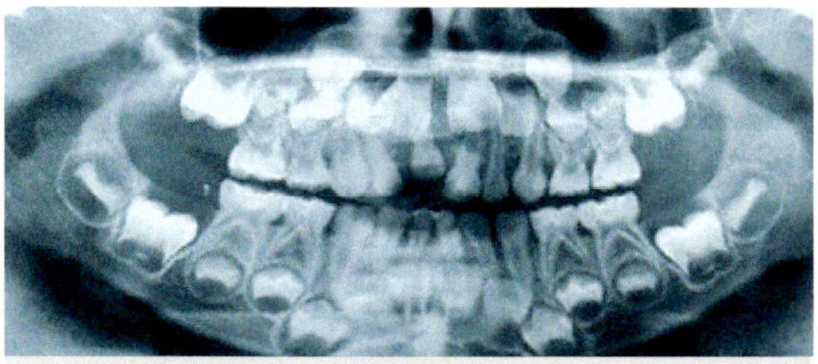

Abb. 1 Orthopantomogramm

- Kieferabformungen dienen zur Herstellung von Gipsmodellen. Durch eine Bissnahme werden die oberen und unteren Zahnreihen in ihrer aktuellen Bisssituation festgehalten. Die Kieferorthopädin führt eine Modellanalyse durch und erhält z. B. Auskunft über Platzmangel im Kiefer oder Fehlstellungen von Zähnen.
- Die klinische Untersuchung und die Beratung des Patienten ermöglichen Aussagen über die therapeutischen Möglichkeiten.
- Gesichtsfotografien geben Auskünfte über harmonische oder disharmonische Gesichtszüge. Durch die kieferorthopädische Behandlung werden auch die Lippenstellung und der ganze Gesichtsausdruck beeinflusst.

↑ Fernröntgenseitenaufnahme, S. 384

6.1.2 Kieferorthopädische Prophylaxe

Verhütung von Zahnstellungs- und Bissanomalien

Durch die kieferorthopädische Prophylaxe im engeren Sinn lässt sich eine Großzahl von Zahnstellungs- und Bissanomalien verhüten. In einer frühen Phase der Gebissentwicklung kann man die Entwicklung einer Fehlstellung oder deren Verschlechterung abschwächen oder sogar verhindern.

Die folgenden Maßnahmen ermöglichen die regelgerechte Entwicklung des Gebisses bzw. beseitigen schädigende Einflüsse. Sie können auch kombiniert werden. Dies kann auch ohne den Einsatz von individuell hergestellten kieferorthopädischen Behandlungsgeräten erfolgen.

Maßnahmen zur Vermeidung von Fehlentwicklungen

Eine erste präventive Maßnahme, die die Zahnärztin durchführt, besteht in der **Beratung von Frauen im gebärfähigen Alter**. Auch pränatale (vorgeburtliche) Einflüsse wie z. B. Virusinfektionen, Mangelernährung, Sauerstoffmangel oder Medikamente können Ursachen für Gebissfehlentwicklungen sein. Sie können durch rechtzeitige Prävention vermieden werden, z. B. durch eine ↑Schutzimpfung.

↑Schutzimpfung, S. 82

Die rechtzeitige **Aufklärung der Eltern** bezieht sich auf
- das Stillen,
- die Wahl eines geeigneten Saugers,
- die Ernährung,
- die Mundhygiene
- und die Folgen von Habits.

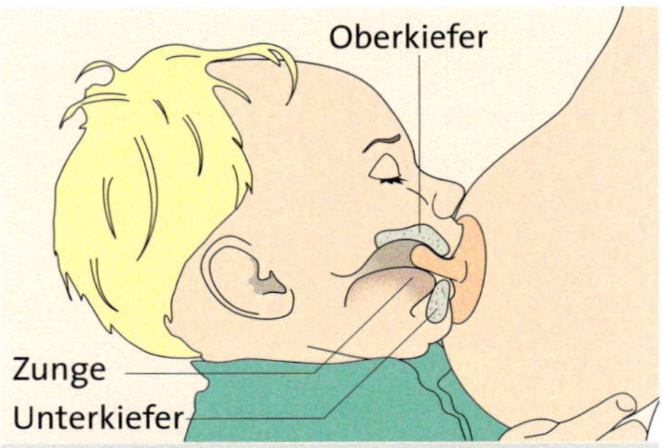

Abb. 1 Stillen trainiert Mund- und Kiefermuskulatur des Säuglings.

Stillen und Sauger
Die regelgerechte Gebissentwicklung ist bereits im Säuglingsalter stark von Saug-, Kau- und Schluckbewegungen (funktionellen Gegebenheiten) abhängig.
Stillen ist für Säuglinge ein optimales Training der Mund- und Kiefermuskulatur und fördert somit die Kieferentwicklung (*s. Abb. 1*). Es beugt Gebissanomalien vor.
Auch eine Saugflasche kann die wichtigsten Wachstumsreize bieten. Damit der erwünschte Trainingseffekt eintritt, sollte das Loch am Sauger nicht zu groß, der Sauger insgesamt nicht zu lang sein (*s. Abb. 2*).
Auch ist es besser, einen Schnuller mit formrichtigem Sauger zu verwenden, als ein Baby am Daumen lutschen zu lassen, da der Schnuller mit Hilfe einer Mundvorhofplatte leichter entwöhnt werden kann.

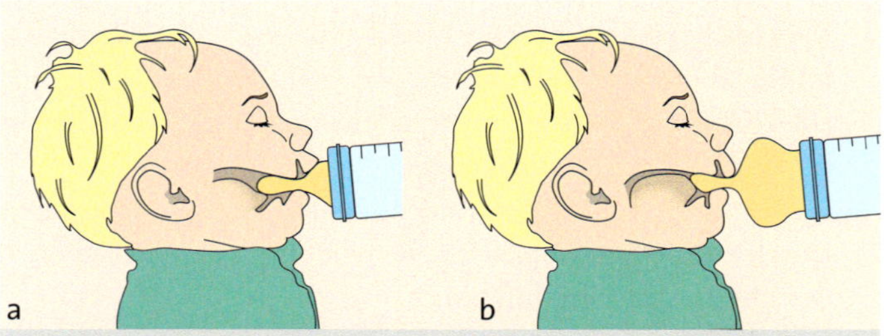

Abb. 2 Zungenlage mit / bei Flaschenernährung. a) Der Sauger ist zu lang und schiebt die Zunge nach hinten; b) der Sauger ist richtig geformt.

Ernährung

Je früher die Umstellung der Ernährung auf feste Nahrung erfolgt, desto stärker ist die Kaubewegung. Dies verbessert die Gebissentwicklung.

↑ Siehe hierzu Lernfeld 11, Vier Bausteine gegen Karies und Parodontalerkrankungen, S. 404

Abgewöhnen von Habits

Da die Anomalien durch unterschiedliche Einflüsse wie Schluck- und Sprachfehler, ungünstige muskuläre Kräfte der Zunge oder Lippen entstehen, sollten diese störenden Einflüsse so früh wie möglich behoben werden. Beispielsweise führt eine habituelle (gewohnheitsmäßige) **Mundatmung** zu einem oberen ↑ Schmalkiefer.

↑ Schmalkiefer, S. 351

Auch andere Habits können eine regelgerechte Gebissentwicklung verhindern, z. B. Lippenbeißen, Lippensaugen und Daumenlutschen (s. *Abb. 1*).
Für solche habituellen Probleme eignen sich **logopädische Übungen**, die gezielt die Weichgewebe trainieren und so die Sprachfähigkeit optimieren, oder andere Maßnahmen der Frühbehandlung.

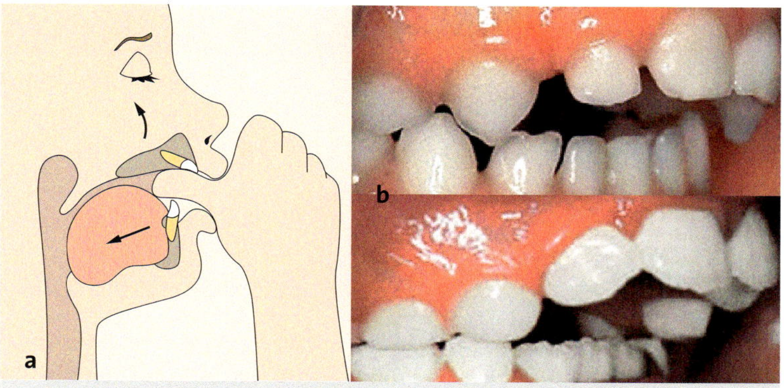

Abb. 1 Daumenlutschen. a) Die Zunge wird nach hinten geschoben, die OK-Zähne nach vorn und oben; b) die Protrusion der OK-Zähne (oben) kann von einer mandibulären Retrognathie ergänzt sein (unten).

Maßnahmen der Frühbehandlung

Unter Frühbehandlung versteht man die Behandlung im Milchgebiss bzw. frühen Wechselgebiss. Zum Einsatz kommen hier z. B. **Mundvorhofplatten**. Eine Mundvorhofplatte hat verschiedene Funktionen:

- Schließen eines offenen Bisses mit Hilfe des Lippendruckes oder Zungengitter (s. *Abb. 2a*)
- Vorholen des zurückliegenden Unterkiefers, mit Einbissrille und Stoppen der habituellen Mundatmung
- Es gibt Mundvorhofplatten mit Käppchen, die bei vorstehenden Zähnen eingesetzt werden (*s. Abb. 2b*)

Die Erhaltung des Milchgebisses ist für die korrekte Einstellung der permanenten Zähne, des Kieferwachstums und der Gebissfunktion wichtig.
Falls nötig, muss eine frühe konservierende Behandlung der Milchzähne oder sogar eine Versorgung mit **Kinderkronen** stattfinden.

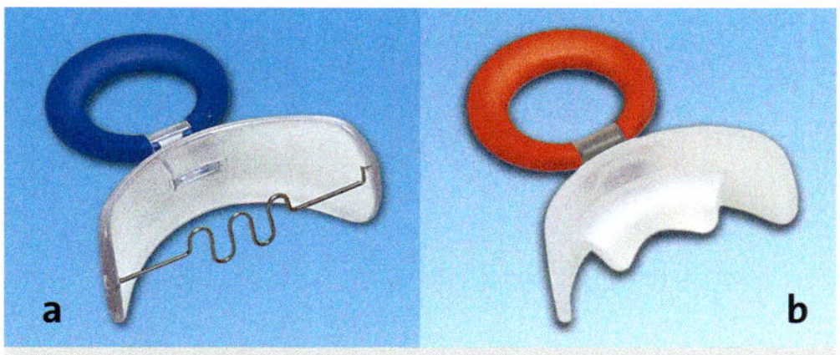

Abb. 2 Mundvorhofplatten. a) mit Zungengitter; b) mit Käppchen

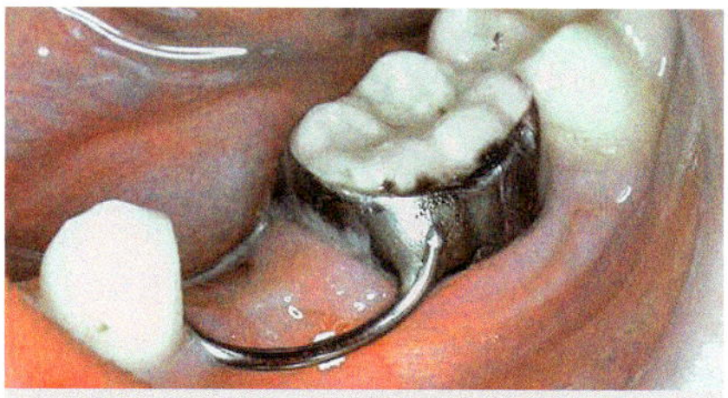

Abb. 3 Festsitzender Lückenhalter

Sind Milchzähne zu früh verloren gegangen, dann müssen die Lücken mit Hilfe eines herausnehmbaren oder eines festsitzenden **Lückenhalters** für den nachwachsenden bleibenden Zahn offen gehalten werden (*s. Abb. 3*).

↑Kreuzbiss, S. 350

Auch Fehlverzahnungen wie z. B. ↑Kreuzbisse müssen frühzeitig umgestellt werden. Die richtige Position von Oberkiefer und Unterkiefer zueinander kann entweder durch Förderung oder durch Zurückhaltung des Kieferwachstums beeinflusst werden. Hierfür werden herausnehmbare wie festsitzende Apparaturen eingesetzt. Auch extraoral gelegene Hilfsmittel wie beispielsweise der ↑Headgear sind hier sinnvoll.

↑Headgear, S. 363

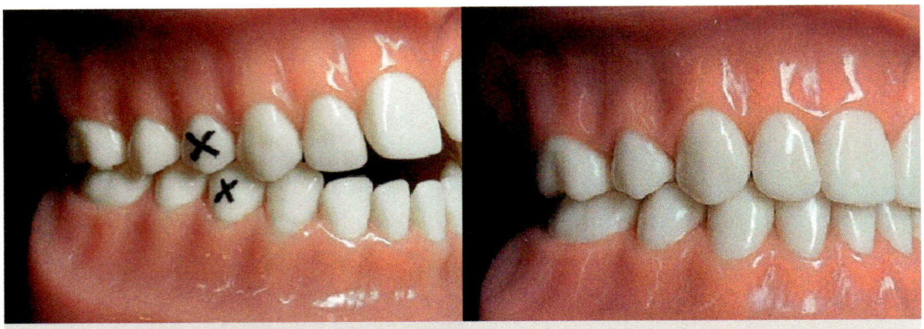

Abb. 1 Extraktionstherapie; Darstellung am Modell. a) Zustand vor Behandlung: verkürzte Frontzähne und offener Biss; b) Zustand nach Behandlung mit Extraktion und KFO-Platten

Liegt ein Missverhältnis von Kiefergröße und Zahngröße vor und ist kein entsprechendes Kieferwachstum mehr zu erwarten, so kann bei starkem Engstand durch Extraktion bleibender Zähne (meist Prämolaren) eine Anpassung erfolgen. Diese Behandlungsmethode wird auch als Extraktionstherapie oder Ausgleichsextraktion bezeichnet (*s. Abb. 1*).
Wurde die frühe Therapie versäumt, so muss später die Korrektur mit aufwändigeren Therapien nachgeholt werden.

6.1.3 Die kieferorthopädische Behandlung

Nicht nur die Frühbehandlung, sondern auch die kieferorthopädische Behandlung selbst ist zugleich Prophylaxe von Karies und von Parodontalerkrankungen. Denn in einem Gebiss mit Zahnfehlstellungen ist die Reinigung der Zähne erschwert und die Zahl der Schmutznischen und damit von ↑Prädilektionsstellen für Plaque und Karies nimmt zu. Ein Engstand wirkt sich mit zunehmendem Alter auch mehr und mehr negativ auf die parodontalen Verhältnisse aus. Der Knochenabbau wird gefördert.
Ferner lässt sich feststellen, dass durch die meist mehrjährige kieferorthopädische Therapie die Mundhygiene langfristig verbessert wird. Dies liegt daran, dass die erforderliche gewissenhafte Mundhygiene im Sinne einer guten Angewohnheit beibehalten wird.

↑Prädilektionsstellen für Plaque und Karies, S. 401

Prinzip der Positionsänderung von Zähnen

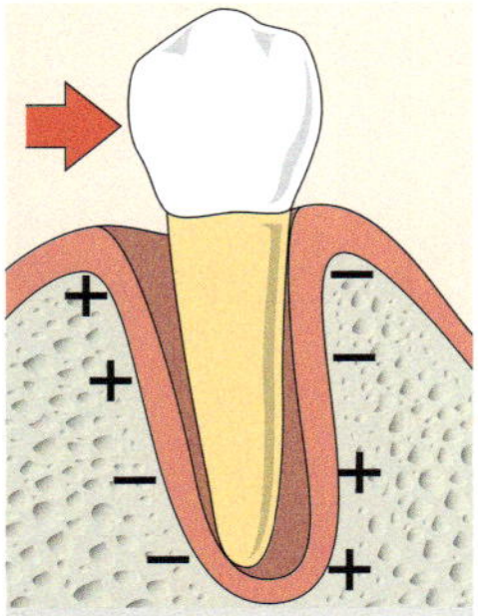

Abb. 2 Prinzip der Positionsänderung. An Druckzonen (–) wird Knochen abgebaut, an Zugzonen (+) wird Knochen angebaut.

Zähne können dento-alveolär (orthodontisch) bewegt werden, d. h., sie werden in der Alveole bewegt.

- Die Zähne können gekippt werden oder
- vollständig verschoben werden (körperliche Bewegung).

Bei der therapeutischen Positionsänderung von Zähnen kommt stets dasselbe Prinzip zur Anwendung: **Druck erzeugt Knochenabbau und Zug erzeugt Knochenanbau** (*s. Abb. 2*).

Die Gewebereaktion auf einwirkende Kräfte und damit ein Behandlungserfolg ist von vielen Faktoren abhängig, z. B. der Dichte des Knochens, der Elastizität der Sharpey-Fasern, der Dicke des Periodontalspaltes, der Zahnform, dem Alter, der ausgeübten Kraft, dem Ansatzpunkt für die Kraft und der Dauer der Krafteinwirkung.
Generell gilt, dass der Wechsel von Belastungs- und Ruhephasen besonders gewebeschonend ist und dass bei dauernder Krafteinwirkung mit schwachen Kräften begonnen werden muss. Es können nicht nur Zähne bewegt werden, sondern auch der Kiefer. Dies wird als skelettale Bewegung bezeichnet.

Zeitpunkt der kieferorthopädischen Behandlung

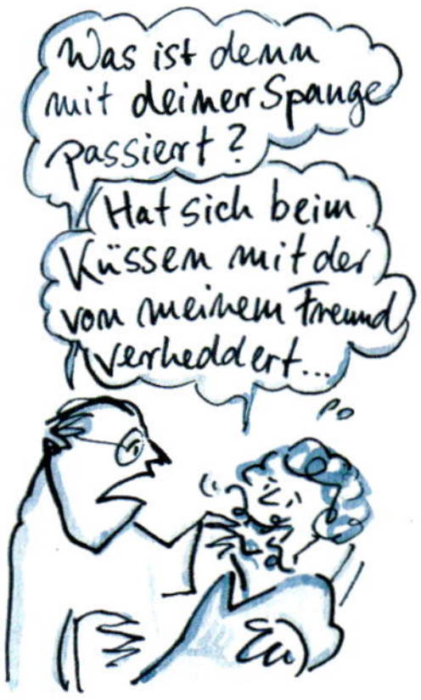
Was ist denn mit deiner Spange passiert?
Hat sich beim Küssen mit der vom meinem Freund verheddert...

Meist wird versucht, die apparative Behandlung im späten Wechselgebiss zu beginnen, da während des Wachstums die besten Erfolge erzielt werden und die Behandlungsbelastung gering bleibt. In dieser Phase bestehen besonders günstige Voraussetzungen, da eine Ausnutzung des Wachstums möglich ist, der Zahndurchbruch gesteuert werden kann, die Umformungsbereitschaft des Gewebes groß ist, die Umbaufähigkeit der Kiefergelenke genutzt werden kann, allgemein die Bereitschaft zur Kooperation in diesem Alter groß ist.
Aber auch zu anderen Zeitpunkten kann eine kieferorthopädische Therapie notwendig sein. Eine Behandlung im permanenten Gebiss wird meist mit festsitzenden Apparaturen durchgeführt. Herausnehmbare Geräte sind weniger wirksam, da die Umbaubereitschaft der Gewebe geringer geworden ist, weniger Wachstum zu erwarten ist, die Patienten die Geräte auf Grund ästhetischer Erwägungen zu selten tragen.
Eine Behandlung dauert im Schnitt zwischen zwei und drei Jahre. Grundsätzlich zu bedenken ist:

- Eine KFO-Behandlung kann erst dann abgeschlossen sein, wenn der Zahnwechsel beendet ist.
- Der Stand der Knochenentwicklung muss bekannt sein, da ungünstige Wachstumseinflüsse zu einer Verstärkung der Anomalie bzw. zu einer Verschlechterung der Prognose führen können.
- Auf eine aktive Mitarbeit durch den Patienten kann nicht verzichtet werden.

6.2 Behandlungsgeräte

Die in der Kieferorthopädie verwendeten Geräte lassen sich einteilen in intraorale und extraorale Apparaturen.

6.2.1 Intraorale Apparaturen

Die intraoralen Geräte werden in herausnehmbare und festsitzende Geräte eingeteilt.

Herausnehmbare Geräte

Die wichtigsten herausnehmbaren Geräte sind Plattenapparaturen und funktionskieferorthopädische Geräte.

Plattenapparaturen (aktive Platte)

Bei Plattenapparaturen wird die Grundplatte (Basis) individuell und damit passend für den Patienten auf einem zuvor hergestellten Gipsmodell angefertigt. Diese Basisplatte wird mit Halteklammern aus Draht versehen (*s. Abb. 1*). Auf Grund dieser Halteklammern wird in der Umgangssprache auch von Zahnklammer oder Zahnspange gesprochen.

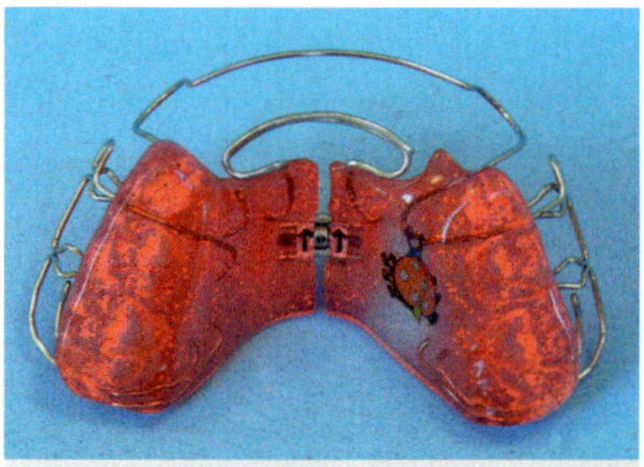

Abb. 1 Aktive Platte

Indikation:
bei transversaler Zahnbogenerweiterung

- für kippende Einzelzahnbewegungen
- für die Überstellung von Kreuzbissen
- für die Aufrichtung von Frontzähnen
- bei Protrusion und Retrusion der Frontzähne
- für Korrektur geringer Rotationen

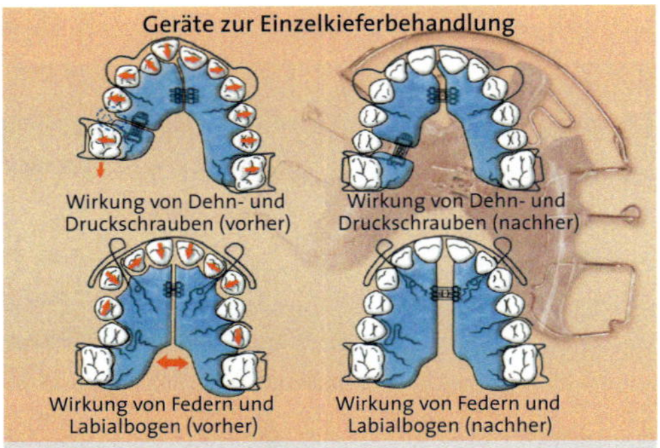

Abb. 1 Aktive Platte. a) Wirkung von Dehn- und Druckschrauben; b) Wirkung von Federn und Labialbogen

Wirksam wird eine Plattenapparatur erst durch so genannte „aktive Elemente" (*s. Abb. 1*), wie z. B.

- Dehnschrauben,
- Federelemente oder
- Labialbogen (Außenbogen entlang den Frontzähnen).

Eine mittig angebrachte **Dehn- und Druckschraube** kann den gesamten Kiefer erweitern. Eine Umdrehung an der zentral gelegenen Spindel einer kieferorthopädischen Schraube vergrößert die Platte zu jeder Seite um 0,1 mm. Dadurch drückt sie nach dem Wiedereinsetzen mit einer Kraft in den Mund, die für das parodontale Gewebe zumutbar ist und die Zähne noch nicht überlastet. Seitlich oder frontal an einem Klammersegment angebrachte Dehnschrauben dehnen gezielt diesen Bereich. Das „Nachdrehen" wird i. d. R. einmal pro Woche gemacht und kann von den Patienten oder deren Eltern vorgenommen werden.

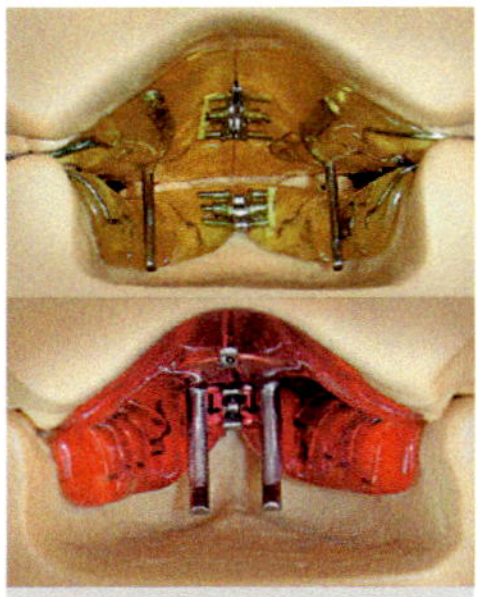

Abb. 2 Doppelvorschubplatten

Federn, die auch aus Draht gebogen sind, können einzelne Zähne in die richtige Position bringen. Diese aktiven Federn werden von der Kieferorthopädin eingestellt.
Der **Labialbogen** begrenzt die Frontzahnstellung von außen und hält somit ungünstigen Lippendruck ab.
Sitzt der Unterkiefer in einer nicht gewünschten Position zum Oberkiefer, so kann mit Hilfe von zwei Plattenapparaturen mit seitlich angebrachten Führungsdornen oder mittig angebrachten Führungsstäben diese Fehlposition behoben werden (**Doppelvorschubplatten**; auch: **Vorschubdoppelplatten**; *s. Abb. 2*). Hierfür ist ein Konstruktionsbiss notwendig. Der Konstruktionsbiss ist eine Wachsbissnahme, die die gewünschte Position der Kiefer zueinander wiedergibt.

Die Vor- und Nachteile von Plattenapparaturen beziehen sich u. a. auf den zahnmedizinischen Nutzen (*s. Tab. 1*). Sie müssen gegeneinander abgewogen werden.

Vorteile	Nachteile
Aktive Platten sind vom Zahnbestand und vom Zahnwechsel unabhängig.	Es sind nur kippende Bewegungen am Zahn möglich.
Es besteht fast keine Gefahr der Überlastung des Gewebes bzw. von Schäden am Parodontium.	Die Halteelemente können zu undeutlicher Sprache und Behinderung des Kontaktes von OK- und UK-Zähnen führen.
Aktive Platten können ganztägig getragen werden (meist als schmerzlos empfunden).	Der Behandlungserfolg ist von der Mitarbeit des Patienten abhängig und die Behandlung kann sehr lange dauern.
Es besteht keine erhöhte Kariesgefahr, denn der Speichelfluss ist erhöht, die Apparatur kann zur Reinigung aus dem Mund genommen werden und die Zähne können gründlich gereinigt werden.	Beim Essen und Sport soll die Platte aus dem Mund genommen werden. Nach jeder Mahlzeit soll der Mund ausgespült werden, bevor die Platte wieder in den Mund eingesetzt wird.
Die Geräte sind stabil und kostengünstig.	Die Spange muss regelmäßig die ganze Nacht und ein paar Stunden am Tag getragen werden.
Die Bewegungselemente werden stets nur so aktiviert, wie es ohne Schmerzen oder Zahnlockerung vom Patienten zu ertragen ist.	Wenn die Platte nicht im Mund ist, soll sie in einer stoßsicheren Dose aufbewahrt werden.

Tab. 1 Vor- und Nachteile von Plattenapparaturen

Funktionskieferorthopädische Geräte (FKO-Geräte)

FKO-Geräte bestehen aus einem Kunststoffblock mit Einbiss für die Oberkiefer- und Unterkieferzähne. Sie werden daher auch als bimaxilläre Geräte bezeichnet. Sie sind eine Art Turngerät, mit dem die Kaumuskulatur gestärkt, der Lippenschluss verbessert und Störungen beseitigt werden können. Dazu ist das Tragen während des Sprechens besonders sinnvoll.

Indikationen für FKO-Geräte sind:
- Veränderung des Unterkiefers in sagittaler, transversaler und vertikaler Richtung in seiner Lage zum Oberkiefer
- Distalbiss (Angle-Klasse II)
- Deckbiss
- Frontal offener Biss
- Progenie

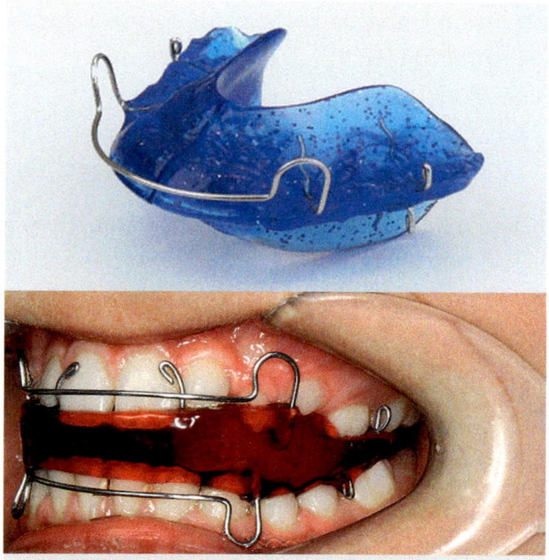

Abb. 1 Aktivator

Aktivator

Ein FKO-Gerät, das oft eingesetzt wird, ist der Aktivator (*s. Abb. 1*). Die Kräfte, die bei einem Aktivator wirken, kommen vom eigenen Körper. Bis auf einen Labialbogen haben Aktivatoren keine „aktiven Elemente" wie etwa Federn oder Schrauben. Dies bedeutet wiederum, dass sie erst verwendet werden, wenn die beiden Zahnbögen annähernd ausgeformt sind.
Wie bei einer Doppelvorschubplatte wird der Unterkiefer in eine genaue Position zum Oberkiefer gebracht. Durch die Beeinflussung des Spiels von Zungen-, Lippen-, Wangen-, Kau- und Mundbodenmuskulatur wird die Ausdehnung von OK bzw. UK und damit die Zahnstellung verändert.
Durch die Kunststofffassung (Einbiss) können auch Zähne „verlängert" oder „verkürzt" werden. Wird Kunststoff gezielt weggeschliffen, so bekommen diese Zähne Raum, um bis an den Kunststoff „heranzuwachsen" (Verlängerung). Die natürliche Durchbruchstendenz wird somit gezielt aktiviert. Im umgekehrten Fall wird durch Aufbiss auf den Kunststoffblock die Zahnverlängerung gehemmt.

Funktionsregler

Eine Sonderform des Aktivators ist der **Funktionsregler** nach Fränkel (*s. Abb. 2*). Er ist grazil gestaltet und hat im Vestibulum liegende Kunststoffschilde zum Abhalten von Wangen und Lippen. Diese Pelotten sollen die Kräfte der Weichteile abfangen, sodass eine transversale und vertikale Entwicklung der Zahnbögen stattfinden kann. Man bezeichnet dies als Nachentwicklung des Oberkiefers. Zusätzlich sind Drahtelemente angebracht, die Positionsänderungen der Zähne möglich machen.

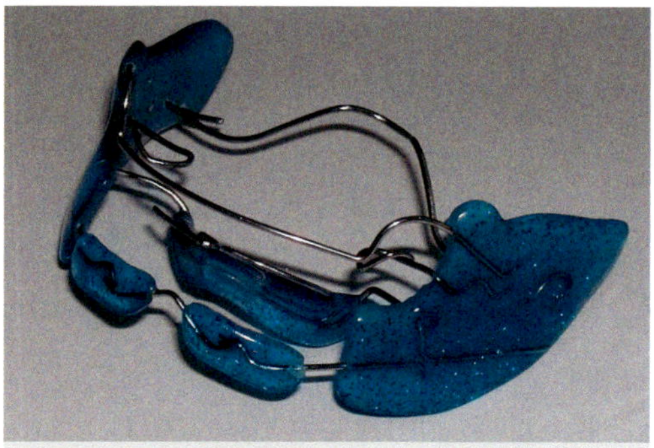

Abb. 2 Funktionsregler nach Fränkel

Positionstrainer

Weitere funktionskieferorthopädische Geräte sind Positionstrainer (*s. Abb. 1*). Sie bestehen aus elastischem Polyurethan und verbessern durch Korrektur von Habits die Gesichtsentwicklung und die Zahnstellung. Es gibt sie in unterschiedlichen Farben und Härtegraden. Konfektioniert ist z. B. der präorthodontische Trainer für Kinder in der Wechselgebissphase. Die vorgefertigte Apparatur in Universalgröße kann kosmetische Regulierungen durch das Trainieren der Muskulatur vornehmen.

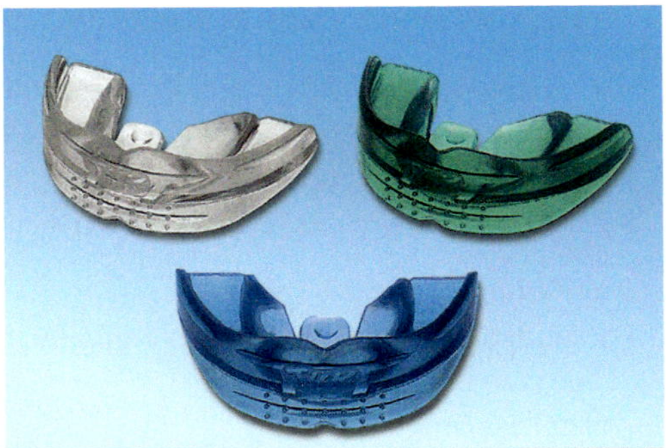

Abb. 1 Positionstrainer

Diese Geräte können allein oder auch in Kombination mit regulären kieferorthopädischen Geräten (z. B. Multiband) eingesetzt werden. Sportler benutzen sie als Zahnschutz.

Vor- und Nachteile funktionskieferorthopädischer Geräte

Wie alle Behandlungsgeräte haben auch die FKO-Geräte Vorteile und Nachteile (*s. Tab. 1*). Sie müssen gegeneinander abgewogen werden.

Vorteile	Nachteile
Das Gesichtsprofil wird verbessert, indem während des Wachstums die Kiefer optimal zueinander positioniert werden können.	Die Geräte sollten regelmäßig getragen werden, mindestens 16 Stunden täglich.
Muskuläre Dysfunktionen (Störungen der Muskelfunktion) werden korrigiert und die Okklusion wird stabilisiert.	Es ist eine tägliche Reinigung mit Zahnbürste und Zahnpasta erforderlich.
FKO-Geräte können unabhängig vom Zahnbestand eingesetzt werden. Da sie mit körpereigenen Kräften arbeiten, ist eine Überlastung ausgeschlossen.	In der Zeit des Nichttragens sollte der Aktivator in einer Spangendose aufbewahrt werden.
Die Behandlung ist schmerzfrei und kostengünstig.	Der Aktivator sitzt lose im Mund und klammert sich nicht fest, d. h., er kann beim Sprechen bzw. in der Nacht herausfallen.

Tab. 1 Vor- und Nachteile funktionskieferorthopädischer Geräte

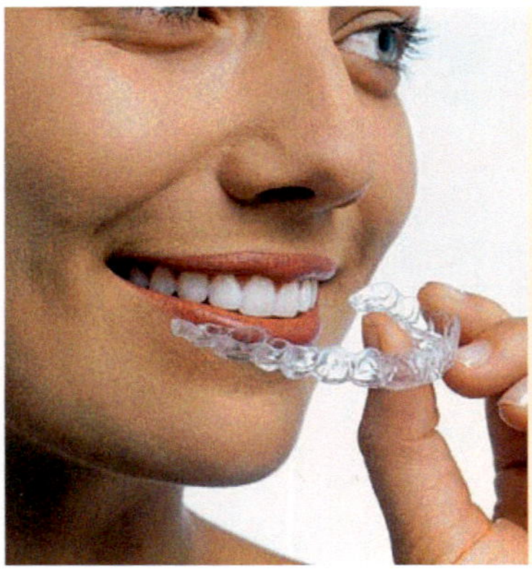

Invisalign®

Eine verhältnismäßig neue Methode, die zur Behandlung von Zahnfehlstellungen bei Erwachsenen und Jugendlichen angewendet werden kann, ist die Invisalign®-Technik. Sie ist zur Behandlung eines Engstandes oder eines Lückenstandes geeignet und bringt auch bei tiefem Überbiss, Unterbiss und Kreuzbiss Erleichterung. Mit Hilfe eines 3D-Computergrafikverfahrens wird aus einem Gebissabdruck eine Serie von maßgefertigten transparenten Kunststoffschienen (Aligner) hergestellt, mit der nach und nach die Fehlstellung behoben wird. Jedes Aligner-Set muss zwei Wochen lang Tag und Nacht getragen werden. Nur zum Essen und Trinken und zur Zahnpflege wird es entfernt. Die Behandlung dauert im Durchschnitt etwa ein Jahr.

Festsitzende Apparaturen

Unabhängig von den verwendeten Systemen sind die Grundbestandteile aller festsitzenden Apparaturen gleich. Sie bestehen aus
- Bändern,
- Brackets,
- Bögen,
- Ligaturen,
- Hilfmitteln wie z. B. Elastics und Federn.

Bänder sind Metallringe, die um die Zähne gelegt sind (*s. Abb. 1*). Sie bestehen aus Chrom-Nickel-Stahl mit einem eingeschweißten Schloss. Dieses Schloss wird auch als Bracket (oder Attachment) bezeichnet. Früher wurden alle Zähne mit Bändern versehen. Daher wurde auch von der Multibandtechnik oder der Multibandapparatur gesprochen. Heute werden meist Molarenbänder eingesetzt. Die Industrie stellt für jeden Zahntyp entsprechend der anatomischen Form Sortimente mit unterschiedlichen Durchmessern her.

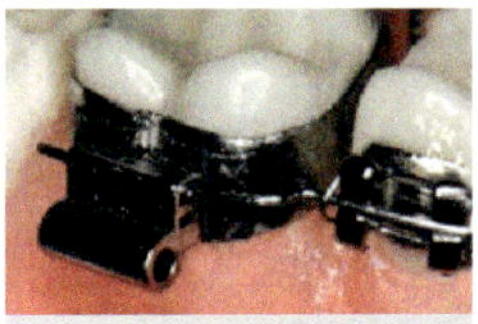
Abb. 1 Molarenband

Die Bänder werden, nachdem die Molaren einige Tage vorher mittels Gummiringen auseinanderbewegt (separiert) wurden, mit Zement (Phosphatzement, Glasionomerzement) in Idealposition von der Kieferorthopädin einzementiert.
Auf die Frontzähne werden in Idealposition **Brackets** (geklebte Attachments) aus rostfreiem Stahl, Kunststoff oder Keramik mittels Säure-Ätz-Technik eingesetzt („Multibracket"). Die Basis der Brackets ist gerillt (retentiv) gestaltet, um eine gute Verbindung zum Zahnschmelz zu erhalten. Brackets haben eine horizontale Vierkantfräsung (Slot), durch die später die **Bögen** (orthodontische Drähte) laufen und jeweils mit feinen **Ligaturen** (weiche Stahldrähte oder Gummis) befestigt sind (*s. Abb. 2*). Jedes Bracket hat zwei (Mono-Brackets) oder vier Flügel („Siamese-twin"-Brackets).

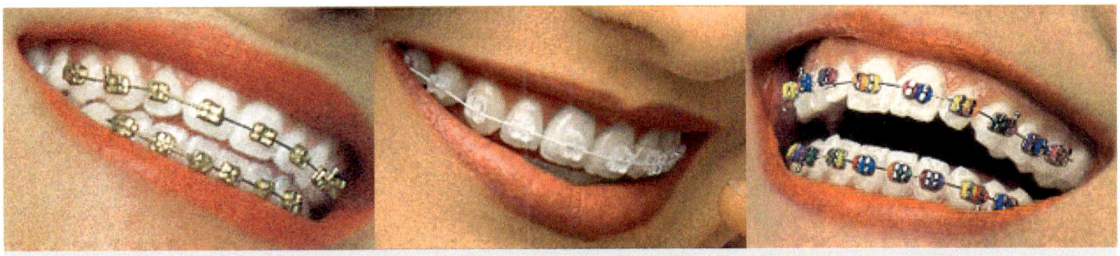
Abb. 2 Brackets, Bögen und Ligaturen. a) Vergoldete Metallbrackets; b) Keramikbrackets sind nahezu unsichtbar. c) Metallbrackets mit farbigen Ligaturen.

Die Bögen bestehen z. B. aus Nickel-Titan- oder Titan-Molybdän-Legierungen oder aus Edelstahl. Sie sind in verschiedenen Materialstärken und Formen (rund, eckig, verseilt) erhältlich. Die Federkraft der Bögen wirkt so lange auf schief stehende Zähne, bis sich diese in die Idealform eingeordnet haben. Damit die Kräfte nicht zu stark sind, werden am Anfang dünne Bögen verwendet.
In Kombination mit den Bögen können zusätzliche Hilfsmittel angewendet werden. **Elastics** sind Gummizüge, die zur Bewegung von Zähnen innerhalb eines Kiefers und zur Veränderung der Position der Kiefer zueinander verwendet werden können. Sie werden in die Flügel der Brackets eingehängt.
Federn aus Draht (Zug- und Druckfedern) können auf die Bögen aufgeschoben werden. Sie ermöglichen die Bewegung des Zahnes in die entsprechende Richtung.

Indikation

Die festsitzenden Apparaturen sind für fast alle kieferorthopädischen Behandlungen einsetzbar, z. B. zur

- Bewegung von Zähnen in den Kiefer hinein (Intrusion),
- Bewegung des Zahnes aus dem Kiefer heraus (Extrusion),
- gezielten Wurzelbewegung (Torque),
- Aufrichtung von gekippten Zähnen,
- Bewegung verlagerter Zähne,
- Ausformung der Zahnbögen.

Vor- und Nachteile festsitzender intraoraler Apparaturen

↑ Mundhygiene, S. 404

Ob die Vorteile festsitzender intraoraler Apparaturen die Nachteile überwiegen (*s. Tab. 1*), hängt hauptsächlich von der Mitarbeit der Patienten ab. Insbesondere ist eine gute ↑ Mundhygiene für den Behandlungserfolg entscheidend. Eingesetzt werden z. B. normale Zahnbürsten, Interdentalbürstchen und Superfloss.

Vorteile	Nachteile
Breite Einsatzmöglichkeit. Schmerzen, Verletzungen und Überlastungsschäden wie z. B. Parodontopathien oder Vitalitätsverlust sind nur bei nicht korrekter Anwendung zu befürchten.	Es besteht ein erhöhtes Kariesrisiko; Demineralisationen und Schmelzverluste sind nur bei guter Mundhygiene auszuschließen.
Der Patient muss weniger zur Behandlung beitragen als bei Plattenapparaturen (Ausnahmen: Mundhygiene und Einhaltung der Kontrolltermine).	Nach jedem Essen müssen die Zähne sowie die Bestandteile der Apparatur gereinigt werden.
Die Behandlungszeit ist i. d. R. kürzer als bei Plattenapparaturen.	Der Einsatz von Interdentalbürsten, Superfloss ist nötig.
Die Zahnbewegungen laufen präziser und kontrollierter ab als bei Plattenapparaturen.	Eine regelmäßige Fluoridierung ist nötig.

Tab. 1 Vor- und Nachteile festsitzender intraoraler Apparaturen

Verankerung von festsitzenden Apparaturen

Für Zahnbewegungen sind Kräfte nötig, die wiederum Gegenkräfte auslösen. Wichtig ist dabei die Frage, ob bei der Behandlung der erste Molar (bzw. der Eckzahn) eine Mesialbewegung durchführen soll oder ob ein Halten dieser Zähne am Ort notwendig ist.

↑ Headgear, S. 363

Für das Ziel der Neutralokklusion entstehen also unterschiedliche Verankerungssituationen. Da alle im Zahnbogen gelegenen Zähne in den Bogen eingebunden (legiert) sind, muss für die Zähne, die nicht bewegt werden sollen, ein entsprechendes Verankerungselement verwendet werden. Solche Verankerungselemente sind z. B. extraorale Geräte wie der ↑ Headgear.

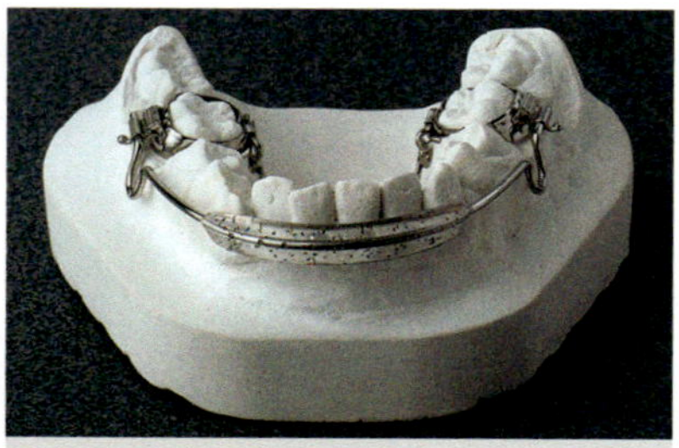

Abb. 1 Lipbumper

Intraorale Verankerungselemente

Eine Abstützung der ersten Molaren kann auch intraoral erfolgen. Hierzu werden z. B. eingesetzt:

- **Lipbumper:** Der Lipbumper ist ein starrer Bogen, der an den Bändern der unteren Molaren fixiert ist (*s. Abb. 1*). Er hat vestibulär im Frontzahnbereich angebrachte Kunststoffpelotten. Da die Pelotten 4–5 mm von den Zähnen abstehen, bewirkt der Lippendruck, dass die Molaren in ihrer Position gehalten werden bzw. geringgradig nach distal geneigt und somit mesial gekippte Zähne aufgerichtet werden können.

- **Transpalatinalbogen** (**Palatinalbar**, auch: **Palbar**): Er besteht aus einem quer verlaufenden Drahtbügel mit einer nach vorn offenen omegaförmigen Schlaufe (*s. Abb. 1*). Er ist palatinal an den Sechsjahrmolarenbändern angelötet oder abnehmbar an den Sechsjahrmolaren mit einem Häkchen an einem Schlösschen fixiert. Er hält die transversale Distanz der Molaren konstant und verhindert dadurch die Mesialbewegung dieser Zähne.
- **Nance-Bogen:** Er ist palatinal an den Molarenbändern angebracht und stützt sich mit einem Kunststoffplättchen am Gaumenabhang ab (*s. Abb. 2*). Das Zurückführen (Retraktion) der Eckzähne gelingt so, ohne dass sich die Molaren nach mesial bewegen.
- **Lingualbogen:** Mit einem Lingualbogen wird im Unterkiefer durch Abstützung an den Frontzähnen eine Mesialbewegung der Molaren verhindert (*s. Abb. 3*). Zusätzlich dient er als Lückenhalter und hält bei vorzeitigem Milchzahnverlust im Seitenzahnbereich die Stützzone gefahrlos offen.

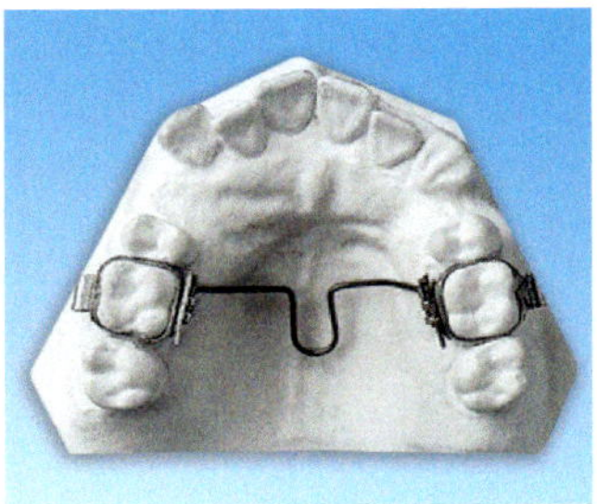

Abb. 1 Transpalatinalbogen

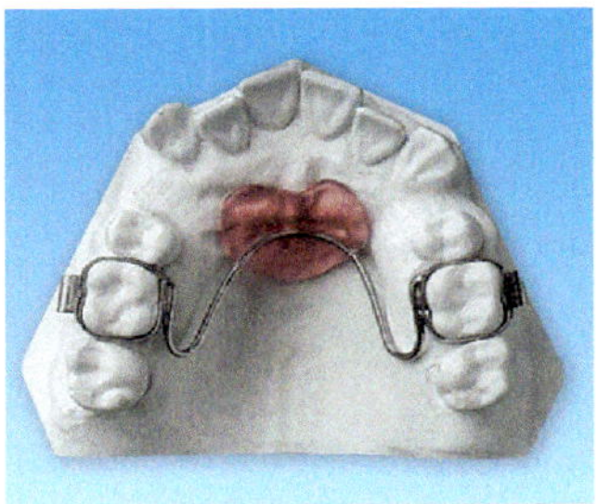

Abb. 2 Nance-Bogen

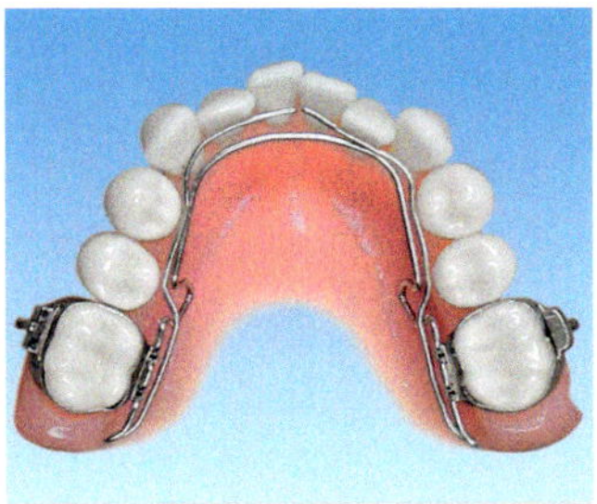

Abb. 3 Lingualbogen

6.2.2 Extraorale Behandlungsgeräte

Die außerhalb des Mundes gelegenen Geräte wie der Headgear, die Kopf-Kinn-Kappe und die Gesichtsmaske wirken ebenfalls auf Zähne und Kiefer. Der Erfolg ist sehr stark von der Mitarbeit des Patienten abhängig.

Headgear (Gesichtsbogen)

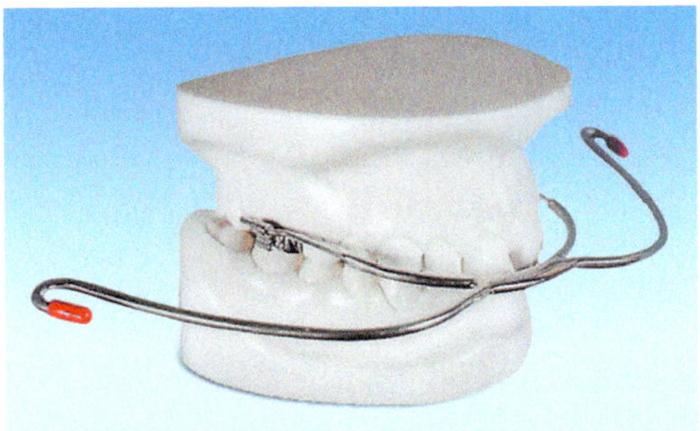

Abb. 4 Headgear auf einem Modell

Die Korrektur eines Distalbisses kann nach Abschluss des Wachstums nicht mehr mit Aktivatoren erreicht werden. Die Therapie der Wahl ist dann eine festsitzende Apparatur mit einem Headgear, der das Oberkieferwachstum hemmt und einen Neutralbiss erreichbar macht.
Mit dem Headgear lassen sich Molaren von der Zahnbogenmitte weg bewegen (distalisieren). Dadurch kann der Zahnbogen verlängert werden, z. B. um einen Engstand in der Front aufzulösen. Auch Zahndrehungen um die eigene Achse (Rotationen) und das Bewegen der Molaren in den Kieferknochen hinein (Intrudieren) bzw. aus der Alveole heraus (Extrudieren) sind möglich.
Der Innenbogen des Headgears wird in passenden Röhrchen an den Molarenbändern eingesetzt (*s. Abb. 4*). Der Außenbogen, der mit dem Innenbogen verschweißt ist, wird über ein Band an Kopf und/oder Nacken befestigt.

Kopf-Kinn-Kappe

Mit einer Kopf-Kinn-Kappe wird über Züge im Kopf- und Nackenbereich die Kraft auf das Kinn gebracht. Damit wird versucht, das Unterkieferwachstum zu hemmen, wie es beispielsweise bei der Progeniebehandlung notwendig wird. Die Kopf-Kinn-Kappe sollte etwa 12–16 Stunden pro Tag getragen werden.

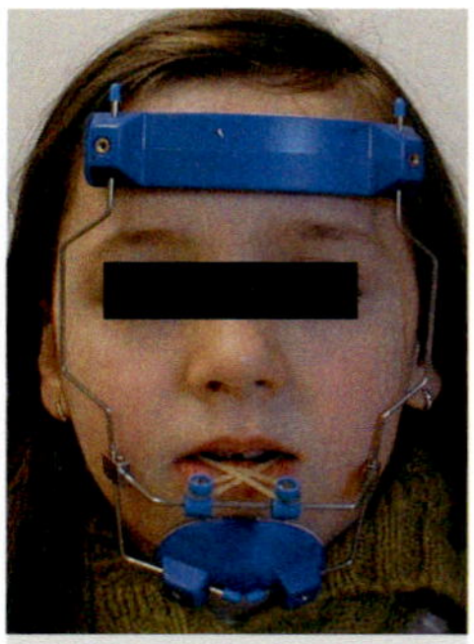

Abb. 1 Gesichtsmaske (Delaire-Maske)

Gesichtsmaske (Delaire-Maske)

Sie besteht aus einer verbundenen Abstützung für Kopf und Kinn (*s. Abb. 1*). Die Gesichtsmaske wird zur Nachentwicklung des Oberkiefers verwendet. Es kommt bei regelmäßigem Tragen (12–16 Stunden pro Tag) zu vermehrtem Wachstum des Oberkieferknochens. Der obere Zahnbogen wird durch die Bewegung der Oberkiefermolaren zur Zahnbogenmitte hin (Mesialisation) nach vorn erweitert. Die Geräte sind individuell hergestellt und benötigen eine gute Mitarbeit der Patienten.

6.2.3 Behandlungsgeräte für die Retentionsphase

Die letzte Phase jeder Behandlung dient zur Stabilisation und sollte genauso lange dauern wie die aktive Phase.
Retention bedeutet in der Kieferorthopädie das Halten der Bisssituation nach der Korrektur von Zahnstellungsanomalien. Ziel ist es, ein Zurückfallen in den Zustand vor der Behandlung zu vermeiden.

Je nach Art und Umfang der vorausgegangenen Behandlung werden zur Retention verschiedene Retentionsgeräte eingesetzt, z. B. so genannte festsitzende Retainer im Oberkiefer palatinal oder im Unterkiefer lingual (*s. Abb. 2*).

Herausnehmbare passive Platten, ohne Schrauben und Federn, werden zu Beginn nach der aktiven Phase immer nachts getragen, nach zwei Jahren nur noch jede zweite Nacht.
Wenn der Behandlungserfolg erhalten bleibt, können sie nach und nach noch seltener getragen werden.

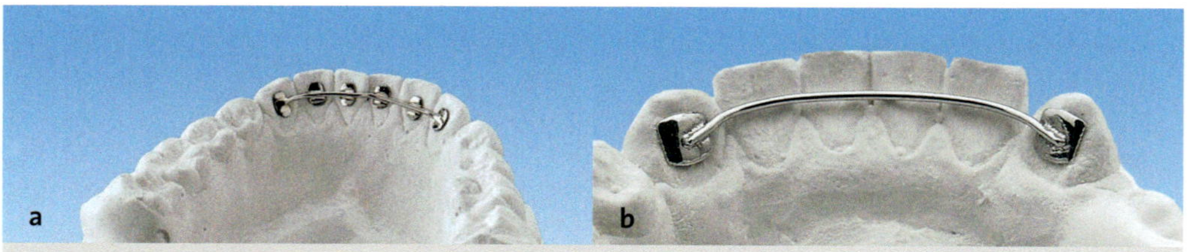

Abb. 2 Lingualretainer

Behandlungsabläufe in der Kieferorthopädie

	bei aktiven Platten	bei festsitzenden Apparaturen
1. Sitzung	• KFO-Anamnese, intraorale und extraorale Untersuchung: OPG, FRS, Profil- und Frontalfoto, OK- und UK-Abformung, Bissnahme • Patienten-Arzt- Gespräch • Die Kieferorthopädin wertet die verschiedenen Befunde aus und erstellt einen Behandlungsplan	

2. Sitzung	• Die Kieferorthopädin erklärt den Behandlungsplan und bespricht das Behandlungsziel mit dem Patienten bzw. den Erziehungsberechtigten • Evtl. neue Abformung	
		• Separieren der Zähne, wo später Bänder angepasst werden
3. Sitzung	• Anpassen der aktiven Platte • Trage- und Pflegehinweise werden in schriftlicher und mündlicher Form an den Patienten übergeben	• Zahnreinigung • Molarenbänder anpassen, evtl. Häckchen anlöten • Brackets mit Säure-Ätz-Technik und Composit befestigen • Ersten Idealbogen einlegieren • Patienten über Reinigung / Mundhyiene, Verhalten bezüglich Nahrungsaufnahme aufklären • Zähne fluoridieren
4. Sitzung	• Nach ca. 6 Wochen • Kontrolle der aktiven Platte und des Bisses • Evtl. Aktivierung der Platte, Anpassung an neue Gebisssituation • Motivation zur Mitarbeit	• Nach 4 Wochen • Multibandkontrolle: Mundhygienekontrolle • Ersten Idealbogen auslegieren • Zweiten Idealbogen anpassen; evtl. Federn einbringen • Behandlungsverlauf (Zahnstellung) kontrollieren • Zähne fluoridieren
5. Sitzung	• Ähnlich wie 4. Sitzung; je nach Behandlungserfolg, evtl. Reparaturen, Erweiterungen	
weitere Sitzung(en)	Bei Erreichen des Behandlungsziels: Aktive Platte wird passiv für ca. 1 Jahr getragen (Retentionsphase)	Bei Erreichen des Behandlungsziels: Entfernen der Bänder und Brackets, Reinigung und Fluoridierung der Zähne; anschließend Retentionsphase (ca. 2 Jahre: Retainer im OK bzw. UK oder passive herausnehmbare Platte)

Terminologie: Kieferorthopädie	
bimaxillär	beide Kiefer betreffend
Bracket (= Attachment)	festsitzendes Befestigungselement für die KFO-Behandlung; in Bänder eingeschweißt oder am Zahn adhäsiv befestigt
Dysfunktion	Störung der Funktion eines Organs
Extrusion	Bewegung des Zahnes aus dem Kiefer heraus
Headgear	Gesichtsbogen
Intrusion	Bewegung eines Zahnes in den Kiefer hinein
Kiefer**o**rthopädie (KFO) (griech. orthos = gerade; paideia = Erziehung)	Fachgebiet der Zahnmedizin, das sich mit der Verhütung, Erkennung und Behandlung von Zahn- und Kieferfehlstellungen befasst
Konstruktionsbiss	Wachsbissnahme; zeigt, wie beide Kiefer zueinander stehen sollen

Labialbogen	Außenbogen entlang den Frontzähnen an KFO-Geräten
Ligatur	Draht oder Gummischlinge zum Befestigen eines Drahtbogens im Bracket
Logopädie	Sprecherziehung; Lehre von den Sprachstörungen und ihre Heilung
Pelotte	Verdickung aus Kunststoff, z. B. am Funktionsregler nach Fränkel
pränatal	vor der Geburt
Retainer	festsitzendes kieferorthopädisches Retentionsgerät, das zur Retention eingesetzt wird
Retention	Zurückhalten; in der Kieferorthopädie das Halten der Bisssituation nach der Korrektur von Zahnstellungsanomalien
Retraktion	Zurückziehen, Schrumpfen
Torque	gezielte Drehbewegung

Aufgaben

1 Womit lässt sich ein lutschoffener Biss schließen?

2 Welche Vorteile haben aktive Plattenapparaturen?

3 Woraus besteht ein Aktivator?

4 Woran und womit wird der Drahtbogen bei einer festsitzenden Apparatur befestigt?

5 Nennen Sie fünf Indikationen für festsitzende intraorale Apparaturen.

6 Welche Verankerungselemente werden bei festsitzenden Apparaturen verwendet?

7 Beschreiben Sie die Bedeutung eines Retainers.

Dictionary	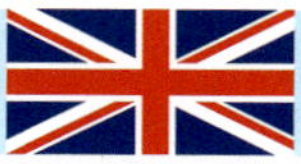	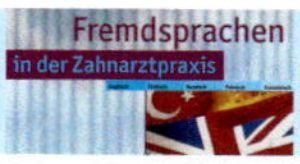
Bakterien	bacteria	
Daumenlutschen	thumb-sucking	
Kieferorthopädie	dental orthodontics	
Parodontose	pariodontal disease	
Plaque	plaque	
regelmäßige Kontrollen	regular check-ups	*pages 6, 8 and 12*
schlechte Angewohnheiten	bad habits, a sweet tooth	*page 13*
Zahnfehlstellungen	crooked teeth	
Zahnfleisch	gums	*page 10*
Zahnfleischbluten	gum bleeding	
Zahnfleischentzündung	gingivitis, gum disease	
Zahnfleischtasche	periodontal pocket	

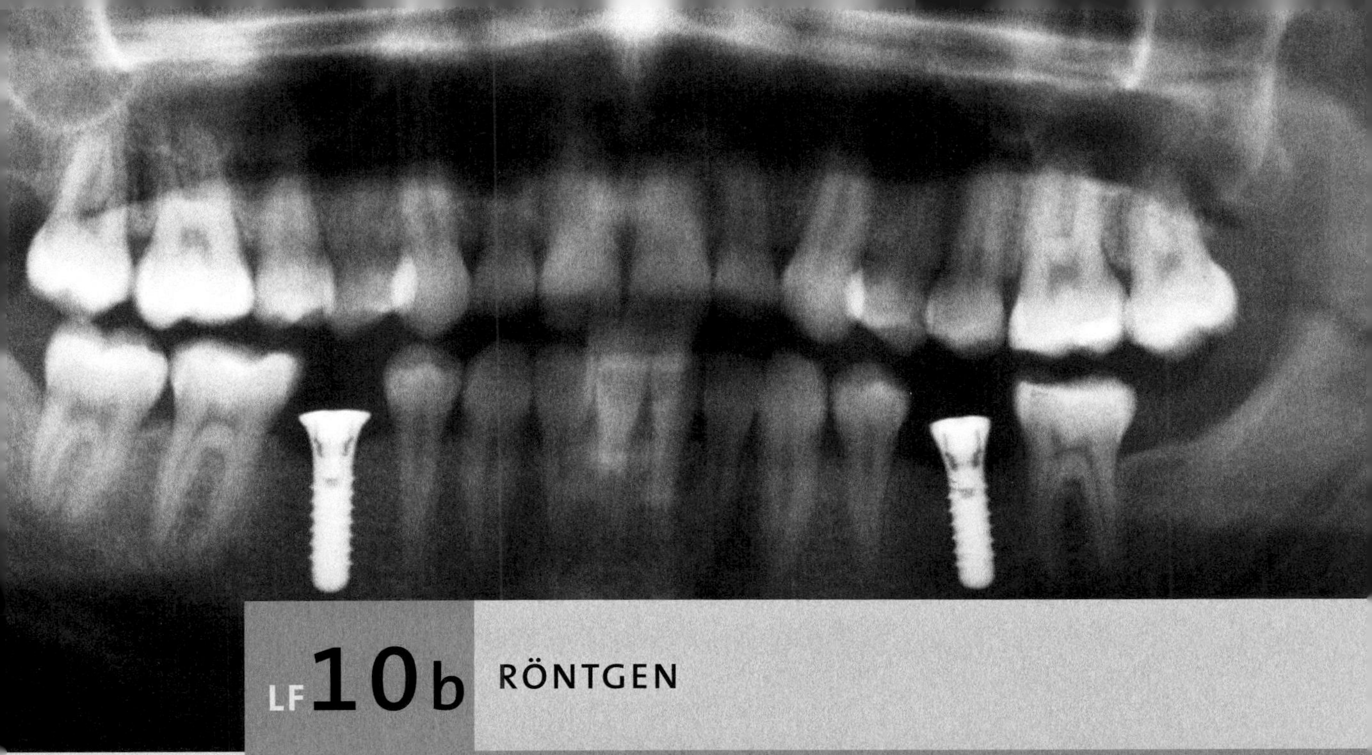

LF 10 b RÖNTGEN

1 Röntgenstrahlen

Heutzutage kann man sich das Diagnostizieren von Erkrankungen am Skelett und an den Zähnen ohne Röntgenaufnahmen kaum noch vorstellen. Die Ärztin oder Zahnärztin möchte in den menschlichen Körper „hineinblicken“, ohne dass sie ihn operativ öffnen muss. Das gelingt ihr ein Stück weit mit Hilfe der Röntgenstrahlen.

Die unsichtbare Röntgenstrahlung ist eine ähnliche Strahlung wie Licht. Sie ist jedoch viel energiereicher als Licht und kann Materie durchdringen. Dabei wird die Strahlung von verschiedenen Stoffen unterschiedlich stark absorbiert (aufgenommen).
Knochen und Kalkablagerungen im menschlichen Körper absorbieren die Röntgenstrahlung etwa 40-mal so stark wie Muskeln und andere Gewebe.
Diese Eigenschaft der Röntgenstrahlen machen sich Medizin und Zahnmedizin zu Nutze.

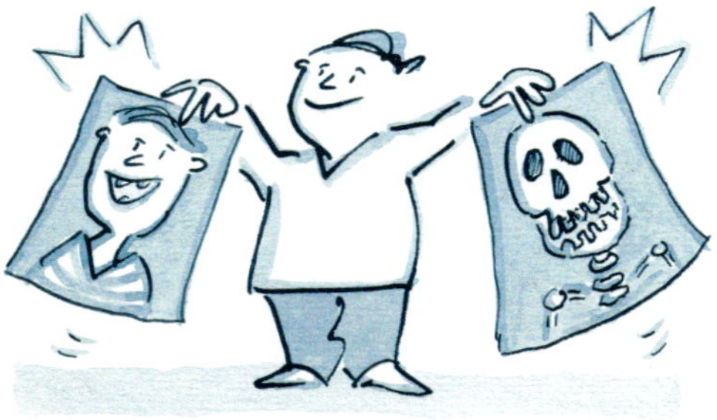

Wenn eine Röntgenaufnahme angefertigt werden soll, bringt man das zu untersuchende Gebiet (z. B. Hand, Kiefer) auf bzw. vor einen lichtundurchlässigen Röntgenfilm. Anschließend wird der Bereich mit Röntgenstrahlen „durchleuchtet“.
Ein entwickelter Röntgenfilm ist ein Negativ. Das bedeutet, dass strahlendurchlässige Bereiche des Körpers wie Weichgewebe auf dem Röntgenbild **dunkel** abgebildet werden. Strahlenundurchlässige Bereiche wie Metallkronen, Füllungen und die Zahnhartsubstanz erscheinen dagegen **hell**, da der dahinterliegende Film nicht belichtet, d. h. nicht geschwärzt wird.

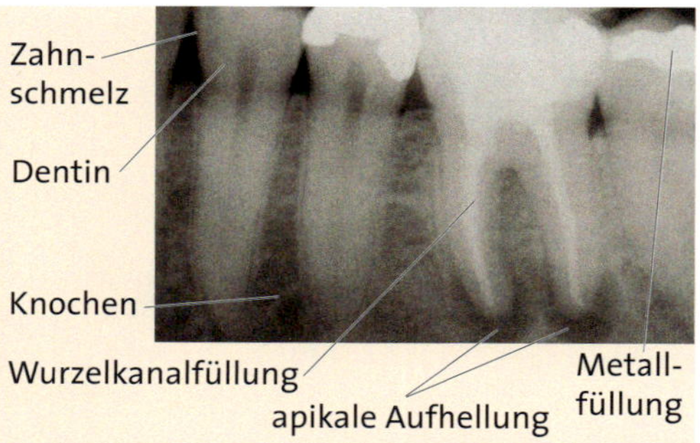

Abb. 1 Kontrollröntgenaufnahme nach Wurzelkanalbehandlung an Zahn 36. Apikale Aufhellung an Zahn 36; die apikale Parodontitis kann nach der Wurzelkanalbehandlung abheilen, da der Entzündungsreiz beseitigt wurde.

Wenn man von einer Aufhellung spricht, sind dunkel erscheinende Veränderungen im Röntgennegativ gemeint. So deutet z. B. eine apikale Aufhellung auf eine Entzündung und Knochenauflösung im Bereich der Wurzelspitze hin (*s. Abb. 1*). Eine Verschattung ist dagegen eine hell erscheinende Veränderung im Röntgennegativ (z. B. eine Metallfüllung). Die Kieferhöhle erscheint im gesunden Zustand schwarz, weil sie nur mit Luft gefüllt ist. Ist sie mit Eiter gefüllt, wird sie verschattet abgebildet, d. h. sie erscheint hell.

Aufhellung	strahlendurchlässiger, auf dem Röntgenfilm dunkler Bereich
Verschattung	weniger strahlendurchlässiger, auf dem Röntgenfilm heller Bereich

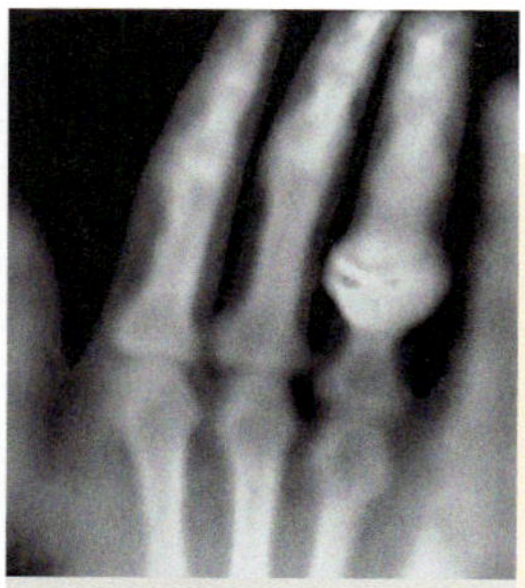

Die Hand von Röntgens Ehefrau Anna-Bertha

Die Röntgenstrahlen wurden 1895 vom deutschen Physiker Wilhelm Conrad Röntgen (1845–1923) entdeckt, die er „X-Strahlen“ nannte. Später bekam er für diese Entdeckung den Nobelpreis und die Strahlen wurden nach ihm benannt. Im englischsprachigen Raum werden sie auch heute noch als „X-rays“ bezeichnet. Um die Handknochen seiner Frau sichtbar zu machen, benötigte Herr Röntgen eine Bestrahlungszeit von 25 Minuten, heute dauert der gleiche Vorgang den Bruchteil einer Sekunde. Die schädigende Wirkung der Röntgenstrahlen war zu der Zeit noch nicht bekannt. Anna-Bertha Röntgen starb später an Krebs.

1.1 Eigenschaften der Röntgenstrahlen

Die Röntgenstrahlen gehören zu den **elektromagnetischen Wellen**. Daher haben sie teilweise die gleichen Eigenschaften wie Lichtstrahlen (*s. Abb. 1*).
Elektromagnetische Wellen unterscheiden sich in der **Frequenz**, gemessen in Hertz (Hz), und der Wellenlänge. Wellen mit niedriger Frequenz haben eine große Wellenlänge, bei hoher Frequenz ist die **Wellenlänge** gering (*s. Abb. 2*).

Je höher die Frequenz einer Welle ist, also je kürzer eine Welle ist, desto energiereicher und damit wirksamer bzw. schädlicher im Gewebe ist sie.

Bezeichnung	Wellenlänge	Frequenz in Hz
Ultrakurzwellen	1000 mm	10^8
	100 mm	10^9
Mikrowellen	10 mm	10^{10}
	1 mm	10^{11}
	0,1 mm	10^{12}
Infrarotwellen	0,01 mm	10^{13}
		10^{14}
	1 µm	10^{15}
sichtbares Licht	100 nm	10^{16}
Ultraviolettwellen	10 nm	10^{17}
weiche Röntgenstrahlen	1 nm	10^{18}
mittelharte	0,1 nm	10^{19}
Röntgenstrahlen	0,01 nm	10^{20}
harte Röntgenstrahlen	0,001 nm	10^{21}
Gammastrahlen	0,0001 nm	10^{22}

*Abb. 1 Spektrum der elektromagnetischen Wellen.
(1 µm = ein tausendstel Millimeter;
1 nm = ein millionstel Millimeter)*

Wichtige **Eigenschaften** der Röntgenstrahlen:
- Sie breiten sich mit **Lichtgeschwindigkeit** aus.
- Sie sind **unsichtbar**, der Mensch kann sie nicht wahrnehmen.
- Sie können **feste** Körper durchdringen, die für Lichtstrahlen undurchlässig sind. Die Durchdringungsfähigkeit hängt von der Dichte und Dicke des Stoffes ab.
- Sie **belichten** fotografische Filme.
- Sie bringen **fluoreszierende Stoffe** zum Leuchten.
- Sie haben eine **ionisierende** Wirkung, d. h., durch ihre hohe Energie können sie Elektronen aus neutralen Teilchen herausschleudern und diese dadurch zu Ionen, also positiv und negativ geladenen Teilchen, machen.
- Wenn sie auf Materie (z. B. auf ein Körperteil) treffen, dann werden sie geschwächt und abgelenkt. Es entsteht **Streustrahlung**. Durch geeignete Schutzschichten wie Blei können sie **abgeschirmt** werden. Die Dicke der Bleischicht wird mit einem Bleigleichwert angegeben. Dieser muss bei einer Schutzschürze und einem Schutzschild mind. 0,4 mm betragen.
- Sie werden durch mehr Abstand **geschwächt**. Von der Strahlenquelle (↑ Fokus) ausgehend, breitet sich die Streustrahlung, die beim Auftreffen auf Materie entsteht, fächerförmig aus. Die bestrahlte Fläche, auf der sich die Strahlenmenge verteilt, wird, je weiter die Strahlenquelle entfernt ist, immer größer. Dadurch nimmt die Strahlungsintensität ab. Es gilt das **Abstandsquadratgesetz** (*s. Abb. 3*): Die Intensität der Röntgenstrahlung nimmt mit dem Quadrat der Entfernung von der Strahlenquelle ab. Dagegen wird die bestrahlte Fläche mit dem Abstand im Quadrat von der Strahlenquelle größer.
- Sie haben eine ↑ **schädigende** Wirkung auf das menschliche Gewebe und Erbgut. Die erhaltene Röntgenstrahlung addiert sich im Laufe des Lebens eines Menschen zu immer höheren Dosen. Erst viel später können Folgeschäden auftreten. Auch kleine Mengen können bereits eine Krebserkrankung auslösen, aber die Wahrscheinlichkeit ist sehr gering. Sie nimmt mit steigender Dosis zu.

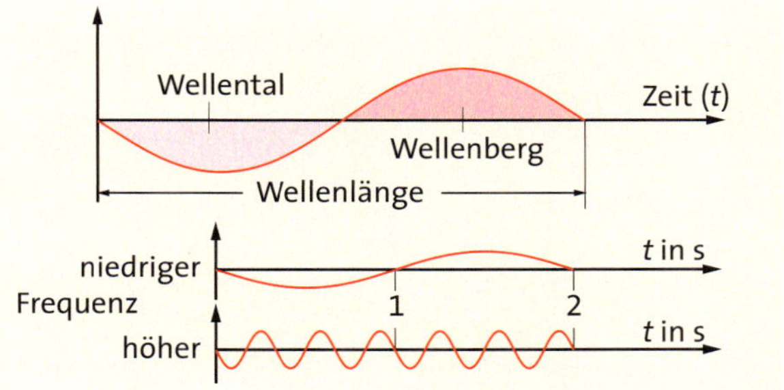

Abb. 2 Der Zusammenhang von Wellenlänge und Frequenz

↑ Fokus, S. 370

↑ schädigende Wirkung von Röntgenstrahlen, S. 388

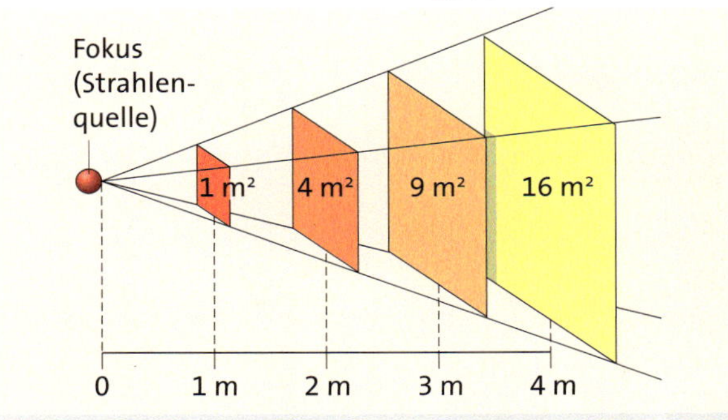

Abb. 3 Abstandsquadratgesetz. Die bestrahlte Fläche nimmt im Quadrat zu; die Strahlenintensität nimmt im Quadrat ab.

1.2 Die Erzeugung von Röntgenstrahlen in einer Röntgenröhre

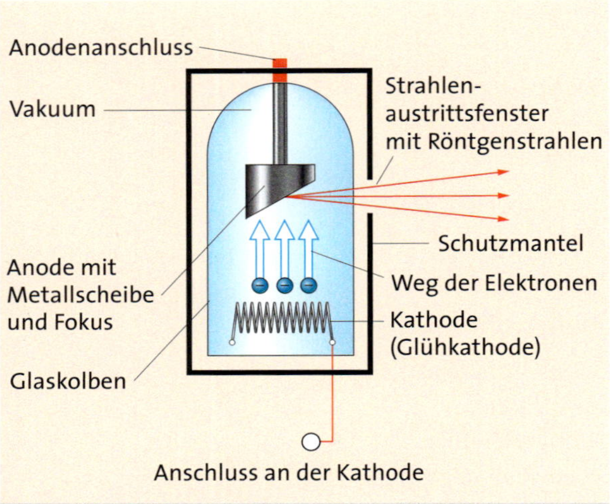

Abb. 1 Röntgenröhre (Prinzip)

Um eine Röntgenaufnahme zu erstellen, müssen Röntgenstrahlen erzeugt werden.

Röntgenstrahlung entsteht, wenn **Elektronen** mit hoher Geschwindigkeit auf eine Metallplatte prallen. Dazu werden spezielle Röntgenröhren gebaut, die wie eine „Lampe" die unsichtbare energiereiche Strahlung erzeugen (*s. Abb. 1*).

Röntgenröhren bestehen aus einer **Kathode**, dem negativen Pol, und einer **Anode**, dem positiven Pol. Die Kathode wird auch als Glühkathode bezeichnet. Sie besteht aus dem hitzebeständigen Material Wolfram. Die Kathode wird aufgeheizt, es treten Elektronen aus. Mit Hilfe einer angelegten **Hochspannung** zwischen Kathode und Anode werden die Elektronen zur Anode hin beschleunigt.

Dort prallen sie auf eine **Metallscheibe**. Durch das plötzliche **Abbremsen** wird die Bewegungsenergie der Elektronen umgewandelt in Wärme (99 %) und in Röntgenstrahlen (1 %).

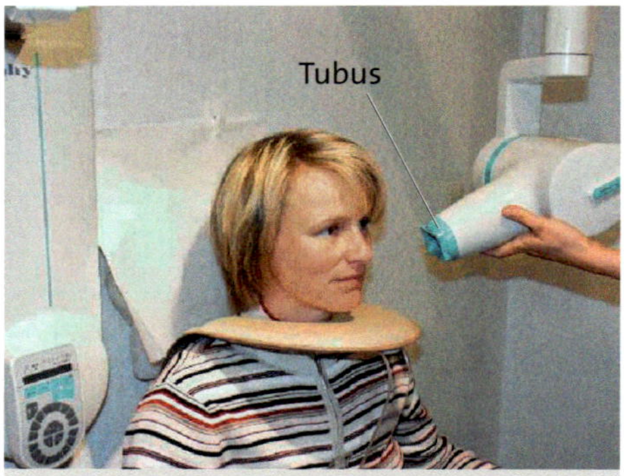

Abb. 2 Tubus

Damit die Röntgenstrahlen nicht unkontrolliert austreten, ist die Röntgenröhre mit einem Schutzmantel aus **Blei** versehen, der die Röntgenstrahlen nicht hindurchdringen lässt.

Nur durch ein kleines **Strahlenaustrittsfenster** und den daran anschließenden Tubus werden die Röntgenstrahlen auf das zu untersuchende Gebiet (z. B. Kiefer) gerichtet.

Damit die Elektronen noch schneller zur Anode gelangen können, wird in der Röntgenröhre ein **Vakuum** hergestellt. Dieser Raum wird durch einen Glaskolben von dem übrigen Röhrenraum abgetrennt.

Die Stelle der Anode, an der die Elektronen aufkommen und die Röntgenstrahlen erzeugen, d. h. die Strahlenquelle, wird als **Brennfleck** oder **Fokus** bezeichnet.

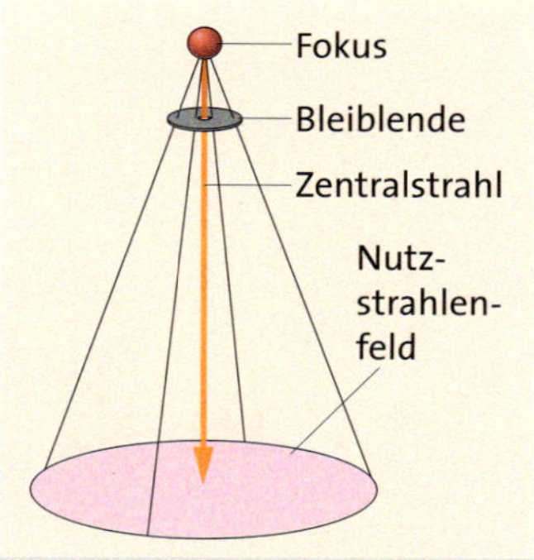

Abb. 3 Nutzstrahlenbündel, Nutzstrahlenfeld und Zentralstrahl

Der **Tubus** ist ein röhrenförmiger Vorsatz am Strahlenaustrittsfenster. Bei den heute üblichen Röntgengeräten wird ein so genannter Langtubus verwendet.

Seine Funktionen:
- Der Langtubus ist eine Hilfe beim **Einstellen** des Strahlengangs (*s. Abb. 2*).
- Der **Abstand** zwischen der Strahlenquelle, dem Fokus, und der Haut des Patienten muss 20 cm betragen, da sonst Hautschädigungen auftreten können. Dies garantiert ein Langtubus.
- Die Röntgenstrahlen, die sich wie das Licht einer Taschenlampe fächerartig ausbreiten würden, werden mit Hilfe der Bleiummantelung des Tubus und der Blende (Erläuterung siehe S. 371) gebündelt. Diesen Fächer an Strahlen nennt man das **Nutzstrahlenbündel**, die Fläche, die sie letztlich „beleuchten", das **Nutzstrahlenfeld** (*s. Abb. 3*). Im Zentrum des Nutzstrahlenbündels denkt man sich den **Zentralstrahl**, der für die richtige Einstellung des Tubus wichtig ist.

Im Tubus befindet sich nah am Strahlenaustrittsfenster ein **Filter** aus Aluminiumblech. Dieser filtert die weichen Röntgenstrahlen, die nicht zur Bildentstehung beitragen, heraus und lässt die harten hindurch. So wird der Patient weniger belastet.

Nach dem Filter ist im Inneren des Tubus eine Blende angebracht (*s. Abb. 1, 2*). Diese kann kreisförmig oder rechteckig sein.
Sie grenzt das Bündel der Röntgenstrahlen noch mehr ein. Dadurch wird die Strahlenbelastung weiter reduziert, die bestrahlte Hautfläche ist nicht größer als 6 cm im Durchmesser.
Außerdem wird die Bildqualität verbessert. Allerdings kann der Blendenrand bei einer falschen Einstellung einen Teil des Filmes überlagern und dadurch das Bild „beschneiden".
Eine Reduktion der Strahlenbelastung erfolgt auch, wenn man einen möglichst kleinen Film wählt und dadurch die bestrahlte Fläche reduzieren kann.

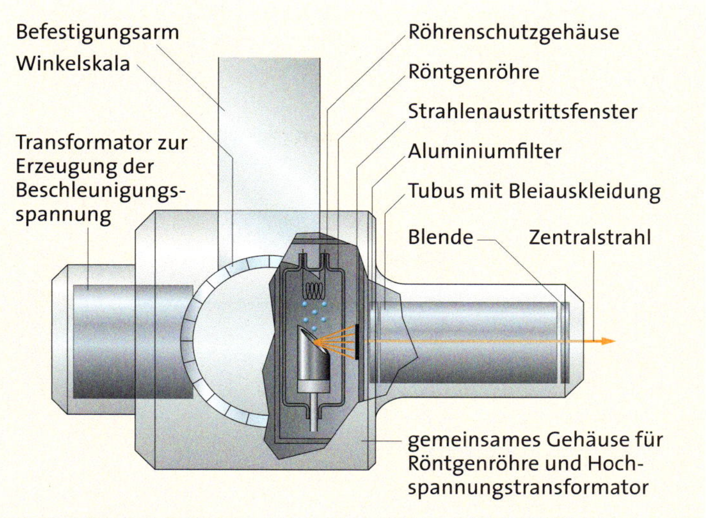

Abb. 1 Aufbau einer Röntgenröhre

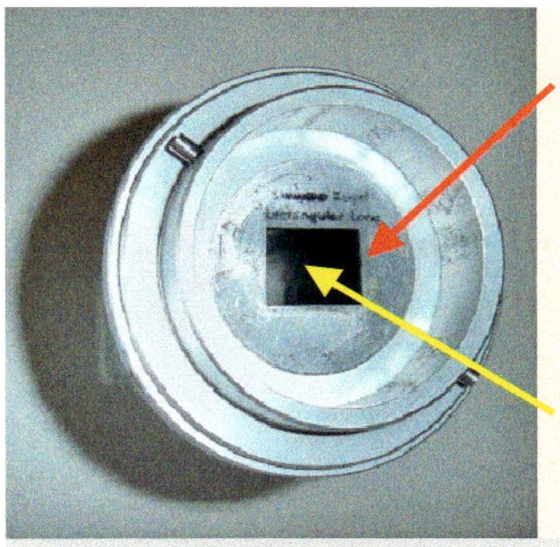

Abb. 2 Blende im Tubus

1.3 Beeinflussung der Röntgenstrahlen

Das Durchdringungsvermögen der Röntgenstrahlen und die Bildentstehung werden durch folgende **drei Parameter** (Größen) beeinflusst:
- Röhrenspannung
- Stromstärke
- Belichtungszeit

Röhrenspannung in Kilovolt (kV)	Wenn eine höhere Spannung angelegt wird, so ist die Aufprallgeschwindigkeit der Elektronen an der Anode höher. Dadurch entstehen härtere Röntgenstrahlen, die ein besseres Durchdringungsvermögen durch den Körper haben. Für einen Erwachsenen ist eine höhere kV-Zahl nötig als für ein Kind. Bei Dentalgeräten liegt die Spannung bei 65 kV, bei ↑ OPG-Geräten liegt sie zwischen 60 und 80 kV.
Stromstärke in Milliampere (mA)	Wird die Stromstärke erhöht, so treten an der Kathode mehr Elektronen aus. Dies hat zur Folge, dass mehr Röntgenstrahlen entstehen. Bei Dentalgeräten ist die Stromstärke fest eingestellt (7,5 mA), bei OPG-Geräten variiert sie je nach Programm.
Belichtungszeit in Sekunden (s)	Je länger die Belichtungszeit ist, desto schwärzer wird die Aufnahme. Die Belichtungszeit liegt bei Dentalgeräten zwischen ca. 0,2 und 0,5 s. Dies ist abhängig davon, welche Zahngruppe geröntgt wird und wie die Empfindlichkeit des Films ist. Bei OPG-Geräten beträgt die Belichtungszeit ca. 15 s.

↑ **O**rtho**p**antomo**g**ramm, S. 383

Der Einfachheit halber gibt es an den meisten Geräten Programmierungen für die verschiedenen Zahnregionen und die Einstellmöglichkeit Erwachsener/Kind, sodass man nur die richtige Auswahl treffen muss (*s. Abb. 1, 2*).

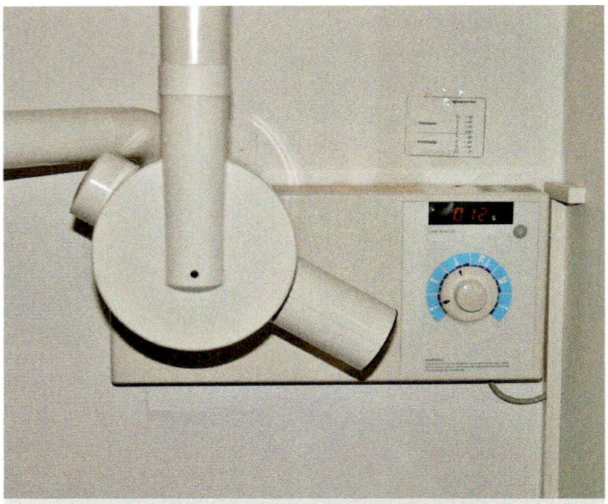

Abb. 1 Röntgenanlage für intraorale Aufnahmen

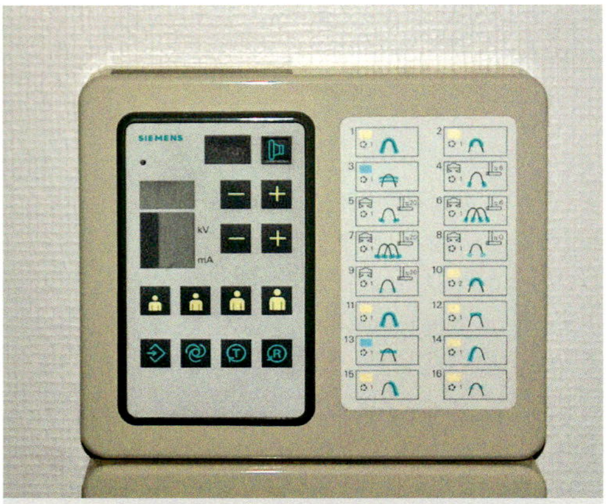

Abb. 2 Bildauslöser eines ↑ OPG-Geräts

↑ **O**rtho**p**antomo**g**ramm, S. 383

Terminologie: Röntgenstrahlen	
Elektronen	negativ geladene Teilchen
fluoreszierende Stoffe	Stoffe, die nach Bestrahlung zurückleuchten
Fokus (= Brennfleck, Strahlenquelle)	Fleck, an dem die Röntgenstrahlen entstehen, wenn die Elektronen auf die Anode aufprallen
Frequenz	Schwingungshäufigkeit; Einheit: Hertz (Hz); 1 Hz = 1 Welle pro Sekunde
Ionen	durch Abgabe oder Aufnahme von Elektronen positiv oder negativ geladenes Teilchen
Vakuum	luftleerer Raum

Aufgaben

1 Erläutern Sie die beiden Begriffe Aufhellung und Verschattung.

2 Zählen Sie fünf Eigenschaften der Röntgenstrahlen auf.

3 Zeichnen Sie den Aufbau einer Röntgenröhre.

4 Nennen Sie die drei Funktionen eines Langtubus.

5 Welchen Zweck erfüllt der Filter im Tubus?

6 Welchen Zweck erfüllt die Blende im Tubus?

7 Nennen Sie die drei Parameter, die die Bildentstehung durch Röntgenstrahlen beeinflussen.

2 Röntgenfilme

Zur Anfertigung einer Röntgenaufnahme wird der Röntgenfilm, auch Zahnfilm genannt, hinter das zu untersuchende Gebiet (z.B. mehrere Zähne) eingelegt (*s. Abb. 1*). Der Filmrand liegt parallel zur Okklusionsfläche der Zähne und überragt diese um ca. 3 mm. Diese Art von Aufnahmen werden auch Zahnfilmaufnahmen genannt. Sie geben das Gebiet von 2–3 Zähnen wieder.

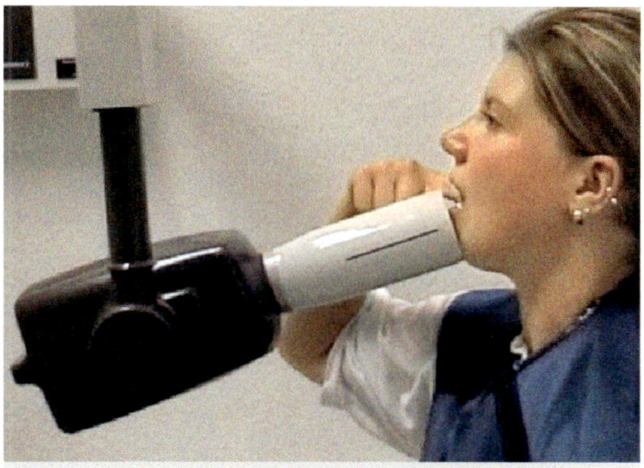

Abb. 1 Die Patientin hält den Zahnfilm.

In der Zahnmedizin verwendete Röntgenfilme sind **doppelseitig** beschichtet, wodurch sie strahlenempfindlicher sind. In der Mitte befindet sich der **Schichtträger** (*s. Abb. 2*).
Dieser ist von beiden Seiten in eine Haftschicht eingebettet, eine Art Klebeschicht, die die nachfolgende Schicht mit dem Schichtträger verbindet. Auf die Haftschicht folgt eine **Fotoschicht**. Dabei handelt es sich um eine Emulsion, die lichtempfindliche Silberbromidteilchen (AgBr) enthält. Den Abschluss bildet eine Schutzschicht, die vor mechanischer Beschädigung schützt.

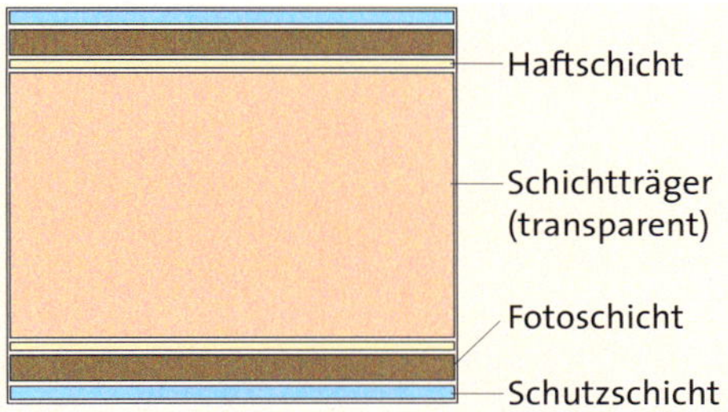

Abb. 2 Aufbau eines Röntgenfilms (Querschnitt)

2.1 Größe und Verpackung eines Zahnfilms für intraorale Aufnahmen

Zahnfilmformate

Es gibt unterschiedliche Zahnfilmformate, abhängig davon, für welchen Zweck sie eingesetzt werden (*s. Tab. 1*). Auch gibt es sie in unterschiedlichen Empfindlichkeitsklassen. Je höher die Filmempfindlichkeit ist, desto weniger Röntgenstrahlung wird benötigt, um ein hochwertiges Bild zu erhalten. Die Einteilung erfolgt nach so genannten „Speed-Klassen", z.B. D-, E- und F-Klasse. Je höher der Buchstabe ist, desto empfindlicher ist der Röntgenfilm.

	Standard-Zahnfilm	Kleiner Zahnfilm	Bissflügel-Zahnfilm	Großer Zahnfilm
Größe	3×4 cm	2×3 cm	2,5×5,5 cm	5,5×7,5 cm
Verwendung	Aufnahme von bis zu drei Zähnen	bei Kindern oder beengten Platzverhältnissen	zur Diagnostik von Approximalkaries; die Wurzeln werden nicht abgebildet	Aufbissfilm für Aufbissaufnahmen des Mundbodens oder des Gaumendaches

Tab. 1 Zahnfilmformate

Verpackung eines Zahnfilms

Der Zahnfilm ist eingebettet in **schwarzes** Papier, sodass er vor Lichteinfall geschützt ist (*s. Abb. 1*). Auf der Rückseite befindet sich eine Metallfolie aus **Blei**. Sie hat zwei Aufgaben:
- Sie schützt das Gewebe hinter dem Film vor Strahlung,
- sie schützt den Film vor Streustrahlung (Rückstrahlung) von hinten, wodurch die Bildqualität schlechter werden würde.

Das Ganze ist umhüllt von einer licht- und speicheldichten **Kunststoffhülle**.

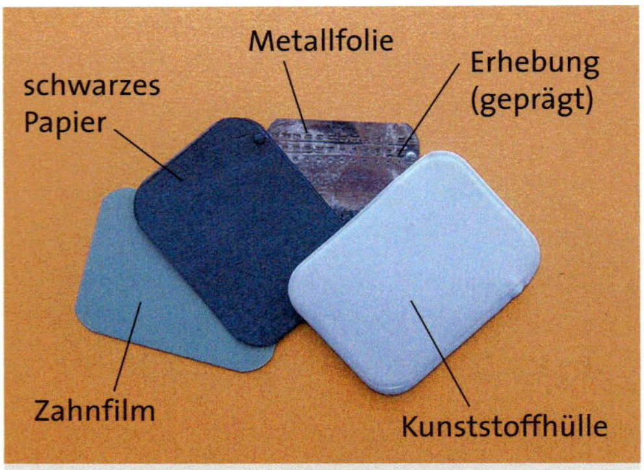

Abb. 1 Verpackung eines Zahnfilms

Um am ausgepackten Film Vorder- und Rückseite unterscheiden zu können, ist auf der Vorderseite eine Erhebung angebracht, die man ertasten kann. Die Vorderseite des Films zeigt zum Tubus, die Erhebung liegt okklusal.

Filme haben ein Verfallsdatum, sie sind in der Regel sechs Monate haltbar. Ein Zahnfilm kostet ca. 10 Cent.

2.2 Extraorale Kassettenfilme

↑Orthopantomogramm, S. 383

Um die Strahlenbelastung des Patienten möglichst gering zu halten, werden alle extraoralen Aufnahmen in der Zahnarztpraxis, wie z. B. das ↑Orthopantomogramm, mit Hilfe von Verstärkerfolien angefertigt.
Dazu wird in der Dunkelkammer der Röntgenfilm vor der Röntgenaufnahme in eine Metallkassette gelegt, die auf beiden Innenseiten jeweils eine Verstärkerfolie enthält (*s. Abb. 2*).

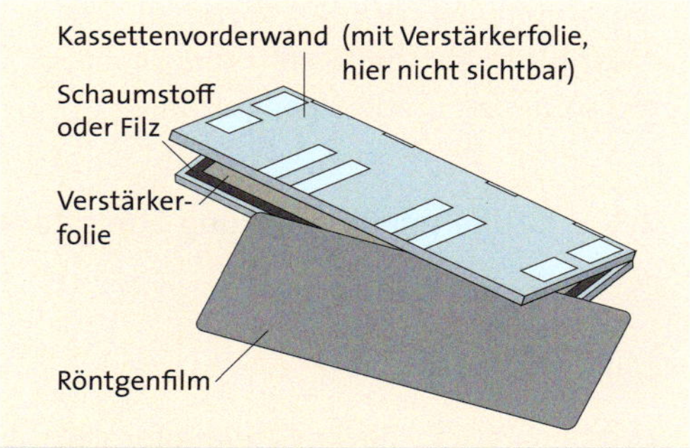

Abb. 2 Aufbau einer Filmkassette mit Verstärkerfolien

Beide Folien müssen fest an den Film gepresst werden und dürfen nicht verkratzt werden. Die Verstärkerfolien sind mit einem fluoreszierenden Stoff belegt. Bei der Röntgenaufnahme wird die Eigenschaft der Röntgenstrahlen ausgenützt, dass sie fluoreszierende Stoffe zum Leuchten bringen. Die Röntgenstrahlung wird in Licht umgewandelt, das dann den Film zusätzlich belichtet. Nur 5 % der Filmschwärzung kommen von der Röntgenstrahlung, 95 % kommen vom Fluoreszenzlicht.

Die Filmkassette muss in Abständen von ca. drei Monaten gereinigt werden. Die Verstärkerfolien müssen vorsichtig mit einem Spezialreiniger im Abstand von ca. drei Monaten gereinigt werden.

Die Strahlenbelastung bei einem Orthopantomogramm entspricht nur der von ca. vier Aufnahmen mit kleinen Zahnfilmen, obwohl der gesamte Ober- und Unterkiefer abgebildet wird. Die übliche Größe eines OPG-Films beträgt ca. 12 × 30 cm..

2.3 Entwicklung und Fixierung von konventionellen Röntgenfilmen

Wenn ein Film belichtet wird, entsteht ein latentes Bild: Die Silberbromidteilchen (AgBr-Teilchen) werden durch die Belichtung verändert, aber das Bild ist **noch nicht sichtbar**. Erst durch die chemische Entwicklung werden die belichteten AgBr-Teilchen in schwarzes metallisches Silber umgewandelt – das Bild wird **sichtbar** gemacht. In diesem Zustand ist der Film noch lichtempfindlich. Solange der Film lichtempfindlich ist, muss in der **Dunkelkammer** gearbeitet werden.
Die Röntgenfilmentwicklung von Hand erfolgt in fünf Schritten (*s. Abb. 1*):

- In der **Entwicklerlösung** werden die belichteten Silberbromidteilchen in schwarzes Silber umgewandelt. Das Bild wird sichtbar gemacht, ist jedoch noch lichtempfindlich.
- Der Entwickler wird in einer **Zwischenwässerung** abgespült, damit das anschließende Fixierbad nicht verunreinigt wird (sonst besteht die Gefahr der Bildung von Farbschleiern). Dieser Schritt entfällt bei Entwicklungsautomaten, da der Film zwischen zwei Rollen trockengepresst wird. Auch jetzt ist der Film noch lichtempfindlich.
- In der **Fixierlösung** werden die unbelichteten Silberbromidteilchen herausgelöst. Fein verteilte Silberkörnchen bleiben erhalten; sie erzeugen das sichtbare Bild. Das Bild wird in der Fixierlösung haltbar (lichtunempfindlich) gemacht; es kann nun nicht mehr nachbelichtet werden.
- Alle Chemikalien werden mit Wasser abgespült (**Endwässerung**).
- Anschließend wird der Film **getrocknet**, meist mit Hilfe von Warmluft oder Infrarotlicht. Dadurch wird die Oberfläche hart und unempfindlich.

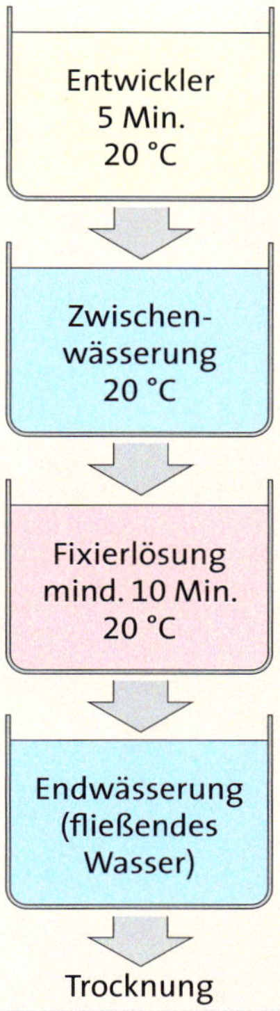

Abb. 1 *Röntgenfilmentwicklung von Hand*

In den meisten Zahnarztpraxen wird die Röntgenfilmentwicklung mit Hilfe von **Entwicklungsautomaten** erledigt (*s. Abb. 2*). Der Film wird nur noch eingeschoben und hinten wieder „ausgespuckt". Er wird von Transportrollen durch die Bäder geführt. Die Zwischenwässerung entfällt, da Quetschrollen die Entwicklerflüssigkeit auspressen. Entwickler und Fixierer werden mit Thermostaten auf einer geräteabhängigen, konstanten Temperatur gehalten, sodass der gesamte Ablauf nur noch ein paar Minuten dauert statt wie bei der Handentwicklung ca. 20 Minuten. Nachdem Entwickler und Fixierer verbraucht sind, müssen sie in getrennten Behältern als Sondermüll entsorgt werden.

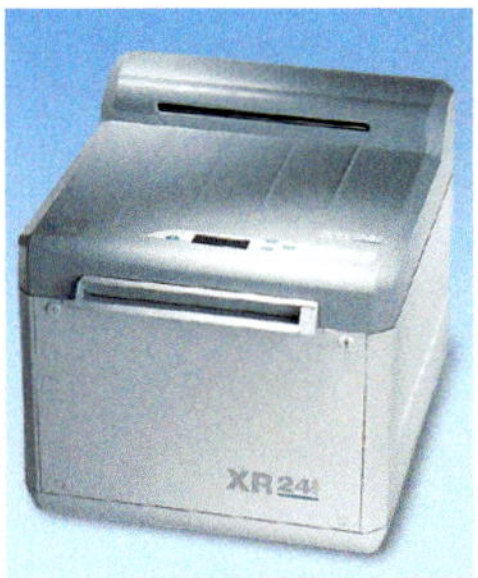

Abb. 2 *Entwicklungsvollautomat*

Terminologie: Röntgenfilme	
Emulsion	Gemisch aus fein verteilten, nicht ineinander löslichen Flüssigkeiten; z. B. die Öl-in-Wasser-Emulsion Milch
latent	versteckt, nicht sichtbar

Aufgaben

1 Zeichnen Sie den Aufbau eines konventionellen Zahnfilms.

2 Nennen Sie drei übliche Zahnfilmformate und deren Verwendung.

3 Welche Funktion hat die Bleifolie auf der Rückseite des Zahnfilms?

4 Was sind Verstärkerfolien?

5 Was passiert in der Entwicklerlösung mit dem Röntgenbild?

6 Was passiert in der Fixierlösung mit dem Röntgenbild?

3 Digitales Röntgen

↑digitale Volumentomographie, S. 384

Seit 1989 gibt es die Möglichkeit des digitalen Röntgens. Seit 1999 wird die ↑digitale Volumentomographie (DVT) angewendet, eine Technik, die die dreidimensionale Darstellung der Kiefer- und Schädelknochen ermöglicht. Wie beim konventionellen Röntgen werden beim digitalen Röntgen zur Herstellung einer Aufnahme Röntgenstrahlen verwendet. Der Unterschied besteht darin, dass das Bild nicht auf einem Film entsteht, sondern mit Hilfe eines Sensors oder einer Speicherfolie auf einem Bildschirm erscheint.

3.1 Digitales Röntgen mit Sensoren

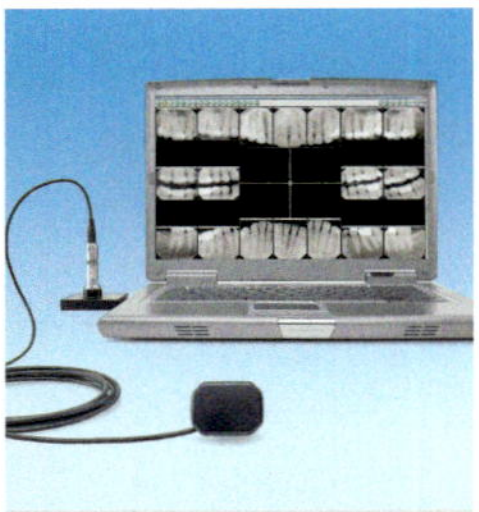

Abb. 1 Einheit für digitales Röntgen mit Sensoren

Statt eines Röntgenfilms wird ein elektronischer Sensor verwendet. Wie bei einer digitalen Kamera wird die Strahlung in elektrische Signale umgewandelt, die vom Computer gelesen werden. Die Daten werden über ein Kabel vom Sensor, der wie ein Zahnfilm in der Mundhöhle des Patienten positioniert wird, an den Computer weitergeleitet. Das Bild erscheint sofort auf dem Monitor (*s. Abb. 1, 2*). Auf der Festplatte oder auf einem Datenträger kann es dann gespeichert werden.

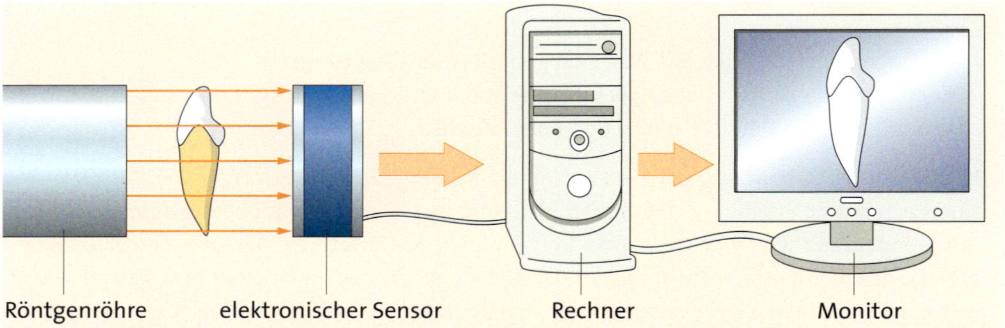

Abb. 2 Digitales Röntgen mit einem Sensor (Prinzip)

3.2 Digitales Röntgen mit Speicherfolien

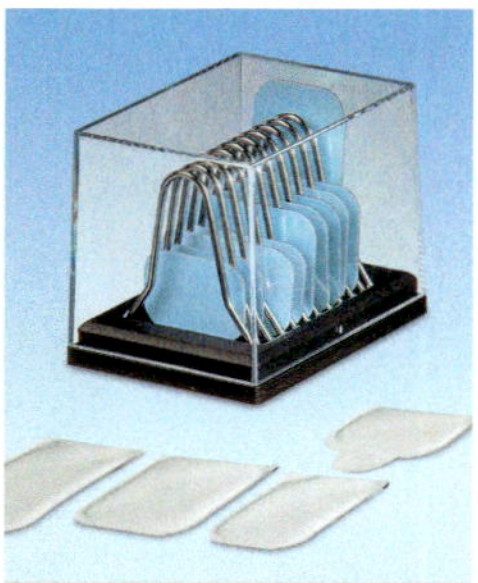

Abb. 3 Speicherfolien

Hierbei wird an Stelle eines Films eine kabellose Speicherfolie verwendet (*s. Abb. 3*). Nach der Belichtung wird diese in ein Auslesegerät, einen Laser-Scanner, gegeben (*s. Abb. 4*). Nach kurzer Zeit erscheint das Röntgenbild auf dem Monitor. Nach dem Einlesen kann die Speicherfolie wieder gelöscht werden. Etwa 1000 Aufnahmen können mit einer Speicherfolie angefertigt werden.

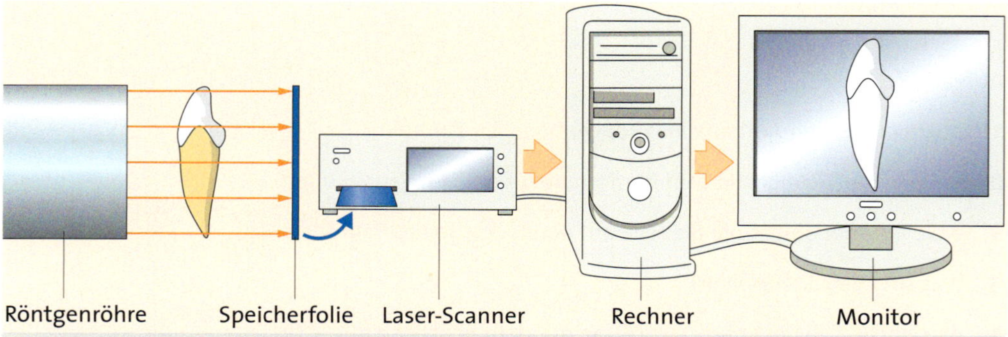

Abb. 4 Röntgen mit Speicherfolien (Prinzip)

Vergleich Sensor – Speicherfolie	
Kosten: 3000–6000 Euro	Kosten: 50–100 Euro
dicker und starrer als ein herkömmlicher Zahnfilm, daher unangenehmer für den Patienten	die gleiche Größe wie ein Zahnfilm, 3×4 cm
Positionierung durch Hygieneschutzhülle und Kabel schwieriger	Positionierung im Mund des Patienten so einfach wie beim Zahnfilm. Die Filmhalterung für Zahnfilme kann weiter verwendet werden. Kabellos.
Der Sensor ist über ein Kabel mit dem Computer direkt verbunden, daher muss genügend Platz vorhanden sein, um den Computer in der Nähe des Röntgengerätes platzieren zu können.	Der Aufnahmeort ist nicht an einen Computer geknüpft.
Das Röntgenbild steht sofort zur Verfügung. Die Anschaffung eines Scanners (ca. 9000 Euro) ist nicht notwendig.	Das Röntgenbild steht nicht sofort zur Verfügung, Folie muss erst eingelesen werden (ca. 7 Sek.).
Wenn der Sensor sorgfältig behandelt wird, dann kann er lange verwendet werden. Das Kabel darf nicht geknickt werden.	Sehr empfindliche Oberfläche, Gefahr des Verkratzens. Nach etwa 1000 Aufnahmen muss die Folie ausgetauscht werden.

3.3 Vorteile und Nachteile digitaler Röntgentechnik

Die digitale Röntgentechnik in der Zahnmedizin ist so weit entwickelt, dass sie die konventionelle Technik ersetzen kann. Auf **Ausdrucke** sollte man verzichten, da dabei die Qualität der Bilder erheblich schlechter wird. Im Vergleich zur konventionellen Röntgentechnik hat die digitale Röntgentechnik folgende Vor- und Nachteile.

Vorteile der digitalen Röntgentechnik	Nachteile der digitalen Röntgentechnik
reduzierte Strahlendosis für den Patienten	gegenüber Zahnfilmen schwierigere Handhabung der Sensoren im Mund
schnelle Bilderzeugung	höhere Anschaffungskosten
keine Filmentwicklung mit umweltbelastenden Chemikalien notwendig Dunkelkammer, Entwicklungsautomat, wöchentliche Konstanzprüfung der Entwicklung, Chemikalienentsorgung entfallen; dadurch gibt es weniger Fehlerquellen.	PC-Ausstattung aller Behandlungsplätze notwendig. Das Anfertigen, aber auch Betrachten der Röntgenfilme ist nur in Abhängigkeit von Computern und Speichermedien möglich.
einfache, platzsparende Archivierung der Röntgenbilder	Die Speicherung der Bilder muss alle 3–5 Jahre erneuert werden, da sonst Datenverlust eintreten könnte
Möglichkeiten der Bildbearbeitung wie Detailvergrößerung, Längenmessung der Kanäle	Die Sensoren sind kleiner als die normalen Zahnfilme, eine genauere Tubuseinstellung ist erforderlich
Digitale Weitergabe der Bilder an andere Ärzte per CD oder E-Mail oder in einen anderen Behandlungsraum mit vernetztem Computer ist möglich.	Probleme des Datenschutzes; beim Versand per E-Mail ist eine Verschlüsselung notwendig. Sehr gute Drucker sind notwendig, wenn Ausdrucke erforderlich sind.

Aufgaben

1 Erklären Sie den Weg vom Auslösen bis zur Bildentstehung beim digitalen Röntgen.

2 Zählen Sie drei Vorteile und drei Nachteile des digitalen Röntgens auf.

4 Aufnahmetechniken

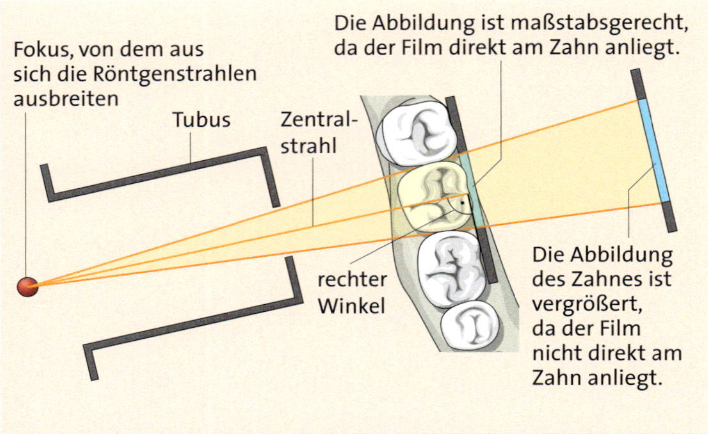

Abb. 1 Korrekte Abbildung der Zähne durch Anlegen des Filmes direkt an den Zahn (Prinzip; Darstellung nicht maßstabsgerecht)

Die Aufnahmetechniken sind beim digitalen Röntgen die gleichen wie beim konventionellen Röntgen.
Die Röntgenstrahlen breiten sich vom Fokus in der Röntgenröhre aus. Im Zentrum des Nutzstrahlenbündels denkt man sich den **Zentralstrahl**.
In der Zahnmedizin sind originalgetreue Abbildungen anzustreben. Je **geringer** der Abstand zwischen dem zu röntgenden Zahn und dem Film ist, desto geringer ist die Vergrößerung des Zahns (*s. Abb. 1*). Daher bringt man den Film direkt an den Zahn, wobei der Zentralstrahl möglichst im **rechten Winkel** auf den Film fallen soll. Auf Grund anatomischer Gegebenheiten ist dies bei Zahnaufnahmen nicht immer möglich. Daher gibt es verschiedene Aufnahmetechniken, die möglichst verzerrungsfreie Abbildungen ergeben sollen.

4.1 Aufnahmetechniken bei intraoralen Aufnahmen

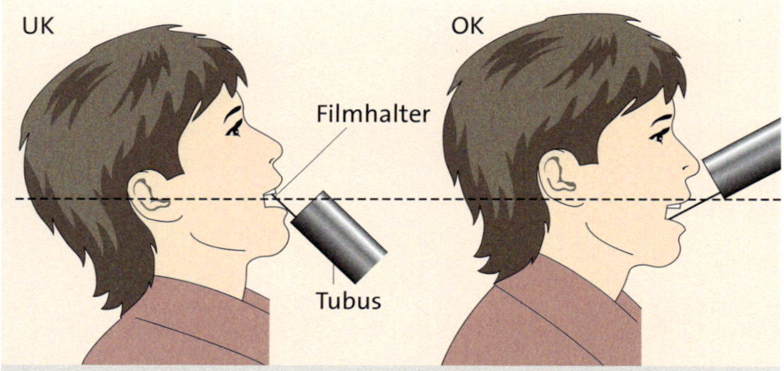

Abb. 2 Kopfhaltung des Patienten zur horizontalen Ausrichtung der Kauebene

Bei intraoralen Röntgenaufnahmen sitzt der Patient aufrecht, die Kauebene von OK bzw. UK wird jeweils horizontal ausgerichtet, parallel zum Fußboden (*s. Abb. 2*).
Der Tubus wird senkrecht auf die Zahnbogentangente der darzustellenden Zähne eingestellt (**orthoradiale Einstellung**; *s. Abb. 3, 4*).

Damit wird eine korrekte Abbildung der Zähne erreicht, bei der diese nicht verzerrt wiedergegeben werden und die Zahnzwischenräume gut zu erkennen sind (*s. Abb. 5*).

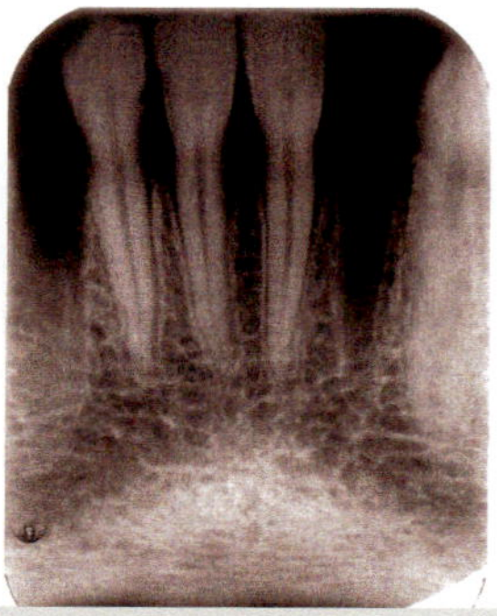

Abb. 5 Korrektes Röntgenbild in orthoradialer Einstellung. Zähne und Zahnzwischenräume sind wirklichkeitsgetreu abgebildet.

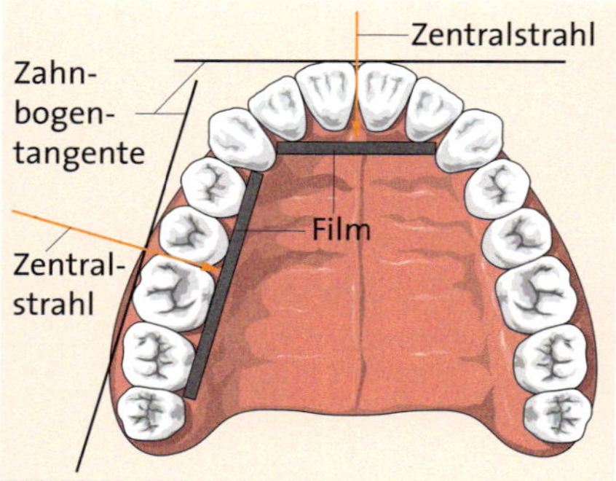

Abb. 3 Orthoradiale Einstellung

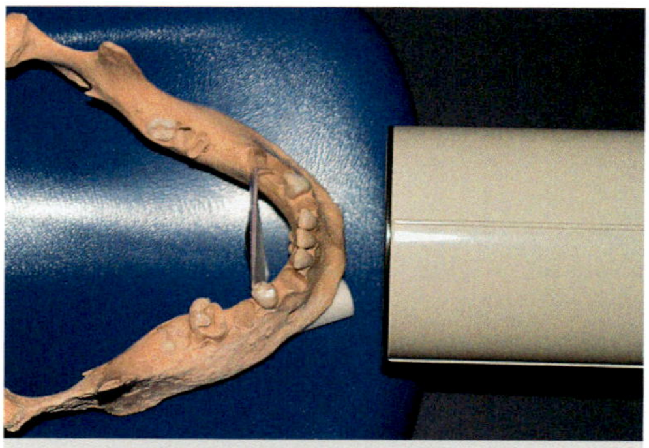

Abb. 4 Der Tubus ist orthoradial auf die Zahnbogentangente eingestellt.

4.1.1 Paralleltechnik und Rechtwinkeltechnik

Paralleltechnik

Bei der Paralleltechnik verwendet man einen freien Filmhalter mit einem Visierring, um den **Film parallel zur Zahnachse** auszurichten (*s. Abb. 1*). Der Patient beißt auf den Aufbissblock und hält dadurch den Filmhalter fest.
Anschließend wird der gedachte **Zentralstrahl**, der aus dem Tubus austritt, mit Hilfe des Visierrings **senkrecht auf die Zahnachse und die Filmebene** im Bereich der Wurzel eingestellt (*s. Abb. 2*). Die Zähne und Parodontien werden bei dieser Technik sehr genau abgebildet.
Im Seitenzahnbereich des UK kann die Paralleltechnik auch ohne einen Filmhalter durchgeführt werden, wenn der Mundboden des Patienten tief genug ist. Der Patient hält den Film. Diese Technik ist zu bevorzugen, da sie das Strahlenfeld besser eingrenzt und verzerrungsfreie Aufnahmen ermöglicht.

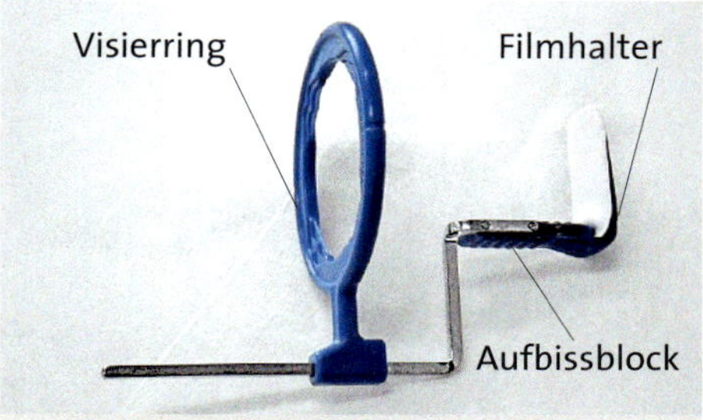

Abb. 1 Filmhalter für den Frontzahnbereich

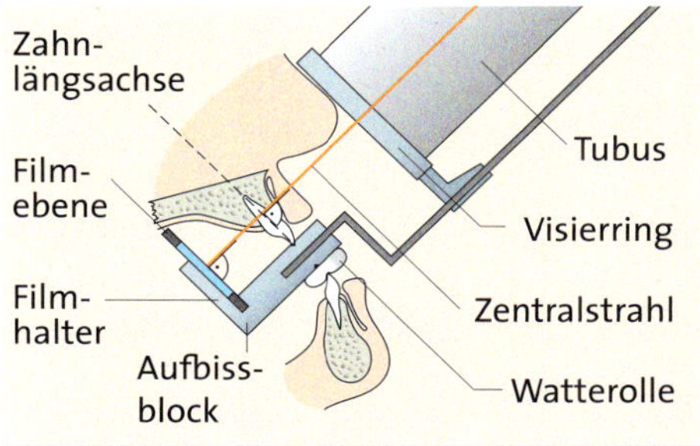

Abb. 2 Paralleltechnik mit Halterung

Rechtwinkeltechnik

Anders als bei der Paralleltechnik ist bei der Rechtwinkeltechnik der Filmhalter mit dem Tubus starr verbunden, sodass ein rechter Winkel zwischen Zentralstrahl und Film gewährleistet ist (*s. Abb. 3*). Wenn allerdings die Zahnachse nicht parallel zum Film steht, so ist bei der Rechtwinkeltechnik eine verkürzte Abbildung der Zähne die Folge (*s. Abb. 4*).

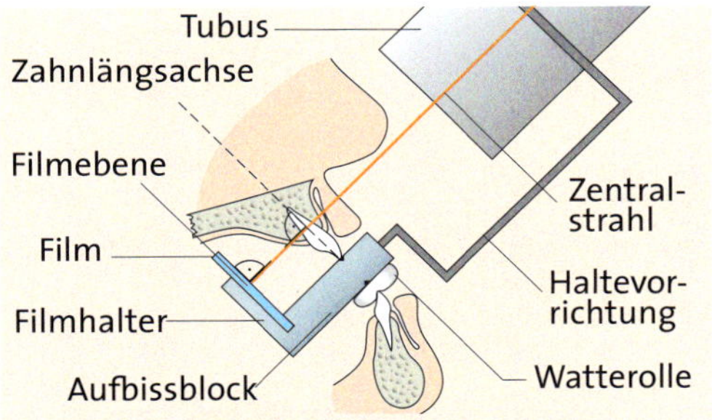

Abb. 3 Rechtwinkeltechnik. Der Zentralstrahl trifft im rechten Winkel auf Zahnachse und Zahnfilm.

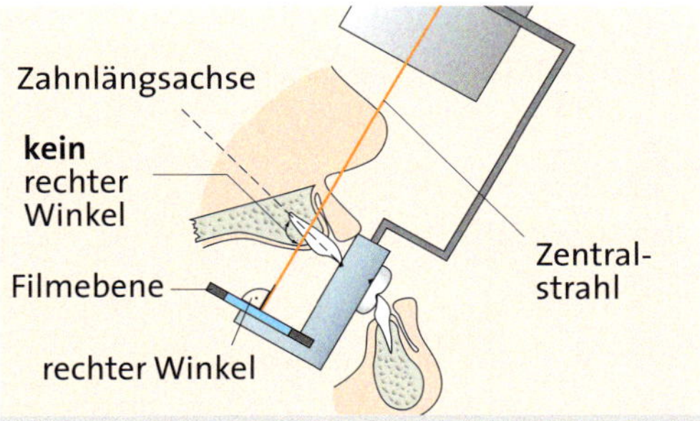

Abb. 4 Fehlerquelle bei der Rechtwinkeltechnik: Zahnachse und Film sind nicht parallel; die Zähne werden verkürzt abgebildet.

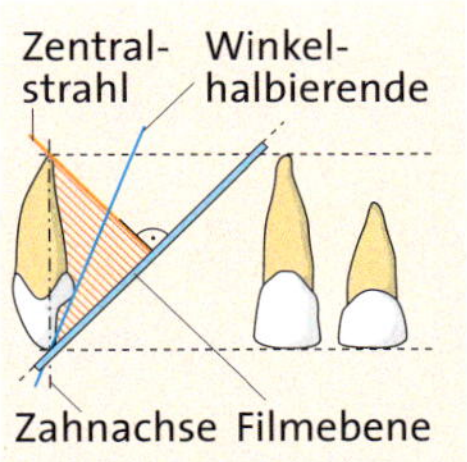

Abb. 5 Tubus zu steil, Zahn verkürzt abgebildet

4.1.2 Halbwinkeltechnik

Bei manchen Aufnahmen **können** Zahnachse und Filmebene nicht immer parallel zueinander liegen.
Hierbei sind zwei Punkte zu beachten:
- Stellt man den Zentralstrahl senkrecht auf die Filmebene, jedoch nicht senkrecht zur Zahnachse ein, so wird der Zahn **verkürzt** abgebildet (*s. Abb. 5*).
- Stellt man den Zentralstrahl senkrecht auf die Zahnachse, jedoch nicht senkrecht zur Filmebene, dann wird der Zahn **verlängert** abgebildet (*s. Abb. 6*).

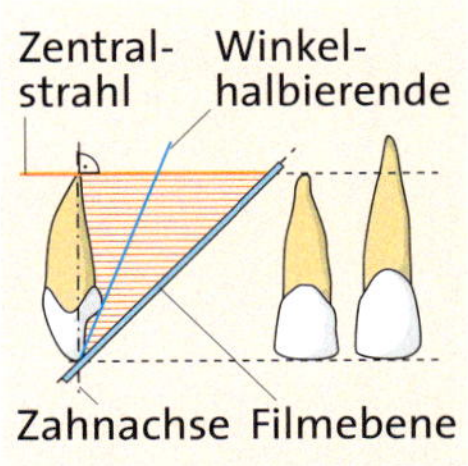

Abb. 6 Tubus zu flach, Zahn verlängert abgebildet

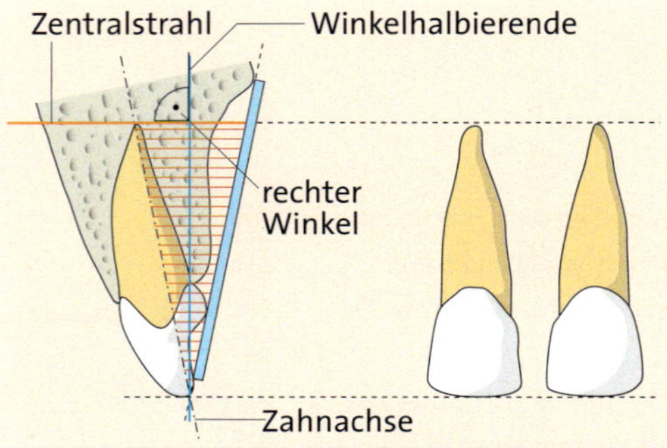

Abb. 1 Zahn korrekt abgebildet

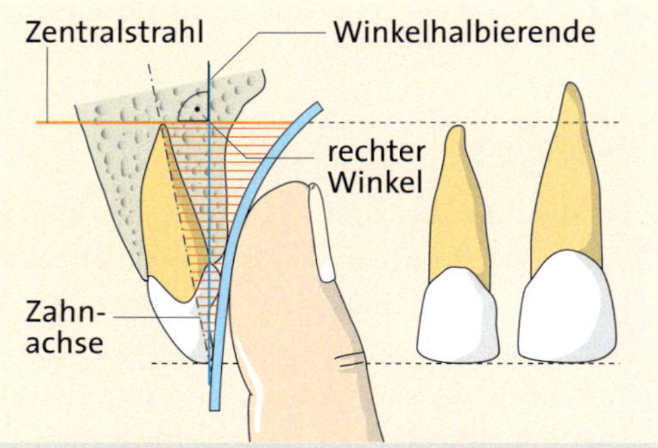

Abb. 2 Zahn verlängert abgebildet, da der Zahnfilm durchgedrückt wurde

Bringt man den Zentralstrahl jedoch **senkrecht auf die Winkelhalbierende zwischen Zahnachse und Filmebene**, dann wird der Zahn in der richtigen Länge wiedergegeben (*s. Abb. 1*). Diese Aufnahmetechnik wird **Halbwinkeltechnik** genannt. Oft wird sie in der Endodontie eingesetzt.

Bei der Halbwinkeltechnik wird der Zentralstrahl auf den **apikalen** Bereich des Zahnes eingestellt.
Der Patient hält den Film mit seinem Zeigefinger, ohne ihn durchzudrücken, da es sonst zu einer verlängerten Darstellung des Zahnes käme (*s. Abb. 2*).

Da es schwierig ist, den Tubus im richtigen Winkel einzustellen, und es dadurch zu Ungenauigkeiten kommt, wird diese Technik immer weniger angewendet und der Paralleltechnik der Vorzug gegeben.

Im Bereich der OK-Molaren kann es bei der Halbwinkeltechnik zu einer **Überlagerung** der Wurzelspitzenregion durch das Jochbein kommen (*s. Abb. 3*).
Eine diagnostische Auswertung ist dann nicht mehr möglich.

Dieses Problem löst man, indem man zwischen der Zahnkrone und dem Film eine **Watterolle** als Abstandhalter einlegt, sodass die Filmebene fast parallel zur Zahnachse liegt (*s. Abb. 4*).

Nun kann der Zentralstrahl **flacher** eingestellt werden und eine Überlagerung durch das Jochbein findet nicht mehr statt.
Diese Einstellung wird nach dem Amerikaner Le Master als **Le-Master-Einstellung** oder auch kurz „Le Master“ bezeichnet.

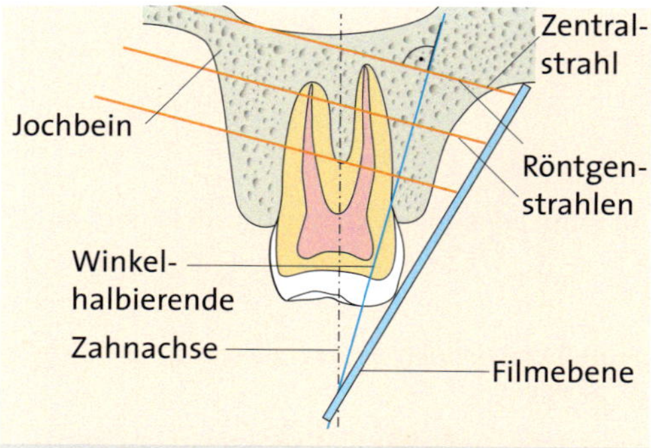

Abb. 3 Überlagerung der OK-Molarenwurzeln durch das Jochbein

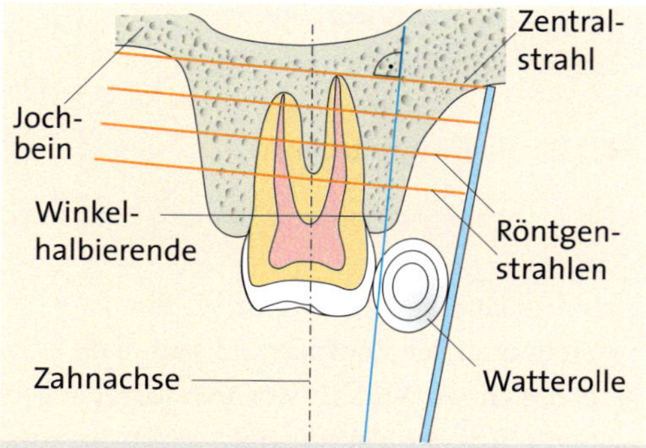

Abb. 4 Le-Master-Einstellung

4.2 Verschiedene Aufnahmearten

4.2.1 Bissflügelaufnahme

Bei einer Bissflügelaufnahme wird die Paralleltechnik angewendet. Man benötigt einen Film mit einer Lasche, auf die der Patient beißt. So liegt der Film parallel auf der Innenseite der Zähne, der Zentralstrahl wird senkrecht auf die Filmmitte eingestellt. Statt eines Bissflügels am Film kann auch ein spezieller Halter für den normalen Zahnfilm verwendet werden (*s. Abb. 1*).

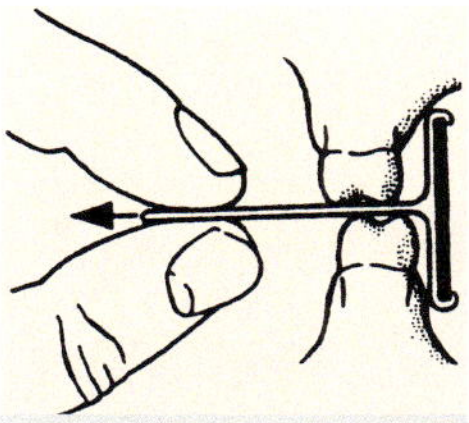

Abb. 1 Einlegen des Röntgenfilmes für eine Bissflügelaufnahme (mit Halter)

Auf einer Bissflügelaufnahme sind die **Kronen** der Seitenzähne im OK und UK zu sehen. Die Wurzelspitzen werden nicht dargestellt (*s. Abb. 2*). Diese Art der Aufnahme dient der **Kariesdiagnostik** im Approximalraum, zur Kontrolle von Füllungen und Kronen oder zur Beurteilung von ↑Knochentaschen.

↑Knochentaschen, S. 313

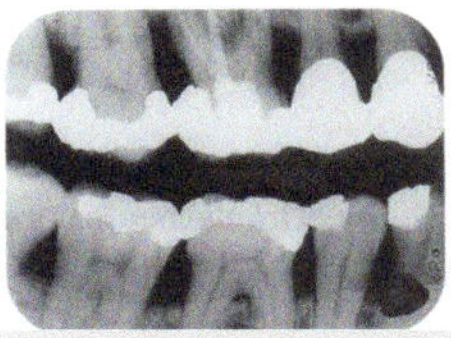

Abb. 2 Bissflügelaufnahme

4.2.2 Aufbissaufnahme

Diese Art der Röntgenaufnahme dient der Lagebestimmung von verlagerten Zähnen (*s. Abb. 3*), Kieferzysten, Speichelsteinen und Frakturen. Meist sind es ergänzende Bilder zu bereits vorhandenen Röntgenbildern. Ein großer Zahnfilm wird auf die Okklusalflächen der Molaren gelegt, der Patient beißt vorsichtig zu.
Für den OK wird der Kopf des Patienten nach hinten geneigt (*s. Abb. 4*).
So wird die Schilddrüse nicht bestrahlt. Der Zentralstrahl verläuft von oben über die Nasenwurzel möglichst senkrecht auf die Mitte der Filmebene.

Für den UK wird der Kopf nicht ganz so weit nach hinten geneigt (*s. Abb. 4*). Der Zentralstrahl wird senkrecht auf die Filmmitte von unten eingestellt.

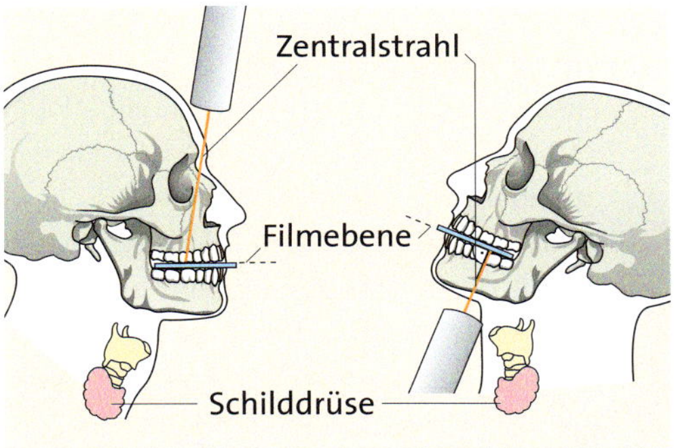

Abb. 4 Aufbissaufnahme im OK (links); Aufbissaufnahme im UK (Mundbodenaufnahme, rechts)

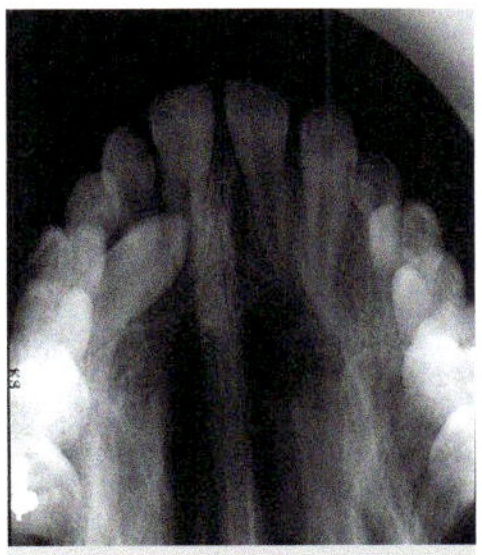

Abb. 3 Retinierter und verlagerter Zahn 23 mit Follikularzyste

4.2.3 Exzentrische Aufnahmen

Wurzeln, die vestibulär und palatinal bzw. lingual liegen, werden bei einer ↑orthoradialen Einstellung des Zentralstrahls hintereinanderliegend, also **überlagert** dargestellt. Um dies zu verhindern und z. B. die beiden Wurzeln des Zahnes 14 oder 24 beurteilen zu können, wird eine **exzentrische Einstellung** vorgenommen, bei der der Tubus entweder nach **mesial** oder **distal** in der Horizontale verschoben wird (*s. Abb. 5*).

↑orthoradiale Einstellung, S. 378

Eine exzentrische Aufnahme kann auch notwendig sein, um die genaue Lage eines verlagerten Zahnes festzustellen.

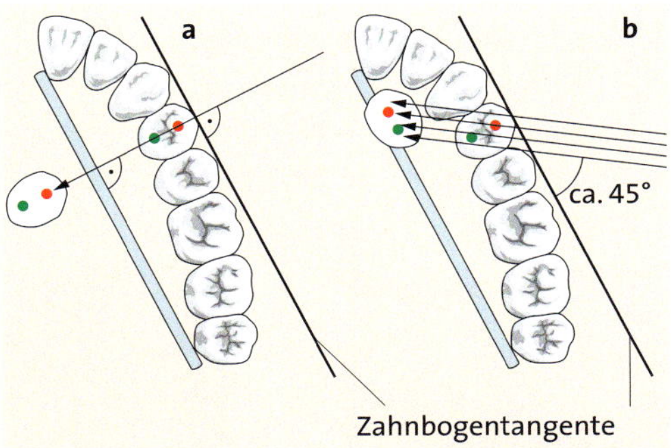

Abb. 5 a) Bei orthoradialer Einstellung werden die Wurzeln überlagert dargestellt; b) mit der exzentrischen Einstellung (hier: distal-exzentrisch) werden die Wurzeln überlagerungsfrei abgebildet.

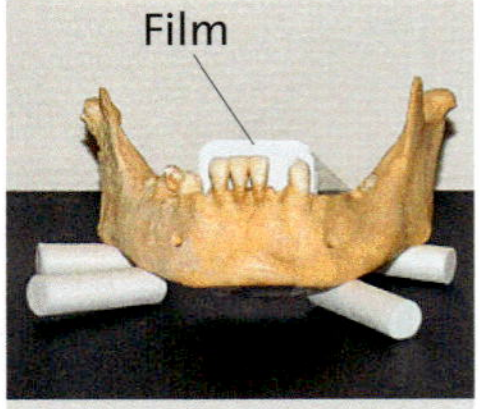

Abb. 1 Korrekt eingelegter Film

Zusammenfassung intraorale Röntgenaufnahmen
- Der Film befindet sich im Mund des Patienten. Er ist lingual oder palatinal hinter den zu untersuchenden Zähnen eingelegt. Der Filmrand liegt parallel zur Okklusionsfläche und überragt diese um ca. 3 mm (*s. Abb. 1*).
- Der Kopf des Patienten wird so positioniert, dass der OK oder UK, je nachdem, wo geröntgt wird, in der Horizontalen liegt.
- Der Zentralstrahl wird entweder senkrecht auf die Filmebene/Zahnachse gerichtet (= **Paralleltechnik**) oder senkrecht auf die Winkelhalbierende zwischen Filmebene und Zahnachse (**Halbwinkeltechnik**).
- Der Zentralstrahl wird orthoradial zum Zahnbogen eingestellt. Nur in besonderen Fällen ist eine exzentrische Einstellung notwendig.
- Der Tubus wird so eingestellt, dass die Röntgenstrahlen den Film in seiner ganzen Breite treffen. Der Zentralstrahl geht durch den Wurzelbereich des Zahnes, außer bei Bissflügelaufnahmen.

Beim zahnärztlichen Röntgen kann es zu einer Übertragung von Krankheitserregern von einem vorangegangenen zum nachfolgenden Patienten kommen. Daher sollten folgende **Hygienemaßnahmen** bei intraoralen Aufnahmen ergriffen werden:
- Für jeden Patienten wird die Speicherfolie bzw. der Sensor in eine speicheldichte Hygieneschutzhülle gegeben, die nach dem Röntgen vernichtet wird.
- Das Röntgengerät ist zunächst grob einzustellen, dann erst sollte die ZFA den Film im Mund des Patienten platzieren, da sie dabei Speichelkontakt mit den Fingern hat. Dann erfolgt die Feineinstellung an nur wenigen und leicht zu desinfizierenden Flächen.
- Bei digitalen Aufnahmen sollten die Einstellungen am Computer vor dem Kontakt mit dem Patienten eingegeben werden.
- Vor dem Kontakt mit dem Patienten sind Handschuhe anzuziehen.
- Zum Auslösen der Strahlung und zum Aufzeichnen der für die Dokumentation notwendigen Daten sollten die Handschuhe ausgezogen werden.
- Nach Möglichkeit sollten nur autoklavierbare Filmhalter verwendet werden.
- Nach der Entnahme des Filmhalters aus dem Mund des Patienten ist der Film bzw. der Sensor mit einem Tuch zu entnehmen und zu desinfizieren (*s. Abb. 2*).
- Die berührten Geräteflächen sind nach jeder Anwendung einer Sprüh- bzw. Wischdesinfektion zu unterziehen (*s. Abb. 3, 4*).
- Röntgenfilmhalter sollten für eine umfassende Reinigung in Einzelteile zerlegt werden.

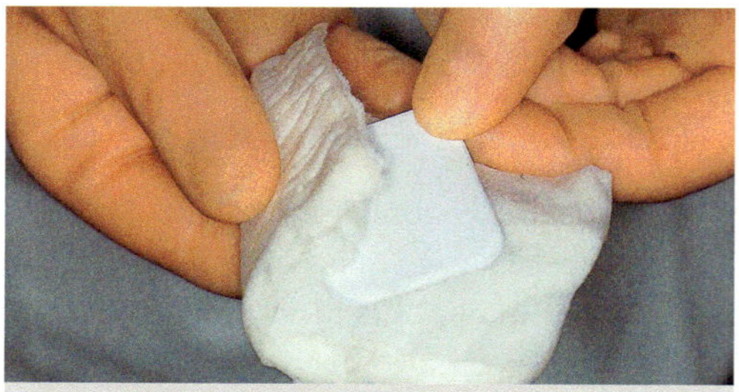
Abb. 2 Wischdesinfektion des Films

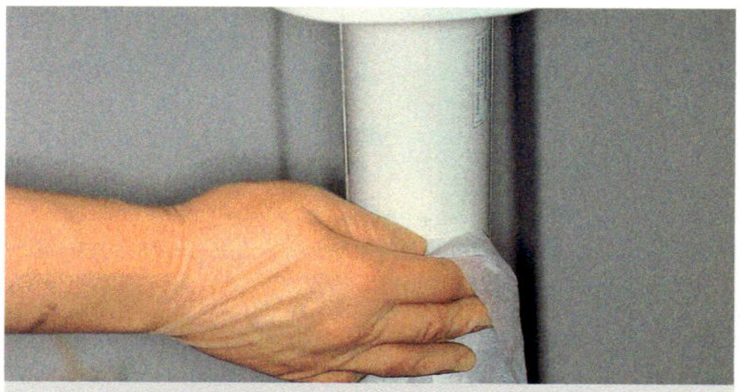
Abb. 3 Wischdesinfektion des Tubus

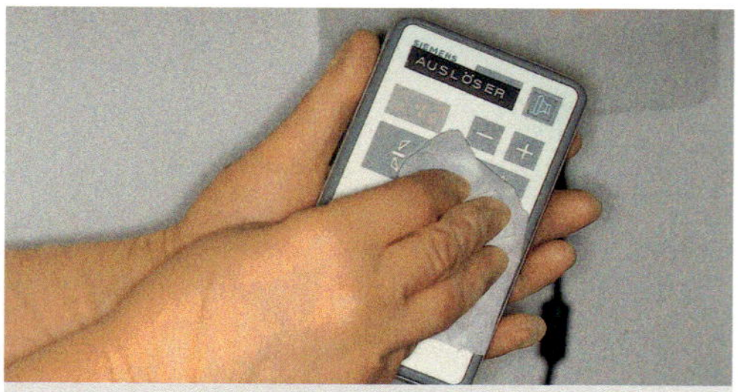

Abb. 4 Wischdesinfektion des Auslösers

4.3 Technik der extraoralen Aufnahmen

4.3.1 Orthopantomogramm

Die wichtigste extraorale Aufnahme in der Zahnmedizin ist das **Orthopantomogramm (OPG)**. Mitunter wird das OPG auch als **Panoramaschichtaufnahme (PSA)** bezeichnet. Sie ist eine **Übersichtsaufnahme** aller Zähne und großer Teile der Kiefer.

Beim OPG drehen sich die Röntgenröhre und gegenüberliegend die Filmkassette mit dem ↗ Röntgenfilm koordiniert um den Kopf des Patienten. Mit Hilfe einer senkrechten Schlitzblende am Tubus, durch die ein schmales Strahlenbündel austritt, entstehen viele Schichtaufnahmen, die dann zu einem Bild zusammengesetzt werden (*s. Abb. 1*).

↗ extraorale Kassettenfilme, S. 374

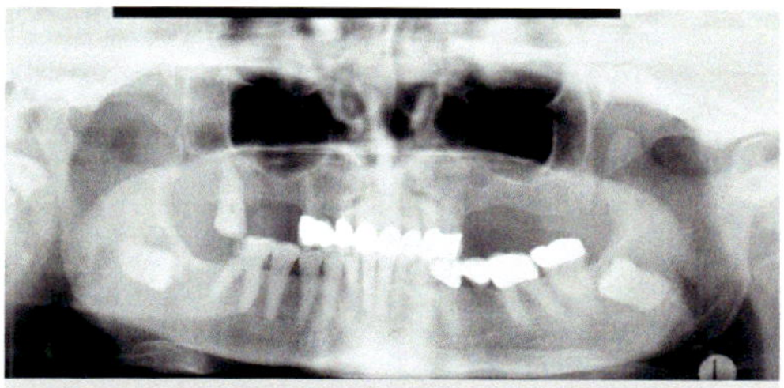

Abb. 1 Orthopantomogramm

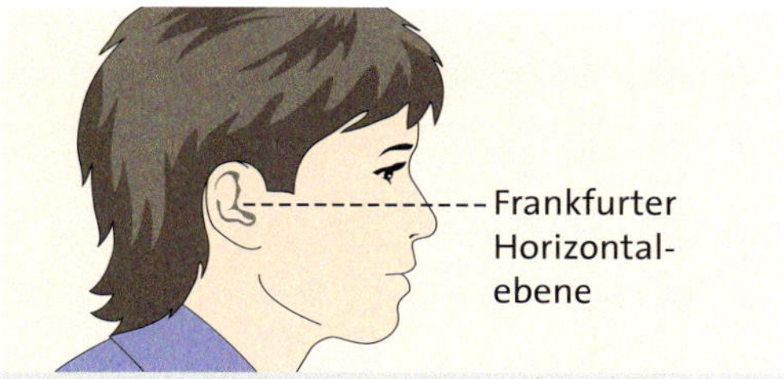

Abb. 2 Frankfurter Horizontalebene

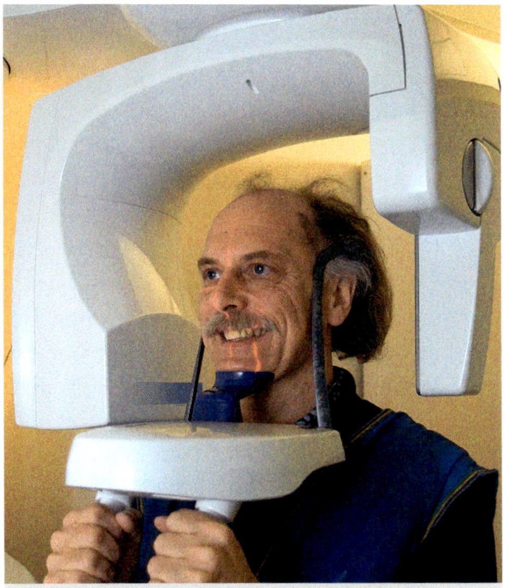

Abb. 3 Optimale Positionierung des Kopfes im OPG durch Kinnstütze, seitliche Stützen und Haltegriffe für eine ruhigere Lagerung sowie Lichtvisiere, die die Medianebene und die Eckzahnlinie darstellen

Früher wurde zur Untersuchung aller Zähne ein Zahnstatus gemacht, d. h., von allen Zähnen wurden intraorale Röntgenbilder erstellt. Da auf einem Zahnfilm 2–3 Zähne Platz haben, erforderte dies ca. zwölf Zahnfilmaufnahmen.
Das OPG ersetzt diese aufwändige Prozedur. Der Patient wird beim OPG weniger strahlenbelastet, es entspricht vier Zahnfilmaufnahmen.

Um ein gutes OPG zu erhalten, muss der Kopf des Patienten in einer bestimmten Position fixiert werden. Dazu gibt es Einstellhilfen am Gerät wie eine Stirnhalterung, einen Bissblock zwischen den Schneidezähnen oder eine Kinnstütze, bei der die Zähne in Okklusion sind. Da diese Einstellhilfen bei den verschiedenen Fabrikaten unterschiedlich sind, muss die ZFA die Anleitung des Gerätes lesen.

Bei gestreckter Halswirbelsäule wird der Kopf waagerecht in der **Frankfurter Horizontalebene** (Linie zwischen dem oberen Rand des äußeren Gehörgangs und dem unteren, knöchernen Augenhöhlenrand; *s. Abb. 2*) positioniert.
Zur leichteren Einstellung stellt ein Lichtstrahl (Lichtvisier) diese Linie dar. Wenn kein Bissblock am Gerät ist, dann wird die Eckzahnlinie – mit Hilfe eines Lichtvisiers dargestellt – zur richtigen Positionierung herangezogen (*s. Abb. 3*). Eine Kinnstütze, eine Stirnhalterung und seitliche Stützen fixieren den Kopf des Patienten. Eventuell ist auch ein Lichtvisier vorhanden, das die Medianlinie darstellt.

4.3.2 Weitere extraorale Aufnahmen

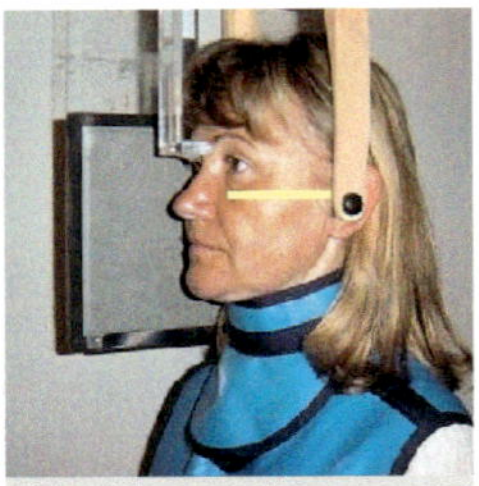

Abb. 1 Fernröntgenseitenaufnahme. Positionierung des Patienten

- **Fernröntgenseitenaufnahme (FRS):** Seitliche Aufnahme des Schädels. Der Patient sitzt in einer Entfernung von mindestens 1,5 m zur Röntgenröhre (*s. Abb. 1*). Diese Technik wird hauptsächlich in der **Kieferorthopädie** angewendet, sie ermöglicht Bilder ohne Vergrößerungen und Verzerrungen (*s. Abb. 2*).

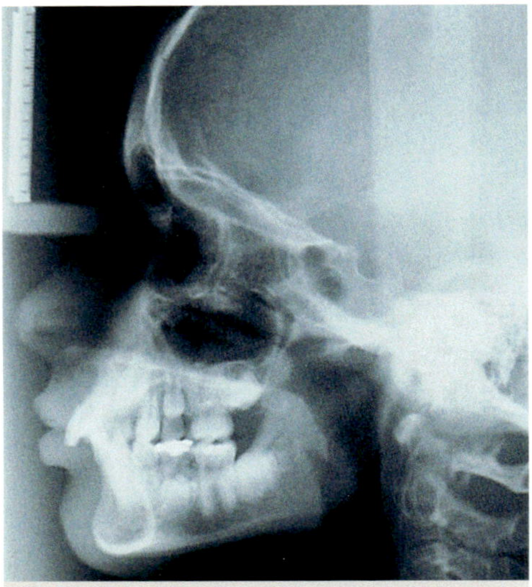

Abb. 2 Fernröntgenseitenaufnahme

- **Nasennebenhöhlenaufnahme (NNH-Aufnahme):** Diese Art der Aufnahme wird bei geöffnetem Mund und überstrecktem Kopf angefertigt. Die Indikationen sind meist Kieferhöhlenentzündungen, Zysten in der Kieferhöhle oder Frakturen im OK-Bereich.

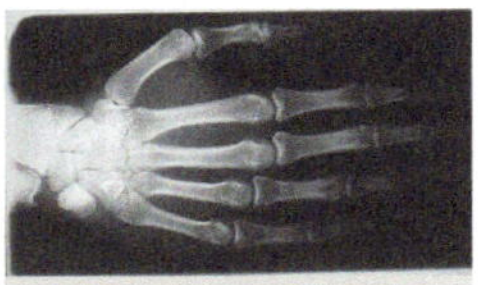

Abb. 3 Handskelettaufnahme

- **Handaufnahme:** Auch die Handskelettaufnahme (*s. Abb. 3*) wird für die Kieferorthopädie benötigt. Sie dient der Einschätzung des **Wachstumsstandes**.
- **Kiefergelenkaufnahmen:** Die Darstellung der Kiefergelenke kann mit einem Zusatzprogramm eines OPG-Geräts erfolgen. Es werden zwei Aufnahmen gemacht, eine in Okklusion und eine bei geöffnetem Mund. So ist die Bewegung des ↑Kondylus nachvollziehbar.

↑Kondylus, S. 167

- **Digitale Volumentomographie (DVT):** Die DVT ist eine neue Art der Computertomographie (CT) und ergänzt das OPG. Sie stellt die Kiefer- und Schädelknochen **dreidimensional** dar und wird z. B. bei der Planung von Implantaten, der Lokalisation von Tumoren und Zysten und bei Frakturen eingesetzt. Die Strahlenbelastung ist bei der DVT geringer als bei einer herkömmlichen Computertomographie. Allerdings ist ein DVT-Gerät (*s. Abb. 4*) sehr teuer, sodass diese Art der Aufnahmen überwiegend in der Zahn-, Mund- und Kieferklinik gemacht wird. Es kostet je nach Gerätetyp 160 000–230 000 Euro, ein OPG-Gerät dagegen 20 000–50 000 Euro.

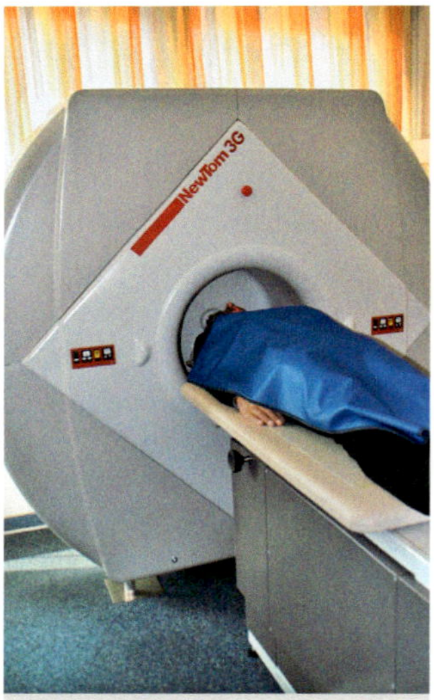

Abb. 4 DVT-Gerät

Zusammenfassung extraorale Röntgenaufnahmen:
- Der Film befindet sich in einer Filmkassette außerhalb des Mundes.
- Zur Verminderung der Strahlenbelastung werden Filmkassetten mit Verstärkerfolie verwendet. Der Film liegt der Verstärkerfolie fest an.
- Eine Stirnhalterung, Kinnstütze oder ein Aufbissblock erleichtern die korrekte Ausrichtung des Kopfes.
- Hyienemaßnahmen:
  - Die berührten Geräteflächen sind nach jeder Anwendung einer Sprüh- bzw. Wischdesinfektion zu unterziehen.
  - Für jeden Patienten sollte eine neue Hygieneschutzhülle für den Bisshalter verwendet werden.

4.4 Fehlerquellen bei der Erstellung von Röntgenbildern

Bei der Erstellung von Röntgenbildern gibt es verschiedene Fehlerquellen. Hier sollen die wichtigsten genannt werden.

Oft sind Fehler bei der **Einstellung des Tubus** (*s. Abb. 1, 2*) oder bei der **Positionierung des Films** (*s. Abb. 3*) die Ursache für Fehlaufnahmen.

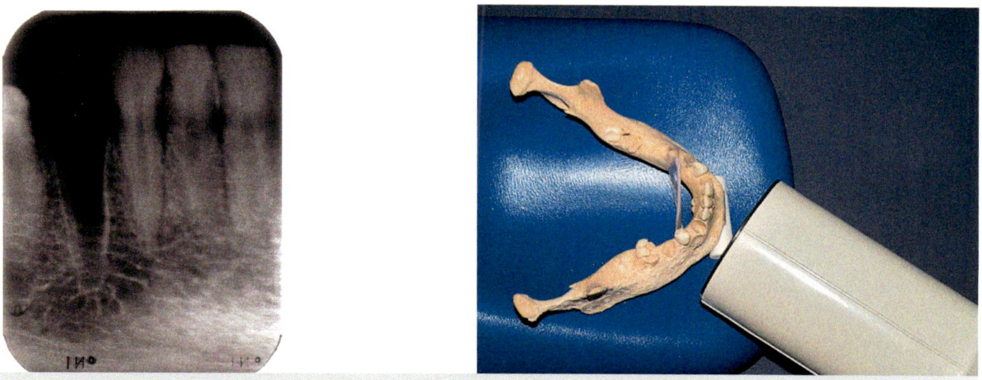

Abb. 1 Zahnzwischenräume sind nicht zu erkennen. Ursache: Der Tubus wurde nicht richtig eingestellt, der Zentralstrahl traf schräg auf den Film.

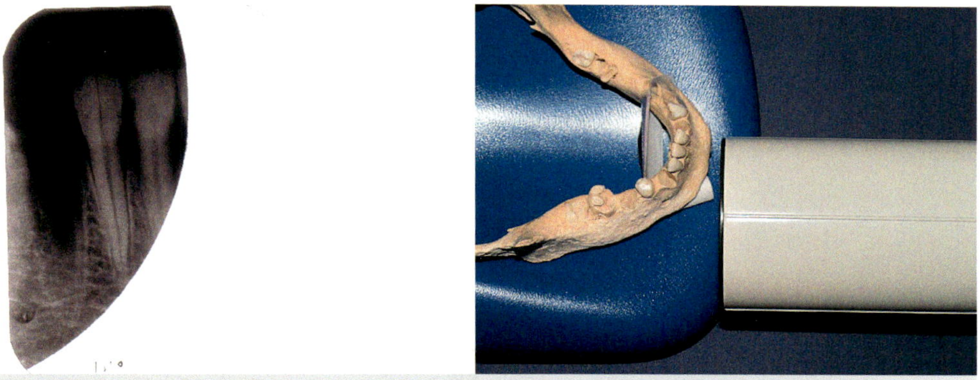

Abb. 2 Nur die Häfte des Bildes wurde belichtet, die Zähne sind nicht vollständig abgebildet. Ursache: Der Tubus wurde nicht richtig eingestellt, die Röntgenstrahlen trafen nur die Hälfte des Films.

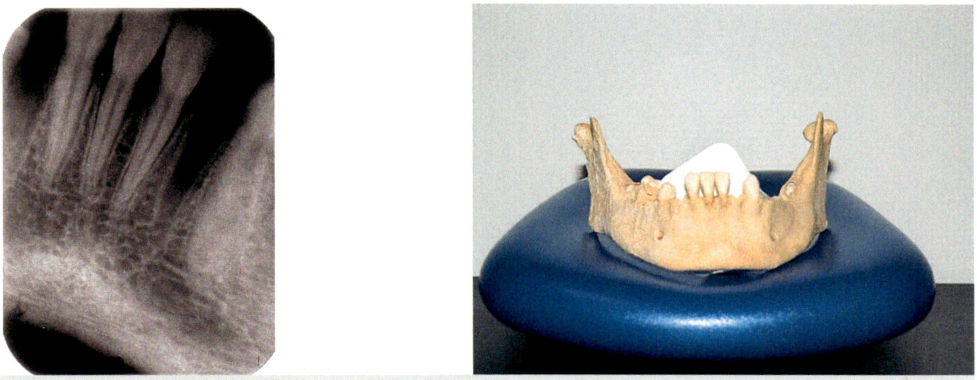

Abb. 3 Die Zahnkronen sind abgeschnitten, die Aufnahme ist schräg. Ursache: Der Film wurde schräg eingelegt.

Daneben treten Fehler auf
- bei der Positionierung des Patienten,
- durch Bewegung des Patienten beim Auslösen,
- durch das nichtkorrekte Anlegen der Bleischürze,
- durch eine verschmutzte Verstärkerfolie,
- durch das Nichtentfernen von Prothesen, Brillen, Ohrschmuck, Piercing, Hörgeräten, Haarklammern kann es zur Entstehung von Artefakten kommen.

Häufig kann man aus den Qualitätsmängeln eines Röntgenbilds auf die Ursache für diese Qualitätsminderung schließen, z. B. auf Fehler bei der Einstellung von Belichtungszeit und Röhrenspannung sowie bei der Entwicklung und Fixierung (*s. Tab. 1*).

Fehlerhaftes Röntgenbild	Ursache
Fingerabdrücke oder Kratzer auf dem Film	Der Film wurde nicht mit trockenen, sauberen Fingern an der Kante angefasst (vor allem als er noch feucht war).
schwarze oder helle Flecken auf dem Film	schwarz: Tropfen von Entwicklerflüssigkeit Hell: Tropfen von Fixierlösung; Luftbläschen auf der Filmoberfläche
Streifen auf dem Bild	Druck- oder Knickstellen
schillernde Farbschleier	Verunreinigung der Fixierlösung mit Entwicklerlösung oder schon häufig benutzte Fixierlösung
Röntgenaufnahme zu dunkel	**Entwickler:** – zu konzentriert – zu warm – Film zu lange im Entwicklerbad **Film:** – zu lichtempfindlich – Vorbelichtet – Film zu lange oder falsch gelagert **Belichtungszeit:** – zu lang **Röhrenspannung oder Stromstärke:** – zu hoch eingestellt
Röntgenaufnahme zu hell	**Entwickler:** – zu schwach oder verbraucht – zu kalt – Film zu kurz im Entwicklerbad **Film:** – zu niedrige Lichtempfindlichkeit – von falscher Seite belichtet **Belichtungszeit:** – zu kurz **Röhrenspannung oder Stromstärke:** – zu niedrig eingestellt

Tab. 1 Qualitätsmängel eines Röntgenbilds und mögliche Ursachen für diese Qualitätsminderung

Bei Orthopantomogrammen treten zwei Fehler häufig auf. Sie betreffen die Positionierung des Patienten:

- Der Patient hat den Kopf nach vorne gebeugt – das OPG ergibt das Bild eines „lächelnden Patienten“ (*s. Abb. 1*).
- Der Patient hat den Kopf nach hinten überstreckt – das OPG ergibt das Bild eines „traurigen Patienten“ (*s. Abb. 2*).

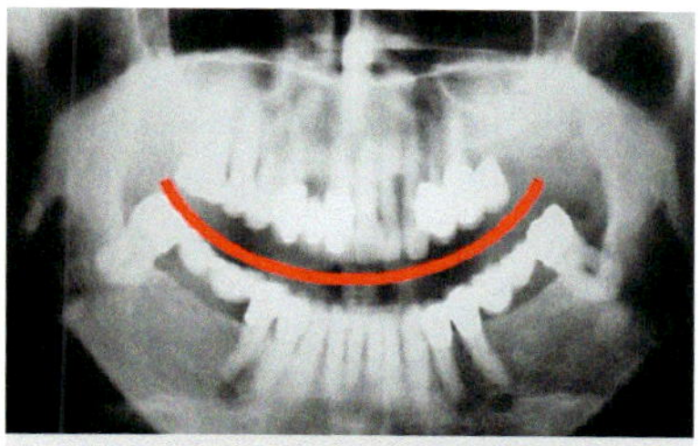

Abb. 1 Fehlpositionierung. Patient hatte den Kopf nach vorne gebeugt.

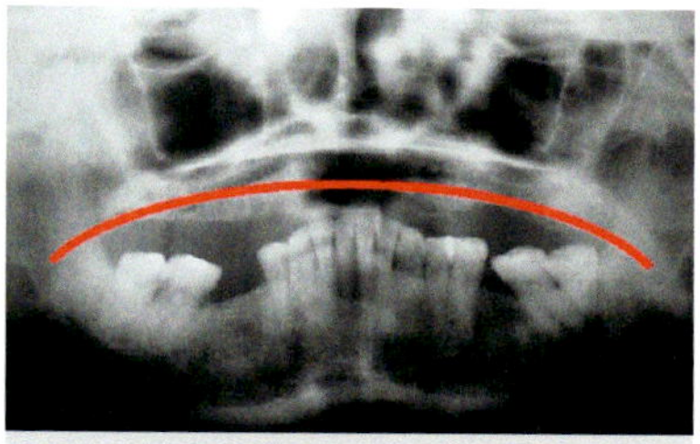

Abb. 2 Fehlpositionierung. Patient hatte den Kopf nach hinten gebeugt.

Terminologie: Aufnahmetechniken	
Approximalraum (= Interdentalraum)	Zahnzwischenraum
Artefakt	Trugbild, Kunstprodukt
Computertomographie (CT)	computergesteuerte Röntgenschichttechnik zur Darstellung von Knochen und Weichgewebe
exzentrische Einstellung	verschoben, nicht senkrecht auf die Zahnbogentangente auftreffender Zentralstrahl
Frankfurter Horizontalebene	Linie zwischen dem oberem Rand des äußeren Gehörgangs und dem unteren, knöchernen Augenhöhlenrand; Messebene beim Orthopantomogramm
Indikation (lat. indicatio = Anzeige)	Heilanzeige; Anzeige für eine bestimmte diagnostische Maßnahme, wie z. B. Röntgen, oder für eine bestimmte Heilmethode oder ein bestimmtes Heilmittel
orthoradiale Einstellung	senkrecht auf die Zahnbogentangente auftreffender Zentralstrahl

Aufgaben

1 Beschreiben Sie die Kopfhaltung bei einer Zahnfilmaufnahme im OK und im UK.

2 Erklären Sie die Paralleltechnik.

3 Welche Erkrankung kann man mit einer Bissflügelaufnahme diagnostizieren?

4 Erklären Sie die Halbwinkeltechnik.

5 Nennen Sie drei Indikationen für eine Aufbissaufnahme.

6 Wie steht der Tubus bei einer distal-exzentrischen Aufnahme?

7 Nennen Sie drei extraorale Röntgenaufnahmen. Zu welchem Zweck werden sie gemacht?

8 Nennen Sie jeweils fünf Ursachen, warum ein Röntgenbild zu hell bzw. zu dunkel geworden ist.

5 Bestimmungen der Röntgenverordnung

Die Röntgenverordnung finden Sie unter **www.bundesrecht.juris.de**
→ Gesetze/Verordnungen
→ R
→ RöV

Röntgenstrahlen sind für den Menschen schädlich, aber in der Medizin unerlässlich. Daher hat die Bundesregierung 1987 eine **Röntgenverordnung** (RöV) für den medizinischen Bereich eingeführt, die dann im Jahre 2002 noch einmal verschärft wurde. Sie dient dem Schutz des Patienten und des Personals.

Die Strahlenbelastung des Patienten sollte bei medizinischen Untersuchungen so niedrig wie möglich gehalten werden.
Dieses Ziel kann man nur erreichen, wenn die **Qualität** der Röntgeneinrichtung immer gleich hoch bleibt. Dies drückt sich in den Bestimmungen zur **Qualitätssicherung** aus.

5.1 Die schädigende Wirkung der Röntgenstrahlen

Die **schädigende** Wirkung der Röntgenstrahlen hängt von zwei Faktoren ab:
- von der **Strahlenmenge** (Dosis), die ein Mensch erhält,
- vom **Gewebe**, auf das die Röntgenstrahlen treffen.

Um die Strahlenmenge beurteilen zu können, müssen folgende **Dosisbegriffe** bekannt sein:
- Energiedosis
- Ionendosis
- Äquivalentdosis
- effektive Dosis

Äquivalentdosis in Sv	Strahlenschäden
0,2–0,5	Veränderungen im Blutbild, Schäden an Embryos
1,0	akute Gesundheitsgefahr, beginnende Strahlenkrankheit (Übelkeit, Erbrechen, Haarausfall)
2,0	Strahlenkrankheit, Hautschäden, 10 % Todesfälle
3,0	Blutungen, schwere Veränderungen im Blutbild, 20 % Todesfälle
4,0	schwere Entzündungen, 50 % Todesfälle innerhalb von 5 Wochen
ab 6,0	mehr als 90 % Todesfälle, selbst bei Transplantation von Knochenmark stirbt die Mehrzahl der Verletzten

Tab. 1 Die Äquivalentdosis ist ein Maß für die biologische Wirkung der Strahlung.

Energiedosis

Das ist die Strahlungsenergie, die von einem kg Körpergewebe aufgenommen wird. Die Maßeinheit ist Gray (Gy).

Ionendosis

Wie schon bekannt, gehört Röntgenstrahlung zu den ionisierenden Strahlen. Welche ionisierende Wirkung eine Strahlenart hat, wird durch die Ionendosis ausgedrückt. Sie wird in Coulomb/kg gemessen.

Äquivalentdosis

Verschiedene Strahlenarten wie Gammastrahlung und Röntgenstrahlung haben eine unterschiedliche Wirkung auf den lebenden Organismus. Der Wirkungsgrad wird mit Hilfe eines Bewertungsfaktors dargestellt.
Die Äquivalentdosis errechnet man durch Multiplikation der Energiedosis mit dem Bewertungsfaktor. Für Röntgenstrahlen wurde der Bewertungsfaktor gleich 1 gesetzt. Somit ist für Röntgenstrahlen die Äquivalentdosis gleich der Energiedosis (*s. Tab. 1*). Die Maßeinheit ist Sievert (Sv). Sie wird meist in Millisievert (mSv) oder Mikrosievert (µSv) angegeben: 1 mSv = 0,001 Sv; 1 µSv = 0,000001 Sv.

Die **natürliche** Strahlenbelastung aus dem Weltall, aus dem Boden, über die Nahrung (z. B. bestimmte Mineralwasser, Fisch, Muscheln), das Trinkwasser und die Atmung sowie die Belastung durch Radon, ein Edelgas aus dem Erdboden, das sich in den Häusern anreichert, beträgt ca. 2,1 mSv pro Jahr (*s. Abb. 1*). Auch das Rauchen trägt zur Strahlenbelastung der Menschen bei. Denn im Tabak reichern sich radioaktive Stoffe an, die beim Inhalieren in die Lunge gelangen. Für eine Person, die durchschnittlich 20 Zigaretten am Tag raucht, ergibt sich eine jährliche Strahlenbelastung von 8,8 mSv.

Die **zivilisatorische** Strahlenbelastung entsteht hauptsächlich durch die Röntgendiagnostik. Die effektive Dosis aus diesem Bereich beträgt pro Person durchschnittlich 1,8 mSv pro Jahr. Obwohl in der Zahnmedizin häufig Röntgenaufnahmen gemacht werden, stammt die hauptsächliche Strahlenbelastung aus anderen Bereichen der Medizin, z. B. aus den dosisintensiven Techniken wie Computertomographie des ganzen Körpers.
Die Röntgenstrahlung in unserer häuslichen Umgebung (z. B. Uhren, Kompass, Rauchmelder, Badesalz) und ggf. Kernkraftwerke bzw. Atomversuche führen zu einer weiteren Strahlenbelastung von durchschnittlich 0,1 mSv.

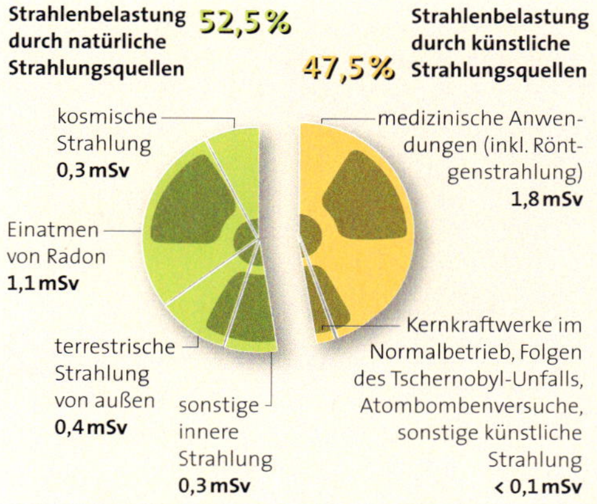

Abb. 1 Jährliche Belastung durch natürliche und künstliche Strahlungsquellen

Effektive Dosis

Wenn in der Zahnmedizin von der **effektiven Dosis** gesprochen wird, die ein Patient erhält, so wird zusätzlich zu der Äquivalentdosis ein Gewebe-Wichtungsfaktor berücksichtigt. Der Gewebe-Wichtungsfaktor drückt die Strahlenempfindlichkeit des Gewebes aus. So sind Zellen, die sich schnell teilen oder viel Wasser enthalten, besonders strahlenempfindlich:
- Fortpflanzungszellen
- embryonale Zellen
- Knochenmarkzellen
- Lymphgewebe
- Augenlinse
- Schilddrüse
- Speicheldrüsen
- Tumorzellen

Mögliche Strahlenschäden
- **Somatische Strahlenschäden:** Dies sind körperliche Schäden wie Hautverbrennungen, Entzündungen und Krebserkrankungen. Auch die so genannte Strahlenkaries nach Strahlentherapie zur Behandlung von Krebs zählt zu den somatischen Strahlenschäden.
- **Genetische Strahlenschäden:** Dies sind Schäden am Erbgut, Mutationen, die sich erst in der nächsten Generation auswirken.
- **Teratogene Strahlenschäden:** Dies sind Schäden, die in der Embryonalentwicklung, also während einer Schwangerschaft am ungeborenen Kind, entstehen. Während des Wachstums eines Embryos teilen sich die Zellen besonders häufig, wodurch sie empfindlicher gegenüber Strahlung sind. Schäden in den ersten drei Monaten sind besonders gravierend, da sich während dieser Zeit die Organe ausbilden. Muss trotz einer bestehenden Schwangerschaft eine Röntgenaufnahme gemacht werden, so sollte man, wenn möglich, die ersten drei Schwangerschaftsmonate abwarten. Mögliche Schäden beim Ungeborenen sind Wachstumsstörungen, Krebserkrankungen, Missbildungen.

Die effektive Dosis, also das Maß für das Risiko, dem der Patient durch die Strahlenbelastung ausgesetzt ist, ist bei zahnärztlichen Untersuchungen sehr gering. Als vereinfachte Regel zur Abschätzung der Strahlenbelastung gilt:
- 4 kleine Zahnfilme = 1 OPG
- 4 OPG = 1 DVT
- 4 DVT = 1 CT

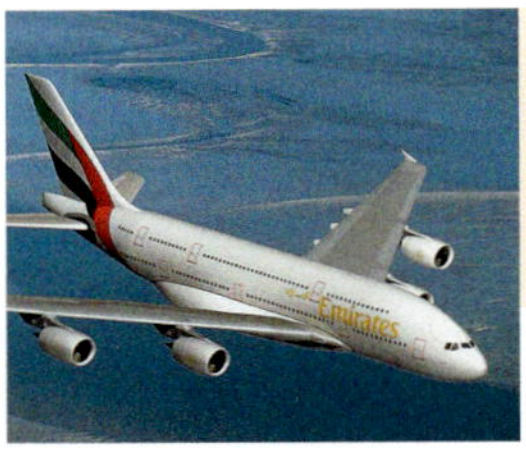

Besorgten Patienten können Sie in einem Gespräch mitteilen, dass die effektive Dosis bei einer OPG-Aufnahme ca. 10 µSv beträgt. Dies entspricht der natürlichen Strahlenbelastung von zwei Tagen. Dagegen beträgt die effektive Dosis bei einem Hin- und Rückflug nach New York ca. 100 µSv.

5.2 Strahlenschutzmaßnahmen

Die **Strahlenschutzverantwortliche** zeigt die Inbetriebnahme des Geräts bei der für Arbeitsschutz zuständigen Landesbehörde an. Zusätzlich ist der Betrieb einer Röntgenanlage den zahnärztlichen Stellen bei den Zahnärztekammern der jeweiligen Bundesländer zu melden.
Die Strahlenschutzverantwortliche hat für die Einhaltung der in der Röntgenverordnung festgehaltenen Vorschriften zum Schutze der Patienten und der in der Praxis tätigen Personen zu sorgen. Normalerweise ist das die Inhaberin der Praxis, die Zahnärztin mit Fachkunde im Strahlenschutz.
Die Strahlenschutzverantwortliche kann eine **Strahlenschutzbeauftragte** mit Fachkunde schriftlich benennen. Diese übernimmt bei Abwesenheit der Strahlenschutzverantwortlichen die Verantwortung für den korrekten Röntgenbetrieb. Dies kann eine Assistenzärztin oder eine weitere Zahnärztin sein.

5.2.1 Auszüge aus der Röntgenverordnung, die ZFA betreffend

Eine ZFA ist zur Durchführung von Röntgenaufnahmen berechtigt, wenn
- sie die erforderlichen Kenntnisse im Strahlenschutz besitzt, sie also den **Röntgenschein** von der Zahnärztekammer erhalten hat;
- sie diese Kenntnisse mindestens alle **fünf Jahre** durch eine erfolgreiche Teilnahme an einem Kurs auffrischt;
- sie von einer qualifizierten Person anhand einer deutschsprachigen Gebrauchsanweisung in die richtige Handhabung des Geräts **eingewiesen** wurde; über diese Einweisung sind **Aufzeichnungen** anzufertigen und aufzubewahren;
- sie jährlich über Strahlenschutzmaßnahmen, mögliche Gefahren und Aufnahmetechniken **belehrt** wird; über den Zeitpunkt und Inhalt der Belehrung sind **Aufzeichnungen** zu führen, die von der unterwiesenen ZFA unterschrieben und die fünf Jahre aufbewahrt werden;
- eine Zahnärztin, die die erforderliche Fachkunde besitzt, die **Aufsicht** und **Verantwortung** übernimmt;
- eine **schriftliche Arbeitsanweisung** für das Röntgengerät bereitliegt; diese enthält eine Anleitung für die Patientenvorbereitung, für den Patientenschutz und die Einstelltechniken und -parameter;
- der Text der **Röntgenverordnung** ständig zur Einsicht bereitliegt.

5.2.2 Auszüge aus der Röntgenverordnung, den Patienten betreffend

Bevor ein Patient geröntgt werden darf, müssen folgende Grundsätze berücksichtigt werden:

- Die Zahnärztin hat eine rechtfertigende Indikation gestellt. Diese wurde aufgezeichnet. Der gesundheitliche Nutzen muss gegenüber dem Strahlenrisiko überwiegen.
- Der Patient wird über frühere Röntgenuntersuchungen, die von Bedeutung sein könnten, befragt. Unnötige Aufnahmen sind zu vermeiden.
- Die Körperbereiche, die nicht von Röntgenstrahlen getroffen werden müssen, sind vor einer Strahlenbelastung zu schützen. Dazu dient eine Bleischürze (*s. Abb. 1*) oder ein Strahlenschutzschild mit einem Bleigleichwert von mind. 0,4 mm. Der enge Sitz am Hals ist wichtig für den Schutz der Schilddrüse und des übrigen Körpers vor Streustrahlung (*s. Abb. 2*).
- Eine Patientin im gebärfähigen Alter (ca. 12- bis 50-Jährige) wird nach der Möglichkeit einer Schwangerschaft befragt. Besonders gefährdet ist der Embryo in den ersten drei Monaten, wenn die Schwangerschaft vielleicht noch nicht bekannt ist. Daher sollte bei einer nicht auszuschließenden Schwangerschaft die Dringlichkeit der Röntgenuntersuchung besonders geprüft werden. Ist die Röntgenuntersuchung dennoch notwendig, so müssen alle zur Verfügung stehenden Strahlenschutzmaßnahmen angewendet werden, z. B. das Anlegen von zwei Bleischürzen.
- Um eine Überlagerung auf dem Röntgenbild zu vermeiden, müssen alle metallischen Gegenstände wie herausnehmbarer Zahnersatz, Brille, Schmuck, Piercing im Kopfbereich entfernt werden. Sonst besteht die Gefahr, dass wichtige Bereiche der Zähne nicht erkennbar sind.

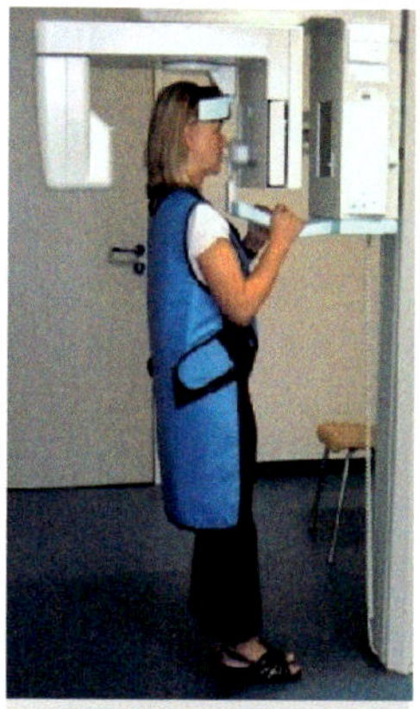

Abb. 1 Orthopantomogramm. Die Patientin ist durch eine Bleischürze geschützt.

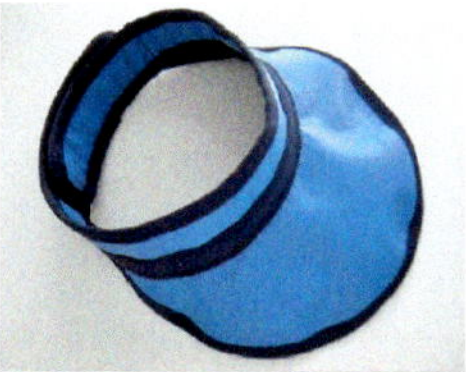

Abb. 2 Kragenförmiger Schilddrüsenschutz

5.2.3 Aufzeichnungen

Über jede Röntgenuntersuchung sind Aufzeichnungen zu machen und mitsamt den Röntgenbildern aufzubewahren. Sie müssen folgende Angaben enthalten:

- Name und Geburtsdatum des Patienten
- die Antworten des Patienten auf die Frage nach früheren Röntgenaufnahmen und bei Frauen nach einer eventuell bestehenden Schwangerschaft
- das Datum und die Art der Röntgenaufnahme
- die geröntgte Körperregion
- Angaben zur rechtfertigenden Indikation
- den von der Zahnärztin erhobenen Röntgenbefund
- die Schaltdaten, falls sie von den Standardwerten abweichen. Bei einem OPG wird in der Regel die kV-Zahl aufgezeichnet. Diese Aufzeichnung dient der eventuellen Ermittlung der Strahlenexposition des Patienten.

Falls ein Röntgenkontrollbuch in der Praxis geführt wird, so werden die Ergebnisse der Patientenbefragung und die Aufzeichnungen darin festgehalten (*s. Abb. 3*).

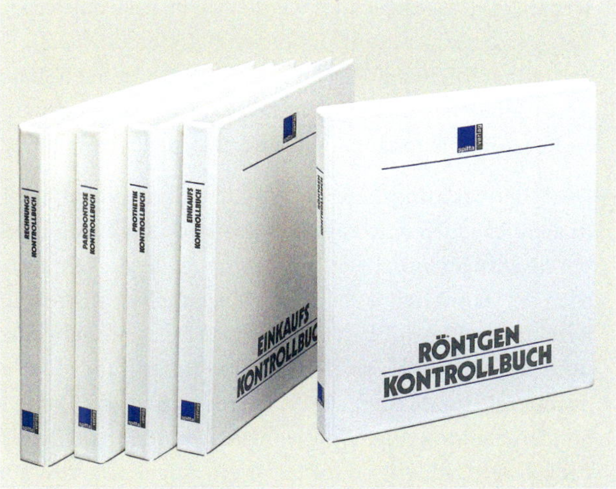

Abb. 3 Röntgenkontrollbuch

5.2.4 Aufbewahrung

Die Röntgenbilder und die Aufzeichnungen sind für einen Zeitraum von **zehn Jahren** nach der letzten Untersuchung aufzubewahren. Hat der Patient das 18. Lebensjahr noch nicht vollendet, so sind diese bis zur **Vollendung des 28. Lebensjahres** aufzubewahren. Wenn weitere Röntgenbilder angefertigt wurden, dann sind auch die Röntgenbilder weiterhin aufzubewahren, die älter als 10 Jahre sind.

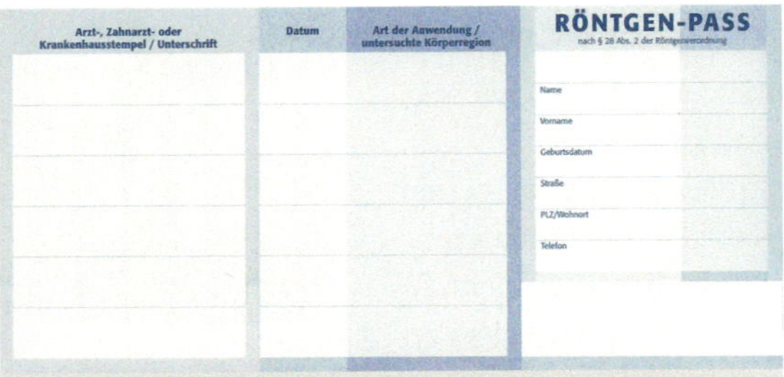

Abb. 1 Röntgenpass

Röntgenbilder und Aufzeichnungen können auch auf **digitalen Speichermedien** aufbewahrt werden, die Befundungsqualität muss dabei erhalten bleiben.
Die Röntgenbilder und Aufzeichnungen sind einem **weiterbehandelnden Zahnarzt** vorübergehend zu überlassen. Allerdings müssen sie wieder zurückgegeben werden, da sie dort archiviert werden müssen, wo sie angefertigt wurden.
Eine Aushändigung der Röntgenbilder an den Patienten zur dauerhaften Aufbewahrung ist nicht erlaubt. Er hat aber ein Recht auf **Kopien** der Aufzeichnungen. Der Einfachheit halber kann man ihm die Röntgenbilder zum weiterbehandelnden Arzt mitgeben.
Dem Patienten muss ein **Röntgenpass** angeboten werden, den er aber freiwillig führt (*s. Abb. 1*). Darin werden Datum, Art der Aufnahme, geröntgte Körperregion und der Name des Arztes eingetragen und mit einer Unterschrift versehen.

5.2.5 Strahlenschutzbereiche

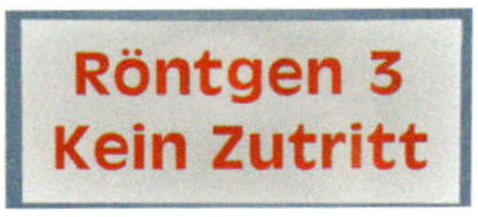

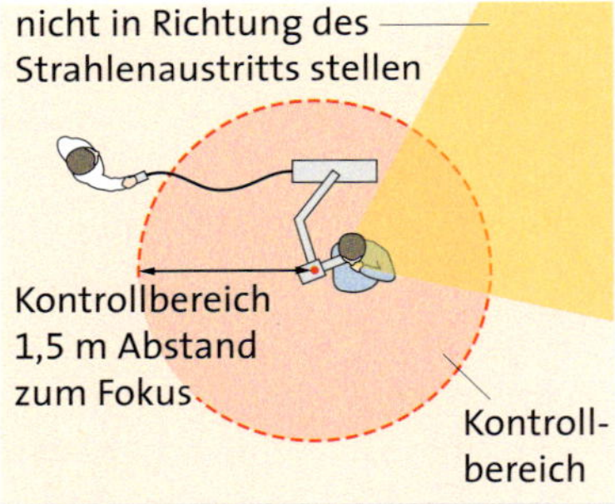

Abb. 2 Kontrollbereich

An Röntgengeräten sind während der Einschaltzeit des Röntgenstrahlers zwei Strahlenschutzbereiche zu beachten: der **Kontrollbereich** und der **Überwachungsbereich**.
Im **Kontrollbereich** kann eine Person eine effektive Dosis von **mehr als 6 mSv/Jahr** erhalten. Er ist abzugrenzen und zu kennzeichnen mit den Worten **„Kein Zutritt – Röntgen"**. Befindet sich das Röntgengerät am Behandlungsplatz, ist diese Kennzeichnung nicht notwendig, da ausgeschlossen werden kann, dass unbeteiligte Personen den Kontrollbereich betreten (*s. Abb.2*).
Bei zahnärztlichen Röntgengeräten gilt der Bereich von **1,5 m** um die Röntgenröhre herum als Kontrollbereich. Das zahnärztliche Personal befindet sich beim Auslösen außerhalb des Kontrollbereichs. Nur der Patient und eventuell eine helfende Person dürfen sich dort aufhalten.

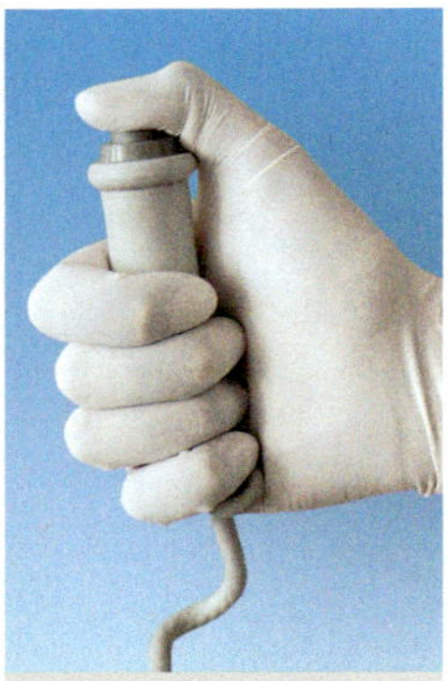
Abb. 3 Handschalter zur Auslösung der Röntgenaufnahme. Der Handschalter hat eine Sicherheitsfunktion: Das Loslassen des Knopfes beendet jederzeit die Strahlung.

Der **Überwachungsbereich** grenzt an den Kontrollbereich an und ist definiert als der Bereich, in dem Personen eine effektive Dosis von **mehr als 1 mSv** erhalten können. In der Zahnarztpraxis wird außerhalb des Kontrollbereichs die Jahresdosis von 1 mSv nicht erreicht, daher gibt es in der Zahnarztpraxis **keinen** Überwachungsbereich. Die ZFA löst die Röntgenaufnahme außerhalb des Kontrollbereichs aus (*s. Abb. 3*). Sie gehört **nicht** zu den beruflich strahlenexponierten Personen, da sie den Grenzwert von 1 mSv/Jahr nicht erreicht. Sie muss kein Personendosimeter zur Messung der Strahlendosis tragen. Dafür haben die Zahnarztpraxen eine Sondergenehmigung. Wenn eine **helfende** Person benötigt wird, wie z. B. Röntgenaufnahmen bei kleinen Kindern, so sollte das ein Angehöriger sein und nicht das Personal. Diese helfende Person darf nicht schwanger sein, muss über 18 Jahre alt sein und muss eine Bleischürze anlegen. Personen, die sich in diesem Bereich bewegen, müssen ein Personendosimeter tragen.

5.3 Qualitätssicherung

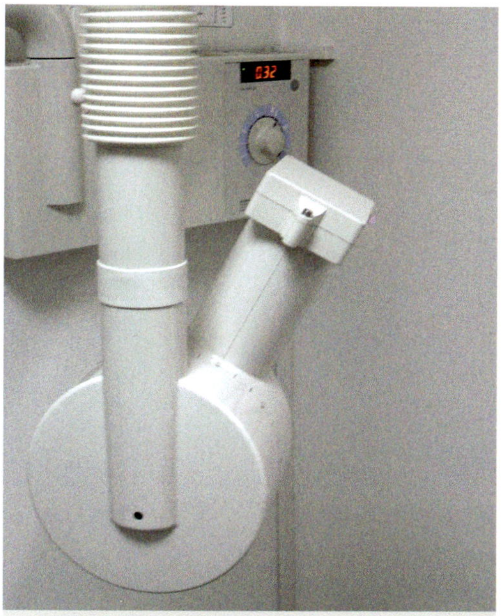

Abb. 1 Prüfkörper für intraoralen Röntgenfilm auf dem Tubus

Um die Strahlendosis so gering wie möglich zu halten und dennoch gleich bleibend gute Röntgenbilder zu bekommen, müssen das Röntgengerät und das Entwicklungsgerät ständig überprüft werden.

Vor Inbetriebnahme einer Röntgeneinrichtung erfolgt eine **Abnahmeprüfung** durch den Hersteller oder Lieferanten, damit eine gute Bildqualität mit möglichst geringer Strahlenbelastung erreicht wird. Aber auch nach jeder wesentlichen Änderung am Gerät oder an der Entwicklungseinrichtung erfolgt eine **Teilabnahmeprüfung**.
Bei der Abnahmeprüfung werden so genannte **Uraufnahmen** (Referenzaufnahmen = Bezugsaufnahmen) mit einem **Prüfkörper** gemacht (*s. Abb. 1*). Die Bedingungen wie Filmmaterial und Einstellparameter werden aufgezeichnet. Unter genau den gleichen Bedingungen werden die späteren Konstanzprüfungen gemacht. Diese Aufzeichnungen und die Uraufnahmen sind für die gesamte Dauer des Röntgenbetriebs aufzubewahren, mindestens aber **zwei Jahre** lang nach Anfertigung einer weiteren Abnahmeprüfung.

5.3.1 Sachverständigenprüfung

Für die Röntgeneinrichtung gibt es wie für das Auto einen „TÜV", eine technische Überprüfung durch einen **Sachverständigen**. Das Gerät wird auf Funktion, Sicherheit und Strahlenschutz überprüft.
Vor dem Röntgenbetrieb erfolgt die Erstprüfung, danach ist die Überprüfung mindestens alle fünf Jahre durchzuführen. Bei einer Änderung am Gerät, die die Strahlenbelastung des Patienten beeinflussen könnte, ist eine erneute Abnahme- bzw. Sachverständigenprüfung notwendig.

5.3.2 Konstanzprüfungen

Einmal monatlich erfolgt an der Röntgeneinrichtung eine **Konstanzprüfung mit Prüfkörper**. Es wird überprüft, ob die Bildqualität und die Höhe der Strahlenbelastung noch den Aufzeichnungen der Abnahmeprüfung entsprechen. Dabei werden die optische Dichte (Schwärzung) und die Lage und Ausdehnung des von dem ↗ Nutzstrahlenbündel erzeugten Nutzstrahlenfelds bewertet (*s. Abb. 2, 3*). Weicht die Dichte mehr als eine Graustufe von der Uraufnahme ab, ist unverzüglich die Ursache zu ermitteln.

↗ Nutzstrahlenbündel, S. 370

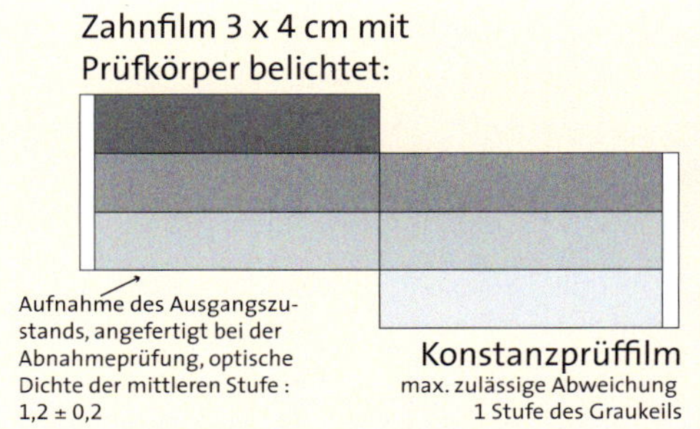

Abb. 2 Überprüfung der optischen Dichte

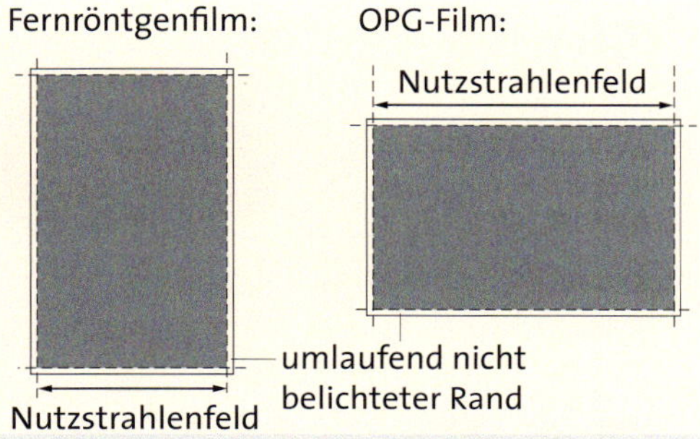

Abb. 3 Überprüfung des Nutzstrahlenbündels

Einmal wöchentlich wird die **Filmverarbeitung** überprüft. Dies entfällt beim digitalen Röntgen.
Ist für die Filmentwicklung eine Dunkelkammer vorhanden, wird die **Dunkelkammerbeleuchtung einmal pro Jahr** überprüft. Auch dies entfällt beim digitalen Röntgen.

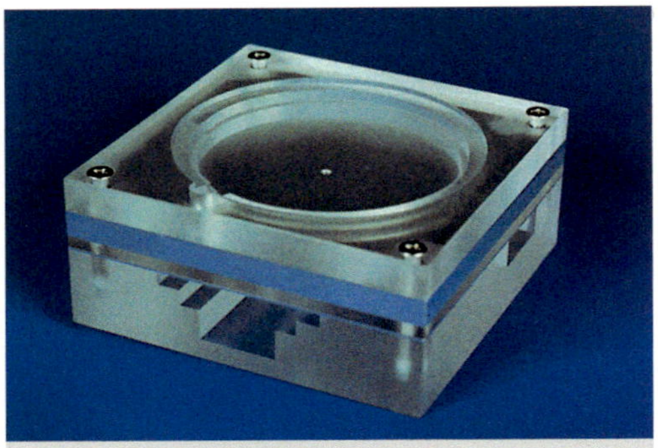

Abb. 1 Prüfkörper für Sensoren

Die Konstanzprüfung der Technik für das digitale Röntgen unterscheidet sich von den Konstanzprüfungen der konventionellen Röntgentechnik. Die Unterschiede sind u. a. in der Qualitätssicherungsrichtlinie der Röntgenverordnung festgelegt. Zum Beispiel sind monatlich Konstanzprüfungen der Sensoren und Speicherfolien mittels Prüfkörpern (*s. Abb. 1*) und der Bildschirme, mit denen Röntgenaufnahmen ausgewertet werden, mittels eines Testbildes erforderlich.

Die Aufzeichnungen und die Bilder der Prüfkörper sind **zwei Jahre** lang aufzubewahren und auf Verlangen der zuständigen Stelle vorzulegen (*s. Abb. 2*). Eventuell erhält die Zahnärztin Vorschläge zur Qualitätsverbesserung, die umgesetzt werden müssen.

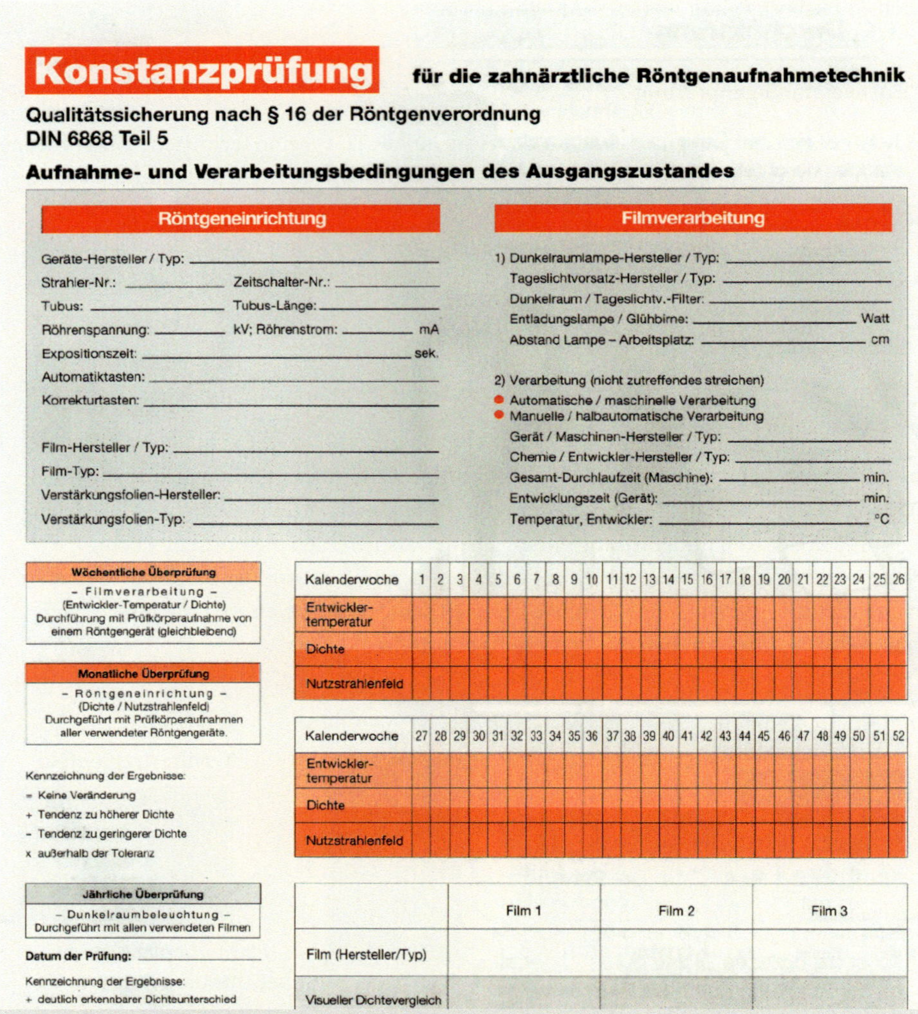

Konstanzprüfung für die zahnärztliche Röntgenaufnahmetechnik

Qualitätssicherung nach § 16 der Röntgenverordnung
DIN 6868 Teil 5

Aufnahme- und Verarbeitungsbedingungen des Ausgangszustandes

Röntgeneinrichtung

Geräte-Hersteller / Typ: ______
Strahler-Nr.: ______ Zeitschalter-Nr.: ______
Tubus: ______ Tubus-Länge: ______
Röhrenspannung: ______ kV; Röhrenstrom: ______ mA
Expositionszeit: ______ sek.
Automatiktasten: ______
Korrekturtasten: ______

Film-Hersteller / Typ: ______
Film-Typ: ______
Verstärkungsfolien-Hersteller: ______
Verstärkungsfolien-Typ: ______

Filmverarbeitung

1) Dunkelraumlampe-Hersteller / Typ: ______
Tageslichtvorsatz-Hersteller / Typ: ______
Dunkelraum / Tageslichtv.-Filter: ______
Entladungslampe / Glühbirne: ______ Watt
Abstand Lampe – Arbeitsplatz: ______ cm

2) Verarbeitung (nicht zutreffendes streichen)
- Automatische / maschinelle Verarbeitung
- Manuelle / halbautomatische Verarbeitung

Gerät / Maschinen-Hersteller / Typ: ______
Chemie / Entwickler-Hersteller / Typ: ______
Gesamt-Durchlaufzeit (Maschine): ______ min.
Entwicklungszeit (Gerät): ______ min.
Temperatur, Entwickler: ______ °C

Wöchentliche Überprüfung
– Filmverarbeitung –
(Entwickler-Temperatur / Dichte)
Durchführung mit Prüfkörperaufnahme von einem Röntgengerät (gleichbleibend)

Monatliche Überprüfung
– Röntgeneinrichtung –
(Dichte / Nutzstrahlenfeld)
Durchgeführt mit Prüfkörperaufnahmen aller verwendeter Röntgengeräte.

Kennzeichnung der Ergebnisse:
= Keine Veränderung
+ Tendenz zu höherer Dichte
- Tendenz zu geringerer Dichte
x außerhalb der Toleranz

Kalenderwoche	1	2	3	4	5	6	7	8	9	10	11	12	13	14	15	16	17	18	19	20	21	22	23	24	25	26
Entwickler-temperatur																										
Dichte																										
Nutzstrahlenfeld																										

Kalenderwoche	27	28	29	30	31	32	33	34	35	36	37	38	39	40	41	42	43	44	45	46	47	48	49	50	51	52
Entwickler-temperatur																										
Dichte																										
Nutzstrahlenfeld																										

Jährliche Überprüfung
– Dunkelraumbeleuchtung –
Durchgeführt mit allen verwendeten Filmen

Datum der Prüfung: ______

Kennzeichnung der Ergebnisse:
+ deutlich erkennbarer Dichteunterschied

	Film 1	Film 2	Film 3
Film (Hersteller/Typ)			
Visueller Dichtevergleich			

Abb. 2 Formblatt zur Dokumentation der Konstanzprüfungen

5.3.3 Zusammenfassung von wichtigen Aufbewahrungsfristen und Prüfterminen

Die Kenntnis der wichtigsten Aufbewahrungsfristen (*s. Tab. 1*) und Prüftermine ist für eine sichere Umsetzung der Bestimmungen der Röntgenverordnung hilfreich.

Aufzubewahrende Unterlagen	Aufbewahrungsdauer
Unterlagen über die Abnahmeprüfung der Röntgeneinrichtung durch den Hersteller oder Lieferanten; Uraufnahmen	für die gesamte Dauer des Röntgenbetriebs und zwei Jahre darüber hinaus; bei einer weiteren Abnahmeprüfung ebenso zwei Jahre nach dieser.
Unterlagen über die Konstanzprüfungen	zwei Jahre lang
Unterlagen über die Einweisung der ZFA in die richtige Handhabung des Röntgengeräts in dieser Praxis	solange die ZFA in dieser Praxis arbeitet
Unterlagen über die jährlichen Belehrungen	fünf Jahre lang
Röntgenaufnahmen und die dazugehörigen Aufzeichnungen	zehn Jahre lang oder bis der Patient 28 Jahre alt ist
Unterlagen über die Behandlung mit Röntgenstrahlen	30 Jahre lang

Tab. 1 Aufbewahrungsfristen

Technische Qualitätssicherung am Beispiel konventionelles Röntgen

vor Inbetriebnahme	• Anmeldung • Abnahmeprüfung: – Anfertigung von Prüfkörper-Uraufnahme – Bedingungen im Protokoll dokumentiert • Sachverständigenprüfung (Erstprüfung)
nach Inbetriebnahme	• Teilabnahmeprüfung bei Änderungen am Gerät • Sachverständigenprüfung: alle fünf Jahre • Konstanzprüfungen (mit einem Prüfkörper; unter den gleichen Bedingungen wie bei der Abnahmeprüfung) – wöchentliche Überprüfung der Filmverarbeitung – monatliche Überprüfung der Röntgeneinrichtung – jährliche Überprüfung der Dunkelkammerbeleuchtung

Terminologie: Bestimmungen der Röntgenverordnung	
Gammastrahlung	radioaktive Strahlung, die wie die Röntgenstrahlung zu den ionisierenden Strahlen gehört
Dosis (griech. dosis = Gabe) Dosen (Mehrzahl)	(zu-)gemessene Menge einer Strahlung oder eines Medikaments
Mutation	spontane Veränderung der Erbinformation
Personendosimeter	Gerät zur Messung einer Strahlendosis
Strahlenexposition (lat. expositio = Aussetzung)	das Einwirken von Röntgenstrahlen auf den Menschen; meist Bezeichnung für die Tatsache, dass der Mensch Röntgenstrahlen übermäßig ausgesetzt ist

Aufgaben

1 Wie ist die Äquivalentdosis definiert? In welcher Maßeinheit wird sie angegeben?

2 Welche Gewebe sind besonders strahlenempfindlich? Nennen Sie vier Beispiele.

3 Nennen Sie drei Beispiele für Strahlenschäden.

4 Kann eine ZFA die Strahlenschutzbeauftragte sein? Begründen Sie Ihre Antwort.

5 Geben Sie die Voraussetzungen an, die eine ZFA erfüllen muss, um röntgen zu dürfen.

6 Bevor ein Patient geröntgt werden darf, müssen die Zahnärztin und die ZFA bestimmte Vorgaben aus der Röntgenverordnung erfüllen. Nennen Sie diese.

7 Listen Sie die Aufzeichnungen auf, die bei jedem Röntgenbild gemacht werden müssen.

8 Welche Aufbewahrungsfristen gelten für Röntgenbilder und die dazugehörigen Aufzeichnungen?

9 Wie ist der Kontrollbereich in einer zahnärztlichen Praxis definiert? Erläutern Sie Ihre Antwort.

10 Ist die ZFA eine strahlenexponierte Person? Begründen Sie Ihre Antwort.

11 Erläutern Sie die drei Arten von Konstanzprüfungen. In welchem zeitlichem Abstand finden sie statt?

Praktische Durchführung von Röntgenaufnahmen am Beispiel der Paralleltechnik

allgemeine Vorbereitung im Dienste der ↑Strahlenschutzmaßnahmen	• Stellen einer rechtfertigenden Indikation (Zahnärztin) • erfragen, wann die letzte Röntgenaufnahme war; erfragen, ob der Patient einen Röntgenpass hat • Patientinnen im gebärfähigen Alter nach der Möglichkeit einer Schwangerschaft fragen
Vorbereitung des Patienten	• herausnehmbaren Zahnersatz entfernen • Brille, Ohrschmuck, Halsketten, Haarnadeln, intraoraler Schmuck sind abzulegen • Röntgenschürze anlegen oder Röntgenschild zureichen • Patienten auf dem Röntgenstuhl Platz nehmen lassen, Kopf an Kopfstütze anlehnen
Vorbereitung des Röntgenhalters und des Röntgengeräts	• Auswahl des entsprechenden Filmhalters • Röntgenfilm richtig herum in den Halter einlegen • das richtige Programm (drei verschieden große Männchen) oder die Belichtungszeit (Zahngruppensymbol) am Schaltkasten wählen
Einstellungen vornehmen und Aufnahme auslösen	• Kopf des Patienten in die richtige Haltung bringen • Filmhalter im Mund positionieren. Film parallel zur Zahnachse (evtl. Position des Filmhalters durch Watterollen unterstützen) • Visierring so nah wie möglich an die Haut des Patienten heranschieben • Einstellen des Tubus: parallel zur Führungsstange des Halters und dicht an den Visierring • Den Patienten anweisen, sich nicht zu bewegen • Verlassen des Raumes, Tür schließen, Auslöser betätigen
nach der Röntgenaufnahme	• Filmhalter mit Film entfernen, in ein Papiertuch legen • Röntgenschürze oder -schild abnehmen • Film desinfizieren und zum Entwickeln bereitlegen • Röntgenbild entwickeln und fixieren • entwickeltes Röntgenbild mit den Daten des Patienten kennzeichnen • Aufzeichnungen in Karteikarte eintragen, evtl. ins Röntgenkontrollbuch • Sprüh- bzw. Wischdesinfektion kontaminierter Geräteflächen
Eintrag in den Röntgenpass	• Zahn, Art der Aufnahme, Datum, Stempel der Praxis, Unterschrift

↑Strahlenschutzmaßnahmen, S. 390

Dictionary		
an Halterung festhalten	to hold on to handles	*pages 17 and 18*
Bleischürze	lead apron	*pages 17 and 18*
digitales Röntgen	digital x-ray	
gerade ausschauen	to look forward	*pages 17 and 18*
hell – dunkel	light – dark	
herausnehmbarer Zahnersatz	prosthesis	*pages 17 and 18*
Kinn hier auflegen	to put your chin on here	*pages 17 and 18*
nicht bewegen	to do not move	*pages 17 and 18*
OPG/Orthopantomogramm	PMX/panoramic x-ray	*pages 17*
Röntgenbild vom Zahn	dental x-ray image	
Röntgenhalter	holder	*pages 17 and 18*
Röntgenstrahlen	x-rays	*pages 17 and 18*
Schmuck	jewellery	*pages 17 and 18*
Schwangerschaft/schwanger sein	pregnancy/to be pregnant	*pages 10, 17 and 18*
Strahlenschutz	radiation protection	*pages 17 and 18*
Zahnfilm	intraoral x-ray	*pages 17*

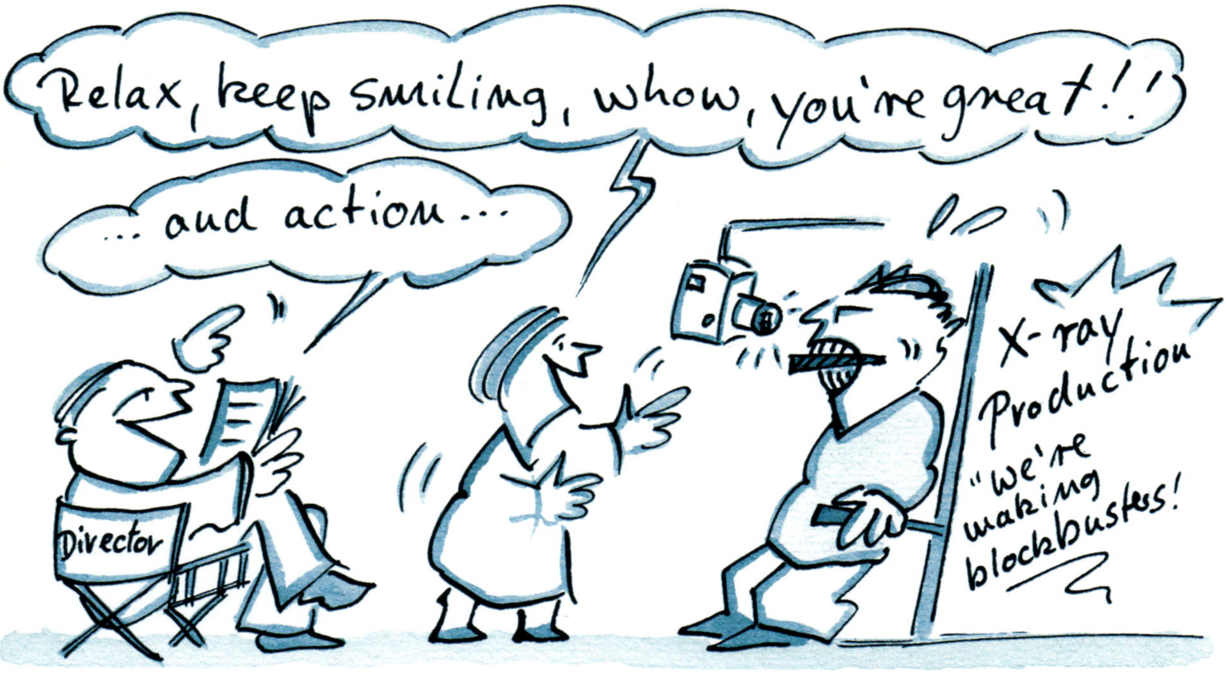
Relax, keep smiling, whow, you're great!!
... and action ...
Director
X-ray Production
"we're making blockbusters!

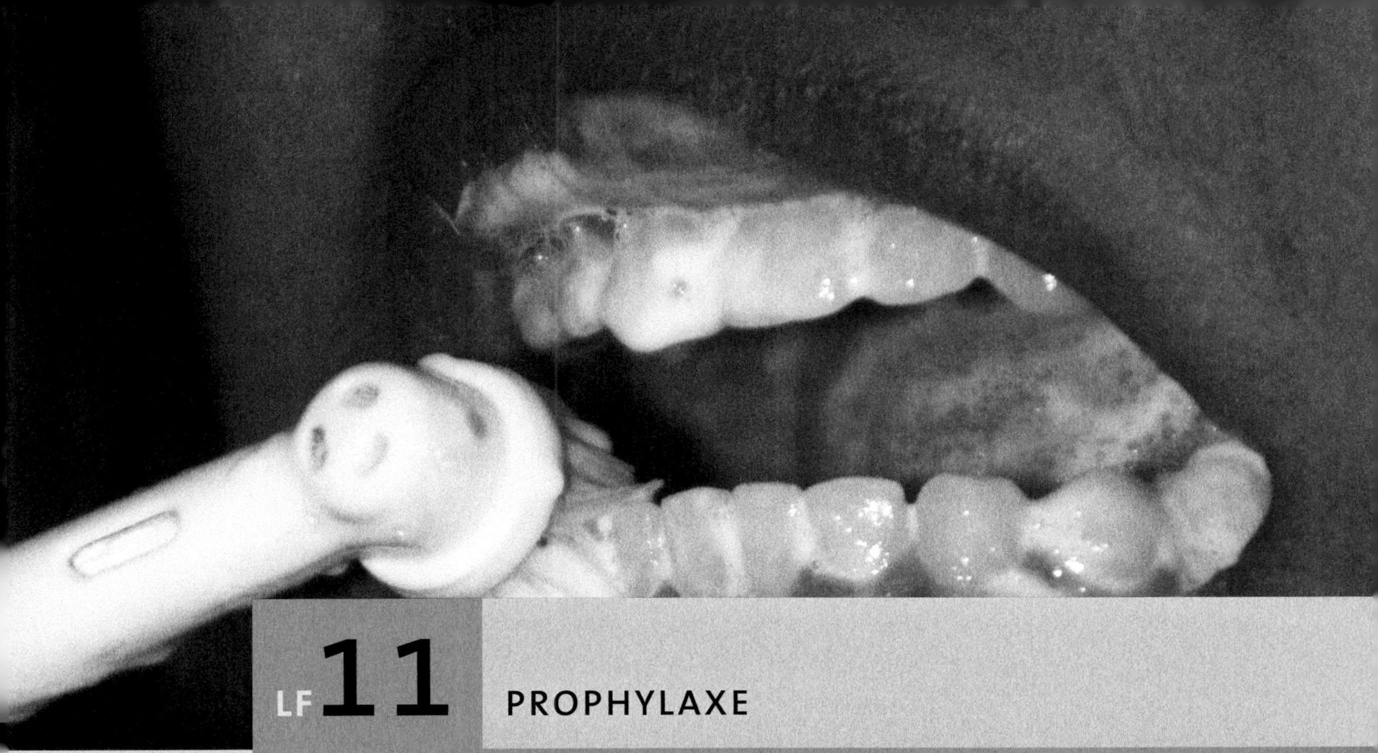

LF 11 PROPHYLAXE

1 Prophylaxe außerhalb und innerhalb der Zahnarztpraxis

Siehe hierzu Lernfeld 10a, Parodontalerkrankungen, S. 312

Das Wort **Prophylaxe** begegnet uns ständig. Es ist ein Sammelbegriff für all die Maßnahmen, die ein Mensch ergreifen kann, um Krankheiten zu vermeiden. Für das Wort Prophylaxe wird auch der Begriff **Prävention** verwendet.

1.1 Teilbereiche der Prophylaxe

Siehe hierzu Lernfeld 10a, kieferorthopädische Prophylaxe, S. 354

In der zahnmedizinischen Prophylaxe werden drei Teilbereiche unterschieden:
- **Kariesprophylaxe:** Vorbeugung von Karies
- **Parodontalprophylaxe:** Vorbeugung von Parodontalerkrankungen
- **kieferorthopädische Prophylaxe:** Vorbeugung von Gebissfehlentwicklungen

Da Karies- und Parodontalerkrankungen sehr häufig vorkommen, bilden sie den Schwerpunkt der zahnmedizinischen Prophylaxe.

Siehe hierzu Lernfeld 4, Einschätzung des Kariesrisikos mit Hilfe des dmf-t-Index, S. 132

Karies ist laut der Weltgesundheitsorganisation (WHO) die am weitesten verbreitete Krankheit. Es gibt kaum Menschen, die ein kariesfreies Gebiss haben. In Deutschland besitzen nur 0,8 % der Bevölkerung naturgesunde Zähne, d. h., acht von 1000 Menschen haben keine Karies. In den letzten Jahren ist Karies vor allem bei Kindern und Jugendlichen durch Prophylaxemaßnahmen und Aufklärungsarbeit deutlich zurückgegangen. Zum Beispiel hatten 1994 bzw. 1995 12-Jährige durchschnittlich 2,44 kariöse oder gefüllte bleibende Zähne (DMF-T-Index: 2,44). Im Jahr 2004 hatten 12-Jährige durchschnittlich nur noch einen DMF-T-Index von 0,98 *(s. Abb. 1)*.

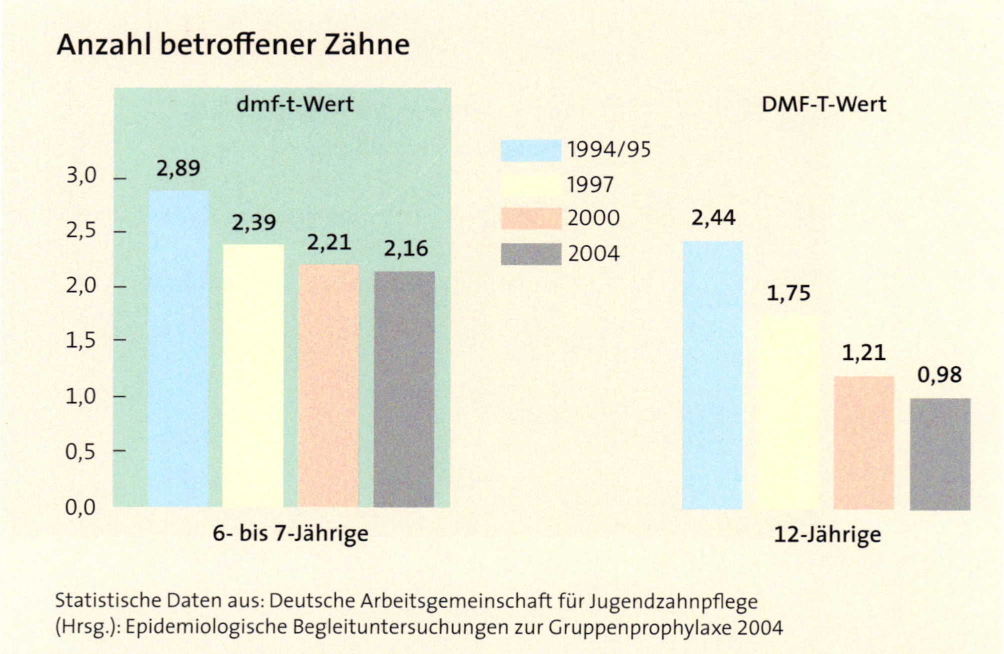

Abb. 1 Mittlere dmf-t- bzw. DMF-T-Werte in verschiedenen Altersstufen. Der DMF-T-Index gibt die Zahl der von Karies betroffenen (erkrankten, fehlenden, gefüllten) bleibenden Zähne an. Der dmf-t-Wert (kleingeschrieben) bezieht sich auf das Milchgebiss.

Die Mitwirkung bei der Kariesprophylaxe sowie die Behandlung von Karies und ihren Auswirkungen gehören zu den Hauptarbeiten der Zahnärztin und der Zahnmedizinischen Fachangestellten.

Erkrankungen der **Gingiva** und des **Parodontiums** sind eine weitere häufige Diagnose in der Zahnarztpraxis. Vor allem Erwachsene und ältere Patienten leiden darunter.
Auch bei Parodontalerkrankungen bewirkt eine regelmäßige Prophylaxe einen starken Rückgang der Symptome.

Siehe hierzu Lernfeld 10, Erkrankungen des Zahnhalteapparates, S. 312

Die Hauptursache der Karies- und Parodontalerkrankungen sind Zahnbeläge und hier vor allem **Plaque**.
Verbleiben Essensreste (**food debris**) am Zahn, bildet sich nach ein paar Stunden eine weißliche Masse (**Materia alba**). Die Materia alba besteht aus einen Bakterienfilm aus pathogenen Keimen und abgestorbenen Zellen und kann mit einem kräftigen Wasserstrahl entfernt werden. Putzt der Patient nicht, so entsteht nach ein bis zwei Tagen Plaque *(s. Abb. 1)*.

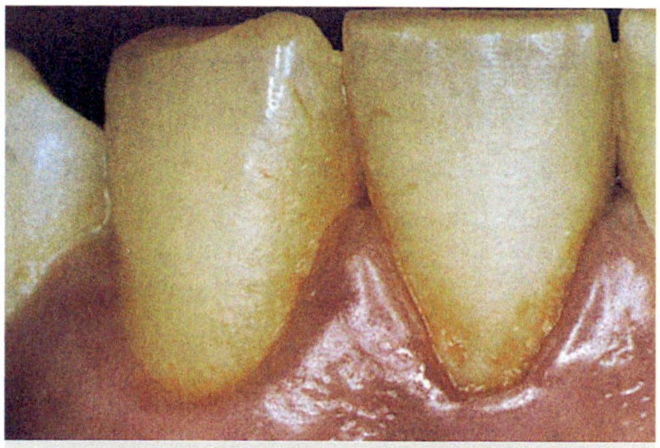

Abb. 1 Zahnbelag Plaque

Plaque besteht aus einer klebrigen Grundsubstanz, einer Schleimschicht, in die viele verschiedene Bakterienarten eingebettet sind, und den Ausscheidungsprodukten der Bakterien. Man nennt sie den oralen **Biofilm**. Plaque ist ein weicher, aber fest haftender und daher nicht mehr abspülbarer Belag. Sie ist nur noch durch gründliches Zähneputzen zu entfernen. Plaque findet man bevorzugt an Stellen, so genannten **Prädilektionsstellen**, an denen sie festsitzt. Dort sollte eine sorgfältige Mundhygiene stattfinden.
Prädilektionsstellen für Plaque sind Fissuren und Grübchen der Front- und Seitenzähne, Approximalflächen, Zahnhälse, freiliegende Wurzeln, nicht korrekt gestaltete Füllungs- und Kronenränder sowie „Schmutznischen“ *(s. Abb. 2)*.
Anders als die genannten weichen Beläge spielen harte Beläge (Zahnstein, Konkremente) bei Kariesentstehung keine Rolle.

Siehe hierzu Lernfeld 4, Einschätzung des Kariesrisikos mit Hilfe des dmf-t-Index, S. 132

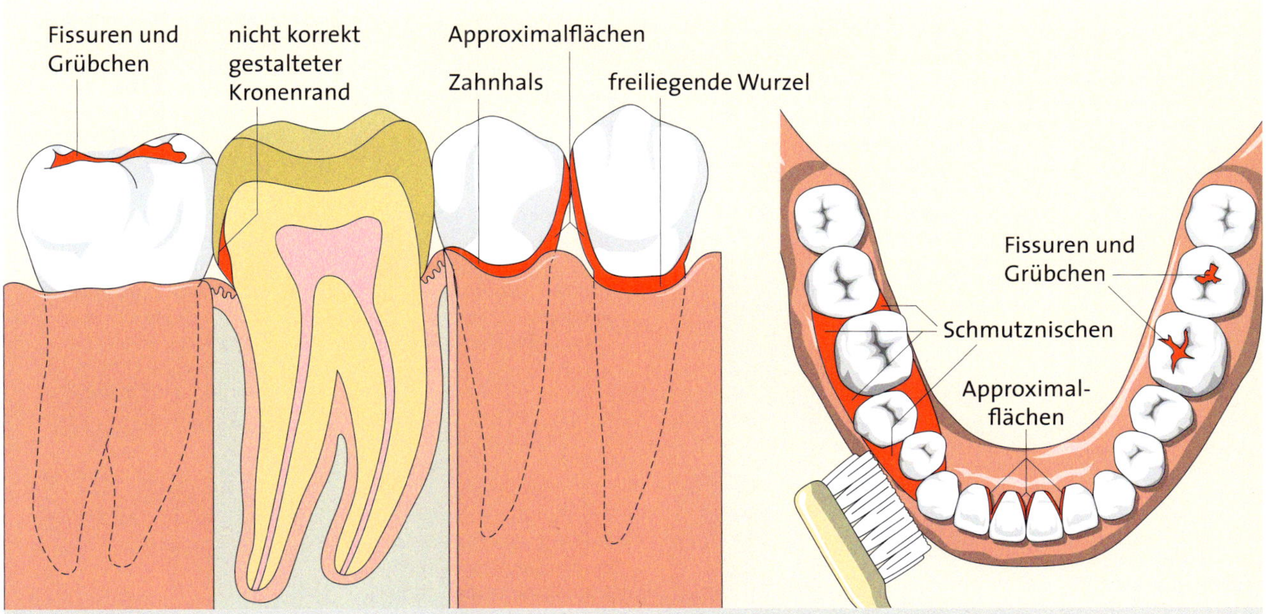

Abb. 2 Prädilektionsstellen für Plaque und Karies

1.2 Ebenen und Stufen der Prophylaxe

Je nachdem, wer durch die Prophylaxemaßnahmen angesprochen wird, unterscheidet man verschiedene Ebenen der Prophylaxe.

Kollektivprophylaxe

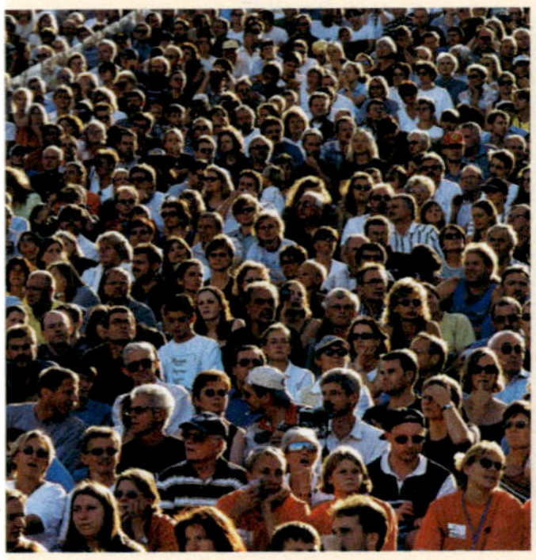

Bei der Kollektivprophylaxe werden für große Bevölkerungsteile (karies-)vorbeugende Maßnahmen ergriffen, z. B. Fluoridierung des Trinkwassers.

Gruppenprophylaxe

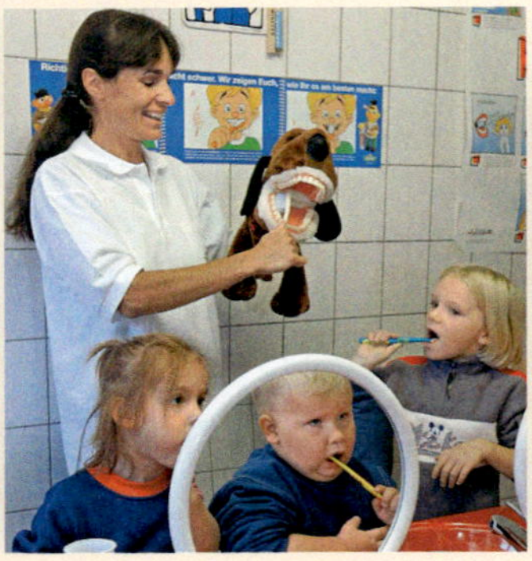

Bei der Gruppenprophylaxe wird eine bestimmte Gruppe von Menschen zahnprophylaktisch betreut.

Individualprophylaxe

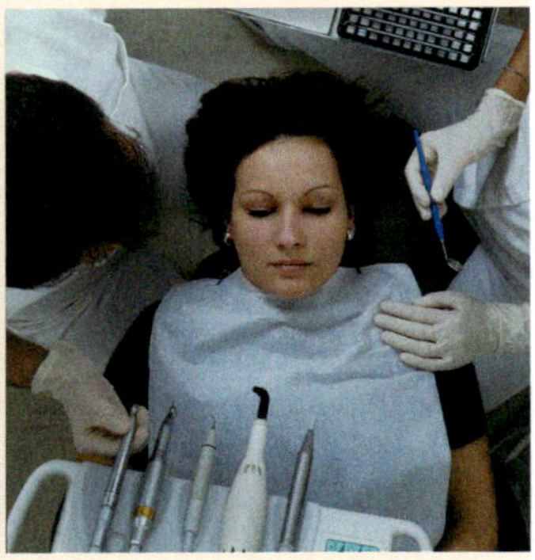

Bei der Individualprophylaxe handelt es sich um auf den einzelnen Patienten abgestimmte (karies-)vorbeugende Maßnahmen.

Je nachdem, wann die Prophylaxe stattfindet, unterscheidet man primäre, sekundäre und tertiäre Prävention (Prophylaxe).

Stufen der Prävention = Stufen der Prophylaxe

primäre Prävention	sekundäre Prävention	tertiäre Prävention
vor einer Erkrankung	im Anfangsstadium einer Erkrankung	bei bestehender Erkrankung
Maßnahmen zur Festigung und Erhaltung der Gesundheit	Maßnahmen zur Früherkennung und zur frühzeitigen Behandlung von Krankheiten und zur Verhütung von Neuerkrankungen nach erfolgter Therapie	Maßnahmen zur Behandlung von Krankheiten, zur Abwehr einer Verschlimmerung einer Krankheit und zum Ausgleich von Folgen der Erkrankung (Rehabilitation = Wiederherstellung von Form und Funktion des betroffenen Organs)
Beispiele: Vorbeugung von Karies und Parodontalerkrankungen durch zahngesunde Ernährung, sorgfältige Mundhygiene, regelmäßige Fluoridierung	Beispiele: frühzeitige Kariesdiagnostik, frühzeitige Diagnostik von Parodontalerkrankungen, Remineralisation von Schmelzveränderungen	Beispiele: Füllungen, Kronen, Implantate, Brücken

Terminologie: Prophylaxe außerhalb und innerhalb der Zahnarztpraxis	
food debris	frische Essensreste
Gingiva	Zahnfleisch
Gruppenprophylaxe	zahnprophylaktische Maßnahmen für eine Gruppe von Menschen
Individualprophylaxe	kariesvorbeugende Maßnahmen, die den einzelnen Menschen betreffen
Kollektivprophylaxe	kariesvorbeugende Maßnahmen für große Bevölkerungsteile
Materia alba (lat. materia = Masse; alba = weiß)	weißlicher Zahnbelag, ein paar Stunden alt
Parodontium	Zahnhalteapparat, Zahnbett
Plaque	weicher, festhaftender Zahnbelag; von in der Mundhöhle lebenden Bakterien gebildet
Prädilektionsstelle	Stelle am Zahn, an der aus anatomischen Gründen bevorzugt Plaque haftet und sich Karies bildet
Prävention (= Prophylaxe)	vorbeugende Maßnahmen zur Verhütung von Krankheiten
primäre Prävention	Maßnahmen zur Festigung und Erhaltung der Gesundheit
Prophylaxe (= Prävention)	vorbeugende Maßnahmen zur Verhütung von Krankheiten
Rehabilitation	Maßnahmen zur Wiederherstellung von Form und Funktion eines kranken Organs; Teil der tertiären Prävention
sekundäre Prävention	Maßnahmen zur Früherkennung, zur frühzeitigen Behandlung von Krankheiten sowie zur Verhütung von Neuerkrankungen nach erfolgter Therapie
tertiäre Prävention	Maßnahmen zur Behandlung von Krankheiten, zur Abwehr einer Verschlimmerung einer Krankheit und zur Rehabilitation (Wiederherstellung)

Aufgaben

1 Definieren Sie den Begriff Prophylaxe.

2 Nennen Sie die drei Teilbereiche der zahnmedizinischen Prophylaxe.

3 Welche drei Arten von weichen Belägen gibt es? In welcher Reihenfolge entstehen sie?

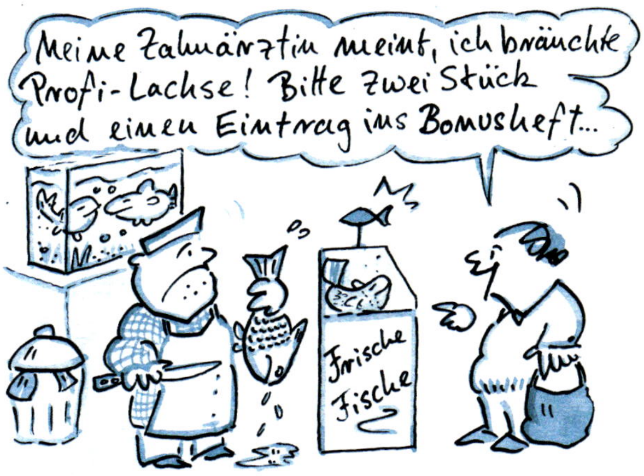
Meine Zahnärztin meint, ich bräuchte Profi-Lachse! Bitte zwei Stück und einen Eintrag ins Bonusheft...
Frische Fische

2 Vier Bausteine gegen Karies- und Parodontalerkrankungen

Um gesunde Zähne und ein gesundes Parodontium zu erlangen und auf Dauer zu behalten, gibt es vier Punkte, die der Patient beachten sollte.

Bausteine der Zahngesundheit

eine **gute Mundhygiene** betreiben

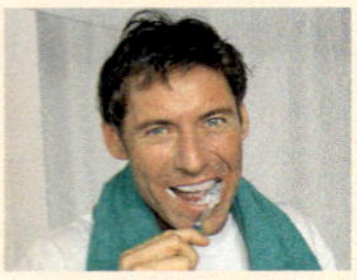

sich **zahngesund ernähren**

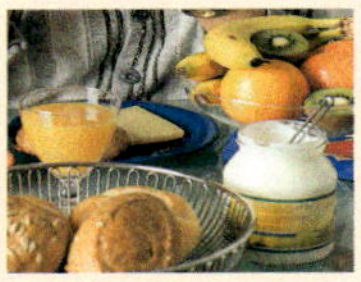

die Zähne regelmäßig **fluoridieren**

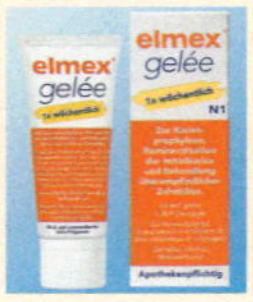

regelmäßig zum Zahnarzt gehen (Untersuchungen, Individualprophylaxe, Fissurenversiegelung)

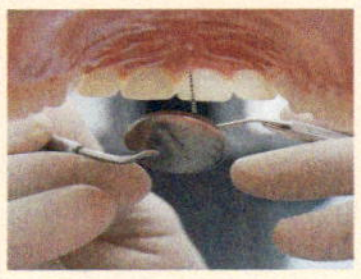

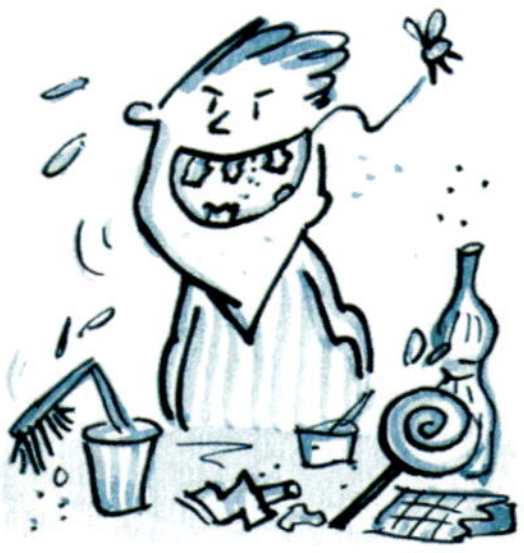

Karies – alles vererbt!?

„Meine Eltern hatten schon schlechte Zähne, deswegen habe auch ich so viel Karies. Das ist vererbt!“ Mit dieser Aussage werden Mitarbeiterinnen in der Zahnarztpraxis häufig konfrontiert. Aber es gibt kein „Kariesgen“. Daher wird Karies nicht vererbt. Jedoch bestehen genetisch bedingte Unterschiede, die die Anfälligkeit für Karies beeinflussen. Zum Beispiel sind Zusammensetzung und Menge des Speichels von den Genen abhängig. Auch unterscheiden sich die Menschen in ihrer Zahnform und -stellung. Daher sind sie verschieden anfällig für Karies. Dennoch ist klar: Jeder Mensch kann Karies bekommen und sollte deshalb vorbeugen, indem er die oben genannten Maßnahmen befolgt.

2.1 Mundhygiene

Eine gute Mundhygiene setzt sich zusammen aus
- der Reinigung der Zahnflächen bei gleichzeitiger Massage der Gingiva,
- der Reinigung der Interdentalräume,
- ggf. der Verwendung von fluoridhaltigen Mundspüllösungen.

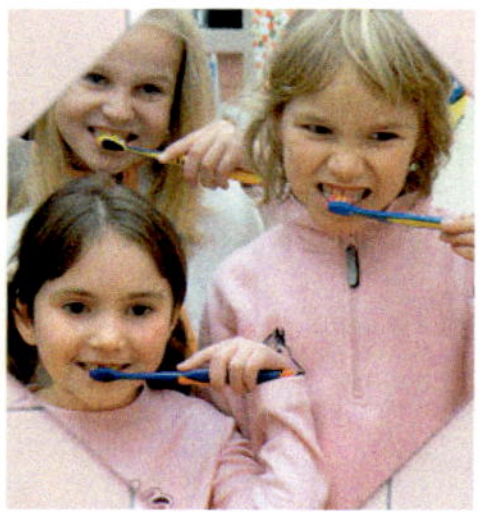

2.1.1 Reinigung der Zähne und der Gingiva

Die Reinigung der Zähne und der Gingiva erfolgt in der Regel mit Zahnbürste und Zahnpasta.

Ein sauberer Zahn bekommt keine Karies. Ein sauberer Zahnfleischrand bekommt keine Entzündung. Daher gilt:
- Vom ersten Milchzahn bis ins hohe Alter sollte eine **regelmäßige** Reinigung der Zähne und der Gingiva erfolgen.
- **Morgens** nach dem Frühstück Zähne putzen.
- **Zwischendurch** putzen, oder wenigstens ausspülen, v. a. nach dem Genuss von süßen Speisen.
- **Abends** vor dem Schlafengehen besonders gründlich putzen. Danach nichts mehr essen.

Die Auswahl der benötigten Hilfsmittel kann individuell sehr verschieden sein, doch generell gilt: Für eine gute Reinigung von Zähnen und Gingiva braucht man eine geeignete Zahnbürste, Zahnpasta und Zahnseide sowie die richtige Zahnputzsystematik und Zahnputztechnik.

Zahnbürste

Die Merkmale einer guten **Handzahnbürste** *(s. Abb. 1, 2)* sind:
- **Kurzer Bürstenkopf**, zwei bis drei Zähne breit, damit man auch an schwierige Stellen gelangt. Kinderzahnbürsten sind entsprechend kleiner.
- Viele kleine Borsten pro Büschel (**multitufted**) reinigen besser als wenige große Borsten.
- **Mittelharte Kunststoffborsten** mit abgerundeten Enden in einem **ebenen Borstenfeld** reinigen am besten und verletzen das Zahnfleisch nicht.
- Ein **Bürstengriff**, der gut in der Hand liegt, sorgt für eine sichere Führung der Zahnbürste.

Nach dem Putzen wird die Zahnbürste **gründlich gereinigt** und zum **Trocknen** mit dem Kopf nach oben aufbewahrt. Dadurch wird Bakterien der Lebensraum entzogen.
Sobald sich die Borsten der Zahnbürste verbiegen, sollte sie **ausgetauscht** werden. Spätestens aber nach zwei Monaten muss sie gewechselt werden, da mittlerweile zu viele Bakterien die Bürste besiedelt haben.

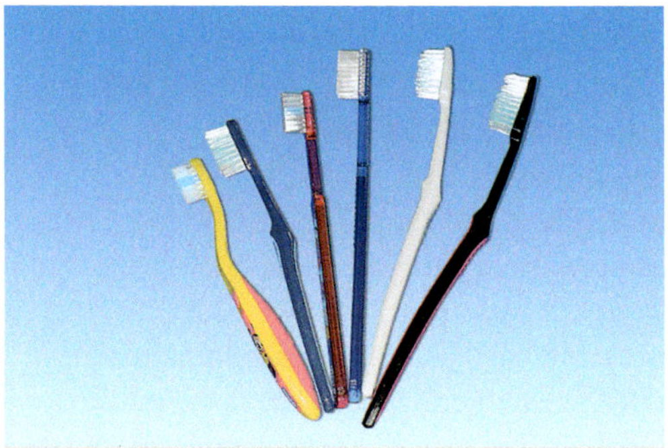

Abb. 1 Handzahnbürsten

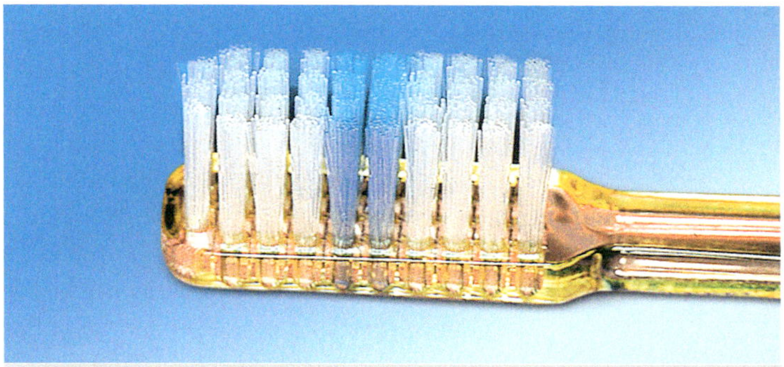

Abb. 2 Kopf einer Handzahnbürste: kurzer Bürstenkopf, Kunststoffborsten, multitufted, mittlere Härte, ebenes Borstenfeld.

Elektrische Zahnbürsten sind in ihrer Reinigungswirkung sehr gut *(s. Abb. 3)*. Speziell für Kinder, alte Menschen und Menschen mit körperlichen Einschränkungen sind sie empfehlenswert. Allerdings verführt die elektrische Zahnbürste dazu, die notwendigen Putzbewegungen nicht mehr richtig auszuführen. Auch mit einer elektrischen Zahnbürste muss man die richtige Putztechnik erlernen.
Der Bürstenkopf einer elektrischen Zahnbürste sollte rund sein und kreisförmige Hin-und-her-Bewegungen durchführen (**oszillieren**). Eine Automatik, die einen zu hohen Druck auf das Zahnfleisch verhindert, hilft Schädigungen zu verhindern.

Eine weitere Entwicklung in diesem Bereich sind die **„schallaktiven“ Zahnbürsten**. Sie sind 10-mal schneller als die normalen elektrischen Zahnbürsten. Ihre Borsten werden durch starke Schwingungen zum Vibrieren gebracht. Dadurch erzeugen sie Strömungen an den Borstenenden, die die Plaque sehr wirksam lösen, selbst in einem Abstand von einigen Millimetern.
Allerdings sind die „schallaktiven“ Zahnbürsten gewöhnungsbedürftig. Bei Berührung des Zahnes mit dem Bürstenkopf kitzelt und summt es im Kopf, ähnlich wie beim Bohren durch die Zahnärztin.

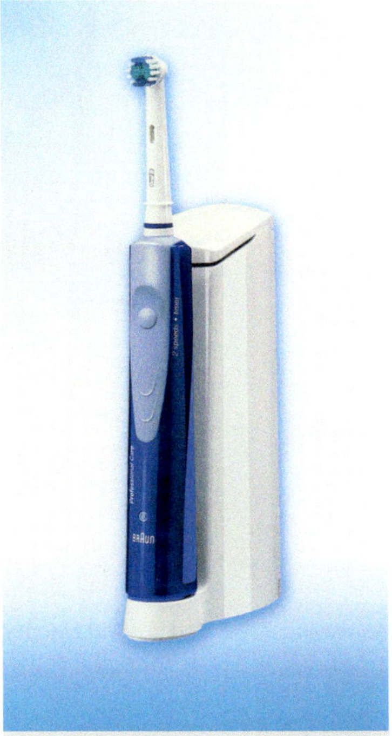

Abb. 3 Elektrische Zahnbürste

Zahnpasta

Zahnpasta gehört selbstverständlich zum Zähneputzen dazu. Sie unterstützt die mechanische Reinigung, sorgt aber auch für einen angenehmen Geschmack im Mund.
Die wichtigsten **Bestandteile** einer handelsüblichen Zahnpasta sind *(s. Abb. 1)*:

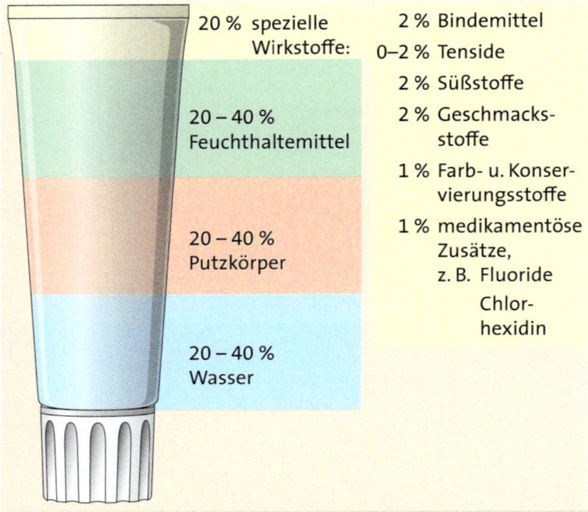

Abb. 1 Bestandteile der Zahnpasta

- **Putzkörper** dienen der mechanischen Belagsentfernung.
- **Feuchthaltemittel und Wasser** verhindern die Austrocknung der Zahnpasta.
- **Tenside** bewirken eine Schaumbildung (wie bei Waschmitteln).
- **Bindemittel** verhindern eine Trennung der einzelnen Bestandteile.
- **Farbstoffe** verleihen der Zahnpasta ein angenehmes Aussehen.
- **Geschmacksstoffe** geben einen guten Geschmack.
- **Konservierungsstoffe** verlängern die Haltbarkeit.
- **Süßstoffe** sorgen für einen angenehmen Geschmack. Der Zuckerersatzstoff Xylit hat außerdem eine plaquehemmende Wirkung.
- **Medikamentöse Zusätze**, z. B. Fluoride, pflanzliche Wirkstoffe, Chlorhexidin, wirken karieshemmend und antibakteriell.

Die **Auswahl der richtigen Zahnpasta** richtet sich auch nach dem Anteil der enthaltenen Putzkörper. Diese so genannten Schleifkörper helfen bei der Reinigung, können jedoch auch der Zahnsubstanz schaden. Zahnschmelz, aber vor allem das weichere Dentin und der Wurzelzement, werden abgetragen (**Abrasion**), es entstehen keilförmige Defekte *(s. S. 409, Abb. 4)*. Daher wird die **Abrasivität** einer Zahnpasta über einen Wert angegeben, den **RDA-Wert**. Der RDA-Wert (**R**adioactive **D**entin **A**brasion; auch: **R**elative **D**entin **A**brasion) ist das Maß für die abtragende Wirkung (Abrasivität) der Putzkörper auf das vorher radioaktiv markierte Dentin. Je höher der Wert ist, desto mehr Dentin wurde mit dieser Zahnpasta im Laborversuch abgerieben *(s. Tab. 1)*. Während der Begriff Abrasion den Abrieb von Zahnsubstanz durch körperfremde Substanzen bezeichnet, wird der Abrieb, der durch direkten Zahnkontakt entsteht, als **Attrition** bezeichnet (z. B. der Antagonistenkontakt).

RDA-Wert	Wirkung	Empfehlung
>100	sehr hohe Abrasivität	nicht zu empfehlen. Weißmacherzahnpasta hat einen RDA-Wert von bis zu 150.
60–100	durchschnittliche Abrasivität	für parodontal gesunde Patienten
<60 so genannte Sensitivprodukte	geringe Abrasivität	bei Zahnhalsüberempfindlichkeit, bei bestehenden Abrasionen und Zahnfleischrückgang

Tab. 1 Abrasivität der Putzkörper

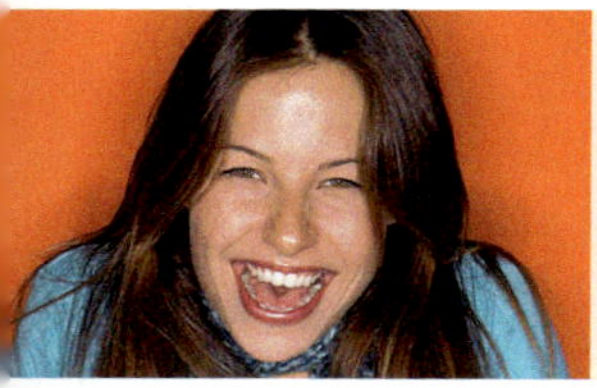

Salz zum Putzen der Zähne – ein Geheimtipp?
Immer wieder hört man von Jugendlichen, dass sie sich z. B. vor Partys die Zähne mit Salz putzen, damit sie weißer wirken. Das Salz hat die gleiche Funktion wie die Putzkörper in der Zahnpasta. Die Salzkörner helfen bei der mechanischen Entfernung des Belags, aber sie sind viel zu abrasiv, mit der Folge, dass der Zahnschmelz abgetragen wird.

Zahnputzsystematik

Unabhängig von der Zahnputztechnik sollte der Patient eine **Systematik** beim Putzen einhalten *(s. Abb. 1)*. Sonst ist die Gefahr groß, dass unbeliebte Stellen vergessen werden.
Da die Konzentration während des Putzens nachlässt, beginnt man mit den schwierigen Stellen, also mit den **Innenflächen** der Ober- und Unterkieferzähne. Die Zahnbürste wird am letzten Zahn des Oberkiefers angesetzt und man arbeitet sich von der einen Kieferhälfte zum letzten Zahn der anderen durch. Dann wechselt man zum Unterkiefer. Zur Reinigung der Innenflächen der Frontzähne muss die Zahnbürste hochgestellt werden, da zu wenig Platz für den ganzen Bürstenkopf vorhanden ist. Die **Außenflächen** der Ober- und Unterkieferzähne werden nach dem gleichen Prinzip gereinigt. Zum Abschluss, sozusagen als Belohnung, dürfen die **Kauflächen** der Zähne mit kleinen kreisenden oder schrubbenden Bewegungen bearbeitet werden. (Auch die verbreitete „KAI"-Systematik – Kauflächen, Außenflächen, Innenflächen – ist möglich.)

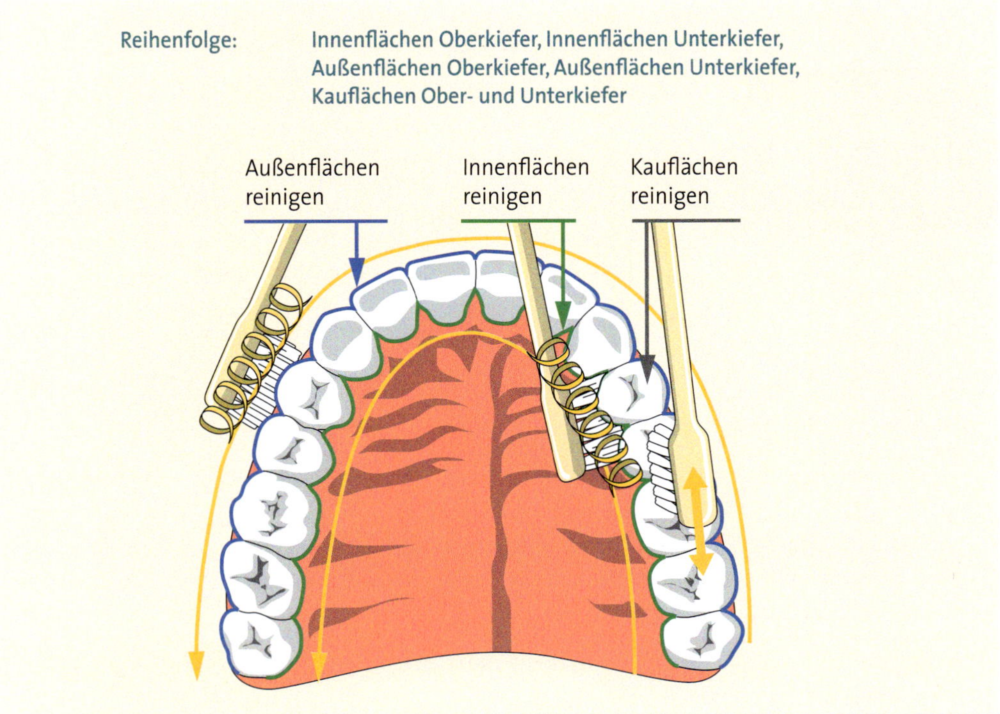

Abb. 1 Zahnputzsystematik

Zahnputztechniken

In der Praxis haben sich drei Putztechniken bewährt. Sie unterscheiden sich im Anspruch an die Geschicklichkeit.
Es handelt sich um
- die Rotationsmethode nach Fones,
- die Methode „Von Rot nach Weiß" und
- die Bass-Technik.

Bei allen drei Techniken sollte man den **Druck** der Zahnbürste kontrollieren, da ein zu hoher Druck („je mehr ich drücke, desto mehr Dreck geht weg") die Zahnsubstanz und das Zahnfleisch schädigt. Eine weitere Technik, auf die im Folgenden nicht eingegangen wird, ist die Stillman-Technik.

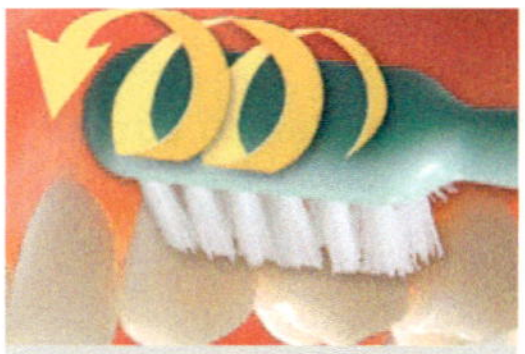
Abb. 1 Putztechnik nach Fones. Außenflächen

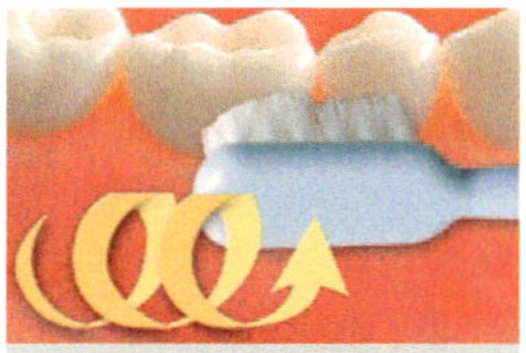
Abb. 2 Putztechnik nach Fones. Innenflächen

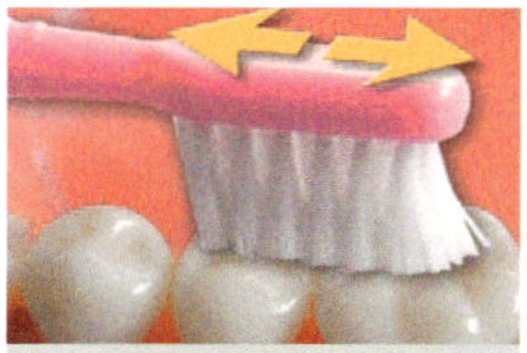
Abb. 3 Putztechnik nach Fones. Kauflächen

Rotationsmethode nach Fones

Diese Technik *(s. Abb. 1, 2, 3)* ist leicht zu erlernen und stellt keine hohen Anforderungen an die Feinmotorik. Daher wird sie bei Kindern bis zum ca. **7. Lebensjahr** angewandt.

Ober- und Unterkiefer werden geschlossen, die Frontzähne stehen aufeinander (**Kopfbissstellung**). Die Zahnbürste wird in großen kreisenden Bewegungen über die Außenflächen der Zähne geführt. Die Kinder stellen sich vor, dass sie große **Kreise** auf die Zähne malen.

Für das Putzen der Innenflächen müssen Ober- und Unterkiefer geöffnet werden. Es wird ebenfalls mit kreisenden Bewegungen geputzt. Um die Innenflächen der Frontzähne zu putzen, wird die Zahnbürste hochgestellt, da der Bürstenkopf mit seiner gesamten Länge keinen Platz hat.

Die Kauflächen dürfen geschrubbt werden.

Bei etwas älteren Kindern kann man die gleiche Vorgehensweise bei geöffnetem Kiefer demonstrieren, somit werden Ober- und Unterkiefer getrennt voneinander geputzt.

Nachteil: Der **Sulkusrand**, also der Übergang vom Zahnfleisch zum Zahnschmelz, und die **Innenflächen** der Zähne werden nicht optimal gereinigt. Da aber ein Nachputzen durch die Eltern in diesem Alter noch notwendig ist, kann dieser Mangel durch den Erwachsenen ausgeglichen werden.

Methode „Von Rot nach Weiß"

Ungefähr ab dem 7. Lebensjahr kann das Kind zu der Putztechnik **„Von Rot nach Weiß"** übergehen, bei der auch die Gingiva gereinigt wird *(s. Abb. 4)*.
Dazu wird die Zahnbürste am **Sulkusrand** angesetzt und zu den Zahnkronen hin geführt. So reinigt man die Außen- und Innenflächen der Zähne mitsamt dem Sulkusrand. Die Kauflächen werden in schrubbenden Bewegungen geputzt.

Nachteil: Auch bei dieser Methode wird der Sulkusrand, an dem Plaque besonders gut haftet, nicht ausreichend geputzt.

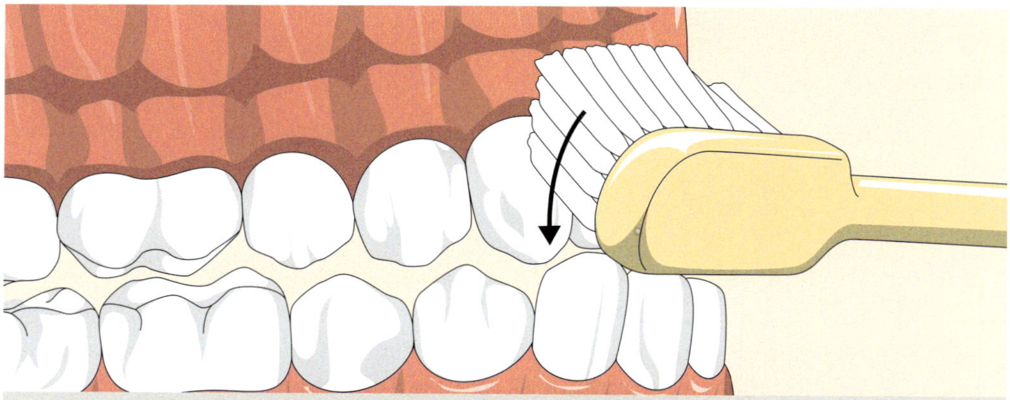
Abb. 4 Putztechnik „Von Rot nach Weiß"

Modifizierte Bass-Technik

Die Bass-Technik *(s. Abb. 1, 2)* können **Jugendliche** und **Erwachsene** erlernen. Sie dient der Zahnreinigung und gleichzeitig der Gingivapflege und ist die beste Technik, um am Zahnfleischrand Plaque zu entfernen. Auch wird hierbei die Gingiva stimuliert und dadurch besser durchblutet.
Die Zahnbürste wird in einem 45°-Winkel an die Zahnflächen im Sulkusbereich gelegt. Zunächst werden kleine rüttelnde Bewegungen ausgeführt. Dabei dringen die einzelnen Borsten in die **Approximalräume** und den **Sulkus** ein. Der Druck darf nicht zu hoch sein. Hierbei wird Plaque gelöst und kann anschließend mit einer Auswischbewegung zur Zahnkrone hin entfernt werden. So verfährt man ca. 10-mal pro Zahn.

Nachteil: Bei zu starkem Druck auf das Zahnfleisch kann es zu Verletzungen kommen.

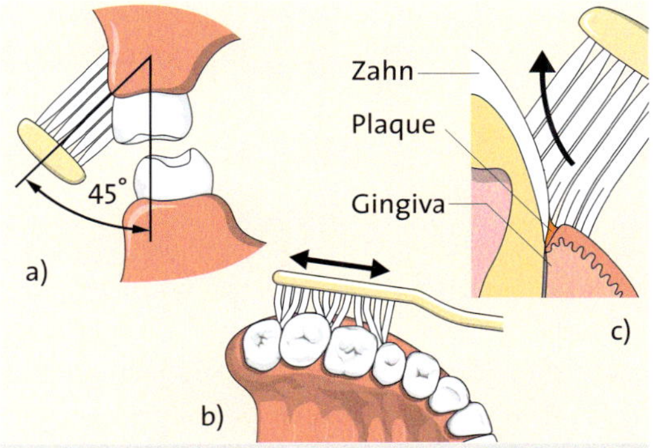

*Abb. 1 Die Bass-Technik.
Schematische Darstellung: a) Grundhaltung; b) rüttelnde Bewegungen; c) Entfernung der gelösten Plaque aus dem Zahnfleischrand*

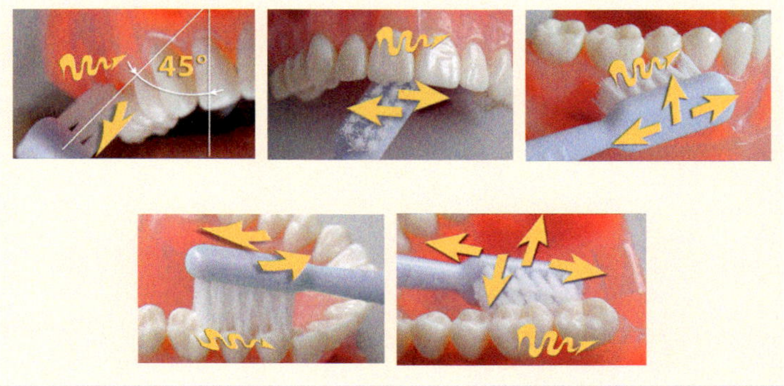

Abb. 2 Die Bass-Technik

Die Schrubb-Putztechnik
Ich bin es aber gewohnt, ordentlich meine Zähne zu schrubben. Warum soll ich mich jetzt auf eine andere Putzmethode umstellen?
Das Schrubben, außer auf den Kauflächen, ist schädlich für das Zahnfleisch und den Zahnhals. Denn es entstehen keilförmige Defekte *(s. Abb. 4, 5)*. Auch kann man damit Beläge nicht gründlich genug entfernen.

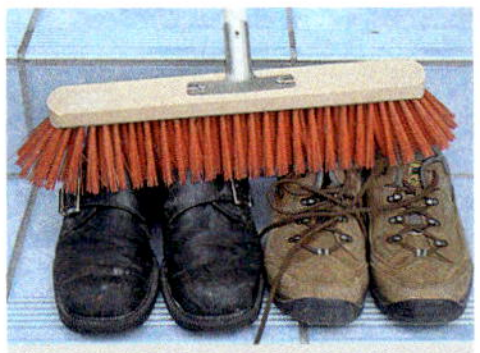

Abb. 3 Schuhe schrubben

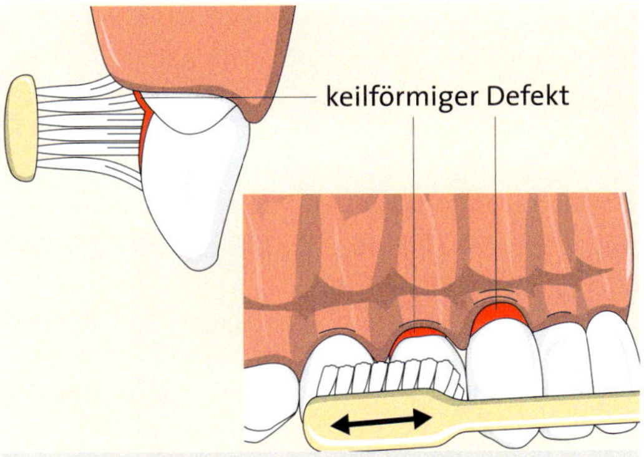

Abb. 4 Entstehung von keilförmigen Defekten, schematische Darstellung.

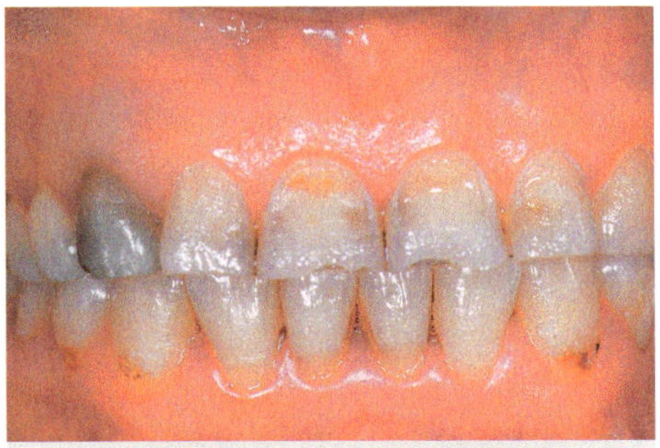

Abb. 5 Abrasionen der Oberkieferfrontzähne, vermutlich entstanden durch die „Schrubberputztechnik“ mit einer Zahnpasta mit hohem RDA-Wert

2.1.2 Reinigung der Interdentalräume

Durch ausschließliche Anwendung der Zahnbürste können nicht alle Zahnflächen gesäubert werden. Daher sollten weitere Hilfsmittel zur Reinigung der Interdentalräume eingesetzt werden. Dazu zählen:
- Zahnseide
- Superfloss
- Interdentalbürstchen
- medizinische Zahnhölzer

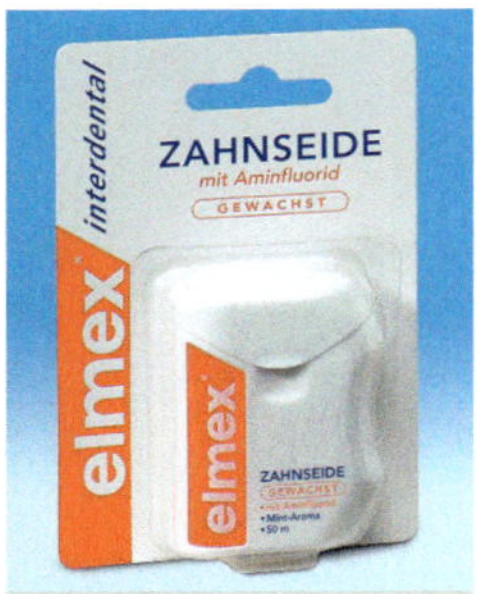

Abb. 1 Gewachste Zahnseide

Zahnseide und Superfloss

Zahnseide dient der Reinigung der Interdentalräume, d. h. der Approximalräume, der Unterseite von Brückengliedern und zur Implantatpflege. Gerade **Approximalkaries** ist eine weit verbreitete Art von Karies. Allerdings ist die Handhabung der Zahnseide *(s. Abb. 1)* nicht ganz einfach, sie muss eingeübt werden.

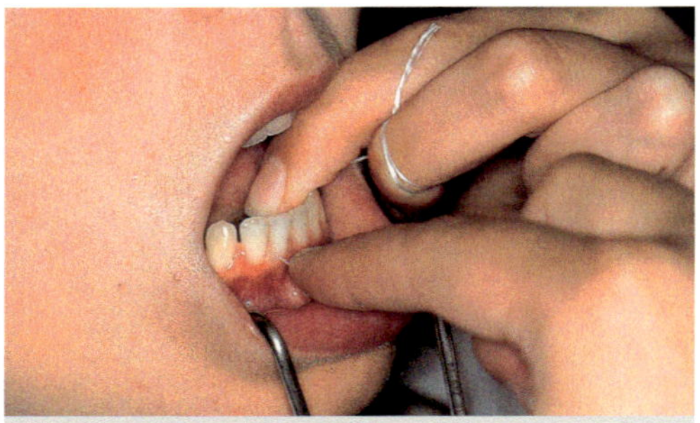
Abb. 2 Reinigung mit Zahnseide

Die Zahnseide ist ein Nylonfaden, der aus mehreren **Fasern** besteht. Es gibt sie in **gewachster** und **ungewachster** Ausführung.
Gewachste Zahnseide hat den Vorteil, dass sie besser über den **Approximalkontakt** der Zähne hinweggleitet, hat aber den Nachteil, dass Wachsreste an der Zahnoberfläche haften bleiben. Außerdem spaltet sich die gewachste Zahnseide nicht in einzelne Fasern auf.
Die ungewachste Zahnseide spaltet sich in einzelne Fasern auf, wodurch eine bessere Reinigungswirkung erreicht wird. Sie gleitet nicht über den Belag hinweg, aber der Patient hat bei engstehenden Zähnen mehr Mühe, sie über den Approximalkontakt der Zähne zu bringen.

Die Reinigung mit der Zahnseide kann alle zwei Tage vor dem Zähneputzen erfolgen, damit die mit der Zahnseide gelöste Plaque weggeputzt werden kann.
Ein ca. 40 cm langes Stück Zahnseide wird um beide **Mittelfinger** gewickelt, die **Zeigefinger** und **Daumen** führen den Faden unter Spannung in den Interdentalraum hinein *(s. Abb. 2)*. Das Prinzip des **„Fädelns“** besteht darin, den Faden **sägend** durch den Kontaktpunkt einzuführen, dann die Zahnseide eng an beiden Zahnflächen bis in den Sulkus hinein mehrmals **auf und ab** zu führen, ohne die **Papille** zu verletzen. Nach zwei bis drei Zähnen wird ein Stück Faden von einem Mittelfinger abgewickelt und vom anderen Mittelfinger aufgewickelt, sodass immer wieder ein neues Stückchen zur Reinigung benutzt wird.

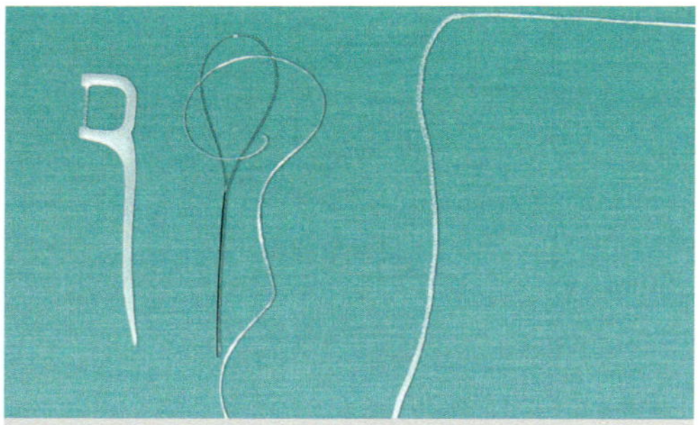
Abb. 3 Zahnseidenhalter, Einfädler, Superfloss

Wer Probleme mit dem Halten der Zahnseide hat, kann einen **Halter** verwenden, der dem Patienten aber auch eine gewisse Fingerfertigkeit abverlangt. So genannte **Einfädler** ermöglichen auch das Durchführen von Zahnseide unter Brückenglieder *(s. Abb. 3)*.

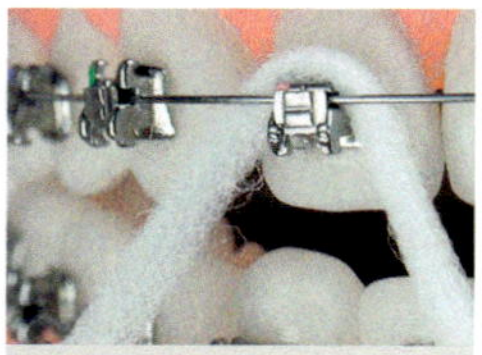
Abb. 4 Reinigung von Brackets mit Superfloss

Superfloss ist eine Weiterentwicklung der Zahnseide. Sie ist zur Reinigung von **größeren Approximalflächen** geeignet, da sie einen flauschigen, dickeren Anteil hat. Durch ein versteiftes Ende eignet sie sich auch gut zur Reinigung von prothetischen Versorgungen (z. B. Brücken, verblockten Zähnen) und Brackets *(s. Abb. 4)*.

Interdentalbürsten

Dabei handelt es sich um zylindrisch oder konisch (kegelförmig) geformte Bürstchen aus Kunststoff, die verschiedene Durchmesser haben können *(s. Abb. 1)*. Es gibt sie mit langen und kurzen Griffen. Die Interdentalbürstchen benötigt man bei **großen Zahnzwischenräumen**, unter Brücken, Teilprothesen, bei durchgängigen Furkationen und bei festsitzenden kieferorthopädischen Apparaturen. Die Zahnärztin oder die Prophylaxefachkraft wählt die Größe des Bürstchens entsprechend dem Interdentalraum. Die Handhabung muss genau kontrolliert werden, damit der Patient sein Parodontium nicht schädigt.

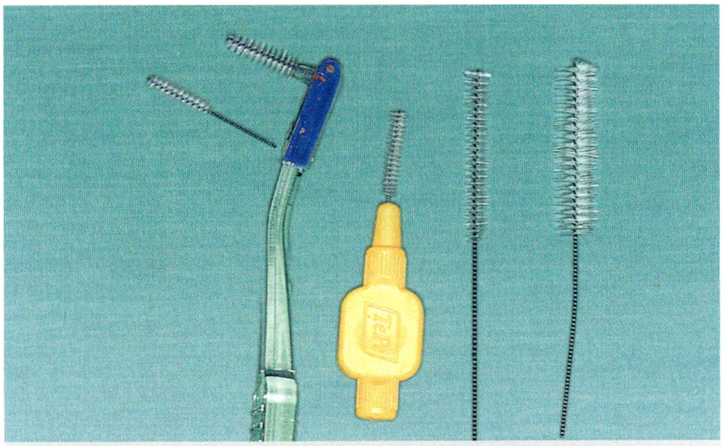

Abb. 1 Interdentalbürstchen unterschiedlicher Form und Größe

Medizinische Zahnhölzer

Zahnhölzer werden für die normale Mundhygiene nicht benötigt. Im Gegenteil, bei einem gesunden Parodontium kann es zu Verletzungen und zu einem Rückgang der Gingiva kommen. Die medizinischen Zahnhölzer *(s. Abb. 2)* sind nur ein Ersatz für die immer noch verwendeten Zahnstocher. Sie haben einen dreieckigen Querschnitt und sind aus weichem, splitterfreiem Holz. Vor dem Gebrauch müssen sie mit Speichel angefeuchtet werden.

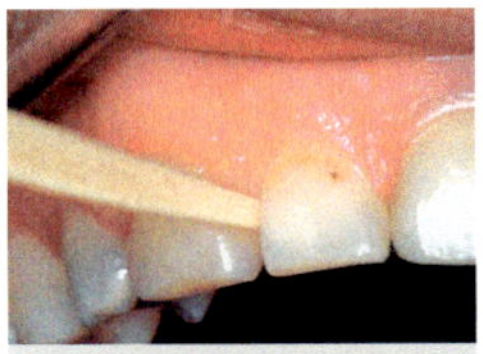

Abb. 2 Verwendung eines medizinischen Zahnholzes

Reinigung der Interdentalräume im Bereich des Approximalkontakts

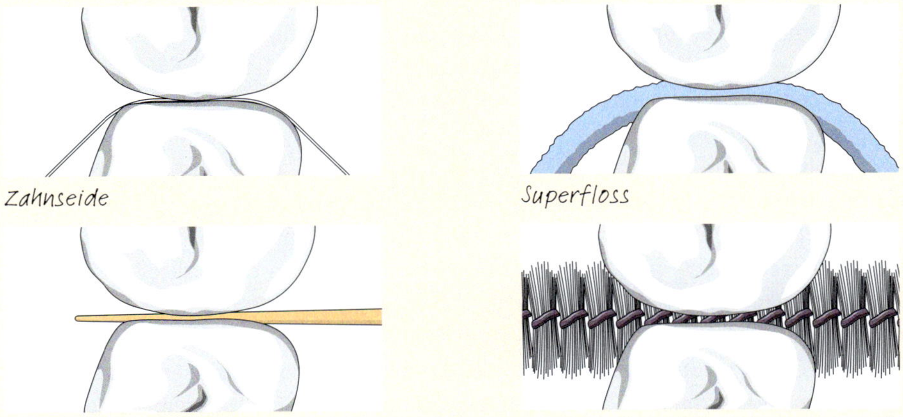

2.1.3 Mundspülung

Das sorgfältige Spülen des Mundes mit Mundspüllösungen und unter Verwendung einer Munddusche **ergänzt** die mechanische Plaqueentfernung. Sie kann das Zähneputzen jedoch **nicht ersetzen**.

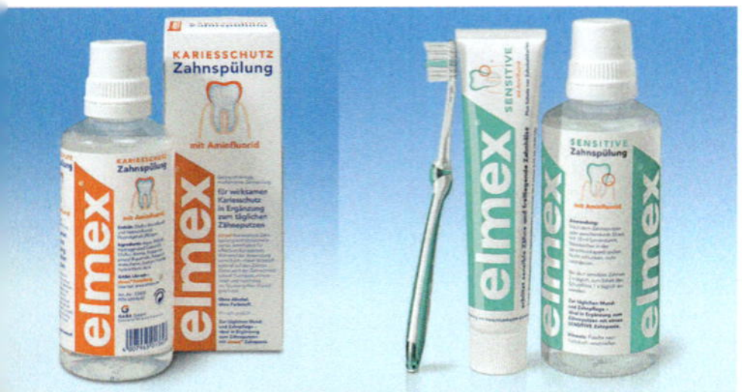

Abb. 1 Die Elmex®-Zahnspüllösungen rot und grün enthalten Aminfluoride

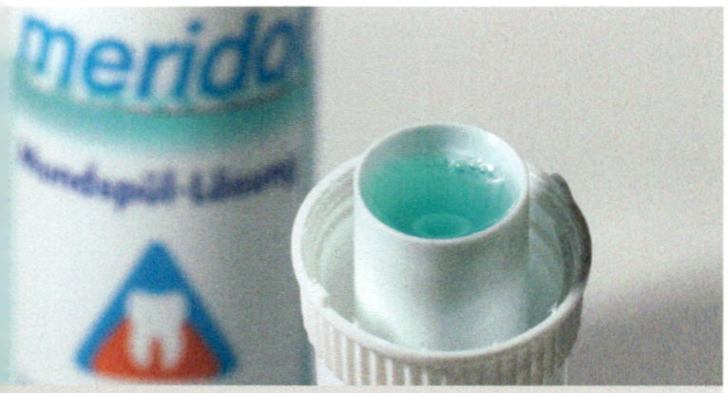

Abb. 2 Meridol®-Mundspüllösung

Mundspüllösungen

Es gibt Mundspüllösungen, die zur **Fluoridierung** der Zähne oder zu einem **Frischegefühl** im Mund eingesetzt werden. Dazu zählen Zahnspüllösungen, die **Aminfluoride** enthalten und zur täglichen Kariesprophylaxe eingesetzt werden können (*s. Abb. 1*).
Mundspüllösungen, die eine Kombination von **Amin- und Zinnfluoriden** enthalten – z. B. Meridol® (*s. Abb. 2*), aber auch andere Produkte –, haben eine stärkere Wirkung hinsichtlich einer Plaqueverringerung und einer Gingivitis-Prophylaxe. Diese Mundspüllösung eignet sich vor allem für Patienten mit hohem Kariesrisiko, Patienten mit festsitzenden kieferorthopädischen Apparaturen und Patienten, die zu einer Gingivitis neigen.

Fluoridhaltige Mundspüllösungen, die für eine Daueranwendung eingesetzt werden, sollten **keinen Alkohol** enthalten.

Eine andere Wirkungsweise haben **Chlorhexidinlösungen**, die in der Karies-, Gingivitis- und Parodontitisprophylaxe eingesetzt werden *(s. Abb. 3)*. Sie gehören zu den Antiseptika und sind sehr wirksam gegen Bakterien.

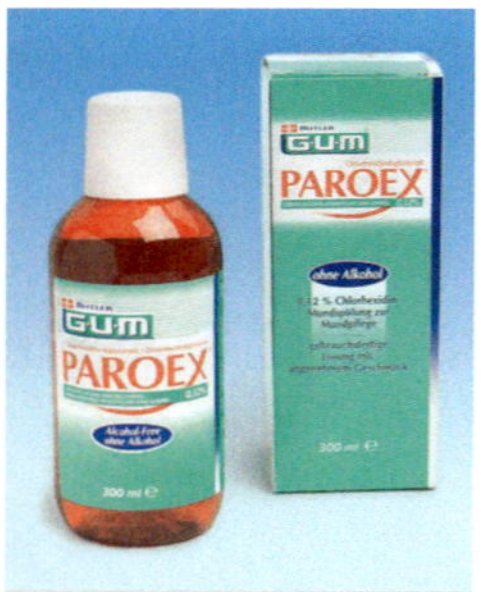

Abb. 3 Chlorhexidinlösung

Chlorhexidinlösungen (CHX-Lösungen) dürfen auf Grund ihrer **Nebenwirkungen** nur eine begrenzte Zeit lang eingesetzt werden, z. B. vor und nach chirurgischen Eingriffen, bei schweren Entzündungen des Parodontiums. Die wichtigsten Nebenwirkungen der CHX-Lösungen sind Geschmacksstörungen, Verfärbungen der Zunge und der Zähne sowie Schleimhautveränderungen.

Mundduschen/Wasserstrahlgeräte

Mit einer Munddusche können festsitzende Beläge auf den Zähnen nicht entfernt werden. Lediglich lockere Speisereste nach Mahlzeiten können mit diesen Geräten abgespült werden. Daher müssen die Patienten darauf hingewiesen werden, dass die Munddusche das „mühsame" Zähneputzen nicht ersetzt.
Mit einer Munddusche kann die Gingiva massiert werden. Die Durchblutung wird angeregt, wodurch entzündliche Veränderungen an der Gingiva abgeschwächt werden.
Allerdings kann der Patient Schaden am Sulkus anrichten, wenn er den Wasserstrahl in die Zahnfleischfurche hinein richtet und nicht zum Zahn hin. Dadurch werden Speisereste in den Sulkus hineingetrieben, das zarte Gewebe kann verletzt werden und es können Entzündungen entstehen.
Im Rahmen einer Parodontalbehandlung oder einer kieferorthopädischen Behandlung kann es sein, dass die Zahnärztin dem Patienten eine Munddusche empfiehlt, deren Handhabung dann aber genau erklärt wird.

2.2 Zahngesunde Ernährung

Unser Organismus braucht ständig Nährstoffe: Kohlenhydrate, Fette, Eiweiße, aber auch Vitamine, Mineralstoffe und Spurenelemente. Eine ausgewogene Ernährung ist wichtig für die allgemeine Gesundheit, aber auch für die Zahngesundheit.

2.2.1 Die Verdauung

Damit die Nährstoffe aus den Nahrungsmitteln aufgenommen werden können, müssen sie in unserem Verdauungstrakt durch **Enzyme** aufgespalten werden. Unser Verdauungstrakt besteht aus mehreren Organen (*s. Abb. 1*):

- Mundhöhle
- Speiseröhre
- Magen
- Dünndarm
- Dickdarm
- Bauchspeicheldrüse
- Leber
- Enddarm

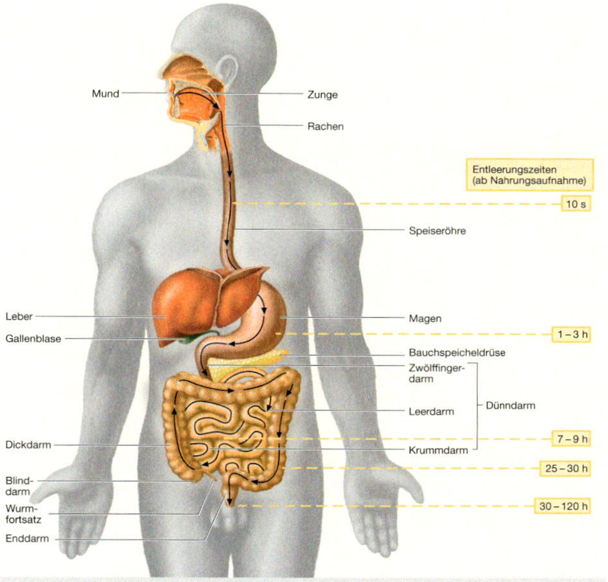

Abb. 1 Der Verdauungstrakt

Mundhöhle

Die Verdauung beginnt in der Mundhöhle. Hier wird die aufgenommene Nahrung zerkleinert, mit Speichel vermischt und gleitfähig gemacht. Die Kohlenhydrataufspaltung wird durch Enzyme aus dem ↑Speichel eingeleitet.
Beim Schluckvorgang passiert der Nahrungsbrei den Rachen und gelangt in die Speiseröhre.

↑Speichel, S. 124

Speiseröhre

Die Speiseröhre ist ein ca. 25 cm langer Muskelschlauch, der durch wellenförmige Muskelbewegungen den Speisebrei vom Rachen zum Mageneingang transportiert. Die wellenförmigen Muskelbewegungen von z. B. Speiseröhre und Darm entstehen, indem sich die einzelnen Organabschnitte nacheinander zusammenziehen und so den Inhalt transportieren. Man spricht hier auch von **Peristaltik**.

Magen

Im Magen wird die Nahrung gesammelt und durch die Kontraktionen der muskulösen Magenwand durchgeknetet. Zellen in der Magenschleimhaut, welche die Innenwand des Magens auskleidet, produzieren Schleim und Magensaft, der Salzsäure enthält. Diese tötet Krankheitserreger ab. Enzyme beginnen, das Eiweiß aufzuspalten. Der zähe Schleim schützt die Magenwand vor der scharfen Salzsäure. Der pH-Wert beträgt ca. 1. Täglich werden hier 2–3 Liter Magensaft produziert.
Je nach Beschaffenheit der zugeführten Nahrung kann diese unterschiedlich lange im Magen verweilen. Fettreiche Speisen bleiben länger im Magen liegen, bevor sie in den Dünndarm abgegeben werden.

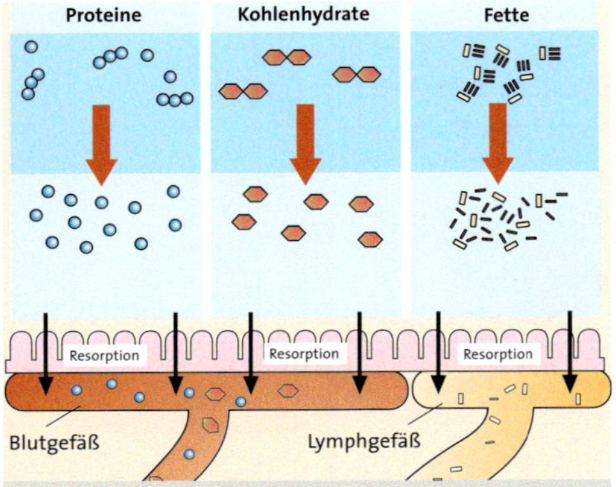

Abb. 1 Aufspaltung der Nahrungsbestandteile und Resorption (Aufnahme)

Dünndarm

Der Dünndarm ist ein Muskelschlauch, der in drei Abschnitte unterteilt wird: in Zwölffingerdarm, Leerdarm und Krummdarm. Er ist insgesamt ca. 3,5–4 Meter lang.
In den Zwölffingerdarm leiten die Bauchspeicheldrüse und die Gallenblase ihre Verdauungssäfte ein, wo sie sich mit dem Darmsaft vermischen. Hier werden Eiweiße, Kohlenhydrate und Fette vollständig **aufgespalten** (*s. Abb. 1*). Der Gallensaft wird für die Verdauung von Fetten benötigt.
Der Leerdarm und der anschließende Krummdarm liegen in vielen Schlingen in der Bauchhöhle. Im Inneren wird ihre Oberfläche durch Schleimhautfalten und Zotten stark vergrößert, es sind nahezu 200 Quadratmeter. Dies ist der ideale Ort, um die in Einzelbestandteile zerlegten Nährstoffe in unsere Blut- und Lymphgefäße **aufzunehmen** (Resorption; *s. Abb. 1*).
Energie und neue Substanzen zum Wachstum oder zum Erhalt unseres Körpers werden zur Verfügung gestellt. Durch die Peristaltik der Darmmuskulatur wird der Darminhalt in den Dickdarm transportiert.

Dickdarm

Der Dickdarm beginnt mit einem blind endenden Darmbereich, dem Blinddarm mit dem Wurmfortsatz (Appendix). Der Wurmfortsatz kann sich leicht entzünden. Dies wird in der Umgangssprache fälschlicherweise Blinddarmentzündung genannt. Die korrekte Bezeichnung lautet Wurmfortsatzentzündung (Appendizitis).
Im Dickdarm werden die Verdauungssäfte und das noch im Speisebrei vorhandene Wasser **rückresorbiert**, wodurch die unverdaulichen Nahrungsreste eindicken.
Die Dickdarmperistaltik transportiert die unverwertbaren Nahrungsbestandteile zum **Enddarm**, wo sie über den Schließmuskel, den **After**, ausgeschieden werden.
Der gesamte Verdauungsvorgang dauert unterschiedlich lange. Man geht aber von ca. 24 Stunden aus. Der Kot allerdings kann bis zu fünf Tagen im Enddarm verweilen.

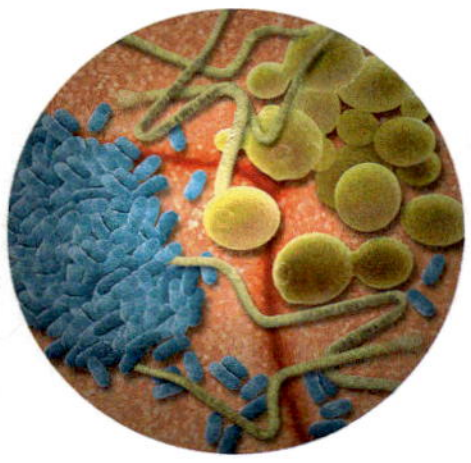

Abb. 2 Mikroskopische, eingefärbte Aufnahme der Darmflora

Darmflora

Im Dickdarm befinden sich etwa 100 Billionen Bakterien, die die so genannte Darmflora bilden. Durch die Bakterien laufen Gärprozesse ab.

Die Darmflora ist wichtig für die Verdauung, aber auch für unser Immunsystem. Ist sie, z. B. durch Antibiotikaeinnahme, gestört, so kann es zu Folgeerkrankungen und Pilzbefall kommen.

Die Leber

Die Leber ist das wichtigste Stoffwechselorgan unseres Körpers. Sie erhält Blut mit den resorbierten Nahrungsbestandteilen aus dem Magen-Darm-Trakt, bevor diese über den großen Blutkreislauf im ganzen Körper verteilt werden. Sie verstoffwechselt die resorbierten Stoffe und übernimmt eine Entgiftungsfunktion, z. B. von Arzneimitteln und Alkohol.
Gleichzeitig ist die Leber die größte Drüse in unserem Körper. Sie bildet die Gallenflüssigkeit für die Fettverdauung, die in der Gallenblase gesammelt und bei Bedarf an den Zwölffingerdarm abgegeben wird.

2.2.2 Ausgewogene Ernährung

Die tägliche Nahrung sollte aus sieben Lebensmittelgruppen bestehen. Der von der Deutschen Gesellschaft für Ernährung e. V. (DGE) entworfene Ernährungskreis *(s. Abb. 1)* verdeutlicht, wie eine gesunde Ernährung aussehen kann.

Weitere Hinweise finden Sie unter **www.dge.de**

Wichtig ist eine ausreichende Flüssigkeitszufuhr. Generell sollten Getreideprodukte, vorzugsweise Vollkornprodukte, sowie Gemüse mehr als die Hälfte der täglich aufgenommenen Nahrung bilden. Rund ein Drittel der Nahrung sollte aus Obst (17 %) und fettarmen Milchprodukten (18 %) bestehen. In Maßen ist der Verzehr von Fleisch und Wurst sinnvoll. Pflanzliche Fette und Öle sollten wir nur in geringen Mengen zu uns nehmen.
Weißer Haushaltszucker sollte nur in geringen Mengen gegessen werden. Auch Limonaden enthalten viel ↗Zucker. Aus physiologischer Sicht brauchen wir ihn nicht. Er liefert dem Körper zwar viel Energie, doch fehlen ihm alle anderen Bestandteile einer ausgewogenen Ernährung. Vor allem führt übermäßiger Zuckergenuss zu Erkrankungen wie Diabetes, Übergewicht, Darmerkrankungen und Karies.

↗Zucker, S. 417

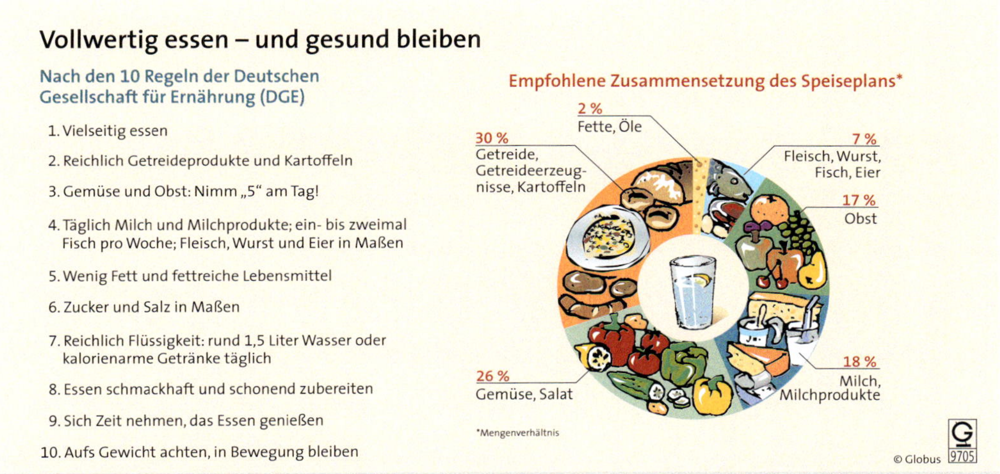
Vollwertig essen – und gesund bleiben
Nach den 10 Regeln der Deutschen Gesellschaft für Ernährung (DGE)
1. Vielseitig essen
2. Reichlich Getreideprodukte und Kartoffeln
3. Gemüse und Obst: Nimm „5" am Tag!
4. Täglich Milch und Milchprodukte; ein- bis zweimal Fisch pro Woche; Fleisch, Wurst und Eier in Maßen
5. Wenig Fett und fettreiche Lebensmittel
6. Zucker und Salz in Maßen
7. Reichlich Flüssigkeit: rund 1,5 Liter Wasser oder kalorienarme Getränke täglich
8. Essen schmackhaft und schonend zubereiten
9. Sich Zeit nehmen, das Essen genießen
10. Aufs Gewicht achten, in Bewegung bleiben
Empfohlene Zusammensetzung des Speiseplans*
2 % Fette, Öle
7 % Fleisch, Wurst, Fisch, Eier
17 % Obst
18 % Milch, Milchprodukte
26 % Gemüse, Salat
30 % Getreide, Getreideerzeugnisse, Kartoffeln
*Mengenverhältnis
© Globus 9705

Abb. 1 Gesunde Ernährung

Zucker nur für Reiche?
Im Spätmittelalter war der Genuss von Zucker den Reichen und Adeligen vorbehalten. Ein Kilogramm Zucker hatte den Wert von 100 kg Weizen, er war also sehr teuer. Karies war damals eine typische Erkrankung der Oberschicht. Die englische Königin Elizabeth I. (1533–1603) wurde auf Grund ihrer verfaulten Zähne nur mit zusammengekniffenem Mund dargestellt.
Seit den 1970er-Jahren gibt es die Bezeichnung „zuckerfrei", die den Imageverlust des Zuckers wiedergibt. Heute ist es eher die einkommensstarke Bevölkerung, die sich ausgewogen und kalorienarm ernährt. War früher Übergewicht ein Zeichen des Wohlstands, so ist heute das Schlanksein ein Statussymbol.

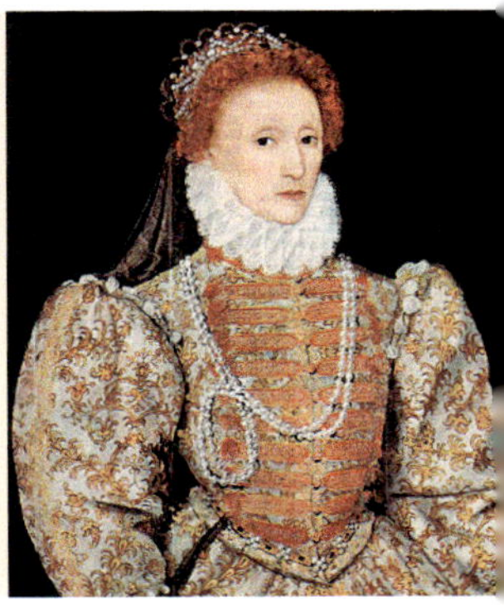

2.2.3 Einfluss der Nahrung auf die Zahngesundheit

Notwendige Stoffe in der Nahrung

Über die Versorgung mit Nährstoffen (Eiweiß, Fett und Kohlenhydrate) hinaus benötigt der menschliche Organismus auch Mineralstoffe und Vitamine. Bei den Mineralstoffen unterscheidet man Mengenelemente (z. B. Natrium, Kalium, Kalzium, Phosphat) und Spurenelemente (z. B. Eisen, Fluoride). Spurenelemente werden nur in sehr geringen Mengen („in Spuren“) benötigt. Einige der Stoffe sind für die Zahngesundheit besonders wichtig.

Mineralstoffe		
Name	**Aufgabe**	**Vorkommen**
Kalzium	wichtiger Baustoff der Zähne und Knochen, Blutgerinnung	Milchprodukte, Brokkoli, Grünkohl, Mineralwasser 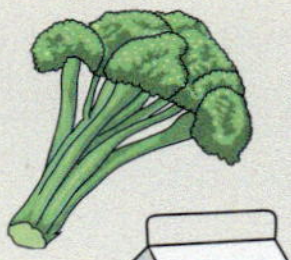
Phosphat	wichtiger Baustoff der Zähne und Knochen	Milch, Haferflocken 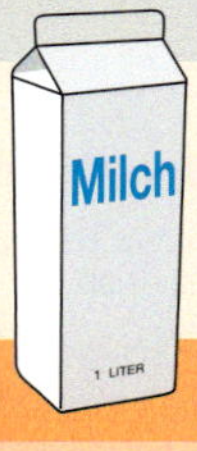
Spurenelemente		
Name	**Aufgabe**	**Vorkommen**
Fluoride	Bestandteil der Zähne und Knochen, erhöhen die Widerstandsfähigkeit des Zahnschmelzes gegenüber Säuren bei Mangel: Karies, Knochendefekte bei Überschuss: weiße Flecken auf dem Zahnschmelz	Seefisch, Meersalz, Sojaprodukte, Trinkwasser, Schwarztee 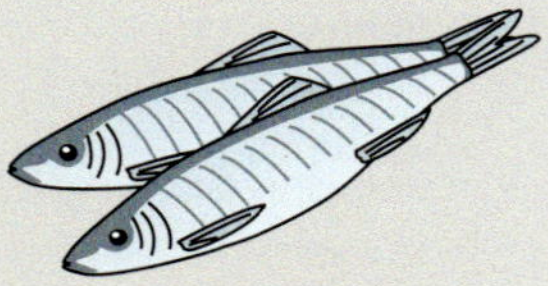
Vitamine		
Name	**Aufgabe**	**Vorkommen**
Vitamin D	ermöglicht die Aufnahme von Kalzium und Phosphat im Darm. Mangelerkrankung: Rachitis	Leber, Fisch, Eigelb, Käse, Milch; entsteht unter Einwirkung von UV-Licht auch in der Haut 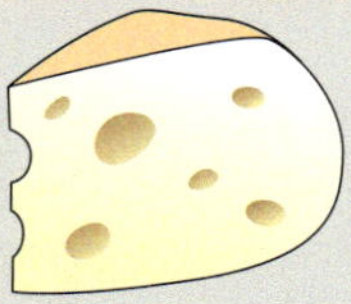
Vitamin C	gegen Zahnfleischentzündung, Zahnausfall, Wundheilungsstörungen Mangelerkrankung: Skorbut, früher bekannt bei Seefahrern	frische Früchte, Gemüse, Kartoffeln, Sauerkraut 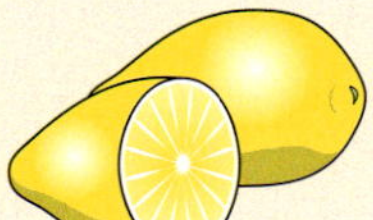

↑ Fluoridierung, S. 421

↑ Siehe hierzu Lernfeld 8, Verabreichung von Arzneimitteln, S. 301

Fluoride werden **systemisch** aufgenommen, d. h., sie werden über die Blutbahn zu den Zähnen oder Zahnkeimen transportiert. Daher wirken sie vor allem in der Zeit, in der Schmelz und Dentin gebildet werden, also während der Schwangerschaft und bis zum 12. Lebensjahr. Aber auch **lokal**, direkt am Zahn, ist eine Wirkung nachweisbar (↑ Fluoridierung).

Für die Zähne schädliche Nährstoffe

Von den Nährstoffen sind lediglich die **Kohlenhydrate** (Saccharide, Zucker) kariogen. Die Kohlenhydrate unterteilt man in **Monosaccharide** (Einfachzucker), **Disaccharide** (Doppelzucker) und **Polysaccharide** (Vielfachzucker) *(s. Abb. 1)*.

Siehe hierzu Lernfeld 4, Kariesentstehung, S. 122

Molekülart	Kohlenhydrat (Saccharid)	Eigenschaften
Monosaccharid aus einem Molekül bestehend	**Glukose** = Traubenzucker **Fruktose** = Fruchtzucker; in Früchten enthalten	wird sehr schnell in den Blutkreislauf aufgenommen
Disaccharid aus zwei Molekülen bestehend	**Saccharose** = Kristallzucker; Zusammensetzung aus Glukose und Fruktose; als weißer Haushaltszucker, aus Zuckerrüben oder Zuckerrohr hergestellt	am stärksten kariogen, da es von den Bakterien noch im Mund in Milchsäure umgewandelt wird
Polysaccharid aus vielen Glukosemolekülen bestehende Kohlenhydratkette	(pflanzliche) **Stärke**; z. B. in Brot, Reis, Kartoffeln enthalten **Glykogen** = sog. tierische Stärke; Speicherform der Glukose bei Mensch und Tier; in Leber und Muskeln gespeichert	wird sehr langsam abgebaut, ist daher am wenigsten kariogen

Lebensmittel, die Disaccharide enthalten, verursachen leicht Karies. Denn Disaccharide werden von den Bakterien in unserem Mund schnell zu Säure abgebaut und fördern die Bildung von Plaque.
Manche Lebensmittel schmecken auf Grund von Fruchtzucker süß, obwohl ihnen kein Zucker zugesetzt wurde und sie den Vermerk „ohne Zuckerzusatz" tragen (z. B. Fruchtsäfte). Neben den offensichtlichen Süßigkeiten gibt es Lebensmittel, z. B. Ketchup (30 % Zuckergehalt) oder Kartoffelchips, die süß schmecken, weil sie so genannte „versteckte Zucker" enthalten.

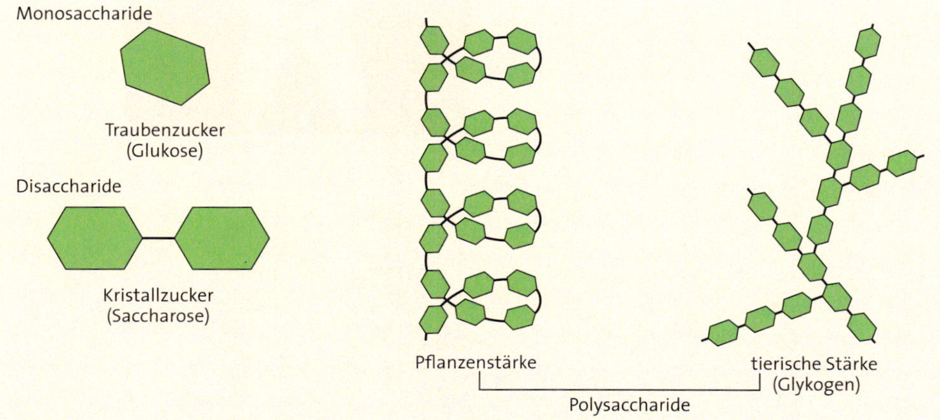

Abb. 1 In unterschiedlichen Kombinationen bauen Monosaccharide sowohl Disaccharide als auch Polysaccharide auf.

Aus zahnmedizinischer Sicht ist es sinnvoll, auf Produkte auszuweichen, die **Zuckerersatzstoffe** enthalten, da diese keine Karies verursachen. Man unterscheidet Süßstoffe und Zuckeraustauschstoffe *(s. Abb. 1)*.

Zuckerersatzstoffe

Süßstoffe:
z. B. Saccharin, Cyclamat, Aspartam

Zuckeraustauschstoffe:
z. B. Xylit, Sorbit, Isomalt

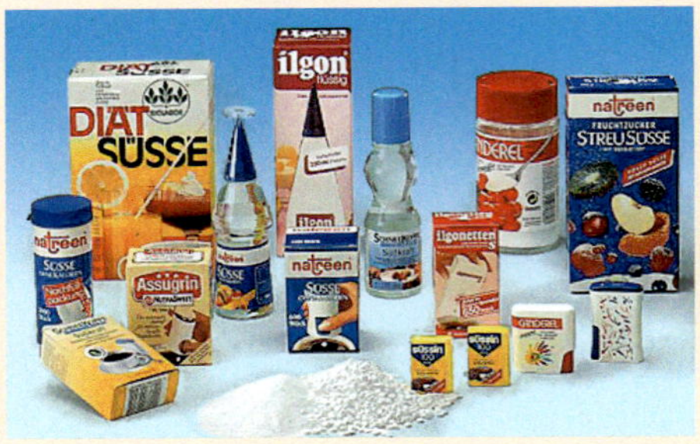

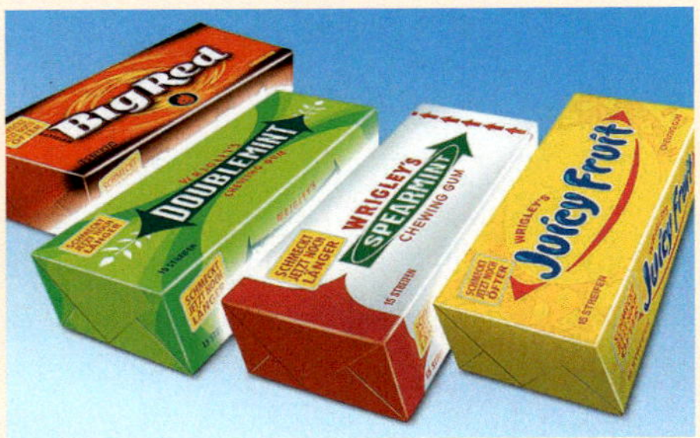

Abb. 1 Süßstoffe und Zuckeraustauschstoffe werden als Zuckerersatzstoffe auf vielfältige Weise eingesetzt.

Süß schmeckende Lebensmittel, die nicht kariogen wirken, weil sie mit Zuckerersatzstoffen gesüßt wurden, werden besonders gekennzeichnet. Nur geprüfte Waren dürfen dieses Zeichen, ein Zahnmännchen mit Schirm, tragen *(s. Abb. 2)*. Das Zahnmännchen mit Schirm wird von der gemeinnützigen „Aktion Zahnfreundlich e. V.“ vergeben.

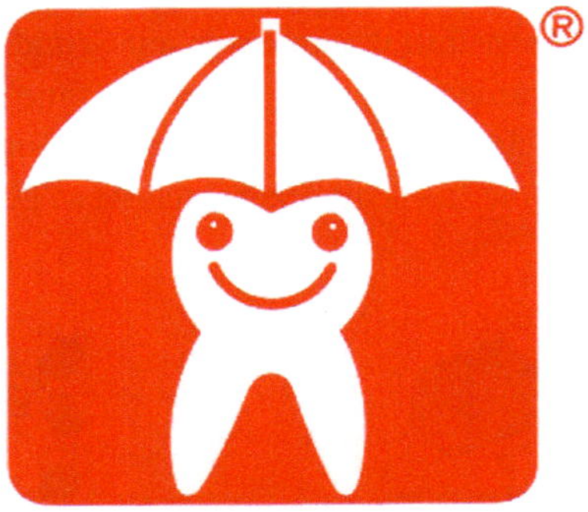

Abb. 2 Das Zahnmännchen mit Schirm

Weitere Hinweise finden Sie unter **www.zahnmaennchen.de**

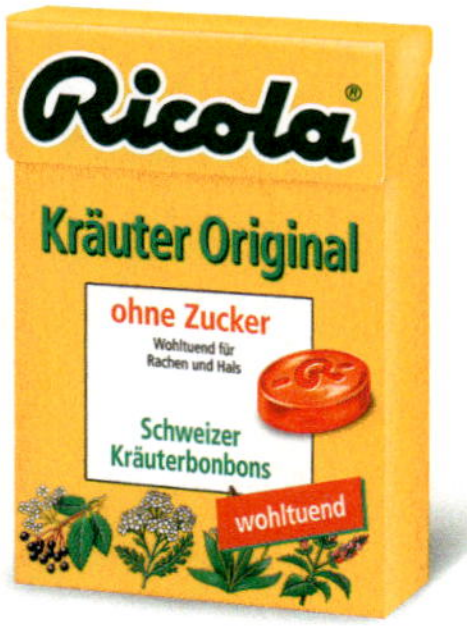

Wenn ich nur noch Süßigkeiten mit Zuckeraustauschstoffen esse, nehme ich dann ab?

Nein, denn Xylit und Sorbit haben ungefähr genauso viele Kalorien wie Zucker. Sie haben bei einem übermäßigen Verzehr eine abführende Wirkung. Nur Süßstoffe enthalten keine Kalorien und werden hauptsächlich von Diabetikern verwendet. Sie haben eine vielfach höhere Süßkraft als Zucker und sind rein chemisch hergestellt.

2.2.4 Einfluss von Essgewohnheiten auf die Zahngesundheit

Die Zahngesundheit hängt nicht nur von der Art der zugeführten Nährstoffe, sondern auch von den Essgewohnheiten ab.

So beeinflusst die **Häufigkeit** der Aufnahme von zuckerhaltigen Nahrungsmitteln die Zahngesundheit.
Wenn der Patient häufig Zwischenmahlzeiten zu sich nimmt, werden immer wieder neue Säuren gebildet. Es kann zwischen den Mahlzeiten keine Neutralisation im Mund stattfinden und die Zähne können nicht ↑remineralisiert werden *(s. Abb. 1).*

↑Remineralisation, S.420

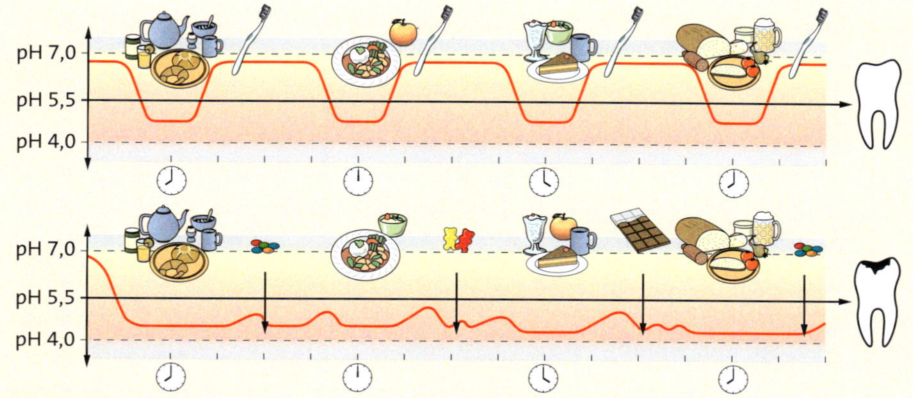

Abb. 1 Verlauf der Säurekurve im Mund des Patienten: Durch das Essen sinkt das Milieu in den leicht sauren Bereich. Werden nach dem Essen die Zähne geputzt, wird das Milieu im Normbereich (pH-Wert 5,5–6,9) gehalten. Das Milieu ist leicht sauer, doch für den Zahn nicht schädlich (oben). Wird nach dem Essen nicht geputzt und werden zusätzlich Zwischenmahlzeiten eingenommen, so wird durch die Einwirkung von Bakteriensäuren der kritische pH-Wert von 5,5 dauerhaft unterschritten: Der pH-Wert liegt längere Zeit in der so genannten „Demineralisationszone". Dadurch wird die Entstehung von Karies gefördert (unten).

Bei manchen Kindern kann man eine besondere Form der Karies sehen, die so genannte Flaschenkaries. Diese tritt auf, wenn die Kinder ständig an einer Flasche mit gesüßtem Tee oder Fruchtsaft nuckeln dürfen. Dadurch wird die Plaque auf den Milchzähnen andauernd mit Zucker versorgt, der Speichel kann kein neutrales Milieu im Mund schaffen. Die Folge ist eine totale Zerstörung der Zähne, genannt **Nursing-Bottle-Syndrom** (Saugerflaschensyndrom bzw. Nuckelflaschensyndrom; Abk: NBS; *s. Abb. 2).*

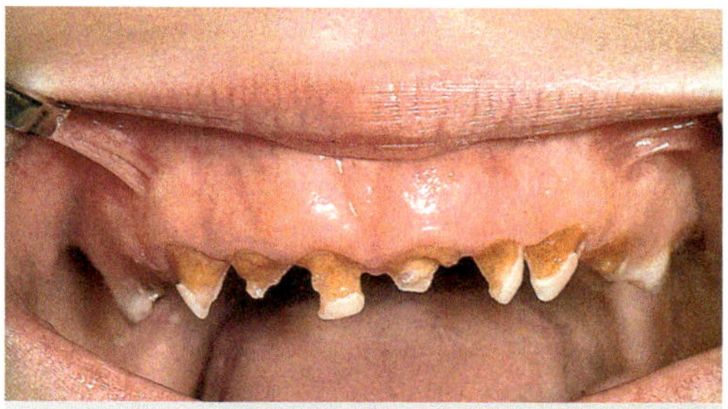

Abb. 2 Nursing-Bottle-Syndrom

Auch die **Konsistenz** (Beschaffenheit) der Nahrung beeinflusst die Zahngesundheit.
Dünnflüssige Süßigkeiten sind besser als klebrige, da sie kürzer am Zahn haften bleiben. Limonade ist also weniger kariogen als Bonbons, Bananen oder Honig.
Kauzwingende Kost, vor allem Vollkornprodukte, führt durch das verstärkte Kauen zu einer besseren Reinigungswirkung und zu Speichelbildung *(s. Abb. 3).* Es entstehen weniger Zahnbeläge und die Säuren können durch den stärkeren Speichelfluss neutralisiert werden.

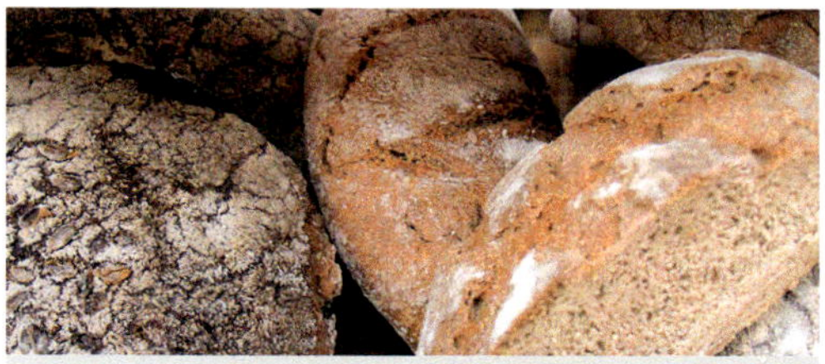

Abb. 3 Vollkornprodukte regen die Kautätigkeit und die Speichelbildung an.

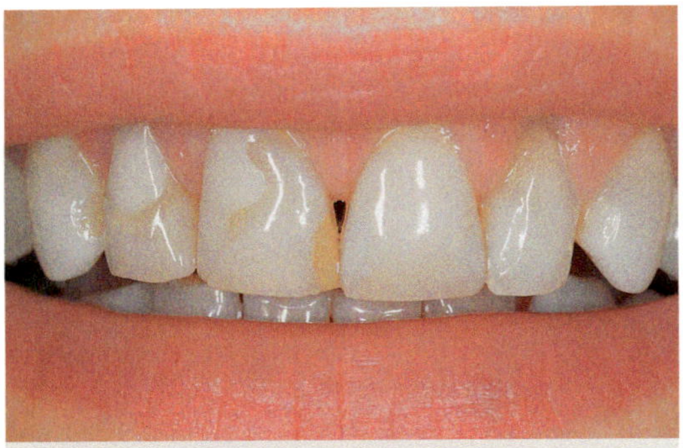

Abb. 1 Erosionen an den Oberkieferfrontzähnen

Auch der Verzehr von **säurehaltigen** Speisen und Getränken beeinflusst die Zahngesundheit stark.
Die Säuren aus Obstsäften, Cola, Wein, Sportdrinks, Essig, Joghurt, Früchten erweichen und demineralisieren den Zahnschmelz. Die Zähne fühlen sich durch den Verlust der Mineralien rau an. Wenn kurz nach dem Essen dieser säurehaltigen Produkte die Zähne geputzt werden, bürstet sich der Patient den angelösten Zahnschmelz regelrecht ab. Es kommt zu Defekten, so genannten **Erosionen** *(s. Abb. 1)*. An diesem Verlust der Zahnhartsubstanz sind keine Bakterien beteiligt. Man sollte nach dem Essen säurereicher Nahrungsmittel somit mindestens eine Stunde warten, bis man Zähne putzt. Außerdem sollte darauf geachtet werden, dass ausreichend Kalzium, Phosphat und Fluoride zugeführt werden, damit diese für die Remineralisation zur Verfügung stehen *(s. Abb. 2)*.

2.2.5 Bedeutung von zuckerfreiem Kaugummi für die Zahngesundheit

Das Kauen von zuckerfreiem Kaugummi ist die so genannte „Zahnprophylaxe für zwischendurch" *(s. Abb. 4)*. Die **Speichelbildung** wird angeregt, sodass ein neutrales Milieu im Mund nach der Nahrungsaufnahme viel schneller erreicht wird *(s. Abb. 3)*. Auch enthält Speichel Mineralien, die eine Remineralisation des Zahnschmelzes ermöglichen.

↑ Siehe hierzu Lernfeld 4, Einfluss von Speichel auf die Kariesentstehung, S.124

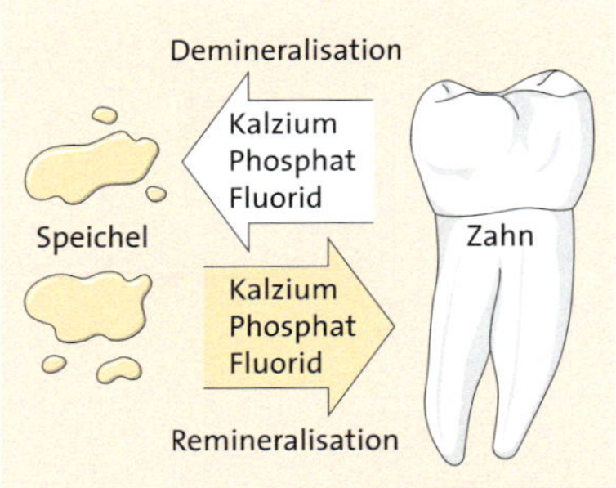

Abb. 2 Demineralisation und Remineralisation

Zudem wird durch die Kaubewegung die mechanische **Selbstreinigung** der Zähne verbessert. Ein Teil der Nahrungsreste wird entfernt. Allerdings ersetzt es nicht das Zähneputzen!
Zuckerfreie Kaugummis enthalten meist den Zuckeraustauschstoff Xylit. Dieser ersetzt nicht nur den kariogenen Haushaltszucker und entzieht somit den Bakterien die Nahrungsgrundlage, sondern hat auch eine hemmende Wirkung auf den **Bakterienstoffwechsel**. Auch erschwert Xylit die **Anhaftung** der Bakterien an den Zahnflächen und reduziert damit die Plaquebildung. Aus diesem Grund kann man sagen, dass Xylit sogar eine karieshemmende Wirkung hat.

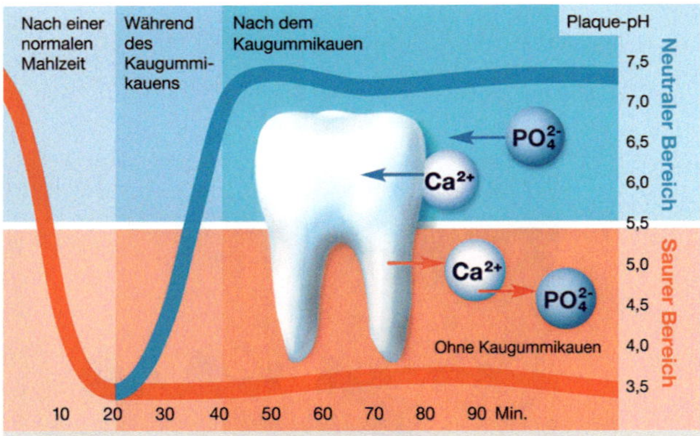

Abb. 3 pH-Wert mit und ohne Kaugummikauen nach dem Essen

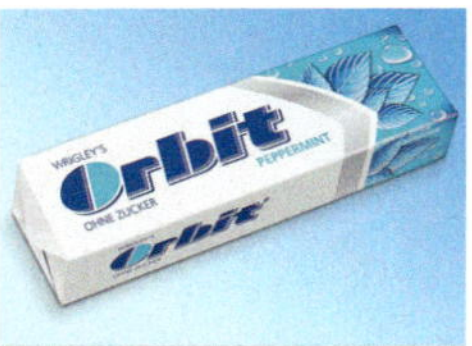

Abb. 4 Zuckerfreier Kaugummi

Faustregeln für eine zahnfreundliche Ernährung
- Den Konsum von zuckerhaltigen Nahrungsmitteln reduzieren.
- Wenn süße Produkte gegessen werden, dann zu den Hauptmahlzeiten und nicht über den ganzen Tag verteilt. Ansonsten auf zuckerfreie Produkte ausweichen.
- Nach dem Verzehr von zuckerhaltigen Speisen Zähne putzen oder wenigstens den Mund mit Wasser ausspülen oder zuckerfreie Kaugummis kauen.
- Viel trinken, um den Spüleffekt zu verstärken.
- Zähne brauchen Hartes zum Kauen, zur Selbstreinigung und als „Trainingseffekt".

2.3 Fluoridierung

Als lebensnotwendiges Spurenelement in unserer Nahrung spielt Fluorid eine entscheidende Rolle. Für eine wirksame Kariesprophylaxe kommen die Fluoride jedoch nicht in ausreichender Menge in der Nahrung vor. Daher müssen sie auf anderen Wegen zugeführt werden. Dies bezeichnet man als Fluoridierung.

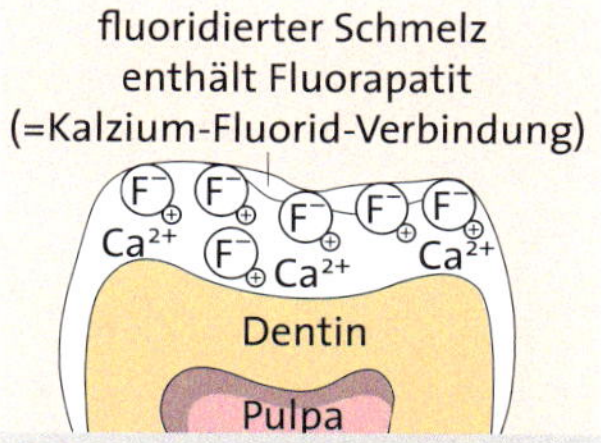

Abb. 1 Fluorapatit entsteht beim Fluoridieren

Fluoride wirken **karieshemmend**, denn:

- Sie **erhöhen die Widerstandsfähigkeit** des Zahnschmelzes gegenüber Säuren, indem sie in den Schmelz eingebaut werden.
- Sie **beschleunigen die Remineralisation** von entkalkten Stellen, indem sie Kalzium und Phosphat aus dem Speichel binden und das Teilchen Fluorapatit bilden: Kalziumionen verbinden sich mit Fluoridionen, die Kalzium-Fluorid-Verbindung Fluorapatit entsteht *(s. Abb. 1)*. Diese bewirkt, dass der Zahnschmelz nicht so leicht durch Säuren angegriffen wird.
- Sie **hemmen den Bakterienstoffwechsel**, also die Vermehrung der Bakterien, und verringern damit die Plaquebildung.

↑ Siehe hierzu Lernfeld 8, Verabreichung von Arzneimitteln, S. 301

Es gibt die Möglichkeit, Fluoride mit der Nahrung und dem Trinkwasser, also **systemisch**, zuzuführen. Die andere Möglichkeit ist, die Fluoride direkt auf den Zahn, also **lokal**, aufzutragen. Heute ist bekannt, dass die systemische Wirkung der Fluoride nicht so gut ist wie die Wirkung von direkt auf den Zahn aufgetragenem Fluorid. Daher ist die lokale Fluoridierung zu bevorzugen.

2.3.1 Systemische Fluoridierung

In Deutschland wird das Trinkwasser nicht fluoridiert. Somit sind Fluoridtabletten und fluoridiertes Salz die einzigen Möglichkeiten einer systemischen Fluoridierung *(s. Abb. 2)*.

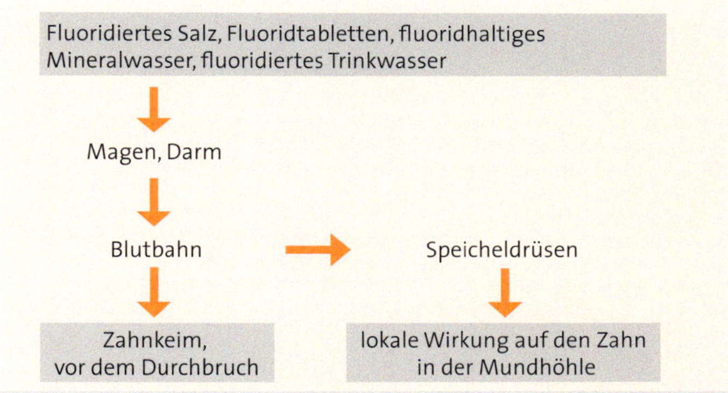

Abb. 2 Prinzip der systemischen Fluoridierung

Fluoridierung mit Speisesalz

Wenn normalem Speisesalz Fluoride zugesetzt wurden, spricht man vom fluoridierten Speisesalz *(s. Abb. 3)*. Dieses erhält man in Deutschland nur in Verbindung mit dem Spurenelement Jod, das für die Bildung von Schilddrüsenhormonen benötigt wird. Jodiertes und fluoridiertes Speisesalz wirkt in doppelter Hinsicht:

- lokal, direkt beim Essen durch Kontakt mit den Zähnen,
- systemisch, durch die Verdauung und Aufnahme in die Blutbahn.

Fluoridiertes Speisesalz ist einfach zu handhaben und kostengünstig. Da über fluoridiertes Speisesalz große Teile der Bevölkerung erreicht werden, kann man von einer Kollektivprophylaxe sprechen. Da Jod wie auch Fluorid nicht in ausreichender Menge in der Nahrung vorkommen, ist jodiertes und fluoridiertes Speisesalz eine doppelte Vorsorgemaßnahme: Es beugt einem Jodmangel vor und dient der Kariesprophylaxe. Eine Fluorid-Überdosierung ist nicht zu befürchten, da kleine Kinder auch entsprechend geringere Nahrungsmengen zu sich nehmen.

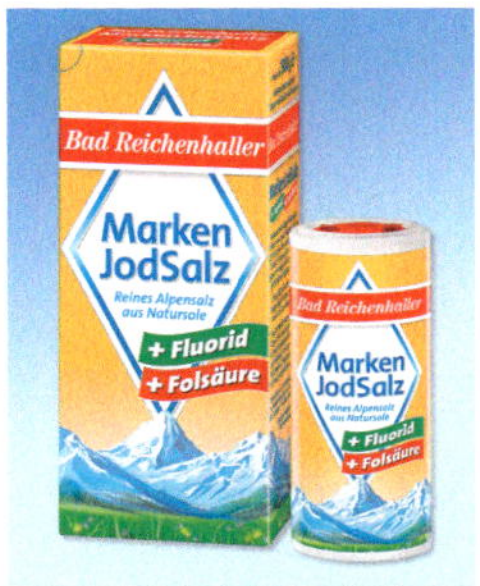

Abb. 3 Fluoridiertes Speisesalz

2.3.2 Lokale Fluoridierung

Bei der lokalen Fluoridierung wirkt das Fluorid direkt auf den durchgebrochenen Zahn. Außerdem wird ein Teil des lokal aufgetragenen Fluorids im Speichel gelöst. Wird der Speichel geschluckt, entfaltet das lokal aufgetragene Fluorid zusätzlich eine systemische Wirkung *(s. Abb. 1)*.

Es gibt verschiedene Möglichkeiten der lokalen Fluoridierung:
- über die Zahnpasta
- mittels fluoridhaltiger Mundspüllösungen
- mittels Fluoridlösungen
- über Fluoridgelees
- mit Fluoridlacken

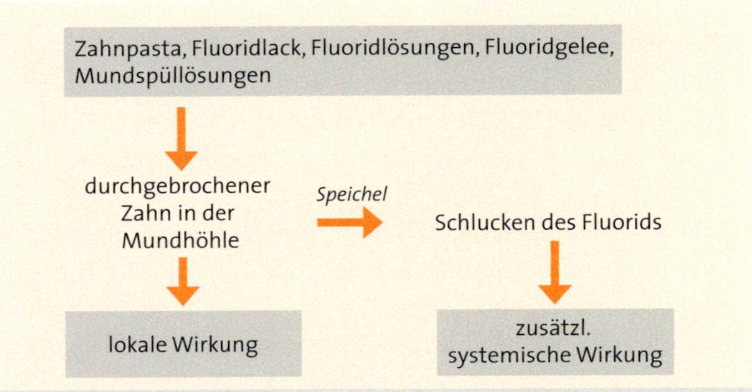

Abb. 1 Prinzip der lokalen Fluoridierung

Zahnpasta

Generell sollte nur eine Zahnpasta verwendet werden, die Fluoride enthält. Der **Fluoridgehalt** in Zahnpasta wird in ppm = parts per million (Teile pro Million) angegeben. 1 ppm ist ein Teil Fluorid auf 1 Million Teile der Trägersubstanz. In Prozent ausgedrückt:

500 ppm = 0,05 %
1000 ppm = 0,1 %
1500 ppm = 0,15 %

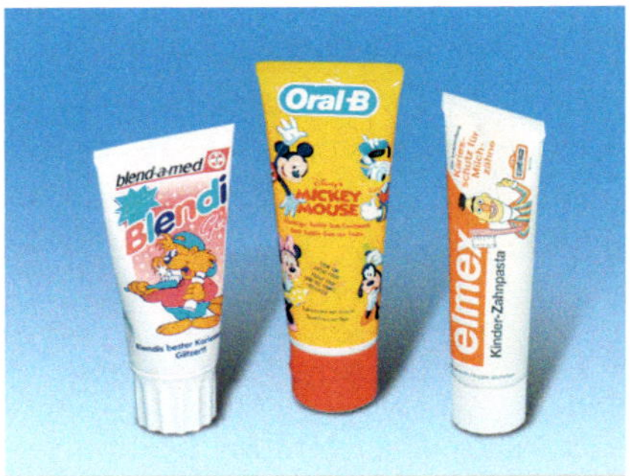

Abb. 2 Kinderzahnpasta

Kinderzahnpasta darf höchstens 500 ppm = 0,05 % Fluoride enthalten. Sie ist bis zu einem Alter von 6 Jahren empfohlen.
Juniorzahnpasta enthält etwas mehr Fluoride als eine Kinderzahnpasta, aber weniger als eine Erwachsenenzahnpasta.
Erwachsenenzahnpasta enthält 1000 bis 1500 ppm = 0,1–0,15 % Fluoride.

Fluoridhaltige Mundspüllösungen

↗Mundspüllösungen, S. 412

Als Ergänzung zum täglichen Zähneputzen können fluoridhaltige ↗Mundspüllösungen verwendet werden. Sie zählen nicht zu den Arzneimitteln, sondern gelten als Kosmetika und dürfen einen Fluoridgehalt von höchstens 0,15 % enthalten.

Fluoridlösungen („Fluids")

Fluoridlösungen enthalten etwa 1 % Fluoride. Sie werden auf die Zahnoberflächen gepinselt und gelangen in die engen Zahnzwischenräume, weil sie sehr dünnflüssig sind. Sie werden auch nach der professionellen Zahnreinigung verwendet (z. B. Elmex® fluid; *s. Abb. 3*).

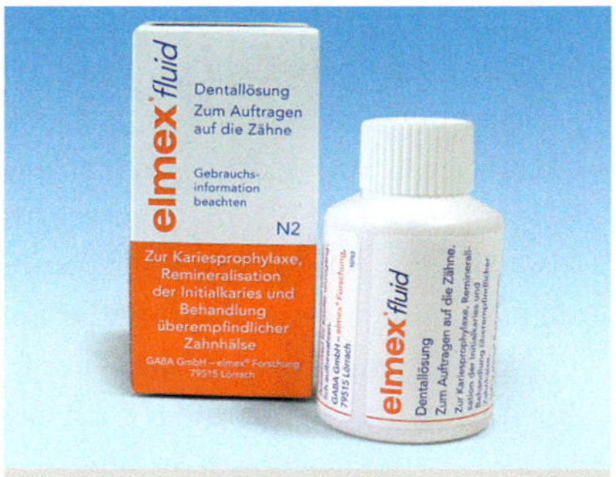

Abb. 3 Fluoridlösungen (Fluid)

Fluoridgelees

Fluoridgelees *(s. Abb. 1)* enthalten eine höhere Konzentration an Fluoriden, nämlich ca. 1,25 %. Deshalb dürfen sie nur einmal wöchentlich angewendet werden. Die Anwendung darf erst **ab dem 6. Lebensjahr** erfolgen. Bei Kindern mit einem erhöhten Kariesrisiko und bei Kindern mit festsitzenden kieferorthopädischen Apparaturen empfiehlt sich einmal in der Woche die Anwendung von Elmex®-Gelee. Nach der Zahnreinigung wird es zwei Minuten lang eingebürstet. Danach darf nur ausgespuckt und nicht mehr nachgespült werden.

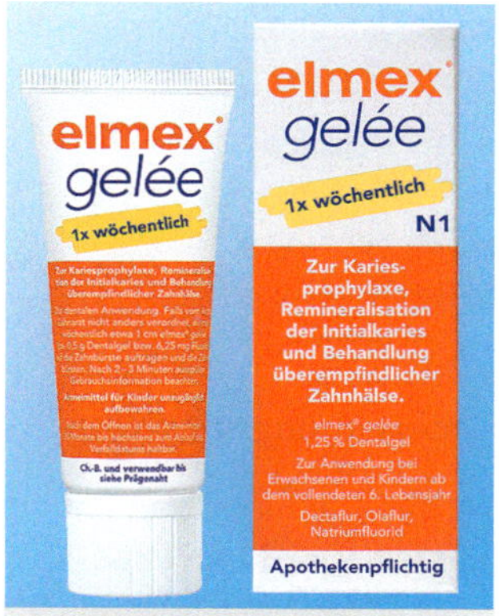

Abb. 1 Fluoridgelee

Fluoridlacke

↑Trockenlegung, S. 147

Fluoridlacke wie z. B. das Duraphat® zählen zu den Arzneimitteln, da sie eine hohe Konzentration an Fluoriden enthalten, nämlich zwischen 2,5 und 5,0 %. Sie dürfen von der Zahnärztin oder einer Prophylaxeassistentin **zweimal im Jahr** unter relativer ↑ Trockenlegung aufgetragen werden *(s. Abb. 2)*.
In Kindergärten und Schulen wird das Auftragen von Fluoridlack zweimal im Jahr angeboten. Es handelt sich hier also um eine Form der Gruppenprophylaxe.

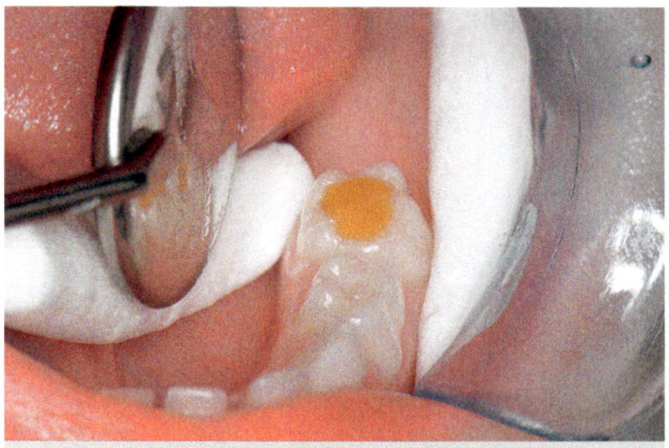

Abb. 2 Behandlung eines Molaren mit Fluoridlack bei einem Kind

2.3.3 Prinzipien der richtigen Fluoridierung

Für die Fluoridierung gibt es eine Empfehlung der Deutschen Gesellschaft für Zahn-, Mund- und Kieferheilkunde (DGZMK). Diese hat auch den Zweck, eine Fluoridüberdosierung zu vermeiden.

- Babys, die jünger als sechs Monate sind, erhalten keine Fluoride.
- Wenn der erste Milchzahn durchgebrochen ist, sollten die Eltern einmal am Tag mit einer kleinen Menge Kinderzahnpasta putzen, zunächst einmal mit einem Wattestäbchen, später mit einer weichen Zahnbürste.
- Ab dem zweiten Lebensjahr sollten die Zähne zweimal am Tag mit Kinderzahnpasta geputzt werden. Zusätzlich wird die Verwendung von fluoridiertem Speisesalz empfohlen.
- Ab dem Durchbruch der ersten bleibenden Zähne kann eine Erwachsenenzahnpasta mit einem höheren Fluoridgehalt verwendet werden.
- Die zusätzliche Anwendung von Fluoridgelees und -lösungen sollte nur nach zahnärztlicher Anweisung erfolgen.
- Die Gabe von Fluoridtabletten darf nur nach einer kinder- oder zahnärztlichen Verordnung erfolgen.

Weitere Hinweise finden Sie unter **www.dgzmk.de**

Fluoridüberdosierung

↑ Siehe hierzu Lernfeld 8, Arzneimittellehre, S. 299

Werden in den ersten zwölf Lebensjahren, wenn die Zahnentwicklung noch nicht abgeschlossen ist, ständig zu viele Fluoride zugeführt, so entsteht die Schmelzfluorose. Symmetrische Bänder oder Flecken durchziehen den Zahnschmelz. Sie sind nur ästhetisch von Nachteil und man darf sie nicht mit entkalkten Stellen verwechseln. Dennoch sind sie unerwünscht.

2.4 Prophylaxemaßnahmen in der Zahnarztpraxis

Der vierte Baustein der Vorbeugung von Karies- und Parodontalerkrankungen umfasst die Maßnahmen, die die Zahnärztin und das Fachpersonal durchführen können, wenn der Patient regelmäßig in die Praxis kommt. Es handelt sich um

- Untersuchungen,
- Individualprophylaxe und
- Fissurenversiegelung.

2.4.1 Untersuchungen

↑Nursing-Bottle-Syndrom, S.419

↑Mineralstoffe, S.416

Für Babys und Kleinkinder gibt es im Rahmen der normalen Vorsorgeuntersuchungen beim Kinderarzt **zahnärztliche Vorsorgeuntersuchungen**. Nach dem Durchbruch des ersten Milchzahnes, also zwischen dem 6. und 8. Lebensmonat, wird die Mundhöhle untersucht. Die Eltern werden hinsichtlich Mundhygiene und Ernährung beraten, z. B. wie sie ein ↑ Nursing-Bottle-Syndrom bei ihrem Kind vermeiden können. Die ersten Milchzähnchen werden am besten mit einem Wattestäbchen gereinigt. Eventuell wird in Absprache mit der Kinderärztin eine Fluorid-Rachitis-Prophylaxe mit Tabletten, die Fluorid und Vitamin D enthalten, empfohlen. Denn so ist sichergestellt, dass die Kinder die notwendigen ↑ Mineralstoffe und Vitamine erhalten.

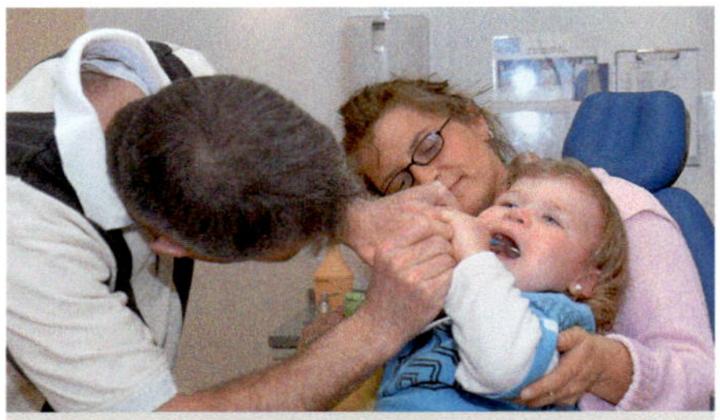

Abb. 1 Zahnärztliche Früherkennungsuntersuchung

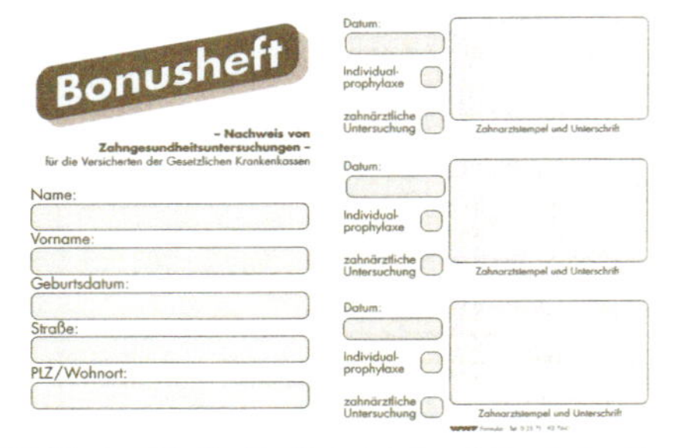

Abb. 2 Bonusheft (Auszug)

Für Kinder zwischen zweieinhalb und sechs Jahren gibt es drei spezielle zahnärztliche **Früherkennungsuntersuchungen**. Dabei wird die Mundhöhle untersucht und das Kariesrisiko des Kindes eingeschätzt.
Die Eltern erhalten für ihr Kind eine Ernährungs- und Mundhygieneberatung. Wird bei dem Kind ein erhöhtes Kariesrisiko festgestellt, so werden Fluoridierungsmaßnahmen empfohlen, zum Beispiel die Einnahme von Fluoridtabletten und das Auftragen eines Fluoridlacks zweimal jährlich durch die Zahnärztin oder Prophylaxeassistentin.

Für Kinder ab sechs Jahren, Jugendliche und Erwachsene gibt es die **Kontrolluntersuchung** durch die Zahnärztin. Sie wird von den Krankenkassen übernommen und der Patient kann sie zweimal im Jahr in Anspruch nehmen.
Wer mit Hilfe eines **Bonusheftes** *(s. Abb. 2)* nachweisen kann, dass er in den letzten **fünf** Jahren **mindestens einmal in jedem Kalenderjahr** zahnärztlich untersucht worden ist, wird belohnt: Er erhält von der Krankenkasse einen Bonus (Zuschuss) für notwendige prothetische Leistungen von 20 %. Wenn er in den vergangenen **zehn** Kalenderjahren **wenigstens einmal jährlich** zahnärztlich untersucht worden ist, so erhält er einen Bonus von 30 %.

2.4.2 Individualprophylaxe

Eine andere Prophylaxemaßnahme, die in der Zahnarztpraxis dem Patienten angeboten wird, ist die **Individualprophylaxe**.

Die Individualprophylaxe im engeren, zahnmedizinischen Sinne ist die Gesamtheit aller vorbeugenden Maßnahmen zum Erhalt der Zahngesundheit beim einzelnen Patienten durch die Zahnärztin und ihre Mitarbeiterinnen.

Für Kinder zwischen dem 6. und 18. Lebensjahr werden individualprophylaktische Maßnahmen abgerechnet.

In der Regel finden die Prophylaxesitzungen bei einer speziell ausgebildeten Prophylaxefachkraft statt. Der gesetzlich versicherte Patient über 18 Jahre muss diese Sitzungen selber bezahlen. Zu Beginn finden die Besuche in kürzeren Abständen statt. Bei guter Mitarbeit des Patienten reicht es, wenn er später im halbjährlichen Abstand kommt.

Die Motivation durch eine Prophylaxesitzung ist erfahrungsgemäß nur eine begrenzte Zeit wirksam. Daher hat es sich bewährt, ein so genanntes **Recallsystem** einzuführen. Der Patient muss der Teilnahme am Recallverfahren zugestimmt haben *(s. Abb. 1)*. Die Patienten werden persönlich wieder einbestellt oder mit Hilfe einer Postkarte bzw. eines Telefonanrufs an ihren Termin erinnert. Die zeitlichen Abstände hängen von der Mundhygiene und Gebisszustand des Patienten ab.

Die Individualprophylaxe hat vier Schritte.

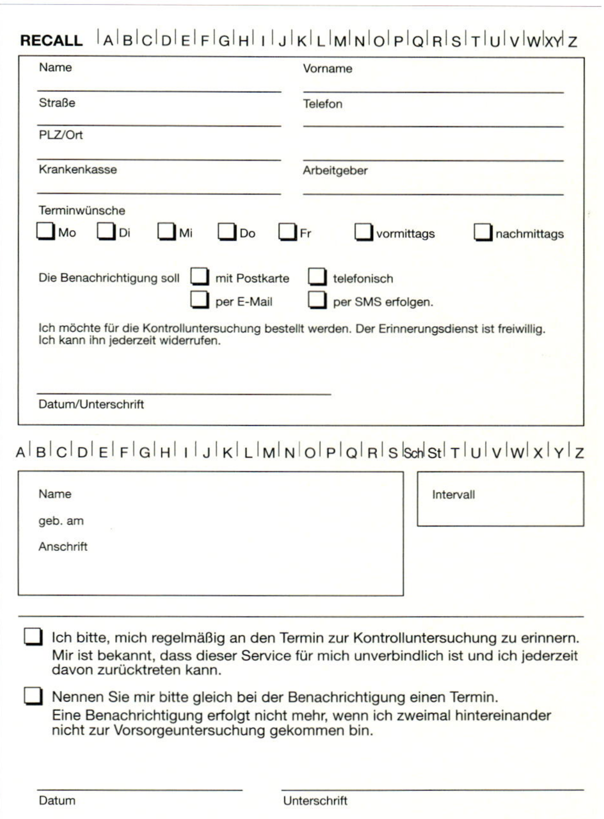
RECALL | A | B | C | D | E | F | G | H | I | J | K | L | M | N | O | P | Q | R | S | T | U | V | W | XY | Z

Name
Vorname
Straße
Telefon
PLZ/Ort
Krankenkasse
Arbeitgeber

Terminwünsche
☐ Mo ☐ Di ☐ Mi ☐ Do ☐ Fr ☐ vormittags ☐ nachmittags

Die Benachrichtigung soll ☐ mit Postkarte ☐ telefonisch ☐ per E-Mail ☐ per SMS erfolgen.

Ich möchte für die Kontrolluntersuchung bestellt werden. Der Erinnerungsdienst ist freiwillig. Ich kann ihn jederzeit widerrufen.

Datum/Unterschrift

A | B | C | D | E | F | G | H | I | J | K | L | M | N | O | P | Q | R | S | Sch | St | T | U | V | W | X | Y | Z

Name
geb. am
Anschrift
Intervall

☐ Ich bitte, mich regelmäßig an den Termin zur Kontrolluntersuchung zu erinnern. Mir ist bekannt, dass dieser Service für mich unverbindlich ist und ich jederzeit davon zurücktreten kann.

☐ Nennen Sie mir bitte gleich bei der Benachrichtigung einen Termin. Eine Benachrichtigung erfolgt nicht mehr, wenn ich zweimal hintereinander nicht zur Vorsorgeuntersuchung gekommen bin.

Datum
Unterschrift

Abb. 1 Muster einer Recallvereinbarung

Erster Schritt der Individualprophylaxe

Die Prophylaxefachkraft geht individuell auf den Patienten und seine Probleme ein. Zunächst **klärt** sie ihn über Karies- und Parodontalerkrankungen **auf**. Er erfährt, dass Zahnerkrankungen abhängig sind von der Mundhygiene, der Ernährung und dem Zuführen von Fluoriden. Die Fachkraft beurteilt seinen Mundhygienezustand und zeigt ihm Problemstellen auf.

An diesem Punkt ist es ratsam, einen so genannten **Index** zu erstellen. Dieser dient der Bewertung des Mundhygienezustandes und der späteren Kontrolle darüber, ob sich die Mundhygiene verbessert oder verschlechtert hat.
Der Index wird zu Beginn jeder Prophylaxesitzung erhoben und mit den Werten der vorherigen Sitzungen verglichen. Dabei erhebt die Prophylaxefachkraft immer den gleichen Index, um Vergleichswerte zu haben. Der Patient kann dadurch die Wirksamkeit seines Putzverhaltens und den Gesundheitszustand seines Zahnfleisches besser einschätzen. Mit Hilfe eines Handspiegels kann er die Arbeit der Prophylaxefachkraft verfolgen.

Schritte der Individualprophylaxe
- *Aufklärung des Patienten und Erstellung von Indizes*
- *Motivation des Patienten zu einer guten Mundhygiene*
- *Anleitung des Patienten*
- *Durchführung einer professionellen Zahnreinigung*

Grundsätzlich gibt es für die Beurteilung der Mundhygiene zwei Arten von Indizes:
- Ein **Plaqueindex** gibt Auskunft über den momentanen Zustand der Mundhygiene, er gibt die Anzahl der Stellen mit Plaquebefall wieder. Wenn der Patient vor der Behandlung gut geputzt hat, so gibt der Index ein im Vergleich zum Alltag beschönigtes Bild wieder.
- Ein **Entzündungsindex** sagt etwas über den Entzündungsgrad der Gingiva aus. Je stärker die Gingiva entzündet ist, desto stärker ist die Blutungsneigung. Dies kann ein Hinweis darauf sein, ob der Patient auf Dauer gut putzt und nicht nur, bevor er zum Zahnarzt geht.

Im Folgenden werden drei Indizes stellvertretend für die vielen anderen genauer erläutert.

(1) Approximalraum-Plaque-Index (API nach Lange)

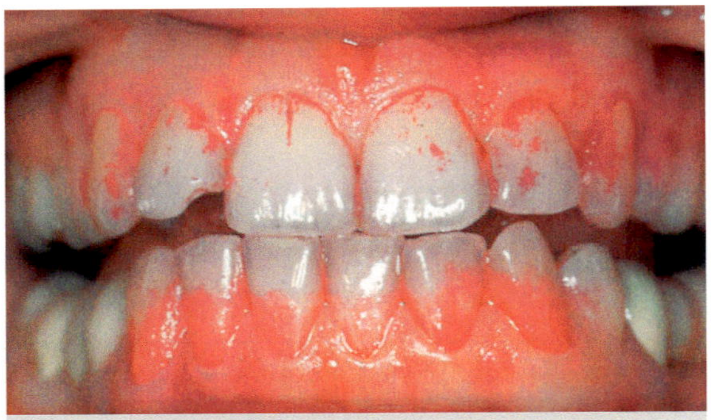

Abb. 1 Angefärbte Zähne für den API

↑Abb. 3, S.427

Der API gehört zu den Plaqueindizes. Die Zähne des Patienten werden mit Hilfe von so genannten Plaquerevelatoren eingefärbt *(s. Abb. 1)*. Dies sind Lebensmittelfarben, die bevorzugt an der Plaque haften bleiben. So erkennt man, ob Beläge im Approximalraum vorhanden sind oder nicht.

Die gefärbten Approximalräume werden in einem geeigneten Schema mit einem Pluszeichen eingetragen und es wird die Summe der Plaquestellen ermittelt. Um Zeit zu sparen, bietet es sich an, nur die Approximalräume im 1. und 3. Quadranten von oral, im 2. und 4. Quadranten von vestibulär zu beurteilen. In der folgenden Sitzung können die Messstellen oral gegen vestibulär getauscht werden.

Der prozentuale Plaquebefall wird berechnet *(s. Abb. 2)*. Abschließend wird die Mundhygiene bewertet *(s. Abb. 3)*.

$$\textbf{API in Prozent} = \frac{\text{Summe aller Plaquestellen} \times 100}{\text{Gesamtzahl der gemessenen Approximalräume}}$$

Abb. 2 Formel zur Berechnung des API

unter 25 %	optimale Mundhygiene
zwischen 25 und 39 %	gute Mundhygiene
zwischen 40 und 69 %	verbesserungsbedürftige Mundhygiene
zwischen 70 und 100 %	unzureichende Mundhygiene

Abb. 3 Bewertung der Mundhygiene beim API. Von den ermittelten Prozentzahlen kann man auf die Mundhygiene des Patienten schließen.

(2) Sulkus-Blutungsindex (SBI)

Der SBI ist ein Entzündungsindex.
Nach relativer Trockenlegung wird eine stumpfe Parodontalsonde vorsichtig durch den Zahnfleischsulkus geführt (sondiert) *(s. Abb. 1).*
Beim vereinfachten, modifizierten SBI werden die Blutungsstellen (Ja/Nein-Entscheidung) addiert, mit 100 multipliziert und durch die Anzahl der Messpunkte dividiert *(s. Abb. 2).*

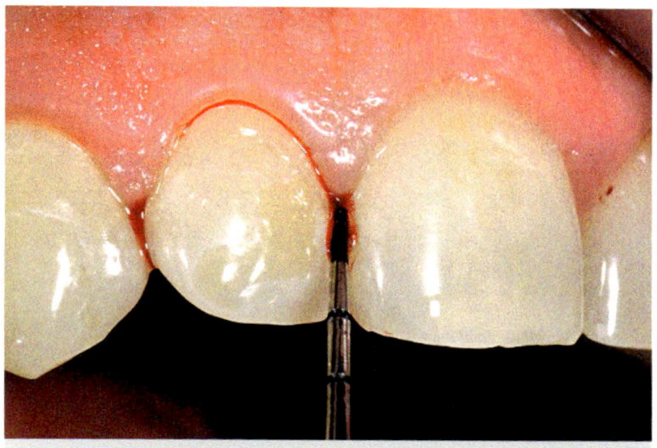

Abb. 1 Sondieren beim SBI

$$\textbf{SBI in Prozent} = \frac{\text{Summe aller Blutungsstellen} \times 100}{\text{Anzahl der Messpunkte}}$$

Abb. 2 Formel zur Berechnung des SBI

Hat der Patient einen SBI-Wert von weniger als 10 %, so hat er eine sehr gute Mundhygiene. Die Werte können in das gleiche Schema wie der API eingetragen werden *(s. Abb. 3).* Wurde der API in einem Quadranten vestibulär erhoben, so wird der SBI oral erhoben. Wurde der API in einem Quadranten oral erhoben, so wird der SBI vestibulär erhoben.

Mundhygiene- und Entzündungsstatus

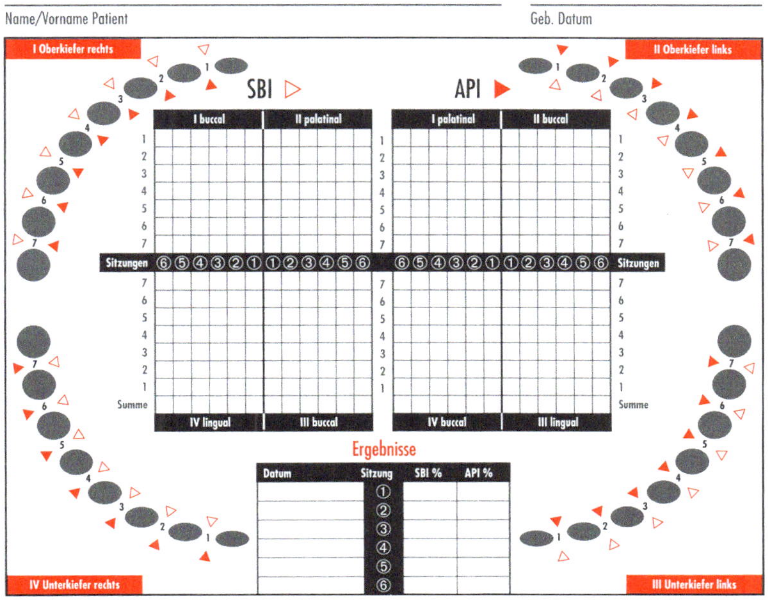

Abb. 3 Formblatt zum Eintragen vom API und SBI über mehrere Sitzungen hinweg

(3) Papillen-Blutungsindex (PBI)

Der PBI gehört zu den Entzündungsindizes.
Bei der Erstellung eines PBI wird der Sulkus nur im Papillenbereich sondiert. Die Blutung je Papille wird in fünf Grade eingeteilt *(s. Abb. 1)*. So kann zwischen einer leichten und einer schweren Entzündung der Gingiva unterschieden werden.

- Grad 0 = keine Blutung nach 30 Sekunden
- Grad 1 = ein einzelner Blutungspunkt
- Grad 2 = mehrere Blutungspunkte oder ein schmales Blutband
- Grad 3 = das ganze interdentale Dreieck füllt sich mit Blut
- Grad 4 = starke Blutung, das Blut fließt in den Sulkus hinein, über das benachbarte Zahnfleisch hinweg

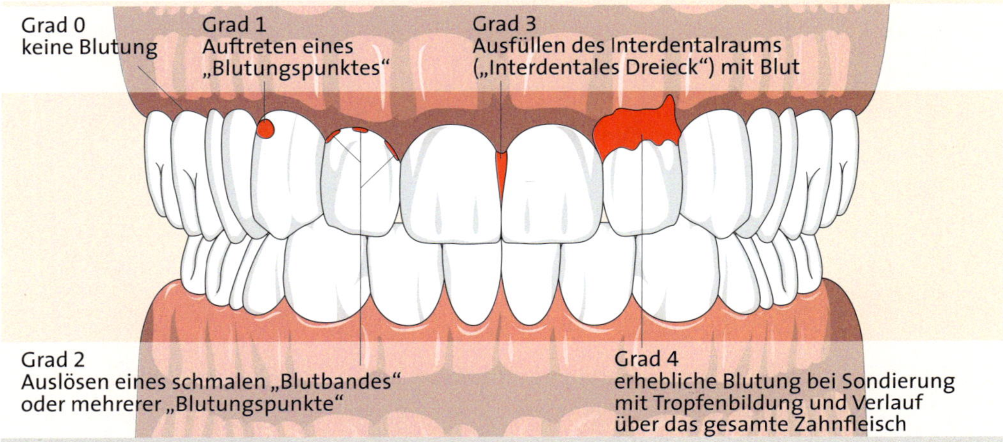

Abb. 1 Blutungsgrade beim PBI

Der Index wird berechnet, indem die Summe der Grade durch die Zahl der untersuchten Papillen geteilt wird *(s. Abb. 2)*. Beim vereinfachten PBI werden wie beim SBI nur die Blutungsstellen addiert und durch die Anzahl der Messpunkte geteilt.

$$\textbf{PBI in Prozent} = \frac{\text{Summe aller Blutungsgrade} \times 100}{\text{Anzahl der Messpunkte}}$$

Abb. 2 Formel zur Berechnung des PBI

Zweiter Schritt der Individualprophylaxe

Im zweiten Schritt der Individualprophylaxe motiviert (bewegt) die Prophylaxefachkraft den Patienten zu einer guten Mundhygiene. Dies kann sie auf mehren Wegen erreichen, z. B. indem sie darauf hinweist, dass ein gesundes Gebiss schön aussieht, Schmerzen erspart und teuren Zahnersatz überflüssig macht. Ein weiteres Argument ist, dass gesunde Zähne mittlerweile als Statussymbol gelten, so wie früher goldene Zähne, die im sichtbaren Bereich getragen wurden. Im optimalen Fall erkennt der Patient, dass in erster Linie er für seine Zähne verantwortlich ist und es selbst in der Hand hat, ob seine Zähne gesund bleiben.

↑ Siehe hierzu Lernfeld 2, Kommunikation, S. 34

Dritter Schritt der Individualprophylaxe

Hier gibt die Prophylaxefachkraft dem Patienten praktisches Wissen an die Hand. Sie zeigt dem Patienten, wie er seine ↑Zähne am besten putzen kann. Dabei geht sie auf die individuelle Situation des Patienten ein, z. B. indem sie ihm Tipps für die Reinigung schwieriger Stellen gibt. Auch die geeignete Zahnputztechnik und die Reinigung der Zahnzwischenräume werden demonstriert und eingeübt.
Ferner **leitet** sie den Patienten **an**, sich zahngesund zu ernähren, und bespricht mit ihm die lokale und systemische Anwendung von Fluoridpräparaten.

↑Zähne putzen, S. 407

Vierter Schritt der Individualprophylaxe

Anschließend wird eine **professionelle Zahnreinigung (PZR)** durchgeführt, bei der alle weichen und harten Beläge sowie alle Verfärbungen oberhalb des Zahnfleischrandes und im Sulkusbereich entfernt werden. Eine Politur der angerauten Zahnoberflächen ist zum Schluss genauso erforderlich wie eine gründliche Interdentalreinigung *(s. Abb. 1, 2, 3, 4)*.

Die PZR kann folgende Teilschritte umfassen:
- **Grobreinigung:** Entfernung von Zahnstein und weichen Belägen mit Scaler, Küretten und Ultraschallgerät.
- **Pulverstrahlreinigung:** Entfernung von hartnäckigen Zahnverfärbungen, Reinigung der Fissuren. Dieser Schritt ist nicht bei allen Patienten erforderlich.
- **Feinreinigung:** Feine Zahnsteinreste und leichte Verfärbungen werden entfernt.
- **Politur:** Alle Zahnoberflächen werden zunächst mit einer groben, dann mit einer feinen Polierpaste mittels Bürstchen, Gummikelch und Polierpaste bearbeitet.
- **Interdentalreinigung:** mit Zahnseide, eventuell Interdentalbürstchen.

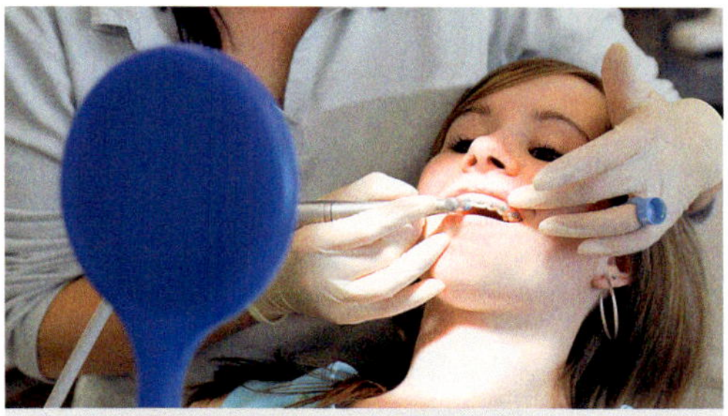

Abb. 1 Professionelle Zahnreinigung

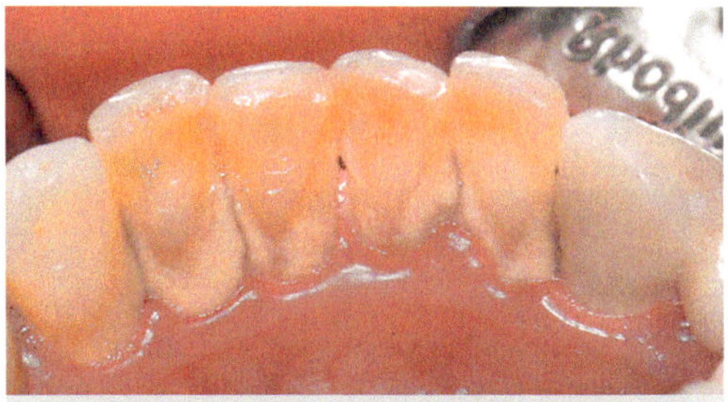

Abb. 2 Zahnstein und Verfärbungen an den unteren Frontzähnen

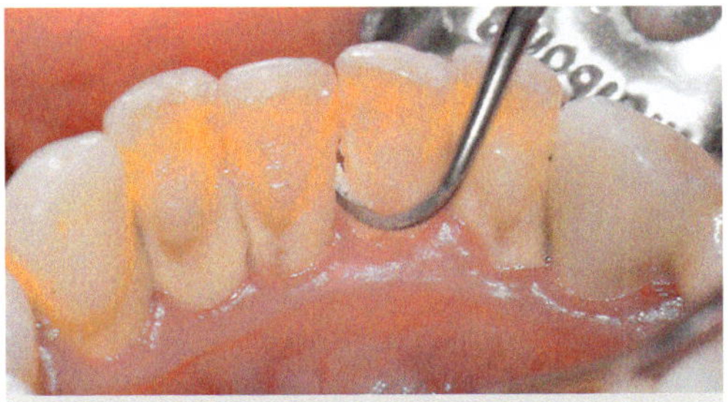

Abb. 3 Zahnsteinentfernung mit einem Scaler

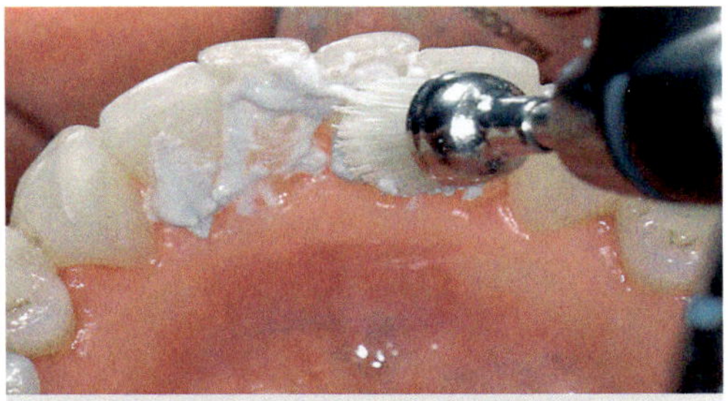

Abb. 4 Politur mit einem Bürstchen und Polierpaste bei der PZR

Ablauf einer Prophylaxesitzung

↓

Erhebung eines Plaque- und Entzündungsindex, eventuell Einfärben der Beläge
Aufklärung
Material: Grundbesteck, PA-Sonde, Färbelösung

↓

Motivation zur sorgfältigen Mundhygiene, Eigenverantwortung wecken

↓

Demonstrieren der individuellen Mundhygiene, Ernährungs- und Fluoridberatung
Material: Zahnbürste, Interdentalpflegeartikel, Handspiegel, Bilder

↓

PZR:
Entfernung aller **supragingival** und **subgingival** (ca. 2 mm tief) gelegenen harten und weichen Beläge
Politur aller Zähne
Material: Bürstchen, Gummikelch, Polierpaste in verschiedenen Abstufungen
Interdentale Reinigung, eventuell **Fluoridierung**
Material:
- Grundbesteck, Scaler, Küretten, Ultraschallgerät, Pulverstrahlgerät für Verfärbungen
- Zahnseide, Schleifpapierstreifen, eventuell Interdentalbürstchen für die Interdentalräume
- Elmex®-Gelee und Gummischiene oder Duraphatlack® in Carpulenspritze zur Fluoridierung

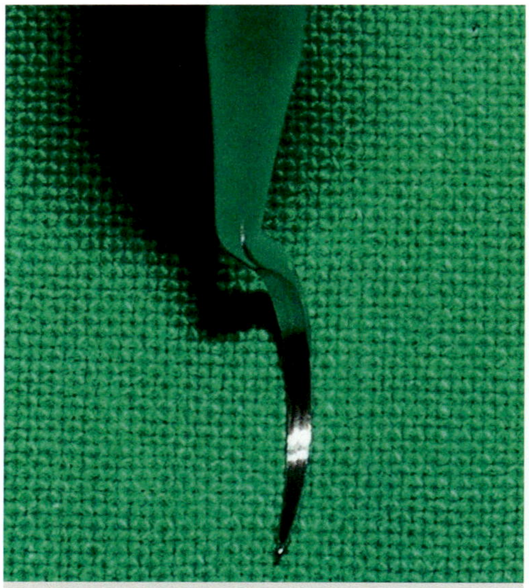

Abb. 1 Frontzahnscaler

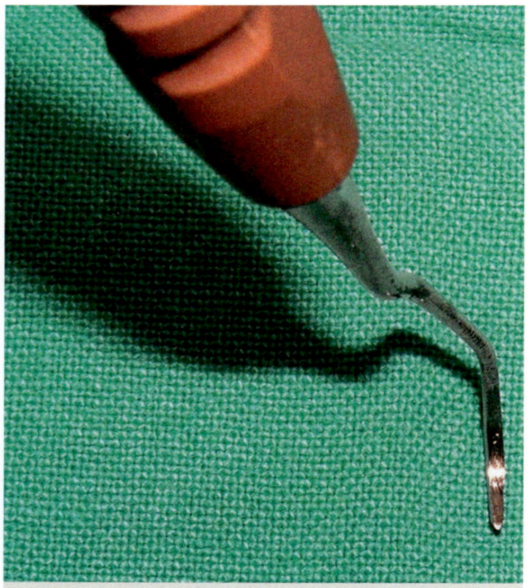

Abb. 2 Kürette

Bleaching

Das Bleaching (Bleichen, Bleachen) der Zähne ist in den letzten Jahren sehr beliebt geworden. Aber es **gehört nicht zu den Prophylaxemaßnahmen**, da die dunkle Farbe der Zähne kein Zeichen von Krankheit ist. Die Farbe der Zähne ist erblich festgelegt. Im Laufe der Jahre sammeln sich Farbstoffe aus Nahrungsmitteln wie Kaffee, Tee, Cola, Rotwein im Zahnschmelz an und färben diesen dunkler. Auch wird der Zahnschmelz mit der Zeit dünner, sodass das dunklere Dentin durchschimmert. Durch reines Zähneputzen ist dies nicht vermeidbar. Nur Bleaching verhilft uns wieder zu einem „strahlend weißen Lächeln“. Bleaching ist eine rein kosmetische Behandlung und wird daher auch nicht von den Krankenkassen bezahlt.

Weitere Hinweise finden Sie unter www.zahn-forum.de
→ Patienten
→ Zahnlexikon
→ Bleichen

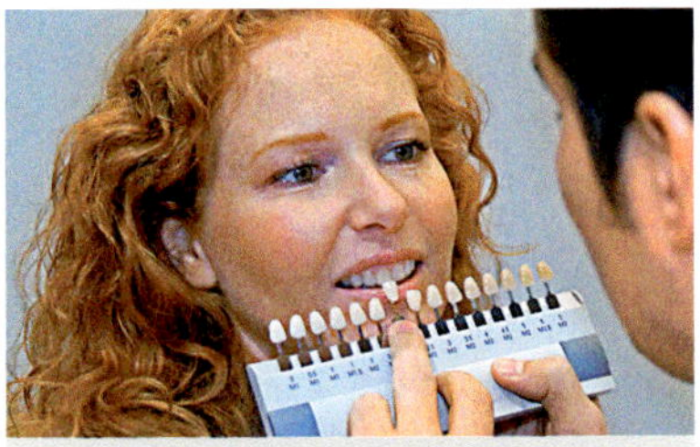

Abb. 1 Ermittlung der Aufhellung nach dem Bleichen

Es gibt zwei Anwendungsmöglichkeiten:
- Das **Homebleaching** erfolgt zu Hause und ist die preisgünstigere Möglichkeit.
- In der **Praxis** führt die Zahnärztin das professionelle Bleaching durch.

Man kann mit beiden Methoden eine Aufhellung des Zahnes von 2 bis 3 Stufen erreichen *(s. Abb. 1)*.

Homebleaching

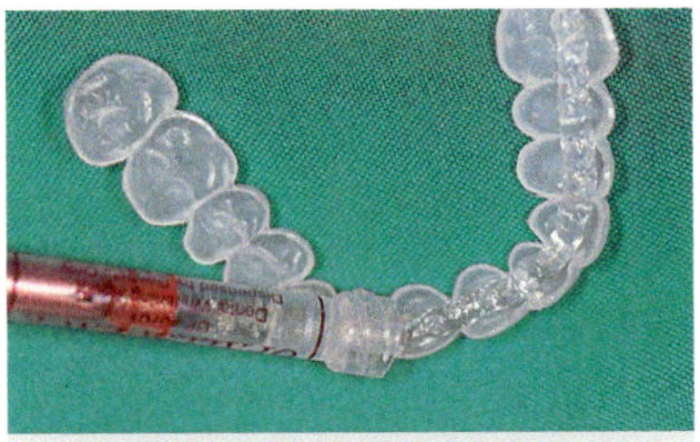

Abb. 2 Applikation von Bleichgel in die Tiefziehschiene

Das Bleichmittel Wasserstoffsuperoxid (7%ige bis max. 15%ige Konzentration) wird entweder mit dem Pinsel auf die Zähne aufgetragen oder als beschichteter Plastikstreifen aufgeklebt. Dieser Vorgang muss ein paar Mal wiederholt werden. Die aufhellende Wirkung hält ca. ein halbes Jahr an.
Risiken: Das Bleaching-Gel greift das Zahnfleisch und den Zahnschmelz an und macht die Zähne für ca. drei Tage temperaturempfindlich. Bei einer bestehenden Karies darf man die Zähne nicht bleichen, da sonst die Pulpa geschädigt wird. Die etwas teurere, aber effektvollere Variante besteht darin, vom Labor eine Tiefziehschiene herstellen zu lassen. Der Patient füllt zu Hause das Gel hinein und trägt die Schiene ein paar Wochen lang täglich für ein paar Stunden *(s. Abb. 2)*.

Bleaching in der Zahnarztpraxis

Zunächst wird das Zahnfleisch mit Vaseline geschützt. Wasserstoffsuperoxid in ca. 30%iger Konzentration wird auf die Zähne aufgebracht und mit einer ↑ Polymerisationslampe belichtet. Eine andere Möglichkeit ist, das Gel in eine Kunststoffschiene einzufüllen und eine bestimmte Zeit einwirken zu lassen. Danach wird das Gel sorgfältig von den Zähnen entfernt. Die aufhellende Wirkung hält mehrere Jahre an.
Auch hier können Nebenwirkungen auftreten und die Zähne für ein paar Tage temperaturempfindlich sein.

↑ Polymerisationslampe, S.135

Auch das Bleaching von nichtvitalen Zähnen ist möglich *(s. Abb. 3)*. Nicht-vitale Zähne dunkeln schneller nach als vitale. Um sie zu bleichen, wird das Wasserstoffsuperoxid direkt in den Wurzelkanal eingebracht und kann von innen her auf die Verfärbungen einwirken.

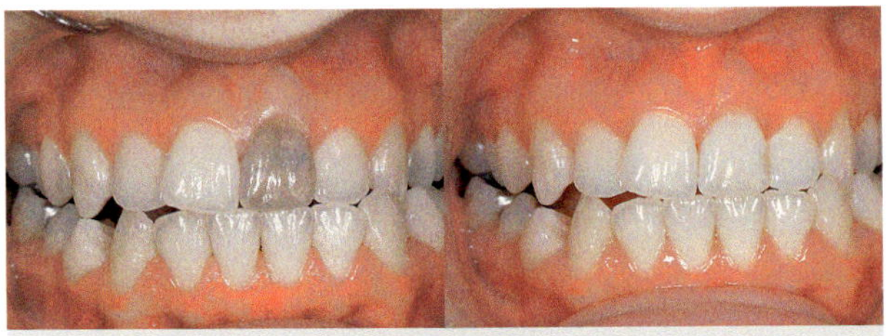

Abb. 3 Bleichen des nichtvitalen Zahns 21

2.4.3 Fissurenversiegelung

Siehe hierzu Lernfeld 4, Kariesentstehung, S.122

Bei Kindern und Jugendlichen tritt Karies zuerst an den Fissuren der Molaren auf. Fissuren sind Prädilektionsstellen für Karies.

Fissuren können flach sein, sie können aber auch zerfurcht, sehr tief und ampullenförmig (flaschenförmig) ausgeformt sein *(s. Abb. 1)*. Dann bieten sie den Bakterien einen geschützten Lebensraum, in den die Borsten der Zahnbürste und Fluoride nicht hineinkommen. Bei der Fissurenversiegelung füllt man diese Tiefen mit dünnfließendem Komposit in ↑Adhäsivtechnik auf und verhindert so einen kariösen Defekt.

↑Adhäsivtechnik, S.136

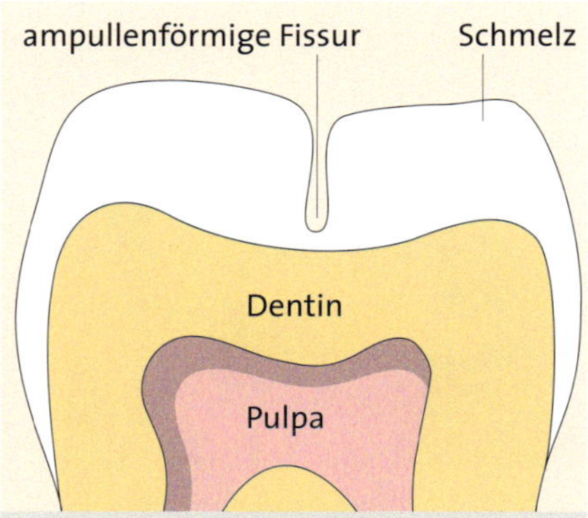

Abb. 1 Ampullenförmige Fissur

Wann ist eine Fissurenversiegelung sinnvoll?
- bei stark zerklüfteten Fissuren und Grübchen an bleibenden Molaren, seltener auch an Prämolaren.
- bei kariesanfälligen Kindern, vor allem in den ersten zwei Jahren nach Durchbruch der bleibenden Molaren.
- wenn die Fissuren noch kariesfrei sind.

Wann ist eine Fissurenversiegelung nicht sinnvoll?
- bei bereits vorhandener Karies
- bei flachen, leicht einsehbaren Fissuren
- bei Kindern, die kein hohes Kariesrisiko haben
- bei Kindern, die nicht zuverlässig zur Kontrolle der Versiegelung kommen, da dann der kariesprophylaktische Effekt nicht erreicht wird
- bei Allergien

Siehe hierzu Lernfeld 4, Kariestherapie, S.130

Erweiterte Fissurenversiegelung
Wenn eine kleine Fissurenkaries vorliegt, kann eine erweiterte Fissurenversiegelung durchgeführt werden. Hierzu wird die Fissurenkaries entfernt und einflächig gefüllt. Die übrigen Fissurenanteile werden versiegelt *(s. Abb. 2, 3)*.

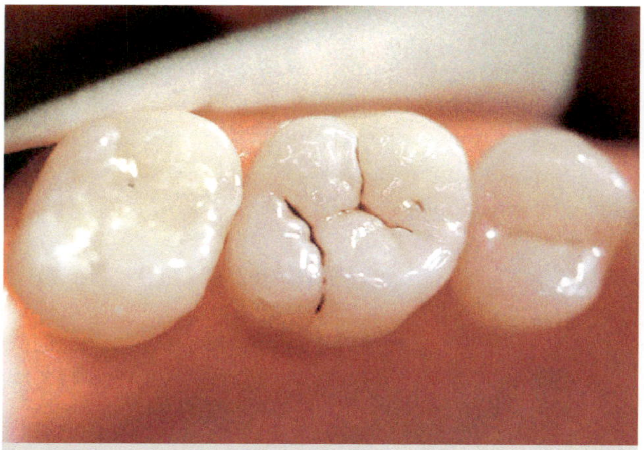
Abb. 2 Molar mit Fissurenkaries

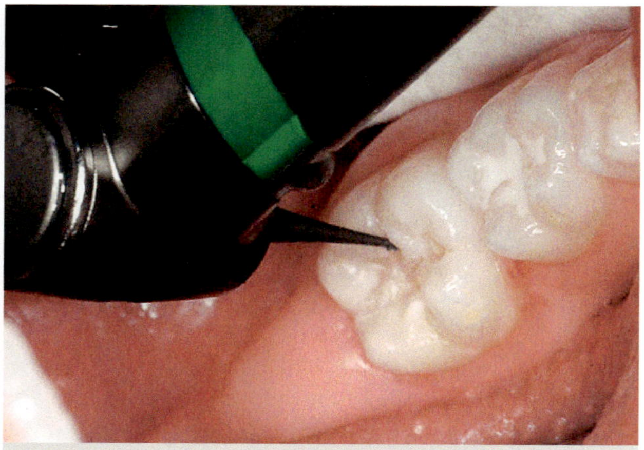
Abb. 3 Entfernung der Fissurenkaries. Am Zahn davor ist bereits eine Fissurenversiegelung erfolgt.

Wann ist der beste Zeitpunkt für eine Fissurenversiegelung?

Nach dem Zahndurchbruch ist der Zahnschmelz noch nicht vollständig mineralisiert und daher sehr kariesanfällig. Die Versiegelung sollte am besten im ersten halben Jahr nach Durchbruch der bleibenden Zähne stattfinden, sobald die Zähne vollständig herausgewachsen sind und das Anlegen eines ↑ Kofferdams möglich ist.

↑Kofferdam, S. 147

Bei älteren Jugendlichen und Erwachsenen ist eine Fissurenversiegelung nicht angebracht, da die Fissuren in der Regel entweder schon kariös oder bereits gefüllt sind. Wenn sie zu diesem späten Zeitpunkt noch kariesfrei sind, dann kann davon ausgegangen werden, dass das Kariesrisiko gering ist und daher eine Fissurenversiegelung nicht nötig ist.

Arbeitsablauf bei einer Fissurenversiegelung

- Das Fissurenrelief wird gründlich mit einer Polierpaste gereinigt, eventuell wird ein Pulverstrahlgerät zur Reinigung eingesetzt.
- Danach erfolgt eine sorgfältige Spülung und absolute Trockenlegung des Zahnes *(s. Abb. 1)*.
- Die Ätzlösung, ein Phosphorsäuregel, wird aufgetragen, man lässt sie einwirken und spült sie anschließend mit Wasserspray gründlich ab. Dadurch ist im Zahnschmelz ein Retentionsmuster entstanden, sodass das Komposit besser haftet *(s. Abb. 2)*.
- Nach Trocknung des Fissurenreliefs mit dem Luftbläser wird das dünnfließende Komposit eingebracht. Es dürfen keine Luftblasen entstehen. Mit einer Polymerisationslampe wird das Komposit ausgehärtet.
- Zum Schluss erfolgen eine Politur und eine Überprüfung der ↑ Okklusion. Es darf kein Materialüberschuss da sein. Das Auftragen einer Fluoridlösung zur Remineralisierung der angeätzten Oberfläche beendet den Behandlungsablauf.

↑Okklusion, S. 347

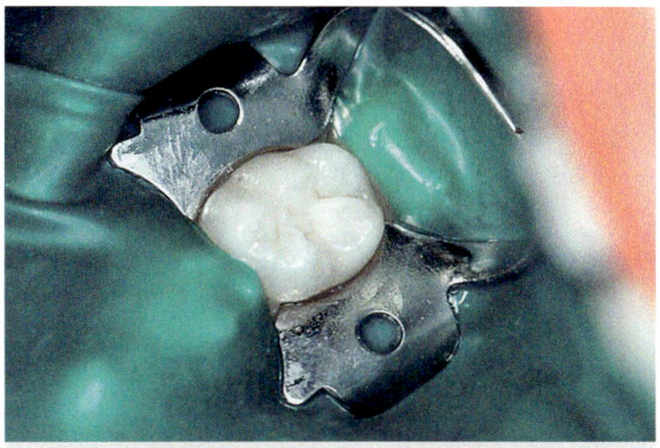

Abb. 1 Molar mit tiefen Fissuren, die noch nicht kariös sind. Trockenlegung mittels Kofferdam

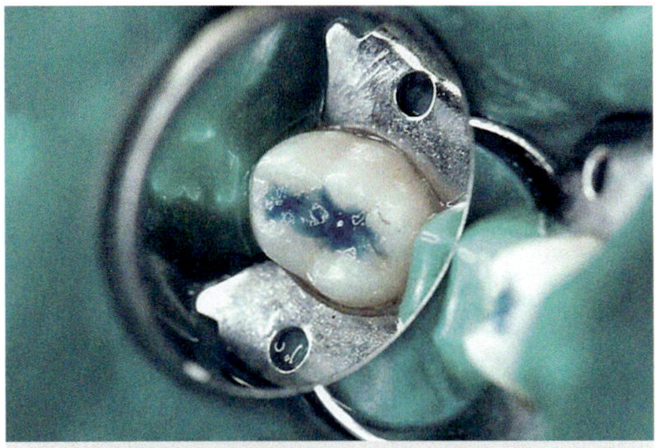

Abb. 2 Angeätzte Zahnoberfläche

Da immer auch Defekte entstehen und sich Spalten bilden können, sind die versiegelten Fissuren alle drei bis sechs Monate zu kontrollieren. Werden die Defekte nicht bemerkt, kann der Schaden größer sein als bei einem unbehandelten Zahn. Bakterien und Speisereste (Substrat) gelangen unter die Versiegelung und es entsteht unbemerkt Karies.

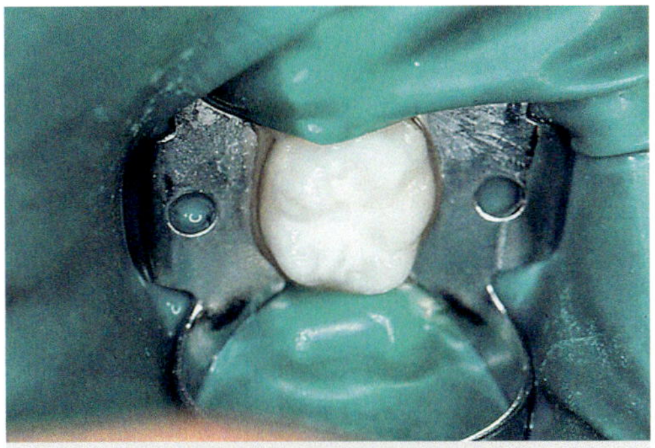

Abb. 3 Fertige Fissurenversiegelung

Terminologie: Vier Bausteine gegen Karies und Parodontalerkrankungen	
Abrasion	Abrieb oder Verschleiß der Zahnsubstanz durch mechanische Einwirkung; z. B. beim Kauvorgang oder durch grobe Zahnpasta
abrasiv	scheuernd, abnutzend
Abrasivität	abtragende Wirkung, z. B. von Putzkörpern in Zahnpasta
Antiseptika Antiseptikum (Einzahl)	Medikamente, die der Verminderung von Krankheitserregern dienen
Approximalfläche	Seitenfläche eines Zahnes zum Nachbarzahn hin; mit dem Approximalkontakt als Berührungsstelle
Approximalkaries	Karies an den Approximalflächen
Approximalkontakt	Berührungspunkt benachbarter Zähne
Approximalraum	Zahnzwischenraum, Interdentalraum
Attrition	Abrieb der Zahnsubstanz durch direkten Kontakt der Zähne, z. B. Antagonisten (Antagonistenkontakt)
Bleaching	Aufhellen, Bleichen der Zähne
demineralisieren Demineralisation	entkalken; Mineralien werden dem Zahn entzogen Entkalkung der Zahnhartsubstanz
Dentin	Zahnbein; bildet den größten Teil der Zahnhartsubstanzen
Disaccharid	Doppelzucker; aus zwei Molekülen bestehendes Kohlenhydrat
Erosion	Verlust von Zahnhartsubstanz durch häufige direkte Einwirkung von Säuren, z. B. aus Obstsäften, Cola, Wein
Fissuren	Furchen, Einschnitte, Spalten im Schmelz der Kaufläche von Molaren und Prämolaren
Fluorapatit	Bestandteil des Zahnschmelzes; eine Kalzium-Fluorid-Verbindung
Furkation	Teilungsstelle der Zahnwurzeln bei mehrwurzeligen Zähnen
Gingivitis	Entzündung des Zahnfleisches
Indizes Index (Einzahl)	Anzeiger, Maßzahl
interdental	zwischen den Zähnen
Interdentalraum	Zahnzwischenraum, Approximalraum
kariogen	Karies hervorrufend
Kohlenhydrate	Verbindungen aus Kohlenstoff, Wasserstoff, Sauerstoff; liefern dem Körper Energie
Kopfbissstellung	Die Frontzähne stehen mit den Schneidekanten aufeinander.

Küretten	scharfrandige Handinstrumente in verschiedenen Ausführungen zur Reinigung der Wurzeloberfläche und zur Ausschabung von Weichgewebe aus parodontalen Taschen
lokal	örtlich, direkt am Ort
Mineralstoffe	lebenswichtige Stoffe, die keine Energie liefern und die der Körper nicht selbst herstellen kann; z. B. Kalzium, Chlorid
Monosaccharid	Einfachzucker; aus nur einem Molekül bestehendes Kohlenhydrat
multitufted	vielbüschelig
Nursing-**B**ottle-**S**yndrom (= Saugerflaschensyndrom; Nuckelflaschensyndrom; NBS)	Nuckelflaschenkaries; meist nur die OK-Frontzähne betreffend; bei 6 % der 1- bis 3-Jährigen; Ursache: ständige Zufuhr von Säften oder gesüßtem Tee aus dem Trinkfläschchen
oral	den Mund betreffend; als Richtungsangabe: zur Mundhöhle
oszillieren	schwingen, zittern
Papille	in den Raum zwischen zwei Zähnen ragendes Zahnfleischgewebe; auch als Zahnfleischpapille oder Zahnfleischspitze bezeichnet
Plaquerevelatoren	Färbemittel zum Sichtbarmachen von Plaque
Polysaccharid	Vielfachzucker; aus vielen Zuckermolekülen bestehend
Rachitis	Vitamin-D-Mangelerkrankung bei Kindern; mit Störungen des Knochen- und Skelettaufbaus; daher erhalten Säuglinge Vitamin-D-Tabletten als Prophylaxe
Recallsystem	Wiederbestell- und Erinnerungssystem für Patienten
Remineralisation remineralisieren (Verb)	erneute Verkalkung der Zahnhartsubstanz; Einbau von Kalzium, Phosphat, Fluorid in den Schmelz; auch als Zahnschmelzhärtung bezeichnet
Retentionsmuster	Verankerungsmuster; entsteht durch Demineralisation; raut die Schmelzoberfläche auf, sodass das Komposit am Zahn haften kann
Scaler	Handinstrument zur Zahnreinigung; dreieckiger Querschnitt; läuft spitz zu
Schmelzfluorose	gefleckter oder gebänderter Schmelz; hervorgerufen durch zu hohe Fluoridkonzentration während der Schmelzbildung
Skorbut	Vitamin-C-Mangelerkrankung bei Menschen, die monatelang keine Frischkost wie Obst und Gemüse zu sich nehmen. Symptome: Zahnfleischbluten, Zahnausfall
Spurenelemente	Mineralstoffe, die der Körper in sehr kleinen Mengen benötigt; z. B. Fluoride, Jodid
subgingival	unterhalb des Zahnfleischrandes

Substrat	Nährstoff, Nährboden
Sulkus (lat. sulcus = Furche)	Zahnfleischfurche; in Höhe des Zahnhalses rund um den Zahn verlaufend; 1–2 mm tief
Sulkusrand	Rand der Zahnfleischfurche; Übergang vom Zahnfleisch zum Zahnschmelz
supragingival	oberhalb des Zahnfleischsaums
systemisch	wirkt auf den ganzen Körper ein, nicht nur örtlich begrenzt auf eine Stelle
vestibulär	zum Mundvorhof
Vitamine	lebenswichtige Stoffe, die vom Körper nicht selbst aufgebaut werden können und daher mit der Nahrung zugeführt werden müssen

Aufgaben

1 Nennen Sie die vier Bausteine der Zahngesundheit.

2 Wie ist eine gute Zahnbürste beschaffen?

3 Beschreiben Sie das systematische Vorgehen beim Zähneputzen.

4 Nennen Sie die drei wichtigsten Zahnputztechniken.

5 Welche in der Nahrung enthaltenen Stoffe sind für die Zähne von Bedeutung?

6 Nennen Sie drei Faktoren bei der Nahrungsaufnahme, die für die Kariesentstehung von Bedeutung sind.

7 Welche vier Vorteile bietet das Kauen von Kaugummi mit Xylit?

8 Warum wirken Fluoride karieshemmend?

9 Beschreiben Sie den Unterschied zwischen lokaler und systemischer Fluoridierung.

10 Wie viele Fluoride in ppm enthält eine fluoridhaltige Kinderzahnpasta?

11 Wie viele Fluoride in ppm enthält eine fluoridhaltige Erwachsenenzahnpasta?

12 Nennen Sie drei Möglichkeiten der lokalen Fluoridierung.

13 In welchem Alter kann eine Schmelzfluorose entstehen?

14 Nennen und erklären Sie zwei Indizes. Welcher davon gibt das langfristige Putzverhalten des Patienten zu Hause wieder?

15 Was ist eine professionelle Zahnreinigung (PZR)? Welche Arbeitsschritte umfasst sie?

16 Zu welchem Zeitpunkt ist die Fissurenversiegelung am sinnvollsten?

17 Nennen Sie drei Gründe, wann eine Fissurenversiegelung nicht sinnvoll ist.

3 Bestimmung des individuellen Kariesrisikos

Den aktuellen Gesundheitszustand des Gebisses kann man mit Hilfe einer zahnärztlichen Untersuchung, mit dem Erstellen von Indizes und einer Ernährungsbefragung einschätzen. Manche Patienten möchten zusätzlich eine Einschätzung ihres Kariesrisikos für die Zukunft. Dazu eignen sich mikrobiologische Tests und Speicheluntersuchungen. Generell kann man sagen, dass diese Tests mehr zur Motivation und Verlaufskontrolle des Patienten dienen als zur tatsächlichen Risikoeinschätzung. Denn die Ergebnisse wiederholter Tests am gleichen Patienten können sehr unterschiedlich ausfallen. Bei Kindern erfolgt eine Kariesrisikobestimmung mit Hilfe des DMF-T-Index.

↑ Siehe hierzu Lernfeld 4, DMF-T-Index, S.132

Beide Arten von Tests beginnen damit, dass Speichel gewonnen wird: Durch Kauen eines Paraffinstückchens wird vermehrt Speichel produziert, der in einem Becher aufgefangen wird *(s. Abb. 1, 2)*.

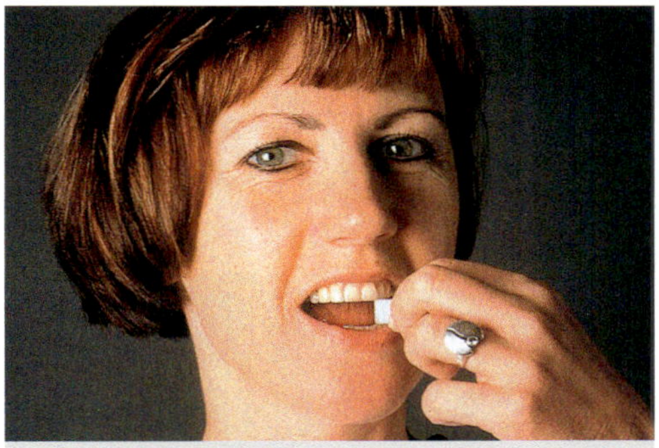

Abb. 1 Das Kauen von Paraffin regt die Speichelbildung an.

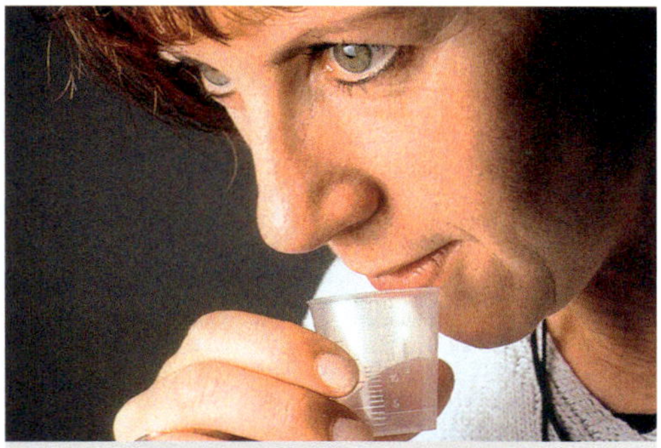

Abb. 2 Der Speichel wird in einem Messbecher gesammelt.

Mikrobiologische Tests

Diese Tests sind nur sinnvoll, wenn ein kariesfreies oder saniertes Gebiss vorliegt, da sonst zu viele Bakterien im Mund des Patienten vorhanden sind. Bestimmte Bakterienarten in der Plaque, nämlich Streptococcus mutans und Laktobazillen, sind nachgewiesenermaßen vorrangig verantwortlich für die Entstehung von Karies.
Das Bakterium der Art **Streptococcus mutans** haftet gut am Zahnschmelz und wandelt Zucker in Milchsäure um. Es ist der Hauptverursacher der Karies und wird durch Ansteckung von den Eltern an die Kinder weitergegeben. Jedoch bedeutet eine hohe Anzahl von Streptokokken nicht zwangsläufig ein erhöhtes Kariesrisiko! Da das Immunsystem des Einzelnen sehr spezifisch ist, kann die hohe Streptokokkenanzahl sehr unterschiedliche Auswirkungen haben. Demgegenüber weist eine große Anzahl an **Laktobazillen** auf ein erhöhtes Kariesrisiko hin. Je mehr Zucker der Patient zu sich nimmt und je schlechter seine Mundhygiene ist, desto mehr Laktobazillen sind nachweisbar.

Es ist wichtig, Eltern von Neugeborenen zu erklären, dass ihr Baby noch keine Kariesbakterien im Mund hat. Erst durch den Kontakt mit dem Speichel der Erwachsenen infiziert sich das Kind. Eine Verzögerung oder Vermeidung dieser Infektion ist für das Kind von Vorteil. Daher sollten die Eltern den Löffel oder den Schnuller des Kindes nicht ablecken!

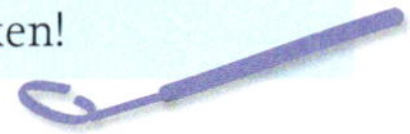

Alle Maßnahmen, die dazu dienen, die Übertragung von kariogenen Keimen zu verhindern oder zu minimieren, werden auch als Primär-Primär-Prophylaxe bezeichnet.

Durchführung eines mikrobiologischen Tests
Nachdem der Patient ein Paraffinstückchen gekaut hat und der produzierte Speichel in einem Becher aufgefangen wurde, wird mit einer Pipette etwas Speichel über einen Nährboden geträufelt, auf dem nur Streptokokken und Laktobazillen wachsen. Nach dem Bebrüten bei 37 °C sind Bakterienkolonien gewachsen. Diese werden mit Mustern verglichen und so wird die Anzahl der Keime ermittelt *(s. Abb. 1, 2, 3, 4).*

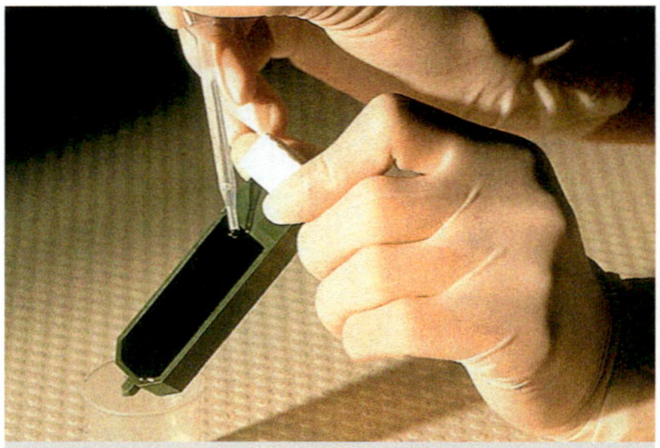

Abb. 1 Mit einer Pipette wird Speichel auf beide Seiten des Nährbodens aufgebracht.

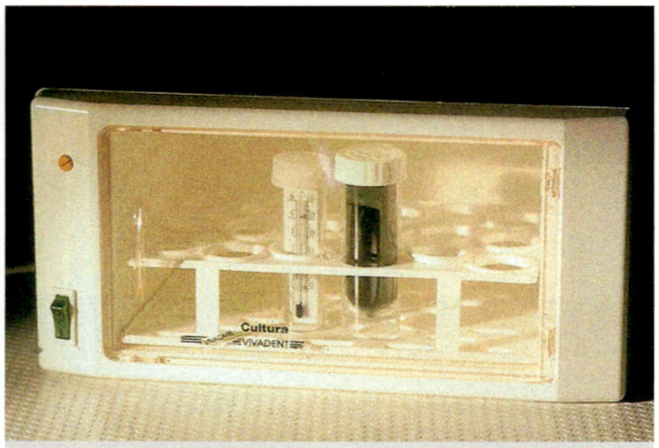

Abb. 2 Bebrüten des Röhrchens im Brutschrank

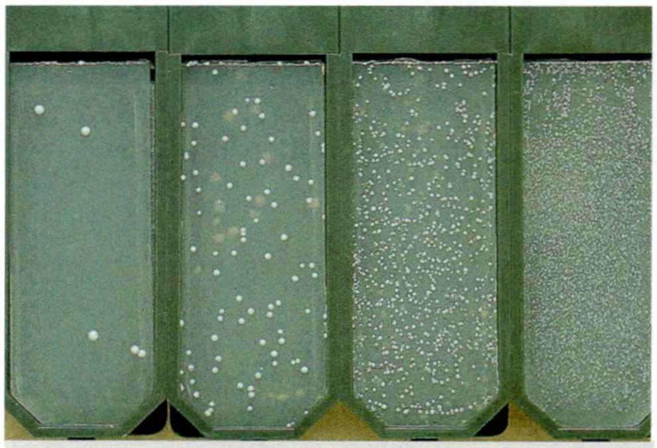

Abb. 3 Laktobazillenkolonien

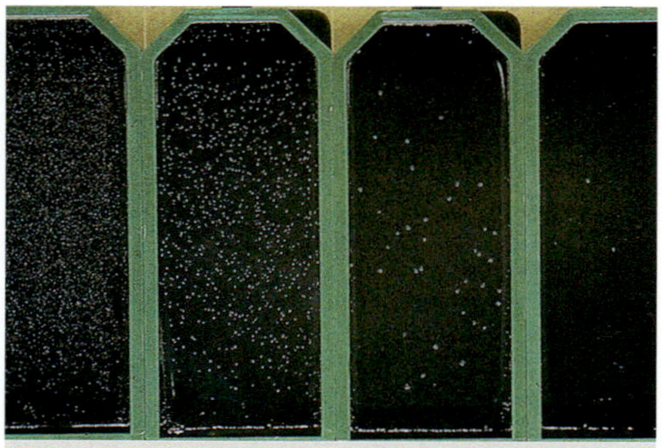

Abb. 4 Kolonien von Bakterien der Art Streptococcus mutans

Speicheltests

Der Speichel spielt bei der Kariesentstehung eine große Rolle.
Mit einer höheren Kariesaktivität rechnet man, wenn
- wenig Speichel vorhanden ist (geringe **Fließrate**),
- die **Pufferkapazität**, also die Fähigkeit, die Kariessäuren zu neutralisieren, schlecht ist.

Siehe hierzu Lernfeld 4, Bedeutung des Speichels, S. 124

Siehe hierzu Lernfeld 2, Speicheldrüsen, S. 58

Die Speichelmenge und die Speichelzusammensetzung hängen von verschiedenen Faktoren ab, wie z. B. Erkrankungen oder Medikamenteneinnahme.
Im Schlaf verringert sich die Sekretionsmenge auf weniger als ein Zehntel des Tages. Daher ist es wichtig, am Abend besonders gründlich Zähne zu putzen und nach dem Zähneputzen nichts mehr zu essen, also ohne „Betthupferl" schlafen zu gehen.

Um die Fließrate des Speichels zu überprüfen, muss der Patient wieder auf einem Paraffinstückchen kauen, diesmal genau eine Minute lang. Der produzierte Speichel wird in einem Messbecher gesammelt. Es wird gemessen, wie viel Speichel gewonnen wurde.
Normalwert: 1 ml und mehr pro Minute
Kritischer Wert: unter 1 ml pro Minute

Um die Pufferkapazität des Speichels zu messen, tropft man Speichel auf einen Teststreifen, ein so genanntes pH-Indikatorpapier. Auf dem Teststreifen erfolgt eine Farbreaktion, die einen bestimmten pH-Wert anzeigt *(s. Abb. 1, 2)*. Je mehr Säure das Indikatorpapier anzeigt, also ein pH-Wert von 5,5 und niedriger, desto schlechter ist die Pufferkapazität des Speichels.
Bei einem pH-Wert von 6 und mehr liegt eine hohe Pufferkapazität des Speichels vor, das Milieu im Mund ist neutral oder sogar basisch.

Siehe hierzu Lernfeld 4, ph-Wert, S. 123

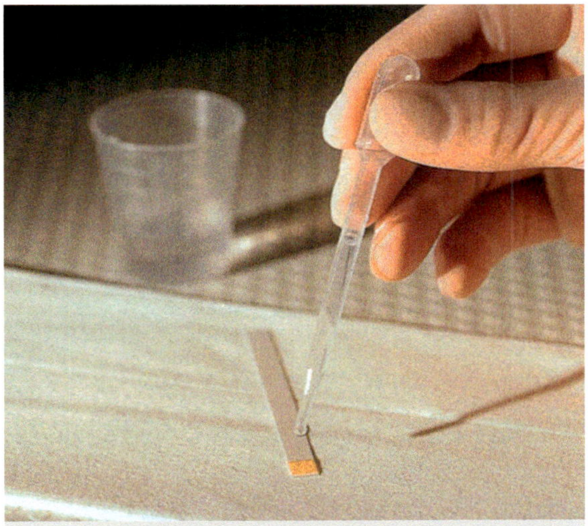

Abb. 1 Speichel wird mit einer Pipette auf ein ph-Indikatorpapier aufgebracht.

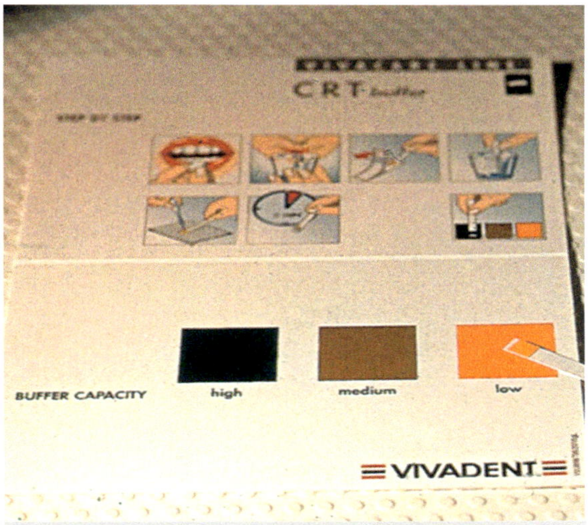

Abb. 2 Ablesen der Farbreaktion und Ermittlung der Pufferkapazität des Speichels

Speicheltest und mikrobiologische Tests können auch mit Hilfe einer speziellen Software ausgewertet werden *(s. Abb. 3)*.

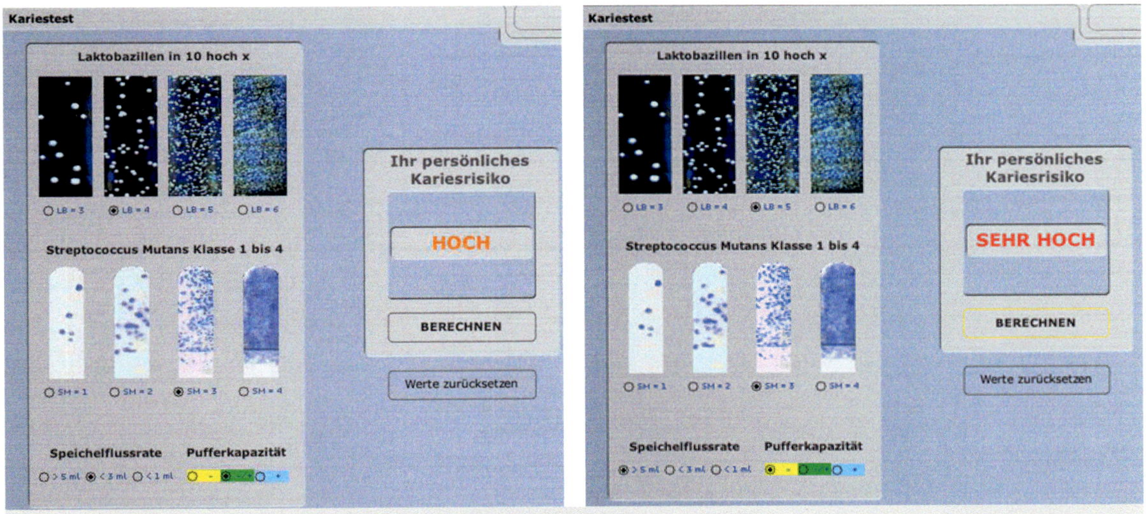

Abb. 3 Berechnung des individuellen Kariesrisikos (zwei Beispiele)

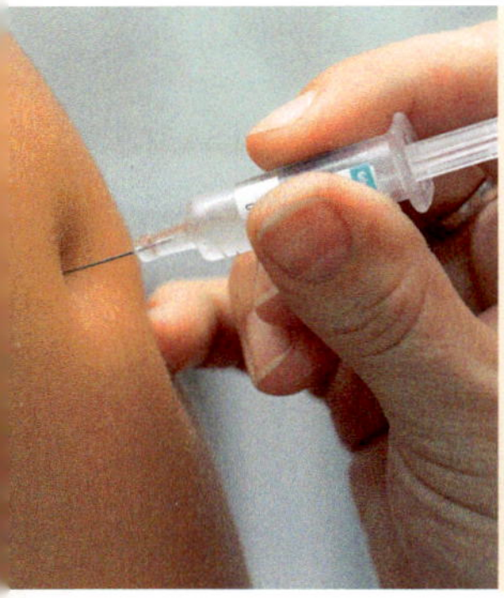

Gibt es eine Impfung gegen Karies?

Nein, bis heute gibt es keine Impfung gegen Karies.
In unserem Mund leben viele verschiedene Bakterien und Karies wird auch durch verschiedene Bakterien hervorgerufen. Man bräuchte zum Erlangen einer Immunität viele verschiedene Antikörper.
Wenn man gegen den Haupterreger der Karies, Streptococcus mutans, aktiv impft, dann verbleiben die gebildeten Antikörper im Blut und gelangen nicht zu den Zähnen. Somit hat diese Impfung keinen Vorteil.
Wenn man eine passive Impfung mittels Aufsprühen der Antikörper auf die Zähne durchführt, so werden diese Antikörper durch den Speichel schnell weggespült und ergeben auch nicht den gewünschten Effekt.

Terminologie: Bestimmung des individuellen Kariesrisikos	
Base basisch (Adjektiv)	Lauge; chemische Lösung, die einen pH-Wert zwischen >7 und 14 hat
Fließrate	Bildung von Speichel in einer bestimmten Zeit
Laktobazillen	stäbchenförmige Milchsäurebakterien; bei Karies stark vermehrt
mikrobiologisch	die Mikroorganismen (Kleinstlebewesen) betreffend
ph-Indikatorpapier	chemisch beschichtete Papierstreifen, die eine Farbveränderung anzeigen, wenn eine Lösung sauer, neutral oder basisch ist
pH-Wert	Säuregrad einer Lösung; angegeben auf einer Skala von 1 bis 14; ein pH-Wert von 1 bedeutet „stark sauer“; eine Lösung mit dem ph-Wert 7 ist neutral; ein ph-Wert von 14 bedeutet „stark basisch“
Pufferkapazität	Fähigkeit, den pH-Wert neutral zu halten, auch wenn Säuren oder Basen dazukommen
Säure	chemische Lösung, die einen ph-Wert zwischen 1 und <7 hat
Streptococcus mutans	kariesverursachende Bakterienart; kugelförmig; in Ketten aneinandergereiht

Aufgaben

1 Welche zwei Bakterienarten sind hauptsächlich an der Kariesentstehung beteiligt?

2 Was ist die Fließrate, was ist die Pufferkapazität des Speichels?

3 Ist ein saures Milieu im Mund schädlich? Bitte begründen Sie.

4 Ein „Betthupferl“ nach dem Zähneputzen ist doch nicht so schlimm! Widerlegen Sie diese Behauptung.

4 Patientengespräche in der Prophylaxe

Zur zahnärztlichen Betreuung von Kindern und Jugendlichen vom sechsten Geburtstag bis zum achtzehnten Lebensjahr steht ein **Individualprophylaxeprogramm** zur Verfügung. Wenn bereits Kinder an einen verantwortungsbewussten Umgang mit ihren Zähnen herangeführt werden, so ist die Wahrscheinlichkeit sehr groß, dass sie ihre Gewohnheiten auch im Erwachsenenalter beibehalten.

Was ist bei Prophylaxegesprächen mit Kindern und Jugendlichen zu beachten?
Einerseits darf man Kinder und Jugendliche nicht mit Fachwissen überfordern. Die Sprache sollte daher altersentsprechend sein. Andererseits ist eine „Babysprache" oder eine betont jugendliche Wortwahl auch nicht angebracht, denn der Patient sollte spüren, dass er ernst genommen wird und sich in einer vertrauensvollen, positiven Atmosphäre befindet.
Dies ist möglich, wenn der Patient Fragen stellen darf, ohne Angst haben zu müssen, dass er sich blamiert. Hilfreich ist auch, wenn der Patient und die Prophylaxefachkraft während des Gesprächs sitzen, sodass ein Augenkontakt auf gleicher Höhe möglich ist.
Um zu einem Dialog einzuladen und um zu überprüfen, ob der Patient die Ausführungen verstanden hat, sind Rückfragen geeignet. Es sollten so genannte „offene Fragen" sein, z. B.: „Wie siehst du das?" oder „Wie und wann putzt du dir die Zähne?" Offene Fragen kann der Patient ausführlich beantworten. Anders dagegen Entscheidungsfragen, auf die man nur mit „Ja" oder „Nein" antworten kann (z. B.: „Putzt du immer ordentlich die Zähne?").

↑ Siehe hierzu Lernfeld 2, Kommunikation, S. 42

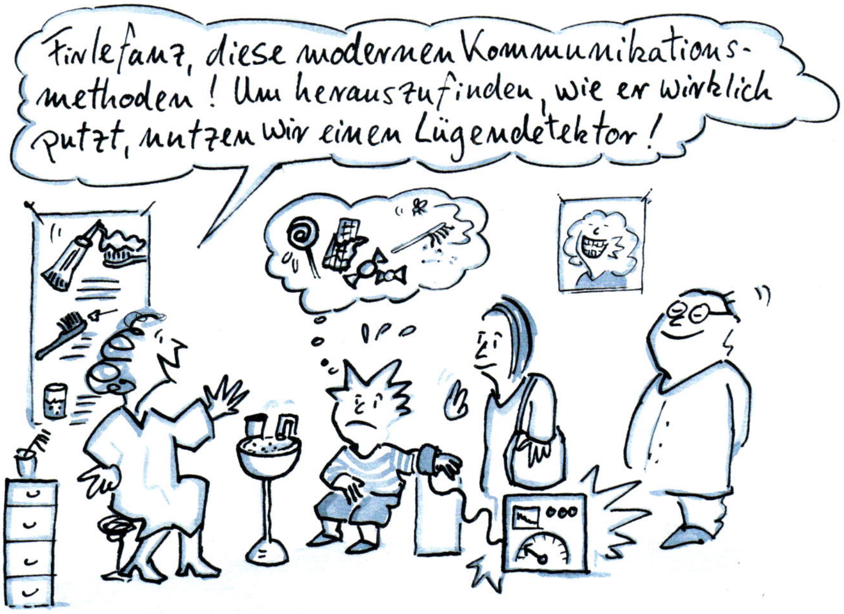
Firlefanz, diese modernen Kommunikationsmethoden! Um herauszufinden, wie er wirklich putzt, nutzen wir einen Lügendetektor!

Außerdem ist es hilfreich, den Patienten „dort abzuholen, wo er steht". Zum Beispiel kann man bei einem Jugendlichen an sein Bedürfnis anknüpfen, gut auszusehen und keinen Mundgeruch zu haben.

Da Kinder und Jugendliche die Hauptgruppe in der Individualprophylaxe darstellen, sollen hier **Tipps für die Durchführung bei Kindern zwischen ca. sechs und zwölf Jahren** gegeben werden:

- Sprechen Sie das Kind bei seinem **Vornamen** an. Wenn es in Begleitung eines Erwachsenen kommt, so begrüßen Sie zuerst das Kind und dann den Erwachsenen. Denn das Kind ist ja die **Hauptperson**, an die Sie sich wenden.
- Nehmen Sie Kontakt auf, stellen Sie sich vor und zeigen Sie Verständnis, wenn das Kind Angst hat. Hören Sie dem Kind beim Sprechen zu, sodass Sie sich auf seine **Sprachebene** einlassen können.

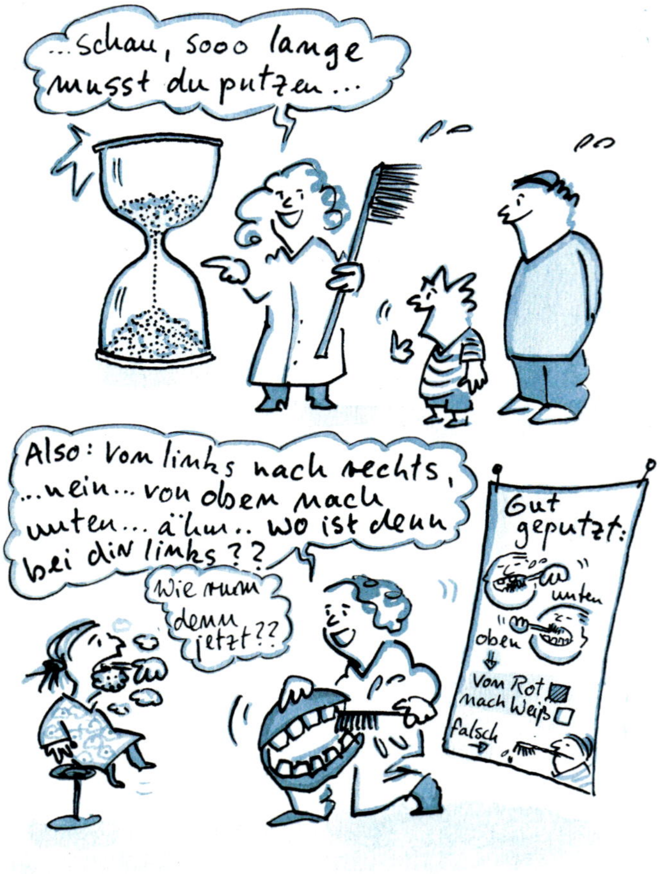
...Schau, sooo lange musst du putzen...
Also: Von links nach rechts, ...nein... von oben nach unten... ähm.. wo ist denn bei dir links??
Wie rum denn jetzt??
Gut geputzt:
unten
oben
Vom Rot nach Weiß
falsch

- Beschreiben Sie dem Kind, was bei diesem Termin **gemacht** wird.
- Jetzt können Sie mit einer **allgemeinen** Frage beginnen, wie:
  „Was kann mit den Zähnen passieren, wenn man sie nicht putzt?"
  „Was sind das für Löcher in den Zähnen? Von was kommen die Löcher?"
  „Was können wir dagegen tun?"
- Lassen Sie sich von dem Kind zeigen, wie es **putzt**. Loben Sie es, damit es nicht gleich entmutigt wird, und zeigen Sie ihm dann, was es verbessern kann. Dazu nehmen Sie ein großes Zahnmodell mit einer entsprechenden Zahnbürste, halten dieses so, wie auch der Kiefer des Kindes steht, also nicht spiegelverkehrt. Jetzt zeigen und erklären Sie dem Kind eine geeignete Putztechnik und Systematik. Zuerst kann es am Modell üben, dann im eigenen Mund mit Kontrolle über einen Spiegel. Wiederholen Sie wichtige Dinge und prüfen Sie, ob das Kind alles verstanden hat.
- Entscheiden Sie, ob das Kind ein **Bild** mit der Putzsystematik malen sollte. Dieses kann im Badezimmer zu Hause als Gedächtnisstütze aufgehängt werden.
- Erklären Sie dem Kind mit Hilfe einer **Sanduhr** die Dauer des Putzens und dass es besonders am **Abend** wichtig ist, gründlich zu putzen.
- Bei der nächsten Sitzung wäre es von Vorteil, die Zähne gleich zu Beginn **einzufärben**, damit man dem Kind im Spiegel zeigen kann, wo es noch nicht gut geputzt hat.
- Wenn noch Zeit vorhanden ist, so sprechen Sie mit dem Kind über das Essen von Süßigkeiten. Es ist nicht sinnvoll, diese zu verbieten. Besser ist es, zu erklären, wann und wie häufig das Kind Süßes essen darf und dass es danach die Zähne putzen sollte.
- Der Abschluss jeder Prophylaxesitzung sollte positiv gestimmt sein. Lob und eine Belohnung, z. B. in Form einer Zahnbürste, Zahnpasta, eines bunten Faltblattes oder kleiner Spielzeuge, sind sinnvoll, damit das Kind gerne wiederkommt.

Tipps für die Durchführung bei Jugendlichen

- Fragen Sie den Jugendlichen, ob Sie ihn noch duzen dürfen. Sprechen Sie ihn mit dem Vornamen an. Stellen Sie sich vor.
- Vermeiden Sie eine „coole“ Sprache, bleiben Sie authentisch.
- Fassen Sie kurz zusammen, was den Jugendlichen heute erwartet.
- Sprechen Sie über Kariesentstehung und zahngesunde Ernährung. Stellen Sie „offene Fragen“, sodass Sie erkennen können, ob der Jugendliche alles versteht.
- Bei Jugendlichen ist es nicht immer sinnvoll, sich die bisherige Putztechnik zeigen zu lassen. Sie sind gehemmt und haben Angst, sich zu blamieren. Kontrollieren Sie das Gebiss auf Beläge. Danach zeigen Sie am Modell die geeignete Putztechnik und weisen Sie auf die ungeputzten Stellen hin. Sprechen sie auch die gut geputzten Stellen an. Lassen Sie den Patienten vor dem Spiegel im eigenen Mund üben und korrigieren Sie ihn sachlich. Zeigen Sie ihm den Umgang mit Zahnseide, zuerst am Modell, dann „live“ im Mund.
- Wenn der Jugendliche mit dem Einfärben der Zähne einverstanden ist, so ist dies ein geeignetes Mittel, um ihn zu einem besseren Putzen zu motivieren. Wenn Sie einen API erstellt haben, so nennen Sie ihm den Wert, der in der nächsten Sitzung mit dem neu erstellten verglichen wird.
- Auch das Erheben eines Blutungsindex ist sinnvoll. Der Patient sieht im Spiegel die blutenden Stellen. Für die meisten Menschen ist Blut ein Alarmsignal für Krankheit. Das Problembewusstsein wird größer, der Patient gibt sich mehr Mühe.
- Schlagen Sie dem jugendlichen Patienten vor, während des Zähneputzens zu Hause ein aktuelles Musikstück laufen zu lassen. Wenn er während der gesamten Abspieldauer des Liedes putzt, so ist die richtige Putzdauer von drei bis vier Minuten garantiert.
- Erteilen Sie dem Patienten keine Ratschläge, bevormunden Sie ihn nicht und verbieten Sie ihm nichts.
- Sinnvoll ist auch, eine detaillierte, konkrete Anleitung zur Zahnpflege im Tagesverlauf zu erstellen, z. B.: „Immer morgens nach dem Frühstück Zähne putzen, abends Zahnseide benutzen.“
- Auch bei Jugendlichen sollte jede Prophylaxesitzung positiv gestimmt enden. Vielleicht bewirkt eine gute Zahnbürste als Belohnung oder ein geeignetes Faltblatt, dass der Patient gerne wiederkommt.

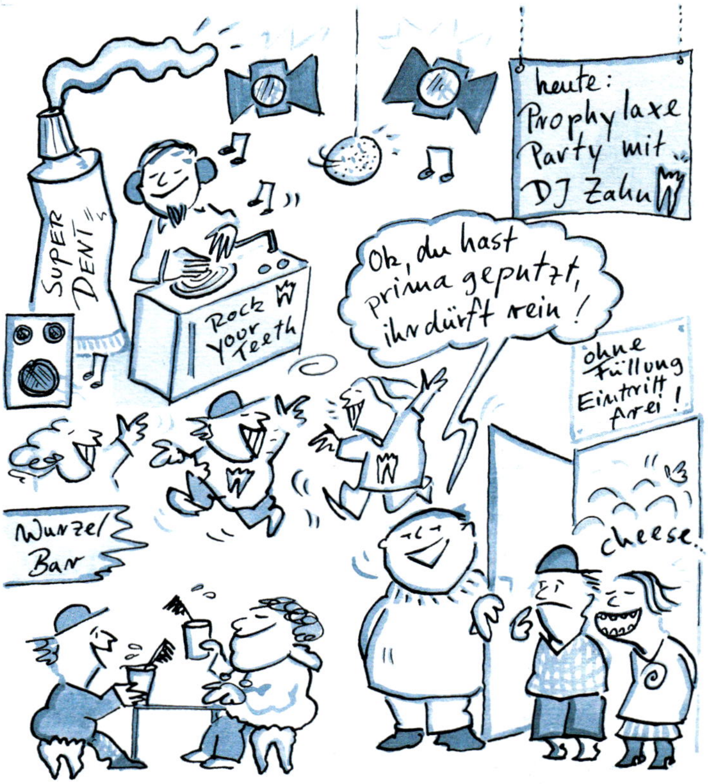
heute: Prophylaxe Party mit DJ Zahn
SUPER DENT
Rock your Teeth
Ok, du hast prima geputzt, ihr dürft rein!
ohne Füllung Eintritt frei!
Wurzel Bar
cheese

Aufgabe

Was ist bei einem Prophylaxegespräch mit Kindern und Jugendlichen zu beachten? Nennen Sie jeweils drei Punkte.

Rundum zahngesund durch Prophylaxe

Ebene der Prophylaxe	Kennzeichen	Beispiele
Kollektiv-prophylaxe	• kariesvorbeugende Maßnahmen für große Bevölkerungsteile • erfordern nicht zwingend die Mitarbeit des Einzelnen • unpersönlich	• Trinkwasserfluoridierung (in Deutschland nicht durchgeführt) • Speisesalzfluoridierung
Gruppen-prophylaxe	• zahnprophylaktische Betreuung bestimmter Gruppen von Menschen • Hauptzielgruppe: Kinder und Jugendliche (erreicht einen Großteil der Drei- bis Zwölfjährigen)	• Reihenuntersuchungen • Aufklärung über Zahngesundheit in Kindergärten, Schulen und Behinderteneinrichtungen • Elternabende zum Thema Zahngesundheit
Individual-prophylaxe	• außerhalb der Zahnartzpraxis • im Grunde jede kariesvorbeugende Maßnahme, die der Einzelne durchführt	• Mundhygiene • Fluoridierung mit fluorhaltiger Zahnpasta, Fluoridgelee, fluoridhaltiger Mundspüllösung, „Fluids", Fluoridtabletten, Fluoridsalz
	• innerhalb der Zahnarztpraxis • von Zahnärzten und zahnmedizinischem Fachpersonal durchgeführt	• Untersuchungen: zahnärztliche Vorsorgeuntersuchung, Früherkennungsuntersuchung, Kontrolluntersuchung • Fissurenversiegelung • Fluoridierung mit Fluoridlack • Individualprophylaxe, u. a. mit: Motivation und Beratung des Patienten, praktischer Anleitung des Patienten (z. B. Zahnputztechnik), Erstellung von Indizes, professioneller Zahnreinigung

Dictionary	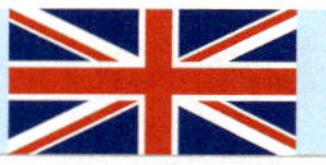	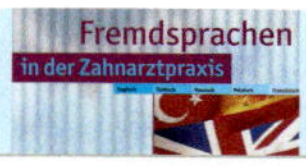
Bakterien	bacteria	
Interdentalbürste	interdental toothbrush	
Karies	tooth decay, caries	*page 13*
Kavität, Loch	cavity, hole	*page 15*
Plaque	plaque	
professionelle Zahnreinigung	professional tooth cleaning, clean-up	*page 15*
Säuren	acids	
Vorsorgeuntersuchung	a check-up	*pages 6, 8 and 12*
Zahnbürste	toothbrush	*page 15*
Zahnpasta	toothpaste	
Zahnseide	dental floss	*page 15*
Zahnstein	tartar	

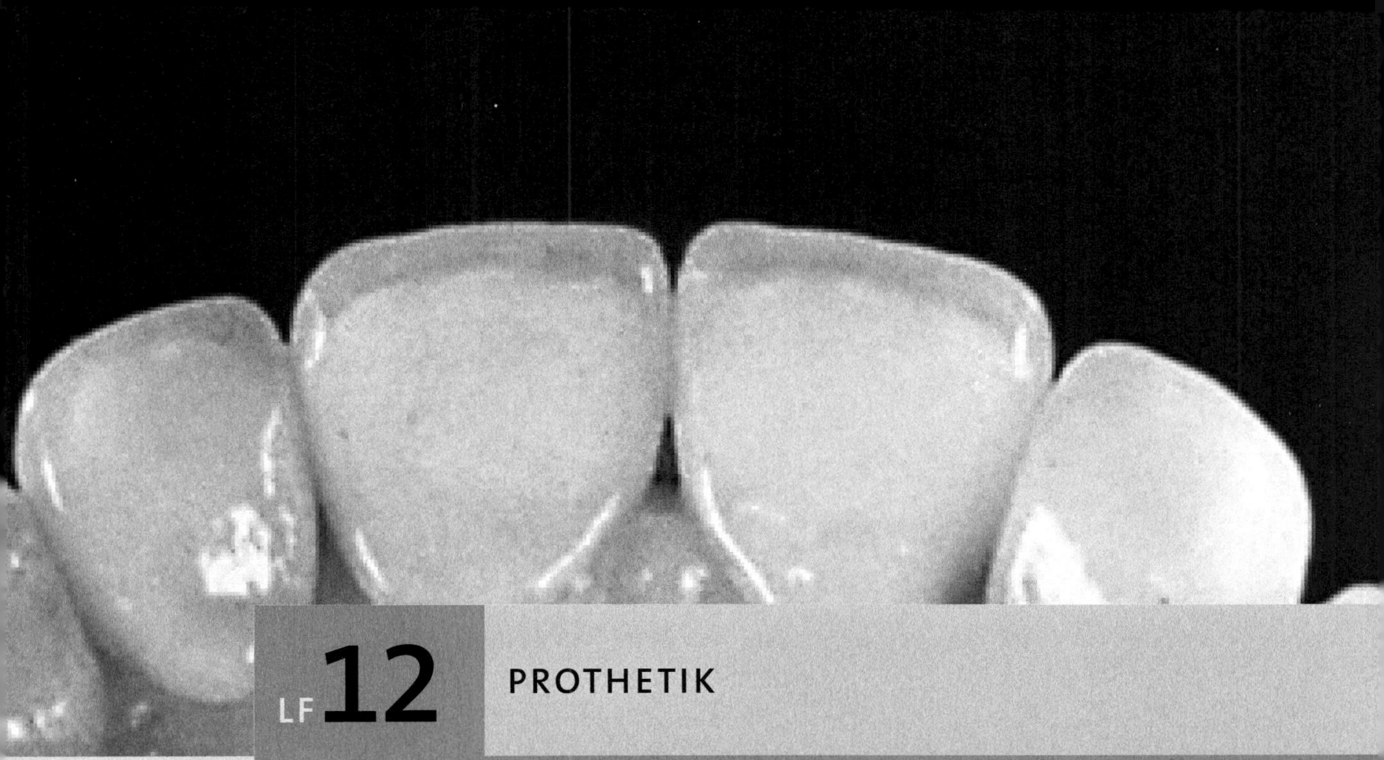

LF 12 PROTHETIK

Einführung in die Prothetik

Eine Prothese ist ein künstlicher Ersatz aus körperfremdem Material für ein fehlendes Körperteil (*s. Abb. 1*). Bezieht man dies auf die Zahnheilkunde, so kann man erst von Zahnersatzkunde (**Prothetik**) sprechen, wenn ein fehlender Zahn ersetzt wird.

Zur Prothetik gehören:

- **Zahnersatzkunde:** Ersatz fehlender Zähne
- **Gnathologie:** Lehre von der Funktion des Kauorgans
- **Defektprothese (Epithese):** Ersatz von Teilen des Gesichts nach Unfall oder größeren Operationen (*s. Abb. 2*)

Im Rahmen dieses Lehrbuches beschränken wir uns auf die Besprechung der Zahnersatzkunde.

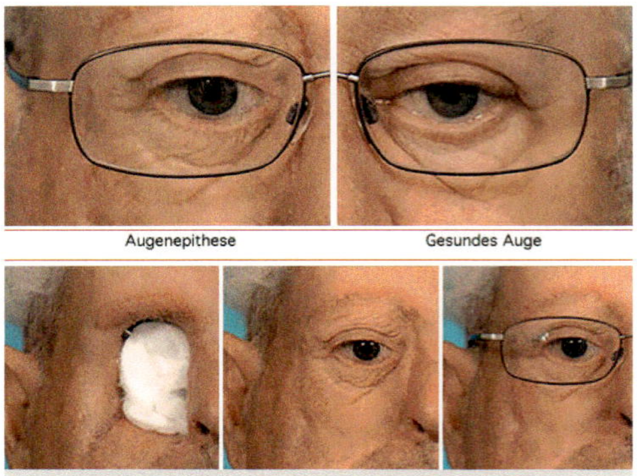

Abb. 2 Epithese

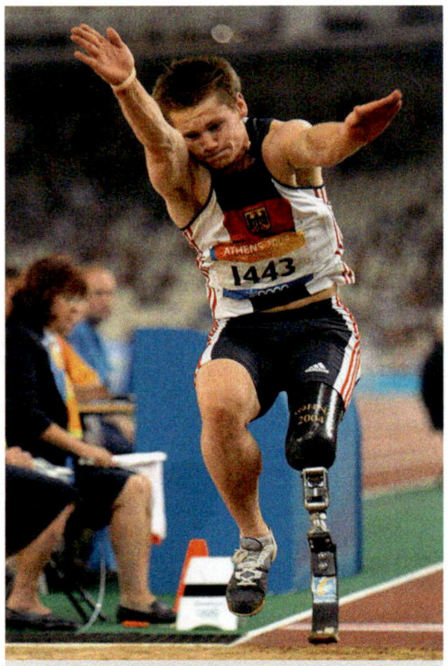

Abb. 1 Prothese

Brücken, Teilprothesen und **Vollprothesen** gehören zur **Prothetik**.
Einzelkronen, Teilkronen, Inlays, Onlays, Veneers gehören streng genommen zu der **Konservierenden Zahnheilkunde**.

↑Inlays, S.144
↑Onlays, S.144
↑Veneers, S.145

Da sich der Kronen- und Brückenersatz bei der Herstellung in den Arbeitsabläufen sehr ähnlich sind, sollen Einzelkronen und Teilkronen auch in diesem Lernfeld besprochen werden. ↑Inlays, ↑Onlays und ↑Veneers werden im Lernfeld 4 (Kariestherapie begleiten) behandelt.

Zahnlücken oder zerstörte Zähne beeinträchtigen die Kaufunktion. Zahnlücken im Frontzahngebiet werden als unästhetisch empfunden und beeinflussen das Sprechen. Die Ziele einer prothetischen Behandlung bestehen deshalb in der Wiederherstellung der normalen

- Kaufunktion,
- Ästhetik und
- Sprechlautbildung (Artikulation).

Einteilung des Zahnersatzes

- festsitzender Zahnersatz
- herausnehmbarer Zahnersatz
- Kombination aus festsitzendem und herausnehmbarem Zahnersatz (Kombinationszahnersatz; kurz: Kombi-Ersatz)

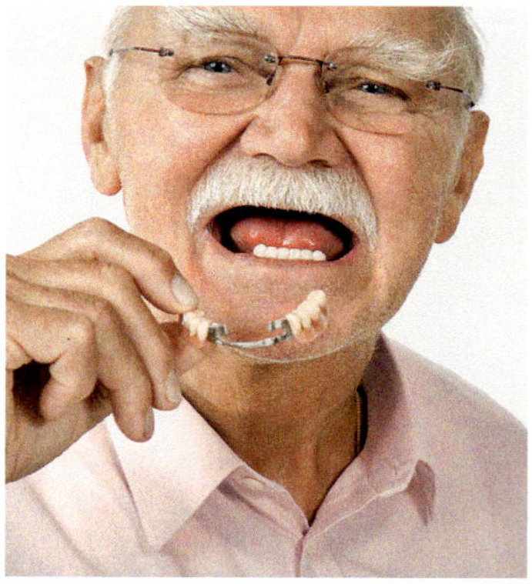

1 Festsitzender Zahnersatz

Zum festsitzenden Zahnersatz gehören Kronen und Brücken. Sie werden mit Zement oder durch ↑Adhäsivtechnik fest mit den Zähnen verbunden. Bei der Adhäsivtechnik werden der Zahnersatz und der Zahn mit Ätzgel aufgeraut. Als „Zement" dienen hier Kunststoffverbindungen.

↑Adhäsivtechnik, S. 136

1.1 Kronenersatz

Ist die natürliche Zahnkrone so zerstört, dass der Zahn mit einer Füllung nicht mehr längerfristig zu erhalten ist, so sollte er überkront werden. Die Ursachen für die Zerstörung der Zahnkrone können vielfältig sein (*s. Abb. 1*).

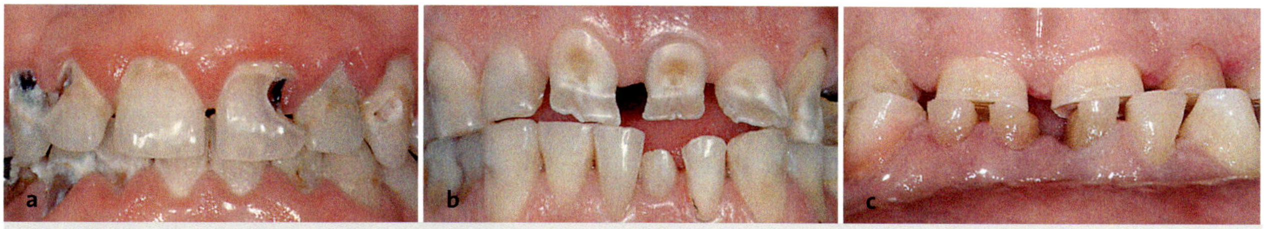

Abb. 1 Indikationen für eine Überkronung (Beispiele). a) Starke kariöse Zerstörung der Frontzähne im Oberkiefer; b) ↑Erosionen an den Frontzähnen, hervorgerufen durch säurehaltige Nahrungsmittel; c) starker Zahnhartsubstanzschaden mit Verlust der korrekten Bisshöhe durch ↑Abrasion

↑Erosion, S. 420

↑Abrasion, S. 406

1.1.1 Kronenarten

Der Fortschritt in der Zahnmedizin und Werkstoffkunde macht es heute möglich, dass es nahezu für jeden ästhetischen Anspruch eine Lösung gibt. Es stehen viele Kronenarten zur Verfügung, die sich im Material, der Ästhetik, der Haltbarkeit und der Kosten unterscheiden.

Häufig ist der Patient mit der Fülle der Möglichkeiten überfordert. Eine Zahnmedizinische Fachangestellte sollte sich daher mit den Vor- und Nachteilen verschiedener Kronenarten gut auskennen, um die Zahnärztin in der prothetischen Beratung des Patienten unterstützen zu können.

Vollgusskrone

Vollgusskronen bestehen nur aus Metall. Da sie nicht zahnfarben sind, werden sie im Seitenzahngebiet eingesetzt (*s. Abb. 2*).
Als Metalle werden in der Zahnmedizin Metall-Legierungen eingesetzt. Eine **Legierung** besteht aus unterschiedlichen Metallen, die zusammengeschmolzen wurden. Da z. B. reines Gold zu weich wäre, werden andere Metalle zugesetzt, um die nötige Stabilität zu erlangen. Preisgünstig sind **Nicht-Edelmetall-Legierungen (NEM-Legierungen)**. Sie bestehen hauptsächlich aus den Metallen Chrom, Kobalt und Molybdän. Hochwertiger sind **Edelmetall-Legierungen**. Edelmetall-Legierungen bestehen hauptsächlich aus den Edelmetallen Gold, Platin und Palladium.

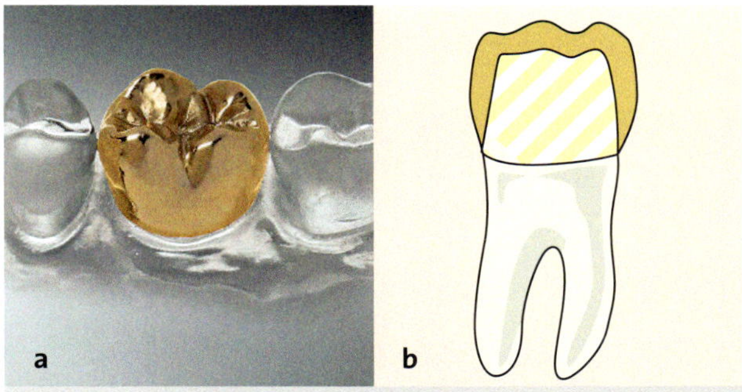

Abb. 2 Vollgusskrone. a) An einem Modell; b) im Schnitt (Schemazeichnung). Die Krone umschließt den beschliffenen Zahn vollständig und ist dem unbeschliffenen, natürlichen Zahn nachgeformt.

Obwohl die zahnmedizinischen Metall-Legierungen sehr mundbeständig sind, können manche Menschen allergisch auf einzelne Legierungsbestandteile reagieren. Dies ist bei Nicht-Edelmetallen wahrscheinlicher als bei Edelmetallen. Die Biokompatibilität ist ein Maß, wie gut unser Körper mit einem körperfremden Material zurechtkommt. Keramik ist das biokompatibelste Material, das in der Zahnmedizin eingesetzt wird.

Hat ein Edelmetall im Mund Kontakt zu einem Nicht-Edelmetall, so kann sich ein **Lokalelement** bilden. Dabei fließen kleine elektrische Ströme und das unedle Metall korrodiert (rostet). Dies kann der Fall sein, wenn eine Vollgusskrone mit einer Amalgamfüllung in Kontakt kommt. Deshalb sollten Amalgamfüllungen neben Vollgusskronen durch Kompositfüllungen ersetzt werden.

Verblendkrone

Eine Verblendkrone besteht aus einem dünnen „Metallkäppchen" (**Metallgerüst**), welches den präparierten Zahnstumpf vollständig umfasst. Dieses Metallgerüst wird mit **Kunststoff** oder **Keramik** verblendet. Das Metallgerüst gibt der Verblendung die nötige Stabilität (*s. Abb. 1*).

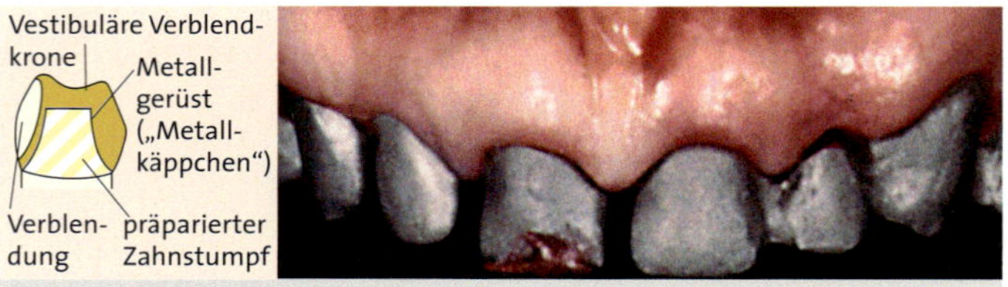

Abb. 1 Verblendkrone: a) Schematische Darstellung; b) Einprobe der noch unverblendeten Metallgerüste für metallkeramische Kronen und eine Brücke

Für das Metallgerüst können Edelmetall-Legierungen oder NEM-Legierungen verwendet werden. Da bei der Verblendkrone Metall-Legierungen verwendet werden, sind allergische Reaktionen möglich.
Kunststoffverblendungen werden nur noch bei provisorischen Kronen oder bei herausnehmbarem Zahnersatz eingesetzt.

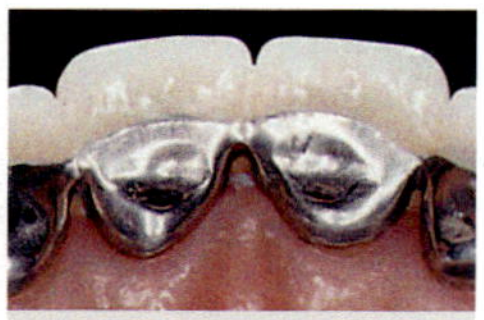

Abb. 2 Teilverblendete Keramikverblendkronen von palatinal

Eine Krone kann **teilverblendet** oder **vollverblendet** werden.
- Bei der teilverblendeten Verblendkrone wird der vestibuläre Bereich verblendet, während der nicht sichtbare orale Bereich aus Metall besteht (*s. Abb. 2*).
- Wird die Zahnkrone komplett verblendet, so spricht man von einer vollverblendeten Krone.

Da die Verblendkrone zahnfarben ist, wirkt sie ästhetischer als die Vollgusskrone. Der technische Aufwand und der Preis sind höher als bei der Vollgusskrone. Heutzutage ist der Verbund zwischen Metallgerüst und Verblendung sehr gut. Dennoch kann es dazu kommen, dass die Verblendung abplatzt.

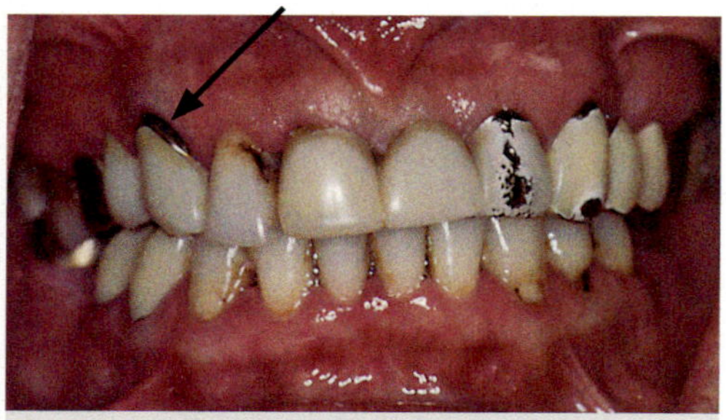

Abb. 3 Freiliegender Metallrand an Zahn 13 nach Zahnfleischrückgang (Pfeil). Abgeplatzte Kunststoffverblendung an Zahn 22 und 23

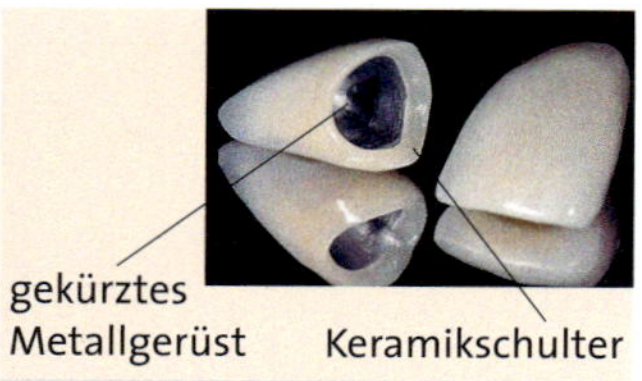

Abb. 4 Vollverblendete Keramikverblendkronen mit Keramikschulter

Bei Zahnfleischrückgang werden unter Umständen störende Metallränder sichtbar (*s. Abb. 3*).
Das Metallgerüst kann auch gekürzt werden, sodass der Kronenrand nur aus Keramik besteht (Keramikschulter). Hier ist auch bei Zahnfleischrückgang kein Metallrand sichtbar (*s. Abb. 4*).

Eine Sonderform der Verblendkrone ist die **Galvanokrone** (*s. Abb. 1*). Hier wird das Metallgerüst galvanisch gefertigt. Dazu wird im Labor ein elektrisch leitfähiges Duplikat des präparierten Zahnstumpfes hergestellt. Dieses wird mit Hilfe von elektrischem Strom mit einer Art Überzug aus Reingold versehen, das dann als Metallgerüst dient. Durch dieses Verfahren hat die Krone eine sehr gute Passgenauigkeit. Da hier reines Gold und keine Legierung verwendet wird, ist die Allergiegefahr sehr gering. Außerdem entstehen durch den warmen Farbton des Galvanogerüstes sehr ästhetische Keramikvollverblendungen.

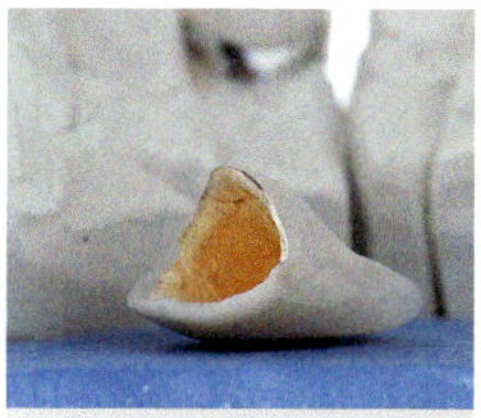
Abb. 1 Vollverblendete Galvanokrone

Mantelkrone

Diese Krone besteht vollständig aus **Keramik** oder **Kunststoff**, die den Zahnstumpf wie einen Mantel umgibt. Vollkunststoffkronen kommen nur als Provisorien zum Einsatz. Vollkeramikkronen werden als endgültige Kronen verwendet (*s. Abb. 2*).
Die Bezeichnung **Jacketkrone** (engl. Jacket = Jacke) kann auch verwendet werden. Sie wird im engeren Sinne nur für Vollkeramikkronen verwendet. Als Keramik wird hier **Glaskeramik** oder **Oxidkeramik** (z. B. **Zirkonoxid**) verwendet.

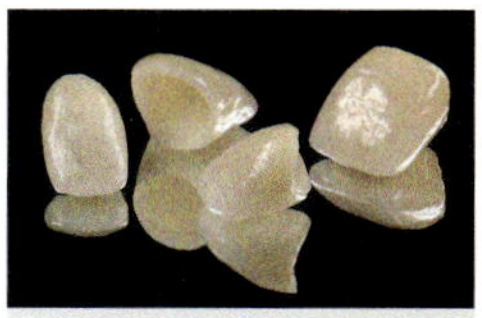
Abb. 2 Vollkeramikkronen

Eine Krone aus Glaskeramik bietet die höchste Ästhetik. Da Glaskeramikkronen kein stabiles Gerüst wie z. B. das Metallgerüst einer Verblendkrone haben, sind sie nicht so stabil (*s. Abb. 3*). Daher ist ihr Einsatzgebiet auf den Frontzahn- oder Prämolarenbereich beschränkt, wo geringere Kaukräfte herrschen. Glaskeramikkronen müssen adhäsiv befestigt werden.

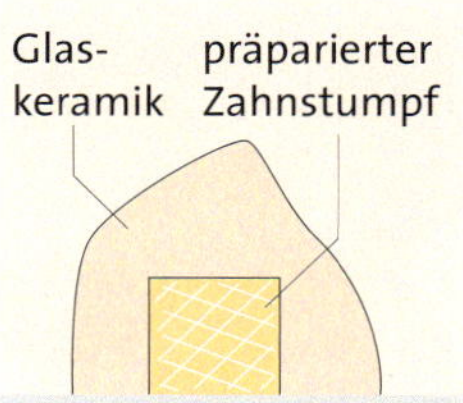

Abb. 3 Glaskeramikkrone

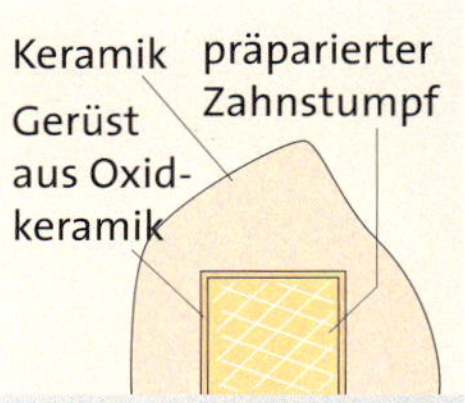

Abb. 4 Oxidkeramikkrone

Eine Krone aus Oxidkeramik besteht wie eine Verblendkrone aus einem stabilen Gerüst, das mit Keramik verblendet wird (*s. Abb. 4, 5, 6*).
Dieses Gerüst wird jedoch nicht aus Metall, sondern aus Keramik hergestellt. Dadurch haben die Kronen mehr Stabilität und können auch im Seitenzahngebiet eingesetzt werden. Brückenkonstruktionen sind möglich. Kronen aus Oxidkeramik können herkömmlich **(konventionell) zementiert** werden.
Ein Kronengerüst aus Oxidkeramik wird durch Frästechnik hergestellt. Dazu wird von dem Modell des präparierten Zahnstumpfs ein digitales Bild angefertigt. Dieses wird auf eine CAD-Maschine (CAD = engl. **C**omputer **A**ided **D**esign) übertragen, die das Keramikgerüst aus einem Keramikblock fräst (*s. Abb. 7, 8*). Mit dieser Technik können auch in der Zahnarztpraxis komplette Vollkeramikkronen hergestellt werden, ohne dass die Arbeit ins zahntechnische Labor muss.

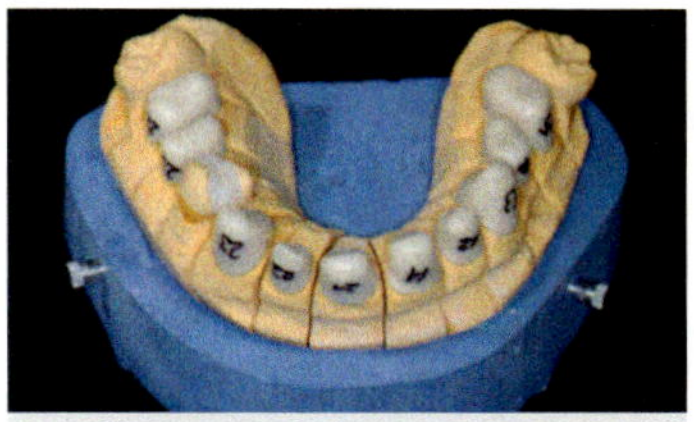
Abb. 5 Kronengerüste aus hochfester Zirkonoxidkeramik auf einem Gipsmodell

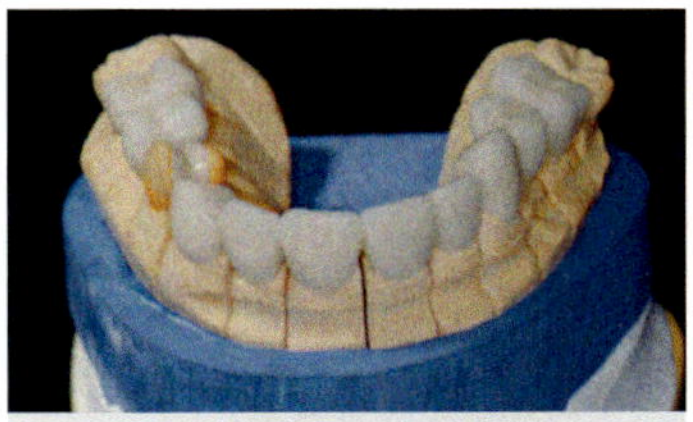
Abb. 6 Mit Keramik verblendete Gerüste auf einem Gipsmodell

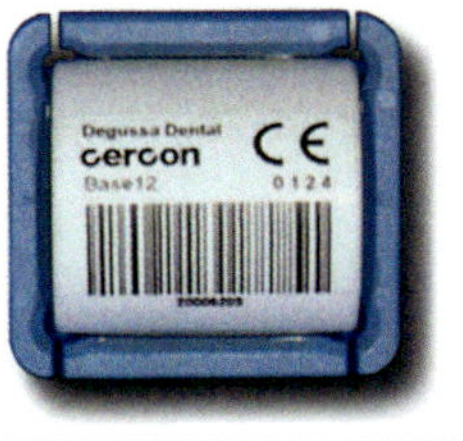

Abb. 7 Block aus Zirkonoxidkeramik

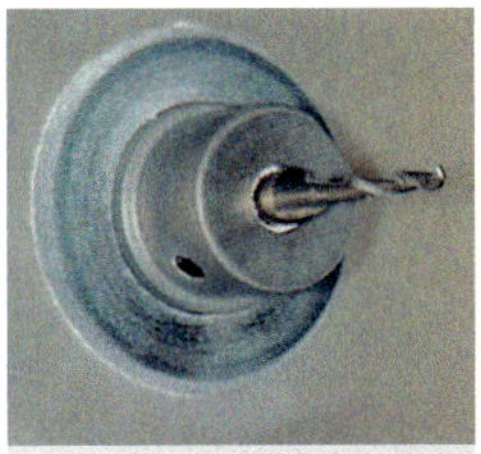
Abb. 8 Fräseinheit, mit der die Kronengerüste oder Vollkeramikkronen aus dem Keramikblock gefräst werden

Vollkeramikkronen bieten gegenüber den anderen Kronenarten die beste Ästhetik. Auch sind gerade Zirkonoxidkronen sehr stabil. Sie sind so haltbar wie Vollgusskronen. Da hier keine Metall-Legierungen verwendet werden, ist weder bei Zahnfleischrückgang ein Metallrand sichtbar noch ist eine Allergiegefahr bekannt. Der technische Aufwand ist jedoch sehr hoch.

Zahnfarbe – Ästhetik beim Kronenersatz

Für viele Patienten bedeutet Zahnästhetik der Wunsch, dass die Zähne weiß sind. Jedoch kann ein Zahn nicht mit einer „weißen Wand" verglichen werden. Jede Zahnhartsubstanz hat ihre eigene Zahnfarbe. So hat Dentin meist einen warmen, gelblichen Farbton. Schmelz hingegen ist eher weißlich. In der Schneidekante befinden sich transparente Bereiche. Bei manchen Patienten haben die Zähne sogar bläuliche Farbeinschlüsse.
Generell entsteht eine Zahnfarbe dadurch, dass Licht in den Zahn eindringt und unterschiedlich reflektiert und gebrochen wird. Will man mit einer Zahnkrone einen Zahn kopieren, so muss beim Anspruch auf beste Ästhetik diesem Aspekt Rechnung getragen werden. Vereinfacht lässt sich sagen: **Je mehr Licht in die Zahnkrone eindringen kann, desto besser ist die Ästhetik.**
Das meiste Licht kann in eine Vollkeramikkrone eindringen. Durch Vollkeramikkronen ist daher die beste Ästhetik zu erzielen. Bei einer Verblendkrone wird der Lichteinfall durch das Metallgerüst begrenzt. Am wenigsten Licht kann daher bei einer teilverblendeten Verblendkrone eindringen, da hier das Metallgerüst am größten ist *(s. Abb. 1, 2, 3)*.

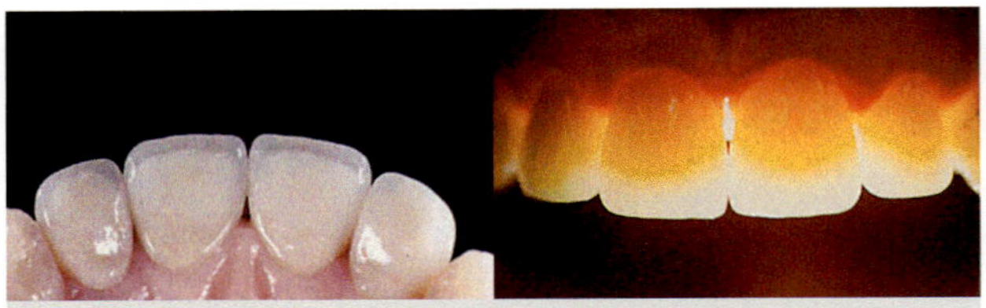

Abb. 1 Vollkeramikkronen aus Glaskeramik in der Durchlichtaufnahme

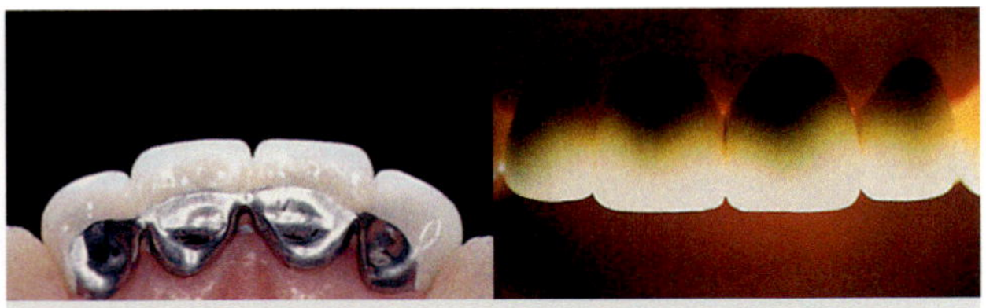

Abb. 2 Teilverblendete Verblendkronen in der Durchlichtaufnahme

Teilkrone

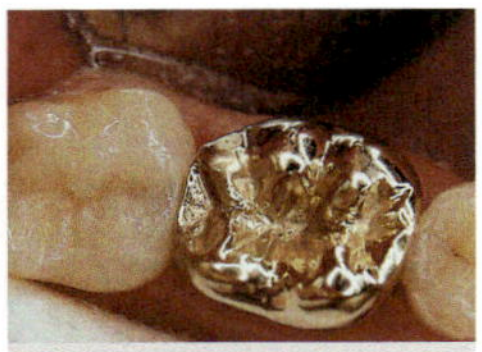

Abb. 4 Teilkrone aus Gold

Ist der Zahn nur teilweise zerstört, so sollte eine Teilkrone angefertigt werden (*s. Abb. 4*). Teilkronen können aus Metall-Legierungen oder aus Vollkeramik hergestellt werden.

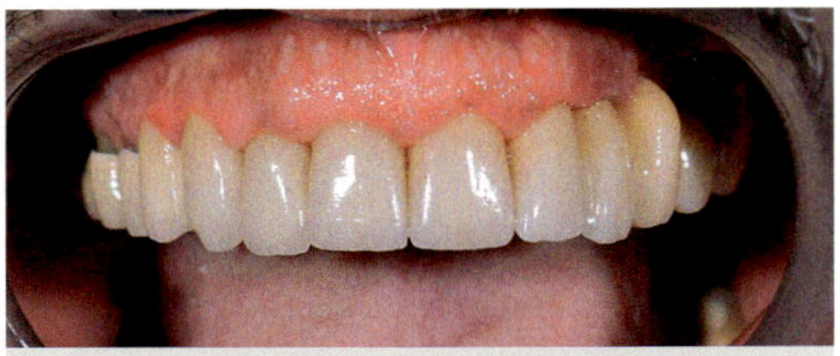

Abb. 3 Vollkeramikkronen aus Zirkonoxid von 14 bis 23. Als Vergleich dazu ältere Verblendkronen auf 15 bis 17

Vor- und Nachteile unterschiedlicher Kronenarten

Die unterschiedlichen Kronenarten haben jeweils Vor- und Nachteile, die im Einzelfall gegeneinander abgewogen werden (*s. Abb. 5*).

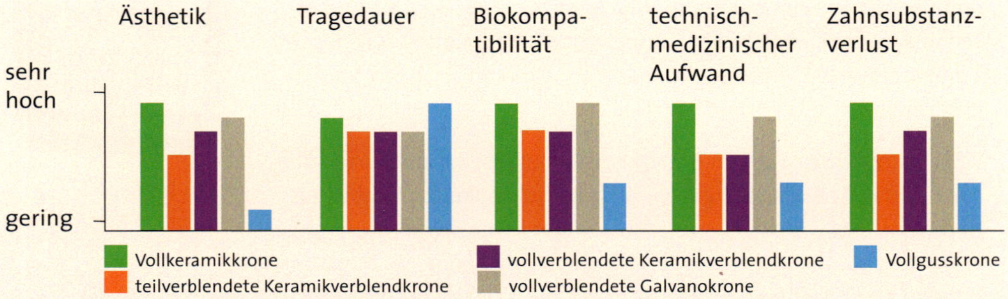

Abb. 5 Vergleich der unterschiedlichen Kronenarten

1.1.2 Die Kronenpräparation

Die Kronenpräparation orientiert sich in der Formgebung am ursprünglichen Zahn. Außer bei der Teilkrone wird der Zahn dabei zirkulär („rundherum") präpariert. Der Übergang vom präparierten Anteil zum nicht präparierten Anteil des Zahnes wird als **Präparationsgrenze** (kurz: **Präpgrenze**) bezeichnet.

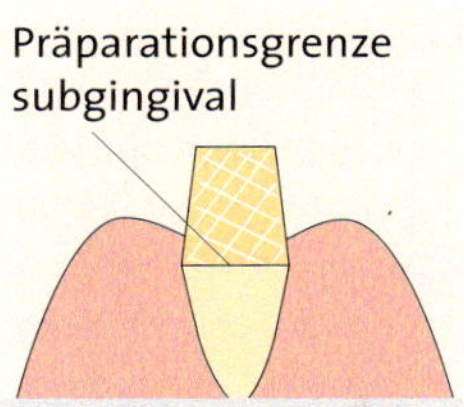

Abb. 1 Die Präparationsgrenze liegt subgingival.

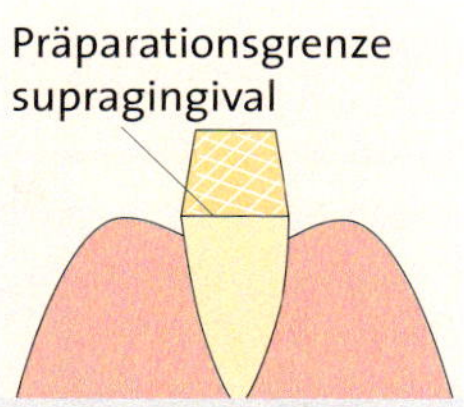

Abb. 2 Die Präparationsgrenze liegt supragingival.

Häufig wird der Zahn so beschliffen, dass die Präparationsgrenze unterhalb des Zahnfleischsaums (**subgingival**) zu liegen kommt (*s. Abb. 1*). Dies ist aber nur bei Restaurationen möglich, die herkömmlich (konventionell) zementiert werden können. Die adhäsive Befestigung würde eine Trockenlegung mit Kofferdam erfordern, dies ist bei einer subgingivalen Präparation nicht möglich.
Bei Teilkronen oder Inlays liegt ein großer Anteil der Präparationsgrenze über dem Zahnfleischsaum (**supragingival**; *s. Abb. 2*). Daher kann hier eine absolute Trockenlegung und damit eine adhäsive Befestigung durchgeführt werden.

Es gibt drei unterschiedliche Präparationsarten: **Tangential-, Hohlkehl- und Stufenpräparation** (*s. Abb. 3*). Sie unterscheiden sich darin, wie viel Zahnhartsubstanz an der Präparationsgrenze des Zahnstumpfes entfernt wird.
Dabei kann der Zahnstumpf an der Präparationsgrenze
- fast nahtlos in die Präparationsgrenze übergehen (Tangentialpräparation),
- die Form einer Hohlkehle erhalten (Hohlkehlpräparation) oder
- in Form einer kleinen Stufe präpariert werden (Stufenpräparation).

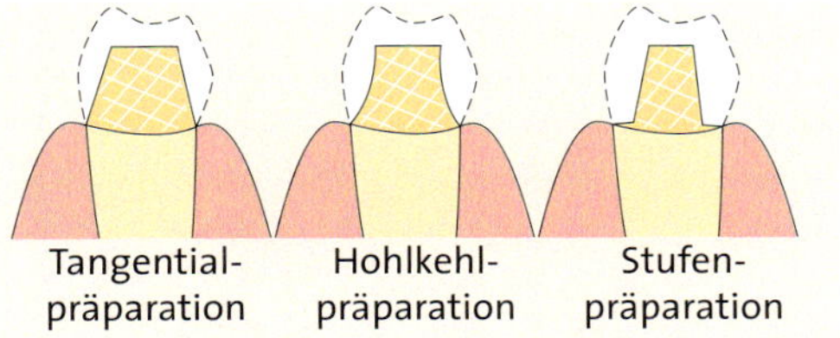

Abb. 3 Unterschiedliche Präparationsarten

An der Präparationsgrenze muss der Kronenersatz dicht abschließen und nahtlos von dem nicht präparierten Anteil in die Krone übergehen. Nur so ist gewährleistet, dass sich keine ↑ Plaque festsetzen kann. Deshalb muss an dieser Stelle mindestens so viel vom Zahn wegpräpariert werden, wie es die materialbedingte Mindestschichtstärke des gewählten Kronenersatzes erfordert. Das Ausmaß des Zahnhartsubstanzabtrages hängt daher von der ausgewählten Kronenart ab.

↑ Prädilektionsstellen für Plaque, S. 401

Bei einer Vollgusskrone muss am wenigsten vom Zahn abgetragen werden, da Metalle sehr dünn auslaufen können (ca. 0,2 mm) und trotzdem noch stabil sind. Eine Krone aus Vollkeramik hingegen benötigt den größten Substanzabtrag, da nur so die Stabilität der Krone gewährleistet ist (*s. Abb. 4*). Sehr dünne Zähne (z. B. UK-Frontzähne) können daher manchmal nicht mit einer Vollkeramikkrone versorgt werden, ohne die Pulpa zu eröffnen oder die Stabilität zu beeinträchtigen.

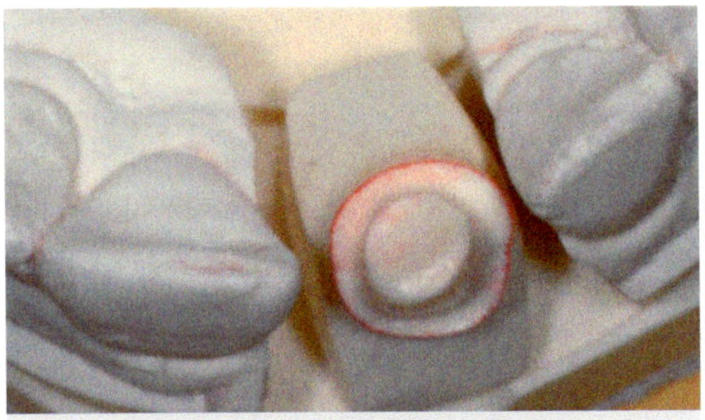

Abb. 4 Darstellung der breiten Stufenpräparation (1 mm) für eine Glaskeramikkrone auf dem Gipsmodell

1.2 Die Abformung

Die Abformung stellt speziell im Bereich der Prothetik einen zentralen Behandlungsschritt dar. Sie ist das Bindeglied zwischen Zahnarztpraxis und zahntechnischem Labor. Aus der Abformung werden Modelle aus Gips gefertigt, auf denen der Zahnersatz hergestellt wird. Fehler in der Abformung führen zu schlecht sitzendem Zahnersatz. Selbstverständlich sind die Grundsätze der Hygiene zu beachten.

↑ Siehe hierzu Lernfeld 3, Abformungen und zahnärztliche Werkstücke, S. 106

1.2.1 Abformlöffel

Abformlöffel dienen bei der Abformung als Träger für das Abformmaterial. Dabei kommen **konfektionierte** (vorgefertigte) oder **individuelle** (speziell für das Gebiss des Patienten angefertigte) Abformlöffel zum Einsatz.

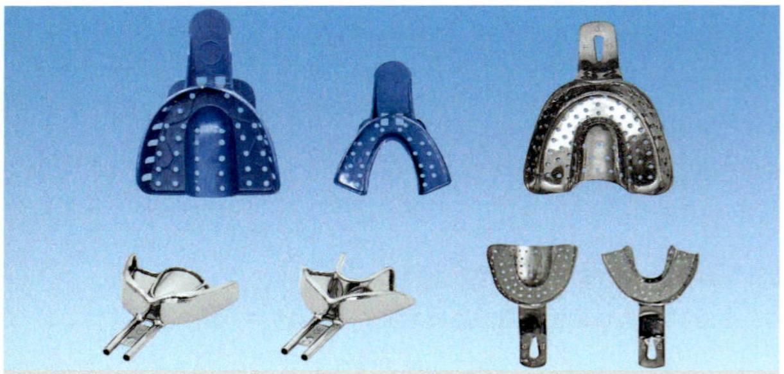

Abb. 1 Unterschiedliche konfektionierte Abformlöffel

Jede Zahnarztpraxis hat **konfektionierte Abformlöffel aus Metall oder Kunststoff** für den Ober- und Unterkiefer in unterschiedlichen Größen und Formen vorrätig (*s. Abb. 1*). Um ein korrektes Abformergebnis zu erzielen, darf der Abformlöffel weder zu groß noch zu klein sein. Ist der Abformlöffel zu klein, so werden die Zähne bei der Abformung gegen die Wand des Abformlöffels gedrückt. Da hier kein Abformmaterial zwischen Abformlöffel und Zahn ist, wird die Abformung ungenau. Aber auch zu viel Abformmaterial, bei der Auswahl eines zu großen Abformlöffels, führt zu einem ungenauen Abformergebnis.

Vor einer Abformung müssen unterschiedliche Größen von Abformlöffeln im Patientenmund anprobiert werden. Durch leichtes Hin-und-her-Bewegen kann die korrekte Löffelgröße bestimmt werden. Auch kann mit einem Zirkel der Abstand der Seitenzahnreihen gemessen werden und so der Abformlöffel mit der richtigen Breite ausgewählt werden. Der Abformlöffel sollte alle Zähne bedecken. Ist ein Löffel zu kurz, so kann mit Wachs oder Kunststoff der Löffel verlängert werden.

↑ Situationsabformung, S. 453

Werden sehr exakte Abformergebnisse verlangt, so sollte vor der Abformung ein **individueller Abformlöffel** hergestellt werden (*s. Abb. 2*). Dazu wird vorab eine ↑ Situationsabformung mit einem konfektionierten Abformlöffel genommen. Davon wird im Labor ein Gipsmodell hergestellt. Auf diesem Gipsmodell lässt sich aus Kunststoff ein Abformlöffel herstellen, der individuell auf die Mundverhältnisse des Patienten abgestimmt ist.

Entscheidend ist auch, dass das Abformmaterial gut im Löffel hält und bei der Entnahme aus dem Mund nicht vom Löffel abreißt.
Dazu haben konfektionierte Abformlöffel entweder so genannte Retentionslöcher, weshalb konfektionierte Abformlöffel auch als perforierte Abformlöffel bezeichnet werden. Oder sie haben einen verdickten Rand, wo das Abformmaterial halten kann. Zusätzlich kann der Abformlöffel vor der Abformung mit einem **Haftvermittler** eingestrichen werden.

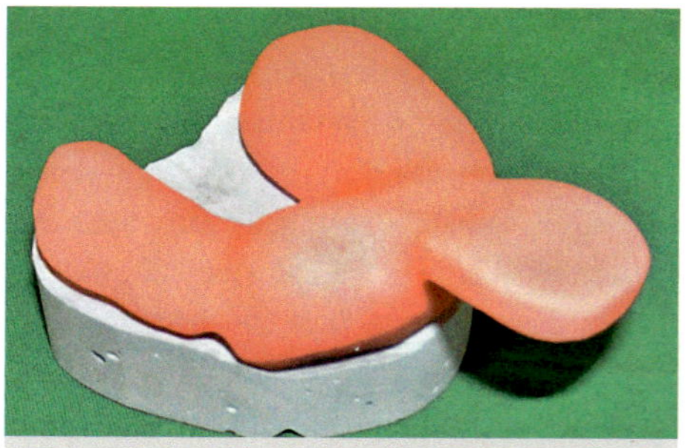

Abb. 2 Individueller Abformlöffel auf einem Gipsmodell

1.2.2 Abformarten

Es gibt eine Fülle von Abformarten. Die am häufigsten in einer Zahnarztpraxis durchgeführten Abformarten sind:
- anatomische Abformung (Situationsabformung)
- Abformung von präparierten Zähnen:
  - Korrekturabformung
  - Doppelmischabformung
  - Sandwichabformung
- Funktionsabformung

Anatomische Abformung (Situationsabformung)

Bei der anatomischen Abformung werden die Zähne mit den umgebenden Schleimhäuten und Bändern abgeformt. Sie wird durchgeführt, um Planungsmodelle, mit denen z. B. Zahnersatz oder eine kieferorthopädische Behandlung geplant werden kann, herzustellen. Auch können damit Arbeitsmodelle zur Herstellung von individuellen Löffeln sowie Schienen und kieferorthopädischen Apparaturen und Prothesenerweiterungen erstellt werden. Des Weiteren dienen sie zur Herstellung von Provisorien oder eines Gegenkiefermodells.

Häufig werden Situationsabformungen mit **Alginat** durchgeführt. Diese Aufgabe kann von einer ZMF, einer ZMP oder einer ZFA übernommen werden, die einen speziellen Fortbildungskurs absolviert hat.

Praktisches Vorgehen bei der anatomischen Abformung mit Alginat

Alginat (lat. alga = Seetang) besteht aus den **Salzen der Alginsäure**, die aus Seetang und Meeresalgen gewonnen werden. Das Pulver besteht weiterhin aus Füllstoffen, Abbindereaktor und Verzögerer. Die Anmischung erfolgt mit Leitungswasser.

Damit das Alginat keine Feuchtigkeit zieht, sollte das Pulver immer in trockenen, fest verschlossenen Behältern gelagert werden. Eine Entnahme sollte auch nur mit trockenen Instrumenten erfolgen. Da sich die Bestandteile des Pulvers wegen ihres unterschiedlichen Gewichtes bei der Lagerung absetzen können, muss das Alginat vor der Benutzung aufgeschüttelt werden.

Da Alginat im abgebundenen Zustand sehr leicht reißt, sollten größere Unterschnitte im Mund, wie z. B. ↑Schwebebrücken, mit Wachs oder Silikon ausgeblockt werden (*s. Abb. 1*).

↑Schwebebrücke, S. 463

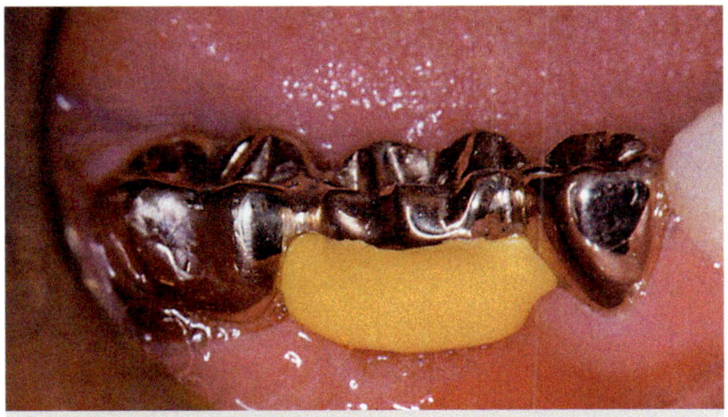

Abb. 1 Ausblockung eines Schwebebrückengliedes mit Wachs

Die Verarbeitung der Alginatmasse geschieht von Hand oder maschinell. Bei der Handanmischung benötigt man (*s. Abb. 1*):

- einen Abformlöffel
- evtl. Haftlack zum besseren Halt des Alginates im Löffel
- einen flexiblen Gummibecher
- einen Messlöffel und einen Spatel zur Dosierung des Alginates
- einen Messbecher zur Dosierung des Wassers (Wassertemperatur ca. 18 °C. Eine höhere Wassertemperatur beschleunigt den Abbindevorgang.)

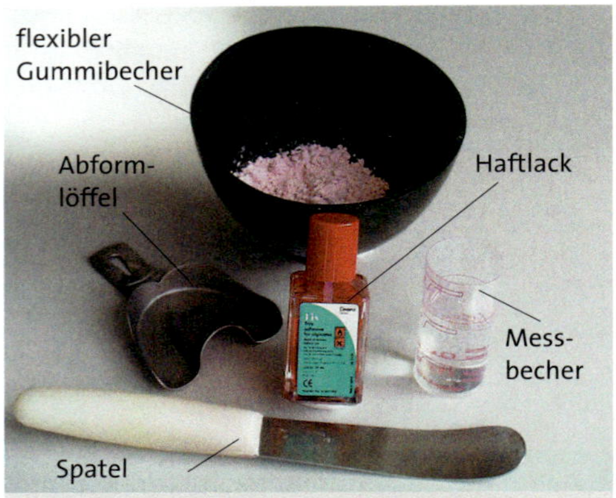

Abb. 1 Instrumente und Materialien für eine Alginatabformung bei der Handanmischung

Zuerst wird das Pulver in den Becher gegeben. Dazu kommt die entsprechende Menge an Leitungswasser (Dosierung nach Herstellerangaben). Dann wird mit rührenden Bewegungen Wasser und Pulver vermischt. Mit etwas Kraft wird anschließend der Teig gleichmäßig zum Becherrand hin ausgestrichen. Dadurch werden Lufteinschlüsse aus der Masse gedrückt (*s. Abb. 2*). Der Anrührvorgang sollte ca. 30 bis 45 Sekunden dauern.

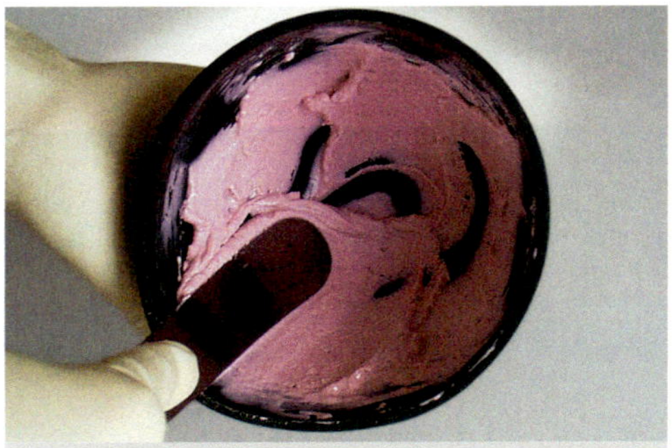

Abb. 2 Ausstreichen des Alginates beim Anrühren

Der Löffel wird nun mit Alginat bestückt. Vor allem im Oberkiefer muss im hinteren Bereich darauf geachtet werden, dass nicht zu viel Material auf dem Löffel ist, sonst kann es beim Patienten zu einem Würgereiz kommen. Der Patient sitzt in aufrechter Position. Die Zahnärztin bzw. die Zahnmedizinische Fachangestellte mit ausreichender Fachkenntnis steht hinter dem Patienten. Der Löffel wird nun so in den Mund eingeführt, dass der Löffelgriff in der Gesichtsmitte ist. Nun drückt man mit einem Finger auf jeder Seite des Abformlöffels den Löffel vorsichtig gegen den Kiefer. So wird der Löffel drei bis fünf Minuten gehalten, bis der Abbindevorgang beendet ist.

Am besten entfernt man die Abformung, indem man nicht am Löffelgriff zieht, sondern mit einem Finger im Bereich der Seitenzähne an den Löffelrändern die Abformung von der Zahnreihe löst. Dies geht einfacher, wenn man den Finger unter den Rand der Abformung in die Umschlagfalte legt und ihn vorsichtig dreht.

Nach der Entnahme wird die Abformung unter fließendem Wasser gereinigt und auf Vollständigkeit überprüft. Der Löffel sollte nicht durchgedrückt sein, da die verbleibende Alginatschichtstärke mindestens 5 mm sein muss. Eine gute Abformung ist möglichst blasenfrei und das Material darf sich an keiner Stelle vom Löffel lösen. Die Abformung sollte anschließend in einem speziellen Desinfektionsbad für Abformungen desinfiziert werden.

Wird die Alginatabformung zu feucht gelagert, so quillt sie. Bei trockener Lagerung schrumpft sie. Alginatabformungen müssen deshalb z. B. in ein feuchtes Papiertuch eingewickelt und in einer Plastiktüte verpackt werden. Innerhalb einer Stunde sollten Alginatabformungen mit Gips ausgegossen werden.

Abformung von präparierten Zähnen

Zur Abformung von präparierten Zähnen stehen folgende Abformarten zur Verfügung:
- Korrekturabformung
- Doppelmischabformung
- Sandwichabformung

Liegt die Präparationsgrenze subgingival, so legt sich das Zahnfleisch an die Präparationsgrenze. Ein gutes Abformergebnis wäre so nicht möglich, da das Abformmaterial nicht unter die Präparationsgrenze fließen kann und deshalb im Gipsmodell die Präparationsgrenze nicht sichtbar wäre. Zur Abformung einer subgingivalen Präparation muss das Zahnfleisch durch vorbereitende Maßnahmen verdrängt werden.

Die am häufigsten benutzte Methode ist die Erweiterung des Zahnfleischsulkus mit **Retraktionsfäden**. Diese Fäden werden vorsichtig mit einem Heidemannspatel unter die Präparationsgrenze geschoben (*s. Abb. 1*). Die Fäden können mit bestimmten Medikamenten zur Blutstillung (Adstringenzien) getränkt sein. An Stelle eines Retraktionsfadens können auch elastische Gummikäppchen (Retraktionsmanschetten) oder Pasten benutzt werden, die im Zahnfleischsulkus quellen.

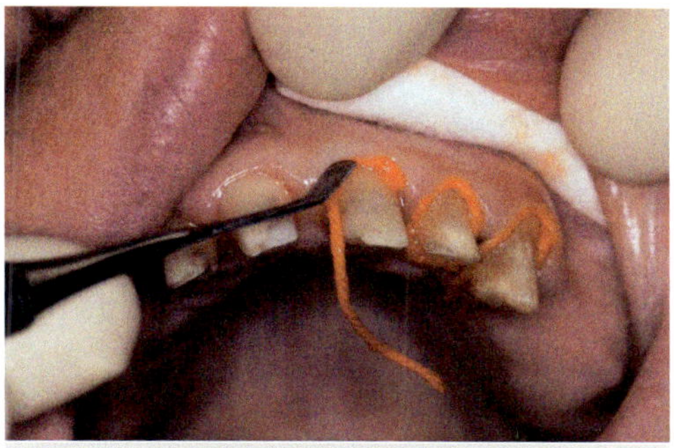

Abb. 1 Legen der Retraktionsfäden bei relativer Trockenlegung

Das Zahnfleisch kann auch mit Hilfe eines ↑ Elektrotoms oder Lasers ein bisschen abgetragen werden. Durch die Hitze wird zusätzlich eine Blutstillung erreicht.

↑ Elektrotom, S. 263

Korrekturabformung

Bei einer Korrekturabformung werden zwei in ihrer Konsistenz unterschiedliche Abformmaterialien genommen. Der Abformlöffel wird zweimal in den Mund eingeführt und jedes Material einzeln für sich ausgehärtet. Man bezeichnet dieses Vorgehen deshalb auch als **zweizeitig-zweiphasige Abformung**.

Zuerst wird mit einer knetbaren Masse eine Vorabformung genommen. Nach der Mundentnahme wird die Vorabformung auf Vollständigkeit geprüft. Man entfernt mit einem Skalpell alle ↑ unter sich gehenden und interdentalen Bereiche sorgfältig. Außerdem werden Abflussrillen, von den Zähnen ausgehend, zum Löffelrand hin ausgeschnitten (*s. Abb. 2*).

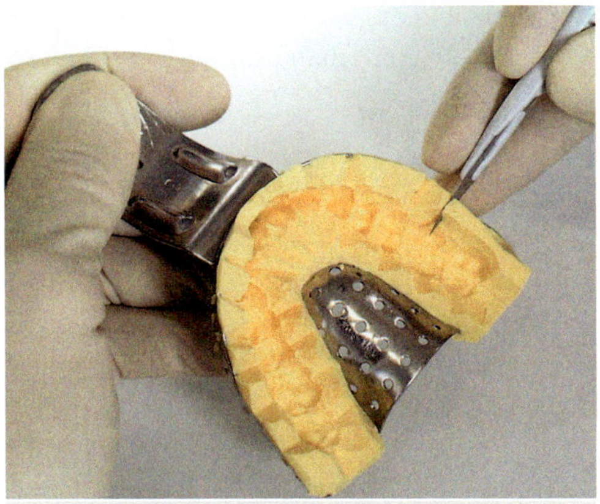

Abb. 2 Ausschneiden der Vorabformung. Hier werden Abflussrillen ausgeschnitten.

↑ unter sich gehende Bereiche, S. 459

Nun wird mit einem dünnfließenden Abformmaterial die Vorabformung korrigiert. Dazu werden die Retraktionsfäden entfernt und die Zahnärztin umspritzt die präparierten Zähne mit einem dünnfließenden Abformmaterial, während die Assistenz die Vorabformung mit demselben Material befüllt (*s. Abb. 1, 2*).

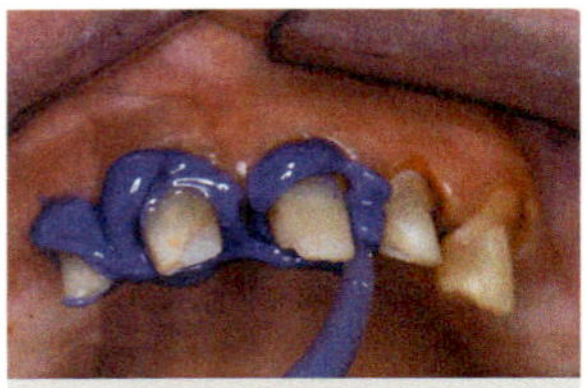

Abb. 1 Umspritzen der präparierten Zähne

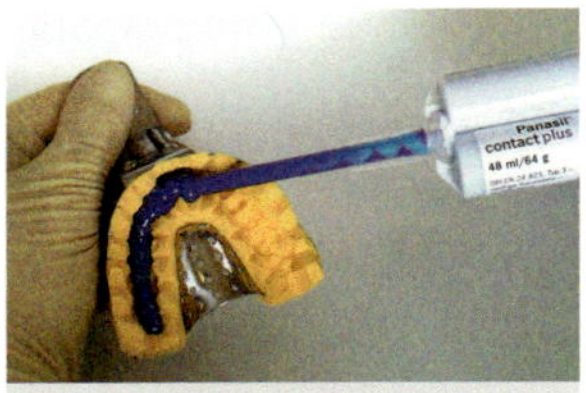

Abb. 2 Befüllen der Vorabformung

Die Abformung wird nun ein zweites Mal in den Mund eingebracht. Durch den Staudruck, den die Zahnärztin auf die Abformung ausübt, entweicht das überschüssige dünnfließende Material in die Abflussrillen. So entsteht eine dünne Schicht des Zweitmaterials (*s. Abb. 3*).

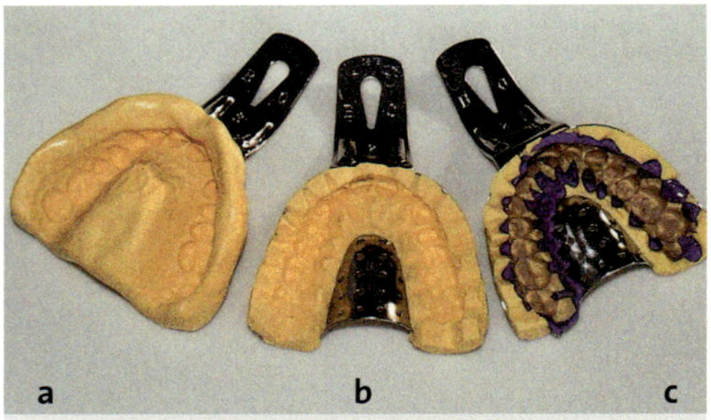

Abb. 3 Übersicht über die einzelnen Schritte der Korrekturabformung. a) Vorabformung; b) ausgeschnittene Vorabformung; c) Korrekturabformung

Doppelmischabformung und Sandwichabformung

Bei der **Doppelmischabformung** und **Sandwichabformung** werden wie bei der Korrekturabformung zwei in der Konsistenz unterschiedliche Abformmaterialien genommen. Der Unterschied zur Korrekturabformung besteht jedoch darin, dass **beide Materialien gleichzeitig** im Mund aushärten. Man bezeichnet dies deshalb auch als **einzeitig-zweiphasige** Abformung.

Während die Assistenz bei der **Doppelmischabformung** den Löffel mit einem zähfließenden Abformmaterial befüllt, umspritzt die Zahnärztin die präparierten Zähne mit dünnfließendem Abformmaterial. Die Retraktionsfäden werden zuvor entfernt. Der Löffel wird nun auf die umspritzten Zähne aufgesetzt. Beide Materialien vermischen sich im Mund – daher die Bezeichnung Doppelmischabformung – und härten **gemeinsam** aus.

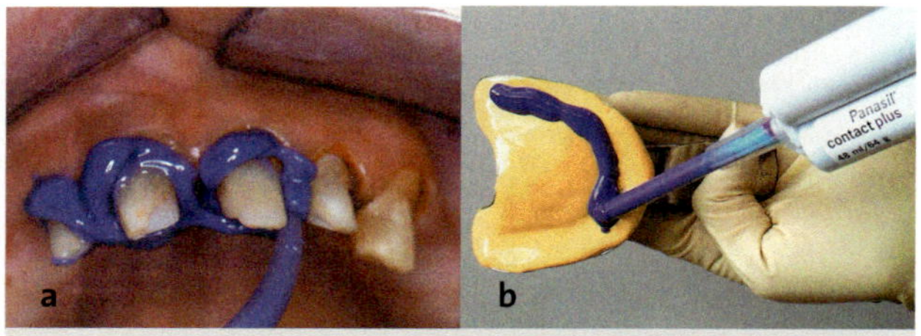

Abb. 4 Sandwichabformung. Während die Zahnärztin die Zähne mit einem dünnfließenden Material umspritzt (a), befüllt die Assistenz den Löffel mit knetbarem Material. Auf das knetbare Material wird noch zusätzlich dünnfließendes Material gegeben (b). Beide Materialien härten zusammen im Mund aus.

Das Vorgehen bei der **Sandwichtechnik** ist ähnlich wie bei der Doppelmischabformung. Der Löffel wird hier von der Assistenz mit einem knetbaren Abformmaterial befüllt, während die Zahnärztin mit dünnfließendem Abformmaterial die präparierten Zähne umspritzt. Die Retraktionsfäden werden zuvor entfernt. Bevor der Löffel in den Mund gegeben wird, wird jedoch noch **zusätzlich dünnfließendes Abformmaterial auf den Löffel** gegeben. Da bei der Sandwichtechnik das dünnfließende Abformmaterial auf das knetbare Abformmaterial wie „die Butter auf das Brot" kommt, wird diese Abformung als Sandwichabformung bezeichnet (*s. Abb. 4*). Beide Materialien härten im Mund **gemeinsam** aus.

Bei der Doppelmisch- und Sandwichabformung müssen die Zahnärztin und die Assistenz gut aufeinander abgestimmt sein, damit nicht etwa das Abformmaterial im Löffel schon hart wird, während die Zahnärztin noch die Zähne umspritzt.

Die Assistenz bei der Abformung präparierter Zähne

Die Hauptaufgabe bei der Assistenz in der Abformung präparierter Zähne besteht in der Bereitstellung der Abformmaterialien. Weitere Aufgabenbereiche können die Unterstützung bei der Trockenlegung oder die Mithilfe bei der Entfernung der Retraktionsfäden sein.
Damit Abformmaterialien aushärten können, müssen sie mit einem **Härter**, der auch als Katalysator bezeichnet wird, vermischt werden. Wird der Härter zugemischt, startet der Abbindevorgang. Die Verarbeitung sollte daher zügig erfolgen. Abformmaterialien können **von Hand** oder mit **Mischgeräten bzw. Kartuschen** angemischt werden.

Bei der **Handanmischung** der **Knetmassen** benutzt man latexfreie Handschuhe, denn Latex behindert die Aushärtung. Mit dem Messlöffel wird Basismasse entnommen und dosiert. Anschließend wird nach Herstellerangaben die richtige Menge an Härter auf die Basismasse aufgetragen (*s. Abb. 1*). Diese Komponenten werden so lange durchgeknetet, bis eine einheitliche Farbe entsteht (*s. Abb. 2*). Man formt eine Rolle und drückt das Material in den Löffel.

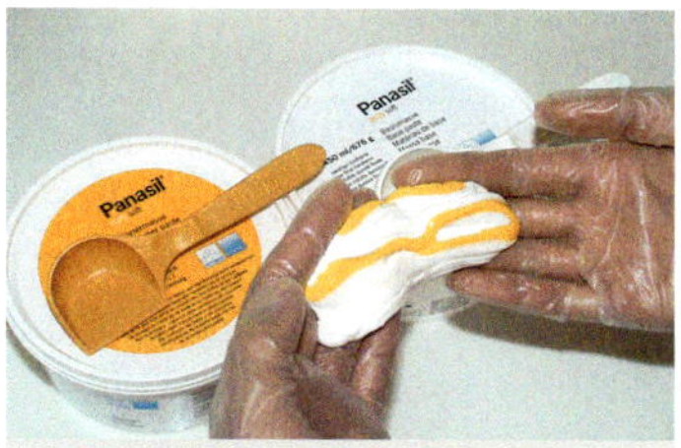

Abb. 1 *Dosierung der knetbaren Abformmassen*

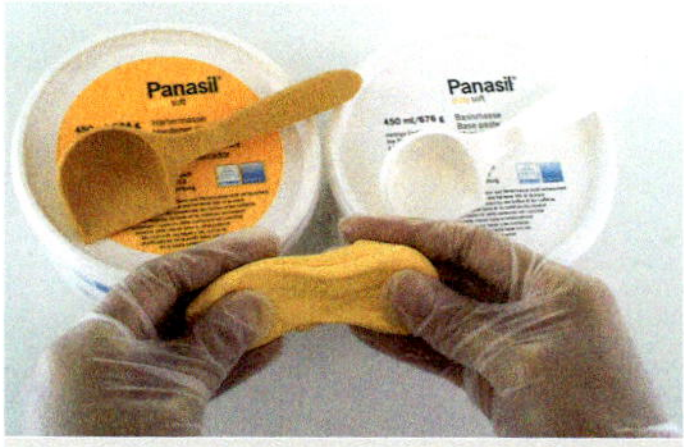

Abb. 2 *Durchmischen, bis eine homogene Masse entstanden ist*

Die **Handanmischung** bei **dünn- und mittelfließenden Pasten** erfolgt mit einem Spatel und einem Messblock. Gleiche Stranglängen von Basis und Härter werden vermischt (*s. Abb. 3*). Die Masse wird ca. 45 Sekunden lang immer wieder auf dem Block ausgestrichen, damit eingeschlossene Luftblasen entweichen können (*s. Abb. 4*). Das Material wird in eine Abformspritze gefüllt und der Zahnärztin angereicht.

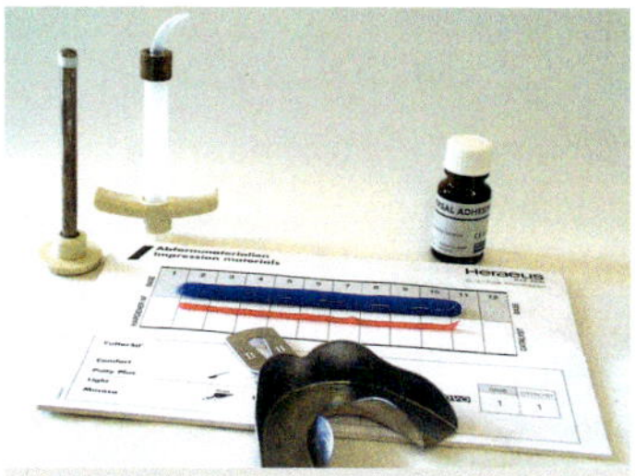

Abb. 3 *Material zur Verarbeitung von dünn- und mittelfließenden Abformmaterialien*

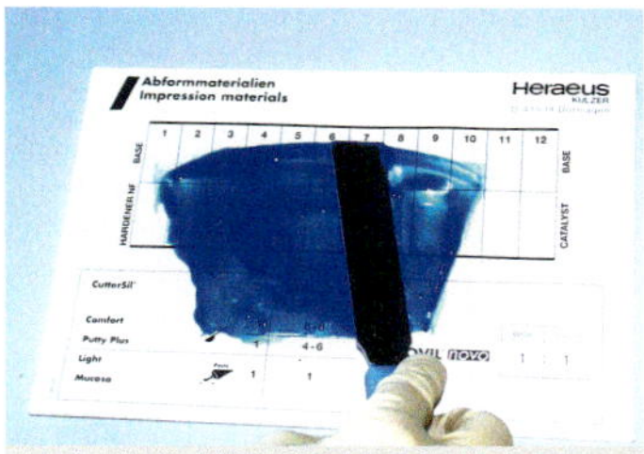

Abb. 4 *Blasenfreies Ausstreichen des Materials*

Dünnfließende Abformmaterialien werden auch in **Kartuschenform** angeboten (*s. Abb. 5*). Hier werden Basis und Härter in der Mischdüse vermischt. Dadurch treten weniger Fehler als bei der Handanmischung auf. Vor jeder Anwendung muss eine neue Mischdüse aufgesetzt werden. Basis und Härter dürfen sich dabei nicht vermischen. Es muss darauf geachtet werden, das die Austrittsöffnungen der Kartusche sauber sind, sonst könnte das Abformmaterial evt. schon frühzeitig aushärten. Nach der Applikation (Anwendung) bleibt die Mischdüse auf der Kartusche und dient als Verschluss.

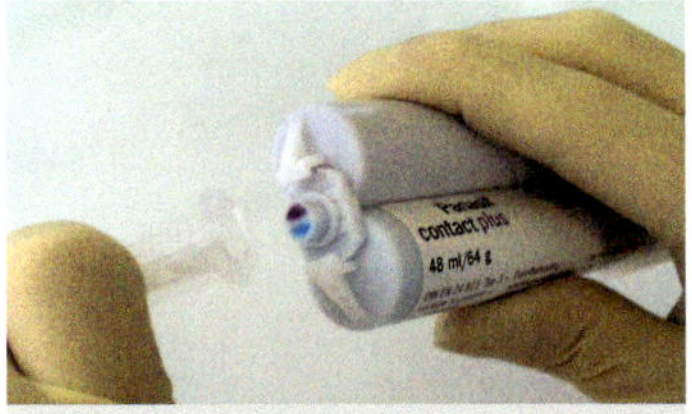

Abb. 5 *Aufsetzen einer Mischkanüle auf eine Kartusche. Dabei ist auf saubere Öffnungen der Kartusche zu achten.*

Zähfließende Materialien können auch in einem **Mischgerät** verarbeitet werden (*s. Abb. 6*). Basis und Härter befinden sich hier in Schlauchbeuteln im Inneren des Gerätes. Vor jeder Anwendung muss hier eine neue Mischdüse aufgesteckt werden. Auch hier ist darauf zu achten, dass die Austrittsöffnungen des Mischgerätes sauber sind. Per Knopfdruck fließt das fertig angemischte Material aus der Mischdüse. Die erste Portion (1–2 cm) sollte man verwerfen, da sie nicht ausreichend durchmischt sein kann.

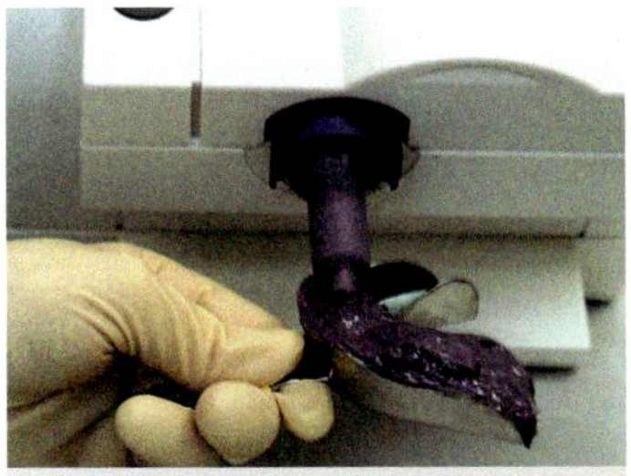

Abb. 6 *Befüllen eines Löffels mit einem Mischgerät*

Generell sollte mit Abformmaterialien sparsam umgegangen werden, da sie sehr teuer sind.

Funktionsabformung

Die Funktionsabformung wird zur Herstellung von Total- und Teilprothesen angewendet. Damit eine Vollprothese guten Halt hat, muss bei der Abformung das Bewegungsspiel der Schleimhäute, Muskeln und Bänder wiedergegeben werden.

↑ Funktionsrand, S. 477

Die Abformung wird mit einem **individuellen Löffel** durchgeführt. In der Regel erfolgt die Abformung mit einem zähfließenden Material. Es gibt auch Techniken, bei denen zuerst der ↑ Funktionsrand mit einem knetbaren Material abgeformt und in einem zweiten Schritt diese Abformung mit einem dünnfließenden Material korrigiert wird.

↑ Ah-Linie, S. 55

Während der Aushärtung des Materials im Mund soll der Patient aktiv Bewegungen durchführen, z. B. den Mund spitzen, die Zunge herausstrecken, schlucken usw. Durch das Schlucken oder „Ah"-Sagen wird im Oberkiefer der Übergang vom harten zum weichen Gaumen abgebildet. Diese Linie wird auch als ↑ **Ah-Linie** bezeichnet. Auch werden durch die Zahnärztin passive Bewegungen durchgeführt; z. B. massiert sie die Wangen des Patienten. Dadurch werden die Schleimhäute, Muskeln und Bänder in ihrer Funktion abgeformt.

1.2.3 Abformmaterialien

Die Abformmaterialien zeigen unterschiedliche Werkstoffeigenschaften. Manche können, nachdem sie ausgehärtet sind, nicht wieder in ihren ursprünglichen Zustand zurückversetzt werden. Sie werden als **irreversibel** bezeichnet. Abformmaterialien, die zurückversetzt werden können, werden **reversibel** genannt. Einige Abformmaterialien sind nach der Aushärtung **starr**, andere **elastisch**.

So lassen sich vier Hauptgruppen unterteilen:
- irreversibel-starre Abformmaterialien
- reversibel-starre Abformmaterialien
- irreversibel-elastische Abformmaterialien
- reversibel-elastische Abformmaterialien

Irreversibel-starre Abformmaterialien

In diese Gruppe gehören der Abformgips und Zinkoxid-Eugenol-Pasten.

↑ unter sich gehende Bereiche, S. 459

- Da Gips nach der Abformung sehr starr ist, ist er für die Abformung von ↑ unter sich gehenden Stellen schlecht geeignet. Werden damit unter sich gehende Stellen abgeformt, so kann das Material nur durch Zerbrechen in kleine Stücke aus dem Mund genommen werden. Die Bruchstücke müssen dann außerhalb des Mundes wieder zusammengesetzt werden. Deshalb wird Abformgips als Abformmaterial heute nicht mehr verwendet.
- Da auch Zinkoxid-Eugenol-Pasten nach dem Abbinden sehr starr sind, werden sie für die Abformung nicht mehr verwendet. Zinkoxid-Eugenol-Pasten können z. B. noch zur Korrektur einer Bissnahme eingesetzt werden.

Reversibel-starre Abformmaterialien

In diese Gruppe gehören **Guttapercha**, **Stents** und **Kerr**.
Guttapercha wird aus dem Milchsaft tropischer Bäume gewonnen. Stents und Kerr sind aus Harzen und Wachsen zusammengesetzt und werden deshalb auch als Kompositionsmassen (lat. compositio = Zusammensetzung) bezeichnet.
Die Konsistenz dieser Materialien ist temperaturabhängig. Bei Raumtemperatur sind sie fest. Werden sie auf ca. 60 °C erwärmt, so verflüssigen sie sich und sind formbar. Diese Abformmaterialien werden daher auch als **thermoplastische** Abformmaterialien bezeichnet.
Heute werden diese Materialien zur Abformung nicht mehr eingesetzt. Sie kommen noch zur Verlängerung von konfektionierten Löffeln zum Einsatz oder können zur ↑ Funktionsrandgestaltung in der Totalprothetik dienen.

↑ Funktionsrand, S. 477

Irreversibel-elastische Abformmaterialien

Zu den irreversibel-elastischen Abformmaterialien gehören:
- ↑ Alginate
- **Elastomere** (gummielastische Kunststoffabformmassen)
  - Silikone
  - Polyether
  - Polysulfide (Polysulfide werden in Deutschland kaum mehr eingesetzt.)

↑ Alginate, S. 453

Die irreversibel-elastischen Abformmaterialien werden heute am häufigsten verwendet. Da sie nach dem Abbindevorgang elastisch sind, können auch unter sich gehende Bereiche abgeformt werden (*s. Abb. 1*).
Bei der Entnahme des Löffels muss sich das Abformmaterial im unter sich gehenden Bereich aufbiegen, um entnommen werden zu können. Nach der Entnahme nehmen elastische Abformmaterialien wieder die Gestalt an, die sie im Mund hatten. Das heißt, die Aufbiegung geht wieder zurück. Somit können unter sich gehende Bereiche nur mit elastischen Abformmaterialien exakt abgeformt werden.

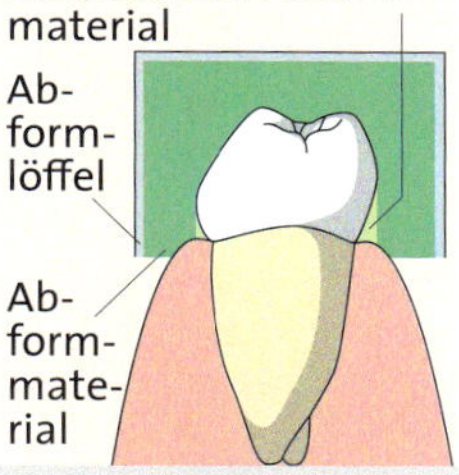

Abb. 1 Querschnitt durch einen Abformlöffel, gefüllt mit Abformmaterial (grün). Das Abformmaterial fließt auch in die unter sich gehenden Bereiche eines Zahnes (hellgrün).

Elastomere Abformmaterialien werden durch Vermischen von Basismasse mit einem Härter angemischt. Dabei gehen sie vom formbaren (plastischen) Zustand in einen elastischen Zustand über. Die Abformung ist anschließend formstabil und kann auch noch Tage später mit Gips ausgegossen werden.
Elastomere Abformmaterialien werden bei einer Funktionsabformung und zur Doppelmisch-, Sandwich- und Korrekturabformung eingesetzt. Wegen ihrer Detailgenauigkeit eignen sie sich gut zur Abformung von präparierten Zähnen. Elastomere Abformmaterialien sind wasserabweisend (**hydrophob**). Deshalb muss bei Abformungen eine gute Trockenlegung und Blutstillung erfolgen, damit das Abformmaterial auch in alle Bereiche fließen kann.

Für die verschiedenen Aufgabengebiete gibt es elastomere Abformmassen in verschiedenen Konsistenzen:
- dünnfließend (niedrigviskös) = light body
- mittelfließend (mittelviskös) = regular body
- zähfließend (hochviskös) = heavy body
- knetbar = putty

Reversibel-elastische Abformmaterialien

In diese Gruppe gehören die **Hydrokolloide**.
Sie besitzen als wesentlichen Bestandteil Agar-Agar, ein Polysaccharid, das aus bestimmten Algenarten gewonnen wird. Die Besonderheit der Hydrokolloide besteht darin, dass sie nicht angemischt werden müssen. Ihr Zustand hängt immer von der jeweiligen Temperatur ab. Bei hohen Temperaturen werden sie flüssig, bei niederen Temperaturen erstarren sie. Die Vorgänge von flüssig nach fest sind umkehrbar (reversibel). Dies bedeutet, dass feste Hydrokolloide durch Erhitzen wieder flüssig gemacht werden können.
Besonders geeignet sind Hydrokolloide zur Abformung von Inlay-, Kronen- und Brückenpräparationen. Für die Teilprothetik, insbesondere zur Abformung unbezahnter Kieferabschnitte, sind Hydrokolloide weniger geeignet.

Hydrokolloide haben folgende Materialeigenschaften:
- Sie sind wasserliebend (**hydrophil**) und ermöglichen daher präzise Abformungen mit einer großen Detailschärfe.
- Sie haben eine geringe Reißfestigkeit; daher kann die Abformung nur einmal mit Gips ausgegossen werden.
- Sie haben eine geringe Steifigkeit, sodass sie nicht als Überabformungsmaterial, z. B. über ↑Teleskopen, geeignet sind.
- Sie sind temperaturempfindlich und trocknen schnell aus; daher haben Hydrokolloide nur kurze Lagerzeiten und die Abformung sollte sofort ausgegossen werden.

↑Teleskope, S. 471

Zur Abformung mit Hydrokolloiden wird ein größerer apparativer Aufbau benötigt. Deshalb soll hier das Vorgehen kurz beschrieben werden.

Löffelauswahl: Es werden spezielle Löffel benötigt, die wassergekühlt sind. Die Kühlung erfolgt mit einer am Behandlungsstuhl angebrachten Pumpe und Verbindungsschläuchen, die Wasser zum Löffel führen bzw. ableiten. Die Löffelgröße muss so gewählt werden, dass überall eine ausreichende Schichtstärke gewährleistet ist.

↑Doppelmisch-abformung, S. 456

Mit Hydrokolloiden wird die ↑Doppelmischabformung durchgeführt.
Zur Vorbereitung des Abformmaterials muss das Abformmaterial drei Wasserbäder mit unterschiedlichen Temperaturen durchlaufen.
- **Bad 1 (100 °C):** Die Tube für die Abformung (zähfließend) und die Spritze, mit der die präparierten Zähne umspritzt werden (dünnfließend), werden 10 Minuten gekocht.
- **Bad 2 (67 °C):** In diesem Aufbewahrungsbad können die abgekochten Abformmaterialien bis zum Gebrauch gelagert werden (max. 3 Tage).
- **Bad 3 (47 °C):** 5 Minuten vor dem Beginn der Abformung kommt die Tube (zähfließend) in dieses Bad. Die Spritze bleibt in Bad 2.

Das Abformmaterial härtet durch das Einschalten der Wasserkühlung aus. Die Abformung muss nach der Entnahme 3–5 Minuten in 2%ige Kaliumsulfatlösung gelegt werden. Dann sollte die Abformung sofort ausgegossen werden.

1.3 Pulpärer Stiftaufbau

Pulpäre Stifte sind Stifte, die in eine Wurzelkanalfüllung eines endodontisch behandelten Zahnes eingebracht werden. Eine Krone oder Brücke kann nur auf einem Zahn halten, wenn genügend Zahnhartsubstanz vorhanden ist. Ist die Zahnkrone zu stark zerstört, so kann sie durch einen pulpären Stiftaufbau wieder aufgebaut werden, damit der Zahn stabil mit einem festsitzenden Zahnersatz versorgt werden kann. Außerdem kann ein Stiftaufbau wurzelkanalbehandelte Zähne stabilisieren, da diese mit der Zeit spröde und damit brüchig werden (*s. Abb. 1*).
Dies kann durch einen **konfektionierten** oder einen **gegossenen Stiftaufbau** erfolgen.
Ein **konfektionierter Stiftaufbau** kann in einer Sitzung in der Praxis erfolgen, ohne dass ein Zwischenschritt im Labor nötig wäre. Dazu können metallische Stifte oder nicht-metallische Stifte, z. B. aus Glasfaser oder Keramik, verwendet werden. Arbeitschritte:

- Zuerst wird dazu mit einem genormten Bohrer ein Teil der Wurzelkanalfüllung entfernt (*s. Abb. 2a*).
- Anschließend wird ein Stift zementiert (*s. Abb. 2b und c*).
- Ein Aufbau des Zahnes kann mit Komposit oder Zement erfolgen.
- Nach einer Röntgenkontrollaufnahme (*s. Abb. 2d*) kann der Zahn für eine Krone präpariert werden.

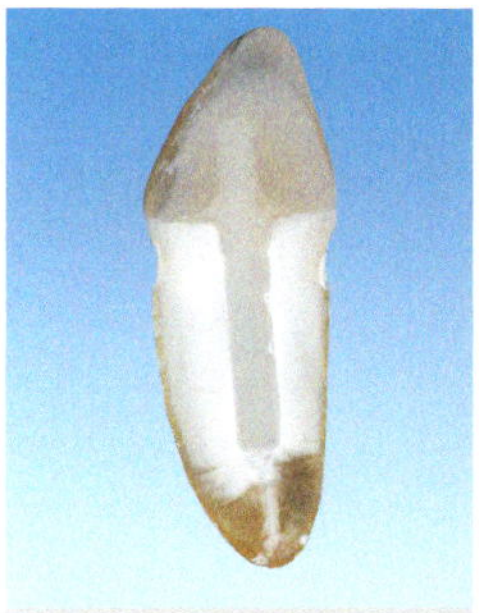

Abb. 1 Stiftaufbau mit einem pulpären Glasfaserstift. Zahn im Längsschnitt

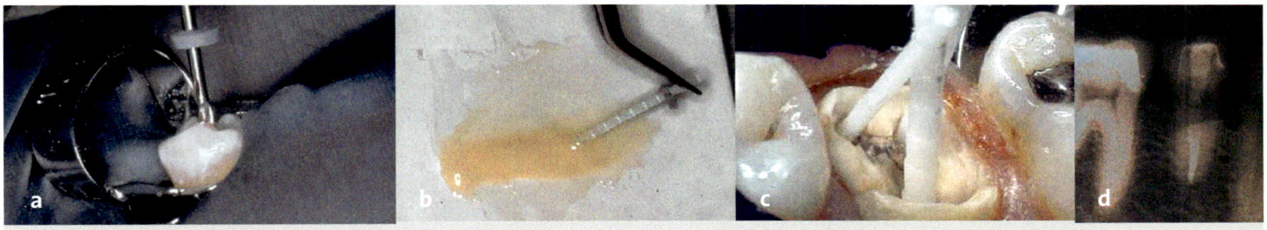

Abb. 2 Arbeitsschritte zur Herstellung eines konfektionierten Stiftaufbaus mit einem Glasfaserstift

Ein **gegossener Stiftaufbau** muss in zwei Sitzungen erfolgen, da der Stiftaufbau im Labor aus einer Metall-Legierung gegossen wird (*s. Abb. 3*). Zwischen den beiden Sitzungen wird der Zahn mit einer provisorischen Stiftkrone versorgt.
Die gegossenen Stiftaufbauten werden entweder **direkt** oder **indirekt** hergestellt.
Bei der **direkten Methode** wird ein Stift in den vorbereiteten Wurzelkanal gesteckt und der Zahn mit einem Kunststoff in der gewünschten Form aufgebaut. Nun wird der Wurzelstift mit dem Aufbau vorsichtig entnommen und ins Labor zum Gießen gegeben. Die Zahnärztin zementiert dann den gegossenen Stiftaufbau, der anschließend zur Herstellung der Krone abgeformt wird.
Auch bei der **indirekten Methode** wird ein Wurzelstift in den vorbereiteten Wurzelkanal gesteckt. Über diesen wird nun eine Abformung gemacht, in der der Stift stecken bleibt (*s. Abb. 4*). Der Aufbau des Stiftes wird nun aber nicht wie bei der direkten Methode im Mund des Patienten mit Kunststoff aufgebaut, sondern im Labor individuell hergestellt. In einer zweiten Sitzung wird der gegossene Stiftaufbau in den Wurzelkanal einzementiert. Der Zahn kann dann für eine Krone ggf. präpariert und dann abgeformt werden.

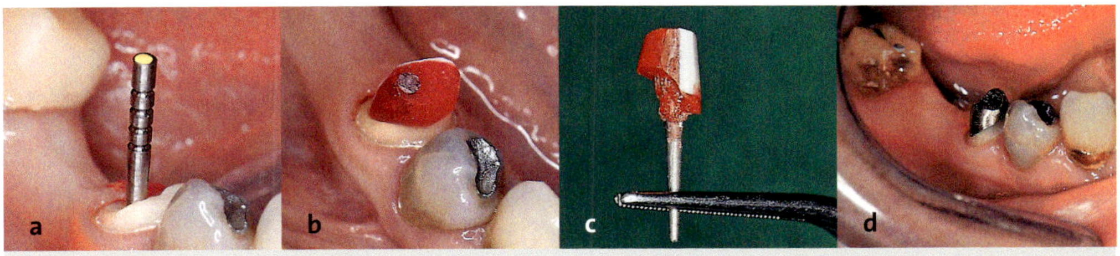

Abb. 3 Direktes Verfahren bei gegossenen Stiftaufbauten. a) Eingepasster Stift; b) modellierter Aufbau im Mund; c) modellierter Aufbau aus dem Mund entnommen; d) gegossener, zementierter Stiftaufbau im Mund

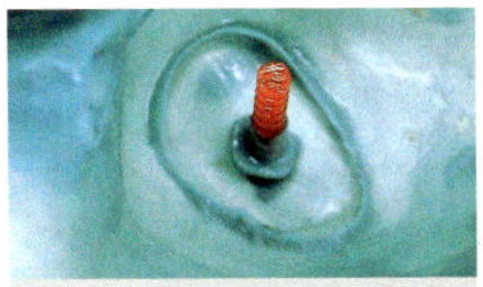

Abb. 4 Indirektes Verfahren bei gegossenen Stiftaufbauten. Stift verbleibt in der Abformung für die Herstellung im indirekten Verfahren

1.4 Brückenersatz

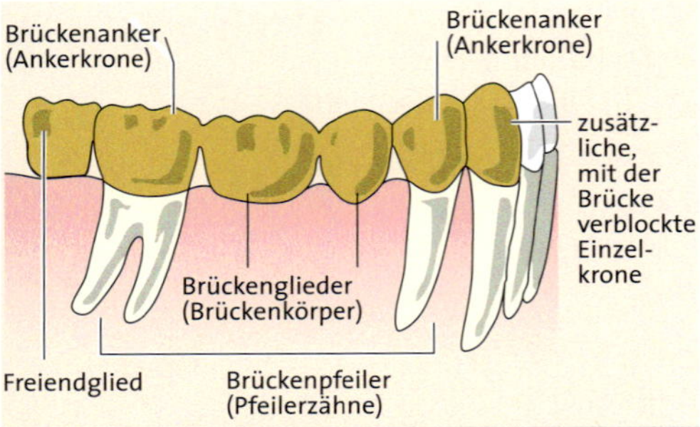

Abb. 1 Aufbau einer Brücke

Brücken dienen dem Ersatz fehlender Zähne. Brücken bestehen aus zwei **Brückenankern** (Ankerkronen) und einem **Brückenkörper**, welcher mindestens aus einem Brückenglied besteht (*s. Abb. 1*). Die Brückenanker passen auf die präparierten Zähne (Brückenpfeiler, Pfeilerzähne).

Die Brückenpfeiler tragen die gesamte Kaulast. Sie müssen daher sehr stabil sein und dürfen nicht zu weit auseinanderstehen. Auch müssen die Brückenpfeiler möglichst parallel zueinander präpariert werden, sonst kann die Brücke nicht an einem Stück auf die Brückenpfeiler aufgesetzt werden. Man sagt dazu auch, dass die Brückenpfeiler dieselbe **Einschubrichtung** haben müssen.

Ist die Achsenstellung der Pfeilerzähne, z. B. durch Kippung eines Zahnes, unterschiedlich (**Pfeilerdivergenz**; *s. Abb. 2*), so kann nur durch extremes Beschleifen dieselbe Einschubrichtung der Pfeilerzähne erreicht werden. Eine solch extreme Präparation ist aber oft nicht möglich, da sie z. B. zur Pulpaeröffnung oder zum Stabilitätsverlust des Zahnes führen würde (*s. Abb. 3*). In diesen Fällen muss eine **geteilte Brücke** angefertigt werden. Beide Teile sind durch ein ↑Geschiebe miteinander verbunden (*s. Abb. 4*).

↑Geschiebe S. 472

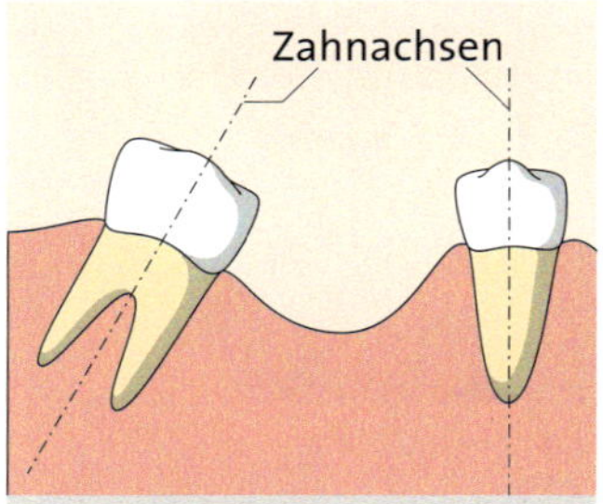

Abb. 2 Pfeilerdivergenz. Hier ist der Molar in die Lücke gekippt.

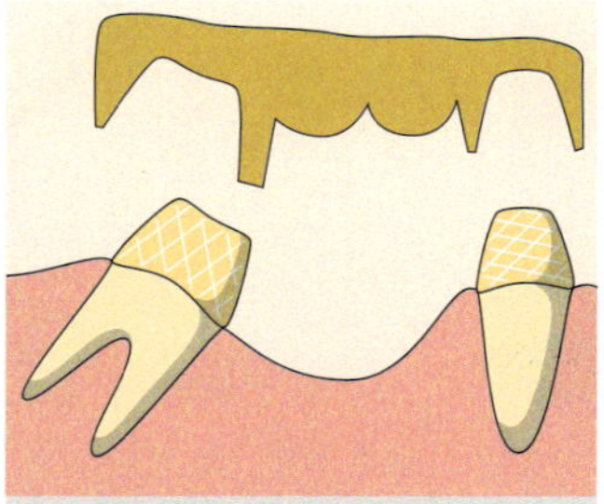

Abb. 3 Die Brückenpfeiler haben nicht dieselbe Einschubrichtung. Ein extremes Beschleifen wäre notwendig.

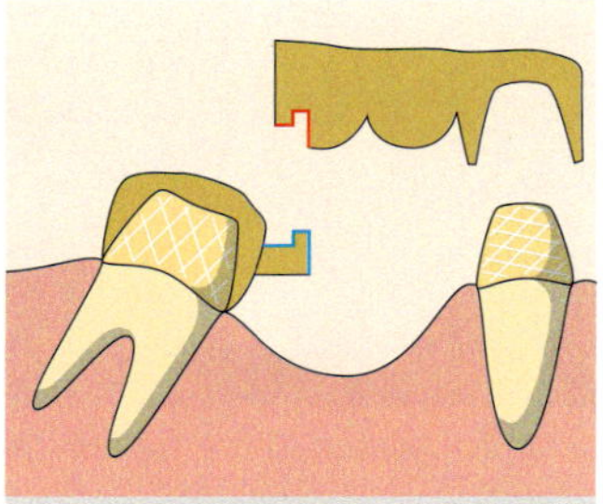

Abb. 4 Geteilte Brücke bei starker Pfeilerdivergenz. Am Molar ist ein Geschiebe angebracht.

Schließt eine Brücke eine Lücke, so spricht man von einer **einspannigen Brücke**. Schließt sie mehrere Lücken, so spricht man von einer **mehrspannigen Brücke** (*s. Abb. 5*).

Freiendbrücken oder Extensionsbrücken haben ein Brückenglied, das nur **einseitig** an einem Brückenanker befestigt ist (*s. Abb. 6*). Die Lücke wird hier also nicht beidseitig durch einen Brückenpfeiler begrenzt, sondern nur von einer Seite. Im Frontzahngebiet werden sie hauptsächlich zur Vervollständigung einer geschlossenen Zahnreihe eingesetzt, z. B. wenn ein lückenbegrenzender Zahn geschont werden soll, weil er kariesfrei ist. Im Regelfall werden bei Freiendbrücken wegen auftretender Kaubelastungen (außerhalb der Zahnachse der Pfeilerzähne) die beiden Brückenanker miteinander verbunden (verblockt).

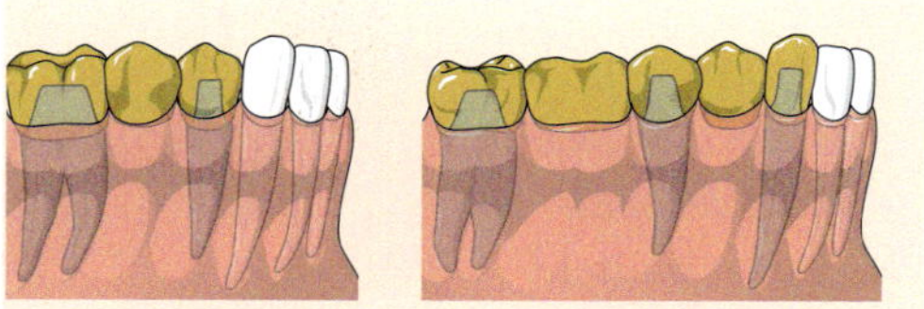

Abb. 5 Einspannige und mehrspannige Brücke

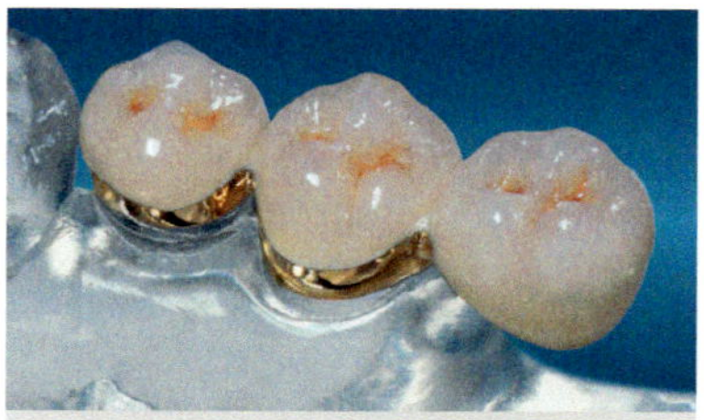

Abb. 6 Freiendbrücke. Verblockte Brückenanker 44, 45; Anhänger 46

1.4.1 Brückenarten

Man kann Brücken entsprechend ihren unterschiedlichen Werkstoffen, Verankerungselementen an den Pfeilerzähnen und der Gestaltung der Zwischenglieder einteilen. Auch gibt es noch spezielle Brückenarten (*s. Tab. 1, Abb. 1–7*). Die Vor- und Nachteile der unterschiedlichen Brückenwerkstoffe werden hier nicht erneut aufgeführt, da sie denen der unterschiedlichen ↑Kronenarten entsprechen.

↑Werkstoffe unterschiedlicher Kronenarten, S. 450

Unterschiedliche Werkstoffe	• Vollgussbrücke • Verblendbrücke – teilverblendet (*s. Abb. 1*) – vollverblendet (*s. Abb. 2*) • Vollkeramik- oder Vollkunststoffbrücken	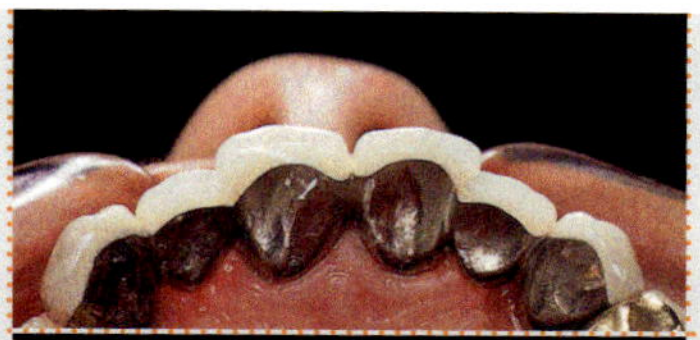 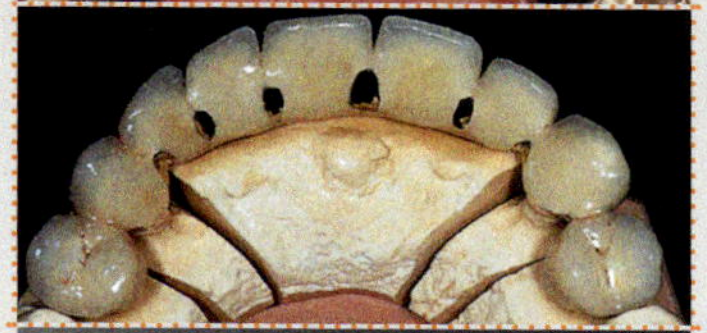	*Abb. 1 Vestibulär verblendete Verblendbrücke* *Abb. 2 Vollverblendete Verblendbrücke*
Verankerungselemente an den Pfeilerzähnen	• Vollkronen als Brückenanker (*s. Abb. 3*); häufigste Art der Versorgung • Inlays als Brückenanker (**Inlaybrücke**) • Teilkronen als Brückenanker (**Teilkronenbrücke**)	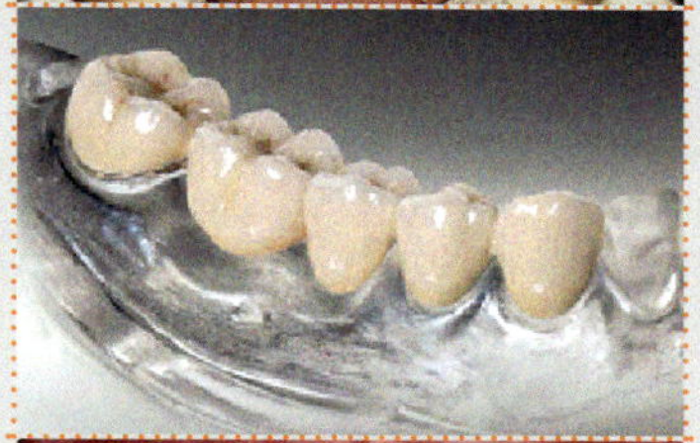	*Abb. 3 Vollkronen als Brückenanker*
Gestaltung der Zwischenglieder	• Zwischenglieder liegen auf der Schleimhaut auf (*s. Abb. 4*). Häufigste Art der Versorgung, da sie ästhetisch ist und eine gute Lautbildung ermöglicht. • Zwischenglieder liegen **nicht** auf der Schleimhaut auf (**Schwebebrücke**; *s. Abb. 5*). Sie sind daher besser zu reinigen als Zwischenglieder, die auf der Schleimhaut aufliegen. Jedoch sind sie von der Lautbildung und der Ästhetik her schlechter.	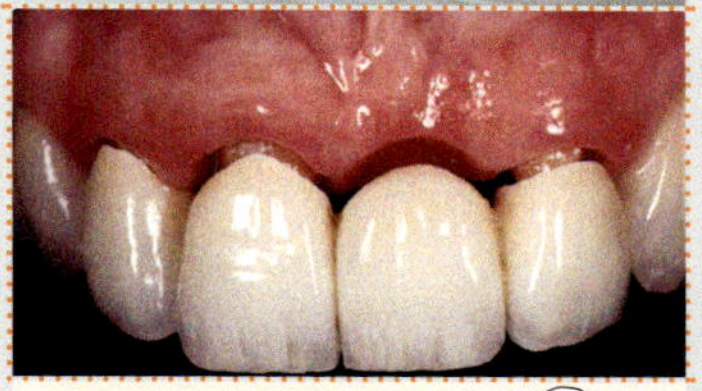 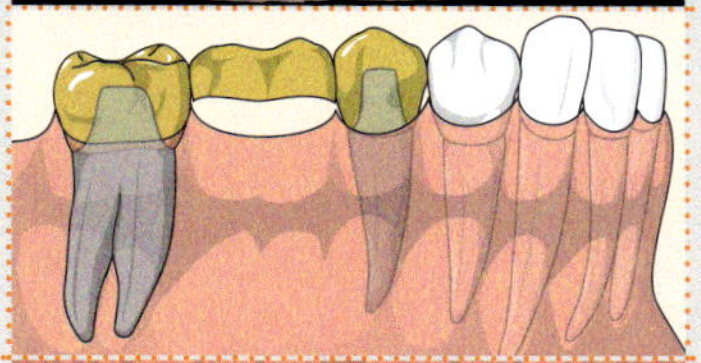	*Abb. 4 Das Zwischenglied Zahn 21 liegt auf der Schleimhaut auf. Zur besseren Übersicht wurde hier die Brücke leicht angehoben.* *Abb. 5 Schwebebrücke*
Spezielle Brückenarten	• Abnehmbare Brücke (*s. Abb. 6*); ist, da sie abgenommen werden kann, sehr gut zu reinigen und zu reparieren; der Halt erfolgt über Teleskope • Adhäsivbrücke (Klebe- oder Marylandbrücke; *s. Abb. 7*). Bei Adhäsivbrücken werden die Nachbarzähne nicht präpariert. Über flügel- oder rillenähnliche Befestigungselemente wird die Brücke an die Pfeilerzähne geklebt. Der Vorteil liegt in der Schonung der Zahnsubstanz der Pfeilerzähne. Wegen der geringen Stabilität werden sie jedoch meist nur im Frontzahngebiet eingesetzt.	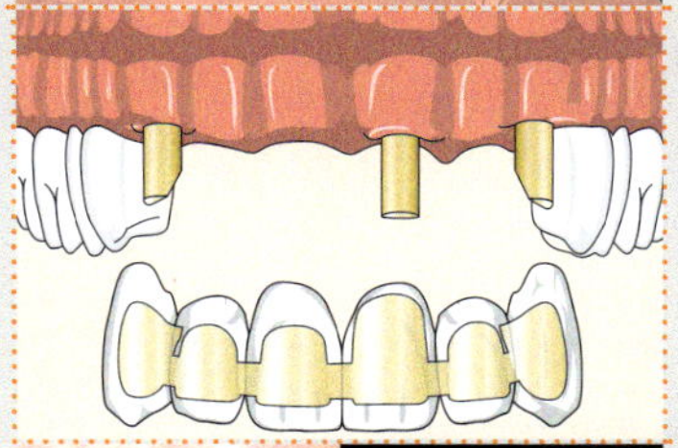 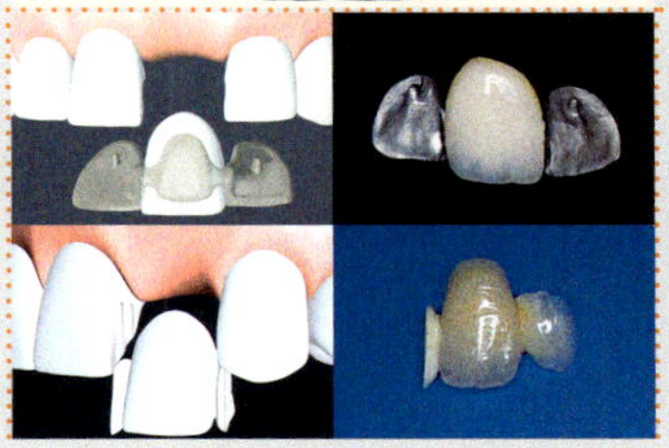	*Abb. 6 Grafische Illustration einer über Teleskope verankerten abnehmbaren Brücke* *Abb. 7 Adhäsivbrücke mit Metallgerüst (oben) und als Vollkeramik (unten)*

Tab. 1 Brückenarten

1.4.2 Behandlungsabläufe Kronen- und Brückenersatz

Am Anfang einer prothetischen Behandlung steht die **Planungsphase**. Nach eingehender Untersuchung des Patienten entscheidet die Zahnärztin, welcher Zahnersatz bei dem Patienten durchführbar ist (*s. Tab. 1*). Außerdem muss abgeklärt werden, ob z. B. chirurgische, konservierende oder parodontologische Vorbehandlungen nötig sind. Auch der Zahnmedizinischen Fachangestellten kommen hier vielfältige Aufgaben zu:

- Unterstützung der Zahnärztin in der prothetischen Beratung des Patienten,
- Anleitung des Patienten zur Verbesserung der Mundhygiene,
- Erstellen von Kostenvoranschlägen oder von Heil- und Kostenplänen bei Kassenpatienten,
- Terminabsprachen mit dem Patienten und dem zahntechnischen Labor.

↑Gesichtsbogen, S.467

Behandlungsablauf (Am Beispiel Verblendkronen 13, 12, 11 und vollverblendete Verblendbrücke 21-23)	**Bild**	**Zeit**
1. Sitzung – Planungsphase: • eingehende Untersuchung • Röntgenbilder • evtl. chirurgische, konservierende oder parodontologische Vorbehandlung • evtl. funktionstherapeutische Maßnahmen • prothetische Beratung • Therapieplan, evtl. HKP • evtl. Abformungen für Planungsmodelle und Bissnahme	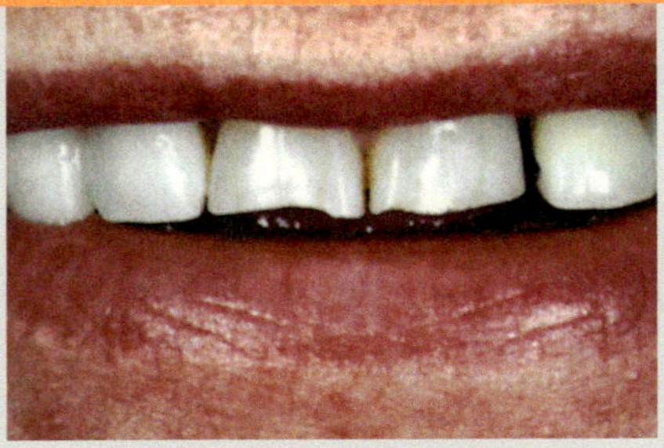 *Ausgangssituation: Starke Abrasion der zentralen Schneidezähne; auf Grund parodontaler Probleme gewanderter Zahn 22*	Je nach Situation kann sich diese Sitzung auch über mehrere Sitzungen erstrecken.
Labor: • evtl. Planungsmodelle einartikulieren • evtl. individueller Löffel • evtl. Formteil (Kunststoffschablone) für die Herstellung von Provisorien		2 Tage
2. Sitzung • Anästhesie • Gegenkieferabformung • Abformung für Provisorien • Kariesentfernung und Aufbaufüllungen • Präparation der betroffenen Zähne • Vorbereitung der Abformung (Trockenlegung, Retraktionsfäden usw.) • Präparationsabformung (Doppelmisch- oder Korrekturabformung) • Bissregistrierung; Dazu wird ein plastisches Material zwischen die Zähne gegeben. Man lässt den Patient zubeißen und das Material aushärten. Dadurch wird die Okklusion von Oberkiefer und Unterkiefer registriert. • evtl. ↑Gesichtsbogen • Farbauswahl • Provisorienherstellung und Eingliederung	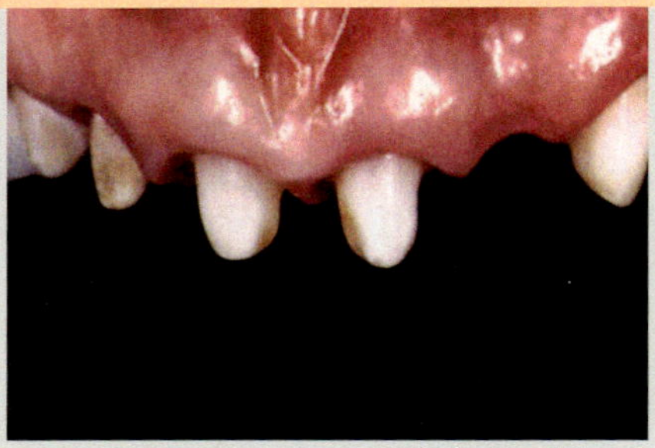 *Zustand nach Präparation für metallkeramische Kronen und eine Brücke. Zahn 22 wurde extrahiert.*	2 Stunden

Labor: • Gegenkiefermodellherstellung • Sägemodellherstellung • Einartikulation • Anfertigung des Metallgerüstes für die Brücke und Einzelkronen		1 Woche
3. Sitzung – Planungsphase: • Abnahme der Provisorien • Gerüsteinprobe (Passung, hygienefähige Gestaltung, Bisskontrolle) • Wiederbefestigen der Provisorien	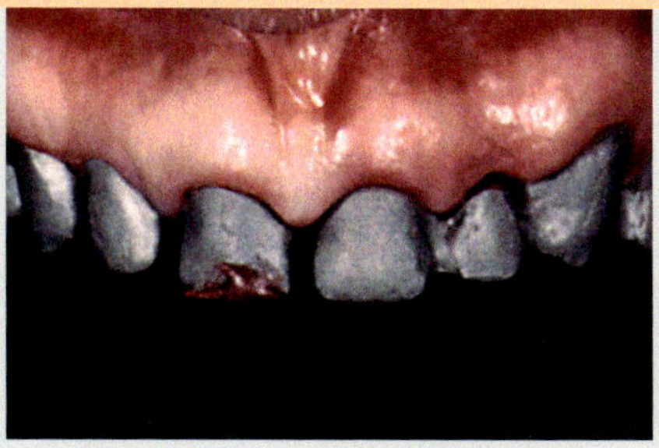 *Die Einprobe des Metallgerüstes. Roter Kunststoff an Zahn 11 dient zur Bisskontrolle.*	20 Min.
Labor: • Verblendung der Gerüste bis zum Rohbrandstatus		1 Woche
4. Sitzung – Planungsphase: • Abnahme der Provisorien • Rohbrandeinprobe (Okklusion und Artikulation, Ästhetik, Lautbildung) • Wiederbefestigen der Provisorien	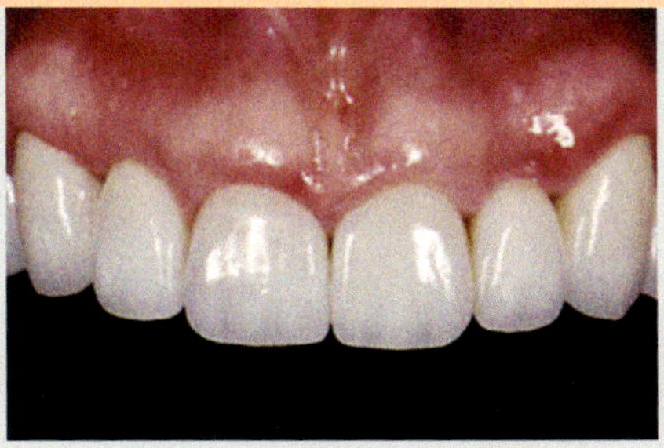 *Kronen und Brücke noch im Rohbrandzustand; die letzte Glanzschicht fehlt noch.*	20 Min.
Labor: • Glanzbrand • Fertigstellung		2 Tage
5. Sitzung – Planungsphase: • Endkontrolle • Eingliederung (Zement oder adhäsive Befestigung) • Entfernung der Zementüberschüsse	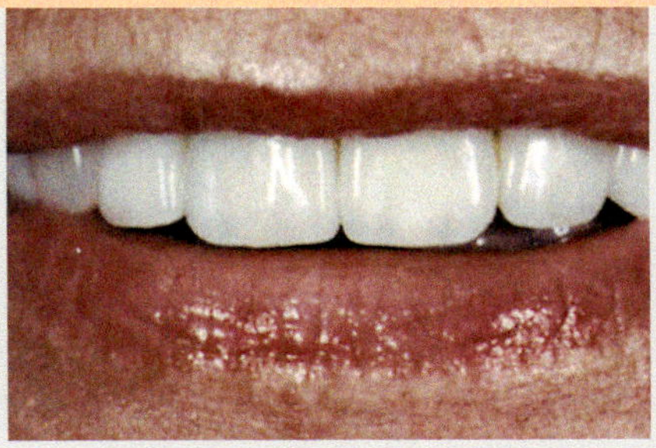 *Endzustand*	30 Min.
Erneute Kontrolle ca. 2 Wochen später		

Tab. 1 Behandlungsablauf bei Kronen- und Brückenersatz am Beispiel Verblendkronen 13, 12, 11 und vollverblendete Verblendbrücke 21–23. Die Zeitangaben dienen als Orientierung und können in unterschiedlichen Praxen bzw. zahntechnischen Laboratorien variieren.

Fachausdrücke Zahntechnisches Labor (Kronen- und Brückenersatz)		
Sägemodell	Die Präparationsabformung wird mit Superhartgips ausgegossen. Es wird ein Modell hergestellt, das gesägt werden kann. Dadurch lässt sich jeder Zahnstumpf einzeln entnehmen und kann von allen Seiten bearbeitet werden.	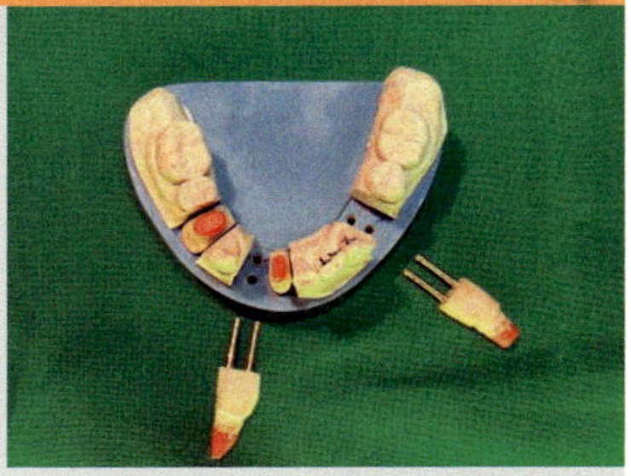 Sägemodell
Einartikulation	Mit einem Artikulator kann der Zahntechniker die Kaubewegungen des Patienten nachahmen und so einen individuellen Zahnersatz herstellen. Dazu werden Ober- und Unterkiefermodell passend zugeordnet und in einem Artikulator mit Gips befestigt. Dies wird als Einartikulation bezeichnet.	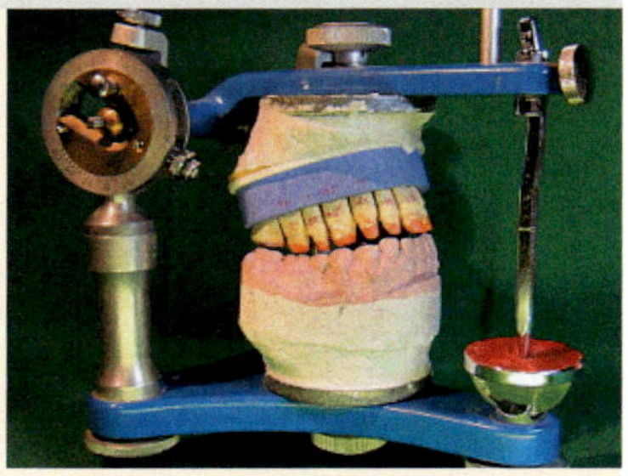 Einartikulierte Modelle
Gerüst	Jede Verblendkrone hat einen stabilen Unterbau. Dies wird als Gerüst bezeichnet. Das Gerüst kann aus einer Metall-Legierung oder aus Keramik sein.	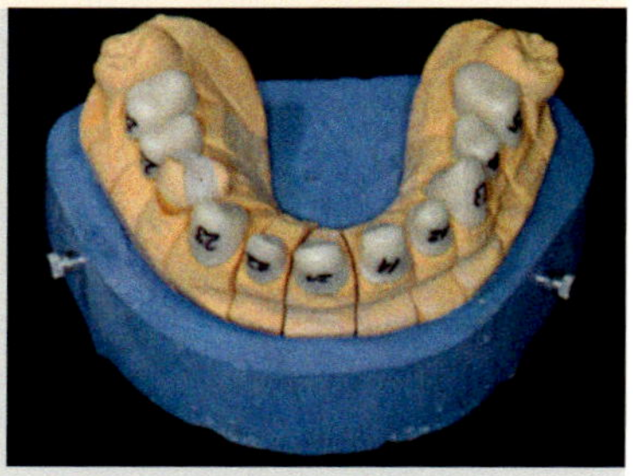 Zirkonoxidgerüste auf einem Sägemodell zur Herstellung von Vollkeramikkronen
Verblendung	Auf dem Gerüst wird die Zahnform mit zahnfarbenen Materialien aufgebaut. Dies kann mit Keramik oder Kunststoff erfolgen. Keramik wird hauptsächlich verwendet. Die keramische Masse muss dazu in einem Ofen aufgebrannt werden. Zum Schluss wird eine Glanzschicht aufgebrannt.	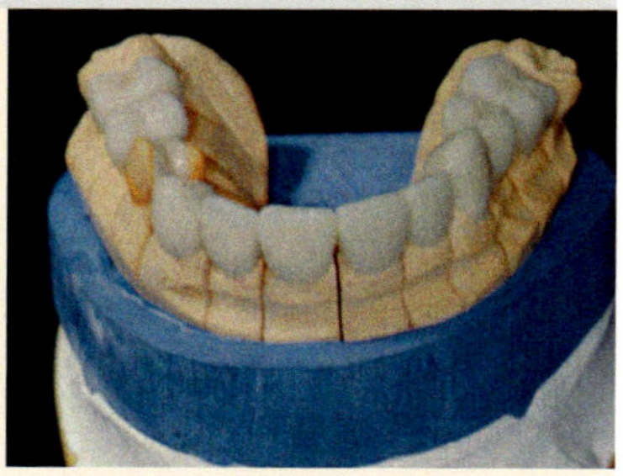 Fertig verblendete Vollkeramikkronen auf einem Sägemodell
Rohbrand	Keramische Verblendung, bei der noch keine Glanzschicht aufgebrannt wurde	
Glanzbrand	Letzter Brand bei der Herstellung einer keramischen Verblendung. Hier wird die Glanzschicht aufgebrannt.	

1.5 Der Gesichtsbogen

Bei jedem Menschen hat der Oberkiefer eine unterschiedliche Neigung im Schädel. Um die Okklusion und Artikulation des Zahnersatzes möglichst individuell herstellen zu können, kann die Neigung des Oberkiefers im Schädel auf einen Artikulator übertragen werden. Dazu benötigt man einen **Gesichtsbogen** (*s. Abb. 1*).

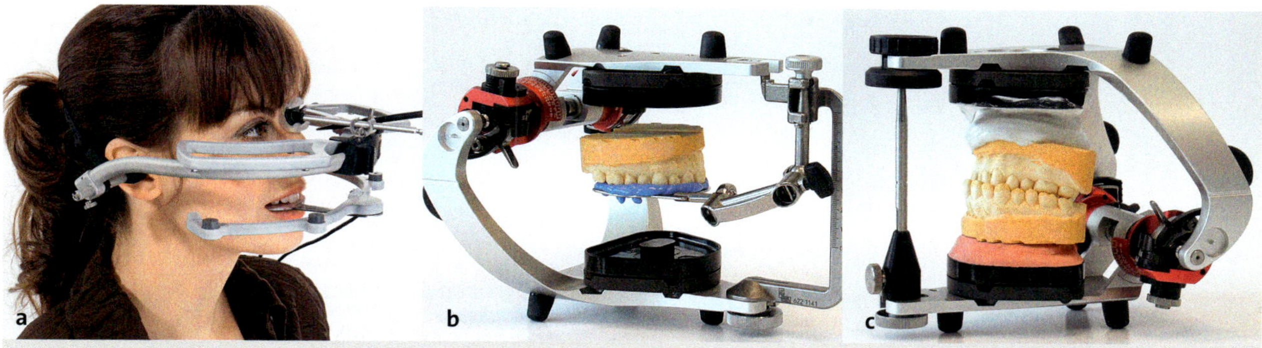

Abb. 1 Arbeitsabläufe bei der Übertragung mit einem Gesichtsbogen. a) Angelegter Gesichtsbogen: die Bissgabel ist mit Wachs belegt, sodass die Position des OK im Bezug zum Schädel registriert werden kann; b) Einartikulieren des OK-Modelles mit Hilfe eines Artikulators; c) lagerichtiges Einartikulieren des UK-Modelles mittels Gips

Terminologie: Festsitzender Zahnersatz	
Ah-Linie	bogenförmige Linie am Übergang vom harten zum weichen Gaumen; hinterste Grenze einer Totalprothese; durch Schlucken oder „Ah"-Sagen wird diese Linie bei der Funktionsabformung abgeformt
Artikulation	1. Bewegung des Unterkiefers unter Kontakt 2. Sprechlautbildung; durch Veränderung des Mund-Nasen-Rachen-Raums werden Töne in Sprechlaute umgeformt.
Biokompatibilität	Maß dafür, wie gut unser Körper mit einem körperfremden Material zurechtkommt; Keramik ist das biokompatibelste Material, das in der Zahnmedizin eingesetzt wird
einspannige Brücke	Brücke, die eine Lücke schließt
Elastomere	gummielastische Kunststoffabformmassen; zu ihnen gehören Silikone, Polyether und Polysulfide
Epithese	Defektprothese; Teile des Gesichts werden nach einem Unfall oder größeren Operationen ersetzt; z. B. künstliches Auge
Gnathologie	Lehre von der Funktion des Kauorgans
heavy body (engl.)	zähfließendes Abformmaterial; hochviskös (sehr zähfließend)
hydrophil	wasserliebend
hydrophob	wasserabweisend
Kombinationszahnersatz (kurz: Kombi-Ersatz)	Verbindung eines festsitzenden Zahnersatzes mit einem herausnehmbaren Zahnersatz

Legierung	aus unterschiedlichen Metallen, die zusammengeschmolzen wurden, bestehende „Mischung"; in der Zahnmedizin werden Edelmetall-Legierungen und **N**icht-**E**del**m**etall-Legierungen (**NEM**-Legierungen) verwendet
light body (engl.)	dünnfließendes Abformmaterial; niedrigviskös (wenig zähfließend)
mehrspannige Brücke	Brücke, die mehrere Lücken schließt
Pfeilerdivergenz (lat. dis- = auseinander; vergere = sich erstrecken)	Pfeilerzähne, die eine unterschiedliche Achsenrichtung haben
Okklusion	Zusammenschluss; Berührung der Kauflächen von Ober- und Unterkiefer bei zwanglosem Kieferschluss
Präparationsgrenze (kurz: Präpgrenze)	Übergang vom beschliffenen Anteil des Zahnes zum nicht beschliffenen Anteil des Zahnes
Prothetik	Zahnersatzkunde; in weiterem Sinne die Lehre vom Kunstgliederbau
putty (engl.)	knetbares Abformmaterial
regular body (engl.)	mittelfließendes Abformmaterial; mittelviskös (mittel zähfließend)
Retraktionsfäden (lat. retrahere = zurückziehen, schrumpfen, verkürzen)	Fäden, die vor einer Abformung um den Zahn gelegt werden, damit sich das Zahnfleisch von der Präparationsgrenze zurückzieht und dadurch eine exakte Abformung genommen werden kann
subgingival	unter dem Zahnfleisch, unterhalb des Zahnfleischsaums; z. B. liegt bei der subgingivalen Präparation die Präparationsgrenze unterhalb des Zahnfleischsaums
supragingival	über dem Zahnfleisch, oberhalb des Zahnfleischsaums; z. B. liegt bei der supragingivalen Präparation die Präparationsgrenze oberhalb des Zahnfleischsaums

Aufgaben

1 Welche Kronenarten werden unterschieden?

2 Welche Vorteile bietet eine Vollkeramikkrone gegenüber einer Vollgusskrone?

3 Welche Präparationsarten werden unterschieden?

4 Richten Sie den Arbeitsplatz für eine Alginatabformung und beschreiben Sie die einzelnen Arbeitsschritte.

5 Worin unterscheidet sich eine Korrekturabformung von einer Doppelmischabformung?

6 Beschreiben Sie das Vorgehen für die beiden unterschiedlichen Möglichkeiten bei einem pulpären Stiftaufbau.

2 Herausnehmbarer Zahnersatz

Zum herausnehmbaren Zahnersatz gehören **Teil**- und **Totalprothesen**. Bei einer Teilprothese sind noch Zähne vorhanden und die Lücken werden durch einen herausnehmbaren Zahnersatz versorgt. Bei einer Totalprothese sind in dem betreffenden Kiefer keine Zähne mehr vorhanden und alle Zähne des Kiefers werden durch einen herausnehmbaren Zahnersatz ersetzt.

2.1 Teilprothesen

Eine Teilprothese wird auch als eine **partielle Prothese** bezeichnet.

Grundaufbau von Teilprothesen

Der Grundaufbau einer Teilprothese ist immer ähnlich. Das Grundgerüst bildet eine **Basisplatte** aus Metall. Auf diese Platte werden die Kunststoffzähne aufgestellt und mit rosa Prothesenkunststoff befestigt. Die mit Kunststoffzähnen ersetzten Anteile der Prothese werden auch als Prothesensättel bezeichnet. Mehrere **Prothesensättel** werden im Oberkiefer durch eine Gaumenplatte (**Transversalbügel**) und im Unterkiefer durch einen Unterzungenbügel (**Sublingualbügel**) miteinander verbunden (*s. Abb. 1, 2*). Die Verankerung an den bleibenden Zähnen erfolgt über **Verankerungselemente**, z. B. ↑ Klammern.

↑ Klammern, Abb. 1, S. 470

Da die Basisplatte mit Klammern, Transversal- oder Sublingualbügel und Auflagefläche für die Kunststoffzähne aus einem Stück gegossen wird, wird eine Teilprothese mit Klammern auch als **ESG-Prothese** (Ein-Stück-Gussprothese) oder **Modellgussprothese** bezeichnet. Dazu werden meist NEM-Legierungen aus Chrom, Kobalt und Molybdän verwendet.

Zahnlücken innerhalb einer Zahnreihe werden als **Schaltlücken** bezeichnet. Sie sind von beiden Seiten durch bleibende Zähne begrenzt. Wenn Zahnlücken nur auf einer Seite durch bleibende Zähne begrenzt sind, spricht man von verkürzten Zahnreihen oder **Freiendlücken**. Der entsprechende herausnehmbare Zahnersatz wird dann als **Schaltprothese, Freiendprothese** oder **Kombination von Schalt- und Freiendprothese** bezeichnet.

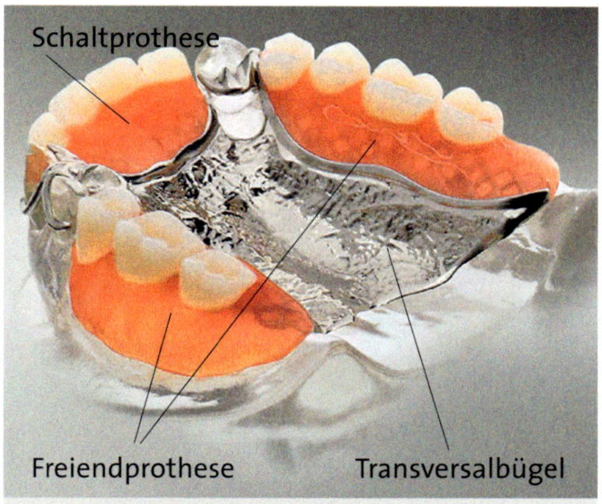

Abb. 1 Kombination von Schalt- und Freiendprothese im Oberkiefer mit Transversalbügel

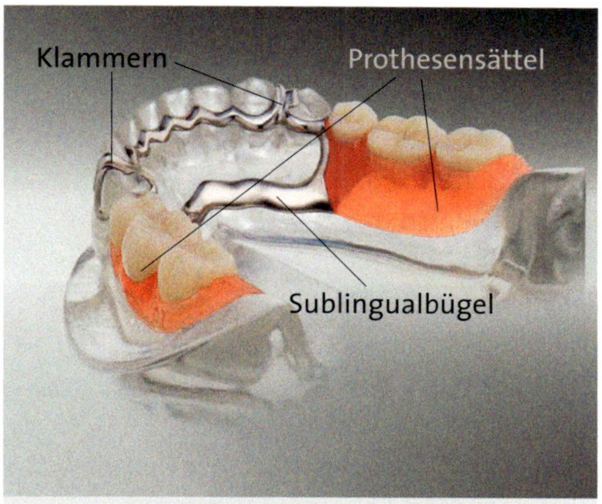

Abb. 2 Freiendprothese im Unterkiefer mit Sublingualbügel

2.1.1 Einteilung einer Teilprothese nach der technischen Ausführung

Die Kaukräfte können bei einer Teilprothese auf die noch vorhandenen Zähne und auf die Schleimhaut übertragen werden. Der Halt einer Teilprothese erfolgt durch die Befestigung an den noch vorhandenen Zähnen. Dies geschieht durch **Verankerungselemente** (Verbindungselemente).

Klammern

Die einfachsten Verankerungselemente sind Klammern. Es gibt sie in verschiedensten Ausführungen, z. B. als einarmige oder doppelarmige Klammern. Klammern sind preisgünstig. Ein weiterer Vorteil besteht darin, dass die Versorgung mit einer Klammer zahnhartsubstanzschonend ist. Zur Aufnahme einer Klammer muss nur eine kleine Klammerauflage in die vorhandenen Zähne eingeschliffen werden. Jedoch sind Klammern nicht gerade ästhetisch und sollten daher im sichtbaren Bereich nicht eingesetzt werden. Durch das häufige Aufbiegen verlieren Klammern mit der Zeit ihren Halt. Deshalb muss der Klammerarm mit der Zeit wieder passend an den Zahn gebogen werden. Dies wird als Aktivieren der Klammer bezeichnet. Da eine Klammer dem Zahn flächenhaft anliegt, ist die Kariesanfälligkeit erhöht, sodass hier eine besonders gründliche Mundhygiene erfolgen muss.

Aufbau einer Klammer (*s. Abb. 1*):

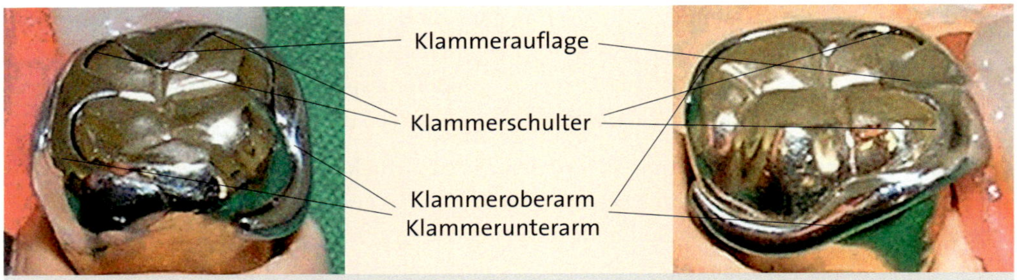

Abb. 1 Aufbau einer Klammer, hier einer gegossenen Klammer auf einer Vollgusskrone am Zahn 47. a) Von distal aus gesehen; b) von vestibulär aus gesehen

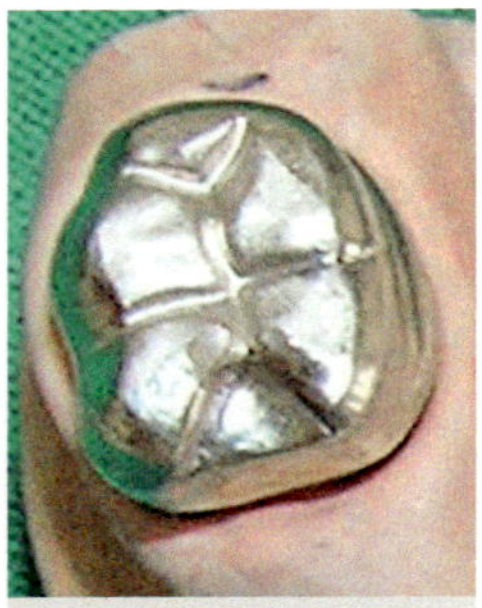

Abb. 2 Eingeschliffene Klammerauflage in einer Vollgusskrone

Die Kaukräfte werden über die **Klammerauflage** auf den Zahn übertragen. Eine Klammerauflage muss zuvor in die Krone oder den Zahn eingeschliffen werden (*s. Abb. 2*).
Die Zahnkrone bietet auf Grund ihrer **gewölbten Form** die Voraussetzung für den Klammerhalt. Der **Klammerunterarm** greift in den mehr taillierten Bereich der Zahnkrone. Wird eine Klammer vom Zahn abgezogen, so muss sich der Klammerunterarm zuerst aufbiegen, um über den mehr gewölbten Bereich der Zahnkrone zu kommen. **Klammerschulter** und **-oberarm** halten die Prothese bei Seitwärtsbewegungen fest.
Klammern können aus Draht **gebogen** oder aus einer Metall-Legierung **gegossen** werden.
Gegossene Klammern werden für endgültige (**definitive**) Teilprothesen verwendet. Sie werden bei der Herstellung einer Modellgussprothese mit der Basisplatte zusammen gegossen (*s. Abb. 3*).

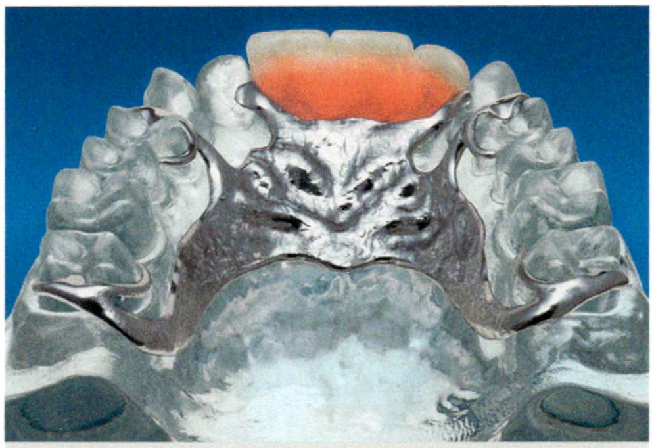

Abb. 3 Metallgerüst einer Modellgussprothese mit gegossenen Klammern als Verankerungselemente. In der Front sind Kunststoffzähne.

Gebogene Klammern sind nicht so stabil wie gegossene Klammern. Daher dienen sie der Herstellung von Übergangsprothesen (**Interimsprothesen**) oder Sofortprothesen (**Immediatprothesen**). Diese Prothesen werden als provisorische Prothesen, z. B. nach einer Zahnextraktion, eingesetzt. Hierzu wird kein Metallgerüst hergestellt. Die Prothesen bestehen nur aus Kunststoff und werden deshalb auch als **Kunststoffprothesen** bezeichnet (*s. Abb. 1*). Die gebogenen Klammern werden in den Kunststoff eingearbeitet.

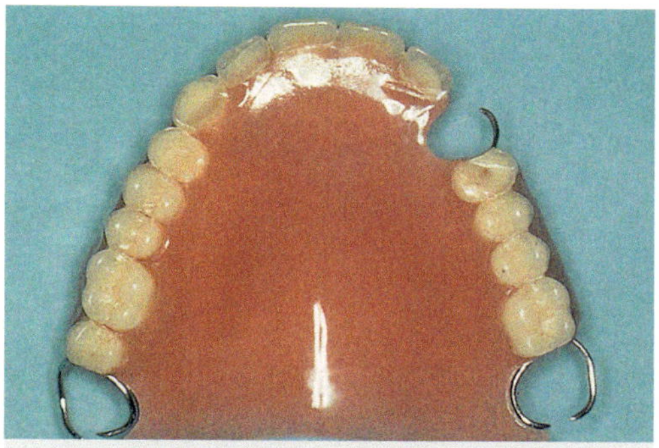
Abb. 1 Kunststoffprothese mit gebogenen Klammern

Eine **Immediatprothese** ist eine so genannte Sofortprothese. Sie wird auf einem vor einer Extraktion hergestellten Modell, an dem die zu extrahierenden Zähne wegradiert werden, hergestellt und sofort nach der Extraktion eingegliedert. Entsprechend der Wundheilung kann diese Prothese später unterfüttert und damit zur Dauerprothese umgewandelt werden. Darin unterscheidet sie sich von der **Interimsprothese**, die nur übergangsweise verwendet wird.

Teleskope

Teleskope sind geteilte Kronen, die Teilprothesen mit den restlichen Zähnen verbinden.
Sie bestehen aus einer Innenkrone (**Primärkrone**) und einer Außenkrone (**Sekundärkrone**), die jeweils ein Verankerungselement darstellen. Deshalb werden sie auch **Doppelkronen** genannt. Eine so gestaltete Teilprothese wird auch als **Teleskopprothese** bezeichnet (*s. Abb. 2*).

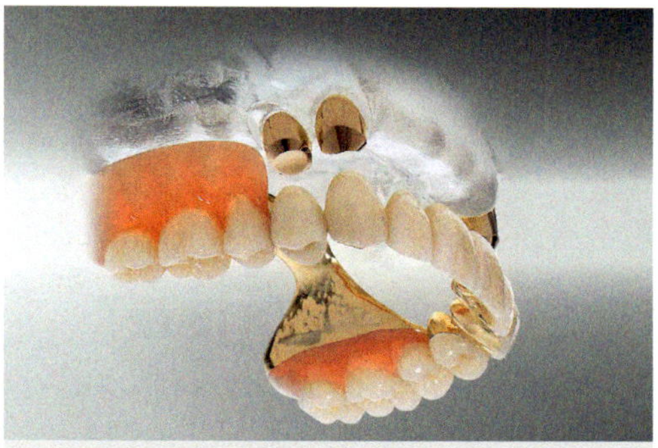
Abb. 2 Teleskopprothese im OK

Die Primärkrone wird auf den Pfeilerzahn aufzementiert. Die Sekundärkrone ist mit der Teilprothese verbunden. Die Primärkronen werden so gestaltet, dass ihre Außenflächen parallel zueinander oder leicht kegelförmig sind. Entsprechend spricht man von **Parallelkronen** oder **Konuskronen**. Die Sekundärkrone passt optimal auf die Primärkrone (*s. Abb. 3*). Auf diese Weise kommt der sehr gute Halt der Teleskopkronen zu Stande.

Teleskopkronen sind Verankerungselemente mit einer sehr guten Haltefunktion. Die Kaukraft wird auch optimal zentral auf den Zahn übertragen. Außerdem sind sie sehr ästhetisch, da man die Sekundärkrone zahnfarben gestalten kann. Sie sind sehr reparaturfreundlich, da bei einer notwendigen Zahnextraktion eines Pfeilerzahns die Öffnung des Sekundärteils einfach mit Kunststoff verschlossen werden kann. Man benötigt jedoch pro Zahn den Platz für zwei Kronen. Deshalb muss der Zahn stark präpariert werden. Dies ist bei Zähnen mit relativ dünner Schmelz- und Dentinschicht (z. B. UK-Frontzähne) nicht immer möglich.

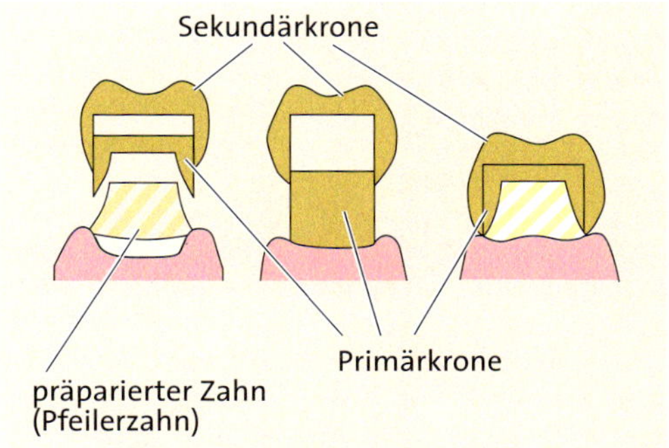

Abb. 3 Prinzip des Baus eines Teleskops. Die Primärkrone, die den präparierten Zahn ganz umschließt, und die Sekundärkrone passen mit ihren parallelen Außenflächen passgenau aufeinander.

Eine **Coverdenture-Prothese** oder **Deckprothese** ist eine teleskopierende Totalprothese bei einem Restzahnbestand von bis zu drei Zähnen. Die noch vorhandenen Zähne werden alle mit Teleskopen versorgt. Die Coverdenture-Prothese kann auch mit Druckknopfankern befestigt werden. Die Coverdenture-Prothese ist wie eine Totalprothese gestaltet, d. h., sie besteht in der Regel ganz aus Kunststoff. Der Kunststoff überdeckt die komplette Schleimhaut.

Geschiebe

Geschiebe bestehen aus einer **Patrize** und einer **Matrize**. Die Geschiebematrize befindet sich in der herausnehmbaren Teilprothese. Die Geschiebepatrize kann mesial oder distal an einer Krone befestigt werden. In der Regel werden zwei Kronen miteinander verblockt, um die Lasten besser aufnehmen zu können. Die Kronen werden auf die Pfeilerzähne zementiert.
Beide Teile können ineinandergeschoben werden (*s. Abb. 1*). Da sie so gut aufeinanderpassen, entsteht dabei Reibung (Friktion). Dies ermöglicht Geschieben eine sehr gute Haltewirkung.

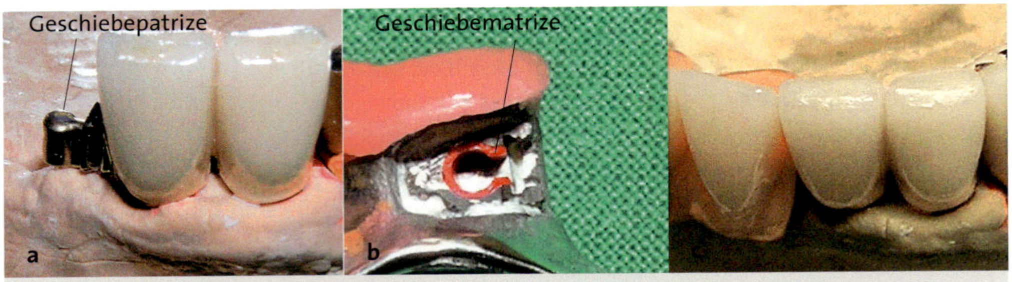

Abb. 1 Geschiebe. a) Zwei verblockte Kronen mit einer Geschiebepatrize. Sie werden später fest im Mund einzementiert. b) Geschiebematrize aus Kunststoff (von unten). Sie kann bei Bedarf ausgetauscht werden. c) Geschiebematrize auf einem Modell auf die Geschiebepatrize aufgesetzt.

Geschiebematrize und -patrize können auch vertauscht sein. Die Geschiebematrize befindet sich dann in einer Krone, die Geschiebepatrize an der Teilprothese (*s. Abb. 2*).

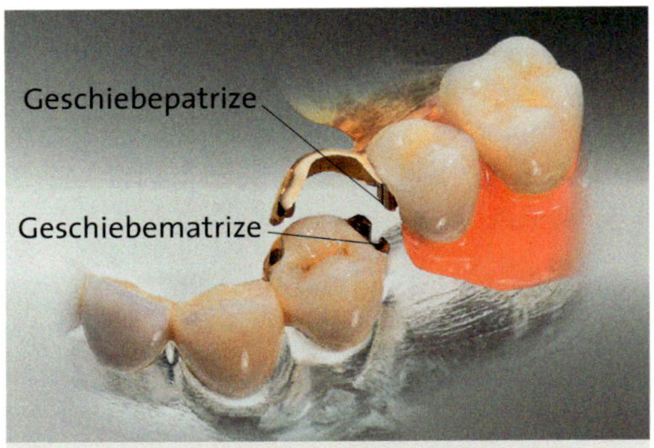

Abb. 2 Geschiebe mit Geschiebematrize an einer Krone und mit Geschiebepatrize am herausnehmbaren Zahnersatz

Eine Teilprothese mit Geschiebe wird auch als **Geschiebeprothese** bezeichnet.

Geschiebe können im Labor **individuell** hergestellt werden oder als vorgefertigte Teile an Kronen angelötet werden (**konfektionierte Geschiebe**).

Bei Brücken kann ein Geschiebe eingesetzt werden, wenn Brückenpfeiler eine ↑ Pfeilerdivergenz haben.

↑ Pfeilerdivergenz, S. 462

Geschiebe sind Verankerungselemente mit einer sehr guten Haltefunktion.
Auch sind sie sehr ästhetisch, da man die Kronen, die das Geschiebe tragen, zahnfarben gestalten kann.
Da hier der Zahn nur für eine Krone präpariert werden muss, schonen Geschiebe die Zahnhartsubstanz.
Sie sind jedoch weniger reparaturfreundlich als Teleskope, da bei Verlust des Pfeilerzahns mit Geschiebe die komplette Prothese umgebaut werden muss.

Stege und Druckknopfanker

Weitere Verankerungselemente sind **Stege** und **Druckknopfanker** (*s. Abb. 1, 2, 3*).

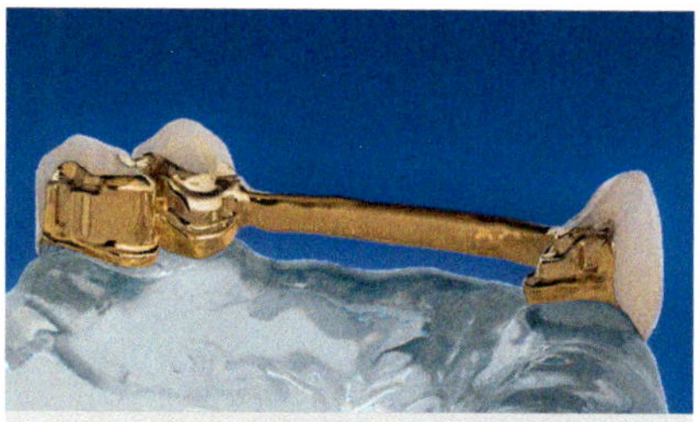

Abb. 1 Stegverbindung zwischen den Eckzähnen

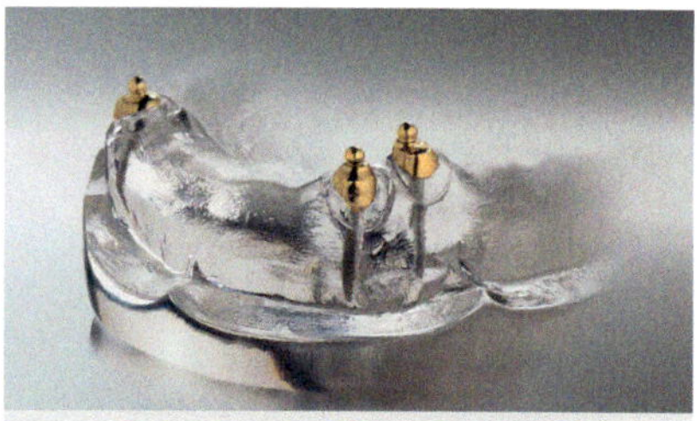

Abb. 2 Druckknopfanker auf einer Wurzelstiftkappe

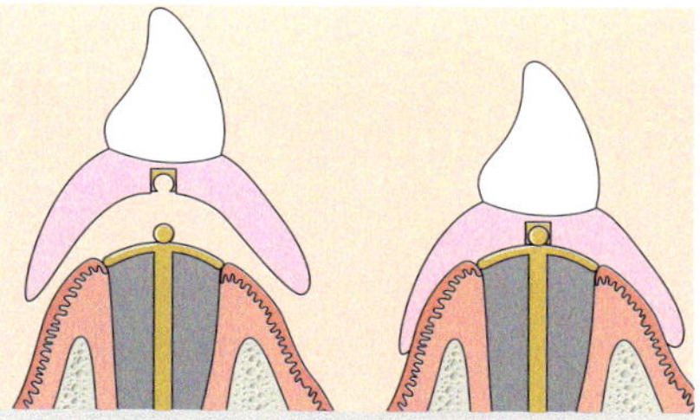

Abb. 3 Druckknopfprinzip eines Druckknopfankers

Abstützung („Lagerung") von Prothesen

Die beste Abstützung einer Teilprothese liegt dann vor, wenn die Kaukräfte über die Verankerungselemente nur auf die Zähne übertragen werden (*s. Abb. 4a*). Man spricht von einer **parodontalen Lagerung**. Dies ist immer in einer Schaltlücke möglich. Die Prothesenbasis kann hier schmal gestaltet werden.

Bei einer Freiendlücke werden die Kaukräfte von den Zähnen und von der Schleimhaut aufgenommen. Man spricht von einer **parodontal-gingivalen Lagerung** (*s. Abb. 4b*). Die Prothesenbasis muss hier breiter gestaltet werden.

Eine reine **gingivale Lagerung** erfolgt bei einer Vollprothese.

Die genannten Verankerungselemente können auch in Kombinationen eingesetzt werden (*s. Abb. 5*).

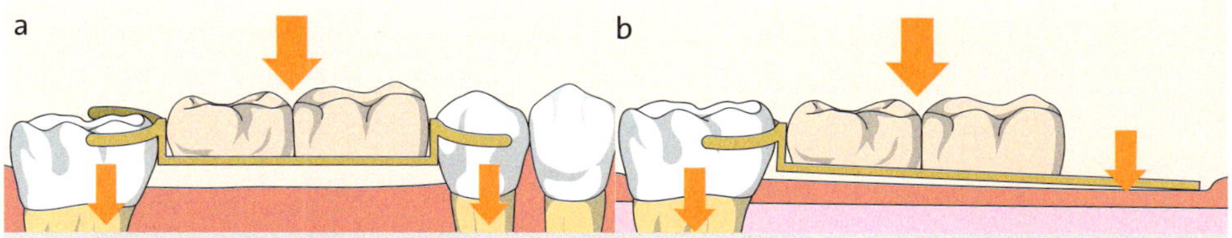

Abb. 4 Verteilung der Kaukräfte bei a) parodontaler Lagerung und b) parodontal-gingivaler Lagerung

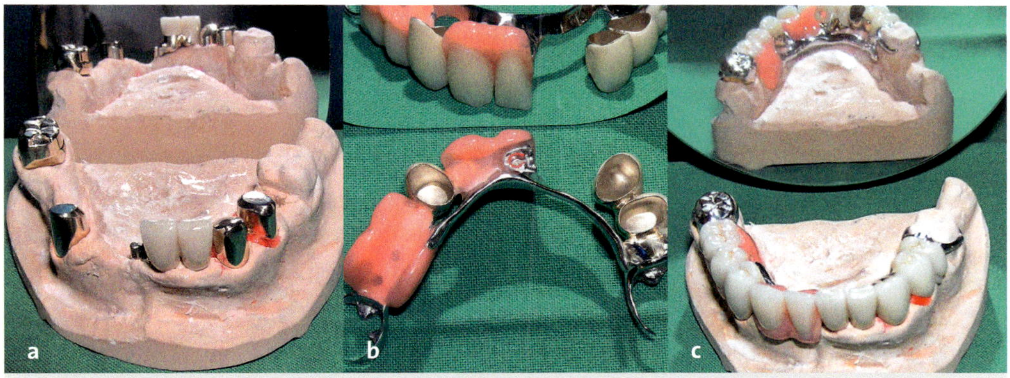

Abb. 5 Klammer, Geschiebe und Teleskope als Verankerungselemente in einer Arbeit. a) 47 Vollgusskrone mit Klammerauflage, Primärkronen an 43, 33, 34; verblockte Verblendkronen 31, 32; Geschiebe mesial 31; b) Sekundärkronen, Geschiebematrize, Klammern (Ansicht von unten); c) Teilprothese auf Modell aufgesetzt. Da hier festsitzender Zahnersatz (Vollgusskrone an 47, verblockte Verblendkronen an 31, 32) mit herausnehmbarem Zahnersatz kombiniert wurde, handelt es sich hier um ein Beispiel für einen Kombinationszahnersatz (Kombi-Ersatz).

2.1.2 Arbeitsabläufe zur Herstellung einer Modellgussprothese und einer Teleskopprothese

↑ Planung von Kronen- und Brückenersatz, S. 464

Die Versorgung mit Teilprothesen erfordert, wie die Behandlungsabläufe für Kronen- und Brückenersatz, eine eingehende ↑ Planung (*s. Tab. 1*).

Modellgussprothese		Teleskopprothese	
Behandlungsablauf	**Zeit**	**Behandlungsablauf**	**Zeit**
1. Sitzung – Planungsphase: • eingehende Untersuchung • Röntgenbilder • evtl. chirurgische, konservierende oder parodontologische Vorbehandlung • evtl. Behandlung funktioneller Störungen (Kiefergelenkprobleme, Frühkontakte etc.) • prothetische Beratung • Therapieplan, evtl. HKP • evtl. Abformungen für Planungsmodelle und Bissnahme			Je nach Situation kann sich diese Sitzung auch über mehrere Sitzungen erstrecken.
Labor: • evtl. Planungsmodelle einartikulieren • evtl. individueller Löffel • evtl. Formteil (Kunststoffschablone) für die Herstellung von Provisorien			2 Tage
2. Sitzung • Gegenkieferabformung • Einschleifen der Klammerauflagen und Abformung • evtl. Bissregistrierung • evtl. Gesichtsbogen • Farbauswahl, Zahnform	45 Min.	**2. Sitzung** • Anästhesie • Gegenkieferabformung • Abformung für Provisorien (meist Abformung mit Interimsprothese) • Präparation der betroffenen Zähne für Teleskopkronen • Vorbereitungen Abformung (Trockenlegung, Retraktionsfäden usw.) • Präparationsabformung (Doppelmisch- oder Korrekturabformung) • evtl. Bissregistrierung • evtl. Gesichtsbogen • Farbauswahl, Zahnform • Provisorienherstellung und Eingliederung	2 Stunden
Labor: • Gegenkiefermodellherstellung • Anfertigung des Modellgussgerüstes	1 Woche	• Gegenkiefermodellherstellung • Sägemodellherstellung • Anfertigung der Primärkronen • Herstellung eines individuellen Löffels	1 Woche

Modellgussprothese		Teleskopprothese	
3. Sitzung: • Einprobe des Modellgussgerüstes • evtl. Bissregistrierung mit Wachswällen auf dem Modellgussgerüst	20 Min.	**3. Sitzung:** • Abnahme der Provisorien • Einprobe der Primärteleskope • Überabformung (Abformung über die Teleskope, die Teleskope bleiben in der Abformung stecken) mit individuellem Löffel • Wiederbefestigen der Provisorien	20 Min.
Labor: • Wachsaufstellung	1 Woche	**Labor:** • Arbeitsmodellherstellung • Anfertigung des Modellgussgerüstes • evtl. Herstellung einer Bissschablone	1 Woche
4. Sitzung: • Wachseinprobe (Okklusion, Artikulation, Ästhetik und Lautbildung)	20 Min.	**4. Sitzung:** • Abnahme der Provisorien • Einprobe des Modellgerüstes • Bissnahme • Wiederbefestigen der Provisorien	20 Min.
Labor: • Fertigstellung in Kunststoff	5 Tage	**Labor:** • Einartikulation der Modelle • Wachsaufstellung	1 Woche
5. Sitzung: • Einsetzen der fertigen Modellgussprothese	15 Min.	**5. Sitzung:** • Abnahme der Provisorien • Wachseinprobe (Okklusion, Artikulation, Ästhetik und Lautbildung) • Wiederbefestigen der Provisorien	20 Min.
		Labor: • Fertigstellung in Kunststoff	5 Tage
		6. Sitzung: • Einzementieren der Primärkronen • Einsetzen der fertigen Teleskopprothese	20 Min.
Erneute Kontrolle ca. 2 Wochen später			

Tab. 1 Ablauf der Herstellung einer Modellguss- und einer Teleskopprothese. Die Zeitangaben dienen als Orientierung und können in unterschiedlichen Praxen bzw. zahntechnischen Laboratorien variieren.

Die Arbeitsabläufe zur Herstellung einer Geschiebeprothese sind denen zur Herstellung einer Teleskopprothese ähnlich.

Fachausdrücke zahntechnisches Labor (Teilprothese)		
Modellgussgerüst	**Basisplatte** aus Metall. Auf diese Platte werden die Kunststoffzähne aufgestellt und mit rosa Prothesenkunststoff befestigt. Die mit Kunststoffzähnen ersetzten Anteile der Prothese werden auch als Prothesensättel bezeichnet. Mehrere **Prothesensättel** werden im Oberkiefer durch eine Gaumenplatte (**Transversalbügel**) und im Unterkiefer durch einen Unterzungenbügel (**Sublingualbügel**) miteinander verbunden. Die Verankerung an den bleibenden Zähnen erfolgt über **Verankerungselemente**.	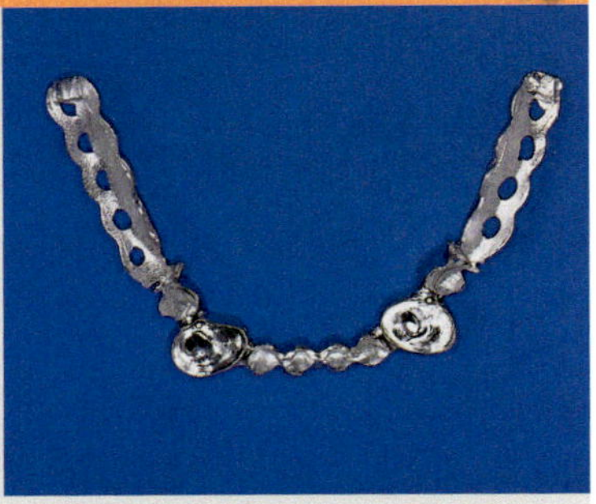 Modellgussgerüst
Bissschablone	Für den Patienten wird eine Kunststoffplatte individuell hergestellt. Auf dieser Kunststoffplatte werden Wachswälle befestigt. Mit dieser Bissschablone kann bei teil- oder nicht bezahnten Patienten eine Bissnahme durchgeführt werden.	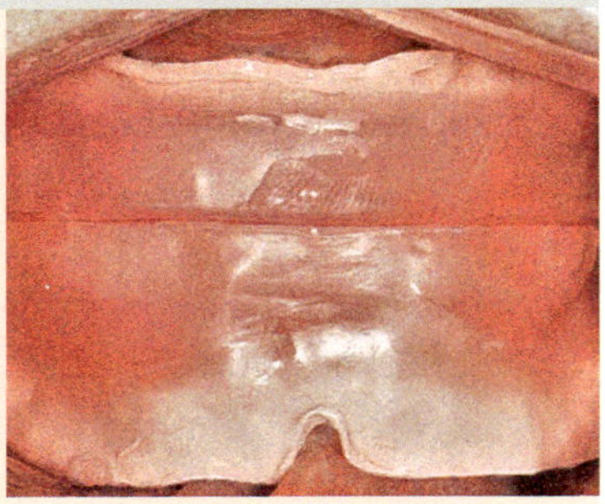 Bissschablone mit Wachswall zur Bissnahme
Wachsaufstellung	Total- oder Teilprothesen müssen vor der endgültigen Fertigstellung zuerst auf Zahnstellung, Zahnform, Zahnfarbe, Okklusion, Artikulation und Lautbildung überprüft werden. Dazu werden die Prothesenzähne zuerst mit Wachs aufgestellt. Statt des rosa Prothesenkunststoffs wird zunächst noch rosafarbenes Wachs verwendet.	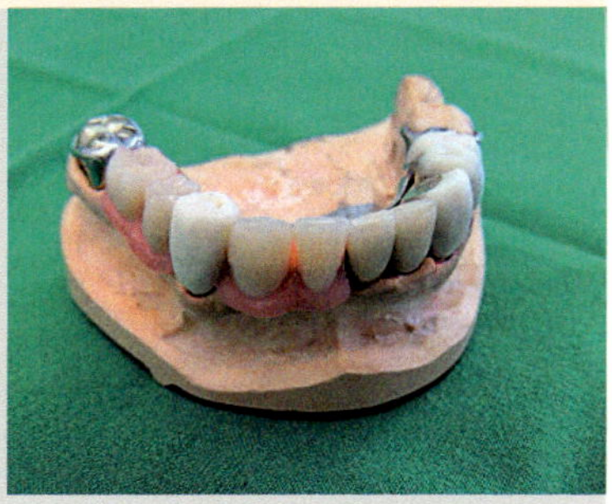 Wachsaufstellung einer Teilprothese. Die Prothesenzähne sind mit rosafarbenem Wachs aufgestellt. Die Verblendungen sind noch mit weißem Wachs gestaltet.

2.2 Totalprothese

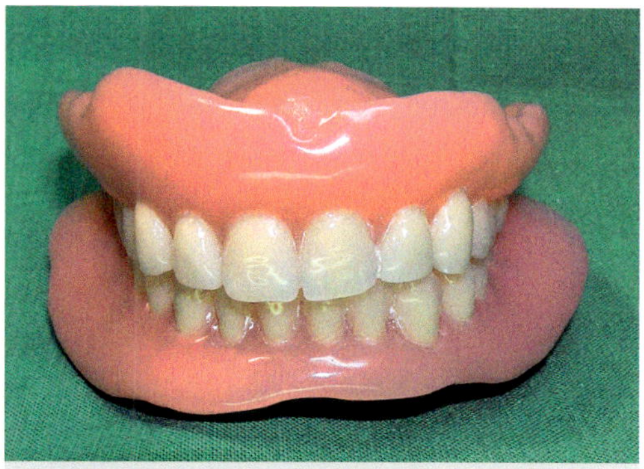
Abb. 1 OK- und UK-Totalprothese

Totalprothesen werden auch als **Vollprothesen** bezeichnet. Sie werden bei einem oder beiden zahnlosen Kiefer(n) eingesetzt.
In der Regel bestehen sie nur aus rosafarbenem Kunststoff, in den die Prothesenzähne aus Kunststoff eingebettet sind (*s. Abb. 1*).
Im Oberkiefer ist der Gaumen bedeckt. Die hintere Begrenzung ist die Ah-Linie. Die vestibuläre Begrenzung ist die Umschlagfalte.
Auch im Unterkiefer erstreckt sich die Totalprothese vestibulär bis zur Umschlagfalte.
Lingual reicht sie in die beweglichen Partien des Mundbodens. Im hinteren lingualen Bereich erstreckt sie sich bis zur ↑ Linea mylohyoidea (Ursprung des M. mylohyoideus an der Innenseite des Unterkiefers).

↑ Linea mylohyoidea, S. 167

2.2.1 Halt einer Totalprothese

Während bei der Teilprothese natürliche Zähne zum Halt der Prothese beitragen, ist dies bei einer Totalprothese nicht mehr möglich.

Wie ist dennoch ein guter Halt möglich? Für den Halt der Totalprothese sorgen Kapillarkräfte, welche im Spalt zwischen Prothesenbasis und Kieferschleimhaut durch den dazwischengelagerten Speichelfilm wirksam werden. Damit im Zusammenhang steht auch eine Unterdruckwirkung. Vereinfacht kann man sich den Halt wie bei zwei aufeinanderliegenden, befeuchteten Glasplatten vorstellen.
Voraussetzungen für diesen Halt sind:
- Die Prothesenbasis muss der Kieferschleimhaut möglichst dicht anliegen. Nur dadurch kann ein dünner Speichelfilm erzielt werden,
- möglichst zähfließender Speichel zwischen Prothesenbasis und Kieferschleimhaut,
- möglichst große Auflagefläche der Prothese.
- Der Abschluss am Prothesenrand muss möglichst dicht sein, damit keine Luft und kein Speichel am Prothesenrand eindringen können. Der Prothesenrand wird deshalb auch als **Ventilrand** bezeichnet.

Ein entscheidendes „Bauteil" für den Halt einer Totalprothese ist der Prothesenrand. Er muss möglichst dicht der Umschlagfalte anliegen, um die genannte **Ventilfunktion** zu erzielen. Er darf sich aber auch nicht zu tief in die Umschlagfalte einlagern. In diesem Fall wäre der Prothesenrand zwar schön dicht, aber bei jeder Bewegung würden Muskeln, Lippen-, Wangen- und Zungenbänder usw. die Totalprothese abhebeln. Der Prothesenrand muss an die Funktion der umgebenden Gewebe angepasst werden. Deshalb wird er auch als **Funktionsrand** bezeichnet. Durch eine ↑ **Funktionsabformung** wird der Prothesenrand richtig abgeformt. Dadurch liegt der Prothesenrand der Umschlagfalte möglichst dicht an, ohne bei Muskelbewegungen abgehebelt zu werden, und kann so seine Aufgabe als **Ventil-** und **Funktionsrand** erfüllen. Bei einem richtig gestalteten Prothesenrand wirken einige Muskeln sogar stabilisierend auf die Prothese.

↑ Funktionsabformung, S. 458

2.2.2 Arbeitsabläufe zur Herstellung einer Totalprothese im OK und UK

Die Versorgung mit Totalprothesen erfordert eine genaue Planung (*s. Tab. 1*).

Behandlungsablauf	Bild	Zeit
1. Sitzung – Planungsphase: • eingehende Untersuchung • evtl. funktionstherapeutische Maßnahmen • prothetische Beratung • Therapieplan, evtl. HKP • evtl. Abformungen mit der alten Prothese für Planungsmodelle und Bissnahme		
2. Sitzung • Situationsabformung OK und UK zur Herstellung von individuellen Löffeln	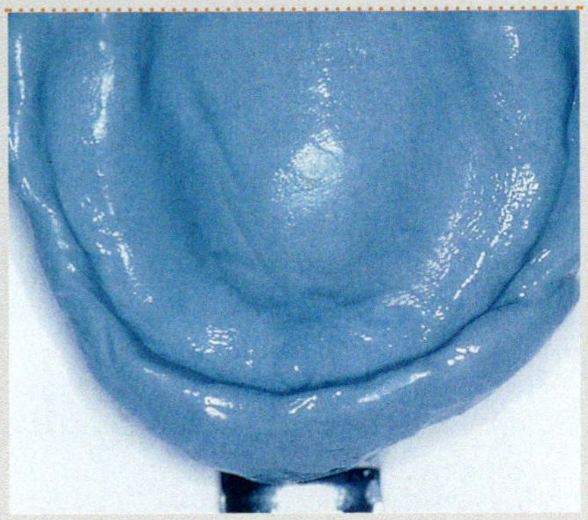 *Situationsabformung OK*	15 Min.
Labor: • Herstellung der Situationsmodelle • Herstellung der individuellen Löffel		2 Tage
3. Sitzung: • Funktionsabformung OK und UK mit individuellen Löffeln	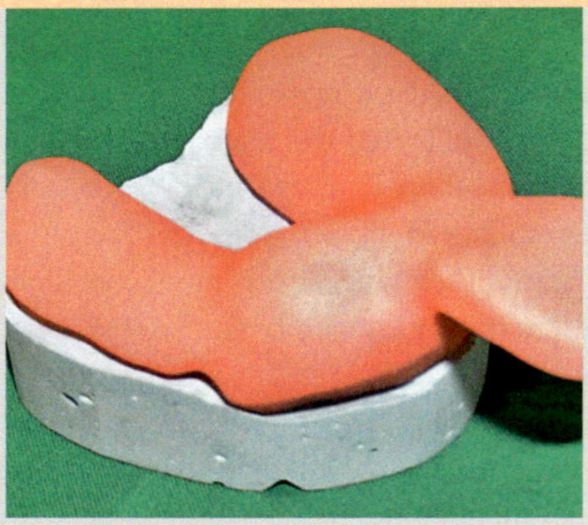 *Individueller Löffel für Funktionsabformung UK*	20 Min.
Labor: • Herstellung der Arbeitsmodelle • Herstellung von Bissschablonen		2 Tage

4. Sitzung: — 20 Min.

- Bissnahme
  – Punkte an Nase und Kinn werden eingezeichnet.
  – Der Patient wird aufgefordert, die Lippen locker aufeinanderzulegen (Ruheschwebelage). Die exakte Bisshöhe liegt 2 mm unterhalb dieser Ruheposition. Der Abstand der Punkte und somit die Bisshöhe wird mit einer Schieblehre fixiert.
  – Das Wachs der Bissschablonen wird erwärmt. Nun lässt man den Patienten so lange zubeißen, bis die ermittelte Bisshöhe erreicht ist. Die Wachswälle werden fixiert.
  – Auf den Wachswällen werden Hilfslinien für die Zahnaufstellung eingezeichnet, z. B.
    1) Mittellinie (*s. Abb.*),
    2) Eckzahnlinie,
    3) Kauebene,
    4) Lachlinie.
- evtl. Gesichtsbogen
- Ermitteln der korrekten Zahnfarbe und Zahnform

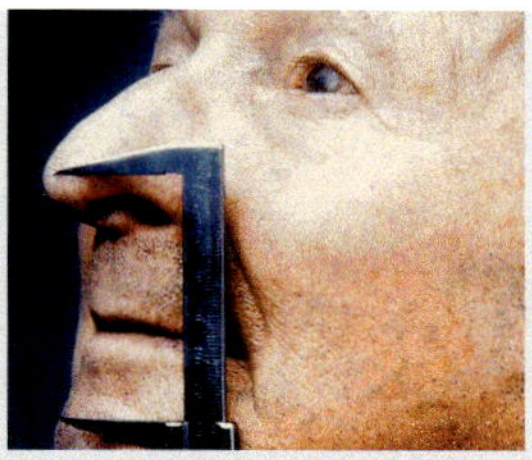

Festlegung der Bisshöhe

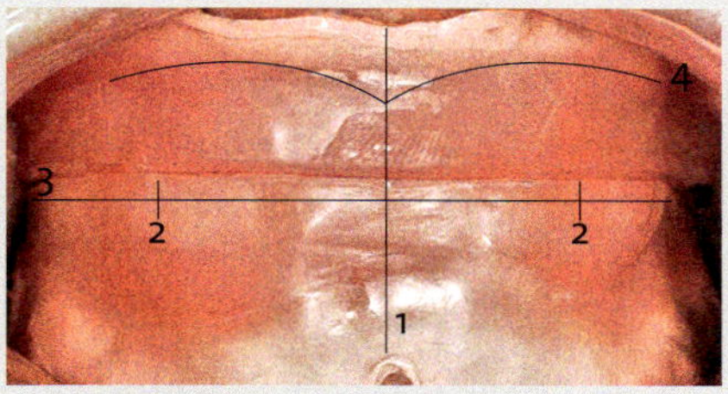

Bissschablone mit Wachswall zur Bissnahme

Labor: — 1 Woche

- Einartikulation der Arbeitsmodelle
- Wachsaufstellung der Prothesen

5. Sitzung: — 20 Min.

- Wachseinprobe (Okklusion, Artikulation, Ästhetik, Lautbildung)

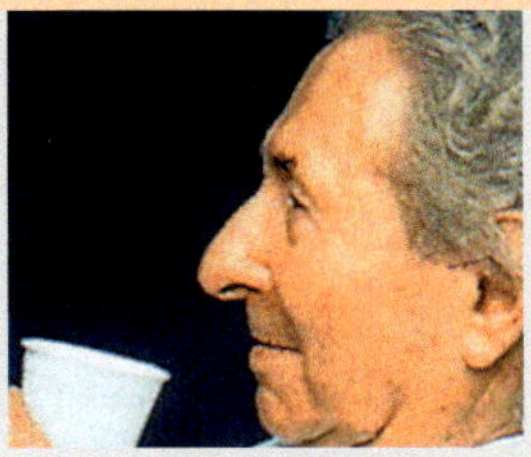

Kontrolle des Lippenprofils von der Seite bei der Wachseinprobe

Labor: — 5 Tage

- Fertigstellung der Prothesen in Kunststoff

6. Sitzung: — 20 Min.

- Eingliederung der fertiggestellten Prothesen

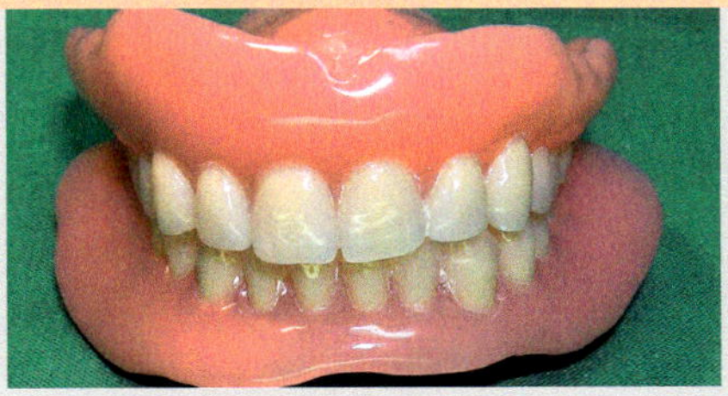

OK-UK-Totalprothese

Tab. 1 Ablauf der Herstellung einer OK- und UK-Totalprothese. Die Zeitangaben dienen als Orientierung und können in unterschiedlichen Praxen bzw. zahntechnischen Laboratorien variieren.

2.2.3 Der ältere Patient

Der Anteil älterer Menschen in unserer Bevölkerung nimmt stetig zu. Sie brauchen in der Zahnarztpraxis eine besondere Betreuung.

Ältere Menschen sind oft weniger flexibel und gewöhnen sich langsamer an neue Situationen. Dies bedeutet, dass ein neuer Zahnersatz häufig als störend empfunden wird, obwohl er funktionstüchtiger ist als der alte. Deshalb wird z. B. die alte Prothese lieber getragen als die neue. Wichtig ist es hier, den älteren Menschen ernst zu nehmen und ihn zu ermutigen, sich durch immer häufigeres Tragen des neuen Zahnersatzes langsam an die neue Situation zu gewöhnen.

Herausnehmbarer Zahnersatz bietet den Vorteil, dass er sehr einfach und kostengünstig repariert werden kann. Auch können Zähne, die extrahiert werden müssen, durch Umgestaltung des herausnehmbaren Zahnersatzes ersetzt werden. Dies wird als Erweiterung bezeichnet.

Mit zunehmendem Alter nehmen Sinneswahrnehmungen wie Sehen und Riechen ab. Auch ist die manuelle Geschicklichkeit und Feinmotorik eingeschränkt. Das kann sich auf die Fähigkeit der Pflege des Zahnersatzes und der eigenen Zähne auswirken. Deshalb muss der Patient dazu angeleitet werden, seinen Zahnersatz und die eigenen Zähne zu pflegen. Da auch dies eine neue Situation für den Patienten bedeutet, muss er regelmäßig zur Kontrolle einbestellt werden, um die Fortschritte beobachten und ihn neu motivieren zu können.

↑ Reinigung der Zähne und der Gingiva, S. 404

Neben der ↑ Reinigung der eigenen Zähne sollte auch der herausnehmbare Zahnersatz täglich gut gesäubert werden. Es sollten dafür spezielle Prothesenbürsten verwendet werden (*s. Abb. 1*).

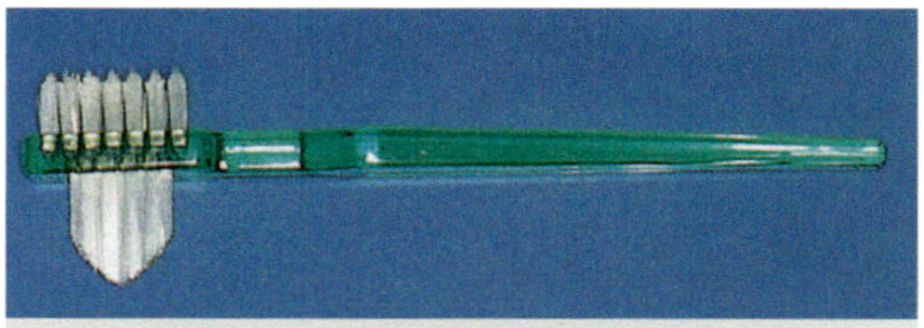

Abb. 1 Spezielle Prothesenbürste

Wichtig ist dabei auch ein handlicher Griff der Zahn- bzw. Prothesenbürste, den der ältere Patient gut halten kann (*s. Abb. 2, 3*).

Daneben können auch weitere spezielle Handbürsten, die der Patient gut greifen kann, verwendet werden (*s. Abb. 4*).

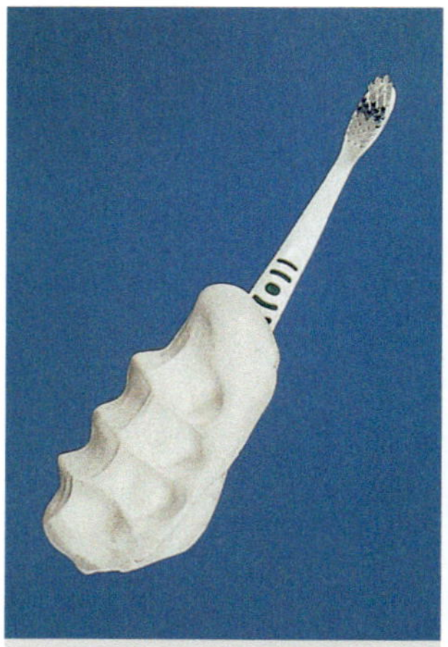

Abb. 2 Zahnbürste mit einem aus Silikon individuell angepassten Stiel

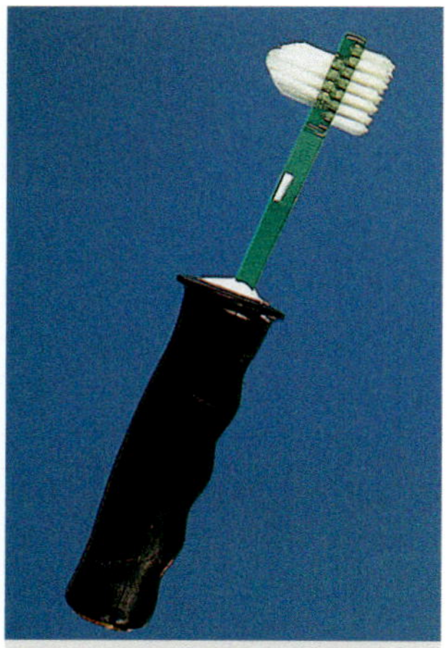

Abb. 3 Mit einem Fahrradhandgriff versehene Prothesenbürste

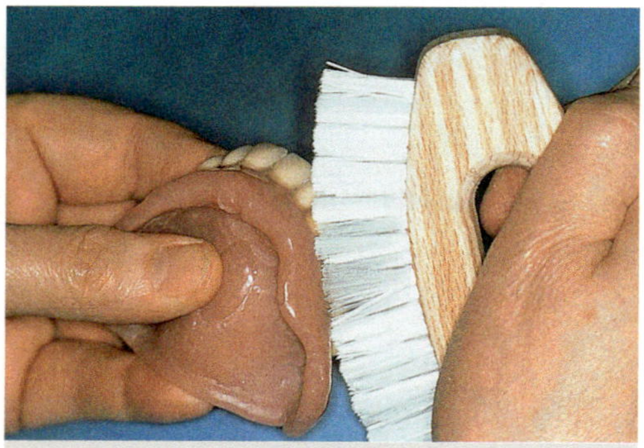

Abb. 4 Reinigung der Prothese mit einer speziellen Handbürste

Insgesamt sollte der ältere Patient auch bei der Reinigung von herausnehmbarem Zahnersatz systematisch vorgehen (*s. Abb. 1, 2, 3*).

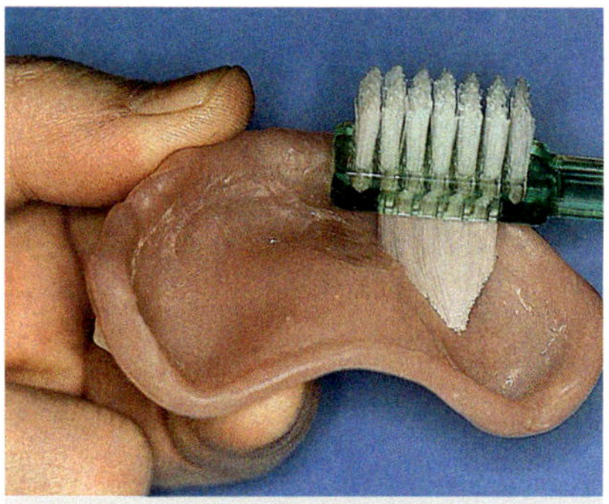

Abb. 1 Reinigung von herausnehmbarem Zahnersatz. Die Prothesenbasis sollte mit kreisenden Bewegungen mit Zahnpasta gereinigt werden. Danach wird die Zahnpasta unter fließendem Wasser abgespült.

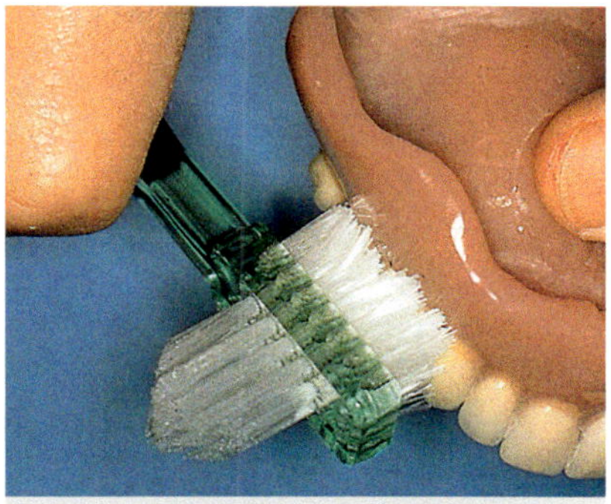

Abb. 2 Reinigung von herausnehmbarem Zahnersatz. Die Interdentalräume der Prothese müssen mit kreisenden oder auswischenden Bewegungen gereinigt werden.

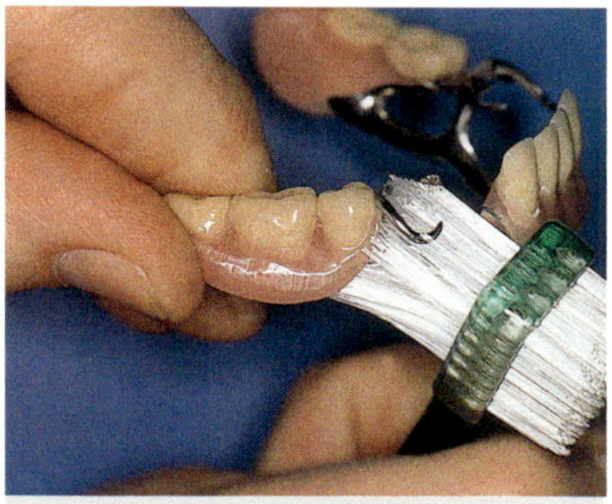

Abb. 3 Reinigung von herausnehmbarem Zahnersatz. Auch die Verankerungselemente bei Teilprothesen müssen gesäubert werden.

Terminologie: Herausnehmbarer Zahnersatz	
Coverdenture-Prothese	Deckprothese; teleskopierende Totalprothese; angezeigt bei einem Restzahnbestand von bis zu drei Zähnen; die Zähne werden mit den Primärkronen der Teleskope versorgt; auf diese kommt eine Totalprothese, in die die Sekundärkronen der Teleskope eingearbeitet sind
definitive Prothese	endgültige Prothese
Freiendlücke	verkürzte Zahnreihe; der entsprechende herausnehmbare Zahnersatz wird als Freiendprothese bezeichnet
Funktionsrand (auch: Ventilrand)	Prothesenrand einer Totalprothese; er muss auf die Bewegung der umgebenden Muskeln, Bänder usw. abgestimmt werden; dies geschieht über eine Funktionsabformung
Immediatprothesen	Sofortprothesen; werden vor einer Zahnextraktion hergestellt; die Prothese dient dann gleichzeitig als Wundverband; durch eine Unterfütterung nach der Wundheilung kann sie in eine definitive Prothese umgewandelt werden
Interimsprothesen	Übergangsprothesen; werden vor oder nach einer Zahnextraktion hergestellt; die Prothese wird nur so lange getragen, bis die Wundheilung abgeschlossen ist und die definitive Prothese hergestellt wurde
partielle Prothese	Teilprothese; Prothese des teilbezahnten Gebisses; bedeckt die zahnlosen Kieferkammanteile mit Prothesensätteln; Verbindung der Teilprothese mit den Restzähnen über Verankerungselemente (Klammer, Teleskop, Geschiebe usw.)

Schaltlücke	Zahnlücke innerhalb einer geschlossenen Zahnreihe; der entsprechende herausnehmbare Zahnersatz wird als Schaltprothese bezeichnet
Sublingualbügel	Unterzungenbügel; Ausgleichselement einer Teilprothese im UK; verbindet die einzelnen Prothesensättel untereinander
Transversalbügel	Gaumenplatte; Ausgleichselement einer Teilprothese im OK; verbindet die einzelnen Prothesensättel untereinander
Ventilrand (auch: Funktionsrand)	abdichtender Prothesenrand einer Totalprothese; entsteht dadurch, dass der Prothesenrand der Umschlagfalte ohne Druck anliegt; dadurch können Luft und Speichel nicht unter die Prothese gelangen; ist entscheidend für den Halt einer Prothese

Aufgaben

1 Wie ist eine Modellgussprothese aufgebaut?

2 Erklären Sie die Begriffe Schaltlücke und Freiendlücke.

3 Wie ist ein Geschiebe aufgebaut?

4 Teilprothesen unterscheiden sich in den Verankerungselementen. Welche Vorteile bieten Teleskope gegenüber Klammern?

5 Wie kommt es zum Halt einer Totalprothese?

Dictionary	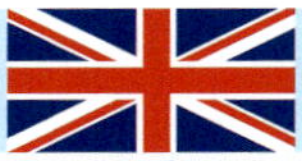	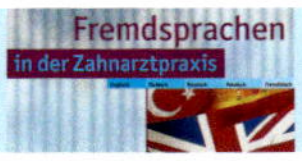
Abformung/Abdruck machen	to take an imprint	*page 12*
Brücke	a bridge	*page 12*
Heil-und Kostenplan	a treatment plan	*page 16*
herausnehmbarer Zahnersatz	a dental prosthesis	*page 17*
Keramikkrone	porcelain crown	
Keramikverblendung	a porcelain layer	*page 16*
kosmetische Behandlung	a cosmetic treatment	*page 16*
Krone	a crown	*pages 12 and 16*
Prothese reinigen	to clean the prosthesis	
Provisorium	a temporary filling/crown/ bridge	*page 12*
zahntechnisches Labor	a dental lab	*page 11*

Fotos

Umschlag: Titelfoto (Getty Images, Mike Kemp), Illustration (Schlund, B., Hamburg)

Aceton Germany GmbH/Satalec, Mettmann: 265/1
Aesculap AG, Tuttlingen: 269/2
Aktion Zahnfreundlich, Basel (CH): 418/3
Align Technology GmbH, Santa Clara, USA: 360/2
arteria-photography, Kassel: 341/1, 5
Bengel, Dr., Bensheim: 324, 427
Beycodent, Herdorf: 12/2
bgw-online, Hamburg: 17, 19/1
Bildagentur-online: 82/2
bilder wie worte/Achim Werner: 424
Blankenstein, Dr. F., Universitätsklinikum Charité – Medizinische Fakultät der Humboldt Universität zu Berlin, Abteilung für zahnärztliche Prothetik und Alterszahnmedizin: 341/3-4, 476/2
bluhouse GmbH, Hannover: 412/3
Blunck, Dr. U., Universitätsklinikum Charité – Medizinische Fakultät der Humboldt-Universität zu Berlin, Abteilung für Zahnerhaltung und Präventivzahnmedizin: 201/2
Bode-Chemie, Hamburg: 91
Braun/Pressefoto, Kronberg/Taunus: 405/3
Caro/Blume: 45/1
Cleve, Dr. F., Kevelaer: 59, 314/1, 341/2
CompuDENT Praxiscomputer GmbH & Co KG, Koblenz; Zahnärztlicher Fachverlag GmbH, Herne: 122/1–2, 126/1, 130/1, 3, 131/2, 133, 144/2, 146/1–3, 157/1–4, 213/4, 284/2, 318/3, 350/1, 3, 353/2, 355/2, 356/1, 358/2, 361, 363, 408/1–3, 409/2–6, 410/4, 439/3–4, 447/4, 462/5, 463/3, 469, 470/4, 471/2, 472/4, 473/1–2, 475/1–2
Corbis/Mark A. Johnson: 37/2
Cornelsen Verlagsarchiv: 12/1, 19/2, 26, 35/1–2, 38, 43, 46, 48, 51, 56/2, 68/2–4, 69, 73/3–6, 75/1–2, 77, 82/1, 92, 105, 114, 123/2, 131/3, 145/1, 148/1, 175/1, 190/3, 194, 225, 226/1–3, 229, 233/1, 234/1, 236/2, 241, 252/1, 254/2, 260/1, 263/6, 269/1, 299, 323/2, 368/3, 370, 381/1–2, 383/1, 389, 390, 392/1, 402/1, 415/2, 419/3, 450/3
DEXISIC Med, Halle (Saale): 376/1
Düker, Prof. Dr. Dr. J., Universitätszahnklinik Freiburg: 198/2, 281/2–4
Dürr Dental GmbH, Bietigheim-Bissingen: 375/2
DZW Spezial 12/02, Praxis von Zahnärztin Susanne Giesen: 29/2
Eble, Dr. J., Mittelbiberach: 113, 123/1, 144/1, 147/1, 152/2–4, 153/1, 154, 155/1, 156/1–6, 184/2–7, 185/2, 186/1–3, 187/1–2, 188/1–2, 191/1–4, 209/2, 4, 211/2, 213/2–3, 215/3, 217/3, 335/1, 336/2, 367, 372, 374/1, 378/4–5, 382/1, 385, 392/3, 393/1, 430, 450/4, 452/2, 466/1–2, 470/1–3, 472/1–3, 473/5, 475/5–7, 476/3, 477, 478/2, 479/4
eesom AG: 81/1
Fachschaft Zahnmedizin, Charité Berlin: 259/2, 260/4, 262/5–7, 263/2–5, 264/2–3, 265/3, 268, 271/2, 277/1
Fröhls Speziallabor für Kieferorthopädie, Münster: 362, 364/2
GABA GmbH Public Relations, Lörrach: 404/1–2, 410/1, 412/1–2, 422/2, 423/1
Geppert, S., Mainz: 53/2
Globus-Infografik, Hamburg: 415/1
Gorzawski-Eckert, W., Freiburg: 335/3, 337/2, 338/1
Göz, Prof. Dr. Dr. G. R., Abt. für Kieferorthopädie, Universität Tübingen: 355/3, 359/2
Guntinas-Lichius, Prof. Dr. O., Jena: 181
Hager Dental Vertrieb GmbH, Duisburg: 107/2
Handtmann, Dr. S., Tübingen: 171/2, 184/1, 188/3, 212/1, 263/1, 270/3, 333, 336/1, 381/4
Hartmann, P., Potsdam: 300/1
Hey, H.-W., Ammerland: 308/5, 317/3
Hinz, Dr., Dental Vertriebsgesellschaft mbH, Herne: 355/3
HKdent GmbH, Kusterdingen: 461/1–2
Hollatz, I., Heidelberg: 252/2–4
Instrumentarium Dental & SOREDEX, Schutterwald: 376/3
KaVo Dental GmbH, Biberach/Riss: 100, 151/1–2, 152/1, 153/2–3, 467
Keystone/Volkmar Schulz: 45/2
Krüper, W., Bielefeld: 28/2, 93/2, 221, 223, 224/1, 247/2–3, 248/1, 251, 255, 262/2, 300/2
Kuntze-Kempkes, Dr. B., Kieferorthopädische Fachpraxis, Mühlheim/Ruhr: 364/1
LANGE DENTAL GmbH, Skaup (Sachsen): 452/1
Lange, Prof. Dr. K.-P., Universitätsklinikum Charité – Medizinische Fakultät der Humboldt Universität zu Berlin, Abteilung für zahnärztliche Prothetik und Alterszahnmedizin: 461/3–4, 476/1
Lieder, Ludwigsburg: 163/2
Mayer, D., www.mund-art-kfo.at: 359/1
Medeco GmbH, Bonn: 292/3
Medical-Picture, Köln: 414/2
MELAGAPPARATE GmbH & CoKG, Berlin: 99/2
Mergelsberg, A., Freiburg: 61, 217/4, 323/5, 383/3, 384/4, 392/2, 399, 409/7
Nestle-Oechslin, Dr. Dr. B., Nürtingen: 292/2, 4
Nordenta, Hamburg: 260/2, 261/2, 262/1, 3, 4, 8, 264/1, 4–5, 266, 360/1
Okapia/Zillmann, Berlin: 304/1
photoplexus / Daniel Kölsche: 429/1
picture-alliance (dpa): 53/1 (dpa/Abaca Gerald Holubowicz), 183/1 (dpa/Michael Bahlo), 353/1 (Okapia/Janfot), 402/2 (ZB/Patrick Pleul), 404/6 (ZB/Patrick Pleul), 440 (dpa/Klaus Rose), 446/2 (dpa/epa/Louisa Gouliamaki), 446/3 (Chromorange/R. Märzinger)
Praxis Thomas Bräuer, Sternberg: 28/1
Praxis Simone Kleinert, Hasloh: 13, 37/1
Project Photos: 32, 125, 307, 317/1, 404/3–4
Radtke, J., Erlangen: 446/1
Rauch, R., Berlin: 401/1
Reinert, Prof. Dr. Dr. S., Abt. für Mund-, Kiefer- und Gesichtschirurgie, Universität Tübingen: 166/3
Ricola AG (CH): 418/4
Rigling GmbH/Medizinische Entsorgungssysteme,

Althengstett: 107/1
Röder, Dr., Gemeinschaftspraxis für Kieferorthopädie, Nordhausen: 357/2, 359/3
Schapowalow/Brand: 406
Scheffer, Dr. A., Meerbusch: 402/3
Schmidt-Westhausen, Dr. A., Universitätsklinikum Charité – Medizinische Fakultät der Humboldt Universität zu Berlin, Abteilung für Chirurgie und zahnärztliche Röntgenologie: 283/1–3, 6, 289, 291/1–3, 294, 295, 343
Spitta Verlag, Balingen: 11, 25, 28/3, 30, 33, 42/1–2, 55, 71, 90/1–2, 98, 99/1, 101, 103/1–2, 115/2–3, 116/1, 118/1–2, 124/2, 127/2, 128/1–2, 130/2, 135/1–2, 136, 137/1–2, 138/1–2, 141, 147/2–3, 148/2–5, 149/1–7, 150/1–2, 155/2, 158/1–4, 161, 196/3, 198/1, 207/1–4, 208/1–5, 209/1, 3, 5, 212/2–3, 214/2, 219/1–2, 220/3–4, 257, 259/1, 260/3, 261/1, 264/6, 269/3, 270/2, 4–6, 271/3, 274, 275, 276, 278, 279/1–4, 280, 286/2–3, 287, 288, 290/2–4, 291/4, 311, 312, 313/2, 317/2, 318/1–2, 4–5, 323/3, 325, 326, 331/1, 334, 336/3, 337/1, 3, 340, 344, 348/1, 349/1, 368/2, 382/2–4, 391/3, 394, 405/1–2, 409/9, 410/2–3, 411/1–2, 419/2, 420/1, 422/1, 423/2, 426, 429/2–4, 431/2–3, 432/2–3, 433, 437, 438, 439/1–2, 445, 447/1–3, 448, 449/2, 5–8, 450/1–2, 451/4, 453, 454, 455, 456, 457, 463/1–2, 4, 6–9, 464, 465, 466/3–4, 471/1, 478/1, 479/1–3, 480, 481
Südsalz GmbH, Heilbronn: 421/2
Tack, J., Essen: 449/1
Wikimedia: 348/3
Wrigley/Pressestelle/Weber Shandwick: 418/2, 420/3–4
XO Care Deutschland GmbH, Hamburg: 263/7, 338/2
Zahnärztekammer Westfalen-Lippe: 370/2, 371/2, 373/1, 379/1, 384/1–3, 387, 391/1–2
Ziis GmbH, Rickenbach-Altenschwand/Shade-Guide-Pressebild: 431/1

Illustrationen

CompuDENT Praxiscomputer GmbH & Co KG, Koblenz; Zahnärztlicher Fachverlag GmbH, Herne: 143, 358/1
Faust, St., Berlin: 413
Gottwald., I., Berlin: 36
Heinisch, G., Berlin: 185/1, 3, 187/3
Henschel, H., Klein Fredenwalde: 174, 237
Krausen, Scott, Düsseldorf: 246/1, 254/1, 414/1
Krischke, K., Marbach: 236/1
Mair, J:, München: 29/1, 31, 39, 54, 56/1, 57/1–2, 58, 61, 62/1, 63, 64/1, 66/1–4, 67/1–4, 68/1, 73/2, 74/2–5, 89, 93/1, 97, 115/1, 116/2–3, 117/1–2, 124/1, 126/2, 127/1, 145/2, 150/3, 155/3, 162, 164/1–4, 165/1–3, 166/1–2, 167/1–3, 168, 171/1, 172, 173/1–2, 175/2, 176, 177/2, 178, 179/1–2, 180, 189/1–2, 190/1–2, 192, 196/1–2, 197/1–4, 199/1–3, 201/1, 3, 202/1–3, 203, 215/1, 216/2, 217/1, 227, 228/1–2, 231/1–3, 232, 233/2–4, 234/2–3, 235/1–3, 239/1–2, 240, 242/1, 4, 247/4, 250/1–2, 265/2, 270/1, 271/1, 273/2, 277/2–4, 279/5–6, 281/1, 5, 282, 283/4, 5, 7, 284/1, 3–4, 286/1, 290/1, 292/1, 293, 308/1–4, 309, 313/1, 323/1, 3, 327, 328, 330, 331/2–3, 332, 335/2, 347, 348/2, 349/2–3, 350/2, 4, 351, 354, 355/1, 356/2, 358/1, 369, 370/3, 371/1, 373/2, 374/2, 375/1, 376/2, 4, 378/1–3, 379/2–6, 380, 381/3, 5, 383/2, 392/4, 393/2–3, 401/2, 406, 407, 408/4, 409/1, 8, 411/3–6, 416, 417, 419/1, 420/2, 421/1, 428, 432/1, 447/5, 448/1, 449/3–4, 451/1–2, 459, 462/1–5, 463/4–5, 471/3, 473/3–4, 475/3–4
Mall, K., Berlin: 195
Schlund, B., Hamburg: 64/2, 245, 246/2, 247/1, 248/2
Spitta Verlag, Balingen: 134, 137/3, 138/3, 210
Welz, N., Berlin: 15, 34, 47, 50, 62/2, 65, 72, 73/1, 74/1, 78, 79, 80, 83, 131/1, 153, 160, 163/1, 177/1, 182, 183/2, 206, 211/1, 212/4, 213/1, 214/1, 215/2, 216/1, 217/2, 219/3–4, 220/1–2, 222, 224/2–3, 226/4, 242/2–3, 244, 249, 258, 272, 273/1, 301, 302, 304/2–3, 314/2, 357/1, 368/1, 398, 403, 404/5, 441, 442, 443

In einigen Fällen war es uns nicht möglich, die Rechteinhaber zu ermitteln. Selbstverständlich werden wir berechtigte Ansprüche im üblichen Rahmen vergüten.

Abkürzungen

AHA	American Heart Association
AIDS	acquired immunodeficiency sydrome (engl.)
ALS	advanced life support
API	Approximalraum-Plaque-Index
ArbSchG	Arbeitsschutzgesetz
ASS	Acetylsalicylsäure
BG	Berufsgenossenschaft
BGR	Berufsgenossenschaftliche Regel
BGW	Berufsgenossenschaft für Gesundheitsdienst und Wohlfahrtspflege
BioStoffV	Biostoffverordnung
BLS	basic life support
Btm	Betäubungsmittel
BtMG	Betäubungsmittelgesetz
BtMVV	Betäubungsmittel-Verschreibungsverordnung
BZÄK	Bundeszahnärztekammer
CHX	Chlorhexidin
CPR	kardiopulmonale Reanimation
CT	Computertomografie
DAHZ	Deutscher Arbeitskreis Hygiene in der Zahnmedizin
DAJ	Deutscher Ausschuss für Jugendzahnpflege
D-Arzt	Durchgangsarzt
DAZ	Deutscher Arbeitskreis für Zahnheilkunde
DGE	Deutsche Gesellschaft für Ernährung e.V.
DGK	Deutsche Gesellschaft für Kardiologie
DGZMK	Deutsche Gesellschaft für Zahn-, Mund- und Kieferheilkunde
DH	Dentalhygienikerin
Drg.	Dragee
DVT	Digitale Volumentomografie
EDTA	ethylene diamine tetraacetic acid, Ethylendiamintetraessigsäure
EKG	Elektrokardiogramm
Endo	Endodontie, Endodontologie
ERC	European Resuscitation Council
EWZ	Einwirkzeit
F.	Foramen
FDI	Fédération Dentaire Internationale
FFP	filtering facepiece (engl.); Partikel filtrierende Halbmaske
FRS	Fernröntgenseitenaufnahme
GefStoffV	Gefahrstoffverordnung
GHS	Globally-Harmonised-System
GIZ	Glasionomerzement
HIV	human immunodeficiency virus, Humanes Immunschwäche-Virus
i.a.	intraarteriell
i.c.	intrakutan
i.m.	intramuskulär
i.v.	intravenös
IfSG	Infektionsschutzgesetz
INR	International Normalized Ratio
ISO	International Organization for Standardization
ITN	Intubationsnarkose
JASchG	Jugendarbeitsschutzgesetz
KFO	Kieferorthopädie
Kps.	Kapsel
LA	Lokalanästhetika
Lsg.	Lösung
LZÄK	Landeszahnärztekammer
M.	Musculus
MAV	Mund-Antrum-Verbindung
MedGV	Medizingeräteverordnung
Mm.	Musculi
MPBetreibV	Medizinprodukte-Betreiberverordnung
MPG	Medizinprodukte-Gesetz
MRSA	Multi-Resistenter Staphylococcus aureus
N.	Nervus
NBS	Nursing-Bottle-Syndrom
NEM	Nicht-Edelmetall
Nn.	Nervi
NNH	Nasennebenhöhlen
OK	Oberkiefer
OP	Operation
OPG	Orthopantomogramm
PA-	Parodontal-
PBI	Papillen-Blutungsindex
PCD	Prozess Challenge Device
ppm	parts per million (Teile pro Million)
PSA	persönliche Schutzausrüstung
PSI	Parodontaler Screenig-Index
PZR	professionelle Zahnreinigung
RDA	Radioactive Dentin Abrasion, Relative Dentin Abrasion
RDG	Reinigungs- und Desinfektions-Gerät
RKI	Robert-Koch-Institut
RöV	Röntgenverordnung
s.c.	subkutan
s.m.	submukös
SBI	Sulkus-Blutungsindex
Supp.	Suppositorien ,-um
Susp.	Suspension
Sv	Sievert
TB, Tb, Tbc, TBC	Tuberkulose
Tbl.	Tablette, Tabletten
TRBA	Technische Regeln für biologische Arbeitsstoffe
UK	Unterkiefer
UVV	Unfallverhütungsvorschriften
WHO	World Health Organization, Weltgesundheitsorganisation
WSR	Wurzelspitzenresektion
ZA	Zahnarzt
ZFA	Zahnmedizinische Fachangestellte
ZMF	Zahnmedizinische Fachassistentin
ZMP	Zahnmedizinische Prophylaxeassistentin
ZNS	zentrales Nervensystem, Zentralnervensystem

Die idealen Begleiter für Ihre Ausbildung

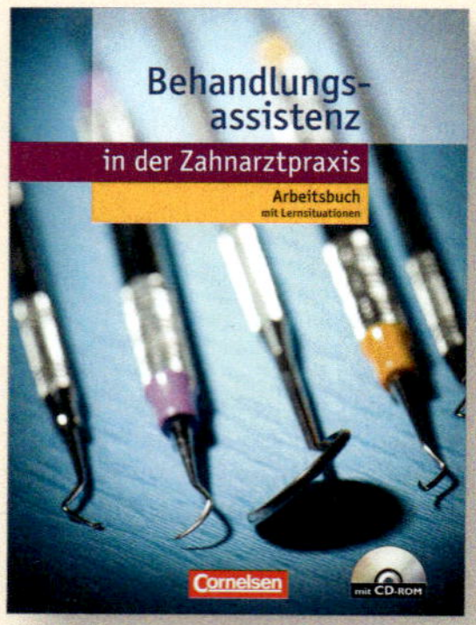

Behandlungsassistenz in der Zahnarztpraxis Arbeitsbuch mit Lernsituationen
Best.-Nr. 4501126
ISBN 978-3-06-450112-6

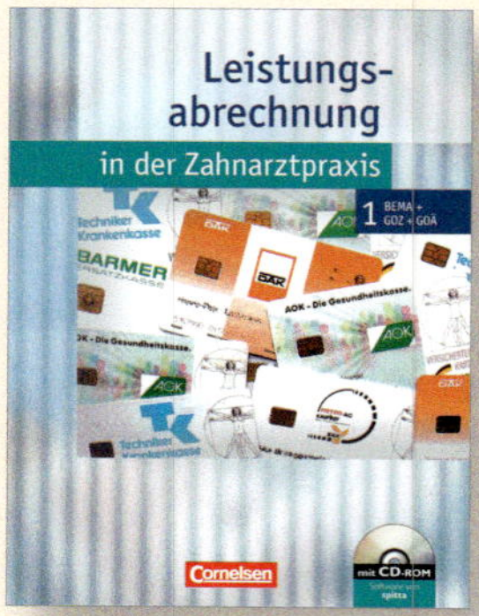

Leistungsabrechnung in der Zahnarztpraxis, Band 1
BEMA, GOZ und GOÄ Schülerbuch mit Demo-CD-ROM
Best.-Nr. 451313
ISBN 978-3-464-45131-1

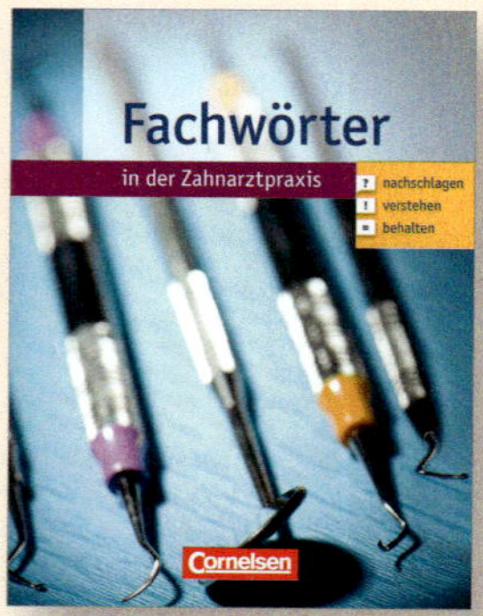

Fachwörter in der Zahnarztpraxis
Nachschlagen – verstehen – behalten
Schülerbuch
Best.-Nr. 4500563
ISBN 978-3-06-450056-3

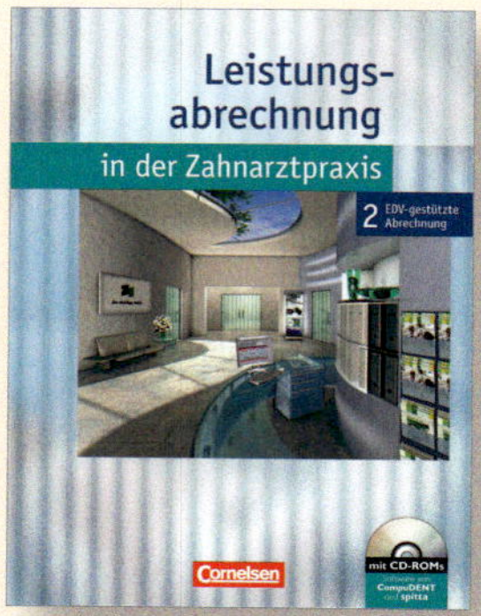

Leistungsabrechnung in der Zahnarztpraxis, Band 2
EDV gestützte Abrechnung Schülerbuch mit 2 CD-ROMs
Best.-Nr. 451321
ISBN 978-3-464-45132-8

Band 1 und 2 können preisgünstig zusammen bestellt werden:
Best.-Nr. 451330
ISBN 978-3-464-45133-5

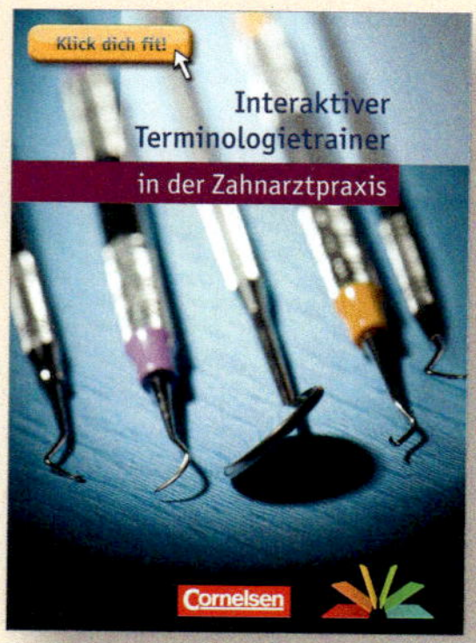

Digitale Lernkartei
Terminologietrainer
CD-ROM
Best.-Nr. 4502994
ISBN 978-3-06-450299-4

Fachwörter und Terminologietrainer können preisgünstig zusammen bestellt werden:
Best.-Nr. 4503373
ISBN 978-3-06-450337-3

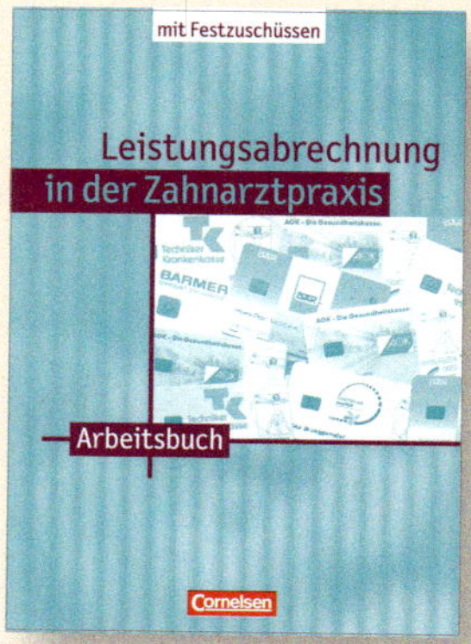

Leistungsabrechnung in der Zahnarztpraxis Arbeitsbuch
Best.-Nr. 451348
ISBN 978-3-464-45134-2

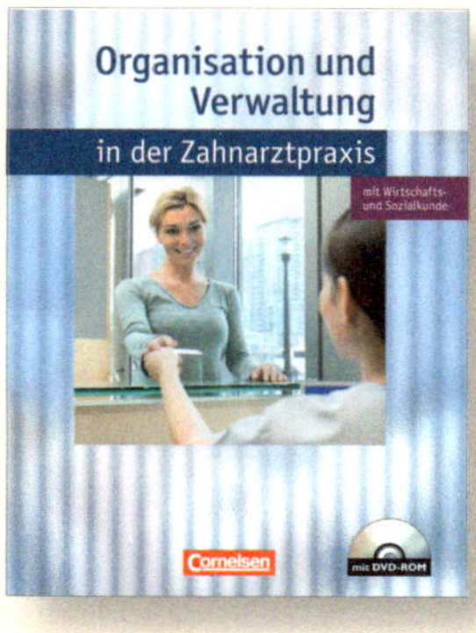

Organisation und Verwaltung in der Zahnarztpraxis
2. Auflage
Schülerbuch mit DVD-ROM
Best.-Nr. 4558410
ISBN 978-3-06-455841-0

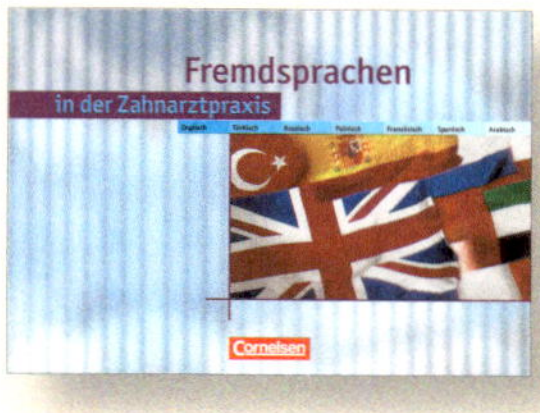

Fremdsprachen in der Zahnarztpraxis
Englisch, Türkisch, Russisch, Polnisch, Französisch, Spanisch, Arabisch
Schülerbuch
Best.-Nr. 4500105
ISBN 978-3-06-450010-5

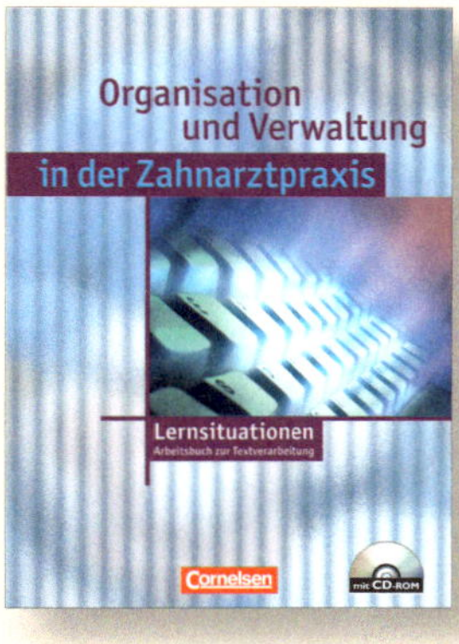

Organisation und Verwaltung in der Zahnarztpraxis Textverarbeitung, Arbeitsbuch mit Lernsituationen, mit CD-ROM
Best.-Nr. 4558161
ISBN 978-3-06-455816-8

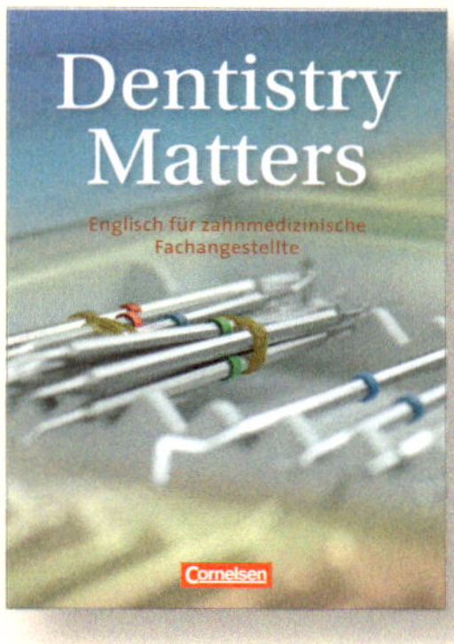

Dentistry Matters
Englisch für zahnmedizinische Fachangestellte
Schülerbuch
Best.-Nr. 200634
ISBN 978-3-06-020063-4

Zahnmedizinische Fachsprache

In der Zahnarztpraxis werden viele zahnmedizinische Fachausdrücke verwendet. Die meisten stammen aus der lateinischen oder griechischen Sprache. Häufig setzen sie sich aus einer Vor- bzw. Nachsilbe und einem Wortstamm zusammen, z. B. Extraktion oder Gingivitis.
Wenn Sie die folgenden Vor- und Nachsilben kennen, können Sie viele zahnmedizinische Fachausdrücke leichter verstehen und behalten.

Vorsilben der zahnmedizinischen Fachsprache

Vorsilben	Bedeutung	Beispiele	
a-, ab-	ab, weg, miss-	abnorm Anomalie	– abweichend von der Norm – Abweichung von der Norm
a-, an-	un-, los-, nicht	Adontie	– Zahnlosigkeit
ad-	an-, zu, nach	adäquat Adhäsion	– angemessen – Anhaften
anti-	gegen	antibakteriell	– gegen Bakterien wirkend
auto-	selbst-, eigen	autonomes Nervensystem	– vom Willen unabhängiges Nervensystem
bi-	beide, zwei	Bifurkation	– Zweigabelung; Gabelungsstelle der Wurzeln bei zweiwurzeligen Zähnen
bio-	lebens-	Biotop	– Lebensraum
contra-,kontra-	gegen	Kontraindikation	– Gegenanzeige, z. B. einer Behandlung, die nicht angewendet werden sollte
de-	von, weg, ent-	Demineralisation Deformation	– Entmineralisierung – Abweichung von der normalen Form
dis-	zwischen, zer-, miss-	Discus articularis	– Knorpelscheibe im Kiefergelenk
dys-	miss-, fehl-, von der Norm abweichend	Dysplasie	– Fehlbildung, Unterentwicklung
en-, endo-	innen, innerhalb	Endokard	– Herzinnenhaut
epi-	auf, über, durch, nach	Epithel	– äußere und innere Körperoberflächen überziehende Haut oder Schleimhaut
ex-	aus, heraus, weg	Exzision	– Herausschneiden von Gewebe
exo-	außerhalb, von außen	exokrin	– nach außen absondernd
extra-	außerhalb	extraoral	– außerhalb des Mundes
hetero-	verschieden, ungleich	heterogen	– verschiedenartig
homo-	gleich	homogen	– gleichartig
hyper-	über-, vermehrt	Hyperdontie	– Zahnüberzahl
hypo-	unter-, verringert	Hypodontie	– Zahnunterzahl
im-, in-	hinein, in	Implantat Inlay	– in Körpergewebe eingepflanztes Material – Einlagefüllung
	un-, nicht	inhomogen	– ungleichmäßig
inter-	zwischen	Interdentalraum	– Zahnzwischenraum
intra-	innerhalb	intraoral	– innerhalb der Mundhöhle
ko-,kom-,kon- kontra-	zusammen siehe „contra-“	Kompression	– (Kiefer) Zusammenpressung